史建强主编简介

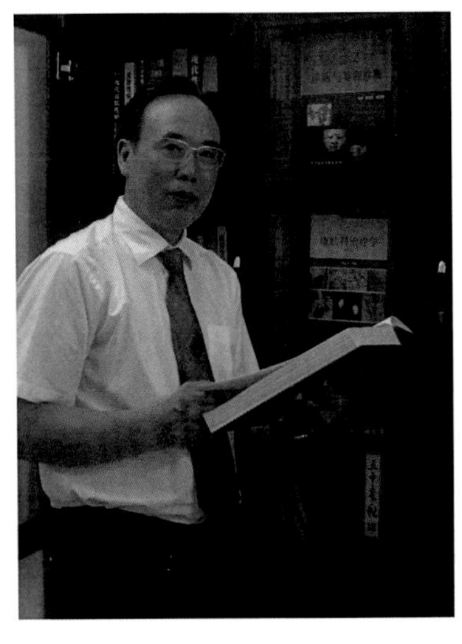

史建强：教授、主任医师，硕士生导师，广东医科大学附属医院副院长、广东医科大学皮肤性病研究所副所长、中国医师协会皮肤科医师分会委员、广东省医学会皮肤病学分会常务委员、广东省中西医结合学会皮肤性病专业常务委员、广东省预放医学会皮肤性病防治专业委员会常务委员、广东省卫生经济学会医学装备专业委员会副主任委员、广东省医疗保障专业委员会副主任委员、广东省医师协会皮肤科医师分会常务委员、湛江市医学会皮肤性病学分会主任委员、湛江市医师协会理事会副会长、湛江市预防医学会副会长。

史建强教授 1984 年毕业于广东医学院（现广东医科大学），从事皮肤性病学临床、教学及科研工作 30 余年，先后主持国家自然科学基金项目 1 项、省市级科研项目 5 项，在国内外杂志上发表论文 50 余篇，主编（或副主编）、参编著作有《皮肤性病学》《皮肤性病诊断和治疗》《皮肤科治疗学》《现代性病学》《现代皮肤性病学》《皮肤性病学诊断与鉴别诊断》和《现代皮肤性病彩色图谱》等 15 部，先后获得广东省科技进步奖三等奖 2 项及湛江市科技进步奖一等奖 3 项。

张锡宝主编简介

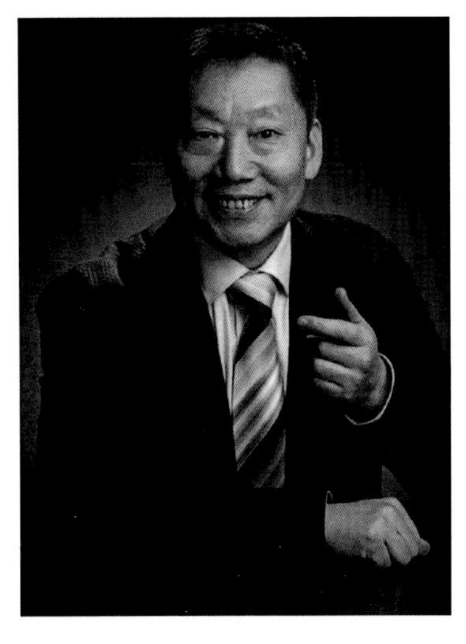

张锡宝：教授、主任医师（二级）；广州市皮肤病防治所所长；广州医科大学皮肤病研究所所长；广州医科大学皮肤性病学系主任，博士研究生导师；国务院政府特殊津贴专家，广州市优秀专家，广州市医药卫生重点人才。

张锡宝教授兼任中国麻风防治协会副会长、中华医学会医疗鉴定专家库专家、中华医学会皮肤病学分会全国委员、全国银屑病学组副组长、中国医师协会皮肤科医师分会常务委员、中国中西医结合学会皮肤性病专业委员会委员、全国环境与职业皮肤病学组副组长、国际皮肤病协会会员、广东省医师协会皮肤科医师分会主任委员、广东省医学会皮肤病学分会副主任委员、广东省中西医结合学会皮肤性病专业委员会副主任委员、广东省社区卫生学会副主任委员、广东省麻风防治协会副会长、广州市医师协会副会长、广州市医学会皮肤性病专业委员会副主任委员、广州市医学会常务委员、广州市预防医学会副会长、广州市委保健专家。

张锡宝教授主要从事银屑病及遗传角化性皮肤病遗传机制、致病基因、发病机制与维A酸治疗遗传角化性皮肤病和红斑鳞屑性皮肤病作用机制、临床疗效方面的研究。先后主持20余项国家及省市级科研基金课题，其中国家及省自然科学基金8项；国内外发表论文180余篇，被SCI收录30余篇；主编及参编专著15部；任《中华皮肤科杂志》《中国皮肤性病学杂志》《中国麻风皮肤病杂志》《中国中西医结合皮肤病杂志》《国际皮肤病杂志》《中国罕少见病杂志》和《实用皮肤病杂志》等多种专业杂志编委，《皮肤性病诊疗学杂志》副主编。

获省部以上科学技术二等及三等奖12项，先后荣获全国医药卫生系统先进个人、全国优秀科技工作者、全国马海德奖、广州市医学会先进工作者、广东省医学会优秀工作者、首届广州医师奖、广州市劳动模范、广东省劳动模范称号。

儿童皮肤病学

主　　编　史建强　张锡宝
主　　审　吴志华　曾凡钦　赖　维

科学出版社
北　京

内 容 简 介

本书共35章，内容全面、系统、翔实，图文并茂，编排合理，基础理论与临床实践并重，均按定义、病因、发病机制、临床表现、诊断、鉴别诊断、治疗的顺序详细介绍了新生儿、婴儿、儿童和青少年各种皮肤疾病。

编者们选录材料极见斟酌，结合自己的临床经验融会贯通，尤具特色。因此，虽初谈小儿皮肤病学，但本书的分量、境界不同一般，可作为教学临床诊疗的重要参考书。

图书在版编目（CIP）数据

儿童皮肤病学 / 史建强，张锡宝主编. —北京：科学出版社，2017.11

ISBN 978-7-03-055175-7

Ⅰ. ①儿… Ⅱ. ①史… ②张… Ⅲ. ①小儿疾病-皮肤病-诊疗 Ⅳ. ①R751

中国版本图书馆CIP数据核字（2017）第270101号

责任编辑：朱 华 / 责任校对：郭瑞芝
责任印制：赵 博 / 封面设计：陈 敬

科学出版社 出版
北京东黄城根北街16号
邮政编码：100717
http://www.sciencep.com
北京富资园科技发展有限公司印刷
科学出版社发行 各地新华书店经销
*
2017年11月第 一 版 开本：787×1092 1/16
2025年 3 月第四次印刷 印张：36 1/2 插页：2
字数：935 000

定价：298.00元

《儿童皮肤病学》编委名单

主　　编　史建强　张锡宝

主　　审　吴志华　曾凡钦　赖　维

副 主 编　陈嵘祎　罗　权　曾　抗　韩建德

编　　委　（按姓氏汉语拼音排序）

蔡川川（广东医科大学附属医院）

蔡艳霞（广东医科大学附属医院）

陈　蕾（广东医科大学附属医院）

陈　荃（广州市皮肤病防治所/广州医科大学皮肤病研究所）

陈谨萍（广州市妇女儿童医疗中心）

陈嵘祎（广东医科大学附属医院）

陈霄霄（广州市皮肤病防治所/广州医科大学皮肤病研究所）

高歆婧（广州市妇女儿童医疗中心）

龚业青（广州市皮肤病防治所/广州医科大学皮肤病研究所）

韩建德（中山大学附属第一医院）

何荣国（广州医科大学附属十二人民医院）

李　莉（南方医科大学南方医院）

李　薇（广州市皮肤病防治所/广州医科大学皮肤病研究所）

李常兴（东莞市慢性病防治院）

李芳谷（广东医科大学附属医院）

李雪梅（广州市妇女儿童医疗中心）

林映萍（广东医科大学附属医院）

刘炜钰（广州市皮肤病防治所/广州医科大学皮肤病研究所）

刘玉梅（广州市皮肤病防治所/广州医科大学皮肤病研究所）

罗　权（广州市皮肤病防治所/广州医科大学皮肤病研究所）

马萍萍（广东医科大学附属医院）

彭　星（广州市皮肤病防治所/广州医科大学皮肤病研究所）

丘文苑（广东省泗安医院）

施　歌（广东医科大学附属医院）

史建强（广东医科大学附属医院）

唐志平（广州市皮肤病防治所/广州医科大学皮肤病研究所）

田　歆（广州市皮肤病防治所/广州医科大学皮肤病研究所）

王焕丽（广州市皮肤病防治所/广州医科大学皮肤病研究所）

杨　娟（广州市皮肤病防治所/广州医科大学皮肤病研究所）

杨　艳（广州市皮肤病防治所/广州医科大学皮肤病研究所）
杨艳平（广东医科大学附属医院）
叶兴东（广州市皮肤病防治所/广州医科大学皮肤病研究所）
曾　抗（南方医科大学南方医院）
张　芳（广州市皮肤病防治所/广州医科大学皮肤病研究所）
张三泉（广州市皮肤病防治所/广州医科大学皮肤病研究所）
张锡宝（广州市皮肤病防治所/广州医科大学皮肤病研究所）
赵　恬（广州市皮肤病防治所/广州医科大学皮肤病研究所）
周　欣（广州市皮肤病防治所/广州医科大学皮肤病研究所）
周　英（广东医科大学附属医院）
朱团员（广东医科大学附属医院）
朱铖垚（广东医科大学附属医院）

前　言

儿童皮肤病学是儿科学和皮肤病学相互渗透而形成的交叉学科，主要研究儿童的皮肤及附属器相关疾病。既往将13岁以下的患儿归于儿科收治范围，20世纪初，国内外医学界已经将进入青春期的未成年人也归入儿科范畴，即18岁以下的未成年人均可称为儿童。

为了提高临床儿童皮肤病的诊疗水平，广东医科大学附属医院皮肤科和广州市皮肤病防治所、南方医科大学南方医院皮肤科、中山大学附属第一医院皮肤科，根据多年的临床与教学经验，参考国内外儿童皮肤病学的进展，在科学出版社的关心、支持下，历时4年，编写了这本《儿童皮肤病学》。

本书内容全面、系统、翔实，图文并茂，编排合理，基础理论与临床实践并重，均按定义、病因和发病机制、临床表现、诊断、鉴别诊断、治疗的顺序详细介绍了新生儿、婴儿、儿童和青少年各种皮肤疾病。编者们选录材料极见斟酌，结合自己的临床经验融会贯通，尤具特色。因此，虽初谈儿童皮肤病学，但本书的分量、境界不同一般，可作为教学临床诊疗的重要参考书。

儿童皮肤病学发展迅速，涉及面广，虽经编者们呕心沥血，努力撰写，但因编著水平有限，书中终究难免有不足和错误之处，恳请广大专家和读者给予批评及指正，以便我们日后再版修正。

编　者

2016年11月

前言

目　录

第一章　皮肤的结构

皮肤（skin）被覆于人体体表，与所处的外界环境直接接触，在口、鼻、尿道口、阴道口、肛门等处与体内各种管腔表面的黏膜互相移行。皮肤由表皮、真皮和皮下组织构成，其间分布有丰富的血管、淋巴、神经、皮肤附属器及肌肉（图 1-1），是人体最大的器官。

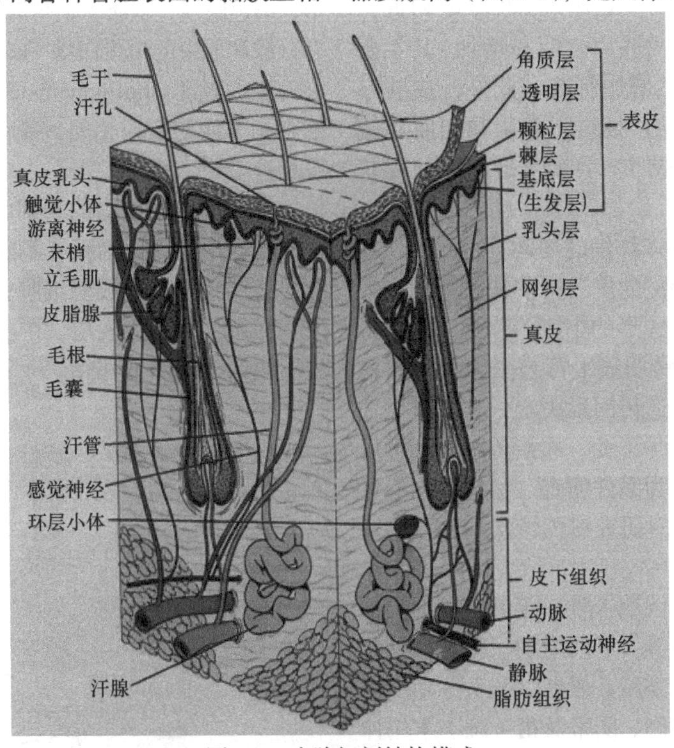

图 1-1　皮肤解剖结构模式

皮肤重量：成人占体重的 5%～6%，若包括皮下脂肪组织则约占体重的 16%。小儿皮肤含水量较多，所占比例稍高。

皮肤面积：小儿皮肤表面积随年龄的增长而增加。初生婴儿约为 0.21 m^2，一岁以内小儿约为 0.41 m^2。小儿各部位所占皮肤面积的比例和成人不一样，小儿的头部、下肢的比例远比成人高。因此临床可参考表 1-1 的数据估计小儿的皮肤损害面积。

表 1-1　各部位皮肤面积比例（%）数值表

部位	出生时	1～4 岁	5～9 岁	10～15 岁	16 岁及以上
头	19	17	13	11	7
颈	2	2	2	2	2
躯干前面或后面	13	13	13	13	13
臀部	5	5	5	5	5
会阴	1	1	1	1	1
上臂	8	8	8	8	8
前臂	6	6	6	6	9
手	5	5	5	5	5
大腿	11	13	16	18	19
小腿	10	10	11	12	14
足	7	7	7	7	7

皮肤厚度：皮肤厚薄随不同年龄而异，婴儿与儿童皮肤较成人稍薄。新生婴儿皮肤仅厚1 mm左右，1～18岁少年儿童的皮肤总厚度为1.34 mm左右，表皮平均厚度为0.16 mm左右，真皮平均厚度为1.17 mm左右，为表皮的6～11倍。不同年龄段少年的皮肤厚度存在差异。1～12岁小儿全层皮肤厚度相近，而12～18岁全层皮肤厚度明显增加，其主要系真皮厚度的明显增加所致。此外，皮肤厚薄随不同部位而异，眼睑、外阴和四肢屈侧等处皮肤较薄，臀部、手掌、足底等处皮肤较厚。

皮肤表面有许多纤细的皮沟（grooves）和皮嵴（ridges）。较深的皮沟将皮肤表面划分为三角形、菱形或多边形的小区，称为皮野。指（趾）末端屈面皮嵴明显平行且呈涡纹状，称为指（趾）纹，由遗传因素决定，其形态样式因人而异，并且终生不变。故指（趾）纹可用于鉴别个体，常作为案件侦查、鉴定结论的重要法律证据之一，对研究遗传性疾病亦有一定价值。

皮肤颜色的深浅因人种、年龄、性别及部位的不同而存在差异。肛门周围、乳晕和外阴部皮肤颜色较深。掌趾、唇红、乳头、龟头、小阴唇、大阴唇内侧、阴蒂及指（趾）末端伸侧等处无毛发，称为无毛皮肤，有较多的被囊神经末梢。其他部位均有或多或少的毛发，被囊神经末梢较少，称为有毛皮肤。指（趾）末端伸侧有指（趾）甲。

皮肤的腺体包括大小汗腺和皮脂腺，皮脂腺分泌皮脂，可润滑皮肤、保护毛发。汗腺能排泄水分及一些电解质，对调节体温有重要作用。

第一节 表 皮

表皮（epidermis）是由角化的复层扁状上皮构成的，由两类细胞组成：一类是来源于外胚层的角质形成细胞；另一类是非角质形成细胞。

（一）角质形成细胞

角质形成细胞（keratinocyte）占表皮细胞的80%以上，构成表皮的主干，代谢活跃，不断增殖、分化、移行，逐渐合成大量角蛋白，形成表皮各层，根据角质形成细胞的发展阶段和特征，可将表皮由深至浅分为5层：基底层、棘层、颗粒层、透明层和角质层（图1-2）。

1. 基底层（stratum basale） 位于表皮最深层，由一层柱状或立方状的基底细胞组成，其长轴与基底膜带垂直。基底细胞核圆形或椭圆形，染色较浅，胞质呈强嗜碱性。电镜下，胞质有分散和成束的角蛋白丝（keratin filament），又称为张力丝（tonofilament），多有黑素颗粒，细胞相邻面与桥粒相邻，基底面以半桥粒与基膜相连。

基底细胞即表皮的干细胞，是未分化的幼稚细胞，增殖能力活跃，不断增殖、分化，逐渐向浅层移行，形成棘细胞并丧失分裂能力，故基底层又称为生发层，在皮肤的创伤愈合中起重要的再生修复作用。

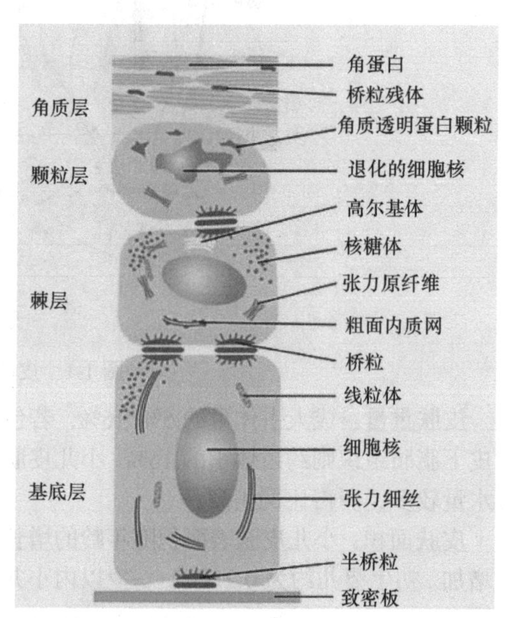

图1-2 角质形成细胞形态结构图

正常情况下，约30%的基底细胞处于核分裂期，新生的角质形成细胞有序地逐渐向上移动，由基底层移行至颗粒层约需14 d，再移行至角质层表面并脱落又需14 d，故表皮通过时间或更替时间约为28 d。

小儿皮肤基底层发育旺盛，细胞增生较快。由于基底膜连接表皮与真皮，年龄越小，发育越不完善，连接就越不紧密，所以小儿的皮肤外层即表皮比成人更容易受外伤和脱屑，稍加用力，皮肤即因外伤而擦破。

2. 棘层（stratum spinosum）　位于基底层上方，小儿皮肤较成人菲薄，仅有 2～3 层，且多数细胞均为空泡。电镜下，细胞表面有许多短小的棘状突起，故称为棘细胞，相邻细胞的突起镶嵌并以大量桥粒相连；胞质中可见许多张力细丝聚集成束，并附着于桥粒上。桥粒及与其结合的张力细丝对表皮细胞有支持和保持相互位置关系的作用；胞质中可见多个呈卵圆形的、有单位膜包裹的、含脂质的分泌颗粒，称为膜被颗粒（membrane coating granule），亦称为角质小体或 Odland 小体，这种颗粒由高尔基复合体产生。

3. 颗粒层（stratum granulosum）　在棘层之上，在角质层薄的部位由 1～3 层梭形细胞构成，而在掌趾等部位可厚达 10 层。胞核和细胞器均趋于退化，胞质中出现许多粗大的强嗜碱性颗粒，称为透明角质颗粒（keratohyalin granule），故名颗粒细胞。其主要成分为原丝聚合蛋白，当颗粒层细胞分化为角质层时，其可降解为丝聚合蛋白（filaggrin），这是一种富含组氨酸的阳离子蛋白，可作为张力细丝的黏合物质。在颗粒层上部，被膜颗粒已移至颗粒层与角质层间的细胞间隙中，其板层中的疏水磷脂充满细胞间隙，成为一个防水屏障，使水分不易从体外渗入，同时也阻止棘层细胞间隙内的组织液向角质层渗透，致使角质层细胞的水分显著减少，成为角质形成细胞死亡的原因之一。

4. 透明层（stratum lucidum）　仅见于掌趾等表皮较厚的部位，位于颗粒层上方，为 2～3 层扁平细胞。在 HE 染色切片上，呈嗜酸性均质透明状，细胞界限不清，胞核和细胞器已消失，胞质呈均质状并有强折光性。小儿透明层缺乏。

5. 角质层（stratum corneum）　位于表皮最浅层，成人由 5～20 层扁平无核细胞构成。新生儿表皮的角质层最薄，仅由 2～3 层相互黏着不紧的鳞片组成。角质细胞是完全角化而干硬的死亡细胞，无细胞核和细胞器，细胞轮廓不清，在 HE 染色切片上，呈嗜酸性均质状。电镜下，胞质中充满由张力细丝与丝聚合蛋白沉积形成的致密坚硬的角蛋白（keratin），又称为角质。细胞膜显著增厚，细胞表面皱折不平，相邻细胞彼此嵌合，细胞间充满由脂质形成的膜状物，使表皮对多种理化刺激有很强的耐受性，并能阻挡异物和病原体侵入及体内液体丢失，故角质层是表皮执行皮肤屏障与保护功能的最主要结构。细胞之间的桥粒连接逐渐减少，近表层的细胞间桥粒消失，连接松散，不断地成片脱落形成皮屑。

（二）非角质形成细胞

非角质形成细胞数量较少，散在于角质形成细胞之间，包括由胚胎神经嵴细胞衍变后进入表皮的黑素细胞（melanocyte），在骨髓中形成后经血流进入表皮的朗格汉斯细胞（Langerhans cell），少数神经上皮细胞——梅克尔细胞（merkel cell），以及未定类细胞，一般无桥粒和张力细丝，各自执行独特的生理功能，与表皮角化无直接关系。小儿表皮各层发育均不完善，彼此联系较成人松散，容易脱落，这就是新生儿生理脱屑较多的原因。一般足月新生儿，24～48 h 后才脱屑，而未成熟儿出生后就可见脱屑。

1. 黑素细胞　人类黑素细胞起源于外胚层的神经嵴，在胚胎第 8～11 周以后，原始黑素细胞从神经嵴到达表皮，变成黑素母细胞而后变成黑素细胞。

人类黑素细胞存在于皮肤、黏膜、脉络膜、视网膜、内耳、软脑膜、周围神经、交感神经链及胆囊、卵巢等处。正常成人表皮黑素细胞数量存在着明显的部位差异，颈部黑素细胞最多，上肢、后背次之，下肢、胸腹最少。皮肤黑素细胞主要分布在表皮基底层，也见于毛根及外毛根鞘。

表皮基底层黑素细胞总数约为 20 亿，且不受性别和种族的影响。不同人种的肤色差异取决于黑素细胞合成黑色素的能力及黑素颗粒的大小、数目与分布。黑种人黑素颗粒大而多，分布于表皮全层；白种人黑素颗粒小而少，主要分布于基底层；黄种人介于两者之间。

在光镜下，细胞胞体较大，呈圆形，顶部

伸出许多细长而有分支的突起伸入周围的基底细胞与棘细胞之间。电镜下，这种细胞的主要结构特征是胞质中有多个长圆形的小体，称为黑素小体（melanosome）。黑素小体由高尔基复合体生成，由膜包裹，内含酪氨酸酶，能将酪氨酸转化为黑色素（melanin）。当黑素不断聚集，黑素小体充满黑色素后称为黑素颗粒（melanin granule）。1 个黑素细胞借助其树枝状突起可向 10～36 个角质形成的细胞提供黑素，形成 1 个表皮黑素单位（epidermal melanin unit）（图 1-3）。黑素为棕褐色物质，是决定皮肤颜色的重要因素。

（1）皮肤黑素有以下功能。

1）散射和吸收紫外线，使皮肤深层组织免遭紫外线的损伤，发挥遮光剂的作用。黑素不但能消除短波紫外线的损伤，还可以冲淡长波紫外线和可见光的作用。皮肤细胞核附近的黑素能减轻光子对细胞核的直接撞击，保护细胞核内的脱氧核糖核酸；同时还能消除皮肤内因紫外线照射而形成的自由基，减少或消除自由基的损伤作用。

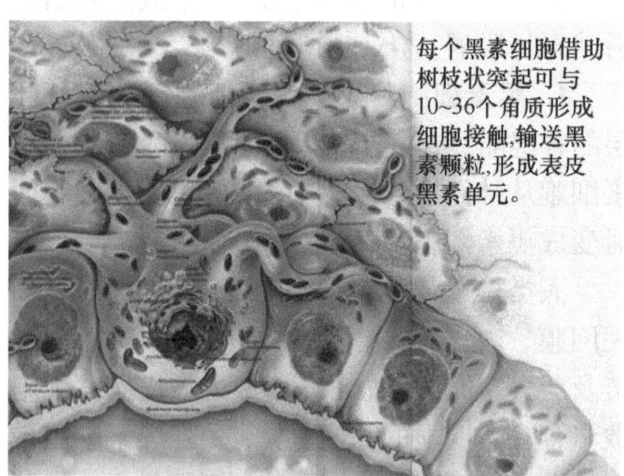

图 1-3 黑素细胞单元模式图

2）吸收光的热能，并将热能转输到体内，维持人的体温。

3）黑色素沉着可降低维生素 D 的合成，黑人儿童易患维生素 D 缺乏病，白人儿童相对有利于合成维生素 D，不易患钙代谢障碍疾病。

4）黑素的沉着是人类在进化过程中对外界环境的一种适应。较黑或黑色的皮肤可以保护人类在森林里免遭动物伤害。

（2）在少年儿童期，皮肤颜色即黑素变化的规律大致如下。

1）新生儿期：通常无色素变化，但由于细胞的胚胎发育异常可引起一些成黑素细胞增生或积聚性病变，如蒙古斑，数年后可退去。

2）婴儿期：皮肤与毛发的黑素形成增加，特别在全身应激反应如急性传染病之后，垂体释放促黑素激素增多而使黑素细胞活性增强，可出现各种色素痣。主要为单纯雀斑样痣。

3）幼儿期：黑素形成增加，色素痣继续出现，某些儿童于暴露部位出现雀斑。

4）发育期：黑素进一步增加，新的色素痣明显增多；原有痣变暗，略大些成为交界痣、混合痣或皮内痣等。此现象在妊娠期也可见到，均与内分泌因素有关。

2. 朗格汉斯细胞 是起源于骨髓单核-巨噬细胞并通过一定循环通路进入表皮的免疫活化细胞，多分布于基底层以上的表皮和毛囊上皮中，数量占表皮细胞总数的 3%～5%。朗格汉斯细胞密度因部位、年龄、性别而异，一般面颈部较多而掌趾部较少。

（1）光镜结构：HE 染色，胞质浅染；细胞核为不规则形，比周围的角质形成细胞着色深。用 ATP 酶显示（图 1-4），朗格汉斯细胞为有高度分支的树突状细胞，每个细胞胞体向周围伸出 10～12 个较粗的树枝状突起，粗突起上又分出几个细突起穿插在表皮细胞之间。这些细胞的突起伸延的范围相当大，上可到颗粒层，下可到真皮—表皮连接，这说明它们可与许多角质形成细胞有接触。

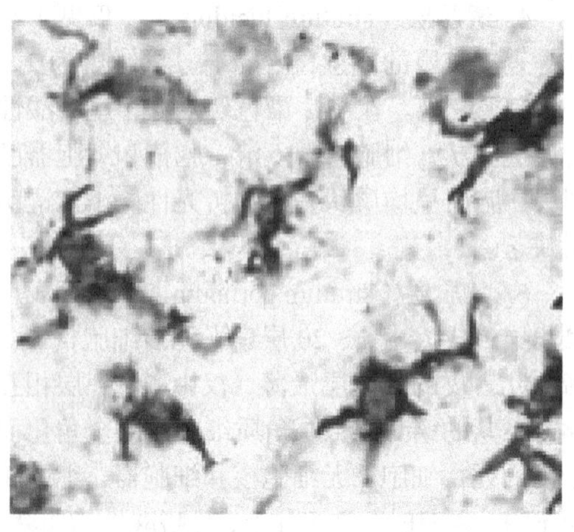

图 1-4 ATP 酶组化免疫染色

（2）电镜结构（图 1-5）：该细胞核呈弯曲形或分叶状；细胞质清晰电子密度低，不含角蛋白丝、黑素体和桥粒，有丰富的细胞器如有较多的线粒体、发达的高尔基复合体和内质网，有溶酶体。朗格汉斯细胞有吞噬和吞饮作用，但吞噬能力较巨噬细胞弱，最重要的结构特征是，细胞质中有独特的 Birbeck 颗粒，也称为朗格汉斯细胞颗粒。这种颗粒呈盘状或扁平囊形，有膜包被，长为 15～30 nm，宽为 4 nm，一端或两端常有突出的球形小泡，颗粒的横切面为网球拍形或杆状，杆的中央有纵向的致密线，其上有 6 nm 周期的横纹。

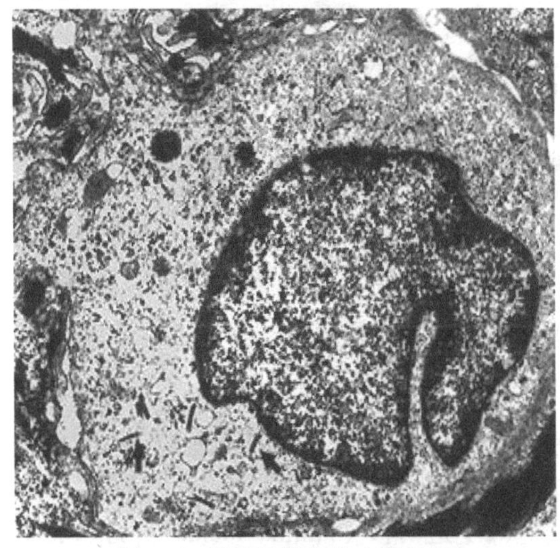

图 1-5 朗格汉斯细胞电镜结构

朗格汉斯细胞有许多表面标记，主要有 MHC-类抗体、OKT6 抗原、CD1a、S-100 蛋白、Fc 受体、补体受体。人类朗格汉斯细胞是唯一能与 CD1a 单克隆抗体结合的细胞。

3. 梅克尔细胞 数量少，主要分散于表皮基底层细胞之间，为具有短指状突起的细胞，HE 染色标本上不易辨认，用特殊染色方法可以显示。电镜下，细胞核呈分叶状或不规则形，梅克尔细胞含丰富的线粒体、核蛋白体及大量 80～180 nm 直径的电子密度较高的颗粒，这些颗粒偏侧分布于靠基底复合物侧胞质内。在梅克尔细胞基底侧常有神经末梢伸至其附近。有学者认为梅克尔细胞可与神经末梢间形成上皮细胞轴突复合物，称为梅克尔触压斑（Merkel's touch spot）。这种结构发挥类似神经轴突的功能，梅克尔细胞内的颗粒则起到神经传递物质的作用。梅克尔触压斑为慢反应机械感受器，主要感受直接的持续触压。而对触压邻近部位而引起的牵拉不敏感。

4. 未定类细胞（indeterminate cell） 位于表皮基底层，其来源和功能不十分清楚。目前多认为该细胞就是未成熟的或未能找到 Birbeck 颗粒的朗格汉斯细胞。

（三）角质形成细胞间及其与真皮间的连接桥粒

角质形成细胞间及其与真皮间的连接桥粒（desmosome）是上皮细胞特有的一种细胞间连接结构。表皮角质形成细胞间的连接主要有 3 种形式：桥粒、黏附连接及缝隙连接，其中以桥粒的分布最多，每 100 μm 约有 160 个桥粒。桥粒具有很强的抗牵张力，通过相邻细胞间张力细丝网的机械性连接，形成一连续的结构网，使细胞间的连接更为牢固。桥粒结构的破坏势必引起角质形成细胞松解，形成表皮裂隙或水疱。

1. 桥粒 由相邻细胞的细胞膜发生卵圆形致密增厚而共同构成。桥粒为圆形或椭圆形小体，电镜下呈盘状，直径为 0.2～0.5 μm，厚 30～60 nm。连接区相邻两细胞膜平行，电子透明细胞间隙宽 20～30 nm，内含低密度细丝状物，间隙中央为电子密度较高的致密层，称为中央层（central stratum），中央层的中间还可见一条更深染的间线（intermediate line），为高度嗜锇层，厚约 5 nm，中央层的黏合物质是糖蛋白。在构成桥粒的相邻细胞膜内侧各有一增厚的盘状附着板（attachment plaque），长 0.2～0.3 μm，厚 30 nm，电子密度较高。许多直径约为 10 nm 的张力细丝呈袢状附于附着板上，其两端均反折向胞质内，附着板上更细的丝从内侧钩住张力细丝袢。附着板处还有一些较细的丝，伸入细胞间隙与中央层的细丝相连，此细丝为跨膜细丝或膜横连接丝（transmembrane linker）。新生的棘细胞由基底层逐渐向表皮上层移动，故实际上桥粒不是恒定不变的，而是可以分离并可重新形成的，才能使表皮细胞逐渐到达角质层并有规律地脱落（图 1-6）。

桥粒由两类蛋白质构成：一类是跨膜蛋白，主要由桥粒芯糖蛋白（DG）与桥粒芯胶黏蛋白（DC）构成，形成桥粒的电子致密层和细胞间接触层；另一类为胞质内的桥粒斑，主要成分为桥粒斑蛋白（DP）和桥粒斑珠蛋白（PG），它们一端与桥粒跨膜蛋白相结合，另一端是胞质内中间丝（IF）的附着处。

桥粒可分为两类：斑状桥粒（spot desmosome）和带状桥粒（belt desmosome）。前者又称为斑状连结（maculae adherens），在心肌、蛛网膜组织中可以见到。后者又称为带状连结（zonula adherens），存在于柱状上皮，位于紧密连结下方。

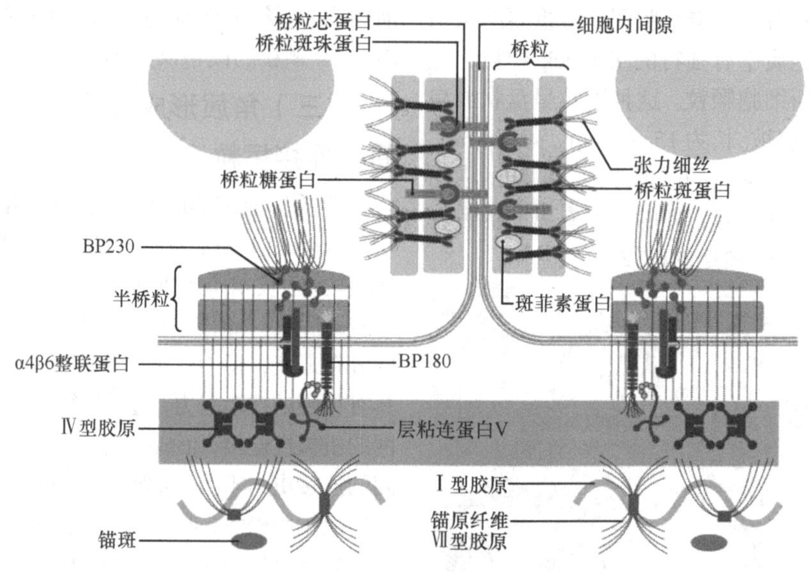

图 1-6 桥粒、半桥粒、基底细胞膜分子结构模式图

2. 半桥粒（hemi-desmosome） 是基底层细胞与下方基底膜带之间的主要连接结构，系由角质形成真皮侧胞膜的不规则突起与基底膜带相互嵌合而成。在结构上类似桥粒，位于上皮细胞基面与基膜之间，它与桥粒的不同之处在于：①只在质膜内侧形成桥粒斑结构，其另一侧为基膜；②穿膜连接蛋白为整合素（integrin）而不是钙黏素，整合素是细胞外基质的受体蛋白；③细胞内的附着蛋白为角蛋白（keratin）。

3. 基底膜带（basement membrane zone，BMZ） 系指位于表皮、真皮之间的基膜（basement membrane）。基膜厚约 100 μm，HE 染色在光镜下难以辨认，PAS 染色时呈现一连续的紫红色均质薄层，紧贴于基底细胞膜底面。银浸染法显示基膜呈黑色，为位于 PAS 层下面的网状纤维层。

基底膜带是表皮基底细胞和真皮成纤维细胞的产物。电镜下，基底细胞通过半桥粒连于基膜上。基底膜带分为 4 层。

（1）胞膜层（plasm membrane）：由基底细胞膜组成，厚 7～9 nm，含半桥粒和固着丝（anchoring filament）；这些细胞大多是角质形成细胞，但黑素细胞与梅克尔细胞也与真皮及表皮接界（DEJ）毗连。

（2）透明板（lamina lucida）：为一层厚 20～40 nm 无定形透明样结构，位于胞膜层下方；在半桥粒与基板之间，透明板内有一层厚 7～9 nm 的基底层下致密斑块（subbasal dense plaque）；从胞膜发出许多固着丝垂直穿过基底层下致密斑块附着于基板上，把半桥粒和基板连接起来。

（3）基板（basal lamina）：由一层较致密的颗粒状或细丝状物质构成，厚 30～60 nm。

（4）网板（reticular lamina）：主要有致密板的延伸物，由固着原纤维、微原纤维束及胶原纤维组成。网板中的固着原纤维（anchoring fibril）从基板散发出来，伸向真皮，连于真皮内的胶原纤维束周围，并止于固着斑（anchoring plaques）内，把表皮牢固地连接在真皮上。固着原纤维高倍放大呈串珠状或横纹状。微原纤维束来自致密板，向下伸向真皮乳头层深部。这种微原纤维为染色性质不同的类似弹性纤维的原纤维名为耐酸纤维（oxytalan）。

成束的耐酸纤维与前弹性纤维（elastic fiber）网相连，前弹性纤维再连于网织层中的粗弹性纤维。胶原纤维排列不规则，它们不与固着纤维或基板相连，而是埋在基质之中。黑素细胞和梅克尔细胞下的基膜与角质形成细胞的基膜相同，但无桥粒，基板较薄，固着丝和固着原纤维较少。透明层中无基底层下致密斑块。

基底膜带的 4 层结构通过各种机制有机结合在一起，除使真皮与表皮紧密连接外，还具有渗透和屏障等作用。表皮无血管分布，血液中营养物质就是通过基底膜带才得以进入表皮，而表皮代谢产物也是通过基底膜带方可进入真皮。一般情况下，基底膜带限制分子质量大于 40 000 Da 的大分子通过，但当其发生损伤，炎症细胞、肿瘤细胞及其他大分子物质也可通过基底膜带进入表皮。基底膜带结构的异常可导致真皮与表皮分离，形成表皮下水疱或大疱。

第二节　真　　皮

真皮（dermis）来源于中胚层，位于表皮和皮下组织之间，含有胶原纤维、弹力纤维、网状纤维、无定形基质和水分。真皮内尚有皮肤附属器（毛囊、汗腺）及神经、血管和淋巴管。

小儿的皮肤中富含基质，水分的含量也比成人高，故易发生急性炎症性水肿。由于小儿的表皮角质层菲薄，真皮内弹力纤维、结缔组织发育均不成熟，韧性差，胶原纤维和弹力纤维容易撕断，毛细血管脆弱及保护作用尚不健全，因而颇具易伤性，即使微小的机械性、化学性、温热性刺激也易伤及而出血。在汗液浸渍下摩擦部位常发生褶烂，而臀部、会阴部皮肤由于汗、尿、粪便的影响也易出现炎症。

真皮一般分为乳头层和网状层，层间无明显界限（图 1-7）。小儿真皮乳头层展平，因而皮肤外观平滑、柔软、细嫩，纹理不清。随着年龄增长，真皮上部的乳头与下伸的表皮突相互交替。乳头层组织疏松，胶原纤维较细，向各个方向及乳头内分布，并有浅层血管网和淋巴管网，内含神经末梢。网状层组织紧密，胶原纤维较粗而密，绕以弹力纤维，与皮面平行排列。

（一）真皮中的纤维

（1）胶原纤维（collagen fiber）：是真皮结缔组织的主要成分，除了表皮下、表皮附属器和血管附近外，在真皮内的胶原纤维均结合成束。各部位的胶原束粗细不等，乳头层内的胶原束最细且无固定的方向；真皮中下部的胶原纤维较粗，呈束状，走向几乎与皮面平行。胶原纤维的直径大小不一，为 2～15 μm。胶原束中有少量散在的细胞，其细胞核染色较深，其纵切呈菱形。在 HE 染色时，成纤维细胞胞质边界难以辨认。正常真皮上部有嗜黑素细胞，血管周围尚可见少量肥大细胞及组织细胞。

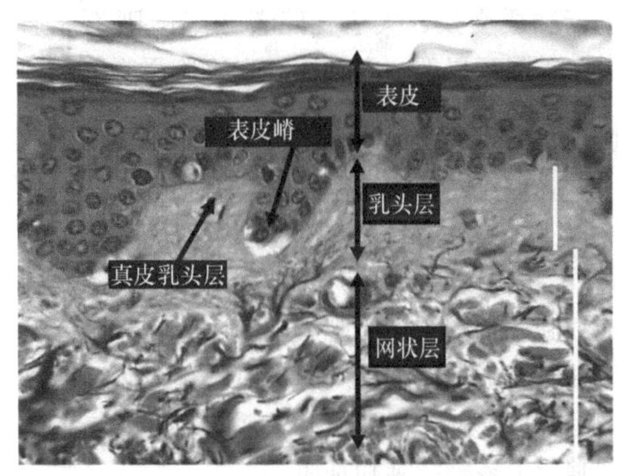

图 1-7　真皮

（2）网状纤维（reticulin fiber）：主要分布在乳头层，在皮肤附属器、血管和神经等处。网状纤维嗜银性，硝酸银染色可显黑色，因此又称为嗜银纤维；HE 染色时不易辨认。网状纤维较细，直径仅为 0.2～1.0 μm。在胚胎时期，网状纤维出现最早。在正常成人皮肤中，网状纤维稀少，仅见于表皮下、汗腺、皮脂腺、毛囊和毛细血管周围。表皮下网状纤维排列呈网状，每个脂肪细胞周围也有网状纤维围绕。在某些病变时，如创伤愈合及成纤维细胞增生活跃或有新胶原形成的病变中，网状纤维大量增生。

（3）弹力纤维（elastic fiber）：也较细，直径为 1～3 μm。弹力纤维用醛品红特染可呈紫色，在光学显微镜下 HE 染色时，可见弹力纤维缠绕在胶原束之间；电镜下，弹力纤维由无定形的弹力蛋白和微原纤维构成。弹力纤维在真皮部最粗，排列方向和胶原束相同且与表皮平行；而在表皮下的乳头体中细小的弹力纤维几乎呈垂直方向上升至表皮下，终止于表皮、真皮交界处的下方。弹力纤维使皮肤具有弹性，拉伸延长后可恢复原状。

（二）真皮的基质

真皮的基质（matrix）是一种无定形均质状物质，充满于胶原纤维和胶原束之间的间隙内，主要化学成分为蛋白聚糖、水、电解质等。蛋白聚糖主要包括透明质酸、硫酸软骨素 B、硫酸软骨素 C 等，使基质形成具有许多微孔隙的分子筛立体构型。小于这些孔隙的物质如水、电解质、营养物质和代谢产物可自由通过进行物质交换，大于孔隙者如细菌则不能通过，被限于局部，有利于吞噬细胞吞噬。

（三）真皮中的细胞

真皮结缔组织间可见较多的成纤维细胞（fibroblast），其主要作用是合成真皮中的胶原纤维、网状纤维、弹力纤维和基质。除了成纤维细胞外真皮中还有肥大细胞、巨噬细胞、淋巴细胞和其他白细胞。真皮中还有朗格汉斯巨细胞、真皮树突细胞和嗜黑素细胞等。成纤维细胞产生多种纤维和基质。

第三节 皮 下 组 织

皮下组织（subcutaneous tissue）又称为皮下脂肪组织（subcutaneous fat），来源于中胚层，位于真皮网织层下方，其下与肌膜等组织相连，由疏松结缔组织及脂肪小叶组成，分布到皮肤内的血管、淋巴管和神经均由皮下组织通过，有些毛囊和汗腺也常延伸到此后。皮下组织介于皮肤与深部组织之间，它使皮肤有一定的可动性，主要有缓冲机械外力、储存脂肪、保存体温等作用。皮下组织的厚度及皮下脂肪的量因个体、性别、年龄、部位、营养、疾病等而有较大的差别。

小儿的皮下组织与成人不同，含有大量硬脂和软脂。新生儿皮下脂肪密度大，寒冷条件下易发生硬变，即新生儿硬肿症。小儿皮下脂肪在出生后 6 个月内发育较好，6 个月后皮下脂肪发育速度逐渐减慢，到 3 岁后明显减慢，此时小儿就失去婴儿期的肥胖状态。8 岁后皮下脂肪又开始增长，女孩较男孩增长更为显著。

第四节 皮肤附属器

皮肤附属器是胚胎发生中都由表皮衍生而来，包括毛、皮脂腺、汗腺、指（趾）甲等。

（一）毛发

毛发（hair）是皮肤的附属物，新生儿出生时体表就被有胎毛，在出生后第一个月内脱落换以新毛，以后 1 岁内脱落再生数次。新生儿的头发有显著的个体差异，有些几乎没有头发，而有些头发则相当浓密，但多数短细而稀少、色素较弱。新生儿的睫毛多数发育较旺盛，一直保持到青春期还很茂盛。眉毛发育较睫毛差，后来多数被色素较丰富的毛代替，一般到 3～5 岁时它们的长度才与成年人相等。女孩约 10 岁时，在耻骨部及腋窝长出阴毛和腋毛；男孩 12～15 岁时依次长出阴毛、腋毛和胡须，四肢皮肤的毛发也变粗硬而且恒定，不易脱落。

按照皮肤有无被覆毛，分为无毛皮肤和有毛皮肤。无毛皮肤包括掌趾、指趾屈面及其末节伸面、唇红、乳头、龟头、包皮内侧、小阴唇、大阴唇内侧、阴蒂等；其余部位皮肤均有长短不一的毛，为有毛皮肤。

毛发可分为长毛、短毛、毫毛（毳毛、绒毛）。长毛包括头发、胡须、阴毛及腋毛等；短毛包括眉毛、睫毛、鼻毛、外耳道毛等；毫毛包括面、颈、躯干及四肢的毛发，毫毛短而细软、色淡，其中胎儿体表白色柔软而纤细的毛发为毳毛。

1. 毛发和毛囊的结构 毛长在皮内部分为毛根（hair root），末端膨大呈球状，称毛球（hair bulb），露出皮面的毛发称毛干。毛乳头（papilla）仅于毛球的内凹入部分，包含结缔组织、神经末梢及毛细血管，为毛球提供营养。毛球由分裂活跃、代谢旺盛的上皮细胞组成，是毛发和毛囊的生长点。

毛发的横断面可分为 3 层（图 1-8）：中心为毛髓质（hair medulla），是部分角化的多角形细胞，并含有色素，毛发末端和毳毛无髓质；其外为毛皮质（cortex），由几层梭形角化细胞构成，胞质中含有黑素颗粒及较多的角蛋白，使毛发有一定的抗拉力；最外层系角化的扁平细胞，排列成瓦状，游离缘向上，称为毛小皮。毛囊为围绕毛发的管状囊样结构，由表皮向下凹陷，深入真皮而成。自毛囊口至皮脂腺开口部称为漏斗部（infundibular），自皮脂腺开口部至立毛肌附着处称为峡部（isthmus）。毛囊由内毛根鞘、外毛根鞘及最外的结缔组织鞘构成。内毛根鞘由内向外分为鞘小皮（cuticle）、赫胥黎层（Huxley's layer）及亨利层（Henle's layer）；外毛根鞘由数层细胞组成；结缔组织鞘内层为玻璃样膜（glassy layer），中层为较致密的结缔组织，外层为疏松结缔组织，与周围的结缔组织相连接。

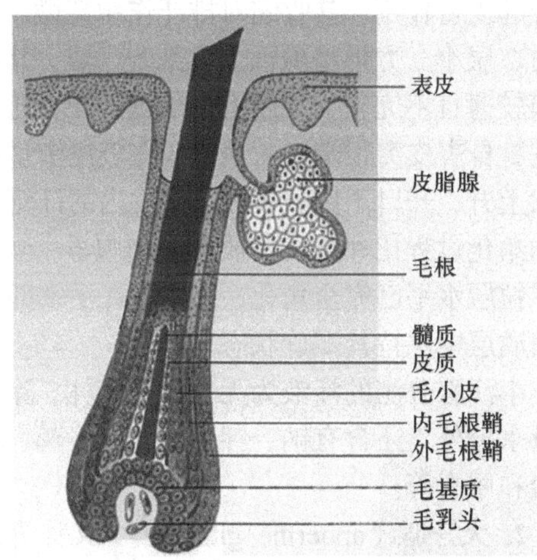

图 1-8　毛发和毛囊结构

2. 毛发的生长　毛发生长具有周期性（图 1-9）：生长期（anagen）、退行期（catagen）和休止期（telogen）3 个阶段。各毛囊独立进行周期性变化，邻近的毛囊并不处于同一生长周期，故呈现出非同步性。头发的生长期（增长时间）为 3～4 年；退行期为 2～3 周，这时头发停止生长，休止期为 3～4个月，旧发脱落后再生新发。头发每日生长 0.27～0.40 mm，3～4 年可生长至 50～60 cm，然后脱落及再生新发。眉毛及毳毛等生长期和休止期各为 2～6 个月，故较短，正常人休止期头发约为 15%。

毛发与皮肤表面呈一定的倾斜角度，有一束平滑肌连接毛囊和真皮乳头层，称为立毛肌（hair erector muscle），受交感神经支配，精神紧张及寒冷时可引起立毛肌的收缩，使毛发竖立，毛干周围皮肤隆起形成“鸡皮疙瘩”。

毛发的生长在一定程度上受内分泌的影响。肾上腺皮质激素增多，可引起多毛。睾酮能促进躯干、四肢、须部和阴部的毛发生长。此外，甲状腺素对毛发的生长也起着重要的作用，其缺乏时毛发干燥粗糙，过剩时毛发则细而柔软。

（二）皮脂腺

皮脂腺（sebaceous glands）是一种可产生脂质的器官，属于泡状腺体，由腺泡和短的导管构成。腺泡无腺腔，外层为扁平或立方形细胞，周围由基底膜带和结缔组织包裹，腺体细胞破裂后脂滴释出并经导管排出。导管由复层扁平上皮构成，开口于毛囊上部，皮脂腺通常位于立毛肌与毛囊的夹角间区，立毛肌收缩时可促进皮脂排泄。皮脂腺多开口于毛囊上部，而乳晕、口腔黏膜、唇红及小阴唇等处的皮脂腺单独开口于皮肤表面。除掌跖、指（趾）屈侧外，皮脂腺遍布全身。头、面及胸背上部等处皮脂腺较多，故称为

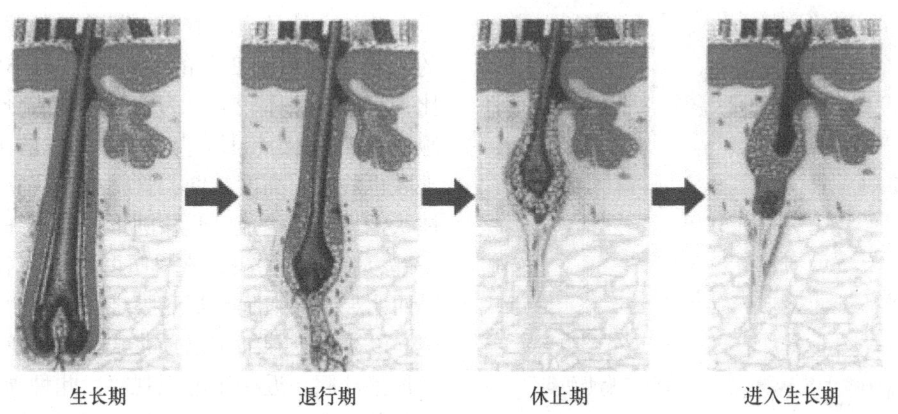

图 1-9　毛发的生长

皮脂溢出部位。皮脂是几种脂类的混合物，有柔润皮肤和保护毛发的作用。

小儿的皮脂腺相当发达。新生儿时期皮脂腺数目多，在母体雄激素的影响下，皮脂腺分泌旺盛，约半数新生儿可见鼻部粟丘疹。此期的皮脂腺分泌量，在额部比成人高，在胸部接近成人。至1个月末时皮脂腺活性下降，至1岁时进入静止期，仅产生少量皮脂。到青春期，在性腺影响下，皮脂腺功能亢进，皮脂分泌增多，易产生痤疮。

（三）汗腺

汗腺（sweat gland）分布于全身各处，属于单曲管状腺。分泌部粗长，高度盘曲，位于真皮深层及皮下组织内，导管部细而较直，开口于毛囊或皮肤表面。小儿汗腺在出生后已达到成人数量，全身200万～450万个，因而每单位面积皮肤的汗腺数远高于成人。但新生儿发汗中枢尚不成熟，有分泌功能的汗腺仅 1 万个，且汗腺导管开口处常被表皮鳞屑阻塞，因而泌汗功能较差，甚至出生后 4 个月内汗腺分泌活动仍然很弱，对热的适应能力不强。出生后5～6个月开始具有正常发汗功能，2岁以后活动的汗腺数即可达 200 万以上，同时发汗中枢常处于兴奋状态，因而婴幼儿多汗，易发生汗疹。

汗腺按结构特点、分泌物性质及分布部位的不同分为两种（图1-10）。

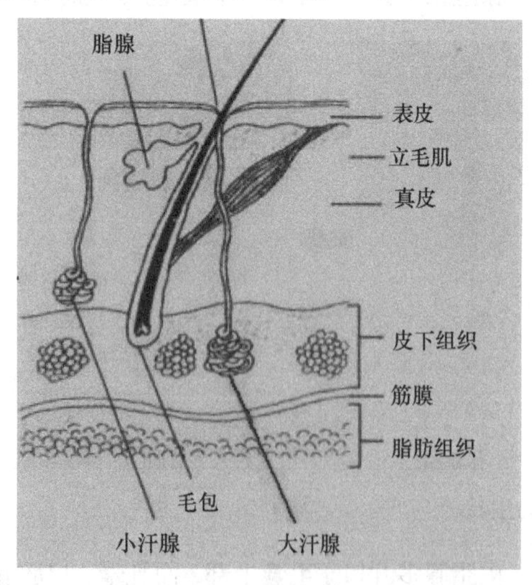

图1-10　汗腺

1. 小汗腺（eccrine glands）　又称为局泌汗腺或外泌汗腺，遍布全身皮肤，分泌汗液，有调节体温和排泄的作用。除唇红、鼓膜、乳头、小阴唇、阴蒂、龟头、包皮内侧和甲床外，小汗腺遍及全身，以掌跖、额、腋下最多。

小汗腺分腺体和导管两个部分。小汗腺的腺体位于真皮深层及皮下组织中，由单层细胞排列成管状，盘绕如球形，含有2种细胞即透明细胞和暗细胞。透明细胞稍大，基底部较宽，顶部较窄，胞质中有淡色细小的糖原颗粒，为分泌汗液的主要细胞，暗细胞略小，其顶部稍宽，胞质染色深而暗，含有嗜碱性颗粒，分泌黏蛋白和回收钠离子。在腺细胞与基底膜间有肌上皮细胞（myoepithelial cell），对汗腺分泌部分起支持作用，其收缩对排汗作用甚微。汗管由2层小立方形嗜碱性上皮细胞组成，其基底膜较薄且不完整，无肌上皮细胞。汗管通过真皮，自表皮突顶端进入表皮，在表皮中呈螺旋状上升，开口于皮肤表面。表皮内的汗管细胞的角化过程比邻近的角质形成细胞早，至表皮颗粒层水平已完全角化，使其能在手掌部表皮角质层中保持其螺旋状态。

小汗腺分泌的汗液为无色稀薄液体，除含大量水分外，还含有钠、钾、氯、锌、磷、乳酸盐和尿素等。

2. 大汗腺（apocrine glands）　又称为顶泌汗腺，主要分布于腋窝，乳晕，脐、肛周，包皮，阴阜，小阴唇，偶见于面部、头皮和躯干，此外，外耳道耵聍腺、眼睑的睫腺及乳晕的乳轮腺也属于变形的大汗腺。与小汗腺相比，大汗腺腺体较大，为单管状腺或分支管状腺，分泌部更为粗长（直径是小汗腺的10倍），腺腔也放大（高度盘曲，管壁由单层立方或矮柱状上皮细胞组成，胞核圆形，位于细胞近基底部，胞质着色浅，常呈嗜酸性），基底膜较厚而明显，腺细胞与基底膜之间也有肌上皮细胞。以往认为腺细胞以顶浆式排放分泌物，故名顶泌汗腺。近些年电镜观察，此种腺细胞具有几种不同的分泌方式，包括局浆分泌、顶浆分泌和全浆分泌都存在。导管部较细而直，多数开口于毛囊上段，其结构与外泌汗腺相似。腺细胞分泌的汗液为较黏稠的乳状液，其中除含大量水分外，还含蛋白质、脂类和糖类。腋窝汗腺分泌物被细菌分解后产生特殊气味，俗称狐臭。此腺的分泌主要受交感神经的肾上腺素能和胆碱能神经支配，还受性激素的影响，于青春期分泌旺盛，老年时逐渐萎缩。

汗液分泌是机体散热的主要方式。排汗具有湿润皮肤、调节体温、影响体内水和无机盐含量及排泄部分代谢产物等作用。外泌汗腺的分泌主要受胆碱能神经支配，温度升高及某些精神因素可使汗液分泌增加。

（四）甲

指（趾）甲是覆盖于指（趾）末端伸面的坚硬物，由多层连接紧密的角化细胞构成，分为甲板（nail plate）和甲根（nail root）两个部分，甲（nail）的外露部分为甲板，呈外凸的长方形，厚度为 0.50～0.75 mm；伸入近端皮肤中的部分则为甲根。覆盖甲板周围的皮肤称为甲廓（nail folds）。甲根在甲的最近端，甲根之下的上皮发生细胞为甲母质（nail matrix），是甲的生长区。甲的近端有一新月状淡色区，称为甲半月（lunula）。甲板之下为甲床（图 1-11）。

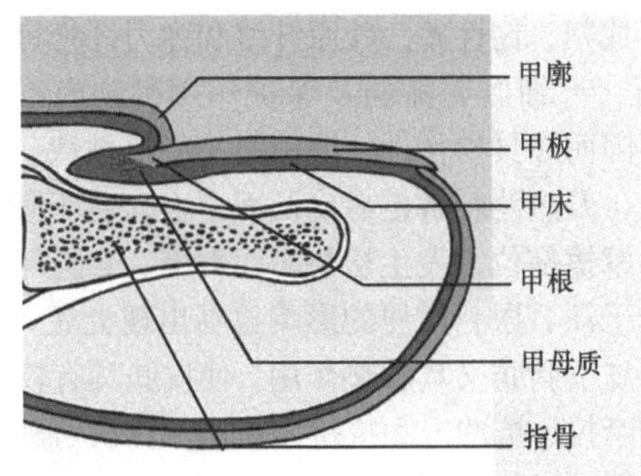

图 1-11 甲结构模式图

足月新生儿指（趾）甲已发育，长达指（趾）末端。未成熟儿的发育较差，常常达不到指（趾）末端。指甲生长速度约每日 0.1 mm，趾甲生长速度仅及指甲的 1/4～1/3。甲有保护作用和帮助手完成较精细劳动的作用。

第五节 皮肤的脉管、肌肉和神经

（一）皮肤的血管

小儿的皮肤与成人不同，皮肤的毛细血管较成人明显，口径较粗；皮下层的血管很发达，血管壁具有很大的牵张性；新生儿有明显的血管运动兴奋性，幼儿稍微降低。皮肤的血管来源于较深的动脉，回流于较深的静脉，除表皮无血管外，真皮和皮下组织中的血管十分丰富，由内向外分为 5 丛。

（1）皮下血管丛：位于皮下组织深部，是皮肤内最大的血管丛，动脉多，分支大而多，供给皮下组织营养。

（2）真皮下血管丛：位于皮下组织上部，供给汗腺、毛乳头和皮脂腺营养。

（3）真皮中部血管丛：以静脉为多，供给汗管、毛囊和皮脂腺营养。

（4）乳头下血管丛：位于乳头层下部，具有储血功能。

（5）乳头内血管丛：位于真皮乳头层上部，血管多袢曲，供给真皮乳头及表皮营养。

皮肤的血管分为动脉（中动脉、小动脉、细动脉）、毛细血管和静脉，静脉多与动脉伴行。动静脉管壁分为内膜、中膜和外膜，毛细血管由单层内皮细胞构成。真皮层动脉间与静脉吻合，形成特殊结构，其间无毛细血管，称为血管球，是微动脉到微静脉的血流旁路。血管球在指（趾）末端最多见，主要参与体温调节。当外界温度有明显变化时，在神经支配下，血管球可以扩张或收缩，以调节由动脉通过血管球回流向静脉或进入毛细血管的血流，起调节体温的作用。

（二）皮肤的淋巴管

皮肤的淋巴管（lymphatics）起源于真皮乳头的毛细淋巴管，其起端为盲端，由一层内皮细胞和少量网状纤维组成。在乳头下层及真皮深部的淋巴管分别汇合成浅淋巴网、深淋巴网，经过皮下组织排入淋巴结。管腔较大的深部淋巴管可有瓣膜，与静脉瓣的结构相似。由于毛细淋巴管内压力低于毛细血管从其周围组织间隙的渗透压，且通透性较大，故结缔组织中的淋巴液、皮肤中的游走细胞、皮肤病理反应的一些产物及侵入皮肤的细菌均可进入淋巴管而到达淋巴结，在淋巴结内被吞噬消灭或引起免疫反应。

（三）皮肤的肌肉

颜面部的表情肌及颈部的颈阔肌均属于横纹肌，皮肤的平滑肌则包括毛囊的立毛肌肌膜、乳晕的平滑肌、动静脉的肌层、血管球细胞及汗腺分泌部的肌上皮细胞等。

（四）皮肤的神经

皮肤含有丰富的感觉神经和运动神经，通过它们和中枢神经系统的联系，可以产生各种感觉，并能支配肌肉活动及完成各种神经反射，使机体适应体内外的各种变化，从而维持机体的正常功能。

1. 皮肤的感觉神经末梢 按其结构可分为 3 类。

（1）末端变细的游离神经末梢，分布到表皮基底板和毛囊周围，见于外生殖器、肛周及唇红等处。

（2）末端膨大的游离神经末梢，如表皮下能感受触觉的梅克尔触盘（Merkel disk）。

（3）有被囊的神经末梢，即由同心排列的成层结缔组织构成的囊形被膜。神经轴索延伸入小体后失去髓鞘，如 Meissner 小体、Vater-Pacini 小体和 Krause 小体等。

皮肤能感受触觉、痛觉、温觉、冷觉及压觉，这些感觉常呈点状分布，因此有人认为不同的感觉系由不同的神经末梢传导，如 Meissner 小体和梅克尔触盘感受触觉；Vater-Pacini 小体感受压觉；Krause 小体感受冷觉；游离神经末梢感受痛觉和温觉。但近来通过组织学和神经电生理学的研究未能证明神经末梢的结构与特定感觉的关系，这就说明皮肤的感觉十分复杂，不同的刺激可以使不同的神经纤维在空间和时相上产生不同形式的神经冲动，从而使中枢神经系统产生不同的感觉。

神经纤维的粗细、有无髓鞘与神经冲动传导的性能及速度有一定的关系，直径 10～14 μm、有髓鞘、传导速度 30～60 m/s 的纤维（AB 纤维）对于震颤感、两点分辨感、形体感及毛囊的触觉传导较好；略细的有髓 AY 纤维，其传导速度为 10～20 m/s，对于轻触觉、轻压觉的传导较好；更细的 A6 纤维对针刺痛、温度变化及自发痒感的传导较好；而直径小于 55 μm 的无髓细纤维（C 纤维）的传导速度为 1 m/s，主要传导烧灼痛、温觉和部分痒感。

2. 皮肤的运动神经 面神经控制面部横纹肌；交感神经的肾上腺素能纤维控制立毛肌、血管、血管球及大汗腺、小汗腺的肌上皮细胞；交感神经的胆碱能纤维则可促进小汗腺细胞的分泌。

第六节 皮肤的功能

皮肤是人体最大的器官，是人体与外界环境的主要屏障，是机体重要的保护器官，具有调节体温、分泌、排泄、吸收、代谢和参与免疫反应等作用。

（一）屏障功能

1. 物理性损伤的保护 成人皮肤对机械性损伤（如摩擦、挤压、牵拉及冲撞等）有较好的保护作用。小儿由于表皮角质层较薄，皮肤易受损害和感染，有时会成为全身感染的侵入门户。小儿真皮内弹力纤维、结缔组织发育均不成熟，韧性差，胶原纤维和弹力纤维容易撕断，毛细血管脆弱及保护作用机制尚不健全，因而颇具易伤性，即使微小的机械性、化学性、温热性刺激也易伤及而出血。在汗液浸渍下摩擦部位常发生褶烂，而臀部、会阴部皮肤由于汗、尿、粪便的影响也易出现炎症。

皮下脂肪又具软垫作用，使皮肤具有较好的抗牵拉、抗冲击和抗挤压作用。皮肤的再生作用还可以修复创伤。

皮肤对电损伤的保护作用。由于小儿皮肤的角质层薄而娇嫩，皮肤组织内含大量水分，毛细血管网丰富，管壁通透性较大，使小儿皮肤有较高的导电性、光敏感性，且因小儿皮肤有较强的再生能力和较弱的防御能力，故对小儿采用热、光、水疗、电疗及推拿时，需谨慎决定治疗剂量。

皮肤对光线的防护作用。角质层有反射光线和吸收短波紫外线（波长为 180～280 nm）的作用，而棘细胞、基底细胞和黑素细胞具有吸收长波紫外线（波长为 320～400 nm）的作用。黑素细胞产生的黑素颗粒对紫外线具有较强的吸收和散射作用，从而保护基底层细胞核及以下的真皮组织。小儿皮肤的特点决定了其对紫外线照射的反应与成人不同。小剂量紫外线照射即可获得阈红斑反应，且其红斑的出现及消退均比成人迅速。

2. 化学性损伤的保护　皮肤的角质层是防止化学物质进入体内的主要屏障。角质层细胞具有完整的脂质细胞膜，胞质富含角蛋白，细胞间隙又填充丰富的酸性糖胺聚糖，有抗弱酸弱碱的作用。小儿皮肤的酸碱度取决于表皮脂质和汗液分泌的情况，pH 为 5.4～7.4，表皮的酸性可抑制病原微生物的生长繁殖，也具有一定的碱中和能力。由于小儿在生长发育过程中，随年龄增长各组织器官（包括皮肤）逐渐成熟，其生理功能也随之逐渐完善，因而小儿皮肤病发病率也将随年龄增长而下降。

3. 生物性损伤的保护　致密的角质层和表皮细胞镶嵌排列，能机械地阻挡一些微生物的侵入；角质层含水量较少及皮肤表面弱酸性环境不利于某些微生物生长繁殖；角质层生理性脱落，也可清除一些寄居于体表的微生物；一些正常皮肤表面寄居菌能产生脂酶，可将皮脂中的三酰甘油分解成游离脂肪酸，后者对葡萄球菌、链球菌和白色念珠菌等有一定的抑制作用。

4. 防止体液丢失　正常皮肤的角质层具有半透膜性质，可防止体内液体的丢失，皮肤表面的脂质膜可阻止体液的丢失，但由于角质层内、外侧含水分的不同，仍有部分水分可通过浓度梯度的弥散作用而丢失。正常情况下，成人 24 h 内通过皮肤弥散丢失的水分为 240～480 ml（不显性出汗），如果角质层全部丧失，水经皮肤外渗可增加 10 倍以上。

（二）吸收功能

皮肤吸收主要通过以下 3 条途径：①透过角质层细胞（主要途径）；②角质层细胞间隙和毛囊；③皮脂腺和汗管。如果角质层甚至全表皮丧失，物质几乎完全可通过真皮，吸收更完全。

影响皮肤吸收主要因素如下。

（1）被吸收物的理化性质：完整的皮肤只吸收很少的水分和微量的气体。脂溶性物质如维生素 A、性激素及大部分糖皮质激素可经毛囊、皮脂腺吸收，对油脂类物质吸收也较好。某些物质，如汞、铅、砷等的化合物可能与皮脂中的脂肪酸结合变成脂溶性，可被皮肤吸收。增加皮肤渗透性的物质如二甲基亚砜、丙二醇、乙醚、氯仿等有机溶剂可增加皮肤的吸收作用。表面活性剂能湿润、乳化和增容，使物质与皮肤紧密接触，增加吸收率。药物的剂型也影响皮肤的吸收，软膏及硬膏可促使药物吸收，霜剂次之，粉剂和水粉剂很少吸收。物质分子质量与皮肤吸收率之间无明显关系，如分子质量小的氨气极易透皮吸收，而某些分子质量大的物质也可透皮吸收。物质浓度与皮肤吸收率一般成正比。

（2）皮肤结构和部位：同一个体，由于角质层厚薄不一，不同部位的皮肤吸收能力有很大差异。一般吸收能力是阴囊＞前额＞大腿屈侧＞上臂屈侧＞前臂＞掌跖。黏膜无角质层，吸收能力较强。小儿的表皮菲薄，富于血管，因此对于涂抹在其表面的物质有较高的吸收和透过能力。角质层破坏可使皮肤的吸收能力增强，因此当皮肤损伤面积较大时，使用局部药物治疗应注意避免因药物过量吸收而导致的不良反应。不同部位的皮肤其吸收作用不同，黏膜无角质层，吸收作用较强。婴儿皮肤较薄，吸收作用较成人强。阴囊皮肤薄、血循环丰富，吸收作用强，而掌跖部角质层厚，又无毛聂和皮脂腺，故其吸收作用较弱。

（3）与皮肤的水合程度有关：角质层的水合程度越高，皮肤的吸收能力就越强。所以药物的包封疗法阻止了局部汗液和水分的蒸发，导致角质层水合程度提高，临床上局部治疗要比单纯擦药疗效要好。

（4）皮肤的温度、湿度及 pH：温度高、湿度大的情况下，增加皮肤渗透的速度；pH 影响化学物的解离度，也影响经皮吸收。

（5）接触面积和时间：接触面积越大、时间越长，经皮吸收就越多。

（三）感觉功能

皮肤有极其丰富的神经纤维网及各种神经末梢，能将作用于皮肤的外界刺激转化成神经动作电位，沿感觉神经纤维传入中枢皮质感觉区而产生各种感觉。皮肤的感觉可分为两类，一类是单一感觉，如触觉、痛觉、冷觉和温觉；另一类为复合感觉，如形体觉、两点辨别觉、定位觉和图形觉等。婴儿（特别是新生儿）中枢神经系统发育不全，因此皮肤的感觉功能较弱，对痛觉和冷热觉等不灵敏。

瘙痒是一种引起强烈搔抓欲望的、令人不愉快的感觉，仅仅发生于皮肤。痒感呈点状分布。身体不同部位对瘙痒的敏感程度亦不同，如外阴部、外耳道、鼻前庭的皮肤和黏膜对瘙痒较敏感。能引起瘙痒的因素很多，有机械性刺激、电刺激、生物性因素、变态反应及炎症反应、机体代谢异常（如糖尿病、尿毒症、甲状腺功能亢进、黄疸）等。

（四）体温调节作用

皮肤在维持机体正常体温中起着极其重要的作用。皮肤可通过辐射、对流、蒸发、传导这 4 种方式散发热能来调节体温，其中热辐射是最主要的方式，约占皮肤总散发热量的 60%。蒸发是环境温度过高时主要的散热方式，每蒸发 1 g 水可带走 2.43 kJ 的热量。

皮肤体表面积大、动静脉吻合丰富，利于进行机体的体温调节。冷应激时交感神经兴奋，血管收缩，皮肤动静脉吻合关闭，血流量减少，散热减少；热应激时皮肤血流量增加，动静脉吻合开放，散热量增加。此外，四肢大动脉也可通过调节浅静脉和深静脉的血流量进行体温调节，体温升高时，主要通过浅静脉回流而增加散热量；体温降低时，主要通过深静脉回流以减少散热。

小儿皮肤单位面积内的血流量相对较大，易于散热，由于其汗腺功能差，皮肤及周围血管运动神经调节功能不够健全，故体温调节功能不完善，产热与散热容易失去平衡，体温极易波动。尤其是婴幼儿对高热耐受力差，当体温超过 40℃时，可引起惊厥或永久性脑损伤，或遗留严重的后遗症。

（五）分泌和排泄作用

皮肤含丰富的汗腺和皮脂腺，使皮肤具有分泌和排泄作用。

（1）小汗腺：小汗腺的活动受交感神经支配，主要是胆碱能神经纤维。在室温条件下，只有少数小汗腺有分泌活动，多数处于休息状态。当外界温度高于 31℃时，活动状态的小汗腺增加，排汗明显，可见汗液，称为显性出汗。而在低于 31℃室温下的排汗，仅在显微镜下可以看到汗液，称为不显性出汗。在精神紧张和情绪激动时，掌趾、前额排汗增加，称为精神性排汗。摄入辛辣食物时，口周、鼻、面、颊部等处排汗增多，称为味觉性排汗。后两种排汗，在体温调节中意义不大。

汗液是一种稀薄的水样液体。在正常情况下，小汗腺分泌的汗液无色透明，呈酸性（pH 为 4.5～5.5），大量出汗时汗液碱性增强（pH 为 7.0 左右），其中水分占 99%，固体成分仅占 1.0%，后者为有机物和无机物成分。有机物主要为乳酸和尿素，无机物以氯化钠最多，此外，还有少量钾、钙、镁、磷、铁等。

（2）大汗腺：大汗腺的分泌受肾上腺素能神经支配。大汗腺分泌黏稠的奶样无味液体，其成分主要为水、脂质和铁。部分人的大汗腺的分泌物中含有荧光物质、有臭物质（引起狐臭）和有色物质（引起色汗）。大汗腺是排泄铁的主要场所。

（3）皮脂腺：属于全浆分泌，即整个皮脂腺细胞破裂，胞内物全部排入管腔，进而分布于皮肤表面形成脂膜。皮脂腺的分泌受内分泌系统支配。雄性激素可以促使皮脂腺增生肥大，分泌活动增加，所以青春期分泌旺盛。大量雌激素可以抑制皮脂腺的分泌活动。长期大剂量应用皮质类固醇激素可以促使皮脂腺增生肥大，分泌增加，导致面部、胸背部等部位发生痤疮样损害。皮脂腺分泌的皮脂含多种脂类物质，如某油脂、游离脂肪酸、蜡脂、鲨烯和固醇类等。皮脂有润滑皮肤、保护毛发等作用。

（六）代谢功能

1. 糖代谢 皮肤中的糖类物质主要包括糖原、葡萄糖和黏多糖等。葡萄糖浓度约为血糖的 2/3，表皮中的葡萄糖含量高于真皮和皮下组织。在有氧条件下，表皮中 50%～75%的葡萄糖通过糖酵解途径分解提供能量；而缺氧时则有 70%～80%葡萄糖通过无氧酵解途径提供机体所需的能量。患糖尿病时，皮肤葡萄糖含量增高，所以易发生真菌和细菌感染。一般认为，人体皮肤糖原含量在胎儿期最高，至成人期时含量明显降低；糖原的合成主要由表皮细胞的滑面内质网完成；糖原的降解是一个复杂的过程，主要受环磷腺苷系统调控，能使细胞内 cAMP 水平增加的因素均能促使糖原分解。真皮中的黏多糖含量丰富，主要包括透明质酸、硫酸软骨素等，多与蛋白质形成蛋白多糖（或称黏蛋白），后者与胶原纤维结合形成网状结构，对真皮及皮下组织起支持、固定作用；黏多糖的合成及降解主要通过酶促反应完成，但是某些非酶类物质（如氢醌、维生素 B_2、维生素 C 等）也可降解透明质酸；此外内分泌因素亦可影响黏多糖的代谢，如甲状腺功能亢进可使局部皮肤的透明质酸和硫酸软骨素含量增加，形成颈前黏液性水肿。

2. 脂类代谢　皮肤中的脂类包括脂肪和类脂质，人体皮肤的脂类总量（包括皮脂腺、皮脂及表皮脂质）占皮肤总重量的 3.5%～6.0%。最低为 0.3%，最高可达 10.0%。脂肪的主要功能是储存能量和氧化供能，类脂质是细胞膜结构的主要成分和某些生物活性物质合成的原料。表皮细胞在分化的各阶段，其类脂质的组成有显著差异，如由基底层到角质层，胆固醇、脂肪酸、神经酰胺含量逐渐增多，而磷脂则逐渐减少。表皮中最丰富的必需脂肪酸为亚油酸和花生四烯酸，后者在阳光作用下可合成维生素 D，有利于预防佝偻病。血液脂类代谢异常也可影响皮肤脂类代谢，如高脂血症可使脂质在真皮局限性沉积，形成皮肤黄色瘤。真皮和皮下组织中含有丰富的脂肪，可通过氧化途径提供能量。脂肪合成主要在表皮细胞中进行。

3. 蛋白质代谢　皮肤蛋白质包括纤维性和非纤维性蛋白质，前者包括角蛋白、胶原蛋白和弹性蛋白等，后者包括细胞内的核蛋白及调节细胞代谢的各种酶类。角蛋白是中间丝家族成员，是角质形成细胞和毛发上皮细胞的代谢产物及主要成分，至少有 30 种（包括 20 种上皮角蛋白和 10 种毛发角蛋白）；胶原蛋白有Ⅰ型、Ⅲ型、Ⅳ型、Ⅶ型，胶原纤维主要成分为Ⅰ型和Ⅲ型，网状纤维主要为Ⅲ型，基底膜带主要为Ⅳ型和Ⅶ型；弹性蛋白是真皮内弹力纤维的主要成分。

4. 水和电解质代谢　皮肤是人体重要的贮水库，儿童皮肤含水量高于成人。皮肤中的水分主要分布于真皮内，后者不仅为皮肤的各种生理功能提供了重要的内环境，并且对整个机体的水分调节起到了一定的作用，当机体脱水时，皮肤可以提供其水分的 5%～7%以维持循环血容量的稳定。

皮肤中含有各种电解质，主要存储于皮下组织中，其中钠离子、氯离子在细胞间液中含量较高，钾离子、钙离子、镁离子主要分布于细胞内，它们在维持细胞间的晶体渗透压和细胞内外的酸碱平衡方面起着重要作用；钾离子还可以激活某些酶，钙离子可维持细胞膜的通透性和细胞间的黏着。

皮肤还与微量元素的代谢有关。

（1）锌：与人体 70 多种酶有关，影响维生素 A 的利用与储存，是细胞生长和繁殖及某些酶的活性必不可少的微量元素之一。锌的缺乏可致机体抗病力降低，发育迟缓，影响表皮正常角化和创伤愈合及黑素形成。肠病性肢端皮炎病被认为是遗传性肠道吸收锌障碍所致。痤疮患者因青春发育期对锌的需要相对增加而致血锌缺乏。一些严重顽固的银屑病血锌值降低。皮肤慢性溃疡、秃发、黏膜扁平苔藓、天疱疮和疱疹样皮炎等，血清锌值也偏低。对这些疾病可用锌制剂治疗。

（2）铜：许多重要的含铜酶（如黑素合成的关键酶酪氨酸酶）在体内代谢中起着重要作用。铜的缺乏影响到含铜酶的不足，常为遗传性。临床上血清铜和铜蓝蛋白降低可见于白癜风、扭曲发病、天疱疮等；增高见于黑变病、银屑病、白塞综合征、皮肤淀粉样变等。

（3）铁：铁的缺乏或利用障碍主要造成血红蛋白合成减少。皮肤迟发性卟啉病患者由于铁的吸收在调节功能上发生障碍，血清和肝脏的铁含量都明显增高。静脉放血或用铁螯合剂去除铁质，可使病情缓解。黏膜皮肤念珠菌病、血色病、女性弥漫性秃发，也可有铁的代谢异常。

（4）硒：是红细胞谷胱甘肽过氧化物酶的成分，与维生素 E 的关系如同钙与维生素 D。硒制剂可治疗某些角化不全性皮肤病如脂溢性皮炎及头皮糠疹。

（七）免疫功能

皮肤覆盖于机体的表面，不仅是被动的防御器官，还是免疫调节器官，具有主动参与免疫反应的细胞成分，是机体与外界环境之间的天然屏障。皮肤中参与免疫反应的细胞不仅在表皮，而且还存在于真皮内。它们包括表皮的角质形成细胞和朗格汉斯细胞，真皮的淋巴细胞、内皮细胞、肥大细胞和巨噬细胞等。这些细胞及其分泌的细胞因子是皮肤免疫系统（SIS）的主要组成成分。

1. 细胞成分

（1）角质形成细胞：通过分泌多种白细胞介素（IL-1、IL-2、IL-3、IL-6、IL-7、IL-8、IL-10）及其他细胞因子，如肿瘤坏死因子 α（TNF-α），生长因子和 IL-1 拮抗因子等体液成分参与皮肤免疫功能的调节。另外，角质形成细胞还有吞噬和降解抗原物质的能力，并将其释放到表皮微循环，由朗格汉斯细胞摄取、加工和递呈。

（2）朗格汉斯细胞：来源于骨髓，化学性质及表面标志与巨噬细胞相似，其免疫学功能是在表皮中能摄取、处理和递呈抗原，将抗原信息传递给免疫活性细胞，以启动免疫反应。另外，分泌表皮细胞衍生的胸腺细胞活化因子（ETAF）；参与免疫调节、免疫监视、免疫耐受、皮肤移植排斥反应和接触性变态反应等。

（3）淋巴细胞：包括 T 淋巴细胞及其亚群、B 淋巴细胞及其亚群、杀伤细胞（K 细胞）和自然杀伤细胞（NK 细胞）等。其中只有 T 细胞能再循环至皮肤器官。T 细胞具有亲表皮特征。T 细胞在皮肤中分化时，角质形成细胞起重要作用，角质形成细胞产生 IL-1 等细胞因子，增强皮肤内 T 细胞介导的免疫反应。

（4）内皮细胞：真皮血管内皮细胞直接接触循环抗体、抗原及免疫复合物，能调节这些物质进入血管外组织，涉及免疫反应的起始阶段。内皮细胞受某些病毒感染后，可产生 Fc 受体和 C3b 受体，使免疫复合物黏附于此，发生免疫反应。内皮细胞可以合成纤维连接蛋白、凝血因子和内皮素等。

（5）肥大细胞：细胞表面有不同的膜受体，其中 IgE Fc 受体与 IgE 结合，是 I 型超敏反应的机制之一。

（6）巨噬细胞：参与免疫反应和调节，处理及递呈抗原；产生和分泌 IL-1、干扰素、各种酶类、补体、花生四烯酸及其产物。巨噬细胞在对外来微生物的非特异性和特异性免疫反应、炎症和创伤愈合具有核心作用，与淋巴细胞之间有着十分复杂的协同和制约作用。

2. 细胞因子 是一群具有免疫调节功能的异源性蛋白质的总称。这些因子在细胞分化、增殖和活化方面起着很大的作用，不仅在局部，而且可以如激素样的形式产生系统的全身作用。体内主要几种细胞因子及其生物学效应见表 1-2。

表 1-2 皮肤细胞因子及其生物学效应

细胞因子	分泌细胞	生物学效应
IL-1	角质形成细胞、朗格汉斯细胞、巨噬细胞、内皮细胞、B 细胞	致炎作用，活化 T 细胞、B 细胞，促进角质形成细胞、成纤维细胞增殖，使炎症局限、纤维化
IL-3	角质形成细胞	促进多能造血干细胞的定向分化与增殖，对多种细胞的分化成熟有调节作用
IL-6	角质形成细胞、巨噬细胞、T 细胞、内皮细胞、成纤维细胞	刺激表皮增殖、抗病毒活性和促进 B 细胞分化
IL-8	角质形成细胞	加强中性白细胞趋向活性和促进 T 细胞亲表皮性
KTGF	角质形成细胞	促进 T 细胞、NK 细胞活化，促进 B 细胞活化，产生抗体，调节表皮生长
胸腺生长素	角质形成细胞	影响表皮内 T 细胞分化成熟
TNF	角质形成细胞	可维持朗格汉斯细胞生长
IFN	朗格汉斯细胞	调节表皮细胞生长与分化

（杨 娟 刘炜钰 罗 权 张锡宝 史建强）

第二章　小儿皮肤病的症状与诊断

一、小儿皮肤病的症状

小儿皮肤病的症状多种多样，是疾病诊断与鉴别诊断的重要依据，主要包括自觉症状与他觉症状。

（一）自觉症状

自觉症状亦称为主观症状，是指患者主观感受到的不适感或其他影响生活质量的感觉，主要包括瘙痒、疼痛、烧灼感、麻木等。

1. 瘙痒　是皮肤病患者中最常见的主观症状，是一种非常复杂的皮肤感觉，常常使人产生搔抓或摩擦皮肤的欲望。瘙痒常见于皮肤瘙痒症、神经性皮炎、疥疮、皮炎湿疹类皮肤病，也可见于甲状腺功能亢进、糖尿病、肾衰竭及某些肝胆系统疾病。

2. 疼痛　在不同的疾病中程度不一，方式也不尽相同。如搏动痛常见于疖、痈、蜂窝织炎；内脏痛常见于胃肠道荨麻疹、胃肠型紫癜的腹痛；在体表某一部位感觉刺痛可见于带状疱疹等。

3. 烧灼感　或伴有胀痛可见于隐翅虫皮炎或接触性皮炎。

4. 麻木　常见于麻风患者，由于末梢神经受损致使感觉减退或丧失引起。

5. 其他　除以上自觉症状外，还可见感觉过敏、痛觉过敏、异物感、蚁走感、感觉分离等不适。

（二）他觉症状

他觉症状也称为客观症状或体征，是所有通过视诊或触诊而被检查出来的皮肤黏膜上的病变，是诊断皮肤疾病的主要依据，包括原发性损害和继发性损害。

1. 原发性损害（primary lesion）　指皮肤病理变化直接产生的损害，包括以下几种。

（1）斑疹（macule）：指皮肤颜色的变化，不高出皮肤表面也不凹下，如色素沉着斑、白斑、白癜风、瘀斑、牛奶咖啡斑（图 2-1）。

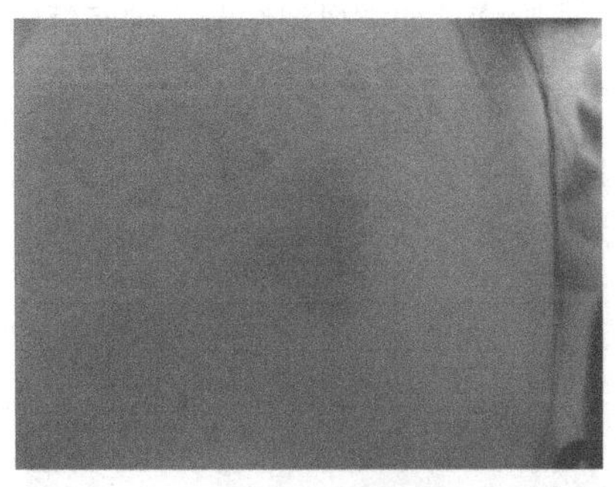

图 2-1　斑疹

（2）丘疹（papule）：为局限性、实质性、边界清楚、直径≤1cm 的隆起性损害（图 2-2），如扁平苔藓、传染性软疣。

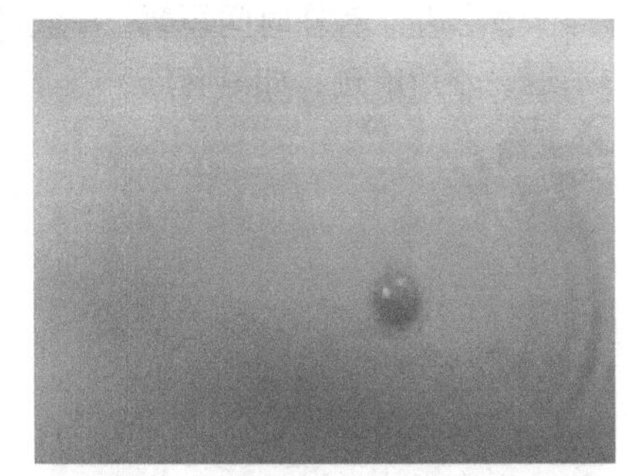

图 2-2　丘疹

（3）斑块（plaque）：为边界清楚、直径 1～2 cm 或更大，顶端平坦且隆起的浸润性损害，亦可由多数丘疹融合而成（图 2-3），如银屑病。

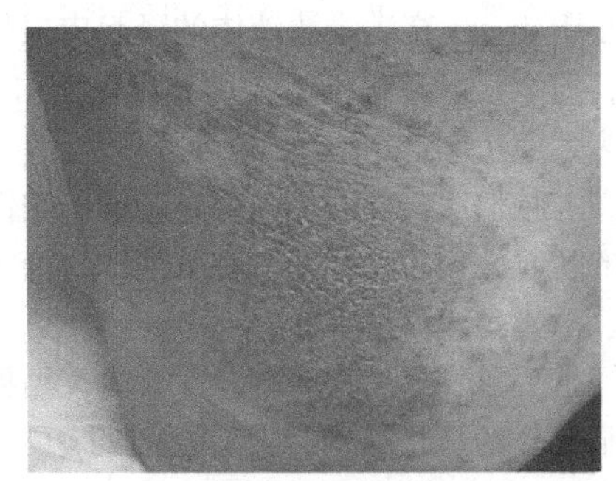

图 2-3　斑块

（4）结节（nodule）：是一种高起的实质性损害，边界清楚，有深部可触及的部分（图 2-4）。如果结节不随着皮肤移动，直径大于 0.5 cm，则位于皮下；如果结节随皮肤移动，则结节位于真皮内。直径大于 3 cm 的结节称为肿块或肿瘤，如类风湿结节、神经纤维瘤。

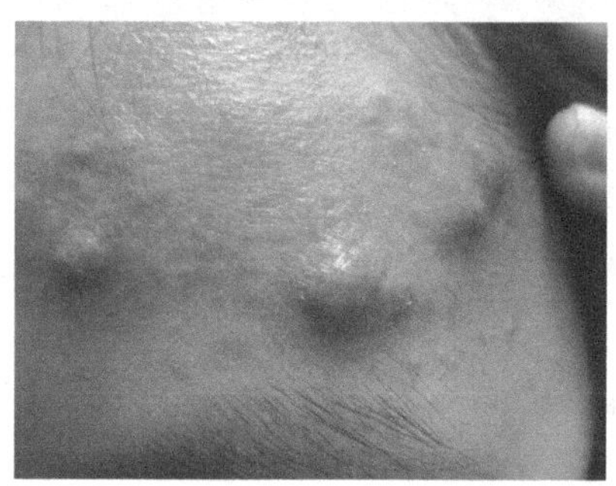

图 2-4　结节

（5）风团（wheal）：为某片区域的真皮浅层急性水肿引起顶端平坦的隆起性皮损（图 2-5）。常突然发生，存在时间短暂，一般经数小时即消退，不留痕迹，如荨麻疹。

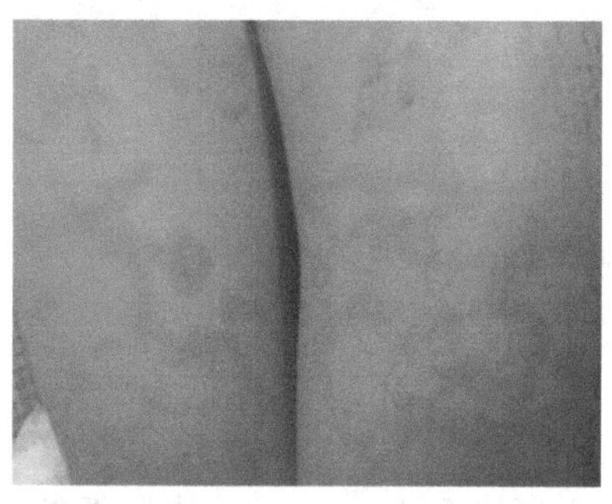

图 2-5　风团

（6）水疱（vesicle）和大疱（bullae）：为高出皮面的、内含液体的局限性、腔隙性损害。直径小于 1 cm 充满澄清液体的隆起皮损称为水疱，如水痘、单纯疱疹，而直径大于 1 cm 者称为大疱（图 2-6）。

（7）脓疱（pustule）：为充满黄色脓性渗出物的隆起性损害，亦即含有脓液的水疱（如痤疮、毛囊炎，见图 2-7）。

（8）囊肿（cyst）：为包含液体、黏稠物及细胞成分的囊状结构，高出皮面，可触及（如表皮囊肿、上皮样囊肿，见图 2-8）。

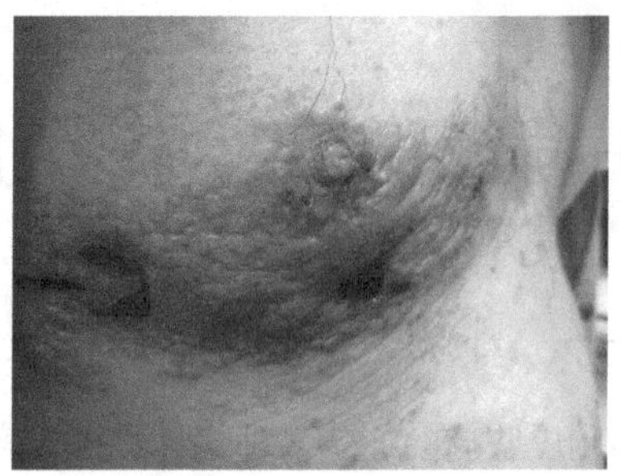

图 2-6　水疱

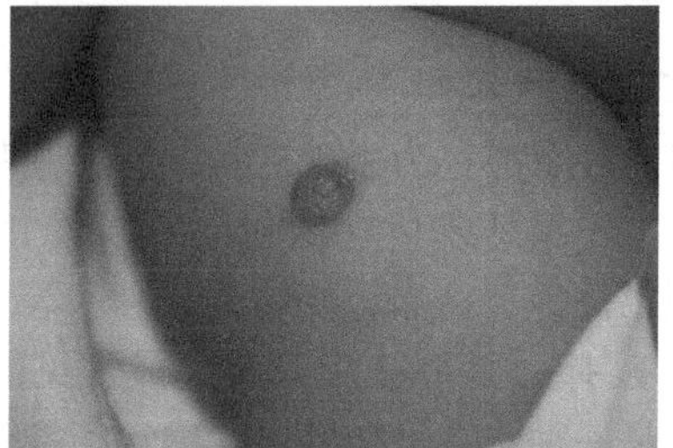

图 2-7　脓疱

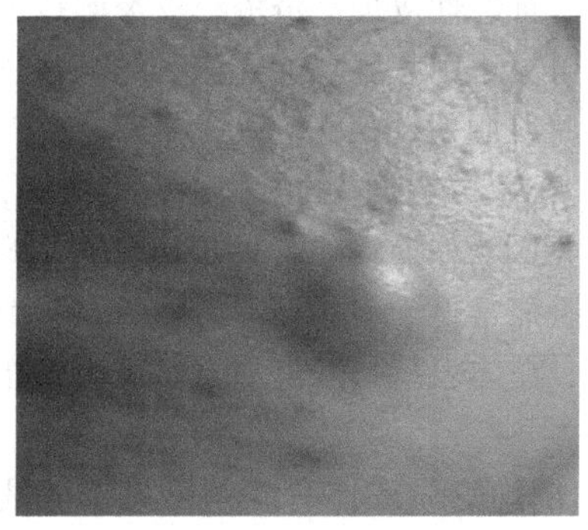

图 2-8　囊肿

（9）毛细血管扩张（telangiectasia）：为可见的皮下毛细血管或静脉扩张，或直或弯曲，呈网状或细丝状，鲜红或暗红色，压之褪色或不完全褪色，可为局限性或泛发性（图 2-9）。

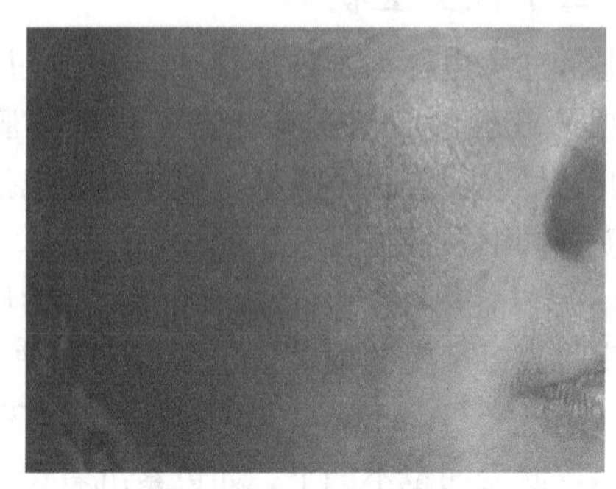

图 2-9　毛细血管扩张

2. 继发性损害（secondary lesion）　指由原发性损害自然演变而来，或因搔抓、感染、治疗不当继发引起，如以下几种。

（1）糜烂（erosion）：为表皮或黏膜上皮的缺损，露出红色湿润面，常由水疱、脓疱破裂或浸渍处表皮脱落所致。因损害表浅，基底层未完全脱落，故预后不形成瘢痕（图2-10）。

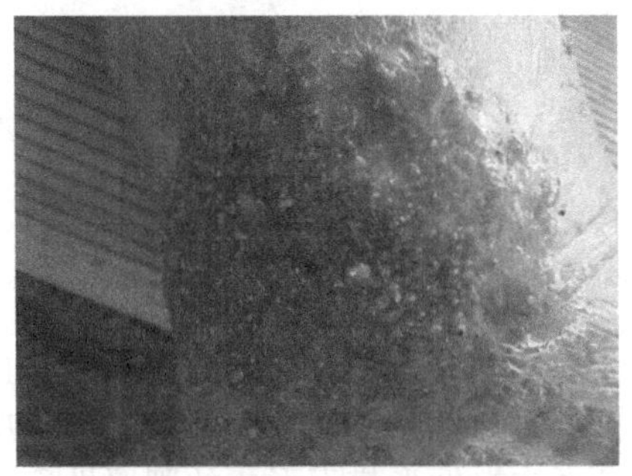

图2-10　糜烂

（2）结痂（crust）：为渗出性皮肤损害表面的浆液、脓液或血液与脱落组织及药物混合后干涸而结成的附着物。痂可薄可厚，质地柔软或脆硬，附着于创面。根据成分的不同，可呈淡黄色（浆液性）、黄绿色（脓性）、暗红或黑褐色（血性），或因混杂药物而呈不同颜色（如脓疱疮、接触性皮炎，见图2-11）。

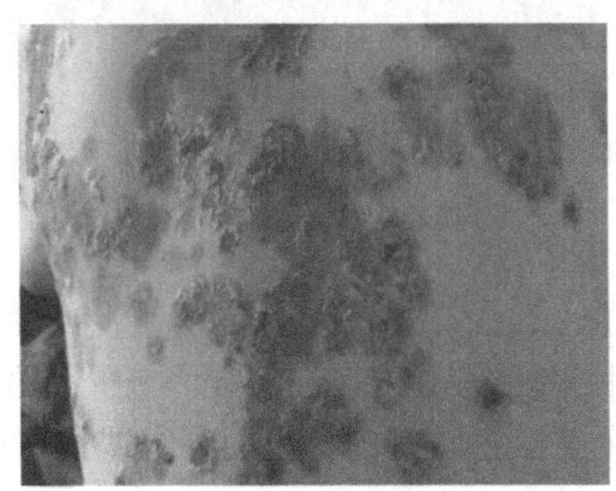

图2-11　结痂

（3）鳞屑（scale）：为干燥或油腻的角质细胞的层状堆积，由表皮细胞形成过快或正常角化过程受干扰所致。鳞屑的大小、厚薄、形态不一，可呈糠秕状（如花斑糠疹）、蛎壳状（如银屑病）或大片状（如剥脱性皮炎）（图2-12）。

（4）浸渍（maceration）：指皮肤、黏膜长期浸水、潮湿，使角质层吸收较多水分后变白、变软甚至起皱的损害（图2-13）。摩擦后表皮易脱落而露出糜烂面，容易继发感染。

（5）萎缩（atrophy）：指皮肤组织的退变使表皮、真皮或皮下组织变薄（图2-14）。因表皮厚度或真皮和皮下结缔组织减少所致。若仅为表皮变薄则表现为皱缩，真皮和皮下组织变薄则表现为皮肤凹陷（如萎缩性瘢痕、脂质坏死）。

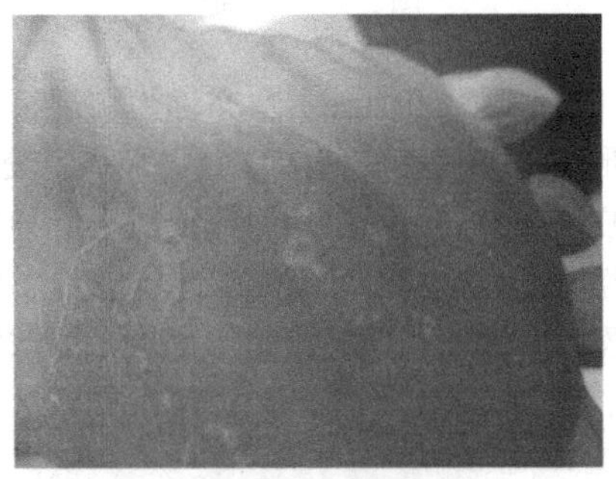

图2-12　鳞屑

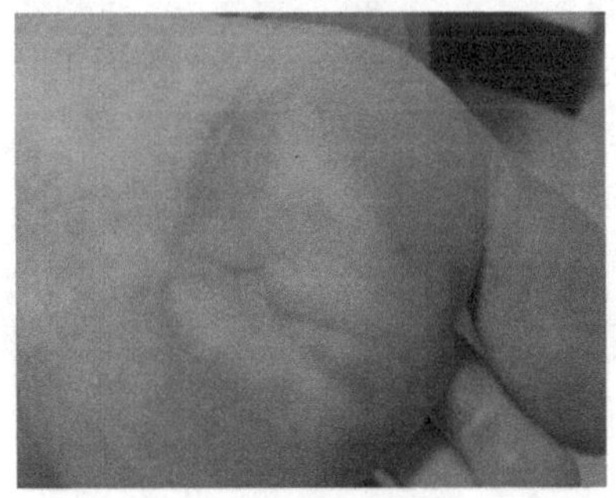

图2-13　浸渍

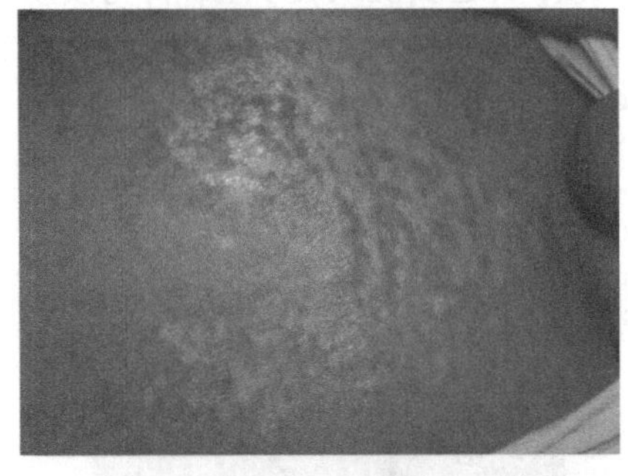

图2-14　萎缩

（6）抓痕（excoriation）：指圆形或线性的表皮剥脱，表皮层部分或全部缺失，暴露出红色的线条状或点状真皮，可有血痂（图2-15）。其多由机械性损伤所致，如搔抓、划破或摩擦。若损伤较浅，则愈后不留瘢痕。

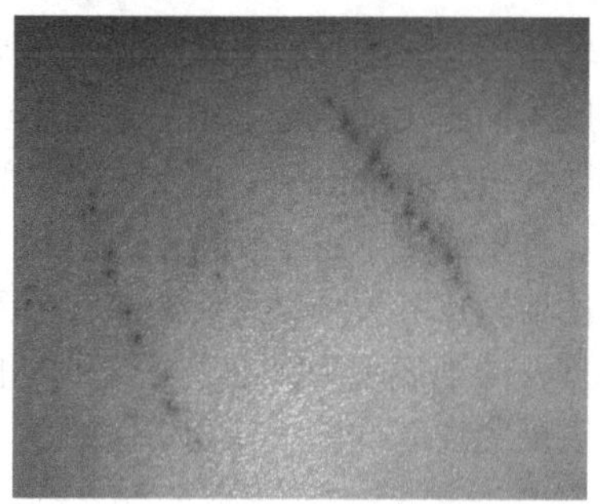
图 2-15　抓痕

（7）裂隙（fissure）：亦称为皲裂，为线状楔形裂缝，从表皮伸向真皮层，基底较窄。常因皮肤炎症、角质层增厚或皮肤干燥导致皮肤弹性降低，脆性增加，牵拉后引起（图 2-16）。其好发于掌跖、指趾、口角等部位（如掌跖角皮症、疣）。

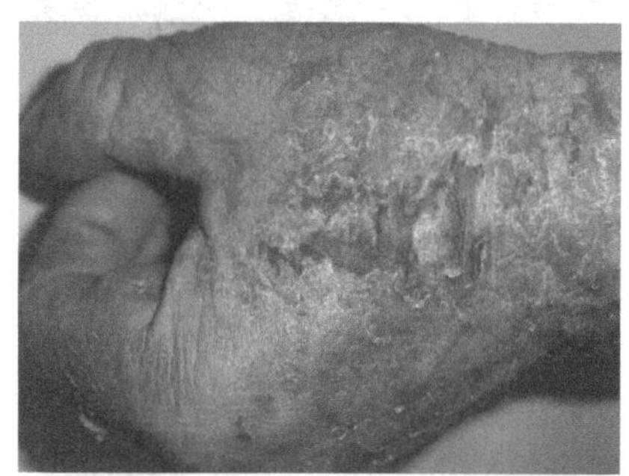
图 2-16　裂隙

（8）溃疡（ulceration）：为皮肤及黏膜表面的缺损，深达真皮或皮下组织即为溃疡，基底部下凹可深可浅，边缘常不规则（图 2-17）。

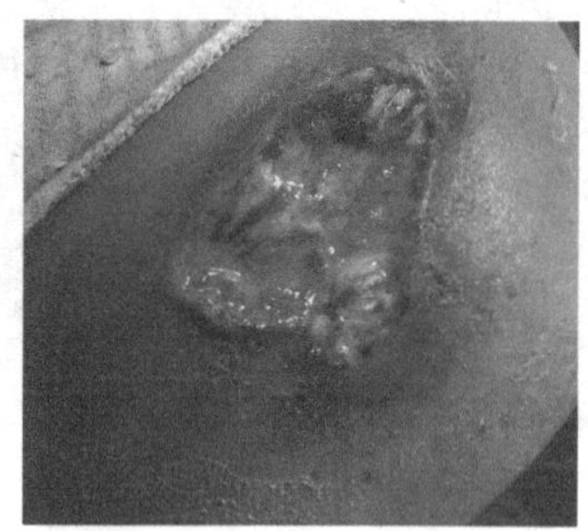
图 2-17　溃疡

（9）瘢痕（scar）：为真皮或深层组织缺损或破坏后，由新生结缔组织及新生表皮修复损害所形成，可由感染、损伤、肿瘤、血管炎等引起，表面光滑无毛，形状不规则，失去正常皮肤纹理（图 2-18）。因损害常破坏基底层细胞，故愈合较慢且愈后可留有瘢痕。

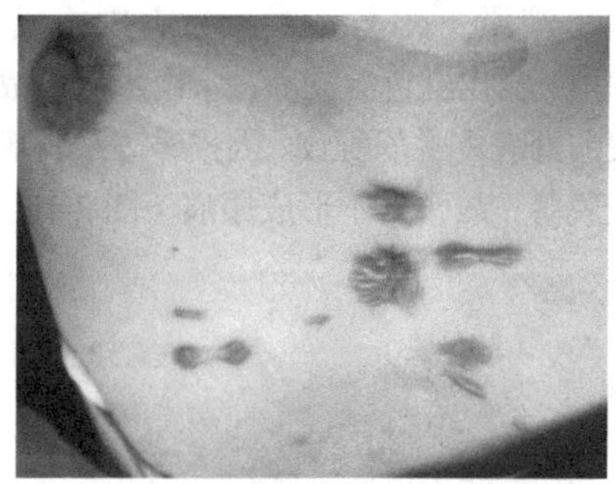
图 2-18　瘢痕

（10）苔藓样变（lichenification）：系由经常搔抓或不断地摩擦使角质层及棘细胞层增厚并发真皮慢性炎症而形成的肥厚性斑状损害，可见皮纹加深、皮丘隆起的多数多角形群集成片的小丘疹（图 2-19），常伴巨痒（如慢性单纯性苔藓、慢性湿疹）。

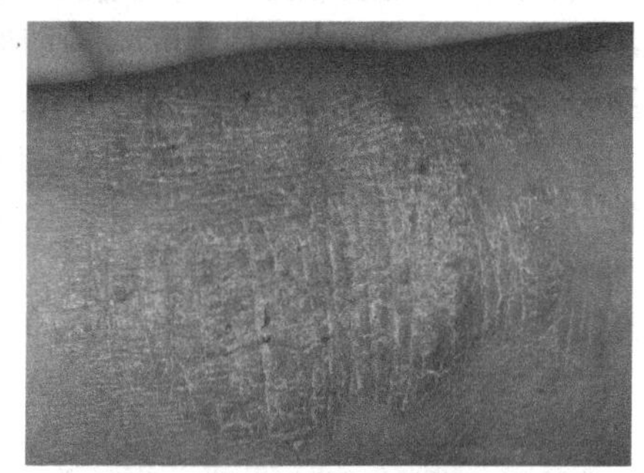
图 2-19　苔藓样变

（11）硬化（sclerosis）：为真皮或皮下组织水肿、细胞浸润或胶原纤维增生所致的局限性或弥漫性皮肤变硬，表面萎缩或光滑亮泽（图 2-20）。

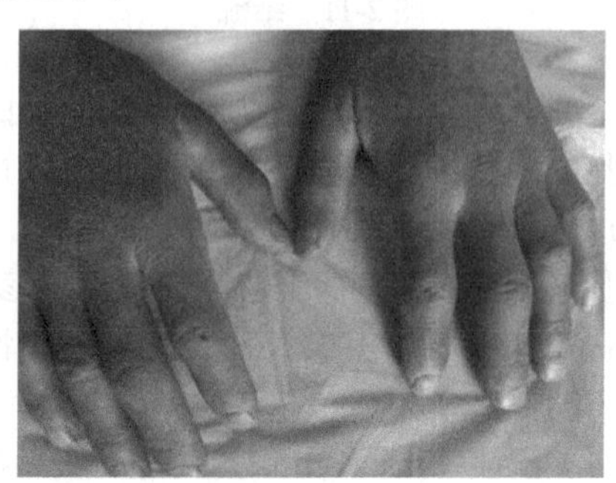
图 2-20　硬化

二、小儿皮肤病的诊断

小儿皮肤病的诊断常包括以下几个方面。

（一）病史

1. 一般情况　包括患儿姓名、性别、年龄、出生地、民族、住址、父母姓名等。

2. 主诉　即患儿就诊的原因，包括皮损部位、性质、自觉症状及病程。

3. 现病史　包括开始发病的时间，皮疹部位、形态、颜色及皮疹发展的全过程；自觉症状如痒、痛、麻木及全身症状如畏寒发热、关节疼痛、乏力等；疾病发生的诱因，有无使病情加重的因素如食物、药物、接触物、精神因素及环境因素，有无季节倾向；以往治疗措施及目前用药情况、效果如何、有无不良反应等都应详细询问。

4. 既往史　包括过去患过的重大疾病、外伤史、过敏性疾病史，诊疗情况，特别是与现有皮肤病相关的疾病，有无药物过敏史等。

5. 出生史　母亲怀孕期间的健康状况，包括疾病、治疗、用药史、妊娠并发症，产中和产后情况，分娩方式，使用过哪些止痛剂和麻醉药等。

6. 个人史　喂养和进食情况、饮食习惯、维生素摄入情况，接种过哪些疫苗、次数及对免疫接种的反应。发育情况，着重 3 个方面：①客观发育指标；②社会性行为（排便习惯、玩耍、主要活动内容、睡眠方式、规律性及发育期其他相关因素）；③在学校的学习情况等。

7. 家族史　家族中有无患同样疾病者（遗传性疾病患儿最好询问 3～4 代家族患病情况，并以家系图表示），家族成员的健康状况，有无近亲结婚史。对特应性皮炎患儿应详细询问是否有过敏性家族史，如哮喘、过敏性鼻炎或荨麻疹史。

（二）体格检查

在对患儿行体格检查时，最好在自然光线下进行，要充分暴露皮损，对皮损应依次做全面的检查，除此之外，还应注意黏膜及皮肤其他附属器，如毛发、指甲有无病变。必要时可借助扩大镜检查皮肤表面的皮损情况。而重症患儿，则要进行全身体格检查。

1. 视诊　是皮肤检查中最重要的一部分，多数皮肤病仅需通过视诊就可以明确诊断。

（1）在视诊时，要注意分辨损害的性质是原发损害还是继发损害，损害的大小、形状、颜色、数目、部位、排列、分布是否对称，皮损表面的特点（边界是否清楚，是否附有鳞屑，干燥或湿润，粗糙或光滑，中央是否有脐窝，皮损与毛孔是否一致等）。

（2）皮肤损害的大小：皮损或融合成片的多形性皮损的测量，一般用测量尺测定后以毫米计算并记录。为加快检查速度，检查者可在手指上做标记，用手指测量皮损大小。面积较大者可按烧伤儿童体表面积计算法记录。

（3）皮肤表面分裂：出现风团、结痂、裂隙或表皮摩擦都表明存在皮肤表面的分裂，由于皮肤表面分裂见于湿疹样皮损，而丘疹鳞屑型损害没有这样的表现，因此皮肤表面分裂是鉴别上述两种皮损的重要特征。

（4）皮肤的颜色：可描述为肤色、棕色、红色、黄色、褐色、蓝色或色素沉着。皮肤颜色主要跟体内黑素、血红蛋白、类胡萝卜素、真皮血管及真皮中纤维束等因素有关。如毛发红糠疹及胡萝卜素血症手掌呈橘黄色，脂质渐进性坏死及黄色瘤带有黄色的色泽。在某些疾病中，也可有几种颜色特殊的结合，如扁平苔藓的紫红色病损，消退时留有持久的棕色斑。

（5）皮肤损害的排列：①散在的皮肤损害，指各皮肤损害边界清晰，互相分离（如滴状银屑病、水痘）。②线性皮损，指皮损呈线性排列（如纹状苔藓）。③其他，应该特别注意弧线形、螺纹形或平行线性排列的皮肤损害。一些皮肤损害排列呈平行弧线，但在中间突然断裂，提示存在表皮的遗传镶嵌，断裂部位正常细胞和突变细胞的交接处，这种排列方式可见于沿 Blaschko 胚胎线发育形成的表皮痣，基因突变仅局限在受累区域，而周围皮肤没有异常基因（如表皮痣、皮脂腺痣、色素减退型伊藤痣、色素失调症、Goltz 综合征、Conradi-Hunermann 鱼鳞病），检查者一旦发现存在这种遗传镶嵌的情况，就应该立即检查是否合并有视觉和神经系统的损害。④环形皮肤损害，是指皮损的形状呈环形（如环状肉芽肿）。⑤“簇集”排列的皮肤损害，水疱、丘疹或结节在皮肤局部彼此排列非常靠近，可描述为“簇集”排列（如单纯疱疹、带状疱疹）。

（6）皮肤损害的分布：注意皮损有无全身性发展的趋势，是泛发性的还是肢端性的（仅分布于手、足、臀部和面部或局限于特定的皮肤范围内）。

2. 触诊 是医师通过手的感觉进行判断的一种诊断方法，一般来说，触诊应注意以下各项。

（1）皮损的大小、形态、深浅、硬度、弹性感及波动感；表面光滑、粗糙、湿润、干燥，有无浸润增厚、萎缩变薄、松弛、凹陷等。

（2）深在的皮损的轮廓是否清楚，与周围及其下组织是否粘连、固定或可以推动。

（3）摩擦可了解鳞屑的性质，如黏着或易剥去，刮除法可显露基底部状况。

（4）有无触痛、感觉过敏或减弱。

（5）局部皮肤温度有无升高或降低。

（6）表浅淋巴结有无肿大、触痛或粘连。可引起淋巴结病变的皮肤病如感染、二期梅毒、某些慢性炎症性皮肤病（如红皮病）、恶性肿瘤、肉样瘤病、系统性红斑狼疮等。

（7）皮肤的移动性：以拇指和示指捏住皮肤，皮肤应该可以移动。皮肤过度拉伸提示存在 Ehlers-Danlos 综合征（皮肤弹性过度综合征），皮肤无法移动提示可能患有硬皮病。

3. 其他物理检查

（1）划痕反应：用钝器划皮肤，划后 3～5 s，划处出现红色线条，划后 1～3 min 如划痕处出现隆起性风团样线条，称为皮肤划痕反应阳性，适用于荨麻疹类皮肤病的检查。用钝器划色素性荨麻疹患者的棕色或红棕色斑，可出现风团，称为 Darier 征。

（2）玻片压诊法：采用有机玻璃制作的透明度好的载玻片，轻压皮损 10～20 s，一般的炎性红斑、毛细血管扩张或血管瘤会在压力下消失，而瘀点、色素沉着则不会消失。寻常狼疮的结节用载玻片压后可出现苹果酱色，贫血痣用载玻片压后可消失。

（3）感觉检查：包括触觉、温觉及痛觉等。

（4）针刺现象：用无菌的注射针头或消毒后的针尖刺入皮内，或者注入少量生理盐水于皮内或皮下，若于 24h 左右出现丘疹或小脓疱，且在 48 h 左右最为明显，以后逐渐消退，此为针刺反应阳性。40%～70%的白塞综合征患者，针刺反应阳性。

（5）Kobner 现象或同形现象：即正常皮肤在受非特异性损伤后可诱发与已存在的某一种皮肤病相同的皮肤变化（皮损），可见于银屑病、扁平苔藓、湿疹的急性期等。

（6）棘层细胞松解症检查（又称为 Nikolsky 征）：用手指推压水疱，可使疱壁移动；稍用力在外观正常皮肤上推擦，表皮即剥离。本征在天疱疮及某些大疱性皮肤病中呈阳性。

（7）刮屑检查：用钝手术刀片或将自制的不锈钢长棒末端钝成刀片状，用于刮去鳞屑，观察鳞屑下面的表现，如为银屑病，则刮屑时可先后见到蜡痕现象、薄膜现象和点状出血现象。

（三）实验室检查

1. 一般血液学检查 在皮肤病诊断当中，以下血液学指标常有临床指导意义。

（1）中性粒细胞增多（中性粒细胞＞7.5×10^9/L）：常见于感染，如丹毒、痈等；其他炎症性皮肤病，如脓疱性银屑病、红皮病等；系统的恶性肿瘤（包括白血病）；对全身性激素治疗的反应。

（2）嗜酸粒细胞增多（嗜酸粒细胞＞0.44×10^9/L）：常见于特应性疾病，尤其是哮喘和湿疹；寄生虫感染、线虫、疥疮；对食物或药物的过敏反应；嗜酸粒细胞增多-肌痛综合征；胶原血管疾病；恶性肿瘤；大疱性疾病；新生儿毒性红斑；嗜酸性粒细胞增多综合征等。

（3）淋巴细胞增多（淋巴细胞＞0.44×10^9/L）：可见于病毒感染，尤其是病毒疹和传染性单核细胞增多症；细菌感染，如结核病、梅毒等；淋巴增生性疾病。

（4）抗核抗体（ANA）：阳性者可见于胶原血管疾病，尤其是系统性红斑狼疮（SLE）、慢性肝病、恶性贫血、麻风病等。

2. 真菌直接涂片检查　由于皮肤真菌感染表现多样，可以类似于很多皮肤疾病，因此任何红色伴有脱屑的皮损都应该取鳞屑检查排除皮肤真菌感染的可能。其方法主要是从皮肤损害的边缘刮去细小鳞屑放在载玻片上，在鳞屑上加一滴 20%氢氧化钾溶液溶解角质层细胞，但菌丝不受影响。盖上盖玻片后，在显微镜 10 倍物镜下寻找瘦长而分叉的真菌菌丝或孢子。

3. 皮肤组织病理学检查　任何皮肤肿瘤、可触及的紫癜、持久性的皮炎或水疱，若单从外观形态表现无法确诊的，都应该做病理活检，以获得组织病理学诊断。常用的以下两种活检方法。

（1）环转法活检：活检部位以医用乙醇消毒，去 OT 针筒抽 1%利多卡因 0.1～0.2 ml 进行皮下局部浸润麻醉。垂直于皮纹方向拉紧皮肤，将 4 mm 环转头紧贴皮肤，旋转进入直至皮下组织层。以剪刀和镊子取下组织块，10%甲醛溶液固定后供组织学观察。要进行免疫荧光检查的标本需取皮肤损害周围皮肤，–70 ℃保存或液氮冷冻保存，或置于特殊的皮肤免疫荧光检测转移介质中。

（2）切取活检：按前述方法进行消毒和局部麻醉后，以无菌的 15 号刀片或剃须刀切取小块隆起的皮肤损害进行皮肤组织活检。

4. 脱落细胞学检查　伴有水疱形成的疾病都可以用脱落细胞学检查的方法发现棘层松解细胞（天疱疮）或表皮巨细胞（单纯疱疹或带状疱疹）。其主要方法是用 15 号刀片轻刮水疱基底部采集细胞，并将获得的样本涂在载玻片上，晾干后，以 Wright 或 Giemsa 染色，在显微镜 40 倍物镜下观察。

5. 疥疮检查　疥螨感染后的皮疹与许多疾病相似，其诊断需要做皮肤刮片，找到疥虫、虫卵或其粪便。在水疱中可见类似于胡椒面斑点的黑色斑点，这个斑点就是疥螨。

6. 虱检查　皮肤附近的虱很容易辨认，这些地方虱卵很多也很明显。找到虱后即可确诊，或者在显微镜下观察毛发，证实虱卵存在后即能做出诊断。

7. Tzanck 细胞涂片（Tzanck smear）　在水疱病的诊断中是非常重要的。它通常用于鉴别病毒性疾病（如单纯疱疹、水痘和带状疱疹）和非病毒性疾病。水痘和天花水疱液的显微镜涂片一般无多核巨细胞，而病毒性水疱的特征性发现是多核巨细胞。

8. 伍氏灯检查　伍氏灯（Wood light）可发射一种紫外光，波长为 365 nm，常用于观察头癣，最常见的病原微生物是奥杜盎小孢子菌（microsporum audouini）和其他小孢子菌类，这些微生物在伍氏灯下通过蓝绿色荧光很容易辨认。伍氏灯在诊断其他疾病时也很有指导意义：如红癣在伍氏灯下发出珊瑚红或粉色的荧光；花斑癣在伍氏灯下发出绿黄色的荧光；假单孢菌在伍氏灯下发出黄绿色的荧光；迟发性皮肤卟啉症患者的尿标本可发出橘黄色荧光等。另外，利用伍氏灯发出紫色光可被黑素细胞吸收的特性，还可用于评估白癜风或叶状斑片患者的着色程度。

9. 皮肤窗技术　用一解剖刀将一数平方毫米的皮肤刮去，在其上滴加试验溶液，再覆盖玻片，在不同的时间间隔（如 3 h、6 h、12 h、24 h、48 h）取下盖玻片并立刻覆盖另一盖玻片。将取下的盖玻片染色（一般的血液学染液），可对不同时间间隔的细胞反应做出评价。

10. 皮肤镜检查　也称为落射光显微镜检查，具有内置的照明系统，是简单放大镜的扩展，在临床上主要用于检查表皮及浅层真皮中黑素的分布，主要用于诊断一些可疑的色素性皮肤病，特别是用于区别良性黑素细胞性损害与黑素瘤。检查时在皮损上加一滴油，可增加皮肤镜角质下结构的能见度。

11. 共聚焦激光扫描显微镜检查　是近年来发展的无损伤性皮肤影像学技术，可进行动态监测、成像迅速，可协助诊断不愿配合病理活检的患者，可对皮肤肿瘤、变应性接触性皮炎、色素性皮肤病、皮肤血管疾病、皮肤感染性疾病等多种皮肤病进行诊断与鉴别诊断。

（四）皮肤试验

1. 斑贴试验　将测试物质与皮肤直接接触以观察皮肤反应，它常用来检测接触性皮炎的致敏物。本试验属于迟发型变态反应，所以要在 48～72 h 观察结果，并在试验时设一阴性对照，一般用凡士林做阴性对照。有时采用阳性对照，可选用 0.1%的组胺作为对照物，如果组胺试验反应为阴性，则说明受试者皮肤属于无反应性皮肤，其他项的阳性结果也就没有参考价值了。

2. 点刺试验 用特殊的点刺针将皮肤浅层刺破，使测试浸液直接与皮肤内的肥大细胞接触而诱发局部反应；也可用普通的注射针头进行，但要掌握好刺入皮肤的深度，刺入后轻轻上挑，随即退出针头。针刺深度以不出血为度，1 min 后拭去测试液，15 min 后观察结果。明显的风团或红晕反应可以用尺测量，但点刺反应一般较小，常只记录阳性或阴性，不进行分级。本法优点是假阳性反应少，进入皮内抗原量极少，所以比较安全；万一发生了严重反应，还可及时将测试液拭去或洗掉。所以国外许多单位已用点刺试验取代了皮内试验。作为临床常规皮肤试验方法。但是点刺试验有分级不便的缺点，所以实际操作时究竟用哪一种方法为宜，可根据具体情况和操作者习惯决定，不应强行规定。本试验用于Ⅰ型变态反应性疾病。

3. 毛细血管脆性试验 试验时先清洁观察处皮肤，将血压计袖带平整缚于上臂下端，充气加压使压力在收缩压和舒张压之间保持 8 min，解除压力，待血液循环恢复约 5 min 后，在肘窝以下约 4 cm 处，划一直径 5 cm 的圆圈，计算出现的瘀点数。正常值：男性<5 点；女性<10 点，超过者为阳性。

（五）其他诊断技术与方法

随着科技的发展，针对皮肤病的诊断方法日益更新，现介绍以下几种近年来逐渐用于皮肤病的诊断技术，也可用于小儿皮肤病的诊断。

1. 物理诊断

（1）影像学诊断、X 线检查、电子计算机断层扫描（CT）、磁共振成像（MRI）、彩色多普勒、超声造影技术、三维超声显像技术、超声介入性诊断技术等，可用于皮肤肿瘤、结缔组织病、川崎病及与颅脑有关的一些皮肤病的诊断与鉴别诊断。

（2）电生理学检查：如心电图、脑电图、脑地形图、脑血流图、肢体血流图和肌电图等的检查。近年来已采用规范化负荷的心率变异性进行自主神经功能的检查。

2. 生物化学诊断 如心肌酶谱的测定可用于皮肌炎的诊断，血脂的检测用于黄色瘤的诊断。此外，一些遗传性疾病，如着色性干皮病可能与核酸内切酶的缺陷有关。所以对各种酶的检测，将有助于遗传性皮肤病的早期诊断。

3. 免疫学诊断 如抗核抗体（ANA）、抗可溶性核抗原（ENA）抗体的检测等，可用于结缔组织疾病的诊断。流式细胞仪的出现，使各种疾病的血液细胞学分类，细胞质酶、膜酶、细胞核的 DNA 含量，细胞内抗原及染色体分类等进入分子水平的快速定量的检测已成为现实。

4. 基因诊断 基因诊断技术的实质就是应用 DNA 重组技术对人体、生物体的遗传物质 DNA 和（或）RNA 进行直接分析，以确定某一特定的基因是否存在，有无 DNA 片段插入、缺失、点突变或其他变异情况。主要可用于：遗传性疾病的诊断，如常染色体隐性遗传鱼鳞病；与遗传相关的疾病，如红斑狼疮；感染性疾病，通过对病毒、细菌、衣原体、支原体、梅毒螺旋体、真菌感染等的病原体的特异性基因的检测，达到诊断的目的；除此之外，还可用于皮肤肿瘤、皮肤 T 细胞淋巴瘤的诊断等。

（陈霄霄　刘炜钰　罗　权　陈嵘祎
张锡宝　史建强）

第三章 小儿皮肤病的治疗学

目前，单独应用于儿童的专科药物较少，大多数药物是按照公斤体重或体表面积计算给药。了解和掌握儿童生理解剖特点及常见药物的药代动力学特点，可以更好地指导儿童用药。

一、儿童用药的基本原则

儿童同成人用药原则虽有相同之处，也存在其独特性。虽然在皮肤科领域有许多不同剂型和类型的药物可满足不同患者的需要，但只有很少一部分药物可以供儿童使用。对于儿童用药，总的原则是，首先选择外用药，其次选择口服用药，最后选择静脉用药。在口服药物的选择上，尽量选用不良反应小，较为安全，代谢途径明确、有较多循证医学支持的药物。若疾病较为严重需要使用免疫抑制剂、生物制剂甚至丙种球蛋白等药物时，要注意严密监测，需警惕严重不良反应的发生。

二、儿童药物用量的计算公式

1. 按体重计算方法

1～3 个月：体重（kg）=出生时体重+月龄×0.7。

4～6 个月：体重（kg）=出生时体重+月龄×0.6。

7～12 个月：体重（kg）=出生时体重+月龄×0.5。

1～6 岁：体重（kg）=年龄（岁）×2+8。

6～12 岁：体重（kg）=[年龄（岁）×7+5]/2。

2. 按体表面积计算方法

体重≤30 kg 时：体表面积（m^2）=体重（kg）×0.035+0.1。

体重>30 kg 时：体表面积（m^2）=[体重（kg）−30]×0.02+1.05。

第一节 外用药物

市面上较多外用药物并无专门的儿童临床试验，临床医生需要依经验用药。患儿皮肤屏障功能尚不健全，外用药疗效明显。鉴于患儿的认知能力，医生一定要与患儿家长做好充分的沟通和用药指导。

儿童与成人皮肤的生理结构不同：①体表面积较成人相对大；②皮肤含水量较多；③角质层薄及屏障功能不健全，进而经皮吸收比成人强，故儿童外用药的使用需特别注意，不宜长期和大面积使用，且浓度宜较成人低。

以下按照剂型和性能两个方面阐述儿童皮肤病的外用药物。

一、按剂型分类

1. 溶液（solution） 主要有生理盐水、硼酸洗液（2%）、雷夫奴尔（0.1%）。其用于皮损急性炎症，有明显渗出、糜烂期，用4～6层纱布进行湿敷，可起到清洁、收敛、保护、止痒的作用，还可用于清洁和坐浴。

2. 酊剂（tincture）**和醑剂**（spiritus） 酊剂是非挥发性药物的乙醇溶液，醑剂是挥发性有机药物的乙醇溶液。常见药物有碘酊、补骨脂酊、苯甲酸水杨酸酊、复方樟脑醑、薄荷醑等。主要功效为清凉、止痒，用于局部瘙痒明显的皮损，不宜用于渗出倾向和皲裂的皮损。

3. 粉剂（powder） 最常见的有滑石粉、氧化锌粉、炉甘石粉，可起到干燥、保护的作用，一般用于急性非渗出期、亚急性期皮损、多汗症和痱子等。

4. 振荡剂（lotion） 也称为洗剂，是不溶性粉剂（30%～50%）与水的混合物，有清凉止痒、干燥及保护作用。振荡剂涂于皮肤，水分蒸发、干燥后在皮肤上形成粉状薄层，因此振荡剂与粉剂的作用一样，适应证也相同。有毛发的部位不宜应用。

5. 油剂（oil） 用植物油溶解药物或与药物混合，有清洁、保护、润滑作用，适用于急性或亚急性湿疹有少许渗出者。常用的油剂有40%氧化锌油。

6. 乳剂（emulsion） 药物加入油与水的

乳化物，分为油包水型（脂）和水包油型（霜）。作用为保护和润滑皮肤，渗透性好，主要用于亚急性、慢性皮炎。乳剂有两大优点：①水溶性与油溶性药物均能加入乳剂中；②洁白细腻、较为舒适、易清洗。乳剂不足之处：放置过久易蒸发失水、发霉变质而且药物穿透皮肤作用低。

7. 软膏（ointment） 油脂类基质加药物构成。油脂类基质常用凡士林、单软膏或动物脂肪，一般药物成分不超过 25%，有保护创面、防止干裂、软化痂皮、促进肉芽生长及上皮修复等作用。软膏最大优点是药物渗透性能强、作用深入。适应证为皮损角化增厚的皮肤病，如慢性湿疹、神经性皮炎、角化型手足癣、银屑病，亦适用于皮肤深部炎症病变。但软膏不宜用于急性皮炎与湿疹的渗出期。

8. 糊（泥）膏（paste） 如果软膏中的粉末成分提高到 25%～50%就成为糊膏。由于粉末成分较高所以糊膏能吸收一定水分，散发炎症的热，减轻炎症症状，同时又能软化皮损，去除痂皮，但其渗透性比软膏差些，主要适用于轻度糜烂渗出的亚急性湿疹。糊剂不用于有毛发的部位。

9. 硬膏（plaster） 药物溶于或混入黏着性基质并涂在裱褙材料如纸、布或有孔塑料薄膜上而成。硬膏可以阻止水分蒸发使角质层软化，有利于药物渗透吸收，作用持久而深入，使用简便。主要用于慢性肥厚性局限性皮肤病如神经性皮炎、慢性湿疹等。常用的硬膏有氧化锌橡皮硬膏、曲安奈德新霉素贴膏等。

10. 皮肤渗透促进剂 二甲基亚砜（DMSO）又称为万能溶剂，可溶解多种脂溶性和水溶性药物，能显著提高药物的渗透性能；氮酮（Azone）：增强药物渗透性比 DMSO 更强，且无刺激性，主要用于神经性皮炎与慢性湿疹。

11. 涂膜剂（film） 高分子化合物材料溶于有机溶剂或水中再加入药物制成。涂抹于皮肤可形成薄膜有保护作用，又能使药物充分渗透，用于慢性无渗出皮损、角化过度皮损如神经性皮炎、鸡眼、胼底。

12. 气雾剂（aerosol） 又称为喷雾剂（spray），在容器内注入药物及压缩气体或液化气体，使用时喷出雾状药液，用于急性皮炎、慢性皮炎和感染性皮肤病。

13. 凝胶（gel） 又称为透明软膏。高分子化合物有机溶剂（丙二醇）为基质配成的药物，局部涂药后形成薄层，产生凉爽润滑舒适感觉。其用于急性皮炎、慢性皮炎。

二、按性能分类

1. 局部麻醉药 主要用于减轻注射、激光、冷冻、电灼、刮除等有创性诊疗过程的疼痛和黏膜不适感。国外广泛使用的是 4%利多卡因乳膏（ELA-max）和 2.5%利多卡因-丙胺卡因乳膏（EMLA）。有报道外用利多卡因乳膏可减轻带状疱疹的疼痛，但不宜应用过量，特别在溃疡面，可能产生药物热等不良反应。

2. 抗菌药 外用抗菌药物一般用于细菌性皮肤感染。常用的药物有莫匹罗星、夫西地酸和甲硝唑等。

（1）莫匹罗星：是由荧光假单胞菌中提取出来的抗聚酮类抗生素，其作用机制为抑制蛋白质、DNA 和 RNA 的合成，有抑菌、杀菌的作用，常用于治疗细菌感染性皮肤病，常用剂型为 2%莫匹罗星软膏（百多邦）。莫匹罗星的抗菌谱主要是革兰阳性球菌和革兰阴性菌，治疗金黄色葡萄球菌、化脓性链球菌及其他菌株引起的脓疱病疗效显著，且不良反应较少。为避免产生耐药菌株，不建议长期使用，若使用 7 d 皮损无改善，应重新评估。

（2）夫西地酸：从梭链孢酸脂球真菌发酵液中提取得来。其抗菌机制主要是通过抑制核糖体的易位来阻止细菌蛋白的合成，故不易与其他抗菌药物产生交叉耐受性。其主要用于革兰阳性球菌（尤其是金黄色葡萄球菌）和部分革兰阴性菌引起的皮肤感染，与莫匹罗星疗效相当。

（3）其他：如克林霉素、甲硝唑、红霉素等。克林霉素可抑制痤疮棒状杆菌，用于治疗痤疮；甲硝唑凝胶外用于治疗酒渣鼻，浓度为 0.75%每日 2 次或浓度为 1%每日 1 次。

3. 抗真菌药物 外用抗真菌药物安全地用于治疗在皮肤和黏膜浅表的真菌感染。对于甲癣、头癣和深部真菌病须系统应用抗真菌药物。目前外用抗真菌药物最常见是咪唑或三唑类，如克霉唑、益康唑、咪康唑、酮康唑和联苯苄唑等；非咪唑化合物包括环吡酮胺、萘替芬和特比萘芬等。一般来说，外用抗真菌药物是安全的，但环吡酮胺渗透性强，儿童慎用。

4. 抗病毒药物　病毒感染初期使用，疗效不一。常见的有阿昔洛韦和喷昔洛韦乳膏。有报道外用阿昔洛韦或喷昔洛韦乳膏可缩短单纯疱疹的疗程。另外可用于特定的解剖学部位（如眼睛）单纯疱疹病毒（HSV）感染的患儿。

5. 杀虫剂　通常用于杀灭疥螨、虱、蠕形螨等寄生虫。常见的有苯甲酸苄酯、硫黄、伊维菌素等。苯甲酸苄酯：市面上为25%涂剂，婴幼儿及儿童应稀释使用；治疗疥疮一般采用5%或10%硫黄软膏外涂，每日1～2次。有效性较高，但一般需要相对大面积使用，故增加了不良反应发生的概率，如皮肤干燥、瘙痒、烧灼感等。

6. 煤焦油类　目前市面上此类药物少见，有软膏、霜剂，浓度为0.5%～20.0%。煤焦油能抑制角质形成细胞 DNA 的形成，从而延缓表皮细胞核有丝分裂时间，起到抗增殖的作用，调节炎症活动。本类药物一般用于治疗银屑病（头皮）、特应性皮炎和脂溢性皮炎。其有效率不如强效的糖皮质激素，和卡泊三醇等疗效相当，但耐受性较差，最常见的不良反应是痤疮、毛囊炎、光敏和局部刺激等，在银屑病急性期使用还可能诱发脓疱性或红皮病性银屑病，而且会染色、有气味，故使用较局限。制成含煤焦油成分的乳液和洗发水用于头皮部位的病变疗效好。国外有报道，改进的新型焦油制剂（liquor carbonis detergens，LCD）的疗效优于卡泊三醇软膏（50 μg/g），外观呈黄棕色而非黑色，且有淡淡香味，耐受性及刺激性小，应用前景好。另外，地蒽酚在儿童银屑病中应用较广，安全性高。

7. 糖皮质激素（glucocorticosteroids，GS）无论是口服还是外用，对很多炎症性皮肤病都有效，是皮肤科主要的化学疗法。外用 GS 可减少系统使用的不良反应，其不良反应主要与经皮吸收有关。从肾上腺皮质提取的 GS 大多是一些无生物活性的代谢产物，能应用于皮肤科的只有可的松[（cortisone），生理分泌 2～3 mg/d]和氢化可的松[（hydrocortisone），生理分泌 15～30 mg/d]。其主要功能通过调节蛋白质、糖和脂肪三大营养物质和水、盐等代谢，为生命活动供给能量，维持代谢的动态平衡。超生理量时，有抗炎、免疫抑制、抗有丝分裂（抗增生）、血管收缩等作用。

（1）小儿外用糖皮质激素的适应证一般参照成人，应选择更短的治疗时间和较低效能的激素（按效能分类见表 3-1），总体原则有三。

表 3-1　外用糖皮质激素按效能分类

超强效
倍他米松二丙酸酯（betamethasone dipropionate）ointment（0.05%）；cream（0.05%）
丙酸氯倍他索（clobetasol propionate）ointment（0.05%）；cream（0.05%）
双醋二氟松（diflorasone diacetate）ointment（0.05%）
卤米松（halobetasol propionate）cream（0.05%）
强效
安西奈德（amcinonide）Ointment（0.1%）；lotion（0.1%）
倍他米松戊酸酯（betamethasone valerate）ointment（0.01%）
地塞米松（desoxymethasone）ointment（0.25%）；cream（0.25%）；gel（0.05%）
醋酸二氟拉松（diflorasone diacetate）ointment（0.05%）；cream（0.05%）
氟可龙（fluocortolone）cream（0.25%）
氟轻松（fluocinonide）ointment（0.05%）；cream（0.05%）；bel（0.05%）
丙酸氟替卡松（fluticasone propionate）ointment（0.005%）
哈西奈德（halcinonide）ointment（0.1%）；cream（0.1%）
甲基泼尼松龙乙丙酸酯（methylprednisolone aceponate）ointment（0.1%）；cream（0.1%）；milk（0.1%）
糠酸莫米松（mometasone furoate）ointment（0.1%）
曲安奈德（triamcinolone acetonide）ointment（0.5%，0.1%）；cream（0.5%）

续表

中效
倍他米松二丙酸倍氯米松（betamethasone dipropionate）lotion（0.05%）
倍他米松戊酸酯（betamethasone valerate）cream（0.01%）；lotion（0.01%）
地塞米松（desoxymethasone）cream（0.05%）；gel（0.05%）
醋酸氟轻松（fluocinolone acetonide）ointment（0.025%）；cream（0.2%，0.025%）；oil（0.01%）
氟氢舒松（flurandrenolide）ointment（0.05%）；cream（0.05%）
丙酸氟替卡松（fluticasone propionate）cream（0.05%）
哈西奈德（halcinonide）ointment（0.1%）；cream（0.1%）
丁酸氢化可的松（hydrocortisone butyrate）cream（0.1%）
戊酸氢化可的松（hydrocortisone valerate）cream（0.025%）
糠酸莫米松（mometasone furoate）cream（0.1%）
曲安奈德（triamcinolone acetonide）ointment（0.1%）；lotion（0.1%）
弱效
阿氯米松二丙酸倍氯米松（alclometasone dipropionate）ointment（0.05%）；cream（0.05%）
倍他米松戊酸酯（betamethasone valerate）lotion（0.05%）
地奈德（desonide）cream（0.05%）
地塞米松（dexamethasone）cream（0.1%）
醋酸氟轻松（fluocinolone acetonide）cream（0.01%）；solution（0.01%）
甲泼尼龙（methylprednisolone）cream（1%）
泼尼卡酯（prednicarbate）cream（0.1%）
曲安奈德（triamcinolone acetonide）cream（0.1%）

1）选择不良反应小的激素（弱效激素、软性激素）。弱效的激素是最安全的，适用于需长期使用、大范围使用、面部、菲薄处或儿童使用。强效的激素适用于增厚的皮损或皮肤较厚的部位如掌跖处。

2）选不含氟的激素。

3）宜短程、小面积使用。长期外用激素容易引发耐药性。超强效的激素使用不应超过 3 周，若需长期使用，可逐渐转换成为相对弱效的激素（阶梯疗法），以免病情反弹。也可采取强弱效激素交替使用，可在一定程度上避免反弹。使用阶梯疗法、间歇疗法 3 个月以内（用于面部、皱褶、隐匿处以外的部位），可减少不良反应。

另外，儿童外用糖皮质激素还应根据不同部位的吸收系数选择不同强度、不同剂型。不同部位皮肤对 1.0%氢化可的松软膏的吸收系数以前臂为标准“1”，足跖部为 0.14，头皮为 3.6，前额为 6，面颊为 13，阴囊为 42。

（2）外用糖皮质激素常见的不良反应包括局部和系统的不良反应（表 3-2）。

表 3-2　外用糖皮质激素常见的不良反应

局部皮肤不良反应	系统不良反应
类固醇萎缩、毛细血管扩张、膨胀纹、紫癜、星状假性瘢痕、溃疡	库欣综合征
感染	HPA 轴抑制
潜伏的微生物感染（隐匿癣）、侵袭性皮肤念珠菌病、疱疹或蠕形螨感染、卡波	股骨头无菌性坏死
西肉瘤再发、婴儿臀部肉芽肿	高血糖
眼部改变	高血压
高眼压、青光眼、白内障	低钙血症
药理作用	生长迟缓
停药后反弹、激素依赖、快速耐受	周围水肿
其他	
类固醇痤疮、口周皮炎、光敏、色素沉着、色素脱失、多毛症	

1）萎缩：是目前公认的最常见的不良反应。一项回顾性研究报道了 13 个随机试验，表明长期外用激素（26～1421 名患者，4 周至 1 年），发生萎缩的概率是 0～5%。有研究表明，13 名年轻女性志愿者前臂屈侧外用 0.05%丙酸氯倍他索软膏，连续 14 d，每日测量表皮厚度直至停药后 2 个月。从第 1 日起表皮即开始变薄，14 d 停用激素后立即开始恢复，经过 42 d 表皮厚度才恢复。

2）感染：使用类固醇过程中发生皮肤黏膜感染十分常见，而且可出现在治疗早期，感染的概率为 16%～43%。感染最常见为表皮癣菌感染。另外，糖皮质激素在急性炎症期可使症状适当减轻，但会导致感染性疾病的病程延长，如单纯疱疹、传染性软疣、疥疮感染等。长期外用类固醇导致的感染既往报道有侵袭性皮肤念珠菌病、疱疹或蠕形螨感染、卡波西肉瘤再发、尿布皮炎、婴儿臀部肉芽肿等。

3）HPA 轴抑制：虽然导致系统性的不良反应不常见，但在儿童用药上不能忽视。关于 HPA 轴抑制，多项研究报道短期外用超强效激素均会导致清晨血浆类固醇浓度降低，但通常在停药后 1～2 周内恢复正常。

这些不良反应与使用皮质类固醇的效力与时间是相关的。外用皮质类固醇的具体选择主要取决于患儿疾病的严重程度及年龄。对于儿童来说，除了超强效激素，短期外用类固醇是安全的。大面积皮损一般需要间歇用药。

（3）软性激素：1997 年由英国人 M. W. Greaves 提出。软性激素有 2 个特点，局部疗效高，全身毒性低。药物在皮肤吸收后迅速地被分解代谢为无活性的降解产物或全身吸收很少，而局部却保留高度的活性，故对 HPA 轴抑制及其他全身不良反应大为减少，其治疗指数大为提高。软性激素共有 4 种，丙酸氟替卡松、糠酸莫米松、强碳松和甲基泼尼松龙醋丙酯，目前我国仅有前 2 种。文献报道由于糠酸莫米松分解后仍有活性，故效力强于丙酸氟替卡松，但若长期用于儿童，安全性不如后者。

8. 免疫抑制剂

（1）外用钙调磷酸酶抑制剂（topical calcineurin inhibitor，TCI）：其作用机制是通过抑制白细胞介素 2（IL-2）和 T 细胞产生的细胞因子[肿瘤坏死因子 α（TNF-α）和白细胞介素等炎症因子]减轻炎症反应，包括他克莫司软膏（0.03%和 0.10%）和吡美莫司乳膏（1%）。目前国外唯一批准的 TCI 适应证是治疗特应性皮炎（atopic dermatitis，AD），用于 2 岁以上患者。他克莫司软膏用于治疗中重度 AD，吡美莫司用于治疗轻中度 AD。除急性炎症期短期外用糖皮质激素外，长期间歇性单独使用 TCI 被推荐应用于 AD 患儿。有研究表明，他克莫司软膏的抗炎效力类似于具有中等效能的糖皮质激素，可在短期内有效缓解患儿 AD 症状，有研究显示 AD 患儿在 4 年内间歇使用 TCI 可维持缓解状态。外用他克莫司常见的不良反应包括烧灼感、瘙痒和红斑。2006 年以来，外用钙调磷酸酶抑制剂（他克莫司和吡美莫司）有一个黑框警告说可能增加皮肤癌和淋巴瘤的风险。另外近年来有报道外用他克莫司软膏导致局部出现病毒、细菌等感染性疾病。但总体来说报道的外用他克莫司软膏的不良反应属于个案，还需更确切的流行病学资料。

（2）咪喹莫特：是 Toll 样受体 7（Toll-like receptor 7，TLR7）的激动剂，还发现与腺苷受体和调节环磷酸腺苷的合成相关分子相互作用，有免疫调节、抗肿瘤、抗血管和抗纤维增生等作用，推荐应用于皮肤癌和乳头状瘤。据报道用于婴儿血管瘤和传染性软疣亦有一定疗效，但样本量较小，代表性欠缺。临床上儿童使用耐受性较好，常见的不良反应有烧灼感、瘙痒、疼痛、红斑和糜烂。

9. 维生素 D_3 衍生物　与维生素 D 受体结合，抑制角质形成细胞的过度增殖，促进其分化，调节钙、磷代谢。目前包括卡泊三醇、他卡西醇和骨化三醇，一般用于治疗轻、中度银屑病，每日 2 次，可与外用糖皮质激素交替使用。文献显示单独使用卡泊三醇软膏皮损改善率为 22%～96%，皮损清除率为 4%～40%；联合外用糖皮质激素皮损改善率为 35%～86%，皮损清除率为 27%～53%。儿童使用复方制剂有钙泊三醇倍他米松软膏，可能导致骨骺提早闭合，影响生长发育，故使用卡泊三醇超过

100 g 时应定期检测血清钙水平。另外，维生素 D_3 衍生物能通过调节皮肤局部的免疫反应、促进黑素生成、抗氧化应激、修复体内钙稳态的作用保护表皮黑素单位，减少黑素细胞的破坏，也可用于治疗白癜风。另有报道，卡泊三醇还可治疗先天性鱼鳞病及硬斑病。

10. 角质剥脱剂 具有减轻皮肤角化过度或促进角质剥脱的作用。

（1）水杨酸：高浓度的水杨酸（5%～10%）可溶解细胞间基质，从而软化过度角化的皮损；低浓度的水杨酸（3%）还有抑菌、杀菌和角化促成的作用。水杨酸有多种剂型，如凝胶、软膏、乳膏等。水杨酸制剂应用广泛，但在儿童中使用应注意可能引起全身毒性反应。

（2）维 A 酸：常用的有 0.025%～0.100% 全反式维 A 酸，0.05%异维 A 酸，0.1%阿达帕林凝胶，0.01%、0.05%和 0.1%他扎罗汀凝胶等。不仅能减轻角化，还能调节角质细胞的增殖和分化，主要用于治疗痤疮和银屑病。以他扎罗汀为例，初始剂量推荐为 0.05%，每晚 1 次，外用 1～2 周后可有效减轻银屑病的红斑浸润程度和鳞屑；用于痤疮以消退粉刺、调节局部油脂分泌之用；还可用于改善毛囊角化病、先天性鱼鳞病、毛周角化症等角化性皮肤病的角化症状。主要不良反应为局部刺激，包括不适感、烧灼感、疼痛、红斑等。

11. 防腐剂

（1）氯己定：葡萄糖酸氯己定，一般用于婴幼儿、儿童洗澡，可减少革兰阳性和阴性菌的定植。但大多数氯己定成分含有异丙醇，可促进皮肤吸收，在早产儿使用频率过高会增加毒性的风险。

（2）聚维酮碘：是最常用的防腐剂之一，含碘浓度 9%～12%，有各种剂型。主要针对革兰阳性、革兰阴性菌和酵母菌。但潜在全身毒性和皮肤坏死可能，新生儿和婴幼儿慎用。

12. 防晒霜 又称为遮光剂，通过反射光或吸收光的方式，防御紫外线和可见光，保护皮肤，减少皮肤肿瘤的发生，延缓皮肤的老化。防晒霜的主要成分一般为二氧化钛和氧化锌等。防晒产品被分为 UVA 阻断剂（320～400 nm）和 UVB 阻断剂（290～320 nm）。一般使用防晒指数（sun protection factor，SPF）来评价防晒效果，SPF 即能显示防晒用品发挥的防晒效能高低，根据皮肤最小红斑量（minimal erythema dose，MED）来确定。SPF=MED（使用防晒霜后）/MED（使用防晒霜前）。国内使用的防晒霜一般是防 UVB 的。6 月龄内的婴幼儿不应该长时间直接暴露于阳光下，可使用物理保护剂如氧化锌用于遮光。大多数防晒成分用于 6 月龄以上患儿是安全的。儿童应尽量选择性质温和的防晒霜，使用前小范围试用有无过敏情况，当出汗或接触水后及时补涂防晒霜。

第二节 内用药物

一、抗细菌药

（一）β-内酰胺类

β-内酰胺类药物主要包括青霉素类、头孢菌素类、单环 β-内酰胺类及碳青霉烯类。这类药物主要作用于繁殖期的细菌，属于广谱杀菌药。主要作用机制：①通过与细菌细胞膜上青霉素结合蛋白的丝氨酸残基共价结合，不可逆地抑制细菌细胞壁的合成；②参与细菌细胞壁肽聚糖合成的终末阶段，干扰细胞壁的合成。

1. 青霉素类 临床上主要用于 A 组化脓性链球菌、放线菌、脑膜炎球菌、梅毒螺旋体、雅司、白喉杆菌等感染引起的疾病。

（1）适应证：丹毒、蜂窝织炎、疖、痈、猩红热、败血症、淋病、梅毒、放线菌病、气性坏疽和炭疽等，还用于链球菌引起的滴状银屑病、早期系统性硬皮病。

（2）常用的有以下几种。

1）青霉素 G：对革兰阴性菌作用较弱，容易被细菌产生的 β-内酰胺酶水解成无活性的物质。其主要包括青霉素钠盐和钾盐两种，儿童用量为肌内注射一次 2.5 万 U/kg，12 h 1 次，静脉滴注 5 万～20 万 U/(kg·d)，分 2～4 次给药。

2）苄星青霉素：即长效西林，药物半衰期长，肌内注射后可使血药浓度维持 1 个月左右。12 岁以上儿童用量同成人，为一次 120 万 U，分两侧臀肌内注射，每周 1 次，共 2～3 次；12 岁以下儿童为一次 30 万～60 万 U，2～4 周 1 次。

3）普鲁卡因青霉素：为青霉素的普鲁卡因盐，其抗菌活性成分为青霉素，药物吸收缓慢，血药浓度维持时间较长，儿童一般用量为 5 万 U/（kg · d），肌内注射。

（3）不良反应：过敏反应、药疹，严重的患者可出现过敏性休克。此外，还可出现间质性肾炎、出血性膀胱炎、二重感染、血栓性静脉炎、溶血性贫血。普鲁卡因青霉素注射后可出现头晕、心悸、幻听幻视等症状。

2. 头孢菌素类　属于半合成的 β-内酰胺类药物，化学结构与青霉素相似，对 β-内酰胺酶稳定。第一代对革兰阳性菌作用较强，对革兰阴性菌作用较弱；第二代对革兰阴性菌作用增强，但对革兰阳性菌的作用不如第一代；第三代抗革兰阴性菌作用进一步增强，且抗菌谱广；第四代对各种 β-内酰胺酶稳定，对多数耐药菌株的活性较第三代强，抗菌谱广，特别对肺炎链球菌等活性较强，对肠球菌和铜绿假单胞菌等感染也有较好的杀菌作用。

（1）适应证：脓疱疮、毛囊炎、疖、痈、蜂窝织炎、臁疮、丹毒、伤口感染、坏死性筋膜炎、泌尿生殖器感染及淋球菌引起的尿道炎、盆腔炎、附睾炎等。

（2）常用的有以下几种。

1）头孢唑啉：新生儿药物分布容积与未结合的血药浓度呈正相关。大于 1 个月患儿静脉剂量为 30～50 mg/（kg · d），分 3～4 次。新生儿、早产儿不推荐使用，但也有学者建议小于 45 周的患儿静脉剂量一次 25 mg/kg，8～12 h 1 次；大于 45 周的患儿每 6 h 1 次。

2）头孢呋辛：79%左右的药物通过肾脏排泄，随着年龄的增长肾小球滤过增加，血药浓度逐渐降低，药物半衰期逐渐加快，约 1 周可完全清除。口服：混悬剂适用于 3 个月以上患儿，一次 10 mg/kg，一日 2 次；5～12 岁患儿可口服片剂或胶囊，剂量为 20 mg/（kg · d），分 2 次口服。静脉注射：3 个月以上患儿剂量为 50～100 mg/（kg · d），分 3～4 次。

3）头孢曲松：因可置换结合位点上的胆红素，导致后者在组织中蓄积，因此患有高胆红素血症的新生儿，尤其是早产儿应避免使用。60%的药物通过肾脏代谢。药物半衰期长，因此一般静脉用量为 20～80 mg/（kg · d），每日 1 次。

4）头孢吡肟：为第四代头孢菌素，其特点为抗菌活性高，对产Ⅰ型 β-内酰胺酶的革兰阴性菌有较强的抗菌活性，对革兰阳性菌的抗菌活性较第三代强，对铜绿假单胞菌的作用与头孢他啶相同或略差。一般静脉用量为 2 个月至 12 岁或体重＜40 kg 时，一次 40 mg/kg，12 h 1 次；体重＞40 kg 时，剂量同成人，一次 0.5～1.0 g，12 h 1 次。

（3）相互作用：部分头孢菌素类药物（头孢孟多、头孢替坦和头孢哌酮等）包含硫甲基四氮唑环，与乙醇同服，可引起乙酰醛蓄积，引起“醉酒样”反应。硫甲基四氮唑环（NMTT）可延长凝血酶原时间。

（4）不良反应：过敏反应、食欲不振、恶心、呕吐等胃肠道症状，少见肾衰竭，神经毒性。急性短暂性脑病见于第三代和第四代头孢菌素类药物。

（二）四环素类

四环素类是由链霉菌产生或半合成的广谱抗生素，属于快速抑菌剂，与细菌核糖体上的 30S 亚基或线粒体的 70S 亚基、真核细胞的 80S 亚基结合，抑制细菌蛋白质合成，阻碍氨酰基-tRNA 进入 A 位，阻止核糖核蛋白体结合。四环素类还可以改变细菌细胞膜的通透性，导致核苷酸和复合物漏出细胞外。临床上用于治疗厌氧或需氧革兰阳性和阴性菌引起的感染，对后者的作用更为明显。对螺旋体、立克次体、放线菌、沙眼衣原体、支原体、军团菌属及阿米巴原虫也有治疗作用。此外，还具有抗炎、免疫抑制作用，可抑制胶原酶和脂肪酶活性，增强牙龈成纤维细胞的黏附和促进伤口的愈合。因可影响骨骼和牙齿，禁用于 8 岁以下儿童。

（1）适应证：革兰阳性菌引起的皮肤感染、痤疮、酒渣鼻、非淋菌性尿道炎、软下疳、炭疽、腹股沟肉芽肿、雅司病、钩端螺旋体病。还可用于治疗结节性脂膜炎、嗜酸性粒细胞性毛囊炎、颜面播散性粟粒狼疮、急性痘疮样苔藓样糠疹、坏疽性脓皮病、色素性荨麻疹、融合性网状乳头瘤病，并可联合烟酰胺治疗大疱性皮肤病。

（2）常用的有以下几种。

1）四环素：具有广谱抗病原微生物的作用，对革兰阳性菌的作用优于革兰阴性菌，高浓度时对部分细菌具有杀菌作用。口服生物利用率为 77%，与铁、钙及其他一些微量元素口服可形成络合物影响药物的吸收。药物主要经过肾脏排泄，半衰期为 8.5 h。8 岁以上儿童剂量为 30～40 mg/（kg · d），分 4 次口服。静脉滴注剂量为 10～20 mg/（kg · d），分 2 次给药。

2）米诺环素：为半合的成四环素类抗生素，抗菌效力比四环素强 10 倍，具有口服吸收好，半衰期长、组织穿透力强的特点。缓释剂可大大提高患儿的依从性。国外参考用量 8 岁以上儿童剂量一次 50 mg/kg，每日 2 次，空腹口服；缓释剂一次 1 mg/kg，每日 1 次；国内参考口服剂量一次 50 mg，12 h 1 次。静脉滴注首次 4 mg/kg，以后 2 mg/kg，12 h 1 次。目前仅盐酸米诺环素缓释剂 1 mg/（kg · d）被 FDA 批准用于治疗 12 岁以上人群中重度痤疮。

3）强力霉素：又名盐酸多西环素，作用机制同四环素，属于半合成抗生素，口服吸收在 90%以上，脂溶性高，分布广泛。半衰期长，为 18～24 h，在肝脏灭活，主要通过肾脏排泄。该药对立克次体、支原体、衣原体、非结核性分枝杆菌、螺旋体、放线菌、弯曲杆菌等有抗菌活性，对淋球菌具有一定的抗菌活性，但对于葡萄球菌、肠球菌等阳性菌和耐青霉素的淋球菌等多数阴性菌耐药。多西环素因其较好的亲脂性和对痤疮丙酸杆菌的杀菌作用，应用于 8 岁以上儿童和青少年痤疮的治疗当中。药物可随餐服用，口服药物后应保持直立姿势 1 h 以上，防止药物性食管炎的发生，8 岁以上儿童用量一次 2 mg/kg，每日 2 次。

（3）不良反应：固定型药疹、视物模糊、胃肠症状（恶心和呕吐）、皮肤黏膜色素沉着，甲床、巩膜和口腔黏膜及痤疮瘢痕等出现异色现象、药物超敏反应综合征、药物性肝炎、Stevens-Johnson 综合征、狼疮样综合征、耳前庭毒性（眩晕）、心慌、牙釉质发黄（<8 岁儿童）、骨发育不良、阴道念珠菌病，罕见良性颅内压增高。缓释片不良反应较小。

（三）大环内酯类

大环内酯类抗生素抗菌谱较青霉素广，可通过细菌细胞膜，与细菌核糖体 50 亚基可逆性结合，阻断转肽作用和 tRNA 的位移，抑制细菌蛋白合成。主要用于治疗需氧革兰阳性菌和革兰阴性菌感染，属于抑菌剂。此外，药物可调节多种炎症细胞功能，如多形核白细胞、淋巴细胞、巨噬细胞，抑制炎症反应，降低中性粒细胞的趋化性。

（1）适应证：梅毒、淋病、性病性肉芽肿等性传播疾病，还可治疗苔藓样糠疹、痤疮等疾病。

（2）常用的有以下几种。

1）红霉素：是由链霉素产生的一种碱性抗生素，生物利用度为 30%～65%，药物半衰期 1.4～2.0 h，主要经过肝脏代谢，从胆汁排出，经过肠肝循环。低浓度时起抑菌作用，高浓度时对于敏感菌可起到杀菌作用，药物还可促进胃肠蠕动。对葡萄球菌、链球菌和革兰阳性杆菌、立克次体、螺旋体、痤疮丙酸杆菌等有抑菌作用，但药物仅对繁殖期的细菌有效。儿童用量为 30～50 mg/（kg · d），分 2 次口服，严重感染可剂量加倍。

2）罗红霉素：除抗菌作用外，还具有免疫抑制及免疫调节作用，可抑制前炎症因子如 IL-6 的合成和分泌，抑制单核细胞等多种炎症细胞的黏附，且具有促凋亡作用。对革兰阳性菌和螺旋体有较好的抗菌作用，但对革兰阴性菌无明显作用，可作为青霉素过敏的替代药物。近年来，出现痤疮丙酸杆菌耐药菌株。因此，对于痤疮的治疗，已不如多西环素和米诺环素使用广泛。但对于有四环素使用禁忌的 8 岁以下儿童痤疮的治疗，仍需用到此药。口服剂量为 2.5～5.0 mg/（kg · d），分 2 次餐前口服。罗红霉素与苯二氮䓬类等药物、华法林、丙吡胺、特非那定、阿司咪唑等药物合用可增加后者的血药浓度，引起毒性反应；与质子泵抑制剂同时服用可增强对幽门螺旋杆菌的抗菌效力；与磺胺甲噁唑联合使用可增强对流感嗜血杆菌的抑制作用并降低耐药率。

3）阿奇霉素：为一新型的氮酯类、半合成的大环内酯类抗生素，阿奇霉素对酸较为稳定，且药物半衰期长，渗透性好，对革兰阴性菌的抗菌能力较红霉素强。口服后可迅速吸收，生物利用度40%，药物可广泛分布于人体组织，在巨噬细胞和成纤维细胞中浓度最高，约50%的药物以原型的形式经胆道排泄。口服剂量为10mg/（kg · d），一日1次，连服3 d；或第1日10 mg/（kg · d），第2～5日，5 mg/（kg · d），连服5 d。药物与阿司咪唑合用可发生心律失常，与齐夫多定、环孢素、麦角类衍生物合用可增加后者的血药浓度，抗酸药使阿奇霉素血药浓度降低，应避免与这些药物同时服用。

（3）不良反应：口服药物期间可出现腹泻、恶心、呕吐、心律失常、血栓性静脉炎、二重感染等。可有氨基转移酶、乳酸脱氢酶、胆红素和碱性磷酸酶升高、药疹，还可出现头晕、乏力、味觉和嗅觉异常、白细胞减少、血小板减少、阴道炎、听力损害等。

二、抗病毒药

1. 阿昔洛韦　是一种合成的脱氧鸟苷类似物，进入疱疹病毒感染的细胞后，与脱氧核苷竞争病毒胸苷激酶并磷酸化成活化的阿昔洛韦三磷酸酯，通过干扰病毒DNA多聚酶，抑制病毒的复制；并在DNA多聚酶作用下，与增长的DNA链结合，引起DNA链的延伸中断。近30年来，阿昔洛韦被广泛应用于新生儿或儿童中、重度单纯疱疹及水痘带状疱疹病毒感染，对于正常或者免疫功能低下的患者，安全有效，但对巨细胞病毒作用较弱。

（1）药代动力学：一次静脉注射阿昔洛韦2.5～15.0 mg/kg后，稳态血药浓度为6.7～20.6 μg/ml，药物在肾、肺、肝、心脏及皮肤的疱液中广泛分布，脑脊液的浓度大约是血浆浓度的50%，药物可透过胎盘，并在乳汁中分泌。血浆蛋白结合率在9%～33%，不足20%的药物最终转化为无生物活性的代谢产物。

在肾功能正常的情况下，儿童和成人的药物半衰期为2～3 h，新生儿为2.5～5.0 h。超过60%的药物通过尿液排泄。肾功能不全的患者药物清除率延长。终末期肾病的患者药物半衰期近20 h，当肌酐清除率小于50 ml/（min · 1.73m^2）需要调整药物用量。

（2）用法与用量：用于kaposi水痘样疹、疱疹性瘭疽、疱疹性龈口炎、水痘及带状疱疹等疾病的治疗时口服剂量为20～40 mg/（kg · d）。免疫缺陷患儿的原发、复发性单纯疱疹病毒感染，严重的原发性疱疹性龈口炎和生殖器疱疹需要静脉注射治疗，剂量为5 mg/（kg · d）。有报道新生儿感染，推荐静脉用剂量为20 mg/（kg · d），若神经系统损害治疗应延长至14 d，播散性病变治疗需要3周。

（3）不良反应：阿昔洛韦晶体可在肾小管沉积引起梗阻性肾病，导致肾功能不全。偶见静脉给药后出现药物相关的皮疹、多汗、头痛、血尿和低血压。高剂量60 mg/（kg · d）静脉注射时，可引起新生儿中性粒细胞减少。肾功能受损的患者，当药物浓度超过一定水平时，可出现神经毒性，主要表现为嗜睡、意识混乱、幻觉、震颤、肌阵挛、癫痫发作、锥体外系体征、意识状态改变，这些表现主要出现在最初治疗的几天并逐步发展，停用后症状可在数天内消退。

（4）药物相互作用：与两性霉素B或环孢素等肾毒性药物同时使用时可增加肾脏毒性作用。

2. 伐昔洛韦　是阿昔洛韦的L-缬氨酸酯，为其前体药物，水溶性好，口服吸收良好，在体内迅速转化为阿昔洛韦，其生物利用度是口服阿昔洛韦的3～5倍。但因伐昔洛韦的分子理化性质，不能被生产为液体制剂，从而限制了在儿童中的应用。此外，对于13岁以下儿童的安全性无相关资料，13岁以上儿童安全性与成人类似。

（1）药代动力学：儿童的生物利用度为45%～48%，与静脉用阿昔洛韦相当。最大血药浓度依据给药剂量不同而不同，但均显著高于阿昔洛韦。药物半衰期长，应避免了频繁给药。

（2）用法和用量：10~20 mg/（kg · d），分 2 次口服。

（3）不良反应：轻度头痛、胃部不适、腹痛和腹泻、恶心、流感样症状、鼻炎、鼻窦炎。长期大剂量预防巨细胞病毒感染时有发生血栓性疾病的报道。

3. 更昔洛韦 是第一个用于治疗和预防巨细胞病毒（CMV）感染的药物，可明显降低免疫抑制的 CMV 患者（特别是接受骨髓干细胞移植的患者）的发病率和致死率，对于先天性 CMV 的疗效亦较好。更昔洛韦与阿昔洛韦化学结构相似，但在无环侧链上多了一个羟甲基。更昔洛韦主要通过病毒蛋白激酶 pUL97、细胞激酶磷酸化过程转化为三磷酸衍生物，抑制病毒 DNA 聚合酶，终止 DNA 复制，是疱疹病毒 DNA 聚合酶的竞争性抑制物。

（1）药代动力学：更昔洛韦口服生物利用度低，仅为口服药物的 10%，因此，目前通过静脉给药。新生儿静脉一次给药 6 mg/kg 后血药峰值浓度为 8～11 μg/ml，药物半衰期为 2～3 h，多以原型的形式经尿液排泄。肾功能受损的患儿需根据受损程度的不同酌情减量。

（2）用法与用量：对于有症状的 CMV 的患者，静脉注射用量为 12 mg/（kg · d），分 2 次滴注，持续 6 周。

（3）不良反应：骨髓抑制最为常见，其次是与剂量相关的中性粒细胞减少症，发生率为 40%。血小板减少的发生率为 20%，2%～5%的患者可出现头痛、精神状态改变、幻觉、噩梦、焦虑、共济失调、震颤、抽搐或贫血。此外，可单独或同时出现发热、皮疹、肝功能异常。

三、抗 真 菌 药

对于皮肤真菌病，系统性抗真菌药只在外用治疗无效或者效果欠佳时使用。头癣、皮肤黏膜念珠菌病、甲真菌病、患有严重基础疾病和免疫功能低下的真菌感染及深部真菌病时可考虑系统使用抗真菌药。头癣是儿童常见的真菌感染性疾病，灰黄霉素仍是治疗的主要药物。甲真菌病在儿童并不常见，据统计其发病率约为 0.3%，但近年来有增长的趋势。儿童常见远端侧位甲下型，其次为近端甲下型和白色浅表型，可见甲内型感染，多由须癣毛癣菌感染所致。中重度远端甲下和近端甲下型、弥漫白色浅表型需在权衡利弊后口服药物治疗。

1. 灰黄霉素 抗生素类抗真菌药，主要作用机制为药物透过皮肤角质层与角蛋白结合，干扰真菌有丝分裂与核酸合成，防止真菌继续入侵，保护新生细胞，抵御感染。20 世纪 50 年代末，灰黄霉素作为头癣治疗的金标准应用于儿童的治疗当中，灰黄霉素治疗儿童不同类型的皮肤癣菌效果显著，特别是犬小孢子菌属，有其他抗真菌药物不可替代的优势。

（1）用法与用量：皮肤真菌感染，微粒体 5～10 mg/（kg · d），头癣和甲癣 15～20 mg/（kg · d），超微粒体减半。

（2）不良反应：最常见的不良反应为消化道症状，如恶心、呕吐，部分患者可出现光过敏，其次为药物过敏反应和肝毒性、白细胞减少症。因此，长期或大剂量应用时应注意血清学检查。严重肝损害、卟啉病、红斑狼疮的患者禁用。

（3）药物相互作用：灰黄霉素可作用于细胞色素 P450 酶，慎与华法林和苯巴比妥类药同服。

2. 特比萘芬 属于烯丙胺类抗真菌药，抑制真菌细胞壁麦角甾醇合成过程中的角鲨烯环氧化酶，有杀菌作用，可用于治疗皮肤癣菌、念珠菌和其他真菌引起的感染。特比萘芬治疗皮肤癣菌疗效优于唑类药物，能有效降低甲真菌病复发。但对于念珠菌感染引起的甲真菌病，疗效不如伊曲康唑；特比萘芬可短期治疗或预防头癣复发，特别是对须癣毛癣菌有较好的作用，可作为灰黄霉素的替代药物。

（1）用法与剂量：有片剂和颗粒两种类型，颗粒剂与食物同服，用于片剂吞咽困难的患者。一般疗程手指甲的口服 6 周，趾甲的口服 12～16 周，头癣的口服 4 周。儿童治疗用量：体重小于 20 kg 时，为 62.5 mg/d；体重在 20～40 kg 时，为 125 mg/d；体重大于 40 kg 时，用量同成人，为 250 mg/d，小于 2 岁儿童不推荐使用。

（2）药物相互作用：特比萘芬属于CYP2D6抑制剂，影响三环抗抑郁药、选择性5-羟色胺再摄取抑制剂、β受体阻滞剂、部分抗心律失常药和单胺氧化酶的代谢，引起这些药物在体内蓄积。

（3）不良反应：过敏、肝功能损伤、嗅觉和味觉障碍、抑郁、中性粒细胞减少、Stevens-Johnson综合征、中毒性表皮坏死松解症，严重的患者可导致肝衰竭，因此有肝脏疾病的患者不建议使用。

3. 伊曲康唑　属于三唑类抗真菌药，通过抑制CYP450依赖的14α-去甲基化酶，影响真菌细胞壁麦角甾醇的生物合成，导致细胞通透性增加。药物吸收率高，在靶部位停留时间长。其抗真菌谱较特比萘芬广泛，可治疗非皮肤癣菌引起的甲真菌病，对念珠菌甲病及混合感染有较好的效果。对于皮肤癣菌的治疗，效果不如特比萘芬。不建议将其作为儿童头癣的治疗，因其安全性和疗效均不明确。

（1）用法与用量：伊曲康唑胶囊随餐服用，混悬液空腹服用。小儿可将伊曲康唑胶囊内粉末与食物混合吞服。推荐用于甲真菌病治疗时剂量为3～5 mg/（kg·d），每月服用1周，连服3～5个月可达到临床和真菌学上的治愈。

（2）不良反应：肝功能异常，严重的患者可引起充血性心力衰竭。

（3）药物相互作用：伊曲康唑为CYP3A4抑制剂，与下列药物同时应用时可减慢药物清除：西沙必利、口服咪达唑仑、特非那定、尼索地平、非洛地平、匹莫齐特、多非利特、奎尼丁、三唑仑、左醋美沙朵、洛伐他汀、辛伐他汀、曲普坦、麦角生物碱和美沙酮。此外，与华法林和双香豆素类药物合用时应谨慎。

4. 氟康唑　也是一种唑类抗真菌药，作用机制同伊曲康唑。对于皮肤癣菌感染的甲真菌病，氟康唑治愈率较特比萘芬及伊曲康唑低。治疗短帚霉疗程不足时起不到很好的抗菌作用。对于头癣的治疗，其疗效较灰黄霉素和特比萘芬差。因此，氟康唑一般用于对特比萘芬和伊曲康唑禁忌或治疗效果不佳的患者。

（1）用法和用量：因氟康唑在甲的停留时间较短，因此治疗需要更长的时间。一般儿童用量6～8 mg/（kg·d），每周1次，手指甲的6～9个月，趾甲的9～18个月，直至甲板长出。每周1次用药增加了患者的依从性。头癣的治疗剂量同上。

（2）不良反应：过敏反应，可出现严重的肝损害。氟康唑胶囊中的辅料乳糖可引起过敏。肝肾功能不全及药物过敏的患者慎用。

（3）药物相互作用：氟康唑是一种强效的CYP2C9抑制剂，并对CYP3A4有一定的抑制作用，因此，通过以上两种酶类代谢的药物与氟康唑同时服用时应严密监测。禁忌与特非那定、西沙必利、阿司咪唑、匹莫齐特、奎尼丁和红霉素同时服用。

四、抗组胺药

抗组胺药是在化学结构上类似于组胺分子的乙胺基基团（CH_2CH_2N—），与组胺竞争靶细胞膜上的受体，通过拮抗组胺与受体结合，使其不能发挥其致病作用，可以有效地治疗与组胺相关的多种过敏性疾病。但其本身不能中和和破坏组胺，也不能减少组胺的释放。第二代抗组胺药还具有不同程度的非特异性抗炎作用，包括抑制肥大细胞和嗜碱粒细胞释放介质，阻止嗜酸粒细胞向炎症部位游走和聚集；减少内皮细胞黏附分子的表达，改变炎症因子TNF-α、IL-1β、IL-6、IL-4、IL-13的产生等，从多方面抑制过敏炎症反应。

（1）根据化学结构的不同，H_1受体拮抗剂的分类见表3-3，以及常用的第一代H_1受体拮抗剂的使用指引技术见表3-4。

1）药代动力学：口服后生物利用度25%～50%，15～60 min起效，3～6 h达峰浓度，作用可维持4～8 h；部分肌内注射后5～10 min起效，经肝脏代谢。相对分子质量小，有亲脂性，易透过血脑屏障；除了H_1受体外还可作用于乙酰胆碱、α-肾上腺素和5-HT受体。

2）不良反应：神经传导减弱、镇静、认知和精神活动减弱、食欲增加；影响乙酰胆碱受体引起口干、尿潴留、窦性心动过速；作用于肾上腺素受体导致低血压、头晕、反射性心动过速；作用于血清素受体，使得食欲增加、Q—T间期延长、室性心律失常；孕妇产前服用，可致新生儿兴奋、易激惹、呼吸抑制；滥用药物可产生欣快感和幻觉（苯海拉明及茶苯海明）；过量可致困倦、嗜睡、混乱、谵妄、昏迷、极度兴奋、幻觉、癫痫、呼吸抑制和横纹肌溶解；异丙嗪因可引起呼吸抑制于 2004 年被 FDA 限制应用于 2 岁以下患儿。

（2）常用的第二代 H_1 受体拮抗剂小儿推荐剂量见表 3-5。

表 3-3　不同根据化学结构的 H_1 受体拮抗剂

烷基胺类	乙醇胺类	乙二胺类	吩噻嗪类	哌嗪类	哌啶类
溴苯那敏	卡比沙明	美吡拉敏	阿马利嗪	氯苯丁嗪	阿扎他定
氯苯那敏	多西拉敏	安他唑啉	异丙嗪	赛克力嗪	赛庚啶
右氯苯那敏	氯马斯汀	曲吡那敏	美喹他嗪	美克洛嗪	酮替芬
非尼拉敏	苯海拉明			苯唑咪嗪	氯雷他定
二甲吡茚	苯托沙敏			羟嗪	地氯雷他定
曲普利啶				西替利嗪	比拉斯汀
阿伐斯汀				左西替利嗪	依巴斯汀
					特非那定
					非索非那定
					左卡巴斯汀
					卢帕他定
					咪唑斯汀

表 3-4　常用的第一代 H_1 受体拮抗剂的使用

药物	推荐剂量	用法	备注
氯苯那敏	0.35 mg/（kg · d）	po 或 im，tid 或 qid，＜40 mg/d	新生儿、早产儿不宜使用，婴幼儿慎用
苯海拉明	每次 0.5～1 mg/kg	po 或 im，tid 或 qid	新生儿、早产儿禁用
异丙嗪	0.5 mg/（kg · d）	po 或 im，bid 或 qid	2 岁以下儿童禁用 2 岁以上儿童慎用
赛庚啶	0.25 mg/（kg · d）	po，bid 或 tid，＜16 mg/d	2 岁以下不推荐使用
酮替芬	每次 0.5～2 mg	po，qd 或 bid	3 岁以下不推荐使用
羟嗪	0.5～1 mg/（kg · d）	po，tid 或 qid	

注：氯苯那敏、苯海拉明和异丙嗪有注射剂型

表 3-5　常用的第二代 H_1 受体拮抗剂小儿推荐剂量

药物	6～11 个月	1～2 岁	2～5 岁	6～11 岁	≥12 岁
西替利嗪	0.25mg/kg，bid	0.25mg/kg，bid	2.5mg，bid 或 5mg，qd	5～10mg，qd	10mg，qd
氯雷他定		2.5mg，qd	5mg，qd	5～10mg，qd	10mg，qd
地氯雷他定	1mg，qd	1.25mg，qd	1.25mg，qd	2.5mg，qd	5mg，qd
左西替利嗪			2.5mg，qd	5mg，qd	5mg，qd
非索非那定				30mg，bid	60mg，bid
咪唑斯汀					10mg，qd

1）药代动力学：起效快，半衰期长，1～2 h 达血药峰浓度，维持 12～24 h 及以上，经肝脏代谢，代谢产物仍具有活性；具有疏脂性，不易透过血脑屏障，除了 H_1 受体外不作用于乙酰胆碱、α-肾上腺素和 5-HT 受体。

2）不良反应：对中枢神经抑制作用较弱，特非那定、阿司咪唑可诱发心律失常，心脏毒性作用多见于过量用药，可出现低血钾、先天性 Q—T 间期延长。

3）药物相互作用：同时服用大环内酯类、唑类抗真菌药、西咪替丁、氨茶碱等，可抑制药物代谢，导致血药浓度升高。

4）H_2 受体拮抗剂：西咪替丁。

（陈谨萍　刘炜钰　罗　权　张锡宝　史建强）

第四章　新生儿皮肤病

内容提要：
- 新生儿皮肤的特点，护理的一般原则。
- 早产儿和足月儿的护理及其差别。

一、新生儿皮肤及其护理

新生儿出生后面临温度、湿度、微生物定植和机械摩擦等一系列变化。因此，应做好新生儿皮肤的护理，尽可能减少疾病的发生。

（一）新生儿皮肤的特点

新生儿体表面积与体重比是成人的 5 倍，且角质层薄，毛发稀少，故经皮水分丢失多，外界物质吸收大，对温度耐受性差，热量需求高，抵御微生物的能力弱，对紫外线敏感。

（二）一般原则

避免接触刺激性物质或致敏剂，最大限度地减少失水，注意保湿，减少摩擦，减少有毒或刺激性气体的经皮吸收，避免感染以维持皮肤正常菌群的稳定，避光和防止皮肤的物理损伤。

二、早产儿皮肤的护理

一般情况下，早产儿需要放置于温箱中，加之静脉滴注及插管、经皮氧饱和度监测、胸腔引流管置入等有创性操作，容易出现感染、热损伤和瘢痕等相关的并发症。静脉液外渗及撕扯胶布也会引起皮下脂肪坏死和表皮剥脱。因此，需注意以下几点护理措施。

医护人员及父母接触患儿前，宜用氯己定或聚维酮碘清洁双手，建议每次清洁 10 s，两次为宜，以预防感染发生。

勤翻身可以减少皮肤糜烂、溃疡和褥疮的发生。注意充分暴露手指和脚趾。

可以使用透明的医用胶带固定导管和针头，以便能够及时地发现液体外渗。如头皮出现红斑或表皮不完整，提示有出现溃疡的可能，应当及时处理，避免瘢痕性脱发的发生。

经皮氧饱和度监测探头不应长时间放置于同一部位，极低体重儿四肢放置固定电极需避免胸壁因反复撕扯电极片导致的皮肤损伤。胶布固定范围尽可能缩小，移除时可用温水或稀释的肥皂水清除残留黏胶，使用一些凡士林、橄榄油、羊毛脂等滋润皮肤。

三、足月儿的皮肤护理

新生儿使用的清洁剂不仅要求有效清洁胎脂、灰尘、分泌物和微生物，还不可损伤皮肤。故新生儿的清洁剂应无菌且不含香精和着色剂，化学和物理性质稳定，表面活性温和，可高效补水。此外，面部的产品尽可能选用与泪液成分相仿者以免刺激眼睛，使用润肤剂可最大限度减少刺激的发生。不建议新生儿使用爽身粉、痱子粉等粉剂。

选择宽松的、丝绸、棉和人造丝材质的衣服，避免接触羊毛和化纤衣物，以免过敏。

新生儿应当尽可能避免剧烈光照，必要时使用遮光剂。避免早上 10 点至下午 2 点的时间外出。

第一节　暂时性皮肤病

一、新生儿暂时性萎缩性回状红斑

内容提要：
- 可能是新生儿红斑狼疮的一种亚型。
- 需要与新生儿环状红斑、离心性环状红斑、多形红斑等疾病鉴别。

（一）临床表现

1975 年命名本病，有学者认为是新生儿红斑狼疮的一种亚型。初期可见颈部、躯干及唇部多发的环状红斑，数周后红斑向周围扩散，中央出现萎缩。皮损大小为 3～20 mm，数月后可自行消退，消退后不留痕迹。

（二）组织病理

表皮萎缩，不伴基底细胞变性。真皮水肿，真皮内和血管周围可见单核细胞浸润，免疫荧光可见表皮和真皮交接处及真皮血管周围 IgG 和 C3、C4 呈颗粒状沉积。

（三）诊断和鉴别诊断

根据典型的临床症状可做出诊断，需要鉴别的疾病有新生儿环状红斑、新生儿离心性环状红斑、慢性游走性红斑、风湿性环状红斑、多形红斑、体癣和荨麻疹。特别注意应与新生儿红斑狼疮区别开来，遇到不能确诊的患儿，注意询问其母亲现病史及有无症状，进行抗 Ro（SS-A）抗体和抗 La（SS-B）抗体及抗核抗体的检测排除红斑狼疮。

（四）治疗和预后

患儿一般无自觉症状，皮肤表现数月后可自行消退，不留痕迹，因此，无须治疗。

二、新生儿红斑狼疮综合征

内容提要：

- 主要通过母体传播的自身免疫性疾病。
- 发病因素有：凋亡；母体微嵌合体；遗传因素；调节性 T 细胞减少。
- 主要累及皮肤、心脏、血液系统、神经系统和肝脏。
- 高危孕妇定期进行胎儿心率及超声心动图检查。出生后进行血清学、ECG、超声心动图检查。

（一）发病学和流行病学

目前认为，新生儿自身免疫性疾病主要通过母体传播而来。主要是抗 Ro（抗 SS-A）抗体和抗 La（抗 SS-B）抗体通过胎盘传给胎儿，这两种抗体具有心脏毒性，最终导致新生儿心脏受损。部分患儿只检测到抗 RNP 抗体，则只有皮肤损害。

抗体阳性的母亲，其患儿发病的概率为 1%～2%，再次妊娠发病率为 17%。总体来说，其发病率为 1∶12 500。发病机制主要有以下几种：①凋亡。②新生儿心肌组织与 Ro 抗原的交叉反应。③母体微嵌合体。④遗传因素，利用 GWAS 分析选出两个候选基因位点 6p21 和 21q22，相关基因达 17 余种，这些基因多临近与细胞免疫、凋亡，纤维化，自然免疫，T 细胞、白细胞介素功能调节等 HLA 相关基因。与心脏损害有关的非 HLA 基因唾液酸转移酶 ST8SIA2，补体调节因子 CSMD1 和整合素 ITGA1。此外，有高效价 Ro 抗体的无症状母亲或育有新生儿红斑狼疮患儿且自身患病的母体内存在多态的白细胞介素调节因子 5。⑤调节性 T 细胞的减少。

（二）临床表现

本病临床表现主要包括皮肤、心脏、血液、神经系统和肝脏的损害。部分患儿唯一的临床表现是皮肤损害，主要为环状红斑，水肿性斑块，伴或者不伴鳞屑。毛囊改变及真皮萎缩通常较少见到。不典型表现为表皮萎缩、毛细血管扩张、色素减退、瘢痕形成、网状青斑和大理石样皮肤，可出现丘疹鳞屑、结痂、局部硬斑病、脂膜炎等表现。出现瘀点可能是由于血小板减少所致。病变常常出现在面部、头皮，尤其眶周和颧骨等处多见。但在非光照部位如躯干、四肢，甚至外阴、臀、手足等处也可见到。多数皮损在 8 个月左右消退，至 1 岁可完全消退。然而，毛细血管扩张、色素沉着等可持续数月甚至数年。

新生儿心脏损害最常见的为心律失常，先天性完全性束支传导阻滞是本病的第二大特征，发病率为 2%～4%，与抗 Ro（SS-A）抗体阳性母亲有关，其死亡率在 20%～30%。不完全传导阻滞发生率在 1∶20 000，其中约 88% 是由于新生儿红斑狼疮综合征引起。在大多数情况下，这部分患儿在成年前需要进行起搏治疗。存在扩张性心肌病，心内膜纤维化的患儿死亡风险增高。伴有心脏损害的狼疮患儿，其母亲外周血中可以检测到 P200 抗体。此可作为患儿有无心脏损害的检测标志之一。

血液系统主要表现为血小板减少，但中性粒细胞、白细胞减少，全血细胞减少和再生障碍性贫血、溶血性贫血也有报道。肝脏损害表现为肝内胆汁淤积、肝酶增高，肝脾大，少见的由新生儿血色病引起的肝衰竭在胚胎时期或出生不久后发生。

神经系统可出现癫痫、截瘫、脑积水、颈椎受损等表现，但是否与本病相关无确切结论。

（三）组织病理

皮损表现同系统性红斑狼疮（见后面章节）。心肌组织存在补体沉积，单核细胞浸润和心肌纤维化。

（四）诊断和鉴别诊断

环状红斑应与婴儿环状红斑、多形性红斑、癣和荨麻疹相鉴别。面部和头皮应注意与脂溢性皮炎相区别。网状青斑与先天性大理石样皮肤相似，要注意区分，若发现患儿有此类皮肤表现，要想到其患有此病的可能。

（五）治疗和预后

妊娠期间应用糖皮质激素预防心脏损害无过多资料。有报道母亲每日口服地塞米松 4 mg 有助于阻止表现为 P—R 间期延长的胎儿向完全性束支传导阻滞发展。有研究得出，Ro 抗体阳性的母亲应用氢羟氯喹可减少胎儿心脏损害事件的发生。静脉注射丙种球蛋白对于预防易感患儿进展性的心脏损害虽无明显危害，但其疗效有待证实。

支持治疗仍是最重要的办法。皮肤损害应该避免光照，外用保湿剂和糖皮质激素，直至 12 个月左右，皮疹可完全消退。若有残留的毛细血管，可以考虑用脉冲染料激光处理。对于患有二度以上房室传导阻滞的患儿最终的结局都需要起搏治疗。血清学及肝脏损害多是可逆的，在出生后 6～8 个月转为正常，但对于严重肝损伤者必须予以积极治疗，糖皮质激素及丙种球蛋白疗效尚有待观察。

（六）预防

应仔细询问患儿母亲家族中是否有自身免疫性疾病病史，如干燥综合征、SLE、甲状腺疾病，还要注意有无光敏感。实验室检查包括 ANA、ENA，特别是抗 SSA、抗 SSB 和 RNP，外加补体水平和甲状腺功能。抗 Ro 和 La 阳性的母亲分娩第一胎的患病概率为 2%，第二胎的患病概率则为 20%。因此，需要进行合理的教育及孕期检查。对有生育风险的高危产妇，自 16 周起每周检测心率和进行超声心动图检查，患儿出生后，需要进行全血检查、肝功能检查，补体水平和抗 SSA、抗 SSB 和 RNP 检测。心电图和超声心动图检查也是必不可少的。若胎儿心电图和超声心动图出现异常，应及时就医。定期进行血清学、ECG、超声心动图检查，怀疑有脑积水的患儿定期检测头围。存在心脏检查异常，应注意后期定期随访检查。

无论血清学正常与否，母亲均应提高警惕，加强随访，因患儿母亲患其他自身免疫性疾病的风险大大增加。

三、新生儿脂溢性皮炎

内容提要：

- 可能是一种炎症性皮肤病。
- 主要累及 4～6 周的患儿。
- 母体激素和胎儿营养因素可能是发病的主要原因，马拉色菌在本病的发病中也起到重要的作用。

（一）发病学和流行病学

新生儿脂溢性皮炎是一种炎症性皮肤病，病因不甚明确，发病无性别差异，主要累及出生 4～6 周的婴儿，也可出现在 1 岁左右的小儿当中。近年来，脂溢性皮炎的发病率有所增加，目前认为，母体激素和胎儿营养因素导致皮脂腺分泌旺盛可能是发病的主要原因，但此理论尚未被证实。

有研究显示马拉色菌在新生儿脂溢性皮炎的发病中起着重要的作用，且外用 2%酮康唑和联苯苄唑洗液后患儿症状可迅速消退。

（二）临床表现

头皮常常是最先受累的区域，可见头顶黄色油腻的厚痂（摇篮帽），红斑程度不一，但不影响毛发。皮疹还见于耳后褶皱、耳郭内、前额、眉间、眉毛、颧骨隆起处、鼻唇沟、腋下等部位。尿布区呈境界清楚的红斑，表面覆有鳞屑。病变部位感染念珠菌后导致局部浸渍结痂。少见继发细菌感染后形成脓疱痂皮。肤色较深的患儿在皮疹消退后可留有炎症后的色素减退，通常在数周后可自行消退。

（三）组织病理

本病呈亚急性皮炎的改变，主要为表皮突延长，中性粒细胞浸润较其他皮炎更为明显。

（四）诊断和鉴别诊断

诊断主要依据临床特点，病理和实验室检查无特异性。临床上需要与以下疾病做出鉴别：①银屑病，新生儿脂溢性皮炎与银屑病较难分别，后者主要在婴幼儿时期发病，主要为尿布区境界清楚的红斑，表面覆以鳞屑。头皮和褶皱部位不会出现黄色油腻性鳞屑或结痂。②特应性皮炎（atopic dermatitis，AD），容易与新生儿脂溢性皮炎混淆，特别是出生后前几周内。AD 头皮也可受累，皮损因堆积的角蛋白引起。但与脂溢性皮炎相比，AD 患者多表现为干燥的鳞屑，且伴有明显瘙痒。此外，当胫前和前臂出现皮疹时，多考虑 AD，而脂溢性皮炎的患儿腋下较常受累。③朗格汉斯细胞组织细胞增生症：皮疹为持续存在的出血性、萎缩性或溃疡病变，可见红斑丘疹、囊泡或结节。新生儿的临床表现与脂溢性皮炎较为相似，都可累及头皮、耳后、尿布区等部位，多为边界清楚的红斑、鳞屑，但与脂溢性皮炎不同的是，此病同时伴有瘀斑和紫癜。皮肤活组织检查可以将两者区别开来。

对脂溢性皮炎的患儿长期随访有了不同的发现，以往诊断脂溢性皮炎的患儿最终发展成为特应性皮炎甚至银屑病。因此，对于几种疾病的诊断和鉴别仍有待进一步研究。

（五）治疗和预后

使用含有锌和硒的洗发水，酮康唑和联苯苄唑洗液也有较好的效果，但不建议使用含有水杨酸的溶液，因其可吸收引起刺激甚至中毒。局部弱效的糖皮质激素可在数周内减轻症状。本病不易复发，预后较好。

四、粟 丘 疹

内容提要：

- 原发性粟丘疹起源于毳毛的皮脂腺腺管颈部即漏斗下部，继发性粟丘疹则来源于小汗腺导管。
- 在众多的分类中，与新生儿相关的粟丘疹为先天性粟丘疹和遗传相关皮肤病。

（一）发病学和流行病学

以往认为粟丘疹的形成是由于毛囊堵塞、潴留从而引起的囊肿，最新的分类使人们对粟丘疹有了进一步的认识。原发性粟丘疹起源于毳毛的皮脂腺腺管颈部即漏斗下部，继发性粟丘疹则是来源于小汗腺导管。

最新的分类将粟丘疹分为以下几种类型（表 4-1），每种类型其发病、临床表现和疾病转归均有不同。其中，与遗传相关的粟丘疹分类有口面指综合征 I 型、无毛伴有丘疹性病变、遗传性维生素 D、依赖性佝偻病ⅡA 型、先天性厚甲Ⅱ型、基底细胞痣综合征、泛发基底细胞滤泡性错构瘤综合征、皮纹缺失伴家族性粟丘疹、全身性巨细胞-组织细胞瘤、浅色细毛伴面部粟丘疹、角膜炎-耳聋-鱼鳞病综合征、大疱性表皮松解症和遗传性卟啉病。在以上分类当中，与新生儿相关的粟丘疹有以下几种。

表 4-1 粟丘疹的最新分类

分类
原发性粟丘疹
先天性粟丘疹
儿童或成人的良性原发性粟丘疹
斑块状粟丘疹
多发性发疹性粟丘疹
与遗传相关的粟丘疹
继发性粟丘疹
药物相关的粟丘疹
创伤相关的粟丘疹
其他疾病相关的粟丘疹
其他

先天性粟丘疹临床上表现为单发或多发的直径小于3mm的白色丘疹。发生在近40%～50%的新生儿当中，早产儿少见。常见部位在面部、鼻周、头皮、躯干上部，无明显性别和种族差异。皮损常在数周甚至数月内自行消退。需要注意的是，先天性粟丘疹多伴有口腔损害，后者有多种临床表现为：Epstein 小结，最常见，接近腭中缝，可能是腭在分化时包埋上皮组织后形成的囊肿；Bohn 结节，位于牙槽嵴或硬软腭交界处，为腺上皮残留物；牙龈

囊肿位于牙板和齿芽外胚层。

遗传相关粟丘疹多数在新生儿期可出现典型皮损，除了粟丘疹外，还伴有其他一些表现，要注意区别及时确诊。

巴泽杜普雷克里斯托尔综合征主要为出生数周后在面部、四肢、躯干、腋窝和腹股沟等处出现 3 mm 大小白色丘疹，弥漫性稀疏、卷曲及粗糙的毛发，还可有扭曲发或结节性脆发症的表现，毛囊萎缩出现较晚。其他表现有少汗、化脓性汗腺炎、毛发上皮瘤、面部色素沉着、鼻翼发育不良、鼻小柱突出、瘢痕性毛囊炎、毛囊角化病和眼距过宽。

（二）组织病理

其可见到微型的含有复层鳞状上皮的漏斗性囊肿，颗粒层明显增厚。

（三）诊断和鉴别诊断

粟丘疹主要表现为单一的、白色的小丘疹，临床上需与新生儿皮脂腺增生症区别开来，后者为集中在鼻部的黄色丘疹，可融合成大的斑块。此外，粟丘疹可合并一些综合征，如交界型或者营养不良型的大疱性表皮松解症、口面指综合征等，皮疹广泛且持续时间长。

（四）治疗和预后

粟丘疹在数月后常可自发缓解，因此一般无须治疗。对于伴有综合征的粟丘疹，应当积极治疗与综合征相关的症状。

五、皮脂腺增生症

内容提要：

- 主要因母体雄激素刺激患儿皮脂腺过度增生。
- 本病无须治疗，可自行消退。

（一）发病学和流行病学

过半的足月儿可发生皮脂腺增生症，早产儿少见，男女比例为 1∶1。主要因母体雄激素刺激患儿皮脂腺过度增生，通常出现在孕后期，过度的刺激导致皮脂腺细胞数量增多，体积增大。

（二）临床表现

患儿出生时即可出现多发的大小为 1～3 mm，针尖大小黄白色丘疹，围绕皮脂腺开口处分布，常见于鼻、上唇、前额、面颊等皮脂腺丰富的部位。约 50%的患儿可同时伴有粟丘疹。

（三）组织病理

镜下见毛囊皮脂腺周围增大的皮脂腺和较多的分泌细胞。

（四）诊断和鉴别诊断

粟丘疹：主要为包涵性囊肿，多为散在孤立分布的白色丘疹。粟丘疹常常可合并其他综合征。

（五）治疗和预后

本病无须治疗，4～6 个月内可自然消退。

六、新生儿毒性红斑

内容提要：

- 新生儿毒性红斑是一种良性、一过性皮肤病。
- 主要发生在除手足以外的面部、躯干、四肢等部位，表现为红斑基础上不规则的丘疹及脓疱。

（一）发病学和流行病学

新生儿毒性红斑是一种良性、一过性皮肤病，有报道其发病率为 3.7%～72.0%，常常累及多个部位，躯干最为常见。发病高峰在出生后 2～4 d，常常在 1 周内自行消退。有些皮损较轻，常常被家长忽视或误以为热痱等疾病，本病的病因一直是研究的热点，目前研究较多可能的病因有以下几种：新生儿肠内毒素的吸收；对胎内环境或胎盘致敏原的过敏反应，如母亲在怀孕期间服用药物，阴道分泌物的刺激，或对热、化学或机械刺激的反应，如在炎热或雨季出生的婴儿发病率高等；怀孕或分娩期间母体淋巴细胞通过胎盘转移时触发的移植物抗宿主病。此外，有不少报道称与以下因素也有一定的关系：足月或过期产；顺产、大于胎龄儿、孕妇年龄小于 30 岁；初产妇（也有经产妇的报道）。与种族有无关系不甚明确，男孩发病率较女孩高。

组织学上，应用免疫组化分析发现在毛囊周围有许多炎症介质，包括 IL-1、IL-8，嗜酸细胞活化趋化因子，水通道蛋白 1、3，银屑素，一氧化氮合成酶 1、2、3，这说明新生儿红斑实际上是一种对于毛囊周围定植微生物的免疫反应。此外，也有报道发现某些蛋白在本病的发病中起到关键的作用，如目前研究较热的，存在于单核巨噬细胞核内的高迁移率族蛋白 1，出现在了新生儿巨噬细胞、角质化细胞、黑素细胞的胞质和细胞表面，参与对微生物，特别是金黄色葡萄球菌的内源性免疫应答，可以说是对外界环境的一个适应过程。

（二）临床表现

新生儿毒性红斑病变可出现在除手掌和足底的躯干、四肢、面部等部位，表现为红斑基础上不规则的丘疹或者脓疱，形似跳蚤叮咬后的皮疹，皮损常是唯一的症状，无系统受累。患儿体温略高。病变常累及除手掌、足底和外阴以外的有毛囊存在的部位。

（三）诊断和鉴别诊断

本病的诊断主要依靠临床特点。本病需与新生儿单纯疱疹、大疱性脓疱疮、水痘、念珠菌感染、新生儿暂时性脓疱黑变病、热痱、婴儿肢端脓疱疮病、新生儿嗜酸性脓疱性毛囊炎和色素失禁症等鉴别。

（四）实验室检查

血常规示外用血嗜酸粒细胞增高，为 7%～15%。

（五）组织病理

HE 染色镜下可见到毛囊周围密集的炎性细胞浸润，主要由嗜酸粒细胞、少量中性粒细胞、巨噬细胞和树突状细胞组成。

（六）治疗和预防

因本病是一种自愈性疾病，无须治疗。

七、新生儿暂时性脓疱性黑变病

内容提要：

- 临床上常有 3 种类型的皮损：脓疱，无红斑，偶可出现轻度红斑。
- 需与新生儿毒性红斑、新生儿葡萄球菌性脓疱疮、新生儿念珠菌病、婴儿肢端脓疱病和热痱等相鉴别。
- 一般无须治疗。

（一）发病学和流行病学

本病病因不明，出生时即可存在，且不伴有其他系统的异常。有学者推测本病是新生儿毒性红斑早期的表现，且临床和组织学是重叠的，或者两种疾病可能同时存在，但无法区别开来。

（二）临床表现

本病在临床上常有 3 种类型的皮损：脓疱，无红斑，偶可出现轻度红斑；脓疱破溃后（通常在 24 h 内）的色素沉着斑，表面覆有领圈样脱屑；仅有色素沉着斑，不伴脱屑；皮损大小通常为 1～10 mm，平均 2～3 mm。一种皮损可单独存在，也可以同时出现。在大的脓疱周围还可出现卫星状的小脓疱。皮损可出现于身体的任何部位，但常见于前额、耳后、下颌、颈背部、手足，手掌和足底也会受累。

（三）组织病理

疱液做瑞氏染色可见多形核中性粒细胞，偶见嗜酸粒细胞，但在少数病例可见到较多的嗜酸粒细胞，培养无细菌生长。病理可见到角化过度，棘层肥厚，表皮内和表皮下见多形核中性粒细胞，还可见到嗜酸粒细胞及纤维蛋白，坏死的角质形成细胞和部分毛发切面。

（四）诊断和鉴别诊断

需要鉴别的疾病包括新生儿毒性红斑、新生儿葡萄球菌性脓疱疮、新生儿念珠菌病、婴儿肢端脓疱病和热痱。本病的诊断主要依据皮损的形态学表现、发病的时间，瑞氏染色、革兰染色、KOH 涂片及排他性诊断。其特点主要为浅表脓疱，一般无红斑，出生即可发病等。瑞氏染色、革兰染色阳性，但无细菌生长，KOH 涂片阴性。

（五）治疗和预后

本病一般无须治疗，通常在数天内可自行消退，但色素沉着可能会持续数月之久。

八、斑状阴影

内容提要：

- 花斑纹样暗红斑可能是由于身体对外界温度过于敏感导致，温度恢复后症状可消失。
- 6个月后仍不能消退考虑是否存在甲状腺功能减退或者血管畸形。
- 需与先天性毛细血管扩张性大理石样皮肤、新生儿红斑狼疮等鉴别。

（一）临床表现

当温度下降时，患儿躯干和四肢出现花斑纹样暗红斑。这种现象的产生可能是由于身体对外界温度过于敏感导致，即使较小的变化也会引起。温度恢复后症状可消失。若症状持续反复至6个月仍不能消退时，应当考虑是否存在甲状腺功能减退或者先天性毛细血管扩张性大理石样皮肤等血管畸形，后者与骨骼和血管异常有关。偶尔可见到伴发真皮黑素细胞增多症。

（二）诊断和鉴别诊断

本病主要与先天性毛细血管扩张性大理石样皮肤相鉴别，两者临床表现较为相似，但先天性毛细血管扩张性大理石样皮肤在复温后症状不会消退。此外，胶原血管性疾病如网状青斑，常常见于新生儿红斑狼疮，皮疹会持续存在。

（三）治疗和预后

本病无须治疗，注意保温，但若病变持续存在需排除其他疾病的可能。

九、花斑眼镜蛇样颜色变化

内容提要：

- 因新生儿左右肢体颜色差异引起。
- 多见于出生后3～4 d，发作可持续几秒钟到20余分钟，可反复发作。
- 本病无须治疗，但应注意是否存在三尖瓣关闭不全和颅内出血。

（一）发病和流行病学

花斑眼镜蛇样颜色变化是因新生儿左右肢体颜色差异引起，于1952年由Neligan和Strange两位学者在早产儿中发现并最早命名。其发病率约为15%，本病在早产儿中多见，偶可见到低体重足月儿发病。短暂出现的血管异常，其病理生理基础目前尚不清楚，但有学者推测可能与参与调节血管张力的下丘脑发育不成熟或功能障碍相关。也可能是为了适应宫外环境所做出的一种表现。分娩后出现经皮水分流失、小儿较大的体表面积、发育不成熟的汗腺、血管舒缩不稳定等原因导致新生儿体温调节异常，均可出现本病。

（二）临床表现

花斑眼镜蛇样颜色变化可见沿着中线出现的颜色改变，变换患儿体位时更为明显，若患儿侧向一方，可见明显的血管扩张和充血，另一侧皮肤苍白，可形成鲜明的对比。生殖器和黏膜一般不受累。患儿身体侧向另一边时，皮肤颜色立刻发生改变。本病多见于患儿出生后3～4 d，但也有出生后3周发病的病例。约50%的患儿可反复发作，每次发作可持续几秒钟到20余分钟。哭泣或频繁转身可使症状消失。

（三）组织病理

因本病无明显的组织学表现，因此暂时不需要进行组织病理检查。

（四）诊断和鉴别诊断

根据发病时间、典型的临床表现可做出诊断。本病一般多发生在健康的新生儿当中，因此不需要进行全面的检查。但也有报道本病发生在三尖瓣关闭不全和颅内出血的患儿当中。临床上需与因先天性心脏病引起的下肢发绀相鉴别，后者常表现为下肢双侧的颜色变化。

（五）治疗

随着年龄的增长，小儿体温调节逐渐恢复正常，症状可消失，因此，本病无须治疗。

十、吸引水疱

内容提要：

- 宫内过度吸引可引起本病。
- 主要发生正常皮肤上的水疱和大疱，破溃后可留下糜烂面或硬结。
- 本病 2 周后可自行消退。

（一）发病学和流行病学

吸引水疱主要是宫内过度吸引的结果。

（二）临床表现

本病是一种自限性疾病，在出生时即可存在，常见于手指、手腕或者前臂，表现为在正常皮肤上的水疱或者大疱，水疱破溃后可留下糜烂面，水疱周围还可见到增厚的如老茧样的硬结。皮损常常是单发的，偶可见到多发甚至对称分布的皮损。

（三）诊断和鉴别诊断

根据皮损单发、伴有糜烂和老茧样硬结，无进行性增多加重，能够逐渐消退等特点，可做出诊断，临床上需要与新生儿单纯疱疹、大疱性脓疱疮、大疱性肥大细胞增生症、大疱性表皮松解症等疾病相鉴别。

（四）治疗和预防

本病无须治疗，新生儿出生 2 周后可自行消退。

十一、新生儿皮下脂肪坏死

内容提要：
- 本病少见，多因围生期并发症引起。
- 可见一个或多个无痛性、可移动的皮下硬结，呈紫红或者红色。
- 可自行消退，也可出现钙化。出现钙化时应注意高钙血症合并假性甲状旁腺增多症，需及时进行治疗。

新生儿皮下脂肪坏死是一种罕见的疾病，主要发生在足月或过期产的新生儿。

（一）发病学和流行病学

本病主要发生在产后前几周，虽然病变可发生在足月产的婴儿中，但本病多与围生期并发症相关，如窒息、低温、癫痫发作、子痫前期、胎粪吸入和分娩时使用的药物等。局部创伤导致合并有围生期并发症的患儿皮下脂肪缺氧损伤；也有推测饱和棕榈酸和硬脂酸比例过高也是导致本病发生的一个重要的原因。新生儿脂肪成分或代谢异常，也可能导致围生期皮下脂肪坏死的发生。此外，广泛的皮下脂肪坏死也可出现在深低温下进行心脏外科手术时。

（二）临床表现

本病为分布于臀部、大腿、躯干、面及上臂的一个或多个无痛性、可移动的皮下硬结，呈紫红或红色，分布不对称，直径在 1 cm 到几厘米之间。在一些情况下，硬结与紫红色斑块位置并不一致，因此需要仔细触诊。极少见大的斑块覆盖整个躯干和四肢。患儿无发热，且无自觉症状。有患儿可出现高钙血症，若同时合并肾结石、呕吐、生长发育受限、体重增加、烦躁和癫痫发作时可危及生命。高三酰甘油血症和血小板减少也出现在少数患儿当中。

（三）实验室检查

病变出现的最初几个月内，偶可出现高钙血症。导致高钙血症的原因不明，有推测与甲状旁腺激素、前列腺素 E_2 和维生素 D 水平升高、坏死的脂肪组织中释放出钙离子等因素有关。钙在胃肠道的吸收增加，加上巨噬细胞产生骨化三醇，也是导致血钙增高的可能原因。

（四）组织病理

病变主要在皮下脂肪层，可见受累的脂肪小叶中包含特征性的针形的裂隙（脂肪结晶），周围见淋巴细胞、组织细胞、成纤维细胞和异物巨细胞包绕。

（五）诊断和鉴别诊断

新生儿皮下出现无痛性结节，结合病变区域的组织学特征可做出诊断。需要与以下疾病相鉴别：①继发结节，长期使用糖皮质激素的患儿突然撤药可出现皮下结节，与皮下脂肪坏死较难区分。病变发生在撤药 1～2 周内，主要累及面部、手臂和躯干。②新生儿硬肿症，表现为弥漫的皮肤硬肿，并有多系统受累。③感染性脂膜炎，深部软组织感染除有皮下硬结外，还出现发热及脓毒血症等表现。④结节性脂膜炎，皮下结节是本病的主要特征。直径通常为1～2 cm，大者可达10 cm以上。皮面可轻度隆起，出现红斑和肿胀。部分表面皮肤呈正常皮色，但常与皮肤粘连，活动度小，压痛和触痛明显，结节性脂膜炎可伴有其他系统损害。

如出现高钙血症或软组织钙化，需与原发性甲状旁腺激素功能亢进症、骨瘤及奥尔布赖特综合征相关的钙化进行鉴别。

（六）治疗和预后

绝大多数皮疹在数周或者数月后可自行消退，不留痕迹，但也有极少数患儿皮疹持续超过半年以上，偶尔有脓肿形成并产生波动感，以后破溃脓肿自发引流后导致瘢痕形成，也有坏死最终导致钙化形成。受累面积广泛或已经出现症状的高钙血症，应定期检测血钙水平。当高钙血症合并假性甲状旁腺增多症时，则需要治疗，治疗可用生理盐水、利尿剂等。形成溃疡时，酌情使用抗生素和生物敷料等。

十二、新生儿硬肿症

内容提要：

- 本病罕见，因参与脂质代谢的酶类功能障碍导致。
- 局部开始出现硬肿，然后蔓延全身，皮肤冰冷、质硬有紧绷感，关节屈曲受阻，面部僵硬。
- 治疗方式主要是为患儿提供温暖的环境，积极补充电解质维持平衡。

新生儿硬肿症是一种少见的临床疾病，主要发生于出生1～2周内体弱或早产的患儿，偶可出现在4个月以上且伴有严重基础疾病的婴儿中。

（一）发病学和流行病学

新生儿硬肿症的发病可能与参与饱和棕榈酸和硬脂酸向不饱和油酸转化的酶类功能障碍有关。新生儿参与脂肪代谢的酶发育不完善，在低温、感染、休克、脱水和外科手术等情况下会进一步受到损害。饱和脂肪酸增多加上不饱和脂肪酸消耗过多，容易促使硬肿的发生和发展，最终导致硬肿症。

（二）临床表现

弥漫的硬肿可突然出现于出生的第3、4日，最初出现在下肢，从小腿、大腿蔓延至臀部和面颊、躯干，皮肤受累广泛，但掌跖和生殖器一般不受影响，这种情况早产儿更易出现。皮肤冰冷、光滑、质硬有紧绷感。关节屈曲受阻，面部表情僵硬。患儿出现营养不良、脱水、低血压和低温，严重的患儿可出现脓毒血症，还可能出现坏死性小肠结肠炎、肺炎、颅内出血、低血糖和电解质紊乱。硬肿症通常局限在皮下脂肪，少见内脏受累。

（三）诊断和鉴别诊断

当存在从下肢出现的，逐渐蔓延的弥漫性硬肿，掌跖不受累，皮肤冰冷有紧绷感，伴有营养不良及脱水等表现时可考虑本病。需要与以下疾病进行鉴别：①新生儿僵硬综合征，表现为出生后在躯干和四肢近端出现逐渐加重的硬皮样斑块，病变仅局限于筋膜，全身症状不明显，可与本病区别开来。②新生儿皮下脂肪坏死和寒冷性脂膜炎病变局限，但皮下广泛受累，伴有明显的肉芽肿性炎症反应。③弥漫性水肿可出现溶血性贫血、肾功能和（或）心功能不全，先天性淋巴水肿为非凹陷性水肿，病变迅速蔓延，患儿预后好。病理可见扩张的淋巴管，但脂肪分布正常。④丹毒和淋巴管炎可见红斑，病变局限，无硬肿。

系统性硬皮病可出现类似硬肿症的表现，但在新生儿中极少见到，病理可见皮下胶原增生硬化，最终取代脂肪组织，可以与硬肿症区别开来。

（四）实验室检查

部分患儿可见中性粒细胞减少，血小板减少、活动性出血和进行性加重的酸中毒，提示预后较差。

（五）组织病理

大体可见病变部位明显增厚，质硬且如猪油样质感，可见纤维束从脂肪组织延伸至真皮下方。镜下在病变早期，脂肪细胞内出现特征性的脂质晶体，形成玫瑰花样或针状裂隙。可见脂肪坏死，炎症反应不明显，偶可见到一些多核巨细胞。病变后期可见到增厚的脂肪小叶间隔，极少见到钙化。

（六）治疗和预后

为患儿提供温暖的环境，维持水电解质平衡，供给充足的水分，注意室内通风透气，积极治疗休克和感染，可降低新生儿硬肿症的发生率。积极治疗潜在的疾病，有助于疾病的恢复。严重的患儿因出现休克和败血症可导致死亡。系统性糖皮质激素的使用仍存在争议，有学者建议常规治疗联合换血疗法可改善和治疗此病。

十三、新生儿痤疮

内容提要：

- 本病是否与痤疮相关仍存在争议，与马拉色菌定植及患儿的一种炎症防御机制有关。
- 主要表现为发生在面部、下巴、额头等处的粉刺。
- 若 3 岁后痤疮不能消退且伴有男性发育症状，应注意是否存在性腺及内分泌疾病。

（一）发病学和流行病学

新生儿痤疮的发病率约为 20%。新生儿痤疮是否属于痤疮的一种仍存在争议，也许是不伴黑头的丘疹脓疱性疾病中的一种，如新生儿脓疱疮或新生儿暂时性脓疱黑变病。

（二）临床表现

新生儿痤疮主要表现为粉刺，黑头粉刺和白头粉刺都可以见到，还可以见到炎性丘疹、脓丘疱疹等成人皮损的表现，皮损主要集中在脸颊、下巴和前额、眼睑，但在头皮、颈部、上胸部和后背也可见到。其发病机制可能为马拉色菌的定植和新生儿对马拉色菌的一种炎症性防御反应。

本病一般无自觉症状，偶见新生儿因瘙痒引起搔抓和哭闹。新生儿痤疮通常会反复出现，部分可发展为婴儿痤疮，多数患儿在 6 个月左右皮疹会完全消退，也有极少数持续数年。若 3 岁后仍不能消退，且伴有早熟（乳房阴蒂发育、阴毛生长等）、男性化，或生长发育异常，提示可能会伴有内分泌疾病、肿瘤、性腺或卵巢的病变，应及时检查并转到相关专科就诊。

（三）诊断和鉴别诊断

许多自限性丘疹脓疱要与新生儿痤疮相鉴别。

（四）治疗和预后

新生儿痤疮一般无须治疗，多数会自行消退。如皮损广泛，可外用 2%酮康唑乳膏减少马拉色菌的定植；严重者可用红霉素、异维 A 酸等外用减轻症状。

十四、婴儿肢端脓疱病

内容提要：

- 主要表现为手足出现的、反复发作的囊泡和脓丘疱疹。
- 可自行缓解，若出现瘙痒，可外用糖皮质激素，必要时使用抗组胺药和氨苯砜等治疗。
- 注意排除是否存在疥疮。

婴儿肢端脓疱病是一种病因不明的瘙痒性疾病，主要表现为手足出现的反复发作的囊泡和脓丘疱疹。出生时即可出现，但更多的患儿在出生后数周和数月内患病。

（一）发病学和流行病学

各种族均可发病，但在黑色人种中较为常见，且男性患儿更容易受累。在某些患儿及家族中存在特应性体质。皮损每 2～4 周发作一次，每次持续 5～10 d。

（二）临床表现

手掌、足底或者手背足背，手指及足趾可见水疱和脓疱，足踝及手腕可见散在皮损，病变偶尔可分布于胸背和腹部，皮损最初为紧张的小水疱和脓疱，以后变平坦，表面脱屑，消退后遗留有色素沉着。瘙痒剧烈，新生儿可表现为烦躁，以及用力摩擦双脚等以缓解症状。

此外，疥疮感染后也可出现脓疱改变，称为疥疮相关的肢端脓疱病，其特点为病变较为严重且症状持久。

（三）实验室检查

外周检查嗜酸粒细胞正常，涂片检查可见疱内大量的中性粒细胞，偶见嗜酸粒细胞。

（四）组织病理

活检见表皮内或者角层下较多的中性粒细胞和少许嗜酸粒细胞。早期即见水疱，坏死的角质形成细胞退变。

（五）诊断和鉴别诊断

诊断主要依据临床症状，疱液涂片检查和皮肤活检可以帮助进一步确诊。新生儿疥疮，需要进行仔细的检查以区别两者，询问家庭成员有无发病，皮损除了脓疱外，还可出现脱屑。伴有疥疮婴儿肢端脓疱病是疥疮感染的早期表现。其他需要鉴别的有汗疱疹、新生儿掌跖脓疱病（在新生儿中罕见）、先天性皮肤假丝酵母菌病（皮损面积广泛）和新生儿嗜酸性粒细胞性毛囊炎。

（六）治疗和预后

本病在 2 年内可以自发缓解。局部应用弱效或中效糖皮质激素对于阻止早期病情发展和缓解症状有一定的作用，但应注意皮肤萎缩和系统吸收等不良反应的发生。如瘙痒明显，可口服抗组胺药，严重者可给予氨苯砜 1～2 mg/（kg · d），要注意高铁血红蛋白症等不良事件的发生。

十五、嗜酸性脓疱性毛囊炎

内容提要：

- 本病多发生在出生后 5～10 个月的男婴儿。
- 以面部为主的直径为 2～3 mm，成簇分布的白色毛囊性囊泡或脓疱，常伴瘙痒，可留有瘢痕。
- 常反复发作，但预后较好，伴有症状时可对症处理。

嗜酸性脓疱性毛囊炎是一种少见的皮肤病，在婴幼儿中罕见。

（一）临床表现

本病于新生儿出生时或出生后出现，主要分布在头皮和面部，躯干和四肢较少见，为 2～3 mm 红斑基础上成簇分布的白色毛囊性囊泡或脓疱，常伴瘙痒，愈后可能会结痂或者留有瘢痕。本病多发生在出生后 5～10 个月的男婴儿中，新生儿偶可出现。本病容易反复发作，此起彼伏，可持续数月甚至 5 年之久。

（二）诊断和鉴别诊断

本病病理检查无特异性，其确切的发病原因并不十分清楚，需结合临床做出诊断。需要与婴儿肢端脓疱病进行鉴别，婴儿肢端脓疱病为四肢末端反复发作的瘙痒性水疱，临床上还需要与高免疫球蛋白 E 综合征、暂时性新生儿脓疱黑变病、新生儿毒性红斑及朗格汉斯细胞组织细胞增生症相鉴别。

（三）实验室检查

外周血嗜酸粒细胞可增高。

（四）组织病理

瑞氏染色可见脓疱中有大量的嗜酸粒细胞，未见真菌、细菌和病毒。活检见到毛囊及其附属器周围弥漫的嗜酸粒细胞浸润。

（五）治疗和预后

本病长反复发作，但不伴其他系统疾病，因此预后良好。目前无特异性的治疗方法，口服抗组胺药和局部外用弱效糖皮质激素可暂时缓解症状。也有报道应用红霉素、氨苯砜和秋水仙碱、吲哚美辛和环孢素治疗本病。

十六、单纯疱疹病毒感染

内容提要：

- 约 85%的新生儿疱疹在围生期发生感染，10%发生在产后，仅有 5%患者在宫内感染。
- 宫内感染三大表现：皮肤、眼、神经系统。特别应注意神经系统及播散性病变可危及生命。
- 早期可给予足量阿昔洛韦和静脉用阿糖腺苷。

（一）发病学和流行病学

新生儿疱疹的发病率在 0.2‰～0.5‰，约 85%的新生儿疱疹在围生期发生感染，10%发生在产后，仅有 5%患儿在宫内感染。围生期感染主要经产道接触分泌物或病变组织后获得，患儿通常在感染后 5~7 d 出现临床症状。约 50%的患儿的母亲为原发性感染，且常常为活动性皮损，但绝大多数母亲往往是无症状的。宫内感染多发生在孕 20 周前，虽然比例较小，但疱疹病毒对胎儿的影响较大，尤其是原发性感染，可导致胎儿畸形、流产甚至死胎。

（二）临床表现

单纯疱疹病毒宫内感染主要有三大表现：皮肤表现如典型水疱；神经系统改变，如小脑畸形和脑发育不全性脑积水；眼部病变，如脉络膜视网膜炎，小眼畸形。围生期和产后感染表现为皮肤、眼、口周水疱，神经系统改变和播散性病变。神经系统改变可同时伴有皮肤、眼和口的感染。播散性感染病情较重，可累及皮肤、眼、口周，甚至神经系统，肝、肾、胃肠道等多个组织器官。

在新生儿单纯疱疹感染中，约有 33%可累及神经系统，25%发生播散性感染。因此，新生儿疱疹一定要警惕神经系统的改变。播散性病变引起的脑炎较单纯的神经性系统改变症状重，可经血行播散，发病早，可在出生后 9～11 d 出现症状，引起多个部位弥漫性出血性坏死。单纯的神经系统改变，多为通过轴突逆行的局灶性感染，发病较晚，多在出生后 16～17 d。

（三）实验室检查

取皮肤和口腔黏膜病变，鼻咽、结膜、尿液、血浆和脑脊液做病毒培养确诊本病；Tzanck 涂片可见水疱内上皮多形核巨细胞；直接免疫荧光检测 HSV 抗体；血清 HSV-IgG 检测对于新生儿疱疹病毒感染较为敏感，特异性强；PCR 检测疱疹病毒敏感度高；累及中枢神经系统，可出现脑脊液中蛋白含量、红细胞和淋巴细胞增多，CT 和 MRI 也可显示出病变的存在。

（四）组织病理

可见表皮内空泡形成，棘层松解，出现气球样变性和网状变性及嗜酸性核内包涵体。

（五）诊断和鉴别诊断

根据典型的临床特点，加上实验室检查，可以做出诊断，需特别注意是否累及神经系统。需要与先天性感染，如水痘、梅毒、肠道病毒、副流感病毒、腺病毒、弓形虫感染、巨细胞病毒及细菌性败血症鉴别，还要注意与大疱性脓疱疮、新生儿毒性红斑、新生儿暂时性脓疱黑变病、吸引水疱、色素失禁症和朗格汉斯细胞增生症区别开来。

（六）治疗和预后

早期可给予足量阿昔洛韦和静脉用阿糖腺苷，阿昔洛韦剂量为 30 mg/（kg · d），分 3 次，可降低患儿病死率，如为先天性单纯疱疹病毒感染，伴有神经系统损害，或为播散性疾病的时候，剂量增加到 60 mg/（kg · d），分 3 次，可明显降低病死率。肾功能不全时需要减少剂量。阿糖腺苷 30 mg/（kg · d）静脉注射，分两次。膦甲酸钠 40 mg/（kg · d）静脉注射，分两次，用于阿昔洛韦禁忌的患儿中。糜烂部位酌情应用莫匹罗星等抗生素软膏防止继发细菌感染。

宫内感染可导致胎儿死亡，存活的患儿可出现神经发育迟滞。若仅仅皮肤受累，患儿均可存活，但 40%的患儿会留有眼部后遗症。严重的 HSV-2 感染易累及神经系统，经积极治疗后病死率可由 50%降至 15%，但仍有 75%的患儿会存在神经系统疾病，15%的患儿眼部症状持续存在；播散性病变患儿经积极治疗后病死率可由 70%降至 50%，约 40%的患儿留有中枢神经系统后遗症。

十七、水　　痘

内容提要：

- 主要为先天性水痘综合征和新生儿水痘。
- 临床上需与单纯疱疹、大疱性表皮松解症、新生儿毒性红斑等疾病鉴别。
- 感染的孕妇可延迟分娩，确定感染的新生儿需静脉注射阿昔洛韦。

（一）发病学和流行病学

大多数胎儿在宫内暴露于单纯疱疹病毒后仍表现正常且无后遗症出现，是否出现临床表现取决于暴露的时间和母亲当时的免疫反应。

先天性水痘综合征：胎儿暴露发生在孕前20周，特别是13～20周可发生本病，多为母亲原发性感染导致。约9%患儿暴露后可发生本病。

新生儿水痘：若孕妇在分娩前5 d或分娩后2 d内感染原发性单纯疱疹，新生儿可因接种水痘导致播散性疾病的发生。其发生率在23%～62%，若分娩前母亲疾病复发，新生儿可见产后1～2周内出现皮损，患儿疾病的严重程度取决于母亲感染的时间，可能是由于病毒的传播出现在母亲抗体经胎盘传给胎儿之前。

（二）临床表现

先天性水痘综合征：典型的症状患儿多在皮肤发育不良的基础上出现剥脱或者瘢痕。此外还表现为低出生体重儿，神经系统受累（如脑积水、迟缓、癫痫发作），眼科（如视网膜脉络膜炎、白内障眼球震颤）、肌肉骨骼（如肢体发育不良和麻痹）、胃肠道和泌尿生殖系统异常等。

新生儿水痘：症状出现在暴露1～16 d后，最初为粉色或者红色的斑丘疹，以后迅速出现丘疹，并在表面形成泪滴状的囊泡。部分新生儿可出现簇集分布的出血性或坏死性水疱。皮损广泛或波及内脏可危及生命，多死于严重的肺炎、呼吸窘迫、肝炎、乙型脑炎等。

（三）实验室检查

Tzanck涂片显示多核巨细胞在细胞核内聚集。直接荧光抗体和带状疱疹病毒的PCR检测对于疾病的诊断更有意义。荧光抗体试验在某些疾病中可出现假阳性，如色素失禁症和朗格汉斯细胞增生症。病毒培养仍是诊断的金标准。

（四）诊断和鉴别诊断

根据初期为斑丘疹，以后迅速出现水疱结合实验室检查可做出诊断。但在临床中与单纯疱疹等疾病较难鉴别。此外，还需要与先天性皮肤发育不良、大疱性表皮松解症、新生儿念珠菌病、新生儿金黄色葡萄球菌感染、新生儿毒性红斑和新生儿暂时性脓疱黑变病相鉴别。

（五）治疗和预后

母体感染后的5～7 d是母婴传播最关键的时期，可考虑延迟分娩，避免抗体经过胎盘传播；若母亲在分娩前5 d或分娩后2 d内感染水痘，新生儿需静脉注射丙种球蛋白；避免患水痘的母亲与新生儿直接接触。已确定感染的新生儿，需要静脉注射阿昔洛韦，剂量为20 mg/(kg·d)，连续治疗10 d，存在播散性神经系统损害的患儿，治疗应延长至14～21 d。此外，应给予积极的支持治疗。

广泛的皮肤和内脏系统感染病死率高，在应用阿昔洛韦治疗以前，高达10%～30%，多在皮损出现的4～6 d内并发肺炎、严重的呼吸窘迫、肝炎和乙型脑炎。

十八、先天性皮肤假丝酵母菌病

内容提要：

- 易感因素：宫内异物，如存在节育器或有宫颈缝合的病史；早产；产妇有阴道假丝酵母菌病史。
- 表现为红斑、脓疱和脱屑。
- 低体重儿可发展为播散性感染，应格外小心；足月儿可外用咪康唑软膏等。

（一）发病学和流行病学

与新生儿感染相关的菌株为白假丝酵母菌、近平滑念珠菌和热带假丝酵母菌。其中，白假丝酵母菌是导致先天性皮肤假丝酵母菌病的主要病原菌。通过宫内或分娩时感染，导致出现泛发性皮损。危险因素包括：宫内异物，如存在节育器或有宫颈缝合的病史；早产；产妇有阴道念珠菌病史。

（二）临床表现

先天性皮肤假丝酵母菌病最初表现为红斑，逐渐扩大呈弥漫分布，进而出现丘疹、脓疱及脱屑。上胸部、背部和四肢见散在丘疹和脓疱，掌跖也可受累，偶可见到甲营养不良和鹅口疮。

（三）诊断和鉴别诊断

KOH镜检和真菌培养见到酵母和假菌丝

可做出诊断，必要时可行皮肤活检，白假丝酵母菌可存在于胃吸出物内，在脐带和脐带的华通胶上也可见到黄白色的丘疹。

主要与单核细胞增生、宫内单纯疱疹病毒感染、新生儿毒性红斑、脓痱、新生儿暂时性脓疱黑变病相鉴别。

（四）治疗和预后

本病预后主要取决于胎龄和患儿的体重，体重<1 500 g 的早产儿易发展为播散性念珠菌病，因此需要进一步做血液、脑脊液和尿液的培养。体重正常的足月儿可局部外用咪康唑软膏等，同时，仍需要密切观察，因个别患儿可能会出现全身感染、呼吸窘迫或者其他器官受累。

十九、脓 疱 疮

内容提要：

- 脓疱疮是一种较为常见的儿童皮肤原发性感染性疾病，部分特应性皮炎的患儿也可出现继发性的脓疱疮感染。
- 非大疱性脓疱疮多由金黄色葡萄球菌、少数由 A 组溶血性链球菌引起，大疱性脓疱疮由于凝固酶阳性Ⅱ组 71 型和 55 型号金黄色葡萄球菌感染引起。
- 轻者外用抗生素软膏，范围较大或严重的患者可考虑系统使用抗生素。

（一）发病学和流行病学

脓疱疮是一种较为常见的儿童皮肤原发性感染性疾病，部分特应性皮炎的患儿也可出现继发性的脓疱疮感染。在炎热潮湿或者拥挤的环境中高发。

非大疱性脓疱疮是角质层下浅表性水疱。约 85%是由金黄色葡萄球菌引起的，30%是因感染 A 组溶血性链球菌引起的，少见 B、C、G、F 组溶血性链球菌感染，M 血清型可造成小范围内流行。

大疱性脓疱疮由于凝固酶阳性Ⅱ组 71 型和 55 型号金黄色葡萄球菌感染引起，细菌产生的剥脱毒素 A 或者 B，作用于桥粒芯糖蛋白 1，引起表皮剥脱和水疱形成。大疱性脓疱疮被认为是葡萄球菌性烫伤样皮肤综合征的一种局限型表现。

皮肤表面有细菌定植，当皮肤被擦伤或叮咬出现破损后，细菌入侵并开始繁殖，导致本病发生。此外，鼻部常有致病菌定植，不良的卫生习惯如挖鼻孔，可增加感染的危险。

（二）临床表现

疾病初起在红斑的基础上出现 1～3 mm 大小的丘疹和囊泡，壁薄，容易擦烂渗出，以后皮损逐渐扩大，最后表面形成蜜黄色痂。皮损好发于鼻、面部和四肢、脐周等部位，可逐渐增多并蔓延至身体的其他部位。

大疱性脓疱疮主要累及新生儿，常出现在出生后 2 周左右，表现为松弛的、透明的表皮下大疱，可有脓疱，脓液可积聚在一侧形成半月形积脓。水疱容易破溃，中央可见浸渍或者浅表糜烂面，一般不会留下瘢痕，但可出现持续数周或者数月的炎症后色素减退。皮损可孤立存在，也可成簇分布。

严重的患儿病菌可血行播散引起骨髓炎、化脓性关节炎、肺炎和败血症，特别是发生在新生儿中的大疱性脓疱疮。

（三）实验室检查

革兰染色可见革兰阳性球菌，自脓疱或水疱边缘抽取一定的液体做细菌培养可明确诊断，如镜检和培养阴性，临床表现不典型，可通过组织病理检查确诊，但一般较少用到。

（四）组织病理

非大疱性脓疱疮早期可见角质层或颗粒层内的囊泡脓疱形成，真皮可见大量中性粒细胞等炎症细胞浸润。大疱性脓疱疮见表皮上层大疱形成，真皮炎症局限。

（五）诊断和鉴别诊断

非大疱性脓疱疮需与钱币状湿疹、体癣、单纯疱疹病毒感染及天疱疮区别。大疱性脓疱疮需与以下疾病鉴别：固定型药疹、多形红斑、葡萄球菌性烫伤样皮肤综合征、儿童慢性大疱性疾病、单纯疱疹病毒、水痘、肠道病毒、先天性皮肤假丝酵母菌病、李斯特菌病、疥疮，以及一些非感染性疾病如新生儿毒性红斑、新生儿暂时性脓疱黑变病、嗜酸性粒细胞性脓疱病、色素失禁症、大疱性表皮松解症、天疱疮和类天疱疮。

（六）治疗和预后

外用莫匹罗星和夫西地酸软膏可明显改善病情，但不影响正常菌株的定植。新生儿局限型非大疱性脓疱疮可口服 β-内酰胺类抗生素，如头孢氨苄 15～50 mg/（kg·d），双氯西林 40～50 mg/（kg·d），连用 10 d。其他二线药物是红霉素、头孢羟氨苄、头孢丙烯、克拉霉素、阿奇霉素和阿莫西林克拉维酸。此外，注意卫生，勤洗双手是预防疾病发生的有效措施。

二十、尿布皮炎

内容提要：

- 高湿度、浸渍、接触尿液和粪便的环境下导致的非免疫介导的炎症性皮肤病。
- 主要为发生在接触尿布部位的红斑、脱屑，严重时可出现糜烂及溃疡。
- 局部的护理是预防的关键，勤换尿布，保持局部干爽清洁，疾病发生时可使用氧化锌和凡士林。

（一）发病学和流行病学

尿布皮炎，又称为尿布疹，主要由尿布引起，在高湿度、浸渍、接触尿液和粪便的环境下导致的非免疫介导的炎症性皮肤病。此外，接受光疗，出现戒断症状，以及患有尿路感染、应用抗生素治疗细菌性疾病时、高蛋白饮食、使用免疫抑制剂的婴儿更容易发生尿布皮炎，例如，尿布皮炎在 NICU 病房中常常发生，且较为顽固，不容易治疗，因此目前仍是研究的热点和重点。

虽然足月新生儿皮肤发育较好，但因角质层薄，经皮水分丢失过多，因此其角质层的屏障功能同成人相比仍是较弱的，早产儿这种情况更为明显，角质层更为薄弱，水合作用是足月儿和成人的 5～10 倍。尿布可以引起水分过多和皮肤的 pH 增加，两者是导致尿布皮炎最重要的原因。在高度潮湿的环境下，一方面，增大了尿布与皮肤的摩擦，进而增加了皮肤的通透性及各种酶类对皮肤的刺激和反应，有利于微生物的生长，因此，念珠菌性皮炎多是在尿布皮炎的基础上发展来的；另一方面，增高的 pH 使皮肤屏障通透性增加，还可增加粪便中脂肪酶和蛋白酶的活性，导致角质层被破坏，最终刺激皮肤致使疾病发生。此外，大便的次数和形状也会影响本病的发生，因此，常常发现腹泻的患儿尿布皮炎的发病率较高。

（二）临床表现

尿布皮炎多发生在接触尿布的部位如臀部、大腿根部、腹部、腹股沟、外阴、肛周等部位，初期表现为红斑，表面脱屑，如果不及时处理，红斑加重，浸渍明显，出现溃疡，患儿常常哭闹，抗拒碰触。红斑境界清楚，多沿尿布区域分布。

（三）治疗和预后

治疗可以用一些保护皮肤屏障的护肤产品，为的是减少粪便和尿液与皮肤的接触，减少摩擦。常见的保护剂为氧化锌和凡士林，更换尿布时将粪便拭去然后涂擦保护剂，可以避免粪便和尿液刺激皮肤，起到较好的保护作用，应该选择软膏制剂，避免使用粉剂，特别是有溃疡存在的时候。但这种保护剂对于预防尿布皮炎缺乏有效的数据来证实。愈创奥软膏近期被用于尿布皮炎的治疗，取得了较好的效果。愈创奥的有效成分主要从南美洲的北海岸和加勒比海的愈创木中提取，有多种作用，如抗氧化、上皮调节、抗菌、抗炎、抗肿瘤、抗真菌、发汗、利尿、润肠通便等作用。

适当的光照可以减轻或者治疗本病，其作用机制不甚清楚，或许可以保持局部干爽，甚至改变局部 pH。

抗生素软膏对疾病本身没有太大的帮助，不提倡使用。

（四）预防

轻拭皮肤，避免过度使用肥皂。勤换尿布，使用高吸水性尿布可以减少疾病的发生，3～4 h

或有尿及粪便等污染物时要及时更换。对于湿纸巾的应用是否科学合理，目前尚未有说服力的报道。如要使用，建议选择不含乙醇的湿纸巾。但因湿纸巾中含有防腐剂和香料，可引起接触过敏，因此，最好使用湿布擦拭尿布区后轻轻拍干，不要使用吹风机，以免使用不当造成烫伤。提倡母乳喂养，因母乳喂养的患儿肠道 pH 低，可使得肠道中的酶处在较稳定的状态。

二十一、脐炎和脐带炎

内容提要：

- 脐炎是局限在脐带残端的炎症，而脐带炎是整个脐带及其残端的炎症。
- 脐炎主要表现为肚脐周围的红斑、水肿和压痛，一般无渗液。脐带炎可见脐带残端较多的分泌物，容易继发感染。
- 早期静脉给予广谱的抗生素治疗，有并发症的患儿预后较差，应严密监测，积极治疗。

（一）发病及流行病学

脐炎是局限在脐带残端的炎症，而脐带炎是整个脐带及其残端的炎症，产生的分泌物较多且具有恶臭气味。

新生儿出生后，微生物开始定植在包括脐带残端的皮肤表面。脐带残端因和静脉相通，给细菌的定植和繁殖提供了一个很好的培养基，在一定的条件下，细菌会侵入脐带残端，通过静脉血管网和结缔组织进而引起静脉炎或者动脉炎。感染可能局限在脐周组织，也可引起其他器官甚至全身感染。

常见的致病菌为金黄色葡萄球菌、化脓性淋球菌和部分革兰阴性菌。

最新的资料显示，新生儿脐炎的发病率为2%，低体重儿和出现分娩并发症的患儿属于高危人群。

（二）临床表现

脐炎主要表现为肚脐周围的红斑、水肿和压痛，一般无渗液。脐带炎可见脐带残端较多的分泌物，容易继发感染。也可见到血性分泌物，多为延迟愈合的脐静脉血管血液外渗所致。感染一般发生在出生后 3 d 左右，严重的患儿可出现蜂窝织炎和坏死性筋膜炎。细菌还可进入腹腔内造成腹膜炎，上行感染可造成脐带门静脉的化脓性血栓性静脉炎、肝脓肿，还可侵犯到胰、肺、肾和心脏等组织。

（三）诊断和鉴别诊断

结合脐周红肿、压痛，以及脐带残端分泌物做革兰染色或培养出致病菌，可做出诊断。培养结果还有助于指导治疗。鉴别诊断主要需要与卵黄管残留、脐尿管残留和脐的乳头状瘤相鉴别。严重的炎症性疾病，如脂溢性皮炎和银屑病，也会影响到脐周。

（四）治疗

早期静脉给予广谱的抗生素治疗。可以应用氨苄西林舒巴坦，但如因耐甲氧西林金黄色葡萄球菌（MRSA）感染引起，可用林可霉素或万古霉素联合庆大霉素治疗，直至红斑和水肿消退。

不规范分娩、发病早、体温不稳定和有并发症患儿的预后差。坏死性筋膜炎病死率高，应严密监测，积极治疗。

二十二、瘀斑和紫癜

内容提要：

- 可能与先天感染有关，与母亲的抗体、维生素 K 缺乏、蛋白 C 缺乏症、血友病及血小板功能障碍有关。
- 主要表现为发生在头皮、面部和躯干等部位的瘀点和瘀斑。
- 应注意是否存在 TORCH 综合征等疾病。

瘀斑和紫癜可能与先天性感染有关，即 TORCH 综合征（即弓形虫、梅毒、风疹、巨细胞病毒及先天性疱疹病毒感染），本病容易出现在小于胎龄儿或存在肝损害的患儿当中。瘀斑和紫癜是 TORCH 综合征最常见的皮肤表现，TORCH 综合征还会出现小眼、心脏缺陷、白内障、精神运动发育迟缓等异常。

脸和头皮的瘀斑常因头位生产受阻或剖宫产分娩时。新生儿母亲的抗体引起的血小板减少症，特发性血小板减少性紫癜或系统性红斑狼疮，也可能使新生儿在出生后几小时内出现瘀点，因为维生素 K 缺乏，出生后 2～3 d 的患儿因低凝血酶原血症也可出现紫癜。蛋白 C 缺乏症可引起新生儿较严重的紫癜。血友病的患儿偶可出现瘀斑和紫癜。紫癜继发血小板功能障碍见于血管性血友病和威斯科特-奥尔德里奇综合征（WAS）。

第二节　胎　　痣

一、先天性毛细血管扩张性大理石样皮肤

内容提要：

- 先天性毛细血管扩张性大理石样皮肤是一种以网状皮损为特点的静脉畸形。
- 紫色网状分布的斑片，出现溃疡时可导致瘢痕形成。
- 本病可单独发生，也可伴有其他严重的畸形及疾病，应注意排除。
- 可用脉冲激光治疗，合并有其他疾病时给予相应处理。

先天性毛细血管扩张性大理石样皮肤是一种以网状皮损为表现的静脉畸形。与大理石样皮肤不同，前者是一种良性的毛细血管和静脉收缩引起的暂时性疾病，后者不易消退，往往伴有其他疾病。

（一）发病学和流行病学

本病女性多发，多为散发病例。

（二）临床表现

本病临床表现为紫色网状分布的斑片，可局限在某一特定的区域，也可泛发全身。皮肤常为线状斑块，伴有毛细血管扩张。在受累区域可出现局部萎缩或形成溃疡，多见于四肢关节部位。随着年龄的增长，症状可以减轻，但很少消退。溃疡在婴儿期或儿童期可逐渐加重，最终导致瘢痕形成，影响关节部位的功能。有研究认为，本病可能与鲜红斑痣有关，且常累及手足。此外，围绕四肢出现的皮损也较常见，因脂肪较少，且肌肉与骨萎缩变小，使畸形的血管清晰可见。此后两侧肢体会逐渐对称。病变广泛时可合并其他畸形，如肌肉骨骼异常、动脉狭窄等血管异常、心脏缺陷、adams-oliver 综合征，少见脑和脊柱缺陷、青光眼和其他眼部异常、肛门闭锁畸形、生殖器发育异常、牙齿发育不良、先天性甲状腺功能减退症、狭窄性腱鞘炎等。部分患儿在躯干和下肢合并出现蒙古斑（一种少见的色素血管性斑痣性错构瘤病）。合并巨脑畸形时，出现非对称性生长，2、3 趾并趾畸形，发育迟缓，尖额，前额突出，关节松弛、前额和上唇鲑鱼片样皮损等特殊面容。

（三）诊断和鉴别诊断

（1）大理石样皮肤：泛发的网状毛细血管畸形，临床上无线状或斑块状的萎缩和毛细血管扩张，且常合并内脏血管异常（如眼、肾脏和肺脏），并与早期脑缺血症状的风险呈正相关。

（2）新生儿红斑狼疮：早起出现皮损，网状青斑，毛细血管扩张和萎缩纹。

（3）普拉德-威利综合征：部分泛发的，伴有网状斑块的普拉德-威利综合征也容易与本病混淆。

（四）治疗和预后

本病可用脉冲染料激光治疗，对部分患儿有效，疗效不佳时可形成瘢痕。同时合并鲜红斑痣时，治疗效果较理想。但与韦伯综合征的鲜红斑痣分布相似时，要高度注意有无合并神经系统和眼部疾病。

二、蓝色橡皮大疱性痣综合征

内容提要：

- 蓝色橡皮大疱性痣综合征实质是一种罕见的多灶性小静脉畸形，主要表现为皮肤、软组织的小的、局限性、多灶性病变。
- 目前仅是对症支持治疗为主。应用泼尼松、普萘洛尔、干扰素 α-2a 等治疗本病效果不一。

（一）发病学和流行病学

早在 1860 年，Gascoyen 报道并描述了此病。1985 年，Bean 正式将此病命名为“蓝色橡皮大疱性痣综合征”。到目前为止，已报道超过 200 多例，病例常常是散发的，但也有学者提出本病是一种常染色体隐性遗传性疾病。蓝色橡

皮大疱性痣综合征实质是一种罕见的多灶性小静脉畸形，主要表现为皮肤软组织的、小的、局限性、多灶性病变，同时伴有消化道血管病变，导致慢性出血，严重的病例可发生大出血。罕见的临床症状为共济失调、老年痴呆症、慢性消耗、凝血功能障碍等其他器官系统的异常。

（二）临床表现

病变多分布在躯干和上肢，也可出现在舌等黏膜部位。主要表现为直径为几个毫米的斑丘疹，深蓝色，柔软，按压时皱缩，移开手指后皮疹迅速充血，如橡皮样，通常无疼痛等自觉症状。消化道症状表现为肉眼可见的消化道出血，或大便隐血，患儿常因此出现缺铁性贫血、易疲劳等症状，严重者可致命。严重的病例肠道病变可引起肠道阻塞和肠套叠，此时的症状常常较为明显，如腹痛和呕吐等症状。一般来说，多数患者在青春期才表现出消化道症状，有少数在儿童期就可被发现。

（三）实验室检查

外周血检查可发现小细胞低色素性贫血，血红蛋白往往低于 10 g/L，贫血程度根据出血量的不同会有差异。

（四）组织病理

组织病理可见大量扩张的静脉，肌层减少，血管内面衬以扁平的血管内皮细胞。

（五）治疗和预防

口服泼尼松、普萘洛尔、干扰素 α-2a 等治疗效果不一。有报道应用西罗莫司后可减轻症状，使瘤体缩小。

因肠道慢性出血导致的缺铁性贫血，一些患者可能需要长期补充铁剂来改善症状，严重的患者需要输血治疗。因为容易复发的原因，手术切除也不提倡应用。激光电凝术和内镜下结扎、切除等也有报道。

对于皮肤的血管瘤，可应用电干燥法、切除、冷冻和硬化治疗。有报道应用 Nd：YAG 激光可祛除皮肤和黏膜表面的皮损，但并不能阻止在其他部位出现新的皮损。

目前没有很好的治疗本病的方法，仅仅是对症支持治疗。

三、蒙　古　斑

内容提要：

- 与种族、皮肤类型、男性、妊娠期间摄入药物、胎龄、胎毛、大理石样皮肤和干燥等均有一定的关系。
- 临床表现为蓝绿色、深蓝色等形状、大小、数目和位置不一的斑片。
- 单纯的蒙古斑可自行消退，但应注意蒙古斑可合并其他综合征，应及时诊断处理。

（一）病因和流行病学

蒙古斑是患儿出生时存在体表的一种标志，其发病率在不同的种族有所不同，可能与皮肤的类型存在一定关系。有研究发现，蒙古斑在男性患儿、母亲妊娠期间摄入药物、胎龄＞37 周的情况下多发，此外，与胎毛、大理石样皮肤和皮肤干燥也有一定的关系。与母亲年龄、分娩方式、婴儿出生体重及产次无明显关系。大多数蒙古斑都是良性的，且随着年龄的增长可逐渐消退。少数广泛的病变可能会合并一些代谢性疾病，如部分蒙古斑可伴黏多糖症。黏多糖症是一组代谢紊乱性疾病，因分解氨基葡聚糖的溶酶体酶出现异常所致，目前共发现 7 种类型，每种类型下又有不同的亚型，其中，与蒙古斑相关的有 Hurler 综合征（MPS Ⅰ）、Hunter 综合征（MPS Ⅱ）和 Maroteaux-Lamy 综合征（MPS Ⅵ）。此外，与遗传性溶酶体疾病相关的，如 GM1 神经节苷脂贮积症Ⅰ型，也可伴有广泛分布的蒙古斑。蒙古斑的发生主要是由于黑素颗粒在真皮层的神经嵴细胞内异常聚集，不能迁移至表皮所致。通过激活酪氨酸激酶受体，在外源肽生长因子的调节下，可使黑素颗粒发生真皮到表皮的迁移。

（二）临床表现

最常出现在骶尾部，一个或多个，甚至大面积分布的形状斑片，形状可为椭圆形、圆形和不规则形。颜色多见蓝绿色、深蓝色、浅蓝色和青黑色。蒙古斑常常和其他类型的胎记并存，如斑痣性错构瘤病Ⅱ型（异常鲜红斑痣）、Ⅳ型（鲜红斑痣伴或不伴贫血痣）、Ⅴ型（先天性毛细血管扩张性大理石样皮肤）等，这种情况称为“双斑”。需要警惕的是，患儿如果皮损面积广泛超过 10 cm，分布在骶尾以外的部位，长期存在不能消退，颜色深，加上其他的一些皮肤外的表现，要高度怀疑是否并发遗传代谢性疾病。相关的一些疾病和症状见表 4-2。

表 4-2　伴有蒙古斑的遗传性疾病

类型	酶缺陷	基因定位	临床表现
MPS Ⅰ（Hurler 综合征）	α-L-艾杜糖苷酸酶	4p16.3	智力低下、角膜混浊、侏儒、关节僵硬，常于 14 岁前死亡
MPS Ⅱ（Hunter 综合征）	硫酸艾杜糖醛酸硫酸酯酶	Xq28	重型（Ⅱ-A）与Ⅰ-H 相似，但无角膜混浊；轻型（Ⅱ-B）症状较轻
MPS Ⅵ（Maroteaux- Lamy 综合征）	N-乙酰-半乳糖胺-α-4-硫酸酯酶（芳基硫酸酯酶 B）	5q13.3	Hurler 征伴明显角膜混浊，但智力正常
GMⅠ神经节苷脂贮积症Ⅰ型	β-半乳糖苷酶		严重的脑变性患儿，多于 2 岁内死亡。神经元、肝、脾和其他组织细胞及肾小球上皮细胞中神经节糖苷贮积。Hurler 病的骨骼畸形

（三）治疗和预防

由于大多数蒙古斑最终都可以消退，因此无须治疗，对于患有代谢性疾病的患儿要积极治疗相关疾病，对于不容易消退的皮疹，有报道应用 Q 开关紫翠宝石激光治疗蒙古斑，年龄越小，疗效越好，且在骶尾部以外的其他部位有较好的效果。

四、咖啡牛奶斑

内容提要：

- 先天性咖啡斑是一种遗传性疾病，可伴有其他综合征。后天性咖啡斑原因不明。
- 主要为形状不规则的咖啡色斑片。
- 可以给予激光治疗，但疗效不确切。

（一）发病学和流行病学

本病存在种族差异，新生儿发病率为 0.3%～18.0%，儿童发病率为 24%～36%。

（二）临床表现

咖啡牛奶斑临床上主要为圆形或者椭圆形、黄褐色至褐色的、不突出皮面的、光滑的斑片，境界清楚，较小的仅数毫米，大的可达 15～20 cm，可出现在身体的任何部位。婴儿常见于臀部，儿童常发生在躯干等部位。

先天性家族性牛奶咖啡斑致病基因位于 2p22-p21，Ⅰ型和Ⅱ型神经纤维瘤、环状染色体综合征可伴有咖啡牛奶斑。沃森综合征出现泛发的咖啡牛奶斑，身材矮小，肺动脉狭窄和智力低下。本病被认为是Ⅰ型神经纤维瘤的亚型或等位基因。巨大的牛奶咖啡斑可能是奥尔布赖特综合征的一种皮肤表现。此外，咖啡牛奶斑也出现在如结节性硬化症、Bloom 综合征、共济失调毛细血管扩张综合征、亨特综合征、Gaucher 病、Turner 综合征、Silver-Russell 综合征、Jaffe-Campanacci 综合征、基底细胞痣综合征等疾病中。

（三）诊断和鉴别诊断

本病诊断主要依据典型的临床表现，临床上需与斑痣、雀斑样痣、先天性黑色素细胞痣、贝克痣和节段性色素沉着症相鉴别。

（四）组织病理

组织病理可见到角质形成细胞和黑素细胞内黑素颗粒增多。

（五）治疗和预后

咖啡牛奶斑往往是其他疾病的表现。本病通常不需要治疗，但考虑影响外观等因素，可考虑激光治疗，主要包括 Q 开关红宝石激光、Q 开关紫翠宝石激光、Q 开关 Nd：YAG 激光。治疗的有效率报道不一，且需要多次治疗。部分患者病灶清除后，在日晒后可复发。此外，患者可出现皮损加深或治疗后出现暂时性的炎症后色素沉着。

五、色素减退

内容提要：

- 黑素细胞发育、黑素合成和运输、黑素小体在角质形成细胞中的分布等任一环节存在缺陷都会导致色素减退的发生。
- 分为泛发型、嵌合型和局限型，每种类型包括多种疾病，包括单发的和某些综合征。
- 注意区分单发或伴有综合征的色素减退，及时做出诊断和处理。

黑素细胞发育、黑素合成和运输、黑素小体在角质形成细胞中的分布等任一环节存在缺陷都会导致色素减退的发生。黑素细胞起源于神经嵴，主要分布在皮肤、毛囊、眼（脉络膜、睫状体、虹膜）、内耳（耳蜗）和中枢神经系统（软脑膜），黑素在黑素小体中合成。

依据色素减退分布的位置将其分为泛发型、嵌合型和局限型。新生儿肤色浅，症状不容易被觉察，随着年龄的增长才逐渐被发现。多数色素减退与遗传相关。下述逐一介绍。

（一）泛发型

1. 累及毛发、皮肤、眼的泛发性色素减退

（1）眼皮肤白化病

1）发病学和流行病学：眼皮肤白化病是累及黑素合成的常染色体隐性遗传性疾病。患儿黑素细胞在数量和分布上与正常患儿并无差异，但却不能正常地合成黑色素。受累个体眼、皮肤和毛发缺少或缺失黑色素，肤色可表现为从白色到棕色之间的一系列深浅变化，这主要取决于种族及疾病的类型。眼部可出现眼球震颤、畏光、视觉灵敏度下降，通常与眼的黑素减少及视神经传导异常有关。

2）临床表现：根据黑素合成中络氨酸激酶和限速酶的含量，分子遗传学技术又可将此类型分为以下4型。

A. 眼皮肤白化病1型（OCA1）：因位于染色体11q14-q21上的酪氨酸酶基因（TYR）突变引起，又可分为A型（OCA1A）和B型（OCA1B）两个亚型。OCA1A患者酪氨酸酶的活性完全丧失，而OCA1B患儿酪氨酸酶的活性较正常降低，因此临床症状相比A型较轻。OCA1A主要表现为泛发的色素减退伴白发，症状持续终身。色素痣呈现白色，且日晒后无色素沉着。患儿出生时虹膜呈现蓝色，在光线下变为粉色或者红色，视网膜黑素缺乏引起畏光。此外，可出现视力下降、眼球震颤和斜视。OCA1B伴有络氨酸激酶活性降低，出生时表现同OCA1A，但随着年龄的增长，可有黄色或银灰色色素沉积，毛发可由白色变为金色，甚至转变为浅棕色，可见色素痣和雀斑，少数患儿日晒后可出现色素沉着。患儿虹膜可逐渐变为褐色甚至深棕色。

B. 眼皮肤白化病2型：是一种常见的类型，主要发生在非洲人群中。本病主要因染色体15q11.2–q12.7上的P基因突变引起相应蛋白功能丧失，P基因编码一个黑素细胞膜蛋白。其功能目前尚不清楚，推测可能与酪氨酸酶的处理和运输有关。受累个体的黑素细胞可以合成一定量的黑素，但大多是黄色的色素而不是黑褐色的黑素。

C. 眼皮肤白化病3型：见于非洲及波多黎各血统的人中。主要为位于9q23.11上的络氨酸酶相关蛋白1基因突变引起，后者编码二羟吲哚羧酸氧化酶，这种酶在黑素的合成中起关键作用。患儿出生时可见浅棕色或者红棕色毛发和皮肤。随着年龄的增长，毛发颜色加深，日晒后可见轻度色素沉着。患儿虹膜为浅棕色，随着年龄增长，颜色可加深。可有眼部症状，但多不严重。在深色皮肤的人群中，出现虹膜透光发射和眼球震颤可考虑本病。

D. 眼皮肤白化病4型：多出现在德国血统和约24%的日本血统患者当中，主要为位于5p13.3上的膜相关的转运蛋白突变引起，后者参与黑素的转运。因膜相关转运蛋白与P蛋白在功能上类似，因此，2型和4型患者在临床表现上具有相似性。眼表现为眼球震颤、虹膜和视网膜色素减少，黄斑中心凹发育不良导致视力下降，斜视。皮肤颜色变化较为广泛，可从乳白色到棕色不等，毛发呈现银白色到淡黄色，且随着年龄的增长有所加深。

3）诊断和鉴别诊断：依据临床表现和DNA突变检查可以做出诊断。络氨酸酶活性检测有助于区分络氨酸酶阳性和阴性型别的眼皮肤白化病。在络氨酸酶阴性的患者中，毛发的毛球与络氨酸共同孵育时无色素形成，但当络氨酸酶阳性时，可生成色素。1型和2型之间可通过DNA检测突变基因加以区分。

此外，因此类疾病不伴有神经系统和免疫系统缺陷，出血时间无异常，可与伴有眼皮肤白化病的其他疾病区别开来。

4）治疗和预后：到目前为止，本病无特殊的治疗方法。主要是注意局部光防护，如佩戴太阳镜、涂抹光谱防晒霜和穿戴防晒服，从而减少光损伤，以及降低罹患皮肤恶性肿瘤的风险。

定期进行眼部检查。眼皮肤白化病的患儿易罹患鳞状细胞癌和基底细胞癌，因此同样需要定期检查。

（2）其他：Hermansky-Pudlak综合征、Chediak-Higashi综合征和眼脑综合征、苯丙酮尿症的患儿也同时伴有眼皮肤白化病的表现，除此之外，尚有其他一些特殊表现，需注意鉴别。

2. 仅累及毛发和皮肤的泛发性色素减退

（1）Griscelli综合征

1）发病学和流行病学：是一种罕见的常染色体隐性遗传综合征，导致皮肤和毛发的色素毛干内可见大量的色素，黑素小体在黑色素细胞沉积。主要有3种类型，1型（GS1），色素减退和神经异常，由MYO5A（15q21）突变引起；2型（GS2），色素减退和免疫异常，由RAB27A（4p13）突变引起；3型（GS3），仅色素减退，由MLPH（2q37）突变引起。3种基因分别编码肌球蛋白5a、RAB27a和黑素亲和素蛋白，形成的复合体使黑素小体在肌动蛋白上传输及运输黑素小体到细胞轴突末端。

2）临床表现：新生儿或童年期可见银灰色毛发、眉毛和睫毛，以及皮肤色素减退。GS1型中神经缺陷包括颅内高压、小脑症状、肝性脑病、偏瘫、外周面麻痹、痉挛、肌张力低下、癫痫、精神发育迟滞和进行性神经功能恶化。GS2型伴有的免疫缺陷的患儿可出现反复感染、急性发热、中性粒细胞和血小板减少，通常见于出生后4个月到4岁的患儿。严重者可有噬血细胞综合征。

3）组织病理：发干内见不均匀的色素团块，主要集中在髓质。皮肤内可见有色素沉积的黑素细胞及有少量色素的角质形成细胞。电镜下见到黑素细胞内围绕核周的黑素小体，角质形成细胞内也可见到少量。

4）诊断和鉴别诊断：根据特殊的光镜和电镜检查可与Chediak-Higashi综合征鉴别，后者细胞内见较大的胞内容物，粒细胞形态异常。

5）治疗和预后：疾病早期进行骨髓移植是最有效的治疗手段。

（2）Elejalde综合征：是一种常染色体隐性遗传性疾病。患儿毛发银色，皮肤大范围色素减退，日晒后可出现青铜色样色素沉着。临床表现为面部下垂、斜头、小颌畸形、牙齿拥挤、狭窄的高腭、漏斗胸和隐睾，伴有严重的中枢神经系统功能紊乱时可有从严重的肌张力减退到丧失自主活动、癫痫、痉挛等一系列轻重不一的表现。神经系统症状可从出生后1个月开始出现，也可到11岁左右出现。组织学上可见成纤维细胞、组织细胞和淋巴细胞内有异常分布的胞内容物。部分学者认为本病实际上是Griscelli综合征1型。

（3）Menkes病和枕角综合征

1）发病学和流行病学：经典的Menkes病较为罕见，是一种X性联隐性遗传性疾病，患儿有铜元素的缺乏，主要因ATP7a基因突变引起，ATP7a基因主要编码转运铜离子的P型ATP酶，后者转运铜及与铜相关的蛋白，促进各种酶类合成。本病累及多个系统，其表现差异主要由于ATP7蛋白缺陷，导致不同的酶功能异常引起。相关的酶类如赖氨酰氧化酶、酪氨酸酶、细胞色素C氧化酶和多巴胺β-羟化酶。

枕角综合征目前被认为是Menkes病中比较轻的疾病，致病基因同Menkes病。

2）临床表现：大部分患儿在出生的最初几个月内表现正常，以后开始出现体重快速下降，神经系统也伴随出现症状。毛发变得稀疏、无光泽、色浅。毛发脆易折断，毛发扭曲较常见，如羊毛样改变。皮肤色素减退，可泛发，也可局限于皮肤褶皱部位。皮肤松弛，特别是颈后、眉毛及大腿褶皱部位，面部和足部大片水肿，可见色素减退、毛发异常、生长发育受限、结缔组织异常、神经功能退变、癫痫，3岁左右患儿死亡等特点。

枕角综合征可见皮肤松弛、关节过度伸直、尿道憩室、疝、骨质疏松和骨质改变，外生骨疣，患儿可存活到成年。

患儿可检测到存在一定数量 ATP7a 酶的活性。

3）治疗和预后：在神经系统症状出现之前，早期给予皮下注射组氨酸铜可有效帮助缓解病情，但并不能改善结缔组织异常，但注射治疗尚在实验阶段。

（二）嵌合型

嵌合体是指两个或两个以上的遗传细胞系存在于同一个人体内。这些细胞系可能是由于 X 染色体失活导致，这在女性当中是正常的，或由于合子后的体细胞突变引起。当嵌合体影响皮肤会出现线状或者节段分布的斑片状的色素减退或色素沉着，节段性色素减退可作为综合征的皮肤表现，其嵌合基因型可从外周血淋巴细胞或培养的成纤维细胞的染色体组中检测出来，但部分患儿检测结果是阴性的，可能由于部分缺陷的基因应用目前的技术无法检测出来。

1901 年，Blaschko 将这种线性和节段性皮肤异常分为以下几种类型：沿着脊柱分布的“V”形或喷泉样改变，沿躯干前横线分布的“S”形和涡纹样皮损，位于躯干的线性皮损。沿着 Blaschko 线分布的色素减退可能提示在胚胎发育的过程中，细胞迁移影响到黑素的分布。

1. 痣样色素减退症 出生或出生后不久出现的单侧或双侧沿着 Blaschko 线分布的色素减退斑并伴有系统症状，被命名为斑状无色素性色素失调症。

（1）发病学和流行病学：单个或者多个染色体嵌合可导致本病发生。患儿多为散发，其遗传比例可忽略不计。

（2）临床表现：可见沿着 Blaschko 线分布的涡纹或条纹状色素减退，在绝大多数情况下，皮损无明显变化。偶有患儿可因色素改变使得症状明显。部分患儿还可出现色素减退与色素沉着同时存在。患儿可有其他系统的表现，如中枢神经系统、肌肉和眼的异常。此外，毛发、指甲、牙齿和汗腺缺陷，真皮发育不良，纤维瘤，全身或者局部多毛症等也可出现。肢体长短不一、面部偏侧萎缩、脊柱侧凸、胸骨畸形、面容异常、泌尿生殖系统和心脏功能异常等也有报道。

（3）实验室检查：在皮肤皙白的人群中，伍氏灯检查有助于确定病变的程度。皮肤外的表现需经过全身系统的检查以排除。新生儿及 2 岁以前的儿童注意神经系统的检查排除是否存在神经系统受累现象。

（4）组织病理：受累皮肤可见黑素细胞数量减少，且黑素细胞内的黑素小体数量也明显减少。

（5）诊断和鉴别诊断：主要需与贫血痣相鉴别，此外 Goltz 综合征同时存在有沿着 Blaschko 线分布的色素减退和色素沉着斑，但同时存在局灶真皮发育不良等其他症状，可予以区别。

（6）治疗和预后：无特殊治疗，可选用遮盖剂遮盖皮损部位，使用防晒霜可减少皮肤色素的差异。

2. 无色素痣

（1）发病学和流行病学：无色素痣出生时即可存在，可能与黑素细胞功能异常有关，后者产生和转运到角质形成细胞的黑素颗粒减少，从而出现较周围皮肤颜色浅的皮损。

（2）临床表现：无色素痣实际上是一种局限性的色素减退斑，而不是色素脱失。出生时或出生不久后可出现，可以只累及较小的区域，如圆形或者矩形的色素减退斑，也可以是沿着 Blaschko 线单侧分布的线状皮损，沿着一侧分布，很少超过中线。受累的区域毛发颜色也会变淡，皮损边缘不规整呈锯齿状，一般不会出现变化。皮损常出现在背部和臀部，其次为胸部和腹部。伍氏灯下色素减退斑更为明显。

无色素痣很少伴有系统疾病。可有神经系统异常如癫痫和神经发育迟滞，同侧手足肥大。此外，有雀斑可存在于无色素痣的皮损中，可能与嵌合突变的细胞出现正常增殖有关。

（3）组织病理：多巴染色可见正常的黑素细胞，电镜下黑素小体合成减少且转运障碍。

（4）诊断和鉴别诊断：临床上需与白癜风、结节性硬化患者的色素减退及痣样色素减退症相鉴别。线性的无色素痣与痣样色素减退症可借助细胞遗传学分析鉴别。

（5）治疗和预后：有报道应用自体黑素细胞移植治疗可见皮损处出现色素沉着，可用化妆品遮盖。

（三）局限型

1. 斑驳病　是一种常染色体显性遗传性疾病，主要因在胚胎发育过程中，黑素细胞增殖和迁移异常导致。

（1）发病学和流行病学：斑驳病是位于4q11-q12.129上的KIT基因突变引起，KIT基因编码肥大细胞和干细胞生长因子表面的酪氨酸激酶跨膜受体，对黑素细胞的增殖、分化和迁移有重要的作用。临床表现的严重程度与KIT基因突变的类型相关，严重的患儿多是调节酪氨酸激酶的区域内出现显性负相错义突变。其次为跨膜区域的突变，其症状较前者轻，氨基末端的突变导致的临床症状相对较轻。锌指结构背侧的转录因子SLUG缺失时也可引起斑驳病的发生。

（2）临床表现：前额、胸部中央、腹部、上臂和下肢可见先天的色素减退性斑块，80%～90%的患儿可见额中央头皮色素减退，伴有一撮白色。眉毛和睫毛也可呈现白色，在色素减退的斑块内可见正常的或者色素沉着性斑点，有助于诊断本病。皮损一般较为稳定，可随着年龄的增长成比例增大，但也有患儿出现皮损缩小或扩大。本病一般单独存在，偶可见精神障碍和Ⅰ型神经纤维瘤。

（3）组织病理：光镜和电镜下可见在皮损和毛发区域黑素和黑素细胞完全缺失，中央的色素沉着斑点处含有正常数量的黑素细胞并伴有大量异常的黑素小体，多呈球形或者颗粒形。

（4）诊断和鉴别诊断：具有类似的临床表现的疾病为白癜风和Waardenburg综合征。白癜风后天出现，往往进行性加重，可在任何部位分布。Waardenburg综合征存在面部畸形、虹膜异色、先天性感音神经性听力损失。

（5）治疗和预后：进行必要的防护是必不可少的，可避免皮肤癌的发生。磨皮和厚皮移植术、自体黑素细胞移植可以考虑应用。PUVA治疗效果不甚理想。

2. Waardenburg 综合征　是一种罕见的常染色体显性遗传性疾病，主要表现为皮肤和头发的无色素性斑块、虹膜异色、先天性神经性耳聋和颅面异常。其是因皮肤、头发、眼和耳蜗血管的黑素细胞缺失造成的。

（1）发病学和流行病学：本病主要分为4种类型，1型和3型为等位基因变异，是染色体上2q.153上的PAX3基因突变所致。PAX3通过调节参与胚胎发育的其他基因的转录来控制神经嵴的分化。神经嵴不仅产生黑素细胞，而且对骨和软骨的发育有重要作用。PAX3突变多导致1型发生。3型表现较为严重。2型是3p.155上编码小眼畸形相关转录因子（MITF）的基因突变，基因产物是一二聚体转录因子，主要在皮肤、毛囊、视网膜、耳囊泡中分布，并参与黑素细胞的分化。4型是一种罕见的常染色体隐性遗传性疾病，由内皮缩血管肽3或其内皮素受体、SOX10突变引起，所有这些基因均与神经系统的形成密切相关。

（2）临床表现：患儿可在前额发际处见到呈“V”形的色素减退斑，表面毛发发白，部分患儿可过早出现花白头发。

（3）诊断和鉴别诊断：本病在临床上与斑驳病表现相似，但候选者缺乏面部畸形和听力受损等系统性表现。此外，应注意Fisch综合征也可以出现花白头发和先天性耳聋。Pozycki综合征中耳聋和白癜风的临床表现也与常染色体隐性遗传模式相关。

（4）治疗和预后：全面的体格检查可以早期发现耳聋的患儿并通过佩戴助听器等加以纠正，对于皮肤色素减退斑的治疗，同斑驳病，可选择遮盖治疗。

3. 结节性硬化症

（1）发病学和流行病学：结节性硬化症是

一种常染色体显性遗传性疾病，外显率可变。除具有特征性皮损外，还会出现精神发育迟滞、癫痫、内脏错构瘤等。其发突变出现在66%～88%的患儿当中，发病率估计为 1：（6000～10 000）。主要是因肿瘤抑制基因 TSC1 和 TSC2 失活突变引起。

（2）临床表现：色素脱失斑是最早出现的临床表现，可发生在约 90%的患儿当中。皮损在出生时即可存在，也可在后天发生，多为局部的色素脱失，毛囊口周围还会出现色素沉着。皮损多发，形态不一，呈多边形、卵圆形或点状表现，糖果样改变为四肢部位出现多个点状的色素沉着。头发、眉毛和睫毛可变成灰白色，虹膜和眼底出现圆形的色素减退斑。

约 3/4 的患者面部可出现血管纤维瘤，在2～5岁时，颧骨部位出现红色的小丘疹，可逐渐增多增大，部分患儿可蔓延至鼻唇沟和下巴的部位。新生儿出生早期在头皮前额部位伴随出现的纤维性斑块与血管纤维瘤有相同的组织学特点。

鲨鱼皮斑是一种结缔组织痣，出现在20%～30%的患儿当中，多位于后背和躯干两侧，为稍隆起于皮面的斑块，表面粗糙，毛囊口处可有轻度凹陷，如橘皮或鸡皮疙瘩样外观。

甲周和甲下的纤维瘤可表现为结节或肉瘤样，见于 15%～25%的青年和成人当中，其表现不具有特异性，创伤后也可出现。口腔可出现牙龈纤维瘤及恒牙的牙釉质缺损。

视网膜可出现错构瘤，大多数情况下不影响视力，可出现多发的心肌横纹肌瘤，但随着年龄的增长可逐渐消退。肾脏受累时可出现肾血管平滑肌脂肪瘤、肿瘤和肾囊肿。

肺部受累罕见，且多见于女性，可出现自发性气胸、呼吸困难、咳嗽、咯血、呼吸衰竭等表现。

神经系统受累在临床上主要表现为精神发育迟滞、癫痫、自闭症的行为问题、多动、易激惹和精神障碍等。

（3）实验室检查：伍氏灯检查有助于诊断色素减退。神经系统受累的患儿 MRI 检查发现脑皮质区多发的结节。

（4）组织病理：面部血管纤维瘤表现为纤维血管组织的错构样增生，皮肤附属器受压萎缩，或见被同心圆排列的胶原层包绕。鲨鱼皮斑可见致密的胶原纤维束，弹性纤维断裂。色素脱失斑黑素细胞的酪氨酸酶活性降低，电镜下可见细胞器体积小，黑素颗粒体积和数量均较正常减少。

（5）诊断和鉴别诊断：本病为多系统受累性疾病，根据典型的临床表现和系统受累情况，结合实验室检查可以做出诊断。色素脱失斑应与无色素痣、贫血痣、炎症后色素减退、白色糠疹、花斑癣和白癜风相鉴别。

（6）治疗和预防：面部纤维血管瘤可用脉冲染料激光去除，结节性病变最好选择 CO_2 激光治疗。肾血管平滑肌脂肪瘤和肾囊肿无症状时一般不需要治疗，当血管平滑肌脂肪瘤破溃出血可引起血尿，需给予必要的治疗。若囊肿和肾脏肿瘤导致尿路梗阻或替代了正常的肾组织可引起肾衰竭。若出现智力障碍等问题，应及时到精神科咨询。

对于散发病例，应仔细询问病史及有无家族史，排除存在轻型但无症状病例的可能。性染色体嵌合突变发生在约 2%的家庭中，父母可无任何症状。

4. 晕痣 是一种良性的黑素细胞复合痣，周围绕以色素脱失。

本病在年轻人中多发，常出现在躯干部位，且往往与白癜风有一定的关系。晕痣可逐渐扁平，在数月内消退，留有色素沉着，可持续数年，但可复发。但先天性晕痣一般不会消退。其发病与痣细胞被识别 HLA-Ⅰ类分子的细胞毒性 $CD8^+T$ 细胞攻击有关。

5. 贫血痣 是一种先天性血管异常性疾病，临床见单个或者多个色素减退性斑块，边缘不规整，可有卫星灶。出生时即可存在，好发于女性，除可出现在躯干，四肢、头颈部也可发生，皮损持续终生，一般不发生变化。贫血痣常和鲜红斑痣、色素血管性斑痣性错构瘤病同时发生，神经纤维瘤的患儿本病高发。

光镜和电镜下无异常，因贫血痣是血管对局部儿茶酚胺的反应性增加所致。用载玻片轻压皮损处，颜色和周围皮肤不易区分可做出诊断，摩擦和温度变化不会引起皮损发生变化，以上有助于将本病同其他疾病区别开来。一般无特殊治疗，可用化妆品遮盖。

6. 炎症后的色素减退 是由于炎症区域部分黑素细胞缺失导致的，主要表现为斑驳病的色素减退斑，在肤色偏黑的人群中更为明显。

新生儿罹患特应性皮炎、脂溢性皮炎、尿布皮炎、白色糠疹、银屑病、苔藓样糠疹及感染性疾病后会出现炎症后色素减退。本病应注意与白色糠疹相鉴别，后者表现为色素减退斑、表面鳞屑、无瘙痒等症状。病理检查呈皮炎的改变。积极治疗炎症性疾病，对于白色糠疹，避免光照及局部使用糖皮质激素可以起到治疗的作用。

第三节　表皮胎痣

一、先天性皮肤发育不全

内容提要：

- 先天性皮肤发育不全是出生后即有的单发或多发表皮、真皮或皮下组织的先天性缺失。
- 表现为局部的皮肤缺失，边界清晰，呈红色肉鸭面。
- 出现皮损时应注意预防继发感染，必要时行外科手术。

先天性皮肤发育不全（aplasia cutis congenita）又称为先天性皮肤缺损症或皮肤再生不良，是出生后即有的单发或多发表皮、真皮或皮下组织的先天性缺失。

（一）发病学和流行病学

本病发病率为（1～3）：10 000，病因不明，有外源性和内源性因素。外源性因素包括胎儿娩出时羊膜附着、宫腔创伤，病毒感染及致畸剂的影响；内源性因素包括血管异常、遗传因素等，遗传方面有常染色体显性遗传和常染色体隐性遗传的报道。

（二）临床表现

本病在出生时即有皮肤缺损。约 80%的病灶位于头皮，且大部分在中线或附近，其次好发于四肢（髌骨多见）和躯干，通常对称分布。大部分皮损为圆形或椭圆形皮肤缺损，边界清晰，无毛发，呈红色肉芽色，可见萎缩性的闪亮膜，出生时常被误认为产道损伤。若缺损较深，可出现感染、溃烂，严重者可引致脑膜炎、矢状窦，窦血栓形成或出血、瘘管而死亡。大多数皮损缓慢愈合、结痂，愈后遗留羊皮纸样萎缩及瘢痕组织，可同时伴发大疱性表皮松解症，称为 Bart 综合征。

（三）组织病理

愈合的部分表现出扁平的表皮，缺乏真皮和皮肤附件结构，弹力纤维显著减少。头部的缺损可深达硬脑膜，此时皮肤附属器完全缺失是特征性的表现。

（四）诊断和鉴别诊断

根据皮损形态、边界清楚一般可做出诊断，需与医源性损伤、头皮表皮痣、头皮皮脂腺痣、斑秃等鉴别。

（五）治疗和预后

新生儿期和婴儿期应加强护理和预防继发感染。若瘢痕较大，可行外科整形手术。

二、结缔组织痣

内容提要：

- 是由细胞外基质成分如胶原纤维、弹性纤维或黏多糖等构成的错构瘤。
- 病因不明确，与常染色体显性遗传有关，也可能由局部结缔组织发育缺陷所致。
- 可分为单纯型和伴有其他疾病两种类型。
- 本病无须治疗，必要时可行整形外科手术。

结缔组织痣（connective tissue naevi）是由细胞外基质成分如胶原纤维、弹性纤维或黏多糖等构成的错构瘤，又称为播散性弹性痣、钳石痣、青年弹性瘤等。

（一）发病学和流行病学

病因不明确，与常染色体显性遗传有关，也可能由局部结缔组织发育缺陷所致。

（二）临床表现

本病罕见，常见于幼儿，可单独存在，也

可作为某些综合征的组成部分，如结节性硬化、Buschke-Ollendorff综合征等。临床上分为以下几种类型。

1. 不伴其他器官病变 多在出生后不久出现，为淡黄色或正常皮色丘疹或结节，呈带状或对侧分布，好发于臀部和下肢。一般无自觉症状，不能自行吸收。呈脂肪瘤分化型的结缔组织痣又称为浅表性皮肤脂肪痣（nevus lipomatous cutaneous superficialis），好发于臀部和下肢。

2. 伴结节性硬化症 占结缔组织痣患者的1/2～2/3。皮损可呈鲨鱼皮样斑块，并伴发结节性硬化症的临床表现。

3. 伴有脆弱性骨硬化 又称为Buschke-Ollendorff综合征，为常染色体显性遗传。患者除上述皮肤症状外，X线检查骨质呈斑点状改变，以长骨的两端和骨干为主。少数患者合并弥漫性脱发、白癜风样斑、色痣、巨毛痣、指（趾）部乳头状瘤及疣状痣样皮损。

（三）组织病理

真皮中、下部胶原纤维增多、增粗，均一化。弹力纤维可增多、减少或缺失。HE染色可见轻度嗜碱性变性。

（四）诊断和鉴别诊断

根据临床表现不难诊断，主要与弹性纤维假黄色瘤相鉴别，后者皮损丘疹小，黄色，大小较为一致，分布以屈侧为主。本病无弹性纤维破碎和钙沉积。

（五）治疗和预后

本病无特殊治疗。影响功能活动或伴奇痒时可行外科手术切除。

三、面部先天性外胚叶发育不良

内容提要：

- 包括家族性局灶性面部皮肤发育不良和面部外胚叶发育不良。
- 两者表现为萎缩性斑疹，患侧眉毛1/3稀少，伴有其他症状时多为常染色体遗传性疾病。

面部先天性外胚叶发育不良（congenital ectodermal dysplasia of the face）包括家族性局灶性面部皮肤发育不良（familial-focal dermal dysplasia，Brauer综合征）和面部外胚叶发育不良（facial ectodermal dysplasia，Setleis综合征）。两者共同的临床表现为出生时颞部1～10个萎缩性斑疹，约1 cm、呈圆形或卵圆形，患侧眉毛1/3稀少。另外，前者见前额正中垂直的线状凹陷及下裂，可伴智力迟钝和腹部肿瘤，组织病理示皮肤萎缩伴结缔组织、脂肪组织缺乏，邻近表皮的真皮中见束状横纹肌，为常染色体显性遗传。后者除以上表现外，还可出现鼻梁平坦、肉鼻、肉颊及弓形眉、眼周皱纹褶叠等特征样面容。其为常染色体隐性遗传。

四、常见的皮肤先天性畸形

内容提要：

- 包括耳畸形、颈部先天性囊肿和瘘、指（趾）畸形、内眦赘皮、神经管缺陷、唇和口腔畸形、染色体畸形等。
- 大多数畸形可采取手术的方法予以矫正，但染色体畸形一旦诊断明确后无法治疗。

（1）耳畸形：包括耳轮上部皮褶缺失、低位耳、耳郭周围皮赘、副耳屏、耳凹、耳郭周凹、耳窦、耳瘘、副耳和小耳。其中耳瘘、副耳、小耳畸形较常见。①耳瘘又称为耳孔，是出生后即有的耳屏或耳轮上的小孔或小瘘管，是由于发育过程中第1、2腮弓联合不全导致。一般无症状，婴儿期或儿童期可偶尔排出一些白色乳酪状液体，可并发感染。若反复并感染，应将瘘管完整手术切除。②副耳又称为耳赘或颈耳，是由于围绕第2、3、4腮裂的软组织发育异常所致。表现为位于耳屏前的小的皮色球状结节，中等质地。部分位于胸锁乳突肌前缘，对称分布。若美观需要，可手术切除。③小耳畸形一般不累及内耳，有一定听力，需要通过全耳郭再造和听功能重建手术来治疗。

（2）颈部先天性囊肿和瘘：颈部囊肿是由于腮裂膜残留所引起，多在儿童期或成人期发现，常对称，位于胸锁乳突肌前缘之下。颈部瘘管是由于第2、3腮裂闭合不全所致，可分为完全性或不完全性。瘘管的内孔位于咽部侧壁，常位于扁桃体上隐窝处，外孔可位于胸锁乳突肌前缘的任何部位，常位于其下 1/3，间或两侧均有。瘘管内常排出黏液分泌物及发生继发感染。完全性瘘管在进食时可排出唾液。两者均可手术切除处理。

（3）指（趾）畸形：多与遗传有关，包括多指（趾）、并指（趾）、弯曲指、内偏指和短指畸形。其中多指（趾）畸形最常见。表现为一个小的皮色结节，中等质地，有时呈蒂状或疣状，常位于第 5 指根部或手的尺侧缘。简单的重复畸形应早期切除。并指（趾）可有软组织相连或骨性相连，需要手术分离和全厚皮移植。

（4）内眦赘皮：是指在内眦角前方自上而下呈顺向性或自下而上呈反向性蹼状皮肤皱褶，是东方人眼睛的特征之一。我国幼儿约有 1/3 存在不同程度的内眦赘皮，大多数随年龄增大和鼻部发育，内眦赘皮逐渐减轻，至 10 岁左右趋于稳定。

（5）神经管缺陷：又称为神经管畸形，是神经管闭合过程中发生的主要缺陷，包括无脑儿、脑膨出、脑脊髓膜膨出、隐性脊柱裂、藏毛窦等。其中隐形脊柱裂易被忽略，皮肤可出现中线脂肪瘤、浅凹、毛斑、臀沟偏移或血管畸形等，超声波和 MRI 可做出早期诊断。藏毛窦容易并发感染，若反复感染易引起神经系统感染，应早期手术切除。

（6）唇和口腔畸形：常见的有唇凹，发生率约为 2%，大部分不用处理。唇腭裂、唇裂少见，大部分需手术矫形治疗。

（7）染色体畸形：染色体畸形是染色体数目和结构变异的显性表达。最常见的是：①Down 综合征，主要表现为内眦赘皮、眼上斜视、小耳、猿线、颈背部皮肤过多、小指弯曲，同时伴有肌张力下降、先天性心脏病及严重的精神发育迟缓。②13-15 三体综合征，临床表现为小于胎龄儿、低位耳、猿线、先天性心脏病和严重的精神发育迟缓，伴发唇腭裂。③Turner 综合征，是最常见的性染色体畸形，仅有一条 X 染色体（XO），表现为手足水肿，颈项短缩，可伴发主动脉狭窄。④Klinefelter 综合征，性染色体过多（XXY、XXXY、XXXXY），表现为低出生体重、隐睾和小阴茎，可伴有智力低下、肌张力下降等。以上染色体分析均可明确诊断。

第四节　新生儿期表现明显的遗传性皮肤病

一、特应性皮炎

内容提要：

- 部分婴儿湿疹常常是特应性皮炎的婴儿期。
- 常常有脂溢性皮疹，并伴有其他特应性体质的表现。
- 治疗以外用为主，系统治疗以安全有效的抗组胺药为主。

一般认为婴儿湿疹是特应性皮炎的早期阶段，在新生儿期之后发病。常见的皮损发生于头皮、尿布区和四肢伸侧，可出现红斑、丘疹、脂溢痂、脱屑等，伴瘙痒。具体诊断及治疗同特应性皮炎，可见后面章节。

二、组织细胞增生症 X

内容提要：

- 分为 Litterer-Siwe 病（新生儿常见）、Hand-Schuller-Christian 病和嗜酸性粒细胞肉芽肿。
- 泛发的出血性丘疹、瘀点、瘀斑，表面覆鳞屑和结痂，伴血小板降低、肝脾大、骨缺损、肺浸润等系统损害。
- 年龄小、累及器官多、器官功能受损严重患者预后差。

组织细胞增生症 X 又称为朗格汉斯细胞增生症，分为 Letterer-Siwe 病、Hand-Schuller-Christian 病和嗜酸性粒细胞肉芽肿。主要累及婴幼儿和儿童，新生儿常见的是 Letterer-Siwe 病，典型的临床表现为泛发的出血性丘疹、瘀点、瘀斑，病变广泛，多累及头颈部，部分患儿出现较多淡褐色丘疹，表面覆有鳞屑和结痂，类似脂溢性皮炎或毛囊角化病的表现。多伴血小板降低、肝脾大、骨缺损、肺浸润等系统损害。组织病理示朗格汉斯细胞的特征性浸润。组织细胞增生症 X 的预后与发病年龄、受累部位、朗格汉斯细胞的数量及有无器官功能损害直接相关。年龄小、累及器官多、器官功能受损严重，则预后差。一般新生儿发病皮损泛发，多累及内脏且预后不好，具体见后面章节。

第五节 红 鳞 婴 儿

一、早产儿锌缺乏症

内容提要：

- 可为遗传异常和后天获得。
- 表现为肢端皮炎和口角炎、毛发稀疏、脱发。伴有腹泻、生长迟缓。
- 改善母乳喂养，纠正慢性腹泻引起的水、电解质紊乱。口服硫酸锌。

锌是人体必需的微量元素之一，在人体生长发育、生殖遗传、免疫、内分泌等重要生理过程中起着极其重要的作用。锌缺乏时导致的全身各系统功能紊乱产生的综合病症称为锌缺乏症。

（一）发病学和流行病学

锌缺乏症可为遗传异常（见肠病肢端性皮炎）和后天获得所致。后天获得的锌缺乏症在婴儿中常见。早产儿因锌储备不足、对锌额外需要、吸收不良最易发病。母乳中含有适量的锌，通常缺乏母乳喂养时更易患病。

（二）临床表现

锌缺乏症表现为肢端皮炎和口角炎，皮损为水疱、脓疱或大疱，尼氏征（－）。于面部、腹股沟和其他皱褶处可见红斑、干燥、脱屑或伴渗出、结痂。毛发一般稀疏，细黄无光泽，片状或弥漫性脱发。甲周出现红斑、鳞屑，偶有表浅、松弛的小脓疱，甲板出现肥厚、变形等甲营养不良征象。多数患儿同时伴有腹泻、生长迟缓、创伤愈合迟缓。患儿易激惹、暴躁，性格孤僻，避光，并出现免疫反应异常。严重的锌缺乏症可表现为恶性营养不良、消瘦和生长发育迟缓。

（三）组织病理

表皮角质形成细胞空泡变性，可融合成角层下大疱。较大的损害可见角质层分离或缺如，且表皮坏死。慢性锌缺乏症有慢性湿疹或银屑病样改变。

（四）诊断和鉴别诊断

当早产儿出现肢端、口周皮损，同时伴有腹泻、生长迟缓时则高度怀疑此病。血清锌浓度降低可确诊。若血清锌水平正常，碱性磷酸酶水平降低可协助诊断或直接进行补锌诊断性治疗。

（五）治疗及预后

改善母乳喂养，纠正慢性腹泻引起的水、电解质紊乱。口服硫酸锌 1～2 mg/(kg · d)，3～4 周可取得满意疗效。作为预防，婴幼儿的剂量为 0.1～0.3 mg/（kg · d）。如果没有及时、适量的补充锌，预后较差。

二、必需脂肪酸缺乏症

内容提要：

- 临床表现为全身皮肤干燥、表浅脱屑、泛发性红斑。
- 补充亚油酸或静脉滴注脂质疗法可使症状好转。

必需脂肪酸（essential fatty acid，EFA）可维持皮肤的完整性和细胞膜的结构。EFA 缺乏症可见于低体重儿、胃肠道功能障碍而无 EFA 补充的患儿。临床表现为全身皮肤干燥、表浅脱屑、泛发性红斑，与先天性鱼鳞病类似，皱褶部可出现浸渍和渗出。用亚油酸含量低的脱脂奶配方喂养的足月产婴儿会出现生长发育迟缓，血小板减少。补充亚油酸或静脉滴注脂质疗法（10% intralipid）可使症状好转。

第六节 治疗的并发症

一、光线疗法反应

内容提要：

- 蓝色的 LED 光源可引起头晕和视觉障碍，卤素射灯可用于治疗高胆红素血症，因可产生热量，故使用时不能超过推荐的距离。
- 常见的反应有红斑、紫癜、丘疹囊泡等，严重的患儿可出现青铜症。

在新生儿监护室中，光线疗法常被用于存在高胆红素血症的新生儿当中。胆红素吸收的最佳波长为420～520 nm，其中，蓝光可将未结合胆红素（反式异构体）转化为顺式异构体，后者为水溶性，可随胆汁进入肠道，最终随粪便排出体外。发光二极管（LED）是治疗高胆红素血症的一种新的方法，其特点是疗效显著，且较少出现光线疗法相关的热损伤。蓝色的 LED 光源可引起头晕和视觉障碍，琥珀色的 LED 避免了上述不良反应。此外，卤素射灯可用于治疗高胆红素血症，但因可产生热量，因此使用时不能超过推荐的距离。

与光线疗法相关的反应较为少见，常见的有红斑、紫癜、丘疹囊泡等，严重的患儿可出现青铜症。

二、皮肤钙质沉着症

内容提要：

- 分为特发型、营养不良型及转移型。
- 主要表现为丘疹、结节、环状斑块及沿着静脉分布的线性斑块。
- 钙质可自发经表皮排出，从而缓解症状。有动物研究表明局部注射曲安奈德可减轻炎症并促进钙质吸收。

（一）发病学和流行病学

皮肤钙化是因羟基磷灰晶体和无定形磷酸钙沉积在皮肤软组织上造成的，依据病理生理特点，皮肤钙沉着症可以分为特发型（组织和钙/磷比例正常）、营养不良型（组织受损但钙/磷比例正常）及转移型（组织正常但钙/磷比例异常）。医源性新生儿皮肤钙沉着症属于营养不良型，主要是由静脉用葡萄糖酸钙和氯化钙治疗低钙血症时引起。进行脑电图、肌电图、脑干诱发电位治疗等检查时使用电极导电液也会引起此病，尤其出现擦伤和存在皮下脂肪坏死时更容易引起。

静脉注射钙盐引起的皮肤钙沉着症容易出现在注射后2～24 d内，其发病可能是注射部位液体外渗或静脉炎发展而来，特别是静脉滴注时间过长时更容易出现。当pH为碱性时，可进一步加剧钙化，导致组织损伤，但注射部位也可不出现渗液。碳酸氢盐或者某些药物（如两性霉素、泼尼松龙和磷酸钠）经过相同的静脉通道输注时也容易引起本病。

（二）临床表现

临床上主要表现为因强烈的炎症反应引起的组织肿胀，可伴或不伴液体外渗，偶有软组织坏死。钙化主要表现为丘疹、结节、环状斑块及沿着静脉分布的线性斑块。皮损质硬，多为棕色、黄色和白色。当有液体外渗时，皮损可变软，局部皮肤温度高，有波动感，如同脓肿。

（三）实验室检查

病变发生4～5 d后可出现影像学的变化，主要表现为：位于或接近注射部位的钙化性肿团块；沿着筋膜分布的弥漫性钙化灶；血管及血管周围的钙化灶。

（四）组织病理

病理见钙沉积在真皮乳头层，真皮深部无定形钙物质与退化的胶原混合在一起，可见淋巴细胞浸润。冯库萨染色可见动脉或静脉血管壁周围钙质沉积。

（五）诊断和鉴别诊断

临床上根据皮损较显著的特点、病理检查及影像学检查可做出诊断。本病需要与蜂窝织炎、骨髓炎、血肿、脓肿和皮下脂肪坏死相鉴别。

（六）治疗和预后

钙质可自发经表皮排出，从而缓解症状。有动物试验表明局部注射曲安奈德可减轻炎症并促进钙质吸收。

三、足跟钙化结节

内容提要：

- 足跟反复采血、护理时多次刺扎可引起本病。
- 皮损可逐渐变浅，形成丘疹，也可为钙化结节。
- 可自行消退，无须处理。

足跟部位反复采血，低体重儿和小于胎龄儿在足跟部进行护理治疗时多次扎刺后均可出现本病。皮损出现数月后，可逐渐变得表浅，同粟丘疹样。钙化的丘疹常常在 1 年半到两年半时间内自行消退。一般无自觉症状，不影响以后的行走。

四、屏障功能和局部外用药的使用

内容提要：

- 新生儿局部用药后极易吸收，应注意使用系统吸收后不产生毒性作用的药物。
- 注意远离容易经皮吸收的有毒物质。
- 使用加湿器等减少热能的损耗。

（一）屏障功能形成和日常护理

皮肤角质层在皮肤的屏障功能中发挥着重要的作用。角质层是由角质形成细胞组成的，一般在孕 24 周形成，到足月分娩时候仍不能充分角化。即便如此，足月的新生儿经皮水分丢失与药物吸收同年龄较大的儿童相似。

胎龄 36 周的新生儿皮肤屏障功能同足月产新生儿，但胎龄小于 34 周时，皮肤屏障功能需进一步发育以接近正常水平。此外，皮肤存在损伤、炎症及充血时功能发育会受到影响。败血症、酸中毒和缺血的危重患儿屏障功能遭受严重的破坏。减少监护仪、黏合剂和清洁剂对皮肤屏障功能的损伤。适当使用凡士林或其他不含香精的润肤剂可降低早产儿的不显性失水。棉毯和加湿器的使用有助于减少热能的损耗。

（二）与屏障功能相关的有毒物质吸收

体表面积与体积比增大时，经皮吸收可增加。有毒物质同样容易被吸收，含有苯胺染料的尿布会引起早产儿和屏障受损的新生儿产生高铁血红蛋白血症，甚至引起死亡。局部糖皮质激素的使用可能导致系统吸收引起皮质肾上腺功能抑制。新生儿尤其早产儿反复暴露在含有六氯酚的沐浴产品中可导致出现空泡性脑病。会阴分娩前局部应用聚维酮碘或分娩后脐带消毒会导致新生儿血浆碘含量增高，引起甲状腺功能异常。其他物质，包括异丙醇、乙醇和甲醇、氯己定等均容易被吸收而产生毒性反应。

（三）局部药物的应用

应用局部药物是要确保系统吸收后不会产生毒性作用，含有防腐剂的药物避免大面积应用，特别是胎龄小于30周出生后1周的新生儿。

五、婴儿重症监护室的并发症

内容提要：

- 常见的有手术瘢痕、动脉导管相关并发症、化学和热烧伤。
- 尽量沿着皮纹切除，出现瘢痕时应按摩以促进消退。动脉导管插管应当严密监测，出现症状时及时处理。
- 输注高浓度液体、使用有黏合剂的辅料及温箱治疗时防止化学和热烧伤发生。

瘢痕和烧伤是新生儿重症监护室较为常见的并发症，因此，需要细心的护理，以最大降度降低功能障碍和美观问题的发生。

（一）手术瘢痕

锁骨下及沿颈静脉走向的伤口一般较少出现瘢痕。偶尔会出现比较明显的瘢痕，但一般在 2 年内可逐渐消退。伤口的缝线拆除后会留下压痕。目前已经很少用胸管插管，因乳腺组织较为敏感，插管后的瘢痕和创伤会影响以后的修复，因此，可以选择沿乳腺边缘插管减少上述并发症的发生。新生儿皮肤薄嫩，瘢痕和压痕通过轻柔的按摩可能会消退，并减少粘连。

（二）动脉导管相关并发症

除了一般插管引起局部瘢痕和压痕等并发症外，动脉插管可以引起严重的全身症状，以及近端或者远隔部位广发的皮肤损害。生殖器和臀部广泛的缺血坏死、溃疡形成是脐动脉痉挛和血栓栓塞常见的并发症，形成溃疡后多需要外科手术治疗。桡动脉导管较少引起缺血和坏死，但可能出现两侧手掌大小不一等细微的变化。

（三）化学和热烧伤

静脉注射液体外渗可引起局部炎症和坏

死。高渗液，如葡萄糖和钙剂可以导致皮肤全层剥脱和痉挛，恢复期可到数周或数月之久，部分患儿特别是关节部位出现并发症，需要通过物理治疗、外科手术等才能恢复。

去除辅料上的黏合剂、器官和鼻气插管、监护仪等可引起广泛的损伤。极少会出现全层剥脱，常见有炎症后的色素减退和色素沉着。多数患儿 1 年内可消退，在部分肤色偏黑的患儿中，恢复的时间需要更长。应用碘伏、洗涤剂和部分溶剂等外用药后可产生严重的刺激反应，特别容易出现在新生儿及皮肤有损伤的患儿当中，应当引起注意。

使用加热的水床、辐射保温、经皮氧监测器等各种加热操作及进行空气加湿时可以引起新生儿热损伤。早产儿容易出现寒冷损伤，常常需要物理保温。在使用仪器时要严密监测以防热烧伤的出现。

（李雪梅　陈嵘祎　张锡宝　史建强）

第五章　儿童病毒性皮肤病

第一节　单纯疱疹

内容提要：

- 由单纯疱疹病毒引起的皮肤、黏膜感染。
- 分为初发型和原发型，儿童以初发型多见。

单纯疱疹（herpes simplex）是单纯疱疹病毒引起的皮肤、黏膜感染。人是人类单纯疱疹病毒唯一自然宿主，属于 DNA 病毒，分为 1 型和 2 型。

（一）流行病学

单纯疱疹在儿童中少见。成年人中有 70%～90%感染过 1 型单纯疱疹病毒(HSV-1)。原发性 2 型单纯疱疹病毒（HSV-2）主要发生于 5 岁以内的幼儿，多为亚临床感染，少数出现疼痛性疱疹性龈口炎，6 个月以内则较少发病。HSV-1 主要经呼吸道、消化道或受损的皮肤和黏膜传播。HSV-2 感染大多发生在青春期后，主要为性接触传播，新生儿可经产道感染。

（二）发病机制

单纯疱疹病毒（HSV）经过口腔、呼吸道、生殖器及皮肤破损处侵入体内，潜伏于人体正常黏膜、血液、唾液、神经组织及多数器官内。当某些诱发因素如发热、受凉、日晒、情绪激动、胃肠功能紊乱、药物过敏、过度疲劳、机械性刺激等均促成本病发生后，可经血行或神经通路播散。

（三）临床表现

单纯疱疹分为初发型和复发型，儿童以初发型多见。潜伏期为 2～12 d，平均 6 d。

1. 初发型

（1）疱疹性龈口炎（herpetic gingivostomatitis）：多由 HSV-1 引起，为儿童常见类型，以 5 岁以内儿童多见。本病好发于口腔、牙龈、舌、硬腭及咽等部位。临床特征为迅速发生群集性小水疱，水疱易破溃成表浅溃疡或糜烂，上覆淡黄色或白色假膜，齿龈红肿易出血。局部疼痛较明显，可伴有发热、咽痛及局部淋巴结肿痛。病程通常为 7～14 d。

（2）手部单纯疱疹：又称为疱疹性瘭疽（herpetic whitlow）。病毒大多为 HSV-1，大约 20%病例发生在 10 岁以下儿童。临床特征为深在性疼痛性水疱或小脓疱。儿童感染通常与疱疹性龈口炎有关，且源于吸吮手指或单个拇指，可累及多个手指。持续 10～14 d，很少伴发全身或严重的局部症状。

（3）新生儿疱疹（neonatal herpes simplex）：由 HSV-2 引起约达 67%，常经产道感染；约 33%为 HSV-1 所致，一般在产后接触口唇疱疹患者（图 5-1）后感染。出生 5～7 d 可发病，有的出生时即有体征。临床上可表现为皮肤、口腔及眼结膜出现小水疱、糜烂，部分严重者可伴有发热、呼吸困难、黄疸、进行性肝脾大、中枢神经系统症状（意识障碍）等。可相继发生重症脑炎，并在产后 48～96 h 内死亡，病死率为 15%～50%。

（4）疱疹性湿疹（eczema herpeticum）：又称为 Kaposi 水痘样疹（Kaposi varicelliform eruption）。HSV-1 和 HSV-2 均可引起。常发生于患有湿疹、特应性皮炎、烫伤及其他表皮屏障破坏情况的婴幼儿或儿童。以躯干上部、头颈部多见。表现为原皮损处突然发生的簇集性脐窝状水疱或脓疱，可达数百个。严重者可伴有高热、疲乏等全身症状。

（5）疱疹性角膜结膜炎（herpetic keratoconjunctivitis）：多由 HSV-1 引起，有 8%～10%感染患儿有角膜受累。表现为点状、边缘性角膜炎或树枝状角膜溃疡，眼睑可出现水疱，耳前淋巴结肿大压痛。严重感染可致瘢痕，损害视力，常复发。

2. 复发型　部分患儿原发性感染消退后，HSV 可持续潜伏在神经节内，在一些因素诱发下导致其再激活，包括日晒（UVB）、发热、创伤，好发于口周（唇）、鼻周、眼部、面颊部及手指。主要为疱疹性唇炎（图 5-1），20%

既往感染 HSV 的患儿可反复出现唇部感染。主要表现为发作早期局部常出现灼热，随后出现红斑、簇集性小水疱，数天后水疱破裂形成糜烂、结痂愈合。病程为 1～2 周，平均 8 d。前驱期疼痛见于 85%患儿。外阴复发性单纯疱疹通常称为生殖器疱疹，儿童少见。

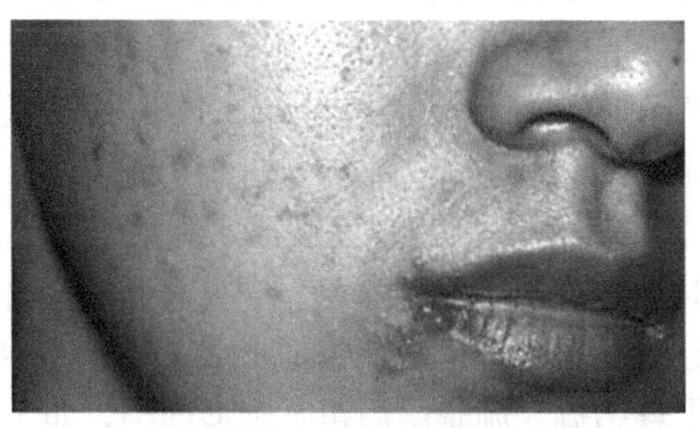

图 5-1 疱疹性唇炎

（四）实验室检查

（1）病毒分离：为此病诊断的“金标准”，敏感性和特异性均高。

（2）涂片法：直接采集病变标本在光镜下检查。通常取新鲜水疱底部的疱液做涂片，采用吉姆萨染色或巴氏染色。一般可见许多棘刺松解，一个或数个核的气球样细胞及嗜伊红性核内包涵体。此方法操作简单便利，但敏感性及特异性都不高，不能排除其他病毒感染。

（3）电镜法：直接使用电镜对标本中的病毒颗粒进行形态学观察，可以看到病毒颗粒的存在。

（4）血清抗体检查：目前通常采用酶联免疫吸附试验（ELISA），可以发现病毒特异性抗体 IgG，如发现 IgM 更有诊断价值。

（5）聚合酶链式反应（PCR）：是基于 DNA 的复制原理在体外扩增 HSV DNA 而实现的。有常规 PCR、实时荧光 PCR 技术、巢式 PCR 和多重 PCR 技术等，可检测 HSV 的特异性 DNA 片段。

（6）病理检查：表皮细胞可见气球样变性、网状变性和（或）凝固性坏死，表皮细胞可见棘刺松解，真皮有轻重不等的炎性细胞浸润，重者可见血管炎改变。

（五）诊断

根据其临床特点，如簇集性水疱，好侵犯皮肤与黏膜交界处及易复发等，可做出诊断。

（六）鉴别诊断

（1）疱疹性龈口炎：需与阿弗他口腔溃疡、多形红斑、疱疹性咽峡炎鉴别。阿弗他口腔溃疡为浅表、不规则，凹凸不平、口腔黏膜上复发性溃疡。多形红斑除口腔黏膜损害外，皮肤有对称性虹膜样或靶样红斑。疱疹性咽峡炎的溃疡局限于扁桃体前柱，可分离出柯萨奇病毒 A。

（2）手部单纯疱疹：要与蜂窝织炎、念珠菌性甲沟炎相鉴别。从水疱底部取样进行吉姆萨染色，检测出 HSV。念珠菌性甲沟炎无疼痛。

（3）新生儿疱疹：与其他先天性感染（风疹、先天梅毒、CMV 等）和新生儿细菌性脓毒血症鉴别。其他先天性感染都不表现有水疱样皮损。新生儿细菌性脓毒血症可出现孤立的水疱或脓疱，革兰染色或细菌培养可鉴别。

（4）复发型单纯疱疹：颜面、鼻周、唇部疱疹需与脓疱疮、带状疱疹等鉴别。

（七）治疗

（1）系统用药：原发性感染：阿昔洛韦，20～40 mg/（kg · d），疗程 7～10 d；频繁复发患儿：80 mg/（kg · d），分 3 次，连用 6 个月；新生儿单纯疱疹及 Kaposi 水痘样疹：静脉注射阿昔洛韦 5～10 mg/kg，每小时 1 次，连用 5～7 d，同时注意退热，维持水、电解质平衡。

（2）外用药治疗：可选用 3%阿昔洛韦软膏、1%喷昔洛韦乳膏或炉甘石洗剂；疱疹性龈口炎用 1∶1 000 苯扎溴铵溶液含漱或金银花、连翘煎水含漱；继发感染时可用莫匹罗星软膏；疱疹性角膜炎，可外用阿昔洛韦滴眼液、曲氟尿苷眼膏。

（八）预后

新生儿疱疹局部损害很少致命，而脑部或播散性感染病死率为 15%～50%，通过治疗，10%的局部感染的新生儿将遗留长期的后遗症，50%以上的中枢神经系统患儿或播散性新生儿疱疹会留下神经系统残疾；疱疹性角膜结膜炎可遗留瘢痕并损害视力。其他类型预后较好。

（九）预防

告知患儿及家长本病具有传染性，要进行适当的隔离。对于在妊娠时伴有生殖器疱疹的妇女，推荐选用剖宫产术，以减少新生儿感染HSV的风险。有报道于妊娠36周到分娩时，应用阿昔洛韦进行慢性抑制疗法，可减少病情暴发，以避免做剖宫产术。避免诱发因素如日晒、劳累、创伤等。对于原有特应性皮炎或湿疹的患儿应避免接触HSV感染者。

第二节 水 痘

内容提要：

- 由水痘-带状疱疹病毒引起的原发感染。
- 冬春季多见，同一时间段均可见斑疹、丘疹、水疱及结痂。可出现严重类型及并发症。

水痘（varicella）是由水痘-带状疱疹病毒（varicella-herpes zoster virus，VZV）引起的原发感染。其具有高度传染性。

（一）流行病学

我国水痘的发病有明显的季节性，以冬春季为最多，美国和日本等国研究也发现类似情况。大多发生于2～10岁儿童，占90%以上，在热带地区则倾向于发生在十几岁的青少年。VZV患者是本病唯一传染源，主要通过空气飞沫经呼吸道传播，亦可通过直接接触破裂的水疱而感染。在发疹前1～2 d到发疹后5～6 d内具有高度传染性。人对VZV普遍易感，但病后可获持久免疫，一般不会发生再次感染。

（二）发病机制

VZV经感染结膜与上呼吸道黏膜进入人体后，在局部淋巴组织中增殖，2～3 d后进入血液，形成病毒血症，然后在肝、脾及其他器官增殖，10～14 d后病毒又大量进入血液，即形成第2次病毒血症，并向全身扩散，引起各器官病变。临床上，水痘皮疹的分批出现与病毒间歇性播散有关。发病后2～5 d特异性抗体出现，病毒血症逐渐消失，症状随之好转。免疫功能正常者，可有轻微的心脏受累，表现为AST升高等。免疫缺陷者，可出现播散性水痘，病变可波及多个脏器，如呼吸道、消化道、肝、脾、胰、心脏及肾等，受累器官可出现局灶性坏死、炎细胞浸润。

（三）临床表现

水痘潜伏期为10～21 d（一般为14～16 d）。起病急，儿童前驱期可无症状或症状轻微，如低热、咽痛。前驱症状持续1～2 d后出现皮疹，首先发生在躯干（图5-2），逐渐延及面部和四肢，呈向心性分布，以头面、躯干为多，手掌及足底少见。皮疹初起为红色斑疹，24～48 h内迅速发展成水肿性丘疹，数小时后即变成泪滴状水疱，中央有脐凹，周围有红晕。后水疱疱液变混浊形成脓疱，2～4 d后干燥结痂。痂脱落后留下圆形凹陷，如无感染，一般不会留下瘢痕。在发病2～5 d内可出现成批新皮疹，因此在发疹阶段的任一时间段均可见斑疹、丘疹、水疱及结痂。水痘有自限性，10 d左右可自愈。

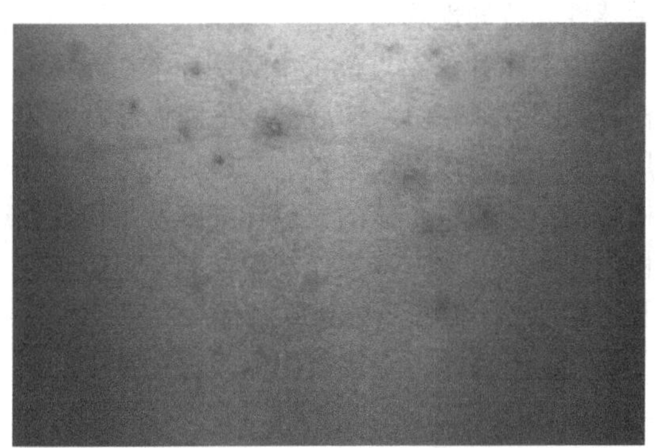

图5-2 水痘

（四）严重类型

免疫功能低下或使用免疫抑制者可出现严重类型的水痘，主要有以下几种。

（1）大疱型水痘：较少见，通常见于2岁以下的儿童，为成批发生的2～7 cm大小的大疱，由单个水疱融合而成，大疱常发生在胸、腹、背和额部，可见各期表现，大疱疱膜破裂后，形成糜烂面，很快痊愈，愈后不留瘢痕。其发生可能与金黄色葡萄球菌或溶血性链球菌感染有关。

（2）出血性水痘：罕见，好发于营养不良和恶性淋巴瘤、白血病等使用免疫抑制剂及糖皮质激素的患儿。病情严重，起病急，高热，全身症状严重，全身有泛发性出血性水疱，还可见皮下、黏膜瘀点、瘀斑及出血性坏死，可伴有消化道和泌尿道出血。

（五）并发症

水痘的并发症不多见，主要表现为皮肤、黏膜的继发感染，以下为一些少见的并发症。

（1）继发细菌感染：为儿童最常见的并发症。感染的细菌通常为金黄色葡萄球菌和溶血性链球菌。可引起皮肤化脓性感染、蜂窝织炎，少数情况可并发骨髓炎、其他深部感染或败血症等，也可产生水痘性皮肤坏疽。

（2）水痘性肺炎：正常儿童并发肺炎不常见，以成人、年长儿、新生儿及免疫功能障碍者多见。轻者只有轻度咳嗽，重者可有咳嗽、高热、恶寒、呼吸困难、咯血和胸痛。胸部听诊可闻及啰音和哮鸣音。X线检查可见两肺野弥漫性大小不等的结节性阴影，以肺门及肺底较多。肺炎可能由细菌或水痘病毒引起，但不易鉴别。

（3）水痘性脑炎：发生率为1/1 000，儿童比成人多见，80%患儿可能完全恢复。常发生在出疹后的3～8 d。临床症状与其他病毒性脑炎相似，表现为头痛、呕吐、感觉异常，脑膜刺激征阳性，但以小脑功能障碍为其特征。病死率为 5%～25%，生存者可遗留偏瘫、共济失调、语言障碍及精神异常等后遗症。

（4）Reye综合征：是一种肝炎和急性脑病的综合征。主要发生在儿童，表现为发热、头痛、呕吐、感觉障碍、轻度至中度的肝大、转氨酶升高等。病死率高达15%～50%。有研究表明，该综合征的发生与用阿司匹林治疗水痘的症状有关。

（5）其他并发症：水痘心肌炎、水痘肾炎、肾上腺皮质出血等。

（六）实验室检查

（1）血常规：白细胞正常或升高。

（2）水疱刮片检查：可见有单核或多核气球状细胞。

（3）血清学检查：用ELISA法检测，血清抗体滴度呈4倍上升表明近期感染。

（4）PCR检测：检测A ZV的DNA。

（七）诊断

发病前有水痘或带状疱疹接触史，发热、皮肤成批出现的红色斑疹、丘疹、水疱、结痂，且这些皮疹同时存在，呈向心性分布，可做出诊断。一些不典型的水痘，做A ZV抗原检测、PCR检查，也可快速做出诊断，特别适用于水痘性脑膜脑炎。

（八）鉴别诊断

儿童典型的水痘很少与其他疾病混淆。需要鉴别的疾病如下。

（1）手足口病：水疱局限于肢端及口腔。

（2）丘疹性荨麻疹：为虫咬所致的过敏反应，有虫咬史，表现为坚实的水肿性红色丘疹，中心可有丘疱疹或水疱，无结痂，剧痒，易复发。

（3）脓疱病：儿童常见的细菌感染性皮肤病，好发于面部及四肢暴露部位。初起为水疱、继而成脓疱，结痂，有黄色分泌物。

（4）其他需要鉴别的疾病：急性苔藓样糠疹、立克次体痘、疱疹样皮炎及单纯疱疹等。

（九）治疗

治疗原则为对症治疗、抗病毒、预防并发症和加强护理。

（1）对症治疗和护理：水痘急性期卧床休息，给予易消化的食物和充足水分，高热患儿给予退热剂，但应避免使用阿司匹林、对乙酰氨基酚，或其他水杨酸盐类解热药。有瘙痒者可给予抗组胺药，局部给予炉甘石洗剂。将患儿指甲剪短，避免搔抓。水疱破裂可涂甲紫溶液，有继发感染时，可外涂新霉素软膏、莫匹罗星软膏。

（2）抗病毒：阿昔洛韦，20 mg/kg，每天4次，连用5 d；更昔洛韦，5～10 mg/（kg · d），分两次静脉滴注，疗程3～5 d，重症患儿可延长至10～14 d。重症患儿同时可给予丙种球蛋白静脉注射或使用干扰素治疗。

（3）并发症治疗：并发脓疱病、蜂窝织炎或淋巴结炎等病时，则全身选用敏感抗生素；水痘性肺炎，主要对症治疗和支持治疗，可全身使用抗生素，以控制其继发感染。水痘性脑炎如出现脑水肿时应给予脱水治疗。Reye 综合征主要针对急性肝衰竭的治疗。水痘性角膜炎可用 0.1%阿昔洛韦滴眼液滴眼。

（十）预后

无并发症或处理好并发症的患儿，预后一般良好。免疫功能低下或缺陷者、使用了水杨酸类药或糖皮质激素的患儿预后差。产妇生产前 4 d 到产后 2 d 发生水痘，因胎儿未能从母体中获得抗体，新生儿有发生严重水痘的危险，如不予治疗，病死率高达 30%。

（十一）预防

水痘患儿的管理：患儿应在家中隔离至所有皮肤损害结痂，通常为水痘皮疹出齐后 5～6 d。避免与老人、新生儿、孕妇、免疫缺陷儿童接触。患儿的居室或病室应通风换气，衣被和用具进行消毒处理。

易感儿童的管理，内容如下。

（1）接触水痘前预防，可进行水痘减毒疫苗接种，分 2 次进行，间隔 3 个月。

（2）接触水痘后预防，对接触水痘患者后的易感儿童留检 3 周，对体弱者和新生儿，可在接触后 10 d 内注射带状疱疹特异性免疫球蛋白（VZIG）[VZIG 还可用于免疫功能缺陷、使用免疫抑制剂者（如器官移植、3 个月内口服糖皮质激素＞14 d 且没发生过水痘）、易感孕妇]。有学者建议，接触水痘后 9 d 内给予阿昔洛韦 1 周。

第三节 带状疱疹

内容提要：

- 由水痘-带状疱病毒感染引起。
- 儿童少见，在红斑的基础上出现簇集性丘疹、丘疱疹和水疱，沿神经呈带状分布，可有神经痛。

带状疱疹（herpes zoster）是由水痘-带状疱病毒（AZV）感染引起的病毒性皮肤病。

（一）流行病学

带状疱疹主要发生于免疫功能或机体抵抗力下降的中青年人和老人，发生于儿童比较少见，但近年小儿带状疱疹发病率有上升趋势，发病以冬春季为多。男女患儿的发病率无显著差别。诱发因素有上呼吸道感染、过劳、某些传染病恶性肿瘤、艾滋病及使用某些药物（如免疫抑制剂及肾上腺皮质激素等）等，其中以上呼吸道感染最为多见。新生儿带状疱疹大都发生在妊娠期母体感染水痘者。

（二）发病机制

AZV 原发感染后，可表现为水痘或隐性感染。病毒进入感觉神经末梢，后沿感觉神经上行，在一个或多个脊髓后根神经节与三叉神经节中形成潜伏感染，某些诱发因素可使潜伏的病毒再次活动，生长繁殖，使受侵犯的神经节发炎或坏死，产生神经痛。同时，再活动的病毒可从一个或数个邻接的神经节沿着相应的感觉神经纤维传到皮肤，在局部细胞内增殖，引起复发感染，即在皮肤上产生带状疱疹所特有的节段性水疱。偶尔病毒传播到脊髓前角细胞及运动神经根，可引起肌无力或相应部位的皮肤发生麻痹。

（三）临床表现

出疹前可无全身症状或轻度全身症状，如低热、食欲缺乏、乏力等。发疹前皮肤可有轻度痒感、刺痛、烧灼感甚至深部疼痛。皮损初起为红斑（图 5-3），以后在红斑的基础上出现簇集性粟粒至绿豆大小的丘疹、丘疱疹，迅速变成水疱，疱液透明澄清，疱壁紧张发亮，成簇疱疹之间有正常皮肤。疱疹出现后，神经痛症状加剧，2～3 周疱疹逐渐吸收并干燥结痂。皮损通常沿一侧周围神经分布，排列成带状，一般不超过身体的中线。皮疹分布的区域主要为胸部（70%）、腰骶部（20%）及头部（10%）。顿挫型、大疱型、出血型、坏疽型及泛发型带状疱疹儿童少见。神经痛是本病的特征之一，可在出疹前或随着皮疹出现，主要见于成年人，大部分患儿疼痛轻微，或无疼痛症状。

由于病毒侵犯后根神经节的部位、程度，以及运动根及前角细胞发生炎症变化范围不同，可能出现一些特殊类型。

（1）三叉神经带状疱疹：可侵犯三叉神经

眼支、上颌支和下颌支。儿童眼部的带状疱疹相关的神经痛比其他部位程度要严重，可发生角结膜炎、结膜炎，巩膜炎、虹膜睫状体炎、上睑下垂等，甚至可引起失明。

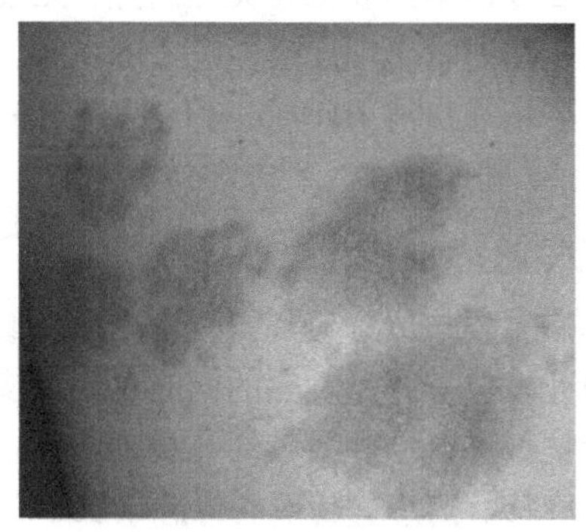

图 5-3 带状疱疹

（2）Ramsay-Hunt 综合征：是由于病毒侵犯面神经及听神经所致局部炎性水肿，压迫神经所致。当膝状神经节受累，影响面神经的运动和感觉纤维时，可产生面瘫、耳痛及外耳道疱疹三联征，称为 Ramsay-Hunt 综合征。

（3）播散性带状疱疹：受累的皮节外有 20 个以上的皮损就可以定义为播散性带状疱疹，远离成簇皮损的水疱或大疱类似水痘，常不成簇，水疱呈脐窝状。本病见于免疫缺陷患儿，出现皮肤感染后 1～5 d 可发生，会有内脏受累，主要由脊髓后根神经节侵入交感神经及副交感神经的内脏纤维所致。

（四）实验室检查

（1）血常规：白细胞大多降低，淋巴细胞升高。

（2）水疱刮片检查：可见有单核或多核气球状细胞。

（五）诊断

根据成簇水疱，沿神经分布，排列成带状，单侧不过中线，有神经痛等症状，不难诊断。

（六）鉴别诊断

当疱疹尚未出现之前或表现为顿挫型时，如果有神经痛，需与其他内、外科疾病鉴别，如急腹疹（阑尾炎）、胸膜炎、心肌炎等。发病早期表现为红斑及丘疱疹时，需与单纯疱疹、接触性皮炎、虫咬皮炎等鉴别。特殊类型或发生并发症的带状疱疹诊断有困难时，可检测血清中 AZV 抗体和水疱中 AZV 抗原，或 PCR 检测 AZV DNA。

（七）治疗

本病有自限性，治疗以抗病毒、消炎止痛、缩短病程、防止并发症和后遗神经痛为原则。

（1）抗病毒治疗：阿昔洛韦，20～40 mg/(kg·d)，疗程 7～10 d。

（2）止痛：儿童带状疱疹疼痛通常较轻，若有疼痛加重可服用镇静止痛药。

（3）外用药：以干燥、消炎为主。疱液未破时可用炉甘石洗剂、阿昔洛韦乳膏；若疱已破溃则需用 3%硼酸溶液、0.5%新霉素软膏或 2%莫匹罗星软膏；眼部带状疱疹可用 0.1%～0.5%阿昔洛韦溶液滴眼，必要时请眼科医生协同处理。

（4）物理治疗：可用频谱治疗仪、红外线等局部照射，促进水疱干涸、结痂，缓解疼痛。

（5）护理：注意患儿皮肤清洁，修剪指甲，防止因痒抓破水疱；隔离患儿至疱疹结痂为止。

（八）预后

儿童带状疱疹的病程较短，预后良好，发生带状疱疹后遗神经痛少见。

（九）预防

避免应用砷、锑等重金属药物等诱发因素，防止外伤、过劳、各种感染。对于有免疫缺陷或机体抵抗力弱的儿童除提高自身细胞免疫外，尽量避免与带状疱疹或水痘患者接触。

第四节 幼儿急疹

内容提要：

- 人类疱疹病毒 6 型、7 型（HHV-6、HHV-7）感染引起。
- 发生于婴儿、幼儿，高热持续 3～5d 后突然降至正常后出现玫瑰红色的斑丘疹。

幼儿急疹（exanthem subitum）又称为婴儿玫瑰糠疹，为人类疱疹病毒 6 型、7 型（HHV-6、HHV-7）感染引起，主要发生于婴儿、幼儿。

临床特征为高热 3~4 d 后，体温突降，同时皮肤出现红色斑丘疹。

（一）流行病学

本病一年四季均可发生，以冬春季节多见。在婴幼儿中多发，主要发生于 6～18 个月的小儿，男女间发病率无明显差别。病例大多数是散发，偶有在托儿所小流行。

（二）发病机制

本病病毒经呼吸道黏膜感染进入血液，在局部上皮细胞和淋巴组织中增殖，进入血液，形成病毒血症，然后在全身单核-吞噬细胞系统中再次增殖，形成第二次病毒血症，在第一次病毒血症末期，出现高热、呼吸道和消化道症状，并产生特异性抗体。

（三）临床表现

本病潜伏期为 10～15 d。起病急、突然高热，体温可达 39～40℃或 40℃以上，持续不退或有波动。伴有食欲不振、偶见乏力、惊厥、血尿、眶周水肿。颈后或枕骨下淋巴结肿大。高热持续 3～5 d 后突然降至正常，热退时或热退后数小时至 1～2 d 出现皮疹。皮疹为斑丘疹，玫瑰红色，周围绕有红晕，直径为 2～5 mm，疏散分布，部分皮疹可以融合成片，类似风疹或麻疹（图 5-4）。皮疹主要分布于躯干、臀部，头面部、颈部也可见，四肢远端皮疹较少。

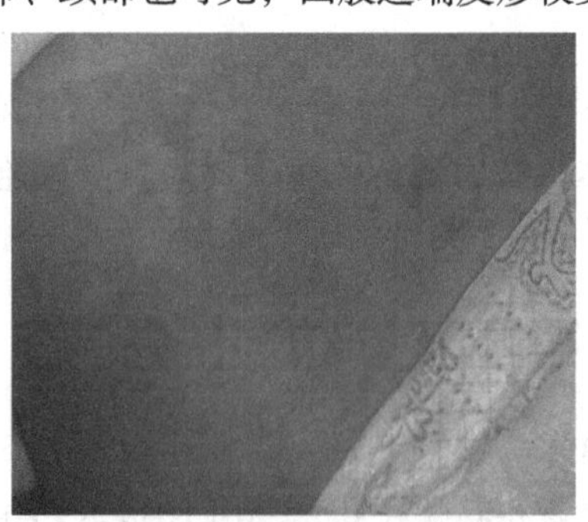

图 5-4 婴儿玫瑰糠疹

（四）实验室检查

（1）血常规：白细胞总数正常或降低，以淋巴细胞为主。

（2）血清学：血清 HHV-6 抗体升高。

（3）脑脊液：患儿有高热惊厥时，需要腰椎穿刺进行脑脊液检查，主要与脑膜炎或脑炎鉴别，大多正常，偶有蛋白轻度升高。

（五）诊断

若 2 岁以下的婴幼儿突然高热，无其他系统症状，热退时出现皮疹，应考虑本病。确定诊断主要依靠血清 HHV-6 或 HHV-7 抗体检测或 PCR 检测 HHV DNA。

（六）鉴别诊断

本病主要与风疹鉴别，两者皮疹相似，但风疹患儿发热不高，发热的同时可出现皮疹，耳后及枕部淋巴结肿大较幼儿急疹明显。本病还需与麻疹、药疹、肠道病毒感染及不典型的川崎病进行鉴别。

（七）治疗

1. 对症治疗 本病具有自限性。轻型患儿可卧床休息，补充适量水分和营养，加强护理，给予易消化的食物。高热患儿可给予物理降温，口服布洛芬退热糖浆或滴剂，伴惊厥或烦躁不安患儿，可给予安定等镇静药。

2. 抗病毒治疗 对于严重病例或免疫缺陷的婴儿，可给予更昔洛韦、膦甲酸钠治疗。

3. 中成药治疗 板蓝根冲剂，银黄口服液。

（八）预后

本病预后良好，患儿均能顺利康复，很少复发。

（九）预防

尚无有效措施预防本病。冬春季节，尽量不要带婴幼儿去人群密集的公共场所。将患儿及时隔离到出疹 3～5 d 后，与本病有密切接触的婴幼儿要观察 7～10 d。

第五节 风 疹

内容提要：

- 风疹病毒感染引起的传染病。
- 多发于冬春季节，通过空气、飞沫传播，表现为发热、全身皮疹及淋巴结肿大。

风疹（rubella）是由风疹病毒感染引起的传染病。临床特点是发热、全身皮疹及淋巴结肿大。妊娠早期感染风疹病毒可引起胎儿发育迟缓和畸形。

（一）流行病学

本病多发于冬春季节，以 5～9 岁儿童易感，在幼儿园、学校可造成流行。患者是唯一传染源，可通过空气、飞沫传播，患儿鼻咽部和尿液中有大量病毒，出疹前后传染性最强。流行病学调查发现，隐性感染率很高，因无皮疹和临床症状，常被忽视。

（二）发病机制

风疹病毒侵犯上呼吸道黏膜，引起上呼吸道炎症，继续侵入耳后、枕部和颈部淋巴结，并发展为病毒血症，表现为发热、皮疹、淋巴结肿大等临床症状，妊娠早期感染风疹病毒，可经胎盘感染给胎儿，影响胎儿的生长发育，可致胎儿宫内发育迟缓和畸形。

（三）临床表现

潜伏期为 14～21 d。先出现发热（一般不超过 39℃）、咳嗽、流涕及纳差等症状，有时可有呕吐、腹泻、咽痛和头痛症状。小儿患病后的症状一般较年长儿童和成年人轻。全身浅表淋巴结肿大可有触痛，以耳后、枕部及颈后淋巴结肿大最明显。

发热后 1～2 d 先在软腭、颊黏膜或悬雍垂等处出现暗红色斑或瘀点，同时面部出现淡粉红色斑疹、斑丘疹或丘疹，然后蔓延至躯干和四肢近端，部分皮疹可融合类似麻疹，躯干皮疹密集（背部尤甚，如图 5-5），融合成片，又类似猩红热。出疹第 2 日面部皮疹消退，第 3、4 日躯干、四肢皮疹依次消退。一般无色素沉着及皮肤脱屑，严重病例可有糠秕样脱屑。皮疹消退时体温下降，上呼吸道症状缓解，肿大的淋巴结逐渐恢复正常。

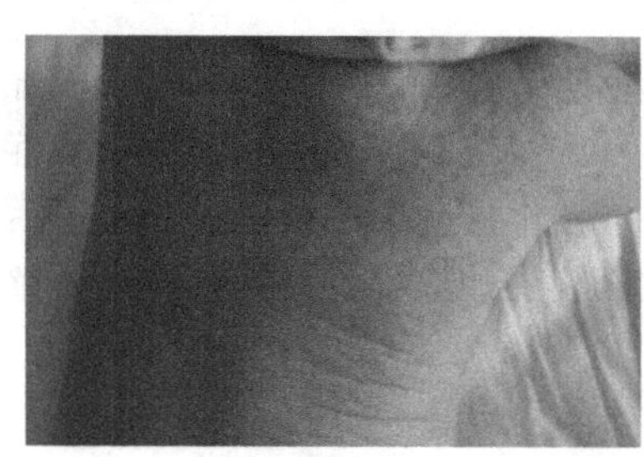

图 5-5　风疹

（四）并发症

风疹本身症状并不严重，但其并发症比风疹要严重得多。风疹可并发心肌炎、关节炎（较大儿童及成年人）、肾炎、肝炎、支气管炎，肺炎、脑炎等。孕妇在 4 个月内患风疹，可引起流产、死产、早产、胎儿畸形及先天性血小板减少症等。

（五）实验室检查

1. 血常规　白细胞总数正常或减少，淋巴细胞增多，可见异形淋巴细胞和浆细胞。

2. 血清学检查　可检测出风疹病毒特异性抗体 IgG 和 IgM。

（六）诊断

根据多发于儿童、流行于冬春季，前驱期短、上呼吸道症状轻、低热，淡红色斑疹、斑丘疹，并依次出现在面部、躯干和四肢，1～2 d 内消退，不留痕迹，耳后及枕后淋巴结肿大等临床特点，实验室特异性抗体 IgM 阳性等，可做出诊断。

（七）鉴别诊断

（1）麻疹：有流涕、咳嗽、结膜充血畏光，发热热度高、呼吸道症状重，皮疹常于发热 4～5 d 后出现，皮疹先从耳后发际开始，逐渐蔓延至躯干、四肢和掌跖，整个发疹期全身症状重。

（2）猩红热：畏痛明显、咽部充血或有脓性分泌物，舌质红，可有典型的“杨梅舌”、“口周苍白圈”，皮疹为微小的红色斑点，退疹后皮肤有脱屑。外周血白细胞数升高。

（八）治疗

目前尚无针对风疹的特别治疗方法。隔离患儿至皮疹消退后 5 d。多饮水，卧床休息，食易消化食物。给予抗病毒药，如利巴韦林、干扰素等可减轻症状；有发热，给予退热药或退热措施；关节炎给予非甾体抗炎药。外用炉甘石洗剂。

（九）预后

儿童风疹的预后良好，并发脑炎及颅内出血可引起死亡。孕妇 4 个月内感染风疹病毒，可引起死胎、早产及各种先天畸形，预后不良。

（十）预防

本病主要接种风疹疫苗，对儿童和育龄妇女的保护意义重大。妊娠早期妇女应与风疹患儿隔离。对那些妊娠早期的可疑孕妇要进行检查以明确是否暴露或可能暴露于风疹病毒的感染。当孕妇暴露于风疹后，若检测出的 IgG 抗体为阳性，该孕妇可能已对风疹免疫，发生先天性感染的风险很小。若未检测出抗体，2～3 周后再次检测是阳性，则可认为已发生感染，需要终止妊娠。

第六节 麻　　疹

内容提要：

- 麻疹病毒感染引起的急性呼吸道传染病。
- 通过呼吸道及眼结膜传染，表现为发热、呼吸道症状及弥漫性斑丘疹。
- 典型麻疹和非典型麻疹。

麻疹（measles）是由麻疹病毒感染引起的急性呼吸道传染病。临床特点为发热、呼吸道症状及全身弥漫性斑丘疹。

（一）流行病学

麻疹患者是唯一的传染源。主要通过呼吸道及眼结膜传染。人群普遍易感，我国 5 岁以下儿童发病数最高，其中又以 6 个月至 2 岁幼儿多见，6 个月以内的婴儿因从母体获得的免疫力尚未消失而不易感染。病后 2 周，体内即产生循环抗体且有持久免疫力。麻疹全年均可发病，但以冬春季节为多。由于接种麻疹疫苗，麻疹自然感染率显著下降，但成人及婴幼儿的发病数增多，不典型麻疹较以前常见。

（二）发病机制

麻疹病毒侵入上呼吸道和眼结膜上皮细胞内进行复制繁殖，麻疹病毒易感的细胞表面表达 CD46 和 CD150 受体。通过局部组织病毒进入血液，病毒被单核-吞噬细胞系统吞噬，出现淋巴样细胞增生伴多核巨细胞的形成，引起病毒血症，毛细血管内病毒抗原的堆积导致前驱症状的出现。感染第 4 日出现的斑疹与细胞介导的抗病毒免疫反应有关。

（三）临床表现

1. 典型麻疹　潜伏期为 10～14 d，前驱期一般为 4 d，表现为发热、结膜充血、畏光、流泪、分泌物增多、咳嗽、流涕呈黏液脓性。可伴有全身不适、精神不佳、食欲不振、呕吐、腹泻等症状。下眼睑边缘可见一条明显充血性横线。发病 2～3 d，在颊黏膜（一般在第二磨牙对面）及下唇黏膜处可见蓝白色或紫色斑点，0.5～1.0 mm 大小，周围有红晕，这就是麻疹黏膜斑，初起 2～3 个，1～2 d 迅速增多，蔓延到整个颊黏膜及唇内侧，可相互融合成片，此斑在发疹后的第 2 日开始消退，是麻疹早期的特征。

发疹期，为起病的第 4 日开始出疹，持续 3～5 d，起疹顺序依次为耳后、发际、面部，然后迅速蔓延至颈部、上肢、躯干、下肢，最后可达掌跖部。皮疹在 2～3 d 内出全并遍及全身。皮疹初起为淡红色斑丘疹，散在性分布，直径为 2～5 mm，稍高出皮肤，随皮疹增多，颜色逐渐加深，并逐渐融合，但皮疹之间可见正常皮肤（图 5-6）。出疹时体温可达 40℃以上，中毒症状加重，可出现腹痛、腹泻、呕吐，肺部啰音，颈淋巴结和肝脾大。

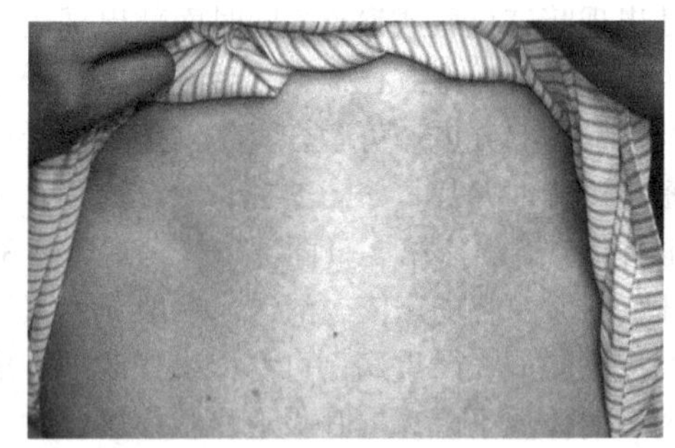

图 5-6　麻疹

恢复期，从发疹后的第 5～7 日开始，体温下降，1～2 d 降至正常，全身中毒症状减轻。皮疹按出疹顺序逐渐消退，消退后可出现糠秕样脱屑和棕褐色色素沉着斑。整个病程 2 周。

2. 非典型麻疹

（1）轻型麻疹：一般见于接触麻疹后注射

过免疫球蛋白或通过胎盘获得部分免疫的婴儿。临床特点：病情轻，病程短，低热，呼吸道症状轻，无麻疹黏膜斑或数量少，全身皮疹稀疏，有时甚至无皮疹。并发症少。

（2）无疹型麻疹：仅有全身症状，无皮疹和麻疹黏膜斑。只有根据前驱症状和血清麻疹抗体升高来诊断。

（3）重症麻疹：高热 40℃以上，全身中毒症状严重，可伴有惊厥、昏迷。皮疹可融合呈深紫色，常有黏膜出血，如呕血、尿血、鼻出血等。部分患儿可能皮疹少、颜色淡，可能为循环不良的表现，此型死亡率高。

（4）非典型麻疹综合征：接种麻疹疫苗若干年后，再感染自然麻疹病毒后所引起的临床表现，是一种超敏反应。表现为突然起病，持续高热（平均 16 d）、腹痛及肌肉痛，无咳嗽、流涕或结膜炎。可有心肌受累、血小板减少和弥散性血管内凝血（DIC）等现象。发病后 48～72 h 出疹，大多从手足心、腕踝、膝部及身体皱襞处，逐渐向面部及躯干蔓延，面部及躯干皮疹少，四肢及腋下皮疹密集，以往接种部位皮疹更明显。皮疹类型多样，如瘀点、疱疹、斑丘疹、红斑或风团，无麻疹黏膜斑。皮疹约在 2 周内消退。外周血白细胞总数减少，淋巴细胞增多及嗜酸粒细胞增加，血小板减少。

3. 并发症 儿童多见，尤其是营养不良及免疫缺陷的麻疹患儿更易并发。主要并发症有支气管肺炎、喉炎、中耳炎、脑炎、心功能不全及结核扩散，重症肺炎和脑炎是麻疹患儿主要死因。

（四）实验室检查

（1）血常规：白细胞总数减低，淋巴细胞相对增高。

（2）病毒分离：用荧光标记特异抗体查鼻咽部和尿沉渣剥脱细胞中的麻疹病毒抗原。也可用单克隆抗体通过间接免疫荧光法查鼻咽拭子中麻疹抗原，迅速且敏感性高。也可取初期患者鼻咽分泌物、痰和尿沉渣涂片，用瑞氏染色查多核巨细胞快速诊断，以出疹前 2 d 至出疹后 1 d 阳性率最高。

（3）血清学：用 ELISA 法测定血中特异性 IgM 和 IgG 抗体。

（五）诊断

（1）在出疹前 6～21 d 与麻疹患者有接触史，且未患过麻疹，亦未接种麻疹疫苗或已接种多年。

（2）发热（体温≥38℃），咳嗽，流涕、喷嚏等上呼吸道卡他症状，并有畏光、流泪、结膜炎症状。起病早期（一般于病程第 2、3 日）在口腔颊黏膜见到麻疹黏膜斑。

（3）起病 4 d 后，全身皮肤出现红色斑丘疹，皮疹自耳后、面部开始，自上而下向全身扩展，3～5 d 内波及全身，皮疹间皮肤正常，疹退热退，有色素沉着及皮肤脱屑。

（4）在 8 d 至 6 周内未接种过麻疹减毒活疫苗而在血清中可查到麻疹 IgM 抗体。恢复期患者血清中麻疹 IgG 抗体滴度比急性期有 4 倍或 4 倍以上升高，或急性期抗体阴性而恢复期抗体阳转。从鼻咽部标本或尿液中分离到麻疹病毒，或检测到麻疹病毒核酸。

（六）鉴别诊断

（1）风疹：前驱期短，全身症状和呼吸道症状轻，无麻疹黏膜斑，发热 1～2 d 后出疹，皮疹主要见于面部和躯干，1～2 d 消退，无色素沉着和脱屑，常有耳后、枕后及颈部淋巴结肿大。

（2）幼儿急疹：起病急性，全身症状轻，持续高热，热退后出现玫瑰色皮疹，躯干较多，四肢和面部皮疹少，1～2 d 皮疹消退。

（3）麻疹样药物疹：近期有用药史。皮疹多形、鲜红，瘙痒明显，无麻疹黏膜斑和呼吸道的卡他症状，停药后皮疹可逐渐消退。

（4）本病还要与过敏性紫癜、药物超敏综合征、脑膜炎球菌血症、洛基山斑疹热、埃可病毒及肠道病毒感染等相鉴别。

（七）治疗

目前尚无针对典型麻疹或非典型麻疹的特别治疗方法。主要进行对症治疗，加强护理，预防并发症。

（1）一般治疗：保持室内安静通风湿润，给予足够水分，易消化食物，对于体温 39.5 ℃

以下者不给予退热药物，嘱多饮水。

（2）对症治疗：体温高于 39.5 ℃者给予柴胡口服液；烦躁不安者可予镇静药如地西泮、水合氯醛等；咳嗽者可用镇咳药或雾化；出疹不透者可用中药透疹散或银翘散；合并感染者予以抗生素治疗；中毒症状重者，予以静脉注射免疫球蛋白 400 mg/（kg · d），连用 3 d，或干扰素肌内注射治疗。

（3）并发症治疗：并发肺炎者，轻者对症治疗，重者用利巴韦林 10～15 mg/（kg · d），分 2 次静脉滴注，连用 3～5 d；合并细菌感染者给予敏感抗生素；合并其他病毒者可联用更昔洛韦或干扰素等；并发脑炎者，除对症治疗外，尽早给予利巴韦林和干扰素联合抗病毒治疗，同时可给予糖皮质激素以减轻脑水肿。

（八）预后

本病预后与患儿年龄大小、体质强弱、有无接种过麻疹疫苗及原先有无其他疾病和病程中有无并发症等有关。在医疗卫生条件较差的地区麻疹大流行时病死率可高达 10%～20%。广泛接种麻疹疫苗后，麻疹发病率下降，病死率降低至 1%以下。体弱、营养差、多病及免疫力低下者预后差，患重症麻疹或并发肺炎（特别是巨细胞肺炎）、急性喉炎、脑炎和心功能不全者预后更为严重。

（九）预防

麻疹患儿应注意及时隔离至皮疹消退。易感儿童应注射麻疹灭活疫苗。对高危接触的儿童应密切观察 7～10 d，必要时肌内注射正常人免疫球蛋白。尽量不带婴幼儿去人群密集的公共场所。

第七节　传染性红斑

内容提要：

- 人类细小病毒 B19 感染引起的传染性疾病。
- 经呼吸道传播，主要表现为儿童面部红斑。

传染性红斑（erythema infectiosum）又称为第五病，是发生于儿童面部以红斑为主的传染性疾病，由人类细小病毒 B19（简称 PVB19）感染引起。

（一）流行病学

本病好发于 4～12 岁儿童，在儿童发疹性疾病中发病率排在第 5 位而得名第五病，多见于春夏季节。主要经呼吸道传播，首先在家庭内传播并逐渐在学校或托儿所中传播。

（二）发病机制

PVB19 是引起传染性红斑的病因，红细胞 P 抗原是 PVB19 受体，PVB19 可在红系骨髓细胞中复制，从而引起慢性溶血、再生障碍性贫血等。缺乏 P 受体抗原的群体不感染 PVB19。机体感染 PVB19 后 10 d 骨髓瘦红细胞完全消失，第 15 日骨髓恢复，并出现 IgM 型抗体，持续 2～3 个月。皮疹和多发性关节炎是免疫复合物产生的反应。

（三）临床表现

本病潜伏期为 5～15 d。无明显前驱症状，突然起病。一般无全身症状或仅有轻度发热和上呼吸道感染症状，不影响学习和活动。

皮疹为双侧面颊部玫瑰红色丘疹，迅速融合成水肿性对称性红斑，蝶形分布，境界清楚，外观呈“拍红性面颊”性红斑（图 5-7），具有特征性，无鳞屑，类似丹毒，有微痒和烧灼感。一般不累及额、口周、眼睑等处。1～2 d 后颊部皮疹逐渐蔓延到胸背及四肢等处，可见境界清楚对称性花边状或网状的斑丘疹。掌跖部也可受累，肢端呈出血性，表现为手足紫癜样皮疹（紫癜样手套袜套综合征）。皮疹时隐时现，温度低时皮疹隐伏，午后或风吹或运动后皮疹则明显。有时在颊黏膜和生殖器上可见暗红色斑疹。皮疹持续 1～2 周后，逐渐消退，皮疹中央部分先消退呈一红色空心小环，部分小环

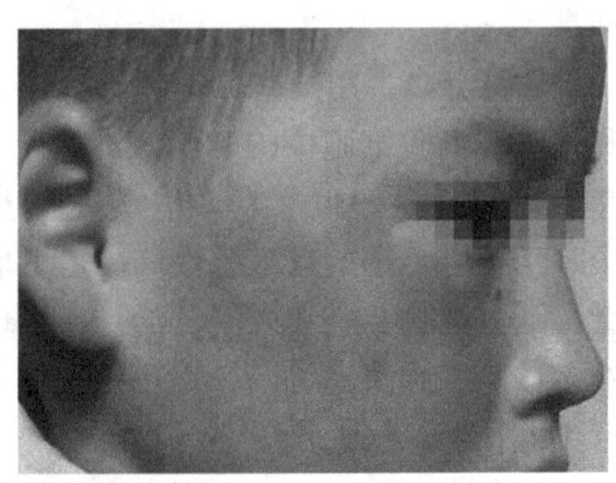

图 5-7　传染性红斑

可以相互连接成多环或轮回状。皮疹消退的顺序与出疹次序相同。消退后不留痕迹，或轻度脱屑。

（四）实验室检查

（1）PCR：主要检测 PVB19 的 DNA 片段，是确诊 PVB19 感染的主要诊断方法。

（2）血清学检查：主要检测 PVB19-IgM 和 PVB19-IgG。PVB19-IgM 阳性提示近期感染，PVB19-IgG 阳性提示既往感染。

（3）血常规：白细胞总数和血小板正常或轻度减少，红细胞和血红蛋白可降低，嗜酸粒细胞升高，部分淋巴细胞也可升高。

（4）组织病理：表现为表皮细胞水肿，灶状基底细胞液化变性，真皮乳头层血管扩张，内皮细胞肿胀。

（五）诊断

有接触传染史，全身症状轻微，病程短，颊部典型的对称性水肿样蝶形红斑，躯干四肢花边状、网状斑丘疹，临床上易于诊断。实验室对 B19 病毒的 DNA 诊断可以确诊。

（六）鉴别诊断

（1）药疹：近期有用药史。皮疹多形、鲜红，瘙痒明显，停药后皮疹可逐渐消退。

（2）风疹：全身症状和呼吸道症状轻，发热 1～2 d 后出疹，皮疹主要见于面部和躯干，皮疹为淡红色斑疹或斑丘疹，1～2 d 消退，常有耳后、枕后及颈部淋巴结肿大。

（3）麻疹：有流涕、咳嗽、结膜充血畏光，发热热度高、呼吸道症状重，皮疹常于发热 4～5 d 后出现，皮疹先从耳后发际开始，逐渐蔓延至躯干、四肢和掌跖，皮疹呈玫瑰色斑疹或斑丘疹，疹间可见正常皮肤，颊黏膜可见麻疹黏膜斑，整个发疹期全身症状重。

（七）治疗

一般只需对症治疗，患病期间给予充足的营养和水分，重症患儿加强护理。局部可给予炉甘石洗剂、三黄洗剂等外用。

（八）预后

本病一般预后良好。部分传染性红斑患儿可能出现对称性手腕、膝关节炎、慢性溶血性贫血、暂时性再生障碍危象；免疫缺陷患儿易发生持续感染，少数可表现有结膜炎。孕妇若发生传染红斑会导致胎儿死亡。

（九）预防

出疹期应隔离患儿，直到皮疹完全消退，接触患儿时应戴口罩，处理呼吸道分泌物、排泄物和血标本时，应穿隔离衣和戴手套。免疫缺陷者、孕妇及慢性溶血性贫血等这些易感人群与患儿隔离至少 2 周。洗手消毒也是减少 B19 病毒感染的有效措施。

第八节　手 足 口 病

内容提要：

- 肠道病毒引起，主要侵犯儿童的传染病。
- 四季均发病，可通过呼吸、消化道传染，主要表现为手、足、口腔部位绕以红晕的小水疱。
- 可致中枢神经系统感染，出现无菌性脑膜炎、脑炎。

手足口病（hand-food and mouth disease）是以手、足皮肤水疱和口腔黏膜溃疡为主要表现的一种主要侵犯儿童的传染病。由肠道病毒引起，主要是柯萨奇病毒 A16 型，其他类型肠道病毒如柯萨奇病毒 A5、A7、A9～10、B1～3、B5 及肠道病毒 71 也与本病有关。

（一）流行病学

本病主要发生于 0～3 岁的婴幼儿，尤以 1～2 岁最多，成人亦可发生。本病一年四季均可发生，以夏秋季为多。每隔 2～4 年发生周期性流行。传染源主要为手足口病患者及病毒携带者，通过飞沫由呼吸道直接传播，亦可通过污染食品、衣物等由消化道感染。患者的唾液、疱疹液及粪便均含病毒，污染的手、毛巾、食具、玩具、食品、公共游泳池及床上用品等都是传播媒介。

（二）发病机制

本病主要由柯萨奇病毒 A16 型引起，A5、A7、A9～10、B1～3、B5 及肠道病毒 71 也与本病有关，其中 71 型还可致中枢神经系统感染，出现无菌性脑膜炎、脑炎。

病毒经口鼻侵入机体，首先在呼吸道内进行复制增殖，形成病毒血症，导致真皮上层毛细血管充血，内皮肿胀，表皮棘细胞层上皮细胞发生退行性变性，细胞溶解，形成皮疹或水疱。

（三）临床表现

潜伏期为2～7 d，前驱症状可有低热、轻咳、流涕、腹痛及全身不适等。皮损主要表现为疼痛性口腔炎，即为舌部、软腭、牙龈和口唇等部位出现小水疱，水疱很快破裂形成糜烂及浅溃疡，四周绕以红晕。患儿可有哭闹、拒食、口腔疼痛等症状，溃疡约1周自愈。

手、足部位发生散在性斑丘疹（图5-8），很快转为水疱，为半球状或椭圆形，疱壁较薄，疱液澄清，主要发生在指（趾）的背面或侧缘，也可发生掌跖及指的掌侧，且与指（趾）皮纹的走向一致。少数可发生在臀部及躯干，甚至全身泛发。皮疹的数目多少不定，几个至数十个不等，不痒，偶有疼痛，一般3 d消退，无脱屑和色素沉着。

严重的手、足、口病则由肠道病毒 71 型引起，可并发脑膜炎、脑炎，表现为患儿发热、恶心、呕吐、颈部抵抗，甚至出现神志不清、抽搐或瘫痪。

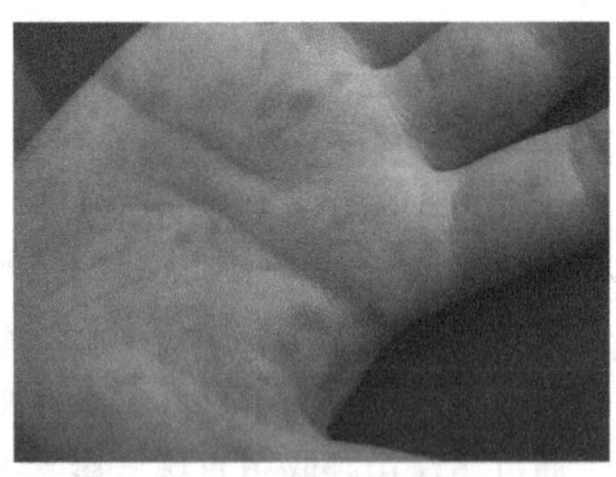

图5-8　手足口病掌部斑丘疹

（四）实验室检查

（1）血常规：白细胞总数减少，单核及淋巴细胞增高。

（2）血清学检查：检测萨奇病毒特异性抗体，病初滴度/恢复期≥4有诊断价值。

（3）脑脊液：并发脑膜炎或脑炎时，脑脊液表现呈病毒性脑膜炎改变。

（五）诊断

根据流行病学调查及口腔、掌跖、指（趾）发生小水疱等临床特征，即可诊断，必要时可进行病毒分离。

（六）鉴别诊断

（1）水痘：全身症状重，可伴有瘙痒，皮疹主要分布于头面部及躯干，呈向心性分布，水疱较大，部分中央有脐凹，同一部位可有不同阶段的皮疹。

（2）丘疹性荨麻疹：当皮疹发生于肢端暴露部位时，易与手足口病混淆。本病为虫咬所致的过敏反应，有虫咬史，表现为坚实的水肿性红色丘疹，中心可有丘疱疹或水疱，无结痂，剧痒，易复发。

（3）疱疹性咽峡炎：常有高热、咽痛，口腔的疱疹常位于口腔后部、软腭弓及悬雍垂上，患儿无手足皮疹。

（七）治疗

（1）对症治疗和护理：卧床休息，给予充足水分和易消化食物。加强口腔护理，用淡盐水或生理盐水擦拭可漱口，形成溃疡者可用口腔溃疡涂膜剂外用，如有细菌感染，可选用敏感抗生素。手足部位的水疱可用炉甘石洗剂。

（2）抗病毒治疗：利巴韦林100mg，每天4次，也可口服板蓝根冲剂、抗病毒口服液等；对于肠道病毒 71 型感染患儿，可静脉注射免疫球蛋白或抗病毒药物普来可那立。

（八）预后

本病一般可自愈，很少复发。由肠道病毒71型感染引起的手足口病，近年有致死病例的报道。

（九）预防

本病应注意隔离患儿，防止在幼儿园及小学校内传播。

第九节　传染性软疣

内容提要：

- 传染性软疣病毒感染引起的传染性皮肤病。
- 接触传播，半球形丘疹，免疫功能低下者可泛发。

传染性软疣（molluscum contagiosum）是由传染性软疣病毒（molluscum contagiosum virus，MCV）感染所致的传染性皮肤病。

（一）流行病学

MCV 有两型，儿童患者主要由 MCV-1 型所致。免疫功能低下者约 60%由 MCV-2 引起。皮肤直接接触是主要传播方式，也可通过性接触或公共设施（如公共浴室或泳池等）传播，亦有母婴垂直传播的报道。

（二）发病机制

MCV 可导致表皮细胞增殖，MCV-1 与肢体、头颈部的皮肤损害有关，MCV-2 常与青少年的生殖器皮肤损害有关。现已明确 MCV 基因组中，存在编码逃避免疫反应的基因，可通过错误编码趋化因子受体而避免细胞内干扰素作用。特应性皮炎患儿、局部使用了糖皮质激素和其他免疫调节剂的皮肤病患儿，传染性软疣发病率更高且易泛发；在结节病、白血病、艾滋病中，可发生泛发性传染性软疣，提示细胞免疫功能对控制和清除 MCV 感染有十分重要的作用。

（三）临床表现

本病潜伏期为 1 周至 6 个月，好发于儿童的手背、四肢、躯干及面部，也可见于生殖器、臀部、下腹部及大腿内侧等。皮疹为半球形丘疹，呈灰色或珍珠色，粟粒至绿豆大小，表面有蜡样光泽，中央有脐凹，可挤出乳白色干酪样物质，即软疣小体（图 5-9）。

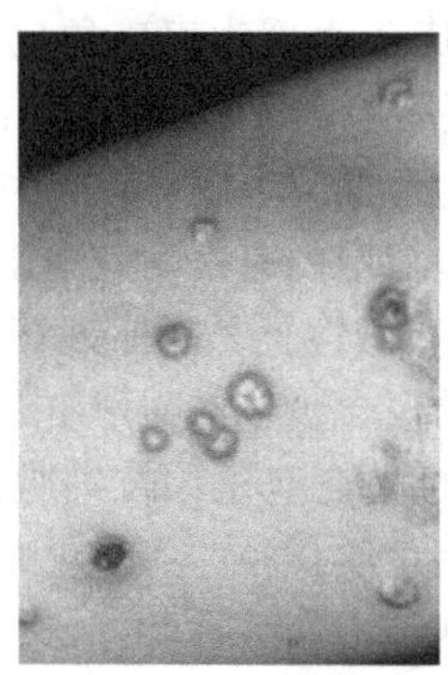

图 5-9　传染性软疣

（四）组织病理

病理改变表现为表皮高度增生且伸入真皮，周围结缔组织受压形成假包膜，可见多个梨状小叶，真皮乳头受压。表皮细胞胞质内有均质性圆形嗜酸性包涵体，即软疣小体，胞核被挤向一侧。

（五）诊断与鉴别诊断

根据皮疹特点和病理改变即可诊断。本病主要与幼年性黄色肉芽肿、寻常疣、闭合粉刺、微小的表皮囊肿等相鉴别。合并细菌感染需与细菌性毛囊炎相鉴别。

（六）治疗

（1）物理治疗：局部刮除、人工挤压、液氮冷冻等，在无菌条件下去除软疣小体，并用碘酊消毒。

（2）外用药物：维 A 酸软膏、1%西多福韦软膏外涂，患儿易接受，但起效慢；据报道，5%咪喹莫特乳膏、10%氢氧化钾溶液或苯扎溴铵溶液外用亦有效。

（3）合并感染时，先控制感染，如外用莫匹罗星软膏，再去除疣体。

（七）预后

皮疹良性经过，预后好。

（八）预防

本病的自体接种和传染性很强，因此避免搔抓，以防扩散，幼儿园或集体生活中不共用物品，污染的物品及时消毒。

第十节　疣

内容提要：

- HPV 感染引起的上皮肿瘤。
- 接触传播，主要有寻常疣、扁平疣、跖疣、尖锐湿疣（性病疣）及疣状表皮发育不良。

疣（verruca，wart）是由人类乳头瘤病毒（HPV）感染引起的良性上皮肿瘤，有多种临床表现，常见的有寻常疣、扁平疣、跖疣、尖锐湿疣（性病疣）及疣状表皮发育不良。

（一）流行病学

疣在儿童中较常见，11 岁儿童的患病率为 3.7%，16 岁为 4.7%。许多研究显示，跖疣的发病高峰在 11～12 岁到 15～16 岁，手部的疣在儿童期有一个较宽的发病高峰，通常青少年期开始下降。女孩跖疣的发病率高于男孩。

本病的传染源为疣患者和健康带病毒者，主要通过直接接触传播，也可通过接触污染物而间接传播。手部患疣的儿童可通过吸吮或咀嚼手指而导致口周疣。疣在学校儿童中可发生人与人之间的传播。母婴垂直传播对 1 个月内的婴儿或胎儿威胁较大，可导致喉部乳头瘤或肛门生殖器疣。

（二）发病机制

疣的病程与机体免疫有重要关系，特别是细胞免疫。在免疫缺陷者，如肾移植、恶性淋巴瘤、慢性淋巴细胞性白血病及红斑狼疮患者疣的发病率增高。细胞免疫对疣的防御起主要作用，与体液免疫是否也有关系尚无定论。

（三）临床表现

根据疣的形状和发生部位，分为以下类型。

1. 寻常疣 可发生在身体任何部位，但以手部多见。初起为针头大小的丘疹，逐渐增大形成黄豆大小或更大的灰褐色、灰黄或正常皮色，质地坚硬，表面粗糙，可呈乳头瘤状增生，遭受摩擦或撞击易出血。病程慢性，约 65%的寻常疣 2 年内自然消退，5 年内消退可达 90%。寻常疣有些特殊类型如下。

（1）甲周疣：发生在甲周围。

（2）甲下疣：发生在甲床。

（3）丝状疣：疣体呈细长突起，顶端角化，好发于颈、额及眼睑。

（4）指状疣：疣体表面呈参差不齐指状突起，好发于头皮、趾间（图 5-10）及面部。

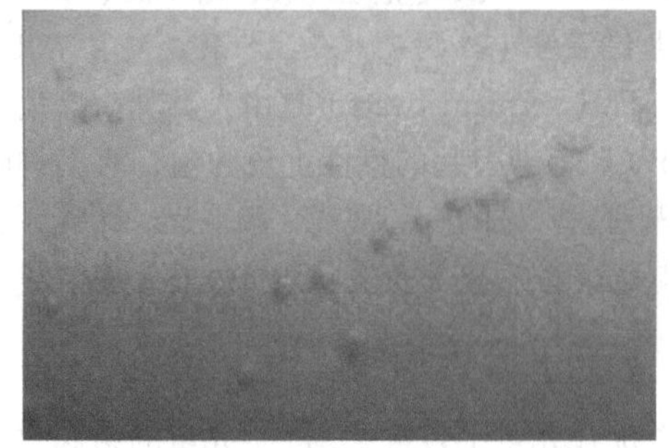

图 5-10 寻常疣

2. 跖疣 发生在足底部的寻常疣，好发于足跟、跖前部及趾受压处。外伤、摩擦、压迫及足多汗等因素能诱其发生。皮损开始为细小发亮的丘疹，逐渐增大至黄豆或更大，因受压迫或摩擦而变成淡黄或褐黄的胼胝样斑块或扁平丘疹，表面粗糙，中央稍凹陷，境界清楚，边缘绕以稍高的角质环（图5-11）。去除角质层后，可见疏松的角质软蕊，软蕊周围可见散在的小黑点，系为乳头层的毛细血管破裂出血形成的，从两侧挤捏时有疼痛。

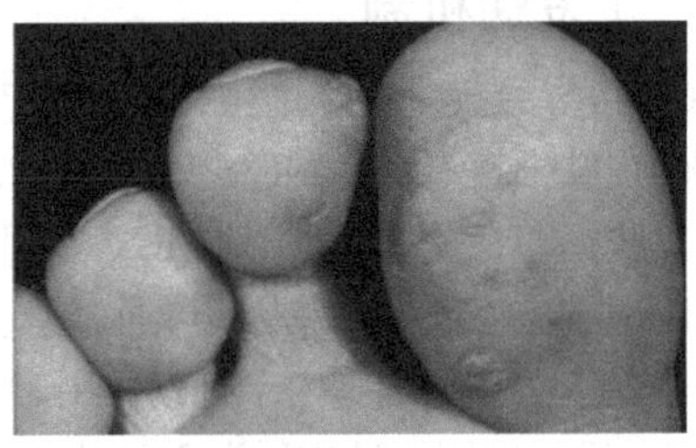

图 5-11 跖疣

3. 扁平疣 好发于颜面、手背及前臂等处。大多突然起疹。皮损为针头至绿豆或稍大的扁平丘疹，呈圆形或椭圆形，淡褐色或正常皮色，表面光滑，数目多，密集分布，可相互融合，搔抓可引起自体接种，表现为串珠状排列。无自觉症状。

4. 生殖器疣 为发生在生殖器及肛周皮肤黏膜等部位的疣。具体内容见性传播疾病章节。

（四）组织病理

1. 寻常疣 表现为表皮角化过度间有角化不全，棘层肥厚，乳头瘤增生。表皮突延长，在疣周围向内弯曲，呈放射状向中心延伸。在棘层上部和颗粒层内有大的空泡化细胞，呈圆形，核深染，嗜碱性，核周围有一透明带围绕。这些细胞有的仅含少量透明角质颗粒，在空泡化细胞之间的非空泡化颗粒细胞内常含有大量簇集的透明角质颗粒。真皮乳头层内可有非特异性炎性细胞浸润。

2. 跖疣 同寻常疣，但角化过度更显著，角化不全更广泛，棘层上部和颗粒层内有较多空泡化细胞。

3. 扁平疣 表皮角化过度明显，无角化不全，角质层呈网状，棘层和颗粒层轻度增厚，无乳头瘤增生，在棘层上部和颗粒层内可见多数空泡化细胞，部分扁平疣基底层内可见大量黑素。

（五）诊断

根据病史、皮损特点、发病部位可做出诊断，必要时结合组织病理或HPV DNA等检查。

（六）鉴别诊断

1. 寻常疣特征明显，不存在诊断问题。

2. 扁平疣发生在面部时需要与汗管瘤相鉴别：汗管瘤为半球形丘疹，呈皮肤色或淡黄色，表面有蜡样光泽，质中等，1～2 mm大小，密集但不融合，好发于眼睑。

3. 跖疣需要与鸡眼、胼胝相鉴别：鸡眼，为单个淡黄色角质栓，外围有透明黄色环，形似鸡眼，表面光滑，皮肤纹理完整存在，压痛明显；胼胝，为蜡黄色角质斑片，增生面积宽广，中央略高，境界不清，保持皮纹，挤捏痛和压痛不明显。

（七）治疗

1. 物理治疗　适用于数目较少者。一般采用冷冻、电烧、激光、刮除、光动力等方法。

2. 外用药物治疗　适用于皮损较大、数目较多或不宜用物理治疗者。

（1）扁平疣：0.05%～0.10%维A酸软膏，或阿达帕林霜，或他扎罗汀凝胶；干扰素凝胶；氟尿嘧啶软膏（面部慎用）；5%咪喹莫特乳膏等。

（2）寻常疣和跖疣：干扰素凝胶；氟尿嘧啶软膏（面部慎用）；5%咪喹莫特乳膏；5%～20%水杨酸；斑蝥素；皮损内注射平阳霉素，每次注射0.05～0.20 ml，每2周重复治疗1次，其浓度配比为8 mg平阳霉素注射液用5 ml利多卡因稀释；病灶内注射干扰素-2α等。

3. 全身用药

（1）免疫调节剂：卡介菌多糖核酸、左旋咪唑、西咪替丁、匹多莫德、胸腺喷丁、硫酸锌等。

（2）中药：清热解毒，清热利湿。主要有马齿苋合剂、板蓝根注射液、柴胡注射液等。

（八）预后

本病病程慢性，可自然消退，但也可持续多年不愈，预后不留瘢痕。

（九）预防

尽早积极治疗患儿，控制传染源，减少HPV的传播。加强美容理发等用具消毒工作，避免与他人合用毛巾、剃须刀、指甲钳等。加强个人防护，防止外伤，适当体育锻炼，注意营养，提高机体免疫力。

（何荣国　罗　权　张锡宝　史建强）

第六章 球菌感染性皮肤病

第一节 疖与疖病

内容提要：

- 主要为金黄色葡萄球菌引起的毛囊及其周围的化脓性病变。
- 毛囊部位坚实的结节，可形成脓肿，脓肿破溃流出后炎症可消退。

疖是金黄色葡萄球菌、链球菌等致病细菌侵袭单个毛囊及其周围组织，致毛囊局部发生的急性化脓性病变。疖可发生于身体任何有毛囊的部位，以皮肤裸露和摩擦处多见，如头面部、颈后、背部、腋下等。在身体多处同时、反复发生多个疖，且经久不愈时称为疖病。

（一）病因与发病机制

疖的致病菌以金黄色葡萄球菌为主，链球菌、表皮葡萄球菌等亦可引起本病。皮肤局部与全身的抗感染能力降低是本病发生的主要原因，故婴幼儿、营养不良者、糖尿病患者是本病的好发人群。皮肤不洁、皮肤擦伤、环境温度较高等常是导致局部感染的直接诱因。

（二）临床表现

（1）局部红、肿、热、痛的圆锥形小结（图6-1）。

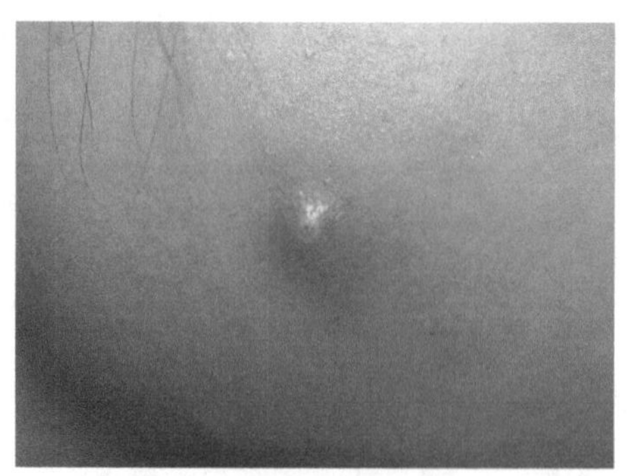

图6-1 疖

（2）炎症继续发展，结节增大，疼痛加剧。

（3）数日后结节中央组织坏死，溶解形成脓肿，硬结变软，疼痛减轻，中央脓头大多自行破溃，排出脓液，炎症消退痊愈。

（4）疖一般无明显全身症状，但若发生于血流丰富的部位，全身抵抗力减弱时，可引发畏寒、发热、头痛和厌食等毒血症症状。

（5）面部疖肿如合并颅内感染时，面部肿胀严重，可伴寒战、高热、头痛等海绵窦感染性栓塞。

（三）实验室检查

血常规白细胞升高，以中性粒细胞升高为主，可出现核左移。病灶处分泌物培养可发现相应感染性细菌生长，大多数为金黄色葡萄球菌。严重的免疫缺陷患者发生全身感染出现败血症、菌血症时血培养阳性。

（四）组织病理学

以一个毛囊、皮脂腺或汗腺为中心，形成小脓肿。病变处，正常组织结构破坏。由大量的脓细胞、中性粒细胞和坏死组织形成的脓汁内含有病原菌。破溃排脓后，由肉芽组织修复，最终变成纤维性瘢痕。

（五）诊断与鉴别诊断

根据患儿身体局部出现圆锥形隆起的炎性硬结（图6-2），具有红、肿、热、痛四大特征，一般无全身症状，偶尔大的疖可致全身不适、发热、乏力、淋巴结肿大等毒血症症状，查血常规发现白细胞升高，以中性粒细胞升高为主等不难诊断，必要时可行组织病理学检查，临床上要与多发性汗腺脓肿、化脓性汗腺炎相鉴别。多发性汗腺脓肿也在夏季发病，多见于婴幼儿及体弱产妇的头、额等处。皮损为多发性皮下脓肿，表面压痛、炎症较轻，无脓栓，遗留瘢痕。通常伴有大量痱子，一般人称为痱毒，也有人称为假性疖病。化脓性汗腺炎多见于青年女性，皮损为皮下硬结，形成皮下脓肿，随后表皮红、肿、热、痛、破溃结痂。皮损好发于腋下、腹股沟、生殖器及肛周、脐周等。

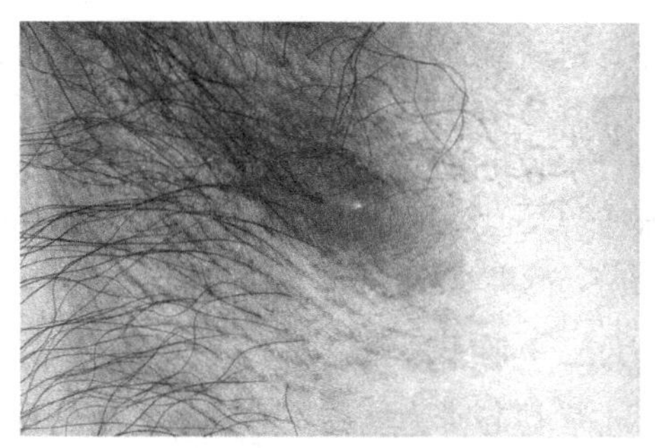

图 6-2　疖病

（六）治疗

（1）以局部治疗为主，如热敷、理疗、涂10%鱼石脂软膏、莫匹罗星等。面部疖肿应卧床休息，切忌挤压或挑刺疖肿，以免扩散至颅内。

（2）肿胀范围较大或有明显全身症状者，应给予全身抗生素治疗。

（3）形成脓肿者，应及时切开引流，但面部疖肿应尽量避免切开。

（七）预防

注意皮肤清洁，特别是在盛夏，要勤洗澡、洗头、理发、勤换衣服、剪指甲，幼儿尤应注意。疖周围皮肤应保持清洁，可用70%乙醇涂抹，以防感染扩散到附近的毛囊。

第二节　毛　囊　炎

内容提要：

- 由金黄色葡萄球菌感染毛囊所致的化脓性炎症。
- 好发于多毛部位，皮损为毛囊性坚实小丘疹，周围有红晕，丘疹顶端可见脓头。

毛囊炎是由金黄色葡萄球菌侵入毛囊所致的亚急性或慢性与化脓性的毛囊和毛囊周围的炎症。

（一）病因与发病机制

中医学认为，毛囊炎多由湿热内蕴，外受热邪，熏蒸肺系，蕴结肌肤，郁久化热，热盛肉腐成脓，脓毒流窜，相互贯通，发为本病。西医则认为由于受到各种诱发因素，如小儿免疫力较弱、不注意清洁卫生、过度搔抓等造成皮肤损害，外源性化脓性细菌主要是金黄色葡萄球菌，偶有表皮葡萄球菌、链球菌、假单孢菌属和类大肠杆菌等侵入表皮引起局部化脓性炎症。

（二）临床表现

本病好发于多毛部位，如头皮、会阴、腋下、肛周及四肢伸侧。皮疹初发于毛囊口，出现针尖至绿豆大小具有痒感的红色毛囊小丘疹，丘疹顶端形成一个黄白色小脓头（图 6-3），周围有炎性红晕，中心有毛囊贯穿，丘疹出现较多，散在分布，互不融合，有轻度痛感，瘙痒明显。一般无全身症状，经过数天，脓头破溃，排出少量脓液渐愈。如反复发作，迁延数周，转变为慢性毛囊炎。小儿好发于头部，其皮疹有时可互相融合，愈后可留有小片状秃发斑。

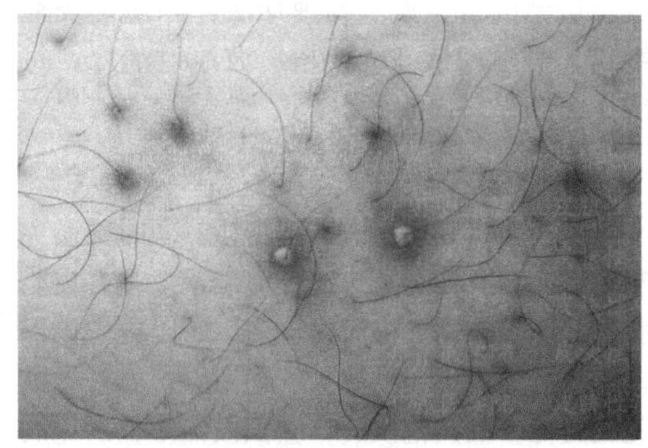

图 6-3　毛囊炎

（三）实验室检查

本病感染较重时可有白细胞升高，病灶细菌培养可见金黄色葡萄球菌生长，抵抗力低时也可见大肠杆菌、链球菌、铜绿假单胞菌等生长。

（四）组织病理学

毛囊口角层下脓疱，脓疱内多为中性粒细胞及坏死的上皮细胞，毛囊上部有大量中性粒细胞浸润。部分患者亦可见毛囊深部的毛囊壁及部分毛囊周围组织化脓性炎症。

（五）诊断与鉴别诊断

根据毛囊炎的好发部位，典型的皮损特征一般较易诊断。临床上本病要与寻常性痤疮、疖、痱疮相鉴别。寻常型痤疮好发于青春期，惯发于颜面、上胸部、背部，有黑头、粉刺损害。疖是金黄色葡萄球菌所致的深部毛囊炎和毛囊周围的化脓性炎症，故炎症浸润深而大，局部红、肿、热、痛明显，中央有脓栓，易于鉴别。痱疮亦称为假性疖病，是汗腺化脓感染所致，常与红痱同时存在，好发于小儿头皮等处，似疖肿，但无脓栓，浸润较局限，且局部疼痛与周围炎症不如疖明显。

（六）治疗

（1）外治法：以消炎杀菌、干燥为原则，可选用10%硫黄炉甘石洗剂、鱼石脂软膏、1%新霉素软膏、莫匹罗星软膏、夫西地酸软膏或2%碘酊外涂。

（2）内服：可选用青霉素类、头孢菌素、罗红霉素、四环素类口服，也可根据药敏试验选择敏感的抗生素。物理疗法：除急性炎症期外，可采用紫外线或超短波照射治疗，每次 20 min，每周 3 次。

（七）预防

本病要讲究皮肤的清洁卫生，同时要避免搔抓等刺激。特别是头部，由于毛发多，皮脂腺和汗腺较丰富，排泄物也多，所以更应该保持头皮清洁卫生，勤洗头、勤换衣。如有导致免疫力低下的其他疾病，应积极治疗，以免诱发毛囊炎。

第三节　蜂 窝 织 炎

内容提要：

- 可由多种细菌引起的深部化脓性炎症。
- 伴有红、肿、热、痛的浸润性红斑，可有脓肿，全身症状明显。

蜂窝织炎是溶血性链球菌引起的皮下组织、筋膜、肌肉间隙的化脓性炎症，也可由金葡菌、厌氧性或腐败性细菌引起。其特点是病变不易局限，扩散迅速，与正常组织无明显界限。初起局部呈弥漫性红肿，水肿为凹陷性，严重患者皮损表面可有水疱。

（一）病因与发病机制

引起蜂窝织炎的常见病原菌为溶血性链球菌和金黄色葡萄球菌，少数亦可由流感杆菌、肺炎链球菌、大肠杆菌等引起，该菌能产生透明质酸酶，分解结缔组织中的透明质酸，使之崩解。链球菌又能产生链激酶，溶解纤维素，使细菌容易在组织内蔓延扩散，致使炎症区组织高度水肿和中性粒细胞浸润，与周围组织无明显分界。但局部组织一般不发生明显的坏死和溶解，故单纯蜂窝织炎痊愈后多不留痕迹。

（二）临床表现

本病初起时为境界不明显的弥漫浸润性红斑（图 6-4），然后炎症迅速扩展和加重，局部红、肿、热、痛，有显著的指压性水肿，有压痛。皮疹中央部分先是肿硬的斑块，以后软化形成脓肿，溃破后排出脓液及坏死组织。急性患者有高热、寒战、头痛、全身不适等。有的患者伴有淋巴结炎、淋巴管炎、坏疽、转移性脓肿或严重的败血症。蜂窝织炎可发生于任何部位，但以四肢及面部多见，发生于指、趾的蜂窝织炎称为瘭疽，复发性蜂窝织炎上述病情反复发作，红斑明显或不明显，也可完全没有。全身症状很轻或没有，但反复肿胀，最后可导致慢性淋巴水肿。

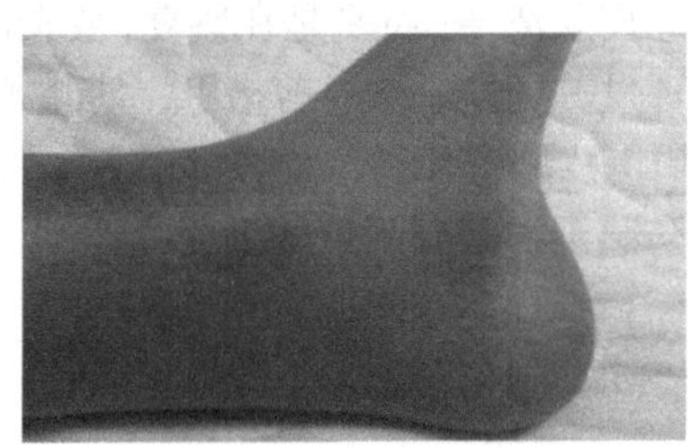

图 6-4　蜂窝织炎

（三）实验室检查

血液中性粒细胞数较高，严重时可见核左移，病灶处细菌培养阳性。

（四）组织病理学

真皮及皮下组织可见广泛的急性化脓性炎症改变，浸润细胞主要是淋巴细胞和中性粒细胞。血管和淋巴管扩张或栓塞，后期可见肉芽肿形成。毛囊、皮脂腺、汗腺被破坏，晚期可见由成纤维细胞、组织细胞及巨细胞形成的肉芽肿。

（五）诊断与鉴别诊断

根据有境界不清的红肿，指压性水肿及压痛，皮疹中央先肿后软，波动、溃破等特点可诊断，但要与丹毒、接触性皮炎、血管性水肿相鉴别。丹毒为浅层炎症，浸润较轻，不形成深在性脓肿，皮损为境界清楚的炎症性红斑，水肿情况不及本病明显。接触性皮炎有接触史，红斑与接触物范围一致，边缘清楚，瘙痒明显，一般无发热等全身症状。血管性水肿仅有水肿，无红斑，无化脓，无全身症状，消退快。

（六）治疗

（1）全身治疗：患者应加强营养，给予多种维生素口服，必要时加用止痛、退热药。必须及早应用大剂量抗生素，首选青霉素，也可根据药敏培养选择。

（2）局部治疗：用50%硫酸镁或生理盐水局部湿敷，然后外用10%鱼石脂软膏包扎，局部可热敷，患肢应减少活动，也可用紫外线或超短波物理疗法。当脓肿形成后，需切开引流及每日换药。

（七）预防

（1）注意皮肤卫生，加强身体锻炼，增强皮肤的抵抗力。

（2）保持皮肤功能的完整性，防治皮肤损伤，避免搔抓及皮肤摩擦等刺激。

（3）衣帽、毛巾、面盆等禁止公用，防止接触传染，对患者适当进行隔离。患者所用敷料及接触物要严格消毒或焚毁。在患病期间，除应用药液清洗皮损外，禁止用自来水洗涤患部，以防扩延。

第四节　丹　　毒

内容提要：

- 由A族β型溶血型链球菌引起的皮肤感染性疾病。
- 皮损发热、红肿，自觉疼痛、烧灼感，患者全身症状明显。

丹毒是一种由A族β型溶血性链球菌通过皮肤或黏膜细微破损处侵入，引起局部组织的网状淋巴管炎，中医称为“流火”。皮损为局限性境界鲜明的红肿斑片，常伴发热等全身症状，易于复发。

（一）病因及发病机制

丹毒是由A族β型溶血性链球菌侵入而致。其诱发因素主要有皮肤或黏膜伤或其他轻微外伤，也可由血行感染引起。常继发于鼻炎、口腔黏膜及牙齿感染病灶。足癣、小腿溃疡、瘙痒性皮肤病、接种、放射性损伤及皮肤皲裂或轻微摩擦、搔抓及轻微外伤均可诱发。尤以不清洁的伤口更易感染。丹毒多在身体免疫功能降低时发生，婴儿如发生丹毒可导致败血症，病死率较高。

（二）临床表现

丹毒的好发部位为下肢和面部。起病急，患者常有头痛、畏寒、发热。局部表现为片状红疹，颜色鲜红，中间较淡，边缘清楚，略隆起。手指轻压可使红色消退，但在压力除去后，红色即很快恢复。在红肿向四周蔓延时，中央的红色消退、脱屑，颜色转为棕黄。红肿区有时可发生水泡，局部有烧灼样痛。附近淋巴结常肿大、疼痛。足癣感染可引起下肢丹毒的反复发作，有时并可导致淋巴水肿，甚至发展为象皮肿。

（三）实验室检查

血常规检查可见白细胞总数或中性粒细胞增多，血沉加快，抗链球菌溶血素增高，伤口及破损处的拭子革兰染色和细菌培养阳性。

（四）组织病理学

真皮高度水肿，毛细血管及淋巴管扩张，结缔组织肿胀，中、小动脉内皮细胞肿胀。管腔为纤维蛋白栓塞，真皮及扩张的淋巴管中有弥漫的炎性细胞浸润（以中性粒细胞为主），有时可见链球菌，水肿剧烈者可见表皮内水肿或大疱。

（五）诊断与鉴别诊断

根据典型皮损，发病急剧，局部红肿（图6-5），境界清楚，伴有高热及疼痛等，较易诊断。临床上要与蜂窝织炎、接触性皮炎、血管性水肿相鉴别。蜂窝织炎为细菌侵入皮下组织引起的急性炎症，炎症浸润较深，可有深部化脓、红肿，境界不清，炎症中央红肿显著，破溃后可排出脓液及坏死组织。接触性皮炎有明显的刺激物及过敏性物质接触史，皮损发生在接触部位，境界清楚，瘙痒明显，患者无全身症状。血管性水肿发病及消退均较快，局部潮红不明显，无明显红斑及压痛，自觉症状较轻，无全身症状。

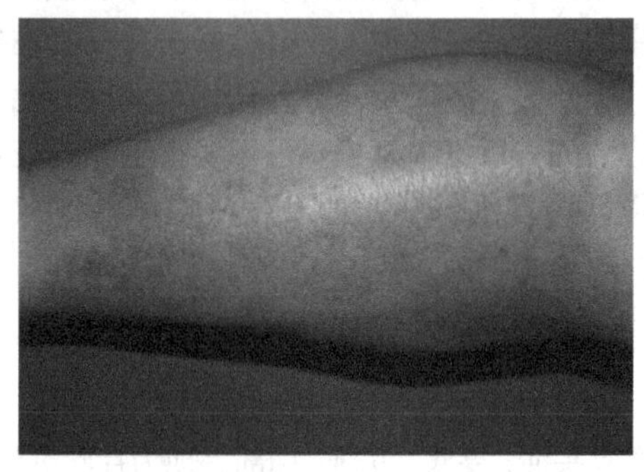

图 6-5 丹毒

（六）治疗

（1）全身治疗抗生素首选青霉素，可静脉或肌内注射，疗程 10～14 d。对青霉素过敏者可选用大环内酯类抗菌药物。体温恢复正常后仍要坚持治疗 2 周左右。

（2）局部治疗局部可选用各种抗生素软膏或 20%鱼石脂软膏贴敷。患部周围可涂 2%碘酊或用 0.1%依沙吖啶（利凡诺）溶液湿敷。并在全身和局部症状消失后仍继续应用 3～5 d，以免丹毒再发。对于下肢丹毒，如同时有足癣，应将足癣治好，以避免丹毒复发。

（七）预防

（1）注意局部皮肤清洁卫生，防止皮肤破损。

（2）对于足癣的患者应积极治疗，防止诱发小腿丹毒。

（3）避免和纠正挖鼻的习惯，以防面部丹毒。

第五节　葡萄球菌皮肤烫伤样综合征

内容提要：

- 由金黄色葡萄球菌感染引起的严重皮肤感染。
- 起病急，病情发展迅速，在红斑基础上出现松弛型烫伤样大疱及大片表皮剥脱。

葡萄球菌皮肤烫伤样综合征（staphylococcal scalded skin syndrome，SSSS），曾称为新生儿剥脱样皮炎、金黄色葡萄球菌型中毒性表皮松解症、细菌性中毒性表皮坏死松解症和 Ritter 氏病。本病是发生在新生儿的一种严重的急性泛发性剥脱性皮肤病，为全身泛发红斑基础上发生松弛性烫伤样大疱及大片表皮剥脱，大多数发生于婴儿。

（一）病因及发病机制

本病主要是由凝固酶阳性的噬菌体Ⅱ组 71 型金黄色葡萄球菌所致的一种严重皮肤感染。该型葡萄球菌可产生表皮剥脱毒素，造成皮肤损害。现又发现Ⅰ组或Ⅲ组某些葡萄球菌也可产生表皮剥脱毒素。实验证明表皮松解毒素主要由肾脏排出，婴、幼儿排泄缓慢，此毒素在血清中含量增高而引起皮肤损害和剥脱。

（二）临床表现

本病多发生于出生后 1～5 周的婴儿，偶发于成年人。起病突然，初在口周或眼睑四周发生红斑，后迅速蔓延到躯干和四肢近端，甚至泛发全身，皮损处有明显的触痛。在红斑基础上发生松弛性大疱，1～2 d 在口周和眼睑四周出现渗出结痂，可有大片痂皮脱落，在口周留有放射状裂纹。其他部位的表皮浅层起皱，稍用力摩擦，即有大片表皮剥脱，露出鲜红水肿糜烂面，即尼氏征阳性，类似烫伤。在糜烂处的边缘表皮松弛卷曲，手足皮肤可呈手套或袜套样剥脱，以后剥脱处由鲜红色逐渐变为紫红色，暗红色，不再剥脱，出现糠状脱屑，经过 7～14 d 痊愈。口腔、鼻腔黏膜、眼结膜均可受累，出现口腔炎、鼻炎和角膜溃疡等。患儿常伴有发热、厌食、呕吐、腹泻等全身症状。有的因继发支气管肺炎、败血症、脓肿或坏疽等而死亡（图 6-6）。

（三）实验室检查

血常规白细胞及中性粒细胞升高，但增高的程度似与病情的轻重并不一致，原发皮肤感染灶处细菌培养阳性，表皮剥脱处细菌培养常为阴性，血培养多为阴性。若血培养阳性则提示预后不良。

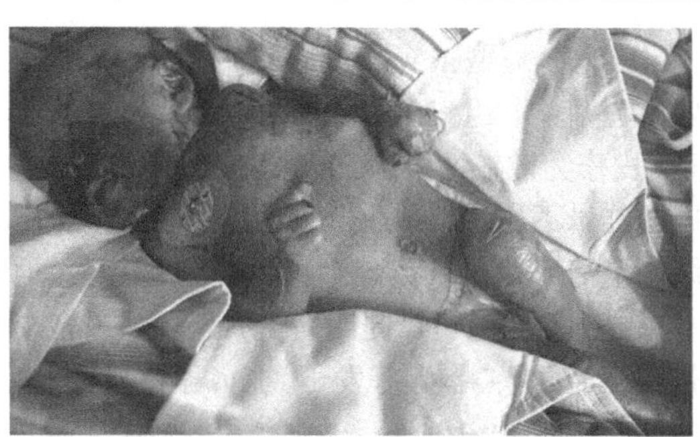

图 6-6　葡萄球菌皮肤烫伤样综合征

（四）组织病理学

角化不全，角质层可呈网状，棘细胞层水肿，棘细胞发生空泡及核凝缩，角质层和棘层之间有空隙。真皮有水肿及充血现象，血管周围有炎细胞浸润。

（五）诊断要点

根据起病急骤，皮肤广泛性红斑、松弛性大疱、表皮剥脱、尼氏征阳性，多发生于婴幼儿等特点可以诊断。有如下特点：①好发于出生后 1～5 周的婴儿，偶见于成人。②发病突然、急骤。初为口周充血，24～48 h 累及全身，为弥漫水肿性红斑，压痛。在红斑基础上可出现松弛性大疱。皮肤很快发生松弛剥脱。留下亮红的裸露区，如烫伤。③尼氏征阳性，表皮稍用力摩擦即大片剥脱。④可伴有发热、厌食、呕吐等全身症状，有时合并败血症和蜂窝织炎，病死率较高。

（六）鉴别诊断

（1）非金葡萄型中毒性表皮坏死松解症：区别金葡菌型和非金葡菌型很重要，因两者治疗上有所不同，预后亦不一样。非金葡菌型大多由药物引起，而这部分患者实际上就是药疹的一型，主要见于成人，皮损多形性似多形红斑，尼氏征仅皮损处阳性。而金葡菌型者外表未受损害的皮肤尼氏征也阳性。病理变化也不一样，非金葡菌型为表皮全层坏死，表皮下水疱，而金葡菌型为表皮浅层坏死，表皮内水疱。

（2）新生儿脓疱病：新生儿脓疱病以脓疱为主，不形成全身红皮症，尼氏征阴性，无表皮松解，常于出生半月内发病。

（3）脱屑性红皮症：皮损弥漫性潮红，表面附有大量糠状鳞屑，无脓疱及糜烂，肢体屈侧有脂溢性皮炎改变，病程慢性，使用足量抗生素治疗无效。

（七）治疗

（1）注意婴儿的清洁卫生，尿布应清洁，有化脓性皮肤病的医护人员或家属均不能与新生儿接触。

（2）加强护理、注意保暖。注意口腔和眼部护理。

（3）早期应使用足量有效的抗生素，清除存在体内的金葡菌感染灶，终止细菌毒素产生，并做抗生素药敏试验，以便选用适宜抗生素。可给予苯唑西林、头孢唑啉、头孢拉定或选用其他二、三代头孢菌素。对青霉素过敏者可选用红霉素。

（4）注意水、电解质平衡、补充营养，加强支持疗法，如输血及新鲜血浆或丙种球蛋白。

（5）关于激素的应用意见不一，禁止单独使用激素。因激素可导致免疫抑制，单独使用非但无益，反而有害。但也有人主张在早期应用抗生素同时可合并用激素，以减轻细菌的毒素作用。对一时难以明确病因和诊断的患者，可抗生素与激素合并应用，一旦明确是金色葡萄球菌引起，应立即中止激素的治疗。

（6）局部应使用无刺激性的杀菌剂，如 0.5%～1%新霉素乳剂。大疱疱壁最好保留，然后用 1：（5 000～10 000）高锰酸钾溶液或依沙吖啶溶液湿敷，清洁换药，然后用凡士林油纱布覆盖。

（八）预防

（1）新生儿皮肤薄嫩、柔软，护理时动作尽量要轻柔，防止皮肤损伤，保持正常的皮肤屏障。

（2）注意卫生，保持身体清洁干燥，可以使用润肤剂，剪短患儿指甲，对自制力较弱的患儿戴手套，避免用力搔抓皮肤。

（3）加强营养，防止感冒，父母在护理过程中要细心观察，一旦发现患儿发热，皮肤出现红斑、脱落、眼周、口周红斑时应及时到医院就诊。

第六节 脓 疱 疮

内容提要：

- 主要由金葡菌或淋球菌感染为主。
- 多见于儿童，以水疱、脓疱、糜烂、结痂为特征。

脓疱疮又称为“传染性脓疱病”，俗称“黄水疮”，是一种常见的、通过接触传染的浅表皮肤感染性疾病，以发生水疱、脓疱，易破溃结脓痂为特征。

（一）病因与发病机制

致病菌主要为凝固酶阳性的金葡菌，其次为乙型溶血性链球菌，少数为凝固酶阴性的白色葡萄球菌。葡萄球菌与链球菌混合感染者亦不少见。某些外界环境，如温度较高、出汗较多和皮肤有浸渍现象时，细菌在皮肤上容易繁殖。患有瘙痒性皮肤病，如痱子、虫咬皮炎、湿疹时，皮肤的屏障作用可被破坏，从而招致病原菌侵入而发生感染。新生儿脓疱病往往由产妇、助产人员和母亲传染而来。

（二）临床表型

本病流行于夏秋季节，多见于 2～7 岁儿童，一般分为寻常型和大疱型。

（1）寻常型脓疱疮：寻常性脓疱疮（impetigo vulgaris）亦称为接触传染性脓疱疮（impetigo conta-giosa），常为金葡菌感染或与溶血性链球菌混合感染。传染性强，常在托儿所、幼儿园中引起流行。皮损好发于面部、头皮和四肢，面部以口周、鼻孔附近、耳郭为主，严重者可泛发全身。初发损害为红斑及水疱，迅速变为脓疱，粟粒至黄豆大小，疱壁薄，周围有红晕，起初疱壁紧张，以后可松弛，特别是呈半壶水状时，疱上半为清澈之液体，下半为混浊之脓液，呈袋状坠积。疱破裂后露出糜烂面，干燥后上覆蜜黄或灰黄色痂，可因自我传播向周围蔓延，亦可融合成片，自觉瘙痒。单个脓胞于 5～7 d 后可吸收，痂脱自愈。如不及时治疗，可迁延数日。重症者可伴发热，体温甚至高达 39～40℃，可伴淋巴结或淋巴管炎。严重者可并发败血症，由链球菌感染者还可并发急性肾炎。

（2）大疱型脓疱疮（impetigo bullosa）：主要由噬菌体Ⅱ组 71 型金葡菌引起，多见于儿童。皮疹为散在性大疱，直径大于 1 cm，壁薄，周围红晕不显，破裂后形成大片糜烂，干燥后结痂呈清漆状，不易剥去（图 6-7）。有时大疱中央自愈。脓疱边缘向四周扩展呈环状或多个相互连成回状。本型好发于颜面、躯干及四肢，亦见于掌跖。

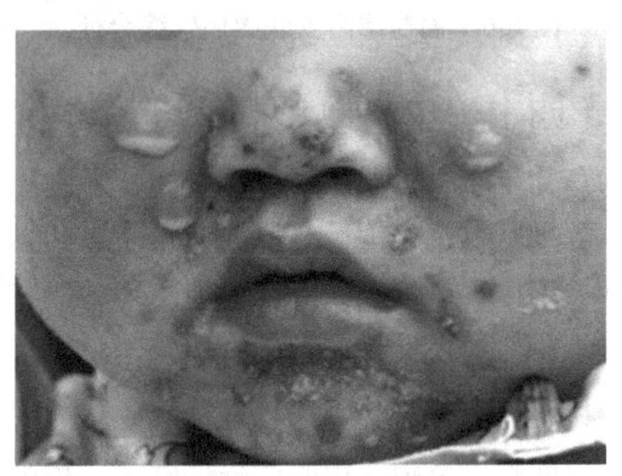

图 6-7 大疱型脓疱疮

本型好发于新生儿，又称为新生儿脓疱疮（impetigo neonatorum），多发生于出生后 3 个月内，传染性强，易在新生儿中流行，经常发于手臂、下肢或尿布区及皮损皱折部位。脓疱高出皮肤表面，周围微红。初期疱液清亮，后期迅速成为黄色混浊液。脓疱破裂露出红色湿润面。轻者疱疮局限于较小区域而不再陆续发生新疮，无全身症状；重者新的脓包疮不断出现，发病急骤，脓胞进展迅速，很快累及全身，常伴 39℃以上高热，患儿精神萎靡、呕吐、腹泻。如不及时救治，可因败血症或毒血症而危及生命。

（三）实验室检查

血常规可有白细胞升高，中性粒细胞增多，脓液、脓痂中可分离培养出金黄色葡萄球菌或溶血性链球菌，重症患者也有血培养阳性。

（四）组织病理学

角质层与颗粒层之间有脓疱形成，疱内含大量中性粒细胞、纤维蛋白和球菌。

（五）诊断与鉴别诊断

寻常性脓疱疮可根据流行季节、发病年龄、好发部位及典型脓疱等做出诊断。大疱性脓疱疮及新生儿脓疱疮根据其壁薄松弛的大脓疱及强的传染性等不难诊断。临床上应与丘疹性荨麻疹和水痘相鉴别。丘疹性荨麻疹其特征是在风团样红斑上出现丘疹或水疱，好发于躯干、四肢、成批出现，反复发作，奇痒。水痘多见于冬春季节，发病时常伴有发热等全身症状，皮疹为向心性分布，以绿豆到黄豆大小的水疱为主，同时可见到斑疹、丘疹、水疱和结痂各个时期的皮疹，口腔黏膜亦常受累。

（六）治疗

（1）治疗原则：①注意皮肤卫生及消毒衣被用具；②全身使用敏感抗生素；③体质弱者注意加强支持疗法，必要时可输血浆、全血或免疫球蛋白；④局部治疗。

（2）系统治疗：根据细菌培养和药敏试验结果选择敏感性抗生素。凭经验选择对球菌敏感的药物，如青霉素、头孢菌素、红霉素类等。症状轻者口服即可，症状重者可选用静脉给药或者肌内注射，重症新生儿脓疱疮，应给予大剂量敏感性高的抗生素，加强支持疗法，包括输血浆（或全血）或丙种球蛋白。

（3）局部治疗：以清洁、杀菌、消炎、收敛、干燥，清除分泌物为主要原则。若程度轻、脓液不多，痂皮不厚时，可外用抗生素软膏。若脓包未破，可先用消炎针将其刺破，用消毒棉吸干脓液，然后外涂抗生素。如疱壁已破溃、渗出，则宜用 0.1%依沙吖啶溶液或 0.5%新霉素液或 1：（5000～10 000）高锰酸钾液清洗或湿敷。清除痂皮，而后再外搽 0.5%新霉素软膏或莫匹罗星软膏。

（七）预防

（1）小儿应穿着宽松的棉布睡衣，不要裸身直接包裹在襁褓里，以避免皮肤与皮肤紧贴，造成局部潮湿而导致细菌侵入继发感染。

（2）注意皮肤卫生，儿童内衣要勤洗勤换，特别是夏季应勤洗澡、剪指甲。

（3）生了痱子或瘙痒性皮肤病，应及时治疗，避免细菌感染。

（4）体弱儿童应加强营养，增强抵抗力。

（5）幼儿园发现此病，应立即隔离消毒，并对工作人员加强卫生教育。

第七节 猩 红 热

内容提要：

- 由 A 组乙型溶血性链球菌感染引起的传染病。
- 以发热、咽峡炎、全身弥漫性鲜红色皮疹及疹退后明显的脱屑为临床特征

猩红热（scarlet fever）为 A 组乙型溶血性链球菌感染引起的急性呼吸道传染病。其临床特征为发热、咽峡炎、全身弥漫性鲜红色皮疹和疹退后明显的脱屑。少数患者患病后由于变态反应而出现心、肾、关节的损害。

（一）流行病学特点

猩红热一年四季均可发生，但以 4、5、11、12 月多见。发病年龄以 3～8 岁小儿为主，6 个月以内婴儿因从母体获得被动免疫力，故很少发病。由于易感人群较为集中，猩红热疫情多发生在托幼机构和小学，传染源主要是猩红热患者及带菌者，β 型溶血性链球菌引起的其他感染患者也可视为传染源。猩红热患者自发病前一日至出疹期传染性最强，主要通过空气飞沫传播，由于本病毒不耐热，对干燥抵抗力弱，故间接接触传染可能性小。

（二）病因及发病机制

猩红热患者感染 A 组乙型溶血性链球菌后，病原体侵入人体在咽部引起化脓性病变，毒素入血引起毒血症，使皮肤产生病变，严重时肝、脾、肾、心肌、淋巴结也可出现病变。A 组乙型溶血性链球菌的致病力来源于细菌本身及其产生的毒素和蛋白酶类。细菌本身的 M 蛋白和细菌荚膜能抵抗机体吞噬细胞的作用，在链激酶、透明质酸酶等作用下使炎症扩散并引起组织坏死。产生的毒素包括致热性外毒素（即红疹毒素）和溶血素，前者能致发热、使皮肤血管充血水肿、上皮细胞增殖，白细胞浸润，形成猩红热样皮疹。红疹毒素除了与各种免疫反应及细胞反应有关外，还能通过增强机体对链球菌各种产物的超敏反应引起致热反应及皮肤红斑反应。溶血素溶解红细胞、杀伤白细胞、血小板及损伤心脏等。毒素入血后，引起全身毒血症表现，如发热、头晕、头痛等。

产生的蛋白酶类包括链激酶、透明质酸酶、链道酶、烟酰胺腺嘌呤二核苷酸酶及血清因子，致使宿主组织和细胞破坏、炎症扩散并引起组织坏死。A 族链球菌有超过 100 种 M 蛋白血清型，机体感染后产生的抗 M 蛋白抗体只可抵抗同型细菌的再次感染，机体感染后获得的抗菌免疫在每个血清型之间没有交叉免疫性，因此儿童可能多次发病。

（三）临床表现

猩红热病情轻重可因机体反应性的差异而有所不同，但大部分表现为轻症患者。根据典型病程可分为以下 4 期。

（1）潜伏期：最短 1 d，最长 12 d，一般为 2～5 d，此期细菌在鼻咽部繁殖。

（2）前驱期：为 1 d 左右，表现为突然畏寒，发热 38～40℃，头痛、恶心、呕吐、咽痛、扁桃体红肿，局部有灰白色点片状渗出物，颈部淋巴结肿大伴压痛。婴幼儿起病时可发生惊厥或谵妄。

（3）多数自起病第 1～2 日出现，偶有迟至第 5 日出疹。从耳后，颈底及上胸部开始，1 d 内即蔓延至胸、背、上肢，最后到达下肢。少数需经数天才蔓延至全身。典型的皮疹为在全身皮肤充血发红的基础上散布着针帽大小，密集而均匀的点状充血性红疹，手压全部消退，去压后复现，偶呈“鸡皮样”丘疹。中毒重者可有出血疹，患者常感瘙痒。在皮肤皱褶处如腋窝、肘窝、腹股沟部可见皮疹密集呈线状，称为“帕氏线”（图 6-8）。面部充血潮红，可有少量点疹，口鼻周围相形之下显得苍白，称为“口周苍白圈”。病初起时，舌背白苔，乳头红肿，突出于白苔之上，以舌尖及边缘处为显著，称为“草莓舌”（图 6-9）。

图 6-8　猩红热皮疹

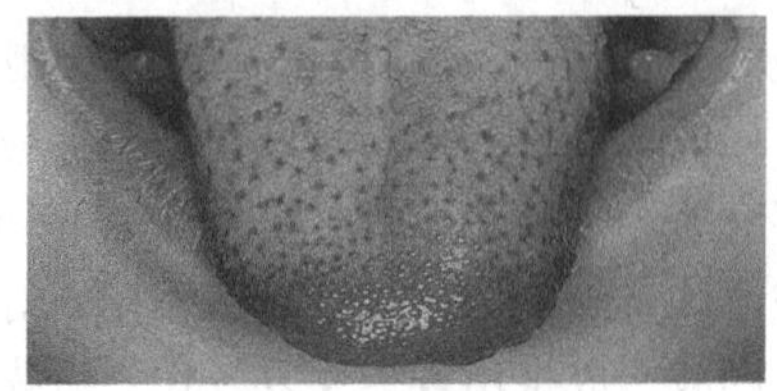

图 6-9　草莓舌

2～3 d 后白苔开始脱落，舌面光滑呈肉红色，并可有浅表破裂，乳头仍突起，称为“杨梅舌”。皮疹一般在 48 h 内达到高峰，2～4 d 可完全消失。重症者可持续 5～7 d 甚至更久。颌下及颈部淋巴结可肿大，有压痛，一般为非化脓性。

（4）恢复期：退疹后 1 周内开始脱屑，脱屑部位的先后顺序与出疹的顺序一致。躯干多为糠状脱屑，手掌足底皮厚处多见大片膜状脱屑，甲端皲裂样脱屑是典型表现。脱屑持续 2～4 周，严重者可有暂时性脱发。

根据临床症状的轻重分为 4 型。

1）普通型：在流行期间 95%以上的患者属于此型。临床表现如上所述。有咽峡炎和典型的皮疹及一般中毒症状，颌下淋巴结肿大，病程 1 周左右。

2）脓毒型：咽部红肿，渗出脓液，甚至发生溃疡，细菌扩散至附近组织，形成化脓性中耳炎、鼻旁窦炎、乳突炎、颈部淋巴结明显肿大，少数患者皮疹为出血或紫癜，还可引起败血症。

3）中毒性：临床表现主要为毒血症，高热、剧吐、头痛、出血性皮疹，甚至神志不清，可有中毒性心肌炎及周围循环衰竭。重型病例只见咽部轻微充血，与严重的全身症状不相称。此型病死率高，目前很少见。

4）外科及产科型：病原菌由创口或产道侵入，局部先出现皮疹，再由此延及全身，但无咽炎、全身症状大多较轻。

（四）并发症

（1）化脓性并发症：由于细菌直接侵袭咽喉附近的组织，常易引起这些组织发炎。如化脓性淋巴结炎，表现为颈部淋巴结肿大，伴有压痛；化脓性中耳炎，表现为耳道有脓性渗出。

（2）中毒性心肌炎：在猩红热的早期，病菌产生的大量毒素常常会侵犯到心脏，引起心肌炎等。患者可出现高热、寒战、面色难看等毒血症状。

（3）溶血性链球菌侵入机体后常使人体免疫系统发生抗原抗体的免疫反应，临床可出现下列并发症：①急性肾小球肾炎绝大部分为链球菌感染后肾炎，临床以血尿、少尿、浮肿和高血压为主要表现。②风湿热与溶血性链球菌关系密切。临床表现为发热、游走性多发性关节炎、心肌炎，以心内膜受累为主，皮下小结、环形红斑、享廷顿舞蹈病等。

（五）实验室检查

（1）血常规：白细胞计数增加，多数达（10～20）$\times10^9$/L，中性粒细胞增加达 80%以上，核左移，胞质中可见中毒颗粒及窦勒氏（Dohle）小体，嗜酸粒细胞初期不见，恢复期增多。

（2）尿液检查：常无明显异常，并发肾炎时，蛋白增加，并出现红细胞、白细胞及管型。

（3）细菌学检查：咽分泌物或其他病灶分泌物培养可有 A 组乙型溶血性链球菌生长。也可用免疫荧光法检查咽拭子涂片可发现 A 组乙型溶血性链球菌。虽然 A 组溶血性链球菌的健康带菌者高达 5%～30%，但以咽部和鼻腔带菌者最多。带菌者随年龄不同而异，幼儿最低，4～12 岁最高，成人约为 5%。但咽拭子培养到 A 组溶血性链球菌仍是咽炎、扁桃体炎和猩红热诊断的"金标准"。

（4）C 反应蛋白测定：常在发病第 3d 升高，持续一个多月。

（5）A 组溶血性链球菌糖类抗原试验。

（6）红疹毒素试验：皮内注射 1 个皮肤单位的红疹毒素，24 h 后发红，直径超过 10 mm 者为阳性，表示为无抗毒素免疫而易感。

（7）抗链球菌抗体检查：但无临床早期诊断价值，如抗 ASO，一般多要在发病后 7 d 才有可能转为阳性。

（六）组织病理学

小血管扩张、充血、水肿及中性粒细胞浸润，黏膜充血，心肌混浊、肿胀变性，严重者有坏死。内脏间质血管周围有单核细胞浸润，肝、脾、淋巴结等处可有不同程度的充血。肾脏呈间质性炎症改变。

（七）诊断及鉴别诊断

根据接触史，急剧发病，有发热、咽峡炎及全身弥漫性鲜红色斑疹等临床表现及咽拭子培养分离出乙型溶血性链球菌，即可诊断。临床上与麻疹及药疹相鉴别。麻疹病初有明显的上呼吸道卡他症状，第 3～4日出疹，疹型与猩红热不同，皮疹之间有正常皮肤，面部发疹。颊内黏膜斑及白细胞计数减少为重要区别。药疹有用致疹药物史，皮疹有时呈多形性表现，分布不均匀，出疹顺序由躯干到四肢。全身症状轻，与皮疹的严重程度不相称。本病无咽峡炎、杨梅舌、颈部淋巴结肿大等，白细胞计数正常或减少。

（八）治疗

（1）注意休息，加强营养，隔离治疗至症状及体征消失、咽拭子培养连续 3 次阴性为止。

（2）抗生素疗法：青霉素是治疗猩红热和一切链球菌感染的首选药物，肌内注射，按体重 2.5 万 U/kg，每 12 h 给药 1 次；静脉滴注：每日按体重 5 万～20 万 U/kg，分 2～4 次给药。足月儿：每次按体重 5 万 U/kg，肌内注射或静脉滴注给药；出生第 1 周每 12 h 1 次，一周以上者每 8 h 1 次，严重感染每 6 h 1 次。早产儿：每次按体重 3 万 U/kg，出生第 1 周每 12 h 1 次，2～4 周者每 8 h 1 次；以后每 6 h 1 次。早期应用可缩短病程、减少并发症，病情严重者可增加剂量。为彻底消除病原菌、减少并发症，疗程至少 10 d。对青霉素过敏者可选用红霉素，严重时也可静脉给药，疗程 7～10 d。

（3）对症治疗：高热可用较小剂量退热剂或物理降温等方法。年长儿咽痛可用生理盐水漱口或雾化吸入。注意保持皮肤完整性，防止感染。

（4）并发症治疗：化脓性病灶发生在青霉素治疗前，可加大青霉素的剂量，若发生在青霉素治疗后，则应考虑改用其他抗生素。并发风湿热者可给予抗风湿治疗，并发肾小球肾炎和关节炎可予相应治疗。

（九）预防

（1）控制传染源：应行住院隔离治疗并强调卧床休息，周围密切接触者可应用青霉素类药物或复方新诺明等抗生素预防。

（2）切断传播途径：在冬季流行季节要搞好个人卫生和环境卫生，提倡通风换气和湿式扫除。学校与托幼机构在流行期间加强晨间检查，一发现应立即隔离，患者所污染的衣物应煮沸和烫洗消毒。

（3）保护易感人群：本病流行期间应尽量少带小儿去公共场所及参加集会。

（唐志平　刘炜钰　罗　权　陈嵘祎
张锡宝　史建强）

第七章　真　菌　病

内容提要：

- 皮肤真菌感染分浅部真菌病、深部真菌病、系统性真菌病。
- 浅部真菌病包括马拉色菌感染性浅部真菌病、皮肤癣菌病；深部真菌病包括孢子丝菌病、着色真菌病、足菌肿；系统性真菌病包括假丝酵母菌病、隐球菌病、球孢子菌病、组织胞质菌病、曲霉菌病、毛霉菌病、放线菌病、诺卡氏菌病。

皮肤真菌感染广义上分为限于角质层、毛发、甲和累积真皮及皮下组织的感染。皮肤浅部真菌感染主要由皮肤癣菌和假丝酵母菌属所致；深部真菌病累积皮下，主要由致病菌植入引起；而系统性真菌病通常是经血液播散或由其下方组织扩散而来。对于免疫受损的宿主，机会性致病菌如曲霉和毛霉，也可导致皮肤感染和系统感染。

第一节　浅部真菌病

一、马拉色菌感染性浅部真菌病

马拉色菌是一组常见的条件致病菌，广泛存在于人类及温血动物皮肤上，是人体正常菌群之一，与机体处于共生状态。马拉色菌在皮肤病发病中的相关作用机制仍然存在着争议，在人体皮肤上的定植，不仅可以引起非炎症性皮肤疾病如花斑糠疹，也与炎症性皮肤病如特应性皮炎、脂溢性皮炎、银屑病、毛囊炎等疾病有一定的相关性。有研究表明，马拉色菌属对皮肤的影响是多层次的，与真菌细胞壁、酯酶、磷脂酶及其代谢产物有一定的相关性。

依据传统的分子生物学特征和基因组成，马拉色菌至少分为14种，1996年公认为7种，即M.furfur、M.pachydermatis、M.sympodialis、M.globosa、M.obtusa、M.restricta和M.slooffiae。近期，又有7种菌种从健康人、患者和动物的皮肤上被分离出来，即M.dermatis、M.japonica、M.yamatoensis、M.nana、M.caprae、M.equina和M.cuniculi，其中M.pachydermatis为唯一的非嗜脂性马拉色菌。

近年来有研究指出球形马拉色菌为其致病菌。马拉色菌属分布于世界各地，为人类皮肤正常菌群之一（主要是合轴马拉色菌）。花斑糠疹多见于温度高且湿度大的热带地区，但它在温带地区也是一种常见皮肤病。尚未发现有种族及性别差异。患者多为青年人，但儿童也常有发病。最近研究表明，新生儿头部脓疱病（neonatal cephalic pustulosis）（新生儿痤疮）与马拉色菌，特别是与合轴马拉色菌相关。Akaza最新的研究认为毛囊炎患者菌种分布与皮损周围皮肤及正常人皮肤常驻菌群无差异，主要为合轴与球形马拉色菌。

（一）糠秕孢子毛囊炎

患儿临床常累及躯干、上肢、颈部和面部，皮疹形态相对单一，主要表现为红色毛囊性较粗大的圆顶状丘疹，间有少许脓疱。自觉有轻度痒感或不适感。主要由毛囊内糠秕马拉色菌和球形马拉色菌的过度生长及由此引起的炎症（来自真菌脂肪酶的酵母菌产物和自由脂肪酸）所致。糠秕孢子菌毛囊炎需与其他原因引起的毛囊炎相鉴别，特别是瘙痒性毛囊炎和寻常痤疮。KOH检查：此病病原菌只能观察到酵母相，而无花斑糠疹时的菌丝相。组织病理示发炎的毛囊及皮脂腺中有聚集成团的或散在的真菌孢子。

糠秕孢子菌性毛囊炎治疗（参见花斑糠疹），还可用2%酮康唑洗剂外洗，每日1次，连用2周以上。

（二）新生儿头部脓疱病（新生儿痤疮）

出生后数日至数周，常见于颊、前额、下颏和眼睑，较少累及颈部、上胸部和头皮。皮损表现为红斑基础上的丘疹和脓疱，患儿无其他不适感。最近研究表明，新生儿头部脓疱病（新生儿痤疮）与马拉色菌，特别是合轴马拉色菌相关。新生儿头部脓疱病（新生儿痤疮）的治疗（参见花斑糠疹），还可用 2%酮康唑洗剂外洗，每日 1 次，连用 2 周。

二、皮肤癣菌病

皮肤癣菌病（dermatophytosis）是由三大类可侵犯角化组织（毛发、皮肤和甲）并在其中繁殖的真菌所致的浅部真菌感染。这三类真菌包括小孢子菌属、毛癣菌属和表皮癣菌属，统称为“皮肤癣菌”，其生理学、形态学和致病性均十分相似，不侵犯人或动物角化组织的种属不包括在内。

（一）头癣

头癣是小儿常见的头皮皮肤癣菌感染。真菌侵入后不一定都导致头癣，小儿相对于成人对真菌的抵抗力较弱，因此头癣多发生于小儿，尤其是白癣；成人皮脂腺中脂肪酸高，可使白癣自愈。致病菌只见于两个属：毛癣菌属和小孢子菌属。我国头癣流行的主要致病菌是铁锈色小孢子菌、犬小孢子菌、紫色毛癣菌、断发毛癣菌及许兰毛癣菌。在美国目前最常见的是断发毛癣菌，犬小孢子菌是头癣的第二大致病菌。全世界头癣的流行病学各不相同，但断发毛癣菌逐渐成为欧洲和其他地区头癣的主要病因。亲人性皮肤癣菌奥杜盎小孢子菌曾一度流行，后来随着社会和治疗手段的发展其发病减少，但近来在欧洲又再次出现。

头癣主要是由直接或间接接触患者或患病动物而传染，特别是当头皮因剃头等出现外伤时更易感染，因此共用理发工具、枕头、枕巾、帽子等均可引起传染；儿童在接触患癣病的猫、狗等也可被传染。

头癣病菌孢子到达头皮后，在表皮角质层内发芽，逐渐伸长、分枝、分隔，在毛囊口聚集繁殖大量菌丝，侵入毛发。侵入形式不同，分为发内型、发外型和黄癣。发内型：是由毛癣菌属中的亲人型菌株所致，为发干内无荧光关节孢子；其临床表现不同，从有脱屑、脱发斑的黑癣，到脓癣。断发毛癣菌和紫色毛癣菌为发内型感染的主要病原菌。发外型：主要致病菌为小孢子菌和毛癣菌，可见断裂的菌丝在发干外形成关节孢子，破坏发干。临床表现不同，可有斑片、无炎症鳞屑性脱发，斑秃，也可形成脓癣。伍氏灯可见亮绿色荧光的小孢子菌和无荧光的毛癣菌和小孢子菌。黄癣：多由许兰毛癣菌引起，是皮肤癣菌毛发感染的最严重形式，发干内可见菌丝和气泡，伍德灯下可见典型的蓝白色荧光。临床表现为厚厚的黄痂，由菌丝和皮肤碎屑构成，慢性感染时常引起瘢痕性脱发。不同致病菌的临床表现各不相同。头癣可分为白癣、黑癣、黄癣和脓癣。

1. 分类

（1）白癣：也称为“蛀毛癣”，我国主要由犬小孢子菌和铁锈色小孢子菌引起。临床表现：白癣初起为白色鳞屑性局限斑片，病变区头发灰暗，少有痒感，其周围可出现卫星样小斑片，后再融合成片，界限清楚（图 7-1）。病发根部有一白色套样菌鞘（图 7-2）是本病的特征性表现。病发长出头皮 0.5 cm 左右容易折断。好发部位为头顶中央、额顶部或枕部。也可侵犯光滑皮肤，引起疱疹样、湿疹样或糠疹

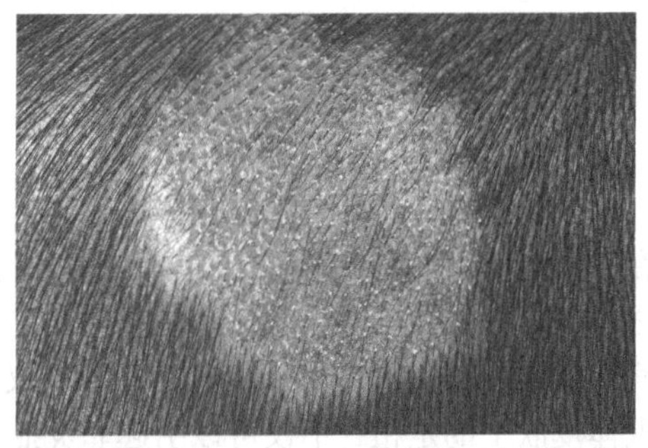

图 7-1　白癣

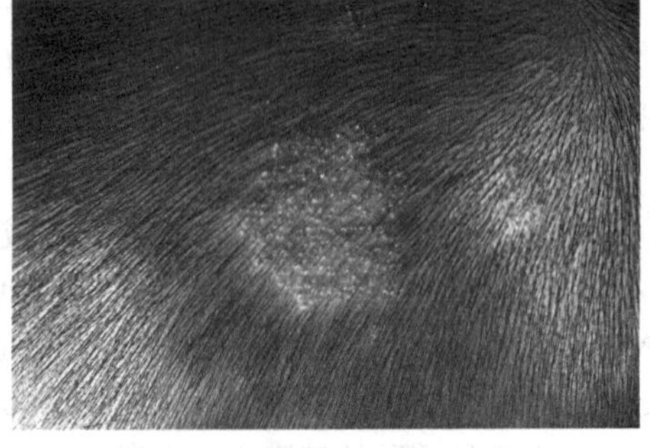

图 7-2　白癣

样损害，一般炎症反应很轻或无炎症，但如果为亲动物性真菌，如犬小孢子菌感染，也可有明显炎症。青春期部分可自愈。

（2）黑癣：也称为黑点癣，主要由紫色毛癣菌和断发毛癣菌引起，儿童与成人均可发病。初起时为头皮散在分布小点状鳞屑性斑片，稍痒，容易被忽略，病发沿着皮面折断而呈黑色小点为其特征性表现，也有类似白癣表现，但无明显菌鞘，病发时可见带白套状鳞屑的高位断发，应于白癣鉴别。黑癣病原菌也可引起光滑皮肤的体癣和甲癣。此病病程隐匿、缓慢，可致成年尚未愈合，毛囊破坏形成瘢痕，在女性中常因长发被忽略。

（3）黄癣：也称为“秃疮”，是由许兰毛癣菌感染所致。本病曾在我国流行最广，但随着卫生条件的改善，现已极少见到。临床表现为初发损害为毛囊性小脓疱，干后即变成黄痂，典型损害为蝶形硫黄色黄癣痂，有鼠臭味，中央有毛发贯穿，病发失去光泽、参差不齐、松动易拔除，自觉剧痒。如治疗不及时，可使毛囊破坏，形成萎缩性瘢痕及永久性脱发。由于真菌侵犯毛干，病变处头发呈干枯卷曲状。许兰毛癣菌侵犯光滑皮肤及甲，形成体黄癣和甲黄癣，亦可侵犯呼吸道、消化道及脑部引起内脏黄癣或在皮肤上出现黄癣菌疹。

（4）脓癣：可由小孢子菌或毛癣菌引起，也可由白癣、黑癣、假丝酵母菌感染炎症加重引起，临床表现早期为化脓性毛囊炎或脓疱性损害，后形成痈样脓肿，表面柔软，可有多个开口似蜂窝状，挤压时有少量脓汁排出，病变区头发易拔出，预后形成瘢痕，病变区局部永久性脱发（图 7-3）。

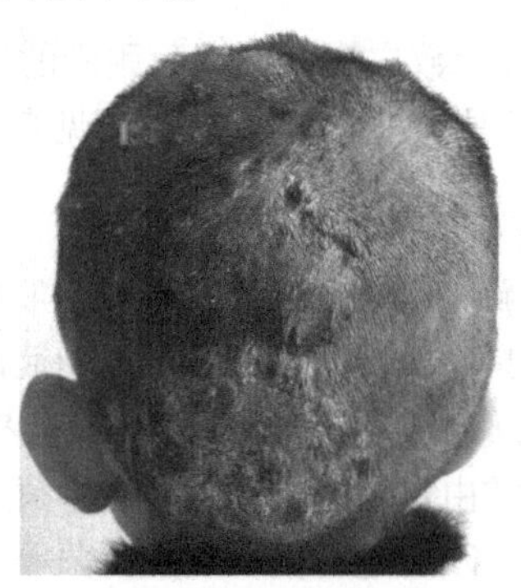

图 7-3 脓癣

2. 实验室检查

（1）KOH 检查：黄癣为发内菌丝及关节孢子，黄癣痂内为鹿角样菌丝及孢子；白癣为发外密集成堆的圆形小孢子；黑点癣为发内链状孢子。

（2）伍氏灯检查：黄癣为暗绿色荧光，白癣为亮绿色荧光，黑点癣没有荧光。

3. 头癣的治疗

（1）全身治疗：灰黄霉素 15～20 mg/（kg·d），分 3 次口服，疗程 3～4 周，服药期间嘱患者多吃油脂性食物，以利于灰黄霉素的吸收。特比萘芬适用于对灰黄霉素过敏或灰黄霉素治疗失败的病例，体重小于 20 kg 者，每日 62.5 mg；体重在 20～40 kg 者，每日 125 mg；体重大于 40 kg 者，每日 250 mg，疗程 4～8 周。伊曲康唑适应证同特比萘芬，最大剂量为 5 mg/（kg·d），疗程 6 周。服药治疗期间，治疗前、后和治疗中每间隔 2 周，应分别查肝肾功能及血常规。治疗前做真菌镜检和培养，之后每 2 周复查 1 次真菌镜检，连续 3 次镜检阴性再结合临床方可认为治愈。

（2）局部治疗：头癣的治疗除全身口服治疗外，局部的洗头、理发、擦药、消毒等措施对缩短疗程也是相当必要的。具体做法是：每周理发 1 次，皮损上的病发用镊子拔除，所有去除的毛发均应焚烧，理发工具和与患儿头部接触的生活用品均要煮沸消毒或采取其他方式消毒灭菌，每日早、晚各用温水和肥皂洗头 1 次。擦干后早晨外涂抗头癣或抗真菌药物，如 5%硫黄软膏、5%水杨酸软膏、2%咪康唑霜、1%联苯苄唑霜、1%特比萘芬霜等。晚上局部外涂 2.5%碘酊，疗程至少 8 周。

（3）脓癣患者在用抗真菌药物的同时应加用抗生素，早期炎症反应明显时，在足量口服抗真菌药的同时，可口服皮质类固醇激素 1～2 周，泼尼松剂量 1～2 mg/（kg·d），早晨顿服。有继发感染时，应加服抗生素（如克拉霉素干混悬剂，6 个月以上的儿童，15 mg/（kg·d），分两次服用）。外用药物要温和、杀菌，临床常用 1∶2000 呋喃西林溶液或小檗碱溶液湿敷，外用抗生素软膏。一般经过 2 周治疗，炎症反应减轻，即可开始外用抗真菌药治疗。

（二）体癣与股癣

体癣（tinea corporis）是指发生在平滑皮肤部位的浅部真菌感染。而股癣（tinea cruris）是特指发生在腹股沟、会阴部及臀间部位的感染。主要是由与患者直接接触或接触被污染的浴盆、浴巾，拖鞋等引起。儿童皮肤表皮屏障功能较弱，尽管皮肤癣菌致病性不强，且一般只侵犯皮肤表皮的角质层，其发病率可以很高。其临床表现类同，但股癣更常见且易复发。病原菌主要为红色毛癣菌，也可由须癣毛癣菌、表皮癣菌及小孢子菌引起，也可由手癣、足癣、甲癣、头癣等蔓延而来，其发病与机体抵抗力密切相关。

（1）临床表现：体癣好发于颜面、躯干的裤腰带区，亦可发生于身体的任何部位（图7-4）。股癣主要发生于腹股沟及臀间沟两侧（图7-5）。原发损害为淡红色丘疹丘疱疹，常融合成片，皮疹逐渐向外扩展，中央退行，形成圆形或不规则的环形损害，表面出现鳞屑，在腹股沟及臀间沟区可形成半环形损害，自觉瘙痒。皮疹好发于春夏季，股癣常在冬季减轻或自行消退，来年夏季又发。KOH 检查：取活动性损害边缘的鳞屑镜检可查出真菌。鉴别诊断见表 7-1。

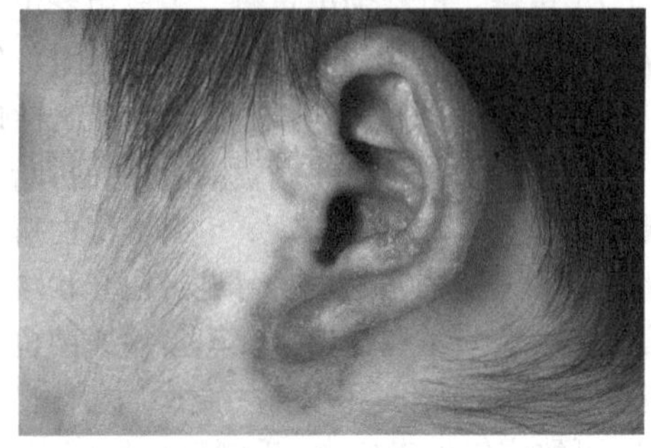

图 7-4　体癣

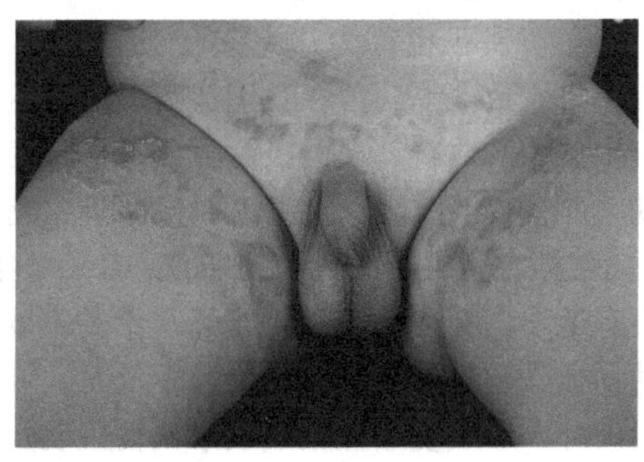

图 7-5　股癣

表 7-1　皮肤癣菌感染的鉴别诊断

体癣	皮炎（钱币状湿疹、特应性皮炎、接触性皮炎、脂溢性皮炎）；玫瑰糠疹；单纯糠疹；副银屑病；远心性环状红斑；亚急性皮肤型红斑狼疮；银屑病；环状肉芽肿；脓疱病
股癣	皮肤假丝酵母菌病；脂溢性皮炎；银屑病；红癣；接触性皮炎；慢性单纯性苔藓；副银屑病；Hailey-Hailey 病
手癣	皮炎（特应性皮炎、汗疱疹、手部湿疹）；癣菌疹；银屑病
足癣	皮炎（汗疱疹、接触性皮炎）；银屑病；二期梅毒；红癣；细菌感染
面癣	皮炎（脂溢性皮炎、口周皮炎、接触性皮炎）；玫瑰痤疮；红斑狼疮；寻常狼疮；环状银屑
头癣	脂溢性皮炎；斑秃；拔毛癖；银屑病；如有脓疱；脓皮病；毛囊炎；如有瘢痕；扁平苔藓；盘状红斑狼疮

（2）组织病理学：表皮角质层可见菌丝，可有角化过度、角化不全，棘层增厚，有时可见角层下或表皮内水疱；PAS 染色可见角层内菌丝。

（3）体股癣治疗

1）体股癣的治疗一般以外用药为主，可选用各种抗真菌类霜剂及酊剂。如 2%咪康唑霜（miconazole）、1%联苯苄唑霜、环吡酮胺（ciclopirox）、3%～5%水杨酸酊、复方间苯二酚搽剂等。由于儿童皮肤较为细嫩，因此在使用剥脱剂时应告知家属观察皮损情况并适量使用。

2）对少数皮疹较广泛而顽固的病例可考虑系统应用抗真菌药（具体用药见表 7-2）

（三）手足癣

手足癣（tinea manus and pedis）是指皮肤癣菌侵犯指趾、趾间、掌跖部所引起的感染。在游泳池及公共浴室中穿公用拖鞋易感染足癣，手癣常由足癣感染而来。病原菌主要为红色毛癣菌、须癣毛癣菌及表皮癣菌等，近年来白假丝酵母菌也不少见。

表 7-2 儿童皮肤真菌病系统治疗建议方案

	氟康唑	灰黄霉素	伊曲康唑	特比萘芬
头癣	6 mg/（kg·d），6 周	20～25 mg/（kg·d），6～8 周（液体制剂）	3～5 mg/（kg·d），6 周	<20 kg：62.5 mg/d；20～40 kg：125 mg/d；>40 kg：250 mg/d；2～6 周
体癣（泛发）	6 mg/（kg·周），2～4 周	15～20 mg/（kg·d），2～4 周	5 mg/（kg·d），1 周	日服方法同头癣，1 周
足癣（角化型）	6mg/（kg·周），4～6 周	15～20 mg/（kg·d），4 周	5 mg/（kg·d），1 周	日服方法同头癣，2 周
甲癣	6 mg/(kg·周)，指甲 12～16 周；趾甲 18～26 周	20 mg/（kg·d），直至甲正常	<20 kg：5 mg/（kg·d）；20～40 kg：100 mg/d；40～50 kg：200 mg/d；>50 kg：200 mg bid；每月 1 周，指甲 2 个月，趾甲 3 个月	日服方法同头癣，指甲 6 周；趾甲 12 周

注：伊曲康唑和特比萘酚用法在美国不被认可；
治疗头癣应联合使用 2.5%硫化硒香波或 2.0%酮康唑香波；
特比萘酚可选择：125.0 mg/d（<30 kg），187.5mg/d（30 kg），250.0 mg/d（>30 kg）；
犬小孢子菌不推荐使用特比萘酚，除非剂量加倍

（1）手癣和足癣表现基本相似，只是手癣中浸渍糜烂型罕见，足癣多对称，手癣多局限于一侧，根据临床表现一般分为以下 3 型。

1）水疱型：为成群或疏散分布的米粒大小水疱，疱壁较厚，不易破裂，多发生于指趾、掌跖及其侧缘。疱液干涸后脱屑，自觉瘙痒。

2）浸渍糜烂型（间擦型）：主要发生于趾间，特别是 3～4 及 4～5 趾间，以及趾腹侧面。由于局部潮湿多汗加上真菌寄生，使得表皮浸软发白，因瘙痒摩擦，表皮脱落留下红色剥裸面，常易继发细菌感染有异臭。本型多在炎热夏季好发。本病容易复发，可能与治疗不彻底或重复感染有关，因此手足癣的外用药治疗需患者耐心配合，在连续用药直至皮疹基本消退后仍应继续用药 1～2 周，并应避免重复感染。小腿丹毒多与足癣有关。

3）鳞屑角化型：常发生于掌跖及其侧缘或足跟部。表现为皮肤角化过度、粗糙、脱屑、干裂，常在寒冷冬季易发。

（2）KOH 检查：取水疱的疱壁或鳞屑直接镜检可查出真菌。手癣的阳性率比足癣的阳性率低。

（3）组织病理学：急性期表皮棘细胞间水肿，海绵形成，炎细胞浸润，可有水疱形成，位于角化不全的角层下；慢性期角化过度伴棘层细胞增生及慢性炎症细胞浸润；PAS 染色偶尔可在角层内找到菌丝。

（4）治疗

1）局部治疗：根据不同类型选用相应外用药。

A. 水疱型：主要选用搽剂，如 5%水杨酸酯、2%咪康唑搽剂、复方间苯二酚搽剂等，水疱干涸脱屑时可用霜剂（参见体股癣）。

B. 浸渍糜烂型：一般可用达克宁等散剂或卡氏品红搽剂，渗液多时可用 3%硼酸溶液湿敷，皮疹干燥后亦可选用各种抗真菌类霜剂。

C. 鳞屑角化型：轻者用各种霜剂，角化增厚、皲裂较重者可用 5%水杨酸软膏、复方苯甲酸软膏，亦可用水杨酸鞣酸粉等化水浸泡。

有继发感染者可用 0.08%庆大霉素生理盐水或 0.1%硝酸银溶液湿敷，或选用抗生素软膏。

2）全身治疗见表 7-2，继发感染时用抗生素。

（四）甲真菌病

甲真菌病（onychomycosis）过去主要由皮肤癣菌引起，因此称为甲癣（tinea unguium），俗称灰指甲。儿童甲真菌病发病率较成人低得多，可能是由于儿童到公共场所活动少，感染机会少；亦可能因为儿童甲的结构、成分及生长速度与成人有差异，不利于真菌生长。但儿

童甲真菌病的病原菌与成人相似，主要为皮肤癣菌，其中红色毛癣菌居首位，其次为须癣毛癣菌趾间变种、紫色毛癣菌、絮状表皮癣菌等。近年来发现除皮肤癣菌外，假丝酵母菌、霉样菌（如曲霉等）均可引起甲感染。皮肤癣菌感染甲板最常见的方式是从甲板远端与甲小皮侵入，其他途径有从近端甲小皮侵入甲板或甲母质，从甲板两侧甲沟缝隙中侵入，从甲板色浅表层破损处侵入，从甲板远端直接侵入甲板内。

（1）临床特点：大多同时有手足癣，极少单发。病变常从甲板两侧及末端开始（所谓远端侧位甲下型 DLSO），甲板逐渐增厚，颜色变为棕色甚至黑色，出现裂纹，甲下有角蛋白及碎屑堆集，可致甲松动及甲板分离。部分患者病变从甲根部开始，甲变灰白或褐色，变碎部分脱落（近端甲下型 PSO）。有的全甲变形萎缩或缺失称为全甲营养不良型（TDO）。还有部分患者仅表现为甲表面出现白色斑点状混浊区称浅表白色型（SWO）或称真菌性白甲。

（2）KOH 检查：刮取甲屑或甲下碎屑镜检可见菌丝，真菌培养阳性并可鉴定出菌种，各菌种镜下及培养形态鉴别见表 7-3。

表 7-3　癣菌属菌体肉眼外观、镜下和沙氏培养基表现

菌体肉眼外观和（或）镜下表现		沙氏培养基
毛癣菌属	须癣毛癣菌原变种	正面颗粒状，背面浅黄色，铅笔状大分生孢子，簇集的圆形小分生孢子，螺旋状菌丝
	须癣毛癣菌趾间变种	正面绒毛状，背面浅黄色，同上
	红色毛癣菌	正面白色羊毛状，背面暗红色，铅笔状大分生孢子，泪滴样小分生孢子
	断发毛癣菌	正面颗粒状，背面红褐色，铅笔状大分生孢子，小分生孢子大小不等
	疣状毛癣菌	回旋状，奶油色到灰白色，紧密；37℃时形成链状厚壁孢子
	紫色毛癣菌	奶油状、蜡状，变为紫色
小孢子菌属	犬小孢子菌	正面白色羊毛状，背面橘红色；多腔的梭形大分生孢子，壁厚，表面粗糙
	铁锈色小孢子菌属	正面皱褶状铁锈色
	石膏小孢子菌属	正面为肉桂色棕色颗粒状；多腔的丝瓜形大分生孢子，壁薄
表皮癣菌属	絮状表皮癣菌	土黄绿色，山羊皮样或颗粒状；海狸尾样大分生孢子；无小分生孢子
毛癣菌属	阿耶罗毛癣菌	粉末状表面，类似小孢子菌属
	同心性毛癣菌	光滑菌落；鹿角样菌丝
	马毛癣菌	棒状大分生孢子
	格威利毛癣菌	蜡样，粉色到红色表面
	麦格尼毛癣菌	正面呈粉色，毡状，背面红色
	许兰毛癣菌	光滑；鹿角样和香烟样菌丝；鼠尾样大分生孢子（培养基常裂开）
	猴类毛癣菌	簇集的棒状大分生孢子
	苏丹毛癣菌	正面为黄色到杏色，边缘流苏状
	土生毛癣菌	表面为奶酪样或黄色颗粒状
	约旦毛癣菌	正面光滑，巧克力色
小孢子菌属	亚马逊小孢子菌	多腔的梭形大分生孢子，有大的内涵体
	奥杜盎小孢子菌	正面平坦，棕色，背面橙红色；梳状菌丝
	库克小孢子菌	椭圆形，厚壁大分生孢子
	马小孢子菌	单腔到四腔的大分生孢子，类似犬小孢子菌
	黄褐色小孢子菌	子弹型大分生孢子，有螺旋菌丝
	鸡禽小孢子菌	弥散的粉红色色素
	桃色小孢子菌	正面和反面均为粉色到红色，类似须癣毛癣菌
	早熟小孢子菌	正面呈粉末状，反面为橘黄色
	总状小孢子菌	正面为乳酪色、粉末状
	范布瑞西米小孢子菌	最大的大分生孢子

（3）组织病理学：甲质松解并非甲癣的特征性改变，甲下型病甲 PAS 可见甲板中下部菌丝及关节孢子；真菌性白甲菌丝局限与甲板中上部；甲板下组织炎症很少或轻微。

（4）鉴别诊断：应注意与银屑病和连续性肢端皮炎等疾病引起的甲改变及先天性厚甲等鉴别。根据其相应的典型皮肤损害及真菌学检查鉴别不难。

（5）甲癣治疗

1）局部治疗：外用药物治疗儿童甲真菌病多为个例报道，选择的药物种类也各不相同。对于诊断明确的婴幼儿，即便选择外用药物治疗也应慎重。外用药物治疗浅表白甲型似乎比其他类型效果要好，这可能与甲床或甲母质未累及有关。此外，儿童的甲板较成人薄，有利于外用药物的渗透。先用 1%联苯苄唑霜和 40%尿素软膏封包病甲，每日 1 次，连用 2 周，再每日 1 次外用 1%联苯苄唑霜，连续 4 周。8%环吡酮胺搽剂及 5%盐酸阿莫罗芬搽剂疗效较好，使用方便，但价格相对较贵。尽管阿莫罗芬、环比酮胺甲涂剂治疗儿童甲真菌病的报道很少，但根据治疗成人甲真菌病的文献报道证实这两种药物疗效较好，不良反应率低，而且多为轻度，使用也方便。涂药时应注意保护甲周皮肤。

2）系统治疗见表 7-2。甲真菌病是皮肤真菌病中最难治疗的疾病之一，但正确系统的应用伊曲康唑、特比萘芬可使甲真菌病获痊愈。

3）联合治疗：儿童甲真菌病治疗也应注重联合治疗，联合使用抗真菌靶点不同的药物及渗入途径不同的药物，能起到协同或相加作用，外用药物与口服药物联合，能减少系统用药的剂量，并能增进疗效，减少不良反应，包括化学拔甲或外科拔甲的联合方法，以提高疗效，缩短口服药物的疗程。

（五）花斑癣

花斑癣也称为“花斑糠疹”，患儿的临床表现为皮损多发生于面部及脂溢部位，也可见头皮、肘窝、躯干和腹股沟部位。表现为伴少量鳞屑的椭圆至圆形斑片或较薄斑块，皮损常为棕褐色和黄褐色；或色素减退斑，有时会因轻微炎症呈粉红色（图 7-6）。轻刮皮肤表面可见鳞屑，在受累区域中央，可见皮损融合。伍氏灯检查：可见亮黄色荧光。KOH 检查：糠秕马拉色菌（及其他属）正常定植在人体皮肤上，其数量很少，因此在角质层内的 KOH 无法看到。出现花斑糠疹时，圆形的酵母相转化为菌丝相，花斑糠疹典型鳞屑的 KOH 镜检具有诊断意义，镜下可见菌丝相和酵母相，类似“意大利面和肉丸”。

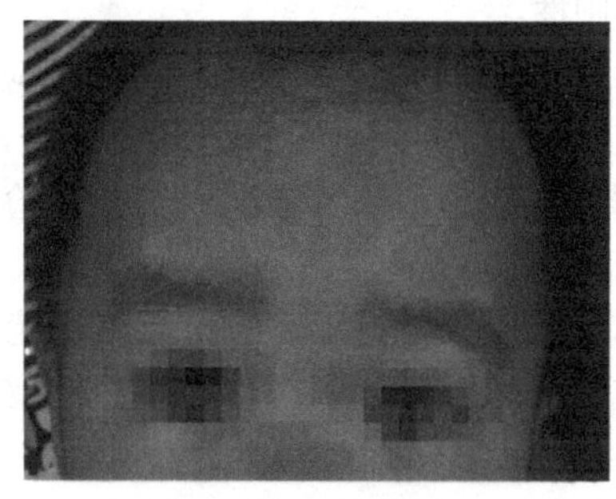

图 7-6 花斑癣

1. 鉴别诊断

（1）白癜风：为成片色素脱失斑，周边色素加深，无脱屑，无痒感，无季节性。

（2）单纯糠疹：多发于儿童或青年人的面部，也可发生于上臂、颈肩等部位，皮疹为淡白色或淡红色斑片，上覆少量鳞屑，真菌检查阴性。

（3）玫瑰糠疹：好发于躯干及四肢近端，皮疹为椭圆形鳞屑性斑片，其长轴与皮纹走向一致，无反复发作史。

2. 花斑糠疹治疗

（1）局部治疗：1%联苯苄唑洗液及 2%酮康唑洗剂对花斑糠疹效果明显。1%盐酸布替萘芬乳膏、特比萘酚软膏、萘替芬酮康唑乳膏及各种咪唑类抗真菌霜剂或溶液均可应用。

（2）全身治疗：因酮康唑有可能发生严重的肝毒性，目前已很少用。伊曲康唑 5 mg/(kg·d)，每日 1 次饭后服，连服 7～10 d。儿童使用恰当的剂量是安全的，使用伊曲康唑可缩短治疗时间，治疗效果显著。

（六）皮癣菌疹

皮癣菌疹（dermatophytid）是指原发感染

灶的真菌代谢产物经血行播散在病灶以外的皮肤部位发生的一种变态反应性皮疹。

（1）临床表现：患儿身体存在有活动性感染病灶，如手足癣、头癣等。皮疹表现多样化，可以局限也可以泛发，最好发的部位是手足部。皮疹多表现为汗疱疹样，亦可为湿疹样、丹毒样、多形红斑及荨麻疹样损害。自觉瘙痒明显，并可伴有全身症状。皮损可随原发病灶好转而消退。癣菌疹部位真菌检查阴性，原发灶部位阳性。

（2）鉴别诊断：不同类型的癣菌疹应与相应的皮肤疾病相鉴别，如汗疱性湿疹、丹毒等，应根据其相应的临床特点结合实验室检查进行鉴别。

（3）治疗：首先积极治疗原发真菌感染灶，应口服抗真菌药物，具体用药参照表 7-2（手足癣治疗）。全身抗过敏治疗：口服抗组胺药如氯苯那敏、氯雷他定等。局部治疗：根据皮疹的不同类型及表现不同选择相应的外用药物和剂型，如可用硼酸溶液等湿敷及炉甘石洗剂、各种激素类霜剂等。

第二节　深部真菌病

深部真菌病的发生是由于大量不同的病原菌植入或进入真皮及皮下组织所引起，包括孢子丝菌病、足菌肿、着色芽生菌病等。

一、孢子丝菌病

孢子丝菌病（sporotrichosis）是由申克氏孢子丝菌所引起的皮肤、皮下组织及其附近淋巴管的慢性疾病。申克氏孢子丝菌是一种土壤、木材及植物的腐生菌，主要通过损伤的皮肤或黏膜，也可通过上呼吸道或消化道感染。据报道，儿童皮肤原发的孢子丝菌病，近年接触病例发生在面部的占绝大多数，颜面部的皮损以固定型为主，并多数无外伤史或外伤史不明确，其发病因素可能与蚊虫叮咬搔抓引起表面破溃有关，孢子丝菌病发病时期也存在于冬春季，蚊虫叮咬可能性相对较少，因此可能还存在其他致病因素。

1. 临床分型　按临床表现可分为以下 5 型。

（1）皮肤淋巴管型：是孢子丝菌病中最常见的一种类型，约占各型病例的 75%。在皮肤受外伤后约 3 周左右发生小而硬可推动的皮下结节，呈红色或紫红色，穿破后可形成溃疡。常沿淋巴管形成成串的皮下结节，自觉症状不明显，好发于手指及前臂。

（2）固定型：因患者有一定抵抗力，皮疹仅局限于一处，好发于面、颈、躯干部位，小儿尤其好发于颜面。皮疹为浸润性红斑块、结节、溃疡或呈疣状，有时周围有卫星状损害。

（3）皮肤黏膜型：此型少见，在口腔、咽喉部或鼻部发生红斑、溃疡或化脓性损害，并可渐形成肉芽肿、赘生物或乳头瘤样损害。

（4）播散性孢子丝菌病：表现为骨、骨膜及滑膜的孢子丝菌病，常见于掌骨、指骨、腕骨、尺骨等的部位。关节孢子丝菌病常可致肿痛、运动受限及关节腔积液。眼孢子丝菌病可波及眼睑、泪囊、结膜等。孢子丝菌性脑膜炎极少见。

（5）肺孢子丝菌病：主要因吸入孢子而发病。有咳嗽、发热、乏力等急性肺炎或支气管炎的症状，亦可引起肺纤维化、肺空洞等。

儿童好发为淋巴管型：初发损害常位于手、前臂、踝、小腿等处，多为结节、丘疹或斑块等。沿淋巴管走向先后出现一个至多个新的皮下结节，排列呈串状，结节可扩大、破溃、结痂、有脓性分泌物。淋巴管型在面部表现为放射状排列，在鼻周和眼睑部常为环形或半环形。其次为固定型：皮损固定于初发部位，不再沿淋巴管播散。患儿发病部位，面部、颈部、上肢等部位。

2. KOH 检查　淋巴管型、固定性和皮肤黏膜型也可直接取脓液、溃疡表面分泌物直接涂片观察，可看到孢子及菌丝。

3. 病原学检查　取脓液、组织或支气管分泌物培养有申克氏孢子丝菌生长。

4. 组织病理学　为以组织细胞为主的肉芽肿和嗜中性粒细胞浸润形成的化脓性炎症，在脓肿和多核巨细胞中 PAS 染色有时可找到孢子或星状体。

5. 鉴别诊断　需与化脓性皮肤病、皮肤结核及其他深部真菌病相鉴别，主要通过病原菌检查及组织病理学鉴别。

6. 孢子丝菌病治疗

（1）全身治疗

1）10%碘化钾溶液：为首选药物，开始为小剂量，按 20～50 mg/（kg · d）。该药的主要不良反应是胃肠道刺激，此外可有“碘伤风”症状，应尽量饭后服药。

2）伊曲康唑：按体重 2～5 mg/（kg · d），每日 1 次口服，连服 3 个月。

3）特比奈芬：按体重＜20 kg 者，62.5 mg/d；20～40 kg 者，125 mg/d；＞40 kg 者，250 mg/d，每日 1 次口服，连服 3 个月。

4）氟胞嘧啶：20～100 mg/（kg · d），分次口服，直至痊愈。

建议 7 岁以内患儿给予特比萘芬片 5.0～6.5 mg/（kg · d）每日 1 次口服；7 岁及以上的患儿给予伊曲康唑胶囊 5 mg/（kg · d），每日 1 次口服。每个月复诊 1 次，复诊时复查肝肾功能、血常规。待皮损消退后再服药 2 周巩固治疗。

（2）局部治疗

1）2%碘化钾溶液或 10%碘化钾软膏外用。

2）局限性损害可考虑液氮冷冻或温热疗法。

二、着色真菌病

着色真菌病（chromomycosis）是由暗色真菌侵犯皮肤和皮下组织所引起的肉芽肿性皮肤病。本病多发于热带及亚热带地区，常见的致病菌有卡氏枝孢霉、裴氏着色霉、疣状瓶霉及皮炎瓶霉等。发病与外伤密切相关，孢子由伤口进入皮肤或黏膜而引起感染。

本病好发于四肢，而尤多见于一侧的下肢，多有外伤史。损害起于外伤部位，为丘疹或小结节，逐渐融合成斑块。表面增生可呈疣状或菜花状，亦可形成肿瘤状或瘢痕疙瘩样，有时可破溃并形成脓肿。病程迁延，常中央愈合边缘扩展，可数十年不愈。陈旧损害可至淋巴回流障碍形成象皮肿。本病呈慢性经过，常可数十年不愈，除成象皮肿外，部分可致畸。

1. KOH 检查 取损害分泌物和痂皮直接镜检可找到棕色厚壁孢子（硬壳小体），真菌培养有暗色真菌生长。

2. 组织病理学 表皮角化过度，棘层增厚，真皮内有结核样型肉芽肿和脓肿形成，在脓肿内及多核巨细胞内可见棕色厚壁孢子。

3. 鉴别诊断 皮肤结核主要通过组织病理及病原菌检查等鉴别。足菌肿好发于足部，常形成瘘管并排出带颗粒的脓液，真菌培养可鉴别。

4. 着色真菌病治疗

（1）全身治疗

1）伊曲康唑，按体重 2～5 mg/（kg · d），餐后立即口服，连续用药 3 个月至半年。

2）氟康唑，6～10 mg/（kg · d），口服或静脉注射，连用 3 个月，减量后维持用药半年至 1 年。

（2）局部治疗

1）小面积损害可用电灼或电凝固治疗。

2）抗真菌药物外敷，如复方酮康唑霜每日 1 次封包。

3）局部可采用高热疗法、液氮冷冻、二氧化碳激光、电磁波辐射器治疗。着色真菌在 39℃以上即停止生长，采用物理方法提高局部温度达 50～60℃，可抑制或杀灭着色真菌，促进皮损消退。

4）皮损局限者可考虑手术切除或切除后植皮。目前以陆续有手术切除联合口服抗真菌药治疗着色芽生菌病的报道，局部加全身治疗的联合治疗应更为有效，但口服抗真菌药物应足够疗程，以避免复发。

三、足 菌 肿

足菌肿（mycetoma）是由多种真菌引起的皮肤、皮下组织、筋膜及骨骼损害的一种综合征。病原菌主要为尖端单胞霉、波氏足菌肿霉、巴西诺卡氏菌、星形诺卡氏菌、马杜拉链丝菌等。临床上以形成脓肿、肉芽肿及窦道为突出表现，可有颗粒排出。临床表现常有外伤史，好发于四肢尤其是足部，损害局限，呈慢性经过。皮损初发为丘疹、结节，后融合成斑块，典型损害为暗红色浸润性肉芽肿性斑块，穿破皮肤形成瘘管，瘘管中常排出浆液脓性液体，其内含有黄白色或黑色颗粒。病程慢性，可波及肌肉、骨骼、筋膜及肌腱引起骨、关节炎及畸形，并可形成象皮肿。本病呈慢性经过，有的终身不愈，并可致畸。

1. 实验室检查 取排出的颗粒直接镜检可发现真菌或放线菌菌丝，培养可鉴定致病菌种。

2. 组织病理学 示慢性化脓性肉芽肿，真皮内有瘢痕组织形成，脓肿内可见颗粒，内含真菌或放线菌菌丝。

3. 鉴别诊断 ①疣状皮肤结核，为疣状增生性斑块，境界清，组织病理显示真皮内结核样肉芽肿样结构。②孢子丝菌病，多为沿淋巴管排列成串的结节，或为单个斑块结节，真菌培养为孢子丝菌生长。③着色真菌病，无瘘管形成和带颗粒的脓液，真菌培养为暗色真菌生长。

4. 治疗 根据致病菌种分别选择不同药物。

（1）抗真菌药物：首选两性霉素 B，剂量为 0.1～1.0 mg/（kg · d），初用小剂量，而后逐渐增量，疗程 6～12 周。亦可用伊曲康唑按体重 2～5 mg/（kg · d）口服，连用 3 个月；或用氟胞嘧啶与酮康唑联合应用亦有效。

（2）如为放线菌则选用青霉素 G，常需大剂量连续使用 1～2 个月，或氨苄西林、四环素和红霉素等。患儿可选用青霉素 3 万～5 万 U/（kg · d），静脉滴注，每日分 3 次。对奴卡氏菌引起的首选磺胺类药物，患儿可选用复方磺胺甲噁唑片，[为磺胺甲噁唑（SMZ）与甲氧苄啶（TMP）的复方制剂]，体重 40kg 以下的婴幼儿按体重口服一次 SMZ 20～30 mg/kg 及 TMP 4～6 mg/kg，每日 2 次，体重 40kg 的小儿剂量同成人常用量。用药时间需长达数月，阿米卡星和其合用可缩短疗程。早期的原发皮损可考虑外科手术后植皮。

（3）局部治疗可给予局部清创治疗。局部中药外洗后用庆大霉素稀释液（16 万 U 加 500ml）外敷于窦道处，2 次/日。

四、系统性真菌病

引起系统性真菌病（systemic mycoses）的真正病原菌包括组织胞质菌、芽生菌、球孢子菌和副球孢子菌，这些都是双相真菌，也就是可以以两种形态存在，在自然界以霉菌形态（有分隔的菌丝和分生孢子）存在，在 37℃活体组织内以酵母样形态存在。典型的首次接触是通过呼吸道吸入病原体，导致肺部症状和肺炎，该病绝大多数感染可以自愈，并且产生很强的特异性免疫。当抵抗力下降时才会出现系统感染和皮肤症状。

五、假丝酵母菌病

假丝酵母菌病（candidiasis）是由假丝酵母菌属引起的皮肤黏膜及内脏器官的急性或慢性感染。假丝酵母菌属条件致病菌，在正常人的口腔、胃肠道、阴道黏膜及皮肤上均可分离出。当机体免疫功能低下，如大量使用广谱抗生素、皮质激素及免疫抑制剂或患肿瘤、糖尿病时易发病。主要致病菌种为白假丝酵母菌，其他可有近平滑假丝酵母菌、热带假丝酵母菌、类星形假丝酵母菌、高里氏假丝酵母菌等。

儿童皮肤假丝酵母菌病其发病男女性别无差异，发病年龄 3 岁以内占 88%，肥胖婴幼儿多见，3～14 岁儿童以假丝酵母菌性口角炎最为多见。发病季节主要见于夏、秋季（占 64.86%）。口角炎表现者四季均可发生，但以春秋为多见，发病部位主要在光滑皮肤相互摩擦的部位如颈下、腋窝、腹股沟、肛周、口角等温暖潮湿的部位。KOH 检查可查到菌丝作为本病诊断的主要依据。在治疗上轻症患者不需药物即可自愈。说明温暖潮湿环境为其主要发病条件。只有患儿体质差、治疗不当或不能纠正其发病环境者，约 0.92%的患儿转化为慢性皮肤黏膜假丝酵母菌病。儿童皮肤假丝酵母菌病是儿童常见的浅部真菌病，以新生儿、婴幼儿为主，随着年龄的增长，发病率降低。最常见的发病部位在间擦部位，尿布区的丘疹型假丝酵母菌病易误诊为尿布皮炎或湿疹。有报道指出儿童假丝酵母菌病与卫生环境和母体患假丝酵母菌性外阴阴道炎密切相关，母亲为婴幼儿皮肤假丝酵母菌病的主要传染源，但此观点尚有待证实。

儿童皮肤假丝酵母菌病临床典型皮损，开始为红斑、丘疹或小水疱，渐扩大融合成边缘清楚的红斑，水疱破碎后可脱屑或形成糜烂面，可有少量渗液。皮损外周可有散在的丘疹、水疱或脓疱、呈卫星状分布。有些损害干燥呈丘疹或丘疹脓疱样。自觉瘙痒，伴皲裂者可有疼痛。

1. 分型 假丝酵母菌病性间擦疹和丘疹型假丝酵母菌病最为常见。

（1）口腔假丝酵母菌病：亦称鹅口疮，为口腔黏膜上出现白色膜状物，去掉膜状物其下为潮红糜烂面。好发于婴幼儿，特别是新生儿。

（2）假丝酵母菌性间擦疹：常发生于指间、腋下、乳房下、臀间沟及腹股沟等皱褶部位。皮疹表现为小片状浸渍糜烂，其周边有卫星状丘疱疹或水疱，可有领口状鳞屑。

（3）假丝酵母菌性龟头炎：常与性接触传染有关，表现为包皮内侧、龟头及冠状沟上有粟粒大丘疹或小脓疱，亦可见小片糜烂面。表面可有鳞屑或乳酪状物，自觉瘙痒。

（4）光滑皮肤假丝酵母菌病：有两种类型，一种是发生于婴儿尿布区的感染或继发于尿布皮炎，表现为大片状丘疹鳞屑，境界清楚，周围有卫星状损害，上具领口状鳞屑；另一种可发生于小儿及成人，主要是在躯干、肩颈部或上臂为成片或散在的丘疹、丘疱疹，顶部可有鳞屑。

（5）假丝酵母菌性甲沟炎及甲病：甲沟周围组织红肿，挤之有少许分泌物，但无明显化脓。甲板增厚变形，有纵脊及甲横沟，可变为棕黑色，但光泽正常，不碎裂。

（6）新生儿假丝酵母菌病：一般出生后1～2周，好发于尿布区、面部和其他间擦部位，表现为伴有卫星性丘疹和脓疱的鳞屑性粉红色斑片。KOH检查：可见出芽酵母，假菌丝。

（7）先天性假丝酵母菌病：本病为宫内上行感染所致，早产、母亲宫颈/子宫异物为导致本病的危险因素。本病常发生于出生时至出生后数日，全身皮肤均可受累，常见与手足，可累及甲；皮损为红斑、小丘疹和脓疱；可出现胎盘和脐带损害。KOH检查：可见出芽酵母。

（8）系统性假丝酵母菌病：为假丝酵母菌侵犯内脏器官所致。常见的有支气管和肺的假丝酵母菌病，临床上与一般的肺部感染表现相似，但用抗生素治疗无效。其他可有消化道假丝酵母菌病，表现为假丝酵母菌性食管炎及肠炎；泌尿道假丝酵母菌病表现为尿路刺激症状，尿液混浊有絮状物；假丝酵母菌性心内膜炎及脑膜炎与其他心内膜炎及脑膜炎的表现亦相似。

2. 真菌学检查 皮肤及黏膜假丝酵母菌病根据临床特点结合实验室真菌检查易于诊断。而系统性假丝酵母菌病则主要依靠反复的实验室真菌学及血清学检查方可确诊。

3. KOH 检查 检查标本可取皮疹鳞屑、腔口黏膜部位的膜状物、分泌物及痰液、尿液、血液、脑脊液、胸腔积液、腹水和各种组织等。直接镜检可查到假丝酵母菌孢子及菌丝，在假丝酵母菌正常分布部位有大量假菌丝者说明假丝酵母菌正处于繁殖致病状态，而仅有少量孢子则可为正常带菌。真菌培养可培养出致病真菌并可鉴定菌种，一般连续培养3次阳性且为同一菌种者有诊断意义。

4. 血清学检查 ELISA 法检测假丝酵母菌多糖抗原对部分系统性和播散性假丝酵母菌病的诊断更为及时准确，但必须重复多次检测并结合临床进行诊断。

5. 组织病理学 皮肤浅表性病变原发损害可见角层下、角层内脓肿，棘细胞间海绵形成及炎细胞浸润，角质层内真菌较少，PAS染色下角层内孢子及出芽孢子、白色假丝酵母菌菌丝。

6. 假丝酵母菌病治疗

（1）一般治疗：尽可能去除各种诱因，治疗原发疾病，加强营养，增强身体免疫功能，补充B族维生素，尽量保持患部干燥清洁。

（2）局部治疗

1）轻症、局限性患者，建议家长给予患儿局部干燥通风，衣物及接触物开水消毒，1～2周自愈。皮损面积较大或发病有2个部位以上者，局部外用药物硼酸卡氏溶液，每日涂药2～3次，连续使用1周以上。或复方制霉菌素粉（制霉菌素：硼酸：滑石粉为1：1：5）或特比萘芬凝胶等。3个或3个以上部位发病者可在上述外用药的基础上根据儿童体重内服氟康唑胶囊1周以上，伴有瘙痒者加抗组胺药如氯苯那敏（扑尔敏）或左西替利嗪口服液，每晚内服1次，用药2周左右治愈。病史较长反复发病或体弱多病患儿慢性皮肤假丝酵母菌病采取综合治疗：抗真菌药+免疫增强剂+抗组胺药+外用抗真菌药常规用药，连续用药4周治愈。

2）口腔假丝酵母菌病可用2%碳酸氢钠溶液漱口，口含克霉唑片，每次0.25～0.50 g，每日2～3次。

（3）系统治疗

1）伊曲康唑（Itraconazole），一般用量5 mg/（kg · d），皮肤损害用药2周，系统性损害用药3～4周或更长。

2）氟康唑（Fluconazole），对于系统性假丝酵母菌病应静脉给药，一般首剂10 mg/（kg · d）静脉滴注，连续用药2～4周。氟康唑以原型从肾脏排出，并可通过血脑屏障，因此对泌尿系统及脑的假丝酵母菌感染疗效更佳。但儿童使用时应更为谨慎。

（4）调节免疫功能：可用转移因子1ml，皮下注射，每日1次，或用胸腺素注射液10mg，肌内注射，每日1次。

六、隐球菌病

隐球菌病（cryptococcosis）是由新生隐球菌引起的脑膜、脑、肺、皮肤或全身性的慢性或亚急性感染。儿童发病率并不高，但在机体抵抗力下降时，如白血病、淋巴瘤或长期应用大剂量皮质激素或免疫抑制剂的患儿易发此病。中枢神经系统隐球菌病预后差，但由于氟康唑等抗真菌药物的问世，其预后已有明显改观。中枢神经系统隐球菌病为儿童隐球菌病的好发表现，临床多表现为亚急性或慢性脑膜炎及脑膜脑炎，极易误诊。

1. 临床分型 根据临床表现分为以下几点。

（1）肺隐球菌病：新生隐球菌几乎都是经肺部入侵而感染人体，因此肺部症状可能是隐球菌病的最早表现。症状有咳嗽、胸痛、无力、低热、体重减轻等。类似于上感及支气管肺炎。X线检查可见肺中、下野为主的浸润性病变。

（2）中枢神经系统隐球菌病：最为常见，约占隐球菌病的80%，表现为脑膜炎型、脑膜脑炎型、肉芽肿型及囊肿型。开始可为上呼吸道感染症状，继而出现剧烈头痛、呕吐、发热、谵妄、昏迷等，可出现脑膜刺激征。类似于结核性或病毒性脑炎的表现。

（3）皮肤黏膜隐球菌病：占隐球菌病的10%～15%。皮损表现为单发或多发的丘疹、结节或脓肿及肉芽肿样等多种类型损害，易破溃，排出少量黏性脓液，内含隐球菌。

（4）其他系统隐球菌病：其他如骨、关节、肝、眼、心脏、睾丸、前列腺等器官亦可发生隐球菌感染而出现相应的症状和体征。严重者可发生隐球菌性败血症。

2. 实验室检查 墨汁染色涂片检查脑脊液或其他病灶分泌物可找到带厚荚膜的隐球菌。

乳胶凝集试验或ELISA法检查脑脊液隐球菌抗原。真菌培养有新生隐球菌生长。

3. 组织病理学 皮肤黏膜隐球菌病行组织病理检查可见大量隐球菌，并可见胶质性和肉芽肿性病理改变。

4. 鉴别诊断 主要是中枢神经系统隐球菌病要与结核性脑膜炎、病毒性脑炎及颅内占位性病变鉴别，应根据脑脊液检查并结合临床进行鉴别。

5. 治疗

（1）抗真菌药物：本病主要为系统性抗真菌治疗。

1）氟康唑，该药具有很强地穿过血脑屏障的作用，因此为目前治疗中枢神经系统隐球菌病的首选药物，首剂剂量6～10 mg/（kg · d），静脉滴注，以后每日10 mg/（kg · d），疗程6～8周。

2）伊曲康唑，按体重2～5 mg/（kg · d），连续2个月以上。治疗隐球菌伊曲康唑并非首先药物，在患儿氟康唑过敏或不耐受时才考虑使用。

3）两性霉素B（Amphotericin B），过去一直为该病的首选药物，抗菌作用强，但毒性作用也较大。以静脉给药为主，亦可做鞘内注射。剂量为0.1～1.0 mg/（kg · d），加入5%葡萄糖液500 ml中静脉滴注，最高浓度不能大于0.1 mg/ml，滴注速度宜慢，500 ml稀释液必须输注4 h以上。疗程总量应达1.5～3.0 g。目前用两性霉素B脂质体（liposomal amphotericin

B，LAmB），可减少用量，提高疗效，减少不良反应。两性霉素B含脂制剂临床上有3种类型，包括LAmB、两性霉素B脂质体复合物（amphotericin B lipid compler，ABLC）和两性霉素B胶样分散剂（amphotericin Bcolloidaldispersion，ABCD）。三者的抗菌谱同AmBd相同。LAmB起始剂量为0.1 mg/（kg·d），次日增至0.25～0.50 mg/(kg·d)，逐日递增至1～3 mg/（kg·d），静脉滴注时间>1 h。儿童对LAmB耐受性较好,剂量甚至可以用到7 mg/kg。

4）氟胞嘧啶（5-Fluorocytosine，5-FC），20～100 mg/（kg·d），分次口服；常与两性霉素B或咪唑类药物联合应用，剂量25～50 mg/d，分3～4次口服，亦可用1%氟胞嘧啶注射液静脉滴注。体重超过50 kg的儿童，按成人剂量使用，即口服与静脉滴注剂量均100～150 mg/（kg·d），体重不足50 kg的儿童，可按1.5～4.5g/（m^2·d）计算。不良反应有恶心、腹泻等胃肠反应和肝功能损害、骨髓抑制等。

5）对中枢神经系统隐球菌病，临床上常采用联合用药的方法，如两性霉素B+5-FC，氟康唑+5-FC，伊曲康唑+5-FC，或两性霉素B+大蒜素等。

（2）降低颅内压：可用25%山梨醇100ml或20%甘露醇1 000ml快速静脉滴注，6～8h一次。

（3）纠正水电解质紊乱：如补充钾盐等。

（4）支持疗法：补充维生素，必要时输血。亦可用免疫调节剂，如转移因子、胸腺素等。

七、球孢子菌病

球孢子菌病（coccidioidomycosis）是由粗球孢子菌所引起的一种局限性或播散性疾病。本病系地方性流行病，病原菌为双相型真菌，主要经呼吸道吸入感染，也可因外伤后经皮肤感染而发病。

1. 临床分型 根据临床表现可分为以下几种。

（1）原发性肺球孢子菌病：经约2周的潜伏期后出现上呼吸道感染的症状，如咳嗽、咳痰、低热、盗汗、厌食等，有时可有胸膜炎、胸腔积液、疱疹性结膜炎或急性关节炎的表现。

（2）原发性皮肤球孢子菌病：少见，有意外接触本菌病史，表现为下疳样损害，有丘疹、结节或糜烂，伴局部淋巴结炎，数周内可愈合。

（3）进行性球孢子菌病：可表现为肺部空洞、胸腔积液或肺结核球样损害，或伴有支气管扩张、脓胸、气胸等。患者有发热、乏力、食欲减退、消瘦及贫血等症状。血行播散可引起骨骼、关节、皮肤和内脏病变，侵犯脑及脑膜者可出现脑膜炎及脑水肿症状。

2. 真菌学检查 取痰液、脓液、病灶分泌物、脊髓液涂片经氢氧化钠溶液处理直接镜检可见圆形厚壁孢子。在沙保培养基上可培养出粗球孢子菌。

3. 组织病理学 原发皮肤型者可见中性及嗜酸粒细胞、淋巴细胞、偶有巨噬细胞所组成的炎性浸润灶，可见小脓肿，其中可见孢子，偶见菌丝。进行性者有脓肿形成、干酪样坏死，在朗格汉斯巨细胞和组织中可找到孢子。

4. 球孢子菌病治疗 应针对不同临床类型采取不同治疗方法。

（1）原发性球孢子菌病：主要是卧床休息及加强支持疗法。皮肤病变可外用抗真菌制剂，全身可用氟康唑。

（2）进行性球孢子菌病：应行全身抗真菌治疗，首选两性霉素B，剂量为0.1～1.0 mg/(kg·d)，加入5%葡萄糖液500 ml中静脉滴注，疗程应在6周以上，应注意药物的不良反应，可加用氟胞嘧啶，也可用氟康唑等。

（3）肺部有空洞者首先采取保守疗法，如有持续咯血则可考虑外科手术切除。

（4）有结节性红斑、关节痛、关节炎等症状者可并用皮质类固醇激素。

八、组织胞质菌病

组织胞质菌病（histoplasmosis）是由荚膜组织胞质菌所引起的一种传染性很强的真菌病。本病主要由呼吸道传染，先侵及肺，再波及其他单核巨噬系统，极少由皮肤黏膜及胃肠道侵入。

1. 临床分型 肺组织胞质菌病可分为以

下 5 型。

（1）急性无症状型，95%的原发性组织胞质菌病可无症状，在流行区行 X 线检查可见肺部有许多钙化灶而被发现。

（2）轻症感染型，可有咳嗽、胸痛、呼吸短促、声音嘶哑等感冒症状。

（3）中度感染型，有发热、盗汗，间或咯血、体重减轻。X 线可见有弥散性结节性浸润。

（4）流行性组织胞质菌病，有高热、剧烈胸痛、呼吸困难、软弱及重度肺炎表现。

（5）慢性肺组织胞质菌病，病程缓慢，以成年男性多见，似空洞性肺结核，有咳嗽、多痰、咯血、低热等。X 线可见肺部有空洞形成及明显纤维化。

2. 播散性组织胞质菌病

（1）良性感染型，由肺部播散至脾、肝及其他巨噬系统，引起小结节性损害，预后形成粟粒性钙化灶。

（2）进行性成人感染，肺部症状不明显，而有脾肿大、贫血、白细胞减少、体重下降。

（3）儿童暴发性感染，发生于 1 岁以下儿童，多见于高流行区。开始有发热、消化障碍、腹泻，以后有体重减轻、肝脾肿大、贫血等，并可在短期内死亡。

3. 实验室检查 标本取痰液、胃液、血液、皮肤黏膜损害刮取物等在油镜下可见卵圆形孢子。培养可有组织胞质菌生长。

4. 组织病理学 本病病原体侵犯各器官后，病理学改变基本一致，均为感染性肉芽肿征象，中央为坏死及多核巨细胞，外周围组织细胞及炎症细胞浸润，多核巨细胞内可见被吞噬的孢子，局部淋巴结内也可找到吞噬孢子的组织细胞。播散性及局限性组织胞质菌的皮肤、黏膜感染常见于片状非特异性慢性炎症浸润中，表浅的溃疡及坏死，其间少量多核巨细胞，多核巨细胞内可见圆形或卵圆形有亮晕的小体，直径为 2～4 μm。此为本病特征性改变，亮晕为组织胞质菌的荚膜，PAS 染色阴性，但可见荚膜外阳性细胞壁。

5. 组织胞质菌病治疗

（1）卧床休息，加强营养及支持对症治疗。

（2）抗真菌治疗首选两性霉素 B（参见球孢子菌病），也可用的性霉素 B 或球红霉素等。对波及脑部病例可行鞘内注射。

九、曲霉菌病

曲霉菌病（aspergillosis）是由曲霉菌属中的多种曲霉所引起的皮肤、指甲、外耳道、鼻窦、眼眶、支气管、肺及脑膜等的慢性感染。曲霉菌是一种条件致病菌，常在组织损伤、炎症及慢性疾病长期应用皮质激素、免疫抑制剂等使机体抵抗力降低时发病。肺曲霉菌病偶可通过血行播撒而致曲菌性败血症或脓毒血症而危及生命。

1. 临床表现

（1）肺曲霉菌病：最为常见，可见肺曲霉菌球，并伴嗜酸粒细胞浸润性肺炎及支气管扩张，为变态反应性曲霉菌病。X 线见肺野有典型均匀的透亮区，也可表现为支气管肺炎或哮喘。

（2）皮肤曲霉菌病：可为原发性或继发性（原发性少见），表现为乳嘴状赘生性丘疹或乳头增殖性肉芽肿，上覆黄痂，可挤出脓液。

（3）曲霉肉芽肿：常见的有鼻窦曲霉肉芽肿，多侵犯上颌窦、筛窦及蝶窦等处，多为单侧。少见脑曲霉肉芽肿，可发生于脑室及脑实质内，临床表现随病变部位及范围而异。

（4）其他：曲霉侵犯外耳道或中耳可引起急性、亚急性或慢性炎症；侵犯眼睛可引起角膜炎；侵犯指（趾）甲可引起甲真菌病。

2. 真菌学检查 取痰液及损害分泌物直接镜检可见分隔的粗大菌丝；培养有曲霉菌生长，但应反复培养 3 次方可确定。

3. 组织病理学 主要表现为组织的慢性炎症，在病变组织，尤其是脓肿及其周围可见较粗、分隔较密的菌丝，有时呈放射状排列，分枝与主干成锐角；PAS 染色阳性。

4. 鉴别诊断 肺曲霉菌病应与结核、癌肿、支气管扩张等鉴别，主要是通过组织病理和微生物学检查进行鉴别。

5. 曲霉菌病治疗

（1）抗真菌治疗：对肺曲霉菌病及其他较重者首选用两性霉素 B，用量为 0.6～1.0 mg/（kg · d），静脉滴注，可与氟胞嘧啶 20～100 mg/

(kg·d)合用。还可用伊曲康唑按体重 2～5 mg/(kg·d)口服。疗程因病情而定，可连续用药数月。

皮肤、指（趾）甲及眼耳的感染可用局部抗真菌药物（参见甲真菌病）。

（2）手术治疗：对肺曲霉菌球、脑曲霉菌肉芽肿及鼻窦肉芽肿可行手术治疗。

（3）其他治疗：对慢性重症患者应加强支持疗法，纠正水电解质平衡；对变态反应性曲霉菌病可适量使用皮质激素及色甘酸钠。

十、毛 霉 菌 病

常见的致病菌为毛霉菌，也称接合菌病(zygomycosis)，接合菌病是由接合菌亚门中的一些菌所引起的真菌感染。其他可由根霉及犁头霉所致。此类真菌属条件致病菌，常发生于免疫功能低下和糖尿病患者，儿童发病率并不高。

1. 临床分型 根据临床表现分为以下几种。

（1）鼻脑毛霉菌病：常见于糖尿病酸中毒时，起源于上鼻甲或鼻旁窦，渐波及眼、脑及脑膜，发生带血的黏稠状鼻涕，眼眶疼痛，眼球麻痹及脑膜脑炎症状，病死率可达 80%～90%。

（2）胸毛霉菌病：常系白血病及淋巴瘤患者吸入孢子或继发于鼻面部感染所致，为非特异性支气管炎或肺炎表现，可以形成血栓及梗死。

（3）胃肠道毛霉菌病：常见于营养不良患儿或继发于肠炎、伤寒、烟酸缺乏症等。症状视其侵犯的部位及范围不同而有差异，可呈不典型胃溃疡表现。

（4）皮肤毛霉菌病：在耳或其他皮肤部位发生苔藓样丘疹、结节、脓疱、溃疡或足菌肿样损害。

2. 组织病理学 表现为血栓形成，组织坏死，在非特异性坏死或肉芽肿组织中可见大而长的分枝而不分隔的菌丝，常与血管壁平行。

3. 真菌学检查 取痰液、脓液、活检组织涂片经氢氧化钾处理，镜下可见粗短不分隔的菌丝。培养可鉴定菌种，但连续 3 次培养为同一菌种方可认定为致病菌。

4. 治疗

（1）首选两性霉素 B（参见本章隐球菌病），强调早期足量治疗，也可与氟胞嘧啶联合应用。

（2）伊曲康唑，按体重 2～5 mg/(kg·d)，连服 3 个月以上。

十一、类似真菌的微生物感染——放线菌病与诺卡氏菌病

（一）放线菌病

放线菌病（actinomycosis）是一种主要由厌氧放线菌（并非真菌）引起的慢性化脓性肉芽肿性疾病。致病菌主要为以色列放线菌，放线菌在人体内寄生，一般并不引起疾病，但当机体抵抗力降低或伴有细菌感染时便可引起发病，常由局部蔓延接触临近组织而传播。如当患有牙病、扁桃体炎后可发生颌面部放线菌病，放线菌随着痰液吸入支气管内可引起胸部放线菌病等。因有高效抗生素，本病预后较好，但应强调早期治疗，合理用药，要坚持足够的疗程。

1. 临床表现 好发于面颈部，并常有牙周脓肿、扁桃体炎症或拔牙史，也可发生于胸部（肺、胸膜、胸壁）和腹部（肠壁、腹腔脏器等）。初发皮疹为无痛性皮下硬结，逐渐肿胀增大，进而形成脓肿，脓肿穿破后可形成许多排脓窦道，其排出物中可见“硫黄颗粒”为本病特征。

2. 实验室检查 直接取硫黄颗粒加水镜检低倍镜下可见不透光的团块，周围为放射状突起或棒状体，革兰染色可见阳性纤细菌丝和螺旋状杆状小体。厌氧培养可根据菌落等特征鉴定菌种。

3. 组织病理学 为慢性肉芽肿性改变，内有许多小脓肿，以中性粒细胞和嗜酸性细胞浸润为主，周围有肉芽组织包绕组成颗粒，其内可见革兰阳性的细长分枝的放线菌菌体。

4. 放线菌病治疗

（1）首选药物为青霉素 G，常需大剂量连续 1～2 个月，或氨苄西林、四环素和红霉素

等。患儿可选用青霉素3万～5万U/（kg·d），静脉滴注，每日分3次。疗程4～6周，有的要更长时间。

（2）青霉素过敏者可用四环素或红霉素，0.5g/d，分4次口服，其他还可用林可霉素、链霉素等。

（3）局部可用外科方法清除脓肿和坏死组织。

（二）诺卡氏菌病

诺卡氏菌病（nocardiosis）是主要由星形诺卡氏菌或巴西诺卡氏菌引起的急慢性化脓性或肉芽肿性疾病。本菌可自土壤中分离出，常由外伤进入皮肤或经呼吸道吸入引起感染。如能早期诊断，早期选用敏感抗生素进行合理治疗，可避免全身播散，达到彻底治愈的目的。

1. 临床表现 主要表现为原发于皮肤的诺卡氏菌病和原发于肺的诺卡氏菌病，而以肺的诺卡氏菌病最为常见，其表现类似于肺结核。皮肤损害常与外伤有关，也可由肺病变扩展而来，常见于四肢，多为单侧。表现为链状排列的皮下结节，渐发展可穿破形成窦道，排出物中有黄色颗粒。

2. 实验室检查 直接镜检可见革兰染色阳性的纤细分枝菌丝，培养可鉴定菌种。

3. 组织病理学 为化脓性肉芽肿性炎症，革兰染色可见阳性的分枝菌丝，有大量嗜中性白细胞、浆细胞、组织细胞和多核巨细胞。

4. 治疗

（1）全身治疗：首选磺胺类药物，患儿可选用复方磺胺甲噁唑片，体重40kg以下的婴幼儿按体重口服1次SMZ 20～30mg/kg及TMP 4～6mg/kg，每日2次，体重40kg的小儿剂量同成人常用量。疗程一般应在3～6个月或用至症状体征消失后6周，可与甲氧苄啶合用以提高疗效。急性期可加用链霉素1g/d，肌内注射。

（2）局部治疗：对脓肿性损害可辅以外科切开排脓，清除坏死组织。

（田　歆　陈嵘祎　张锡宝　史建强）

第八章　杆菌性皮肤病

内容提要：

- 结核杆菌感染的慢性皮肤病。
- 按临床表现皮肤结核病主要分为原发性皮肤结核综合征、急性粟粒性皮肤结核、寻常狼疮、疣状皮肤结核、瘰疬性皮肤结核等类型。

第一节　皮肤结核病

皮肤结核病（tuberculosis cutis）是由结核杆菌（mycobacterium tuberculosis）感染所致的一类慢性皮肤病。由于结核杆菌的毒性、机体免疫力和感染途径不同在临床上有不同类型的表现。

一、流 行 病 学

1993 年，世界卫生组织（WHO）宣布结核病在全球死灰复燃。据估计，世界人口的 1/3 感染了肺结核，有 5%～10%发病。每年全球估计有 900 万新发病例，约有 200 万人死亡，其中绝大多数发生在资源贫穷的国家。在资源丰富的国家，由于社会经济条件恶化、不断上升的贫困率、人类免疫缺陷病毒（HIV）的流行和多重耐药的出现等导致结核难以控制。

总体来说，皮肤结核病发病无性别差异。发病年龄大部分在 25 岁以下。不同类型的皮肤结核病有不同的好发人群，如寻常狼疮多发于男性，硬红斑多发于女性。儿童和青少年较常出现的类型是寻常狼疮、瘰疬性皮肤结核等。

二、病因和发病机制

结核杆菌属于分枝杆菌属，是一种有氧的、非能动的、非孢子型、多形性杆菌，有抗酸性。其主要组成成分是多糖类、类脂质和蛋白质。其中最主要的抗原是蛋白质，可引起 T 淋巴细胞的免疫反应。而结核菌素的速发型皮肤反应由多糖类抗原导致。类脂质可引起单核细胞增多和上皮细胞、淋巴细胞浸润，从而形成结核结节。根据致病性结核分枝杆菌主要分为人型、牛型、鸟型和鼠型等。引起人皮肤结核病的主要病原体为人型菌，其次为牛型菌。结核杆菌感染皮肤致病与组织细胞内结核杆菌大量繁殖引起的炎症反应、菌体成分的毒性和机体对某些菌体成分产生的超敏反应有关。

机体的免疫力下降是感染结核病的重要因素。免疫力下降的因素包括营养不良、贫穷、卫生条件差、疾病、外伤等。儿童的免疫力并不健全，故其发生结核病的概率较成人高，特别在麻疹、百日咳、高热后抵抗力下降后容易发病。

皮肤结核病的感染途径包括外源性感染和内源性感染。前者主要通过皮肤黏膜轻微损伤直接感染，后者可通过其他器官的结核病经血源、淋巴系统或直接扩散至皮肤导致。后者较常见。

三、临 床 表 现

不同类型的皮肤结核病的感染取决于结核杆菌的毒性、机体免疫力和感染途径。按临床表现皮肤结核病主要分为以下几个类型。

（一）原发性皮肤结核综合征

原发性皮肤结核综合征（primary tuberculous complex）又称为结核性初疮、结核性下疳，是结核杆菌首次感染患者皮肤所致皮肤病。本病罕见，多见于儿童。结核杆菌通过皮肤轻微损伤处感染，常发生于面部、四肢，也有报道发生于“包皮环切术”、打耳洞后。起初局部出现褐色丘疹，继而发展为斑块、结节，破溃成坚实溃疡，为 1.0～1.5cm，似“硬下疳”。溃疡基底呈暗红色，易出血，边缘呈潜行性。无自觉症状。此时结核菌素试验阴性。感染后 3～6 周皮损附近可出现局部淋巴结肿大。肿大的淋巴结也可破溃、形成瘘管或坏死。在溃疡和局部淋巴结中可检出大量的结核杆菌。结核菌素试验阳性。溃疡自愈后留下瘢痕，并呈疣状变化，周边可出现狼疮样结节。部分患者发生于黏膜部位，如眼结膜损害，表现为水肿和刺激。

（二）急性粟粒性皮肤结核

急性粟粒性皮肤结核（acute military tuberculosis of the skin）又称为播散性粟粒性皮肤结核。本病罕见，常见于婴幼儿。当机体抵抗力低下时，结核杆菌血行播散至全身所致。皮损为针尖至米粒大小暗红色斑疹、丘疹、紫癜、水疱、脓疱及结痂。皮疹分布全身，以躯干、臀、股和生殖器最常见，可同时伴有粟粒性肺结核、结核性脑膜炎等。有寒战、发热、头痛、乏力、盗汗、肌痛等全身症状，病程短，病情严重，预后不良。皮损分泌物中可检查结核杆菌，结核菌素试验阴性。原有内脏结核，特别是儿童患麻疹、猩红热后全身出疹应考虑此病。

（三）寻常狼疮

寻常狼疮（lupus vulgaris）是最常见的皮肤结核病，占皮肤结核病的50%～75%，是结核菌素试验阳性者再次感染结核杆菌产生的皮肤病。女性稍多，常见于儿童和青少年。这种形式的皮肤结核患者本身有肺、胃肠道或泌尿生殖系统的结核感染，当含有结核菌的分泌物从鼻腔、口腔、直肠、生殖器或淋巴管排出时，结核菌的自体接种累及邻近的皮肤和黏膜可出现皮疹。

主要累及面部、颈部、臀部及四肢。面部常见于鼻、上唇和颊部。亦可造成黏膜损害，累及上呼吸道和口腔黏膜。早期表现为多个针尖至黄豆大的紫红色结节，质软，逐渐扩大为红褐色斑块，表面易刺入，玻片压诊呈苹果酱状，称为“苹果酱现象”。皮损边缘呈潜行性，结节可融合成大片浸润性损害，并可对皮肤和软骨产生进行性破坏，导致局部出现萎缩性瘢痕，严重者可导致鼻、耳朵结构破坏。该病若不治疗，陈旧的皮损自行吸收或形成瘢痕，并不断出现新的皮损，慢性进程，可迁延数十年不愈。

根据损害的各种形态，临床上常见的有扁平狼疮、结节性狼疮、肿胀性狼疮、疣状狼疮、溃疡性狼疮和播散性狼疮。本病需要与瘤型麻风、盘状红斑狼疮等鉴别。根据寻常狼疮的特点，如幼年发病，基本损害为苹果酱样的狼疮结节，新旧皮损共存，再结合组织病理检查以资鉴别。

（四）疣状皮肤结核

疣状皮肤结核（tuberculosis verrucosa cutis）好发于手指、指背、足、小腿等暴露部位。最初皮损为黄豆大小的紫红色丘疹，质硬，丘疹逐渐扩展形成斑块。斑块中央为疣状增生，挤压可有脓液溢出，外周为暗紫色浸润带，表面可覆盖粗糙鳞屑。一般无自觉症状，病程慢性。中央皮损可自行结痂、脱落，留下网状瘢痕。皮损的四周同时向外扩展形成环状边缘。局部淋巴结一般不受累。结核菌素试验弱阳性。诊断依据典型的临床表现“三廓征”，即中央萎缩性瘢痕、外周环状暗红晕和疣状突起。本病需与疣状狼疮、增殖性脓皮病、着色性芽生菌病相鉴别。

（五）瘰疬性皮肤结核

瘰疬性皮肤结核（scrofuloderma，tuberculosis colliquativa）又称为液化性皮肤结核或皮肤腺病，是由淋巴结或骨关节结核侵入皮肤继发的皮肤结核。本病多发生于儿童或青年时期，尤多见于青年女性。病变好发于颈部、胸上部、腋下、腹股沟等。起初皮损为黄豆大皮下结节，边界清楚，质硬、可活动，无疼痛。结节逐渐增大、增多，并融合成斑块，后软化出现干酪样坏死，可破溃排出干酪样物质和稀薄脓液，形成溃疡。常见的损害同时包括结节、脓肿、溃疡、瘘管和瘢痕等多形性损害。病程缓慢，迁延多年不愈，患者一般无全身症状。结核菌素试验阳性。本病需与梅毒瘤、孢子丝菌病和慢性溃疡性脓皮病相鉴别。

（六）溃疡性皮肤结核

溃疡性皮肤结核又称为腔口结核性溃疡，是内脏结核（肺、肠结核）患者体内的结核杆菌蔓延至腔口部皮肤或黏膜，常见于男性患者。临床表现为腔口部、黏膜的溃疡性损害，可累及口腔黏膜、颚部和舌部。溃疡一般较浅，可分离出大量结核杆菌。该病呈慢性经过，明显疼痛，患者有间断发热等全身症状，并可伴有下颌等部位的淋巴结肿大。

（七）丘疹坏死性结核疹

丘疹坏死性结核疹多见于青年。皮损为针尖至绿豆大的坚实青紫色小结节，多分布于四肢伸侧、臀部和躯干。结节中央可出现坏死形成溃疡和萎缩性瘢痕。部分皮损有自愈倾向，不遗留瘢痕。一般无自觉症状。结核菌素试验强阳性。丘疹坏死性结核疹常见有结核性痤疮和阴茎结核疹两种变型。结核性痤疮是发生在小腿、臀部的毛囊性丘疹和脓疱；阴茎结核疹是发生在龟头的丘疹、结节，可出现坏死、溃疡、萎缩性瘢痕，反复发作。

（八）瘰疬性苔藓

瘰疬性苔藓又称为苔藓样皮肤结核，罕见，通常发生于伴肺外结核的儿童和青年。其特征性表现为躯干群集分布的毛囊性丘疹，针尖大小，可呈黄褐色、紫红色，愈后不留瘢痕。一般无自觉症状。结核菌素试验阳性。

（九）结节性结核性静脉炎

本病好发于青年四肢远端，男性多见。临床表现为沿表浅静脉分布的皮内或皮下结节，豌豆至蚕豆大小，表面皮肤颜色正常或淡红色。常有压痛。发疹前有时可有发热、不适等全身症状。病程慢性，迁延不愈，结核菌素试验阳性。

（十）硬红斑

本病分为 Bazin 硬红斑（血源性皮肤结核病）和 Whitfield 硬红斑（属于血管炎），多见于青年女性。冬季发病多。①Bazin 硬红斑初起为数个绿豆大小的皮下结节，对称分布，好发生于小腿中下部屈侧、大腿、臀部和上肢。结节逐渐增大，呈暗红色，浸润明显，界限不清。偶出现破溃，形成溃疡。愈后遗留萎缩性瘢痕及色素沉着。病程缓慢，春秋及寒冷季节易复发。结核菌素试验强阳性。本病需要与昆虫叮咬、蜂窝组织炎、结节性红斑相鉴别。②Whitfield 硬红斑是好发于中年妇女的疼痛性结节和斑块，好发于下肢，有自觉疼痛。有学者认为是一种结节性血管炎，病程慢性，需与特发性血栓性静脉炎相鉴别。

三、实验室检查

1. 组织病理　皮肤结核的组织检查提示上皮样细胞、多核巨细胞形成的典型的结核结节，中心有干酪样坏死。存在抗酸杆菌。分枝杆菌培养和 PCR 可明确是否为结核分枝杆菌感染。

2. 细菌学检查　直接涂片或对组织切片进行抗酸染色发现结核杆菌，但大多数皮肤结核病的皮损处结核杆菌不易检出，必要时可采用细菌培养、动物接种、PCR 技术检测结核杆菌 DNA 等。

3. 结核菌素试验　是测定机体对结核杆菌的迟发型超敏反应，判定机体既往有无结核杆菌的感染。常采用旧结核菌素（old tuberculin，OT）和结核菌纯蛋白衍生物（purified protein derivative，PPD）。常用的方法有皮内试验、划痕分级试验和斑贴试验。其中皮内试验应用最广泛，又称为 Mantoux 试验。在前臂屈侧注射 5U 结核菌素（配置成 0.1ml），48～72 h 后观测是否出现硬结，若硬结超过 5 mm，即为阳性反应。5～9 mm 为一般阳性，10～19 mm 为中度阳性，20 mm 以上并伴局部水疱，破溃、坏死或淋巴管炎者为强阳性。接种卡介苗后，PPD 试验一般呈阳性，硬结大小介于 5～15 mm。

四、诊　　断

根据病史、临床表现、细菌学检查和组织病理进行诊断。试验性治疗也可作为诊断的补充条件。试验性治疗一般采用异烟肼+利福平二联疗法，若治疗 4～8 周皮损好转支持皮肤结核病的诊断，若治疗超过 8～12 周仍无好转可中止治疗。

五、治疗和预防

1. 一般治疗　注意休息，加强营养，提高机体抵抗力。

2. 积极治疗结核灶 需“早期、足量、规则、联合及全程应用抗结核药”。皮肤结核病的标准化治疗为6个月，方案是最初2个月给予异烟肼300 mg/d，儿童10～15 mg/（kg · d）；利福平450～600 mg/d；儿童15～25 mg/（kg · d），吡嗪酰胺35 mg/（kg · d）；乙胺丁醇750 mg/d，儿童15～25 mg/（kg · d），接着4个月予以异烟肼和利福平。

3. 手术治疗 早期、较小、局限性的寻常狼疮，疣状皮肤结核和瘰疬性皮肤结核的皮损可行手术切除。

第二节 猫 抓 病

内容提要：

- 由巴尔通体引起的急性传染病。
- 被猫抓、咬伤皮肤后局部出现红色丘疹和结节，可破溃，经几周愈合。

猫抓病（cat scratch disease，CSD）是由巴尔通体引起的急性传染病，有自限性，通常出现在猫、狗等抓伤或咬伤后，以皮肤原发病变和局部淋巴结肿大为特征。

一、流行病学和病因

本病好发于秋冬季，青少年为主，80%患者发病年龄小于21岁，高峰年龄为2～4岁。传染源主要是带菌的猫，尤其是1岁以内的幼猫。随着养猫、狗的人群数量增多，CSD的发病率也有上升的趋势。

CSD是由一种革兰阴性短小棒状杆菌——巴尔通体感染所致，主要是汉赛巴尔通体，皮损处活检标本做Warthin-Starry银染色可显示。

二、临 床 表 现

典型临床表现为被猫抓、咬伤皮肤后局部出现红色丘疹和结节，可破溃，经几周愈合。感染1～2周或数月后引流区淋巴结肿大或出现脓肿，可自行排脓并消退，常发生于颈前、腋窝、肘部、腹股沟和股部。患者一般伴有低热、头痛、全身乏力、不适、厌食、恶心或呕吐等全身症状。

三、实验室检查

血清学检测使用间接免疫荧光抗体进行血清巴尔通体抗体检测，IgG抗体升高4倍有意义。最有效的实验室诊断方法是DNA体外扩增（通常取淋巴结标本），目前PCR技术已用于患者的早期诊断。

四、组 织 病 理

皮损处组织病理示多发性星形微脓肿或星形微脓肿性肉芽肿形成，Warthin-Starry银染色找到革兰阴性短小棒状杆菌。

五、诊断和治疗

CSD的诊断主要依据有：①有与猫、狗等密切接触史，或被猫、狗等抓伤史；②局部丘疹、结节；③引流区淋巴结肿大；④CSD抗原皮内试验阳性；⑤肿大淋巴结呈CSD特征性组织病理学改变。

CSD是一种自限性疾病，一般病程为2～4个月，预后良好。大环内酯类、氨基糖苷类、喹诺酮类、利福平等多种抗生素对CSD有效，首选庆大霉素和复方新诺明。儿童的剂量为庆大霉素5 mg/（kg · d），分次肌内注射或静脉滴注；SMZ 20mg/kg，TMP 4mg/kg，口服2次/日，疗程7 d。化脓的淋巴结可抽脓引流处理。

第三节 皮肤非结核性分枝杆菌感染

内容提要：

- 除人型、牛型结核杆菌和麻风分枝杆菌以外的分枝杆菌所引起的感染。
- 分为海鱼分枝杆菌感染和溃疡分枝杆菌感染，表现为肉芽肿性损害和溃疡。

皮肤非结核性分枝杆菌感染（non-tuberculous Mycobacterium infection）是指除人型、牛型结核杆菌和麻风分枝杆菌以外的分枝杆菌所引起的感染，又称非典型分枝杆菌感染。结核性分枝杆菌广泛存在于自然界土壤、水及动物体内，几乎均为环境寄生菌，当宿主条件适宜的时候才引起发病，传染途径尚不清楚。

一、海鱼分枝杆菌感染

海鱼分枝杆菌感染又称为游泳池肉芽肿，是由海鱼分枝杆菌（M. marinum）感染导致的皮肤和皮下组织炎症性疾病，占非结核分枝杆菌感染的50%～80%。本病由Norden于1951年首先报告，近年来发病率有增加趋势。

（一）流行病学

海鱼分枝杆菌自然栖息于水中，可致水中变温动物如鱼类、海豚、虾、蛇、水蚤等患病，对人类为条件致病菌。本病多见于渔民，或多有与湖水、海水、鱼缸、游泳池等接触史，由于皮肤轻微损伤感染所致。

（二）临床表现

本病局部感染部位呈感染性肉芽肿表现，好发于四肢易受外伤部位如手、肘、膝和足。潜伏期1～4周，皮损起初为暗红色丘疹、结节、斑块，有时可破溃形成溃疡，可单发、多发沿淋巴管播散，引流淋巴结可轻度肿大，少数患者出现化脓。免疫低下者可形成播散性感染。

（三）组织病理

组织病理学呈肉芽肿性炎症。早期皮损为真皮内多形核细胞、组织细胞浸润；陈旧病灶为典型的由上皮样细胞和淋巴细胞的炎性浸润，无典型干酪样坏死。组织抗酸染色很难找到抗酸杆菌，但培养常阳性。

（四）治疗

本病主要为药物治疗，但方案不一。可行药敏试验选择合适的药物。大部分报道本病对米诺环素、复方新诺明治疗有效。米诺环素的剂量：13岁以上200 mg/d，分2次；8岁以上儿童口服或静滴首剂4 mg/d，以后每日2 mg/kg，每日2次。8岁以下儿童不宜使用。此外，根据病情可选择热疗、手术切除、冷冻等。局部用药一般无效。

二、溃疡分枝杆菌感染

溃疡分枝杆菌感染又称为伯鲁里溃疡（Buruli ulcer），是由溃疡分枝杆菌（M. ulcerans）引起，发生于皮肤外伤感染。人接触受污染的水、植物、泥土等，溃疡分枝杆菌侵入皮肤后增殖并分泌细胞毒素，引起皮肤和皮下脂肪广泛凝固、坏死进而形成溃疡。

（一）临床表现

溃疡分枝杆菌感染常见于妇女和儿童，发病部位多在四肢。皮损最初为局部皮肤肿胀，出现无痛性小结节或丘疹，继而溃烂，形成溃疡。溃疡面底部有黄色坏死物覆盖，边缘不整。周围皮肤增厚，色素沉着。溃疡向下发展可累及筋膜。患者无自觉症状，合并其他细菌感染时，可有发热、畏寒等症状。部分溃疡可自愈。后期溃疡愈合时，机化的瘢痕组织挛缩，可导致肢体畸形活动障碍。

（二）组织病理

取溃疡坏死底部和溃疡潜行性边缘行组织病理检查示：表皮、真皮、皮下组织坏死，坏死组织呈凝固性坏死出现特征性的“鬼影细胞”，即肿胀坏死的脂肪细胞。中小血管出现炎性反应和闭塞，组织间质水肿。溃疡后期见坏死组织周围有少量肉芽组织增生，少量慢性炎性细胞浸润。

（三）治疗

皮损可予手术切除。切除边缘要达到溃疡外正常组织1～2 cm处，向下深至筋膜，以防感染复发。晚期的大溃疡随后进行皮肤移植，以防瘢痕形成挛缩，影响肢体功能，应积极预防继发感染。

第四节 麻 风

内容提要：

- 由麻风分枝杆菌导致的一种慢性传染病。
- 麻风分枝杆菌主要侵犯皮肤和末梢神经，临床表现为皮肤局限性或播散性的肉芽肿性改变及神经传导功能障碍，甚至导致严重的系统损害和残疾，应尽早发现、诊断及治疗。

麻风病（leprosy）又称为汉森病（Hansen's disease），是由麻风分枝杆菌导致的一种慢性传染病。麻风分枝杆菌主要侵犯皮肤和末梢神经，临床表现为皮肤局限性或播散性的肉芽肿性改变及神经传导功能障碍，甚至导致严重的系统损害和残疾，应尽早发现、诊断及治疗。

一、发病学及流行病学

麻风分枝杆菌（简称麻风杆菌）属于分枝抗酸杆菌，由 Hansen 于 1873 年发现。形态上麻风杆菌与结核杆菌相似，短小棒状或稍弯曲，长 2～6 μm，宽 0.2～0.6 μm，无鞭毛、芽孢或荚膜。革兰染色阳性，抗酸染色呈红色，阳性。目前所知只有人类是麻风杆菌的天然宿主，主要寄生于皮肤、黏膜、神经末梢等，还易侵犯淋巴结、肝脏、脾脏、骨髓、睾丸、肌肉及眼。麻风杆菌最适宜繁殖的温度为 27～30℃，在体外可存活 7～10 d，经夏季日光照射 2～3 h 即丧失繁殖能力，在 60℃处理 1 h 或经紫外线照射 2 h 即完全丧失活力。至今仍无成功培养麻风杆菌的报道。

麻风病在全球不均匀分布，呈地方性流行，亚洲、非洲和拉丁美洲为主要传染地。经过多年的努力，我国目前已有 90%的县市达到“基本消灭麻风病”（患病率≤1/10 万）。

二、传 染 环 节

1. 传染源　人类为麻风杆菌唯一的宿主和传染源。但每个麻风患者的传染程度不同，与患者类型、有无经过治疗、病情活动与否等因素有关。一般认为未经治疗的患者传染性高，瘤型麻风的患者传染性高，而早期瘤型及瘤型恶化期患者鼻分泌物的带菌率最高，乳汁、汗液、泪液、唾液、大小便等均可排出少量麻风杆菌。

2. 传播途径　直接接触是麻风最重要的传播方式，如麻风杆菌通过呼吸道、破损的皮肤、黏膜侵入人体。另外，生活密切接触、文身也可以传播。

3. 易感人群　麻风侵入人体后是否发病还要取决于被感染者的免疫能力。一般儿童及免疫力低下的人易被感染，95%以上的青壮年对麻风杆菌有先天的免疫力。

三、临 床 表 现

本病常用的是 1962 年提出的根据光谱分类的五级分类法。五级分类法中按免疫力强、含菌量少过渡至免疫力弱、含菌量多，依次为 TT、BT、BB、BL 和 LL。1981 年，WHO 为便于流行病学调查及联合化疗现场观察，将麻风病分为少菌型（PB）和多菌性（MB），详见表 8-1。

表 8-1　麻风分类

五级分类法		简化分类
未定类	I	少菌型（PB），皮损≤5 个，查菌阴性
结核样型	TT	
界限类偏结核样型	BT	
中间界限类	BB	多菌型（MB），皮损≥6 个，查菌阳性
界限类偏瘤样型	BL	
瘤型	LL	

男性多于女性，麻风杆菌感染潜伏期为 2～30 年，平均 5 年。其临床表现差异大，主要表现在皮肤和周围神经受累。不同类型表现不同，以下按五级分类法一一介绍。

（1）未定类麻风（I）：为麻风病的早期表现。表现为单个或数个浅色斑疹，表面不突起，光滑，可对称分布，可累及全身各个部分。皮损处有轻中度的感觉障碍，一般无神经粗大。皮损可自行消退，皮肤查菌多为阴性。本型可自愈或转为其他类型的麻风。

（2）结核样型麻风（TT）：本型患者免疫力较强，麻风杆菌局限于皮肤和神经。好发于四肢、面部、臀部，皮损害为单个境界清楚的斑疹或斑块，呈浅红或暗红色，表面干燥、粗糙，毳毛脱落、可覆鳞屑，有浅感觉障碍，损害附近可触及粗大的皮神经，有时皮损附近的淋巴结可变大。神经受累严重时，神经营养、运动等功能发生障碍，可出现肌肉萎缩、运动障碍和畸形。肘部的尺神经最易受损。部分患者仅有神经症状而无皮肤损害，称为纯神经炎。临床上表现为神经粗大，相应部位的皮肤出现感觉障碍和肌无力。皮肤涂片查菌阴性，麻风菌素试验强阳性。

（3）界限类偏结核样型麻风（BT）：本型与结核样型相似，为斑疹和斑块，损害数目较多，分布较广泛，以躯干、四肢、面部为多，一般不对称。皮损为红色或黄褐色，表面大多光滑，有的覆有少许鳞屑，局部毛发可脱落。部分皮损有中央色素减退区，形成环状损害。神经受累多见，触及粗大而不对称皮神经，局部浅感觉障碍明显。此型易发生Ⅰ型反应。皮肤查菌一般为阳性，细胞密度指数 2+～3+。麻风菌素试验阳性。

（4）中间界限类型麻风（BB）：较罕见。皮损数目较 BT 多，形态多样，皮损多色。可有斑疹、斑块、浸润等。皮损颜色有浅红、红褐色、棕色、黄色等，有时同一块皮损上呈现几种颜色。斑块中央有“钻孔区”或“打洞区”，有的损害呈环状或靶形。有的患者面部皮损呈蝙蝠状，称为“蝙蝠状面容”。有的患者同时有两种极性的皮损出现。皮损处感觉轻中度减退，周围神经损害变异较大。皮肤查菌有中等量的抗酸杆菌，细菌密度指数 3+～4+。麻风菌素试验阴性。

（5）界线类偏瘤型麻风（BL）：皮损数目较多，形态较小，边界不清，表面稍光亮，常呈浅红色、橘色或褐色，可有斑疹、丘疹、结节、斑块和弥漫性浸润等。有的损害较大，中央有“钻孔区”或“打洞区”，内缘清楚，外界浸润模糊。周围神经可广泛受累，眉毛、睫毛、头发可脱落，常不对称，感觉、运动神经功能明显受损。早期可累及黏膜，晚期常累及淋巴结、睾丸、眼及内脏，出现“狮面”、“鞍鼻”等。皮肤查菌强阳性，细菌密度指数为 4+～5+。麻风菌素试验阴性。

（6）瘤型麻风（LL）：本型患者对麻风杆菌缺乏免疫力，麻风杆菌经淋巴、血液散布全身，组织器官受累范围较广泛。皮肤数目多，分布广泛而对称，边缘不清，表面光滑。①早期皮损为浅色或红色，广泛分布于四肢伸侧、面部和臀部等，一般头皮、腋窝、腹股沟、会阴及背中部不受累。浅感觉正常或稍迟钝，有蚁行感。鼻黏膜损害出现较早，可充血肿胀。②随着疾病的进展，中期皮损浸润明显，形成斑块、结节，面部由于浸润弥漫增厚，外观轻度肿胀，眉睫常有脱落。皮损颜色大多由红色向红黄色、棕黄色发展。浅感觉障碍明显，四肢呈袖套形麻木。鼻、咽部充血、肿胀更明显。周围神经受累明显，可产生运动障碍和畸形，部分人出现足底的营养性溃疡。淋巴结、肝、脾可肿大。③晚期斑块融合，并向深部浸润，出现结节，往往遍及全身。面部弥漫增厚，凹凸不平，皮纹加深，鼻唇肥厚，耳垂肿大，眉睫脱落，头发稀脱或大片脱落，呈“狮面”样外观。四肢伸侧、肩、背、臀部、阴囊等处有多数大小不等的结节。皮肤广泛受累，伴明显的浅感觉障碍和出汗障碍，可出现面瘫、手足运动障碍和畸形。有的眼部受累，可引起疼痛、畏光、结膜炎、角膜炎、青光眼，甚至失明。淋巴结、肝、脾受累程度加深。睾丸受累可继发性睾丸萎缩，导致不育、阳痿、乳房胀大等。皮肤查菌强阳性，5+～6+。麻风菌素试验反应阴性。

（7）麻风反应：Ⅰ型麻风反应属细胞介导的迟发性免疫反应，主要发生于界线类麻风患者（BT，BB，BT）。其临床表现为原有皮损发红、肿胀。原受累的浅神经突然粗大、疼痛。部分病例出现脓肿，特别是尺神经。一般不伴有全身症状，如发热、关节痛等。血液化验无明显异常，常规麻风杆菌检查阴性，或者查到少量或中等量麻风杆菌。本型反应发生较慢，消失也慢。根据患者细胞免疫的增强或减弱，可分为“升级反应”和“降级反应”。“升级反应”（免疫力增强）常发生在抗麻风药物正规治疗下病变向结核样型端变化，“降级反应”（免疫力下降）则病变向瘤型端变化。

Ⅱ型麻风反应是抗原、抗体复合物变态反应（Ⅲ型变态反应），即血管炎性反应，又称为麻风结节性红斑。常发生于瘤型和界线类偏瘤型。其临床表现类似于多形红斑，成批出现红色皮内及皮下结节，伴有红斑及疼痛。严重时可出现脓疱、溃疡，常伴有明显的全身症状如畏寒、发热、食欲减退、关节痛、白细胞增多和贫血。还可出现神经炎、关节炎、淋巴结炎、鼻炎、虹膜睫状体炎、睾丸附睾炎、胫骨骨膜炎、肾炎及肝脾大等多种组织器官症状。此反应发生较快，组织损伤亦较严重，且可反复发作，但不引起麻风类型的改变。

四、实验室检查

1. 组织病理检查　对麻风的诊断、分型和疗效判定都有重要意义。TT 表现为真皮小血管和周围神经上皮样细胞浸润；LL 表现为表皮-真皮间有无浸润带，巨噬细胞浸润广泛，巨噬细胞的胞质呈泡沫状或空泡状，故称为泡沫细胞或麻风细胞。真皮内含有泡沫细胞肉芽肿，抗酸染色显示泡沫细胞中含有大量的抗酸杆菌。

2. 麻风杆菌检查　主要从皮肤和黏膜上取材，必要时可做淋巴结穿刺查菌。一般应检查 4 个部位，如双侧耳垂和 2 个活动性皮损。细菌指数=各部位查菌“+”号数的总和/查菌部位数，细菌指数对应油镜视野（OIF）内细菌数见表 8-2。

表 8-2　细菌指数对应 OIF 内细菌数

细菌指数	对应 OIF 内细菌数
0	100 个 OIF 内未见细菌
1+	100 个 OIF 内有 1～10 条菌
2+	每 10 个 OIF 内有 1～10 条菌
3+	平均每个 OIF 内有 1～10 条菌
4+	平均每个 OIF 内有 10～100 条菌
5+	平均每个 OIF 内有 100～1000 条菌
6+	每个 OIF 内有超过 1000 条菌

3. 麻风菌素试验　用于测定机体对麻风杆菌的迟发型超敏反应，可部分反映机体对麻风杆菌细胞免疫反应的强弱和有无。TT 多呈强阳性，LL 多呈阴性。

五、诊断与鉴别诊断

（1）WHO 麻风专业委员会在 2000 年提出诊断麻风的 5 个体征，同时满足两个条件即可诊断。①麻风的皮损；②皮损伴感觉丧失；③一侧或两侧尺神经障碍；④掌或跖感觉丧失；⑤皮肤涂片查麻风杆菌阳性。

（2）鉴别诊断：瘤型麻风应与皮肤黑热病、神经纤维瘤、结节性黄色瘤等相鉴别；结核样型麻风应与肉样瘤、环状肉芽肿、寻常狼疮、体癣等相鉴别；未定类麻风应与白癜风、体癣、花斑癣等相鉴别。另外神经损害需要鉴别多发性神经炎、外伤性周围神经损伤、进行性脊髓性肌萎缩、进行性肌营养不良、股外侧皮神经炎、面神经麻痹等。

六、治疗和预防

积极治疗麻风患者是控制和消灭麻风的一项重要措施，早期、及时、足量、足程、规则治疗，可加快恢复，减少畸形残废及复发的发生。

1. 联合化疗（MDT）　WHO 推荐的麻风联合治疗方案，多菌型：利福平 600 mg，每月 1 次；氯法齐明 300 mg，每月 1 次；氨苯砜 100 mg/d。疗程 24 个月。少菌型：利福平 600 mg，每月 1 次；氨苯砜 100 mg/d。疗程 6 个月。儿童调整剂量见表 8-3。患者仍要继续接受防治机构的定期监测，每年 1 次临床及细菌学检查，随访不少于 5 年。

表 8-3　抗麻风药物儿童调整剂量

药物	药物剂量（mg）			
	<5 岁	5～9 岁	10～14 岁	≥15 岁
利福平	150	300	450	600
氯法齐明	50	100	200	300
氨苯砜	25	25	50	100

2. 麻风反应的治疗　可予镇痛、氯喹、氯法齐明和退热药。由于沙利度胺有致畸性，WHO 不推荐使用。成人泼尼松龙剂量为 40～60 mg/d，连服 3～6 个月对Ⅰ型麻风反应有效。

（高歆婧　韩建德　张锡宝　史建强）

第九章　动物所致的皮肤病

动物可以通过各种方式侵袭人体，从而引起各种类型的皮肤损害。其中较为常见的有原虫、蠕虫和昆虫三类。有的经皮肤侵入人体，如钩虫、血吸虫；有的寄生人体发育为成虫后排出体外，如蛲虫；有的在皮肤内移行，如匍行疹；有的寄生在皮肤表层，如疥疮。

有的动物叮咬人皮肤后不仅引起皮肤损害，还吮吸血液，传播疾病如虱；有的螫刺皮肤后释放毒汁引起局部和全身中毒反应，如黄蜂、蝎子等。

引起皮肤损害的动物种类繁多，发病机制各不相同，临床表现也有很大差异。

第一节　原虫性皮肤病

一、皮肤利什曼病

内容提要：

- 由原虫引起的人畜共患病。
- 好发于受白蛉叮咬的暴露部位，呈丘疹结节型、溃疡结节型或斑片型。

皮肤利什曼病（cutaneous Leishmaniasis，CL）是由利什曼原虫引起的人畜共患病，在节肢动物和哺乳动物之间传播，又称黑热病。利什曼原虫寄生于人体可引起内脏利什曼病（Visceral leishmaniasis，VL）、皮肤利什曼病（Cutaneous leishmaniasis，CL）和皮肤黏膜利什曼病，分别主要由杜氏利什曼原虫或婴儿利什曼原虫、热带利什曼原虫或硕大利什曼原虫及巴西利什曼原虫感染引起。皮肤利什曼病多继发于内脏利什曼病，少数原发于皮肤。

（一）发病学及流行病学

利什曼病由利什曼原虫引起。利什曼原虫是细胞内寄生原虫，属于动鞭毛纲，动基体目，锥虫科，为异种寄生，一生需要两个宿主。它有两种不同形态，即无鞭毛体和前鞭毛体。其传播需要节肢动物媒介白蛉和哺乳动物宿主，传染源主要为该病患者、带虫者及病犬。

利什曼病发生在五大洲的 98 个国家。据 2010 年世界卫生组织（WHO）估计，3.5 亿人有感染利什曼病的风险。我国昆虫宿主以中华白蛉、长管白蛉、吴氏白蛉及亚历山大白蛉为主，分布长江以北及西北地区，叮咬利什曼病患者或患病动物后，含无鞭毛体的巨噬细胞随血液被吸入白蛉胃内，经过 24 h，无鞭毛体发育为早期前鞭毛体，成熟的前鞭毛体逐渐迁移至白岭的前胃、食管和咽部，一周后具有感染力的前鞭毛体大量聚集在口腔及喙。当白蛉再次叮咬人时，前鞭毛体即随白蛉唾液进入人体皮下组织，一部分前鞭毛体可被白细胞吞噬消灭；一部分则被巨噬细胞吞噬，在巨噬细胞内前鞭毛体脱去鞭毛变成圆形的无鞭毛体，大量无鞭毛体寄生的巨噬细胞破裂后，逸出的无鞭毛体又侵入其他巨噬细胞，重复上述增殖过程。由于利什曼原虫感染巨噬细胞后，能抑制巨噬细胞的凋亡并随血液播散全身，特别是在肝、脾、淋巴结等单核巨噬细胞系统内生长繁殖，引起发病。

VL 可认为是一种机会性感染疾病，在流行区域内隐性感染较为常见。人一旦患有任何一种能使宿主细胞免疫抑制倾向的疾病，均可使隐匿在机体内的利什曼原虫增殖，从而发展为 VL 患者。本病分布较广，中国、印度、孟加拉、西亚、地中海地区、东非及拉丁美洲有发现。在我国流行于长江以北 17 个省市自治区。起病缓慢，发病无明显季节性。10 岁以内儿童多见，男性较女性多见，农村较城市多发。

（二）临床表现

CL 又名东方疖（oriental sore），一般累及易受白蛉叮咬的暴露部位，如面、颈部和前臂。潜伏期为白蛉叮咬后 1～12 周。常见皮损类型有 3 型。

1. 丘疹样结节型　常见狼疮样结节，好发面颊及四肢远端；另一种镶嵌型表现为孤立淡红色不规则柔软小结节隆起，边缘清楚，基底水肿明显，不经治疗约半年后可消退。

2. 溃疡性结节型 ①溃疡前期，见于指掌侧或腕部、杏核至李子般大不规则圆或椭圆形柔软暗红色稍隆起结节，表面见隐约多个黄白色脓窦。②大溃疡性结节，以结节外形及表面、中央溃疡形态和基底、卫星小结节等方面不规则形态具有诊断价值。③小溃疡结节，孤立厚壁脓疱中央褐痂，外围红肿明显。

3. 斑片型 四肢散在不规则浅浸润斑，表面污灰色薄痂或小片鳞屑，未见成人银屑病样改变者。

（三）实验室诊断

1. 组织涂片检查并培养 取少许皮损组织于镜下可见到细胞内和细胞外有典型形态的利什曼原虫，含有两个染色结构即核与副基体，有确诊意义。陈旧的损害很少找到利什曼小体。用 Novy-MacNeal-Nicolle 培养基（含琼脂、氯化钠、去纤维素的兔血）进行组织液培养，经培养 1～2 周后在培养物中可见利什曼原虫前鞭毛体即判为阳性结果。

2. 血清学试验 采用 EIA、dot-EAI 法检测利什曼原虫的特异性抗体，其敏感性和特异性均较高。

3. 皮内试验 如 Montnegro 或 Leishmanin 试验（MST / LST），与结核菌素试验类似。在感染后 3 个月可出现阳性。采用细滴虫混悬液皮内注射 0.1～0.2 ml，在 48～72 h 以后出现反应。阳性为注射 24～48 h 后在注射区有直径＞5mm 的浸润，此试验特异性和敏感性好，阳性率可达 95%。但初发病例此试验可为阴性。本法适用于非流行区的诊断和流行病区的普查。

（四）组织病理学

表皮细胞晕样性并小脓肿形成，真皮内弥漫淋巴细胞、中性粒细胞、浆细胞、组织细胞、多核巨细胞浸润，部分区域形成小脓肿，坏死，在组织细胞内均能找到原虫结构。

（五）诊断与鉴别诊断

根据病史、流行区域、临床特点，结合组织病理、涂片及培养找到利什曼原虫，即可确诊。本病应与下列疾病相鉴别。

（1）梅毒：往往掌趾受累，出现棕红色斑丘疹，斑疹，梅毒血清试验阳性。

（2）瘤型麻风：在较早期就有眉睫毛稀落的表现，先由眉的外侧开始脱落，以后睫毛亦稀落，皮肤损害有斑疹、浸润、结节及弥漫性损害等。麻风杆菌检查强阳性。

（3）雅司病：是一种由苍白密螺旋体极细亚种所致的接触性皮肤传染病，临床特性是皮肤损害表面似杨梅，皮疹无浸润而柔软，临床经过类似梅毒而较缓和。晚期可致皮肤及骨骼的破坏而毁容。

（4）寻常狼疮：常自幼年发病，基本损害为苹果酱样的狼疮结节，破溃后愈合形成瘢痕，瘢痕上又可再生新结节，一边破坏，一边愈合等特点，组织病理检查呈结核性或结核样浸润。

（5）化脓性肉芽肿：临床表现以瘤样增生病变为特点，表面光滑或稍有分叶，可有蒂。颜色呈深红色或带黄白色小点。扪时不会变白，但易出血。有时病变表面形成溃疡。病理变化特征为血管增生性肉芽肿，有时形成溃疡。

（6）结节性黄瘤：四肢关节伸侧有局限性大小不等，扁平或高起的圆形、单个或群集性黄色或橘黄色结节。病理可鉴别。

（7）孢子丝菌性肉芽肿：感染后经过 1 周至数周，在侵入处出现无痛皮下结节，呈淡红色，不与皮肤粘连，结节增大，软化，色变淡紫、绀紫，以后破溃，流出少量黏性脓液，愈后可形成瘢痕。培养可见孢子丝菌生长。

（8）恶性淋巴瘤：浅表淋巴结无痛性肿大，可有发热，盗汗或体重减轻等全身症状。活检可鉴别。

对组织病理为肉芽肿性浸润病例，当在巨噬细胞中找到寄生虫时，除了应考虑利什曼病外，还要注意与鼻硬结病、组织胞质菌病、腹股沟肉芽肿和弓形虫病进行鉴别。

（六）治疗

对局限型推荐液氮冷冻为首选治疗，也可采用外科手术切除、光动力疗法、热疗、15%

巴龙霉素等治疗。大多数研究发现皮损内注射锑剂是疗效最好和复发率最低的治疗方法。有报道采用免疫调节剂咪喹莫特局部治疗取得较好效果。其他首选五价锑——葡萄糖酸锑钠，儿童疗程总量200～240 mg/kg，平均分为6次使用，每天静脉或肌内注射1次，治愈率可达80%～90%，根据患儿身体状况采用6 d或3周疗法，对体质差或病情较重者采用3周疗法完成1个疗程总剂量，每周肌内或静脉注射2次，如出现未愈或复发，锑剂剂量在6 d疗法的基础上加大1/3，改用8 d疗法。不良反应可能有鼻出血、咳嗽、恶心、呕吐、腹泻和腹痛等。对于心、肝、肾有较严重疾病患儿慎用锑剂，并进行对症治疗。对锑剂无效或禁忌者可选下列非锑剂药物，如氨苯砜、利福平、甲硝唑、酮康唑、伊曲康唑、喷他脒（Pentamidine）和两性霉素B等药物。喷他脒剂量为每次4 mg/kg，新鲜配制成10%溶液肌内注射，每日或间日1次，10～15次为一疗程，总量为60 mg/kg，治愈率为70%左右。有文献指出，脂质体两性霉素B剂量3～5 mg/(kg·d)，连续5 d，第6剂于病程第10 d服用，疗效与五价锑相比安全有效且疗程短。但其价格较昂贵，不良反应为发热、寒战、呕吐等，减慢滴注可使不良反应最小化而无须并用糖皮质激素。

（七）预后

皮肤利什曼病通常在6～18个月内自愈，大部分瘢痕愈合。

（八）预防

预防方面包括消灭白蛉，杀死动物宿主，治愈患者。避免儿童进入疫区，家庭成员要注意个人防护，如住房应进行药物喷洒灭蛉，睡觉应挂蚊帐，加纱门、纱窗防止白蛉侵袭。

二、皮肤阿米巴病

内容提要：

- 系感染阿米巴原虫的一种寄生虫病。
- 最常见的儿童皮肤表现为肛门-生殖器或会阴区溃疡。

阿米巴病（amebiasis cutis）系由溶组织内阿米巴（entamoeba histolytica）感染所引起的一种寄生虫病，主要累及结肠而引起阿米巴痢疾，亦可累及肝、肺、脑、皮肤等而引起继发性肠外阿米巴病。

（一）发病学及流行病学

溶组织内阿米巴原虫是引起人体阿米巴病的唯一病原体。它可定居在人体盲肠、结肠、直肠内腔，其生活史包括滋养体和包囊期。滋养体是溶组织内阿米巴的致病型，能破坏肠壁组织，引起溃疡。包囊对外界抵抗力强，是传播疾病的主要形态。患儿多因直接接触感染的凳子或被粪便感染的尿布引起。当肛门黏膜及周围皮肤破损时，粪便中阿米巴原虫从破损皮肤或黏膜处侵入而感染发病，亦可因手指污染原虫后搔抓皮肤致皮肤损伤，滋养体由创伤处随即侵入。我国发现的皮肤阿米巴病多数是继发于肠阿米巴病及阿米巴肝脓肿，主要发生于肛门、外阴及胸、腹壁。

本病在世界各地均可发生，但主要流行于热带、亚热带地区。目前，阿米巴病被列为世界上最常见的10种寄生虫病之一，在寄生虫感染致死亡中排名第三。

全球患者可能有4.8亿之多，其中约10%的人患有侵袭性阿米巴病（invasive amebiasis）。男女均可受侵，以男性多见，青壮年发病较多，儿童少见。在美国纽约有30%同性恋患者患皮肤阿米巴病。我国亦是阿米巴病的高发区，在20世纪80年代之前各地时有发生。

（二）临床表现

皮肤阿米巴病较少见，仅见于卫生条件差、营养不良或衰弱患者，且多为继发性病变，如阿米巴肝脓肿穿破形成外瘘，或由于手术引流，周围胸壁、腹壁皮肤感染，或急、慢性肠阿米巴病会累及会阴、肛周皮肤。肛门-生殖器或会阴区溃疡是最常见的儿童皮肤表现，表现为圆形或椭圆形深在性溃疡，剧烈疼痛，溃疡边缘齐整，基底部凹凸不平，为暗红色肉芽组织，表面覆盖坏死组织和稀薄脓汁，呈脓糊状，显著恶臭。患儿可出现发热（39～40℃），哭闹，烦躁易怒，体重减轻，贫血，白细胞增多等表现。本病也可在阿米巴溃疡基础上溃疡底部肉芽组织增生形成肉芽肿，高低不平的乳头瘤样结节或菜花状隆起，质地较硬，触之易出血，表面覆有脓血性分泌物，有恶臭，在分泌物中能找到阿米巴原虫。

肠阿米巴病是由溶组织内阿米巴寄生于结肠而引起的，临床上常出现腹部压痛、反跳痛，腹泻和里急后重等痢疾症状，故常称为阿米巴痢疾。更深层次入侵可使 9%的儿童出现肠穿孔及腹膜炎。

肠外阿米巴病可见于许多器官，以肝、肺及脑为常见。阿米巴肝脓肿是肠外阿米巴病中最常见的。常表现长期发热伴有右上腹痛及肝肿大和压痛，全身消耗等症状。阿米巴性肺脓肿很少见，绝大多数是由肝脓肿穿过横膈直接蔓延而来。脓肿常位于右肺下叶，为单发性，由于横膈被穿破，故肺脓肿常与肝脓肿互相连通。临床上患儿有类似肺结核症状，咳出褐色脓样痰，其中可见大量阿米巴滋养体。阿米巴性脑脓肿极少见，往往是肝或肺脓肿内阿米巴滋养体经血流进入脑而引起。

（三）实验室诊断

1. 病原体检测 于溃疡边缘处取材，涂片镜检或溃疡组织病理检查可查到阿米巴原虫滋养体，培养出阿米巴原虫更具有诊断意义。

2. 免疫学检测 抗体抗原检测如下。

（1）抗体检测：ELISA 方法被认为是一种很好的早期诊断方法，具有敏感性强、特异性高、重复性好的特点。在结果判断时要注意结合临床表现，单凭抗体的检测不能区分活动性阿米巴感染和恢复期病例，仅抗体阳性而无侵袭性阿米巴病的临床表现，不是阿米巴持续感染和再治疗的指征。

（2）抗原检测：用对流免疫电泳、间接免疫荧光试验、ELISA 方法等方法可从脓液标本或分泌物中查到阿米巴抗原，抗原检测的敏感性和可靠性依赖于高效价的单克隆或多克隆抗体。

（3）分子生物学技术：提取溶组织阿米巴蛋白编码基因，以 PCR 法可从脓液中查到溶组织内阿米巴蛋白基因片段，敏感性高，特异性强。

（四）组织病理学

从溃疡边缘处取材，可见表皮增生，棘层肥厚，真皮有明显的溶解性坏死和基质水肿，血管、淋巴管扩张，周围有淋巴细胞、浆细胞、中性粒细胞、嗜酸粒细胞浸润，形成肉芽肿样结构。

在扩张的血管、淋巴管及坏死组织中常可找到成群的阿米巴滋养体，呈圆形或椭圆形，直径为 20～40 μm，胞质呈嗜酸性，内含有空泡及红细胞和核碎片，在滋养体外周常可见到空白圈。

（五）诊断与鉴别诊断

皮肤阿米巴病扩散非常快，可致命。故早期诊断非常重要。根据有阿米巴痢疾或阿米巴肝脓肿病史，肛周、会阴部或胸腹壁发生皮肤溃疡或乳头瘤样损害，长期不愈并伴有恶臭，要考虑皮肤阿米巴病。若从坏死组织或脓液中采取的新鲜标本查到阿米巴原虫可确诊。血清学及分子生物学检查有助于诊断。

阿米巴直肠炎一方面可因腹痛和肌紧张增加腹内压；另一方面由于腹泻、营养等因素造成括约肌松弛，最终导致直肠脱垂。因此对患有直肠脱垂的儿童需考虑阿米巴病的可能。

外阴、肛周出现浸润性溃疡，结节样损害时应与尖锐湿疣、结核性脓肿、疣状皮肤结核鉴别。当有局部淋巴结炎存在时，阴茎部位的损害应与梅毒和性病淋巴肉芽肿，行组织病理鉴别。

（六）治疗

1. 甲硝唑 为治疗各型阿米巴病首选药。儿童每日剂量 35～50 mg/kg，分 3 次口服，10 d 为 1 疗程。严重病例可分两次静脉点滴。依米丁、氯喹、氯仿、氯碘喹啉、双碘喹啉已少用。对甲硝唑无效者可用替硝唑 50 mg/（kg · d），清晨顿服，连用 3～5 d。次选药物为依米丁或去氢依米丁，剂量为 0.5～1.0 mg/（kg · d）（不超过 60 mg/d），分两次深部肌内注射，连用 6～10 d，用药时，应密切注意心脏及血压变化，并防止蓄积中毒。

2. 抗生素　并发细菌感染时可选用四环素、红霉素、新霉素、巴龙霉素[儿童 30 mg/（kg·d），分 3 次口服]，10 d 为 1 疗程。

3. 局部外用药　每日清洗患处，选用光谱抗生素溶液湿敷或外涂甲硝唑软膏，亦可根据皮损情况进行外科清创引流、切除术、植皮术等治疗。

（七）预后

年幼或体弱患者预后不佳，余预后较好。

（八）预防

开展卫生宣教，不饮用生水，不吃不洁食品，饭前便后洗手，加强食品卫生管理，搞好安全给水，对粪便、垃圾、污水进行无害化处理，及时治疗患者及带虫者是预防本病的主要措施。

第二节　蠕虫性皮肤病

一、血吸虫皮炎

内容提要：

- 由血吸虫尾蚴侵入人体皮肤引起的急性炎性皮肤病。
- 发生于接触疫水的四肢，以瘙痒性红斑、丘疹为特征。

血吸虫皮炎（schistosome dermatitis）又称为尾蚴皮炎（cercaria dermatitis），是指由血吸虫尾蚴侵入人体皮肤引起的以瘙痒性丘疹为主要特征的急性炎性皮肤病，包括人血吸虫尾蚴皮炎和动物血吸虫尾蚴皮炎两大类。人血吸虫尾蚴在体内继续发育为成虫，引起血吸虫病。动物血吸虫尾蚴则在人体皮肤内死亡，不会再继续发育寄生人体。

（一）发病学及流行病学

禽类或畜类血吸虫尾蚴侵入人体皮肤引起尾蚴性皮炎。在我国主要由以下虫种引起，包括寄生于禽类的包氏毛毕（血吸虫）虫、中山毛毕、眼点毛毕、巨大毛毕；寄生于牛、羊等家畜的土耳其斯坦鸟毕等。与人体感染关系最密切的动物宿主是牛和家鸭。感染了血吸虫的牛和鸭等动物将含有虫卵的粪便排入水田，虫卵孵化为毛蚴后进入中间宿主——椎实螺体内，在螺体内经过母胞蚴、子胞蚴发育为尾蚴，进入水中，尾蚴在水中游动，如遇到牛或鸭，即钻入它们的体内，在门静脉系统及肝内发育为成虫和产卵。如遇到人，即使停留时间短，只要皮肤尚留一层水膜，尾蚴也能迅速主动黏附人的皮肤，由于头腺分泌的溶组织酶作用及腺体分泌物的酶促作用，虫体钻穿时全身肌肉运动的机械作用造成的机械性损伤及虫体所致人体的超敏反应，造成皮肤局部的炎症，这是一种过敏反应，既有速发型（Ⅰ型）超敏反应，也有迟发型（Ⅳ型）超敏反应。

人血吸虫在我国仅有日本血吸虫，主要流行于长江流域及以南地区。人被感染的方式主要是在游泳或耕作、放牧牛、鸭时接触有尾蚴的疫水所致。水生软体动物栖息多在浅水区域，故在浅水区游泳的儿童有更多感染风险。农民在稻草插秧时感染的机会最多。因椎实螺的生活习性及尾蚴的逸出受温度影响，农业劳动也有季节性，因此各地发病时间不太一致。

（二）临床表现

尾蚴皮炎是一种变态反应性炎症，变应原为尾蚴的分泌物和死后的裂解物。初次感染发病慢且炎症轻，重复感染发病快且炎症重。因接触持续时间、感染尾蚴的数量及个体敏感性不同，临床表现也有所不同。

发病部位多为接触疫水的四肢，以小腿和前臂较常见，因手掌角质层厚，双足常陷入泥中，所以较少发病。接触疫水后 15～30 min 出现不同程度的皮肤瘙痒，之后可出现轻微红斑、丘疹，瘙痒可持续数小时，红斑可能持续更久，一般 3～4 d 时达到高峰，经 1～2 周逐渐消退。如反复感染可出现水疱、风团，伴剧烈瘙痒，抓破后发生糜烂渗液，可继发感染，形成脓皮病，也可伴淋巴结肿大，少数患儿可伴有发热、四肢疼痛、恶心、腹泻等。病程可持续至少 20 d，炎症后色素沉着较常见。

（三）实验室诊断

嗜酸粒细胞计数、IgE 可能增加。虽然补体结合试验、IFAT 和 ELISA 这些技术比皮肤测试更敏感，但不具个体特异性，故不常使用。

（四）组织病理学

组织学上显示急性炎症反应，早期真皮水肿伴淋巴细胞及中性粒细胞浸润，后期有嗜酸粒细胞浸润。在自然感染病例中，感染后 24 h 内可见到尾蚴，但找到虫体的最适宜时间是感染后 2～3 h，因虫体会迅即遭到继发性炎症的破坏。

（五）诊断及鉴别诊断

根据有疫水接触史、发病的季节及临床特点，且以下肢为主，一般不难诊断。皮疹数目少或个别病例有时易与海水浴皮炎、丘疹性荨麻疹等相混淆。海水浴皮炎是在海滨游泳后半小时至 1～2 h 内衣服覆盖部位的水肿性风团，2～3 d 皮疹达高峰，严重者可泛发全身。丘疹性荨麻疹多好发于腰背、腹部、臀部、小腿等处。皮损为红色风团样丘疹，直径 1～2 cm，中央常有丘疱疹、水疱或大疱，多群集但较少融合。

（六）治疗

以消炎止痒、防止继发感染为治疗原则，可酌情选用抗组胺药内服，外涂 1%薄荷，酚炉甘石洗剂或 5%樟脑酒精或克罗米通软膏。有感染时抗炎治疗。晚期形成肉芽肿者可采用电灼、二氧化碳激光或手术切除。

（七）预后

本病一般预后良好。

（八）预防

本病的预防主要是加强粪便管理，可结合施肥、喷洒农药来进行灭螺灭蚴。防止牛、鸭进入水田，不用未处理过的牛粪和鸭粪直接做肥料。在血吸虫病流行区域，应加强健康教育，如在钉螺滋生环境四周竖警示牌，避免患儿下水玩耍，须下水生产劳动时，加强个人防护，可在下水前 10 min 在皮肤上涂 15%邻苯二甲酸丁酯乳剂及防蚴油或氯硝柳胺制成的霜剂，可阻止尾蚴钻入皮肤，涂 1 次可维持 4 h。此外，涂 15%～20%松香酒精或 30%松香软膏也有较好的防护作用。定期对公共海滩螺及有机废物进行清理。

二、匐 行 疹

内容提要：

- 由某些线虫或钩虫的幼虫移行皮内所起曲折的线形损害。
- 初起为瘙痒性红斑、丘疹、水疱等而后发展成红斑样匍行疹样线状皮疹。

匐行疹（creeping eruption）是由某些线虫或钩虫的幼虫移行皮内所起曲折的线形损害，亦称皮肤游走性幼虫病（cutaneous larva migrans）、移动性幼虫病（migrant helminthiasis）、幼虫移行症、游走性线状表皮炎（migrant linear epidermitis）、潜行疹、沙虫病（sand worm）、管道工痒疹（plumbers itch）等。

（一）发病学及流行病学

引起匐行疹的寄生虫有巴西钩虫线虫、犬钩虫线虫、锡兰沟虫线虫、窄头钩虫。巴西钩虫和犬钩虫的幼虫是本病的主要病原体，这类钩虫以猫或犬为自然宿主，钩虫卵存在土壤或被猫犬的粪便污染的沙滩上，孵化成幼虫后可以钻进皮肤。这些幼虫侵入人体后，由于人体不是它们适宜的宿主，不能在人体内发育成熟，但他们的幼虫可在人体内长期寄生，可移行于人体组织而引起病变。此类幼虫多寄生于皮肤表皮或皮下组织，幼虫可分泌蛋白酶和透明质酸酶，促进表皮至内脏的渗透，故偶有侵犯肺部及内脏者。

本病多发于热带、亚热带地区，皮损通常有自限性。

（二）临床表现

本病多发生于夏季，多见于儿童，各种寄生虫引起的匐行疹临床表现基本相似。幼虫钻入皮肤后，潜伏数小时即出现症状，初起为瘙痒性红斑、丘疹、水疱等非特异性损害，2～3 d 后幼虫开始向前爬行，发展成红斑样匍行疹样损害，一周左右发展为长 15～20 cm 不规则线状皮疹，表面呈淡红色，略高出皮面。可伴局限性红肿。患者感奇痒，常因搔抓继发感染，出现条状的浅表溃疡或湿疹样损害。幼虫停止移行时可在局部形成硬结，瘙痒可持续数月之久，之后皮肤干燥结痂。皮疹多见于四肢远端、臀部和外生殖器，头皮罕见。某些幼虫引起的皮损可表现为移动性皮下结节，有压痛和奇痒，有的仅表现为丘疹样损害。少数患者可出现发热、荨麻疹、乏力、肌肉酸痛、失眠、体重减轻等症状。

约 1/3 的患者可并发 Loeffler 综合征，表现为肺部暂时性、游走性浸润，血中嗜酸粒细胞可达 51%，痰中可高达 90%。这是机体对蠕虫感染的一种过敏反应，也同时表明幼虫在肺部移行。

（三）实验室诊断

血常规示嗜酸粒细胞暂时性增多。

（四）组织病理学

幼虫在移行过程中，在组织或器官内产生异位性病变，常在表皮的颗粒层或棘层栖居，并形成隧道，周围有慢性炎细胞及嗜酸粒细胞浸润。由于幼虫对人体不能适应，在人体内不能发育成熟，多停留在幼虫阶段，故查不到成虫和虫卵。

（五）诊断及鉴别诊断

根据匐行性皮疹的典型临床表现可考虑本病，在皮损中挑出虫体或病理活检发现虫体即可确诊。

该病要和疥疮、蝇蛆病、粪类圆线虫、棘颚口线虫病、裂头蚴病、丝虫病、血吸虫皮炎、钩蚴皮炎等相鉴别。另外，本病还需与一种蠕虫病相鉴别，这种病也叫匐行疹，是由一种约 300 μm 长的细小螨虫在表皮浅层掘进而引起的。

（六）治疗

（1）皮疹表面用透热疗法、液氮冷冻或用氯乙烷喷射等将幼虫杀死。

（2）皮疹面积不大范围不广时，可手术切除。

（3）内服伊维菌素 200 μg/（kg · d），连用 2 d，耐药性良好且高效，但 5 岁以下儿童禁用；阿苯达唑 20～25 mg/（kg · d），连用 3 d；口服噻苯达唑或甲苯达唑也是有效的，但比阿苯达唑或伊维菌素耐受性差些且有头晕、恶心、呕吐、肠痉挛等不良反应，一般不推荐使用。治疗的有效标准是症状减轻和线状皮损停止延伸，后者通常发生在给药后 1 周内。

（4）局部可外用 10%噻苯达唑混悬液或 15%噻苯达唑软膏，每日 4 次，连续使用 5～7 d，瘙痒可在 3 d 内明显减轻，皮下幼虫可在 1 周内停止活动。

（七）预后

本病预后良好，即使没有治疗，幼虫最终将死亡，皮肤病变在数周或数月可自愈。

（八）预防

加强卫生宣传教育，避免接触被猫、犬排泄物污染的泥土，避免赤足在泥土行走。改善和注意个人卫生，儿童不要吸吮手指，饭前便后要洗手。勿食未煮熟的鱼、肉等不洁食品，在流行区工作时更要加强个人防护和饮食卫生。

三、淋巴丝虫病

内容提要：

- 由丝虫的成虫寄生于人体淋巴系统所引起的慢性寄生虫病。
- 早期主要临床表现为淋巴管炎与淋巴结炎，晚期为淋巴管阻塞。

淋巴丝虫病（lymphatic filariasis）是由丝虫（filaria）的成虫寄生于人体淋巴系统所引起的慢性寄生虫病，传播途径为蚊子叮咬，传染源为血液中有丝虫微丝蚴的患者或带虫者。本病早期主要临床表现为淋巴管炎与淋巴结炎，晚期为淋巴管阻塞。

（一）发病学及流行病学

丝虫病的发病和病变主要由成虫及传染期幼虫引起，其幼虫称微丝蚴，由雌虫子宫内虫卵发育而成。微丝蚴由母体逸出后通过淋巴管进入血流，夜间在人体外周血中出现，白天多聚集在肺毛细血管内。当蚊叮咬侵入人体后，可将微丝蚴吸入蚊胃，在蚊体内经 10～14 d 发育为活跃的感染期幼虫，多位于蚊的下唇。当蚊子再次刺吸人血时，感染期幼虫进入人体伤口附近淋巴管，在淋巴系统内发育成为成虫，成虫在淋巴管内寄生时所产生的刺激引起淋巴管扩张、管壁内皮细胞增生及炎细胞浸润，淋巴管周围组织也有炎症反应，在淋巴结内可形成炎症性的肉芽肿。从而造成淋巴循环阻塞，阻塞部位以下因压力增高造成淋巴管扩张及破裂，使淋巴液外溢引起淋巴水肿，进一步导致皮肤及皮下组织肿胀、增生及肥大畸形。

丝虫病广泛分布于热带及亚热带地区，它是全球最古老的疾病之一，寄生于人体的丝虫有 8 种，常见的有班氏丝虫（*Wuchereria bancrofti*）、马来丝虫（*Brugia malayi*）、帝汶丝虫（*Brugia timori*）3 种；我国只有前 2 种。我国已于 2008 年 11 月初宣布在全球 83 个丝虫病流行国家和地区中率先消除丝虫病，WHO 评价为“全球消除丝虫病进程中的里程碑”。

（二）临床表现

潜伏期为 4 个月～1 年。患儿早期多表现为腹股沟或股部淋巴结肿大、疼痛及条索条状淋巴管炎，局部呈一条红线，肢体近端向远端延伸，呈离心性发展，同时可伴有发热、寒战、头痛、关节痛、食欲缺乏、肌肉关节酸痛等全身症状。腹部淋巴管炎时，可表现为急剧腹痛，并伴局部深压痛。此外，还可出现精索结节性肿块、附睾及睾丸肿大、阴囊疼痛等症状，上述症状在数月至数年内反复发作或不断再感染，腰部及腹股沟等处常出现疼痛，腹膜后淋巴管阻塞使肾内淋巴流体静力压增加，导致淋巴管破裂，淋巴液进入肾盂或肾小球引起乳糜尿。在乳糜尿和淋巴液中，有时可查见微丝蚴。下肢及阴囊处局部肿胀，皮肤紧张，压之可凹陷，有坚实感，继而皮肤不断增厚，进而变粗糙变硬，肿大处出现深沟褶皱、疣状增生，俗称象皮肿，发展至象皮肿需 10 年以上时间，因此小儿较少见。

（三）实验室检查

微丝蚴检查，在晚上 9 点开始采血，凌晨 2 点前结束，自指尖或耳垂取血 120 μl（即六大滴双片法），涂片检查。乳糜尿或淋巴积液，离心后取沉渣涂片检查。如找到微丝蚴，即可确诊，但阴性亦不能除外诊断。免疫学方法检测丝虫特异性抗体或抗原，特异性和敏感性较好。荧光试验、丝虫补体结合试验等亦有助于诊断。

（四）组织病理学

在淋巴管内对病原虫的主要反应是淋巴管内膜炎或不伴淋巴管周围炎，虫体死亡可引起上皮样细胞肉芽肿，常导致淋巴阻塞，后者又引起更加严重的淋巴管扩张及象皮肿。象皮肿区皮肤及皮下组织明显增厚及纤维化，血管和淋巴管扩张，基质增多，真皮乳头增大，汗腺萎缩或完全消失。

（五）诊断与鉴别诊断

曾在流行区居住，有反复发作的淋巴结炎、离心性淋巴管炎、象皮肿、乳糜尿、精索炎等表现者，可考虑丝虫病。

本病急性期应与细菌性淋巴结炎及象皮肿相鉴别，慢性期应与其他丝虫感染相鉴别。

（六）治疗

1. 乙胺嗪（益群生，海群生，DEC） 国家卫生部发布的丝虫病诊断标准及处理原则中，以 DEC 为首选药物，其对微丝蚴及成虫均有杀灭作用。研究发现 DEC 对马来丝虫病疗效比班氏丝虫病迅速、完全。儿童剂量 10 mg/（kg · d），分 2～3 次口服，连服 5 d，4 个月后再顿服 1 次。

2. 左旋咪唑 对血中微丝蚴有杀灭作用，4～5 mg/（kg · d），分 2 次口服，连服 5 d。与 DEC 合用可提高疗效。

3. 呋喃嘧酮 我国自行合成的抗丝虫新药，对班氏丝虫成虫和微丝蚴均有明显杀灭作用。儿童 20 mg/（kg · d），分 2～3 次口服，连服 7 d。

4. 伊维菌素 以 100 μg/kg 单剂量口服，6 个月后复治 1 次，2 年后再复治 1 次。

5. 阿苯达唑 400 mg 加伊维菌素 200 μg/kg，顿服。

6. WHO 推荐的群体防治方案 阿苯哒唑 600 mg 加乙胺嗪 6 mg/kg，或阿苯哒唑 600 mg 加伊维菌素 400 μg/kg，每年服 1 次，连续 5～

6年，用于青少年，儿童酌减。后者适用于撒哈拉以南的非洲，因其兼有治疗盘尾丝虫病或罗阿丝虫病的作用，此类地区不使用乙胺嗪及其药盐。阿苯哒唑和伊维菌素均能显著降低血中微丝蚴水平，连续治疗多年可控制淋巴丝虫病的传播。在流行较严重的地区可应用乙胺嗪药盐防治，方法为 0.2%～0.4%乙胺嗪药盐连续食用1年。

7. 对症治疗

（1）急性淋巴管炎及淋巴结炎：可口服解热镇痛药或泼尼松，有继发细菌感染者加用抗菌药物。

（2）乳糜尿：卧床休息并抬高骨盆，多饮水，饮食清淡，限制脂肪及蛋白类饮食。对乳糜血尿者，可口服维生素C、维生素K_4，或肌内注射卡巴克络、酚磺乙胺等。无效时，可用1%硝酸银10 ml或12.5%碘化钠溶液做肾盂冲洗，或手术治疗。

（3）象皮肿：保持患肢皮肤清洁，避免挤压、摩擦及外伤；采用辐射热烘法以消肿活血，改善淋巴循环，使皮肤变软。弹力绷带可有暂时效果。严重者可行皮肤移植术，阴囊或乳房象皮肿可行整形术，鞘膜积液量多者用鞘膜翻转术治疗。

（七）预后

丝虫病对生命威胁不大，早期及时治疗多能治愈，但反复发作淋巴结炎、淋巴管炎和象皮肿患者可影响患儿活动。继发细菌感染，可加重病情。

（八）预防

对流行区居民反复进行普查、普治，在高度流行区以控制传染源，在高度流行区可进行乙胺嗪全民服药或乙胺嗪药盐全民防治的办法。此外防蚊、灭蚊也是很重要的预防措施。

四、钩虫皮炎

内容提要：

- 由十二指肠钩口线虫的幼虫侵入皮肤引起的局部炎症反应。
- 在接触泥土部位发生丘疹、丘疱疹或小水疱，伴有刺痒及烧灼感。

钩虫皮炎（hookworm dermatitis）为十二指肠钩口线虫（ancylostoma duodenale，简称十二指肠钩虫）或美洲板口线虫（ancylostoma americanum，简称美洲钩虫）的幼虫侵入皮肤引起局部炎症反应，为农村常见的皮肤病。钩虫在肠道线虫中危害最严重，可致消化系统功能紊乱，使人体长期慢性失血，重度感染者可致严重贫血。此外，还可引起皮炎、上呼吸道感染症状等，严重危害患者身体健康。

（一）发病学及流行病学

钩虫雌虫所产的卵，随着人体的粪便排出体外。虫卵在土壤中遇到适宜的温度、湿度，约经24 h孵化成杆状蚴，5～8 d后发育为丝状蚴。当农民赤脚下地劳动时，可通过毛囊、汗腺口或皮肤破损的部位侵入皮内，继而在钻入部位引起急性炎症反应。丝状蚴在侵入皮肤后24 h内，大多仍潜留在侵入处的局部皮肤组织中，然后进入小静脉或淋巴管，随血流经右心到肺，在肺部穿过肺微血管进入肺泡，在肺部可引起肺泡炎或肺炎。再移行至支气管、气管，上行至咽喉部，随宿主吞咽活动，经食管、胃下行到达小肠，经4～6周发育为成虫。成虫寄生在空肠，头部紧附于肠黏膜可引起出血。

该病流行广泛，遍及全球，在欧洲、美洲、非洲、亚洲均有流行，尤其在热带及亚热带国家行更为广泛。美洲钩虫流行于美洲南部、中美洲和南美洲、中南非洲、印度、中国、东南亚、澳大利亚和西南太平洋岛屿；十二指肠钩虫流行于南欧、北非、东非、印度、中国、日本、南亚、秘鲁、智利等地。在我国也遍布广大农村，南方比北方为重，一般以夏秋潮湿季节多见，绝大多数流行区都同时存在两种钩虫，但南方以美洲钩虫为主，北方以十二指肠钩虫为主。近年来由于农村卫生条件的改善及农民个体劳动防护意识的增强，本病已非常少见。

（二）临床表现

在夏秋或初秋潮湿季节，儿童若赤脚在田边玩耍或用手挖土，丝状蚴从手背、指间、足背、足缘、趾间、踝部等处侵入皮肤，数分钟后钻入部位即有刺痒和烧灼感，1～2 h 后局部出现红色丘疹，1～2 d 内变成水疱，内含黄色透明液体，若无感染，一般 1 周左右皮疹即可消退，但抓破后常继发感染，使病情加重和病程延长。少数患儿可表现为短暂的荨麻疹。当幼虫经淋巴管或微血管到达肺部时可引起咳嗽、喘鸣、呼吸困难等症状，常持续数天。成虫寄生于肠内可引起腹痛、腹泻，偶有黑便，可导致出血性贫血。

实验室检查：血红细胞计数减少，嗜酸粒细胞轻度增多，血红蛋白降低；粪涂片或漂浮法可找到钩虫卵；粪隐血试验可呈阳性。

（三）诊断及鉴别诊断

发病前有赤脚田边玩耍或接触粪便史，在接触泥土部位发生丘疹、丘疱疹或小水疱，伴有奇痒，在患者的粪便中找到虫卵即可确诊。一般发病 5 周后粪便中可找到虫卵。

当患儿出现以下临床症状及检验结果时，应高度怀疑钩虫病的可能，但需要注意与疥疮等鉴别诊断。两者皮损均可表现为趾间、足缘、足背踝部或指间、手腕等处丘疹但疥疮有接触史，常在集体单位或家庭中同时或先后有多人患病，且皮疹分布广泛，除手指缝外，在腹部，大腿内侧、阴部等处也有皮疹，在指缝隧道末端常可查到疥虫或虫卵。钩虫病病情较重，出现“黄肿”表现者，需与黄疸及水肿相鉴别。

（四）治疗

（1）透热疗法：钩蚴钻入皮肤后在 24 h 内尚有 90%停留在局部皮肤，将患处浸入 56～60℃水中，连续 15～30 min，或用棉布垫浸入 56℃热水中，取出后轻轻拧干敷于局部，要经常更换以保持原有的温度，不仅能杀死钩蚴，亦可止痒。

（2）15%噻苯达唑软膏：用于钩蚴皮炎早期治疗，每天 3 次，连续使用 1～2 d。局部瘙痒症状明显者可擦 1%～2%薄荷炉甘石洗剂，若有感染可外用抗生素制剂。必要时给予抗组胺药，若出现哮喘可给予氨茶碱或糖皮质激素。

（3）驱虫治疗：阿苯达唑 400 mg，每天 1 次，或甲苯达唑 100 mg，每天 2 次，连服 3 d，2 岁以下小儿不可用此药。奥苯达唑 200 mg，顿服，10 d 后重复一次。噻嘧啶 10 mg/（kg · d），顿服，连服 3 天。左旋咪唑 3 mg/（kg · d），连服 3 d。

（4）有严重贫血和营养不良的患儿，暂不驱虫，先改善营养状况，贫血患儿服用铁剂。

（五）预后

婴儿钩虫病预后差。

（六）预防

搞好粪便管理，杀灭虫卵，防止污染。平时注意局部皮肤防护，如下地应穿鞋、戴手套，或在手足皮肤上涂擦 15%邻苯二甲酸乳剂或 1.5%左旋咪唑硼酸乙醇溶液，防止钩蚴的侵入。

五、蛲　虫　病

内容提要：

- 蛲虫寄居在人体肠道的一种寄生虫病。
- 以夜间肛门瘙痒为特征。

蛲虫病（enterobiasis，pinworm）是蛲虫寄居在人体肠道的一种寄生虫病，又称肠线虫病（enterobius vermicularis）。当蛲虫卵污染手及食物，便可经口进入人体内而感染。其主要症状为肛门瘙痒，夜间症状尤其明显，少数患儿有轻度腹痛。

（一）发病学及流行病学

蛲虫俗称“线头虫”，是一种长 5～15 mm 的白色线状小型肠道线虫，寄生于人体大肠及直肠处，雄虫在交配后即死掉。由于患儿夜间入睡后，肛门括约肌比白天松弛，雌虫便趁机爬到肛周产卵，几分钟内便可产卵数万个。产卵后雌虫在短期内死亡。少数雌虫可再爬进肛门或进入阴道、尿道等处，引起异位损害。虫卵内的幼虫在十二指肠内孵出。幼虫在肠道内下行，经 2 次蜕皮发育为成虫，若虫卵在肛门口孵出，幼虫可经肛门逆行进入大肠发育为成虫，称为逆行感染。蛲虫卵的生命力强，可在人体外存活 3～7 d。

蛲虫病全世界都有流行，以温带地区较多见，多见于学龄儿童，一般农村发病率高于城市。在地上玩耍，咬指甲，饭前不洗手等都是易感因素。

（二）临床表现

由于雌虫常在夜间爬至肛周产卵，致使局部奇痒，可引起幼儿哭闹、烦躁不安，患儿熟睡时常不自觉地用手搔抓，引起抓痕、血痂，甚至继发感染，病久者局部可出现湿疹样变化。蛲虫病患儿还可有紧张、易怒、不安、注意力分散、恶心、呕吐、腹痛、腹泻、消瘦、厌食、好咬指甲、性情乖僻、行为偏异等症状。此外，如蛲虫侵入阴道或尿道，则可引起女阴阴道炎、尿道炎。少见蛲虫钻入肠壁、阑尾，可引起小脓肿或阑尾炎。

（三）诊断及鉴别诊断

幼儿夜间肛门瘙痒应怀疑本病，确诊需查到虫卵或成虫。在小儿入睡后2～3 h，仔细查看肛周皮肤褶皱处，如找到线头样的蛲虫，或于清晨在患儿尚未大便前用棉签或胶带拭抹肛门皱襞1周，采样镜检可发现虫卵即可确诊。非同日的重复检查可以提高患儿患病率。

侵犯与阴道、尿道的蛲虫病应与外阴炎相鉴别，后者可有外阴疼痛，痒感，尿道口、阴道口黏膜充血，水肿，并有脓性分泌物，内裤上常有脓性干痂形成，或有稀水样的痕迹。对原因不明的遗尿者应检查是否有蛲虫感染。

（四）治疗

1. 阿苯达唑　2～12岁儿童200 mg，1次顿服。

2. 恩波吡维铵（扑蛲灵）　每天5.0～7.5 mg/kg，间隔2～3周后再重复治疗2～3次，以防复发。

3. 甲苯达唑（安乐士）　可抑制蛲虫摄取葡萄糖，并破坏虫体细胞，对成、幼虫和虫卵均有作用。其单剂量100 mg顿服，治愈率达90%以上；但常复发。如1次100 mg，每日2次，连续3 d，2周后重复1次，治愈率则高达96%。但本药在动物试验中发现其高剂量可致鼠胚胎毒性和致畸，因而对2岁以下幼儿及妊娠妇女不宜服用。

4. 枸橼酸哌嗪（驱蛔灵）　儿童每日50～60 mg/kg，分2次口服，连续7～10 d，每日总量不超过2 g；以后每周服药2 d，每日50～60 mg/kg，分2次口服，连续4周，作为预防性用药。

5. 局部用药　晚上睡前洗净肛门，取蛲虫膏（内含30%百部浸膏及0.2%甲紫）挤入肛门内，连用4～5次，可阻止蛲虫产卵，防止肛门瘙痒。此外，也可用2%～5%白降贡软膏、10%鹤虱膏或雄黄百部膏，选择其中一种，连用4～5 d，均能达到杀虫止痒的功效。亦可每晚用干棉球堵塞肛门，防止雌虫爬出肛门产卵，连续2～3周。

（五）预后

蛲虫的寿命一般小于2个月，如能避免重复感染，则不用治疗也可自愈。

（六）预防

（1）教育小儿应讲卫生，勤洗澡、勤剪指甲，饭前便后洗手，纠正吮指等不良习惯。

（2）勤换洗被单、内衣、毛巾、衣裤，多用开水烫，并在日光下暴晒，以杀灭虫卵。

（3）教育小儿不要用手搔抓肛门。

（4）家庭成员中如有一人患蛲虫病，其他人也要及时检查，如查处蛲虫卵阳性，则每位家庭成员须服用治蛲虫药，并杜绝再次感染的各种途径。

第三节　节肢动物性皮肤病

一、疥　疮

内容提要：

- 疥螨（虫）寄生于皮肤表皮层引起的一种慢性传染性皮肤病。
- 发生于皮肤柔细薄嫩处的丘疹、丘疱疹、水疱或疥疮结节，夜间剧烈瘙痒。

疥疮（scabies）是疥螨（虫）在皮肤表皮层寄生而引起的一种慢性传染性皮肤病。

（一）发病学及流行病学

疥疮主要是疥虫侵犯皮肤而引起。疥虫属于螨类，所以又称为疥螨。疥螨大小0.2～0.4 mm，体小呈圆形或卵圆形，黄白色，腹侧前后各有 2 对足，体面有多数棘刺。雌虫较大，腹部中央有产卵孔，后缘有肛门，雄虫较小，与雌虫交尾后即死亡。疥螨为表皮内寄生虫，雌虫受精后钻入皮肤表面角质层掘成隧道，在其体内产卵，经 1～2 个月排卵至 40～50 个月后死亡，卵经 3～5 d 后孵成幼虫，幼虫爬出皮肤表面藏匿于毛囊口内，经 3 次蜕皮发育为成虫，从卵到成虫约需 15 d。疥螨离开人体后可存活 2～3 d，可通过气味和体温寻找新的宿主。

疥螨可分动物疥螨和人型疥螨等类型。动物疥螨寄生于狗、猫、牛、羊、马、猪、兔、骆驼等动物身上，并可传染给人，但因人皮肤不是其合适栖息地，人若感染后病情较轻，有自限性；人型疥螨寄生在人体上，可通过密切接触传染，且传染性很强，在一家人或集体宿舍中可互相传播。与疥疮患者直接接触或使用患者用过的衣服、被褥、鞋袜等都可被传染。寄生于动物身上的疥虫也可传染给人，但其症状轻微。疥虫壅阻肌肤，可不断繁殖。

（二）临床表现

疥螨好栖息于皮肤柔细薄嫩处，如手指、指（趾）缝、腕屈侧、肘窝、腋窝、脐周、下腹部、外生殖器、股上部内侧、臀部下方、踝部等，婴儿可泛发全身。皮疹初起为针尖大小的丘疹、丘疱疹或水疱，散在分布或密集成群，但不融合（图 9-1）。隧道稍弯曲微隆起皮面，呈灰白色、浅黑色或普通皮色的细线纹，长 3～15 mm，其末端有一针尖大的灰白色或微红的小点，为雌虫隐藏处。儿童可在掌跖等处见到隧道，但常因搔抓或继发性病变如感染、湿疹化及苔藓样变而不易见到典型隧道（图 9-2，图 9-3）。男性可在腋窝、阴囊、阴茎、龟头等处发生直径 3～5 mm 暗红色结节（图 9-4，图 9-5）。初次感染疥虫后，需经 4～6 周才发生自觉症状，主要为剧烈瘙痒，尤其是夜间，虽剧烈搔抓，也难遏止，常因搔抓引起表皮剥蚀，有时可引起淋巴管炎或淋巴结炎。

发病季节以冬季多见。病程慢性，可持续数周至数个月。如治疗不彻底，可于翌年冬季复发。

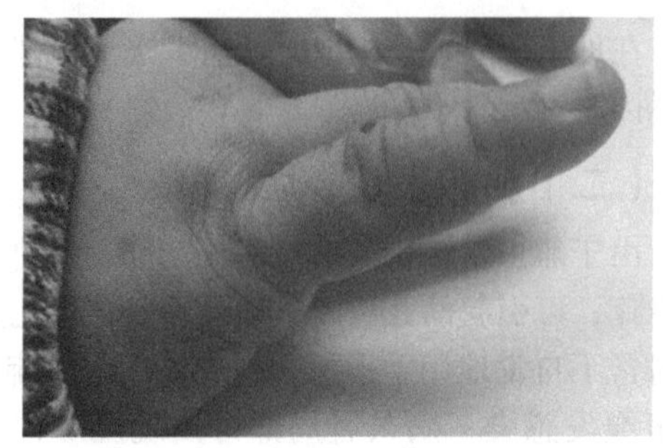

图 9-1　指缝处及尺侧缘可见针尖大小丘疹，由于搔抓致继发感染，有脓疱

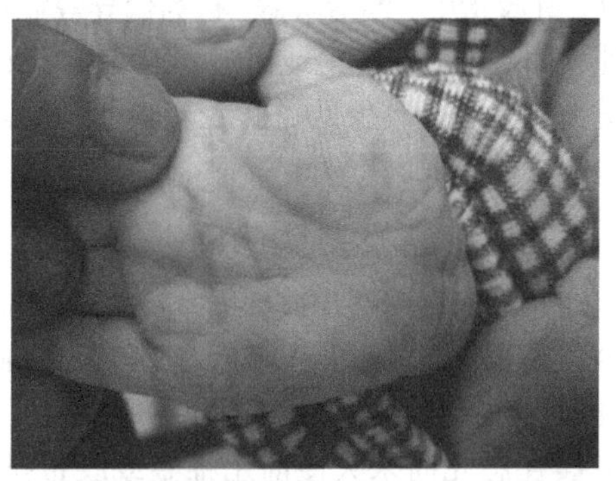

图 9-2　掌部见粟粒大小红色丘疹、水疱

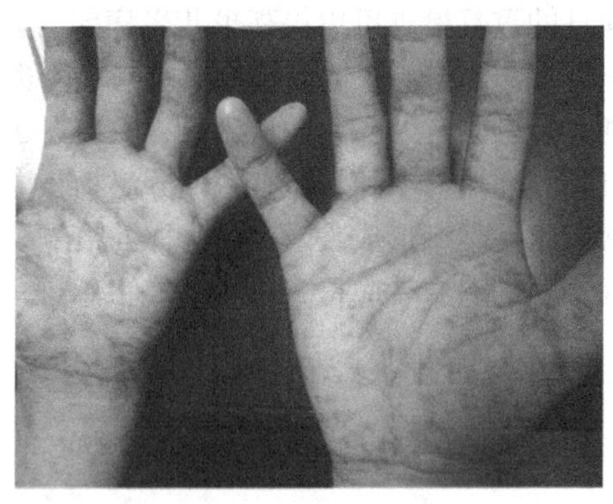

图 9-3　双手掌较密集针尖大小丘疹、水疱

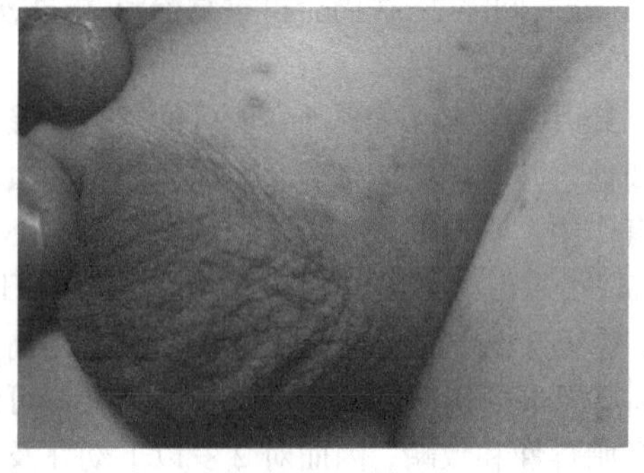

图 9-4　外阴及腹股沟处可见针尖至粟粒大小红色丘疹、水疱

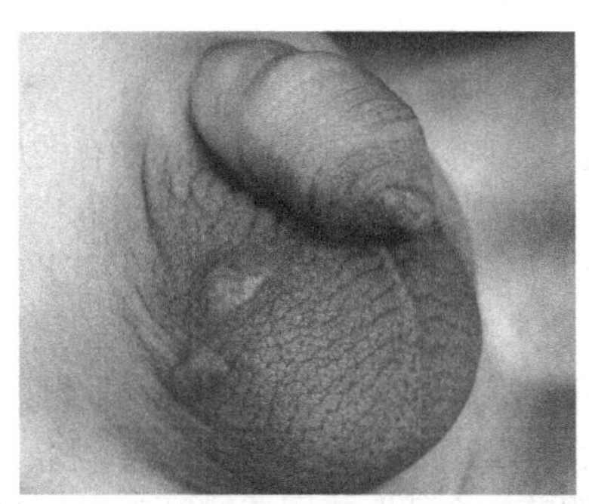

图 9-5　阴囊处可见绿豆至蚕豆大小暗红色结节

此外，在身体虚弱者或免疫功能低下者中可发生“挪威疥”（也称结痂型疥疮或角化型疥疮），表现为皮肤干燥、大量痂，感染化脓严重，尤其指（趾）端有大量银屑病样鳞屑，指间肿胀，指甲增厚弯曲变形，手掌角化过度，毛发干枯脱落，头皮和面部有较厚鳞屑和化脓结痂，局部淋巴结肿大，有特殊臭味，有时呈红皮病样外观，脱落的痂中有大量疥螨，传染性极强。挪威疥常常在医院内大流行，但常因缺乏对其的认识，随后的诊断也会延迟。

（三）实验室检查

将隧道一端的灰色小点拨开后挑取，或用针头将新发的水疱挑破轻刮一下，对光观察，常可见到发亮而活动的小白点，即是疥虫。若用低倍显微镜直接观察，可检查到疥虫或虫卵。在指纹、手腕或者踝部刮取的皮肤检出率最高。儿童因常搔抓而使得疥虫和虫卵堆积于甲下，可用钝的刮匙在甲下取材后检查。擦伤或结痂的皮肤损害往往阴性。感染挪威疥的儿童，刮取厚痂经常可见数只疥螨。

疥疮患者的结节或丘疹、水疱性皮肤病变的活检标本示真皮浸润细胞主要为T淋巴细胞。

（四）诊断与鉴别诊断

根据患儿周围人群中存在类似患者，指缝及腕屈侧等部位皮损，男性患者阴囊及阴茎部位“疥疮结节”，夜间剧烈瘙痒等临床特点，一般易于诊断，必要时可进行油镜检测疥螨。

本病有时需与痒疹、特应性皮炎、丘疹性荨麻疹、虱病、皮肤瘙痒症等相鉴别。患有痂性疥疮的儿童在取皮肤病理活检后由于组织增生而误诊为朗格汉斯细胞组织细胞增生症，在角质层的虫螨往往被忽视。婴儿突发的严重的瘙痒性皮肤病均应排除疥疮。仔细检查寻找隧道样皮损并询问家庭成员是否患有瘙痒的病史非常必要。在患有恶性肿瘤和免疫抑制的儿童中，脂溢性皮炎的痂皮常与疥疮混淆。

（五）治疗

典型的疥疮治疗可采用 3 日外擦药疗法：儿童可用 5%硫黄软膏（婴幼儿用 3%甲硝唑软膏）自颈部以下全身擦药，每日早晚各 1 次，连用 3 d；第 4 d 洗澡、更衣，被褥、床单均要煮沸，不能煮的要用热水，肥皂洗净暴晒，必须时隔 1 周再治疗一次。也有外文推荐首选 5%氯菊酯乳膏，从颈部以下全身擦药，8～14 h后彻底冲洗。氯菊酯，合成拟除虫菊酯，是一种神经毒素，较低毒性的杀疥螨药。1 周后再次使用以巩固疗效。特别要注意药物一定要用到腹部、脐部、生殖器和臀中裂等部位。应把手指甲、脚趾甲适当修剪，指甲边缘也应涂药。氯菊酯不建议用于<2 个月的婴儿或为怀孕（孕中期）或哺乳期妇女。在有些国家，1%的林丹洗液（六氯化苯洗液）更为常用，它的发现先于氯菊酯，但其毒性较大，如果吸收进入人体后可聚集在中枢神经系统。有报道口服 200 μg/kg 伊维菌素也可以治愈。在免疫功能低下的疥疮或者挪威疥患者使用伊维菌素极其有效，它可单独使用或联合局部杀螨剂或角质剥脱剂使用。但 5 岁以下的儿童、孕妇或者哺乳期妇女不推荐使用林丹洗液或者伊维菌素。对于瘙痒等症状可局部外用皮质类固醇和口服抗组胺剂缓解。疥疮结节可能 2～6 周内很难消除，可局部或病灶内注射糖皮质激素使之吸收。

对于婴儿或初学走路的幼儿，最好用衣物盖住其双手以免舔舐杀疥螨药。对于皮损较少的儿童不需要再次常规治疗。皮损广泛的婴儿往往需要反复治疗 7～8 d。有接触史的家庭成员需要同时治疗。

（六）预后

本病治疗后观察 1～2 周，如无新疹发生，即可认为痊愈，预后好。

（七）预防

注意个人卫生，勤换衣、勤晒被褥。保持皮肤清洁，尤其是皮肤褶皱处如腋下、肛门附近、会阴部、趾指间及婴幼儿的颈部，每天用温水洗涤淋浴。

患儿衣物、被单等均需煮沸消毒，无法煮沸的应于阳光下暴晒或密闭封包 3～7 d 后再清洗，以彻底杀灭疥虫，消灭传染源。还要注意消毒隔离，不和患儿同居，其他儿童不穿患儿衣袜。

二、恙螨皮炎

内容提要：

- 由恙螨叮咬所致皮肤病。
- 有近期有到过树林，公园或草坪病史，以剧烈瘙痒性红斑、丘疹、荨麻疹为特征。

恙螨皮炎（trombiculosis）是由恙螨叮咬所致。恙螨又称收获螨、砂螨、砂虱、红椿和阿氏真恙螨，属蜘蛛纲，螨目，恙螨科。

（一）发病学及流行病学

恙螨生活在谷物茎、草，或在长满荆棘或黑莓灌木丛区，分为卵、幼虫、稚虫（若虫）、成虫 4 个时期。成虫产卵于泥土缝隙中，经 5～7 d 孵化为幼虫，寄生于啮齿类小动物体上，吸血一次即入土为若虫，经两次蜕皮变成成虫，成虫平均寿命约 300 d。八足的成虫和若虫均不吸血，以植物汁和其他动物的卵为食。危害人和动物的主要是幼虫，六足的幼虫攀附植物，被宿主的气味所吸引到宿主身上，以螯肢爪刺入皮肤再注入唾液以分解和液化宿主的上皮细胞及组织，然后吸附宿主的组织液、淋巴液和血液，引起蛋白凝固坏死，形成一条吸管，称为“茎口”。在吸血时一般不换部位和更换宿主，可在宿主体内停留 40～72 h，亦有长达 10 d 者。

恙螨种类很多，是螨类中最大的一族，全世界已知 3 000 多种，我国已发现 350 多种，多分布在东南沿海和云贵高原地区。寄生于人体的恙螨幼虫有 30～40 种，在我国主要是红恙螨及地里纤恙螨，它们最喜欢寄生在鼠的耳郭内刺吸鼠血，故有学者称它们为“鼠螨皮炎”。

（二）临床表现

螨分泌刺激性物质引起瘙痒，有的症状不明显，有的则很明显，可表现为荨麻疹、红斑性丘疹，偶尔有出血点，有些患儿可出现弥漫性红斑，水疱或大疱。瘙痒往往是剧烈的。恙螨常叮咬小腿、腰部、后发际、耳郭、腹股沟、外生殖器、肛门等处，其次是头颈、胸、腹部。“夏季阴茎综合征”指因恙螨叮咬引起的季节性急性超敏反应，阴茎肿胀，瘙痒和偶尔的排尿困难。

（三）诊断及鉴别诊断

根据患儿有近期到过树林，公园或草坪病史及皮损分布，诊断一般不难。如能找到病原虫即可确诊。本病应与丘疹性荨麻疹、疥疮、水痘等疾病相鉴别。

（1）丘疹性荨麻疹：皮疹常突然发生，与季节关系不大。不一定有动物、杂草接触史，不易查到虫体。

（2）疥疮：有典型的好发部位，在指缝处常能查到疥螨或虫卵。

（3）水痘：发病在春季，有接触传染史，皮疹以水疱为主，发疹前常有先驱症状，无动物、杂草接触史。

（四）治疗

恙螨叮咬的治疗包括抗组胺药，清凉浴，外用皮质类固醇或 5%硫黄软膏。继发感染时应全身应用抗生素治疗。恙螨可能是恙虫病病媒，可致出血热肾病综合征，汉坦病毒肺综合征和埃立克体病，出现全身症状时需及时抢救并予氯霉素或四环素类药物治疗。

（五）预后

本病一般预后良好。

（六）预防

清除杂草，堵塞鼠洞，捕杀老鼠，以消灭恙螨的孳生地。家用醋（5%醋酸）可作为预防措施。

三、革螨皮炎

内容提要：

- 由寄生在鸡、鸽等动物身上的革螨叮咬皮肤所致。
- 养鸡养鸟的家庭或学校集体宿舍的患儿在皮肤上出现红斑、丘疹或风团样损害，在皮疹中央有咬痕，伴有剧痒。

革螨皮炎（gamasid dermatitis）是由寄生在鸡、鸽等动物身上的革螨叮咬皮肤所致，又称腐食螨或鸡螨皮炎，属蛛形纲，螨目，革螨科。栖类栖类革螨又称腐食螨，属蛛形纲，螨目，革螨科。

（一）发病学及流行病学

革螨的生活史与恙螨相同，分为卵、幼虫、稚虫（若虫）、成虫 4 个时期。革螨的稚虫、成虫均吸血，仅幼虫不吸血。根据种类不同，革螨分为自生生活和寄生生活两种类型。自生生活的革螨寄生在禽类和某些啮齿动物身上，主要以腐败有机物或捕捉小昆虫为食。寄生生活的革螨多寄生于宿主体表，少数寄生在宿主体内。又根据其寄生时间的长短可分为巢栖类和毛栖类。前者全部生活在动物巢穴，仅仅在吸血时才叮咬宿主；后者长期生活在动物体表，并对宿主有严格的选择。少数革螨既营自生也营寄生。革螨的活动受温度、湿度和光线等多种因素影响。

我国革螨绝大多数为自生生活，少数寄生生活。其中和人关系比较密切的主要是鸡皮刺螨，其次是禽兽刺螨、柏氏禽刺螨，分别寄生于鸡、鸽、鼠，可在吸血时叮咬人的皮肤，引起皮炎和瘙痒。

（二）临床表现

革螨皮炎多见于农村有养鸡或养鸟的家庭，或是春秋季节老鼠繁殖高峰期间。叮咬后局部皮肤出现水肿性红斑、丘疹或风团样损害，中央有针尖大小的“咬痕”，伴有剧痒，以夜间为重，3～5 d 后消退，留下色素沉着斑。部分患者可因搔抓引起继发感染。皮疹多发于四肢、腰部、腹部、腋下、肘窝和腋窝等处。

（三）诊断及鉴别诊断

农村有养鸡养鸟的家庭或学校集体宿舍的患儿在皮肤上出现红斑、丘疹或风团样损害，在皮疹中央有咬痕，伴有剧痒，要考虑有本病的可能。如在鸡、鸟身上或鸡舍、巢穴处发现虫体可证实本病的诊断。本病应与恙螨皮炎、丘疹性荨麻疹等相鉴别。

（四）治疗

本病治疗同恙螨皮炎。

（五）预后

本病一般预后良好。有些革螨不仅引起皮肤损害，还会传播人畜共患病，如鼠疫、森林脑炎、流行性出血热、地方性斑疹伤寒、淋巴细胞性脉络丛脑炎等。

（六）预防

搞好环境卫生，清除杂草，保持鸡舍的清洁，消灭革螨的孳生场所或用药物杀灭革螨。

四、谷　痒　症

内容提要：
- 由谷类害虫的外寄生虫“螨”侵袭人体皮肤引起的皮肤病。
- 农业收获季节爆发的皮肤红斑、丘疱疹或脓疱、荨麻疹风团，伴严重瘙痒。

谷痒症（grain itch，acarodermatitis）是指谷类害虫的外寄生虫——螨侵袭人体皮肤引起的皮肤病，又称螨虫皮炎，俗称“大麦痒”、“稻草痒”、“杂货痒”、“草痒症”、“荨麻疹样螨皮炎”、“谷疮”等。

（一）发病学及流行病学

谷痒症主要是由于作物在收获前感染过黑穗病、赤霉病或斑锈病或受阴雨潮湿而发霉，以致大量的霉菌、曲菌孢子及细菌附着稻草、麦秆、谷穗或谷粒等产物上。收获时，这些霉菌、岫菌孢子和细菌等产物与人体皮肤接触，就产生刺激作用，阻塞皮脂腺、汗腺的正常代谢，降低了皮肤的抵抗力。另外，在谷物茎秆或谷穗上，还有一些肉眼很难看见的蒲团虫、米蝉虫、沙蚤、螨虫等小虫，它们一遇到人体皮肤就叮咬，同样也使人产生谷痒症。

本病常发生在农业收获季节，与秸秆和谷物密切接触的人尤其易患该病，如在稻草堆里玩耍的儿童，偶也可发生于睡卧带有此类寄生虫的草褥者。

（二）临床表现

谷痒症可呈季节性暴发，多见于面、颈、前臂、胸背和腹股沟等处。局部出现淡红至鲜红斑、丘疱疹或脓疱、荨麻疹风团，伴严重瘙痒，夜间更甚，有时可发展为暴发性紫癜。严重患儿可出现全身症状如发热、头痛、乏力等，并且可能被误诊为急性水痘。暴发性紫癜是自限性的。

（三）诊断及鉴别诊断

根据病史、发病季节及皮损分布，诊断一般不难。如能找到病原虫即可确诊。但需与丘疹性荨麻疹、疥疮、水痘等疾病相鉴别。

（四）治疗

1. 外用药物　可选用1%的酚或薄荷炉甘石洗剂、5%樟脑乙醇或风油精、20%蛇床子乙醇、10%硫黄炉甘石洗剂、2%萘酚或10%硫黄软膏等外涂。也可以采用新鲜的野菊花、马齿苋、夏枯草、南瓜叶、青蒿等捣烂后涂敷患处，也具有消炎止痒的作用。当疼痒难忍时，忌用手抓破皮肤，以免感染化脓。

2. 内用药物　凡皮疹多、瘙痒剧烈者可选用抗组胺制剂如氯苯那敏、苯海拉明等止痒。如有继发感染可应用抗生素控制感染。

（五）预后

本病一般预后良好。

（六）预防

本病预防的办法是：①禁止儿童在稻草堆玩耍；②如察觉患儿衣服上有恙螨类小虫时，要用开水浸烫，日晒消毒后再穿；③家庭使用的草墩、草垫、草席等要经常翻晒，入仓谷物也应经常翻晒；房屋和仓库要保持干燥通风，必要时可喷洒消毒杀虫剂等。

五、毛虫皮炎

内容提要：

- 因毛虫的毒毛刺入皮肤引起的皮肤损害。
- 桑树、茶树等产地；夏秋季节突发的水肿性斑丘疹，色淡红或鲜红，新发及恢复期皮疹交替出现。

毛虫皮炎（caterpillar dermatitis）是毛虫的毒毛刺入皮肤引起的皮肤损害。毛虫的茧和卵壳也有毒毛，可产生毒性作用。

（一）发病学及流行病学

我国的毛虫主要有桑毛虫（毒蛾科）、松毛虫（枯叶蛾科）、茶毛虫（毒蛾科）及刺毛虫（刺娥科）。因桑毛虫毒毛刺伤引起者称桑毛虫皮炎，桑毛虫虫体有无数毒毛，毒毛外形似针或箭，其中心为空心管道，与虫体毛瘤下毒腺相通，内为含有激肽、酯酶和其他多肽物质的黄色液体。毒毛很容易脱落，随风飘扬，一旦飘落到皮肤或落到晾晒的衣服、尿布上，毒毛便可刺入皮肤发病。松毛虫幼虫及其蜕皮、茧上均有毒毛，人体接触后即可致病。此外，亦可因接触被毒毛污染的杂草、肥料或水源而致病。有大量茶毛虫多见于世界各地的产茶国家茶区，其幼虫刺入皮肤可引起茶农的茶虫性皮炎，同时危害茶、桑等经济作物的生长。由刺娥幼虫的毒刺刺伤皮肤所引起的皮炎称为刺毛虫皮炎。

毛虫夏秋季多见。毛虫皮炎常见于居住山区的儿童、爬树的儿童等。

（二）临床表现

由于各种毛虫皮炎临床表现相似，现综合加以介绍。起病突然，在接触毒毛后5～10 min，皮肤局部即有反应。常以剧烈刺痒开始，继而出现绿豆至黄豆大小不等的水肿性斑丘疹，色淡红或鲜红，新发及恢复期皮疹交替出现。皮疹多见于颈项及四肢屈侧等暴露部位。如毒毛揉进眼内，可引起结膜炎、角膜炎，处理不及时，可致失明。毒毛灌入水面，喝后可引起口腔黏膜炎和消化道炎症等症状。与大量毒毛接触可引起全身症状（图9-6），甚至死亡。病程一般为1～2周，恢复期皮疹有色素沉着。

松毛虫除引起皮炎和结膜炎外，还可引起骨关节炎，一般在接触后1～2周，以暴露部位的手足关节多见，也可累及肘、膝、踝关节，通常仅发生于 1～2 个关节，多为小关节，不对称，有的可发生在肋软骨。受累关节疼痛明显，继之出现红肿、功能障碍。约 1 周症状逐渐缓解，少数长达数月之久，严重的可伴有发热、乏力等全身症状。个别严重者可表现为游走性或复发性关节炎，若继发感染可引起关节强直、骨髓炎或脓毒血症。

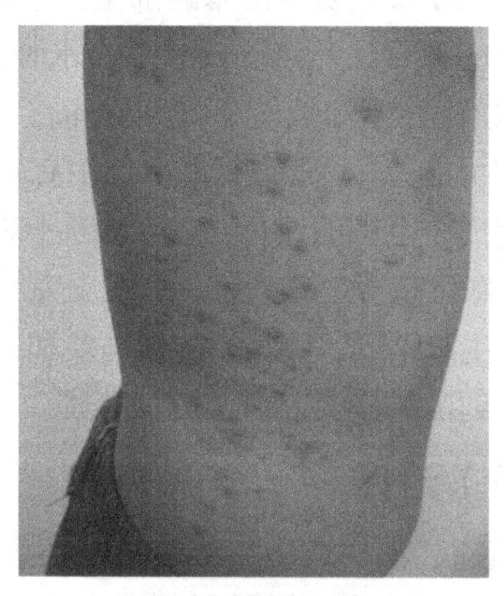

图 9-6　毛虫皮炎

（三）诊断及鉴别诊断

根据发病季节的流行情况、皮疹特点、自觉症状，结合实验室检查，一般诊断不难。用透明胶带在皮损处粘取，在显微镜下可发现毒毛。

（四）治疗

用透明胶纸或胶带粘去皮损处的毒毛，反复多次。局部外用酚炉甘石洗剂或 1%薄荷，亦可用鲜马齿苋捣烂敷于患处。皮损广泛者可同时给予抗组胺药或糖皮质激素。避免用热水烫洗。关节炎急性期给予糖皮质激素及镇痛剂，如吲哚美辛、曲安西龙、保泰松等药物，关节周围用醋酸曲安西龙或泼尼松龙封闭，外敷 5%硫黄、鱼石脂软膏。慢性期要加强功能锻炼，防止关节畸形。

（五）预后

一般预后良好，松毛虫皮炎可引起结膜炎和骨关节炎。

（六）预防

尽早扑灭越冬和幼龄的毛虫，焚烧有卵块的树叶，喷洒杀虫剂以杀死幼虫。夏季儿童不要在有毛虫的树下纳凉、嬉戏、躲雨，也勿在有毛虫的树下晾晒衣服、尿布、被褥等。在流行区如遇大风，应关闭门窗，防止毒毛吹入。保护毛虫天敌，为益鸟创造良好栖息环境。

六、隐翅虫皮炎

内容提要：

- 因皮肤接触毒隐翅虫体液引起的急性红斑疱疹性皮肤损害。
- 在夏秋季节于身体的暴露部位，早晨起床后突然出现的条索状、点状或斑片状、水肿性红斑、丘疹或水疱、脓疱，自觉瘙痒和灼痛感。

隐翅虫皮炎（paederus dermatitis）是由于皮肤接触毒隐翅虫体液引起的急性红斑疱疹性皮肤损害，又名线状皮炎（dermatitis linearis）或季节性大疱皮炎（seasonal bullous dermatitis），是以局部疼痛灼痒，出现线状红斑或小脓疱为主要表现的中毒性疾病。隐翅虫是甲虫的一种，属昆虫纲，鞘翅目，隐翅虫科。

（一）发病学及流行病学

毒隐翅虫是一种黑色蚁形小飞虫，虫体长度为 0.6～0.8 cm，头黑色，胸橘黄色，有一对膜翅，附 2 个尾刺，全身被有小毛，有 3 对足，通常生活在潮湿的菜地、农田或杂草丛中。毒隐翅虫的成虫以多种农田害虫为食，在食物短缺时，也可以腐殖质为食。白天多在农作物或杂草间等阴暗处爬行，很少飞行，受惊吓时快速爬行或短距离飞行，夜间有趋光性，多在灯光处成群飞行。每年的 4～9 月繁殖较快，7、8 月份是发病的高峰期。成虫在越冬时期，低于 18℃时即不活动，高于 20℃时即开始活动觅食。该虫虫体各段均含有毒素，为一种强酸性的毒汁。该虫腹部的末端有肛门能分泌毒液，爬行时尾部向上翘起，末端常有一小滴透亮的液体，即为该虫分泌的毒素。当夏秋季节皮肤裸露时，该虫夜晚飞进房间落在皮肤上，在叮咬皮肤后或虫体受压时可释放毒液，从而引起皮炎，但多数虫体在皮肤上爬行时并不释放毒液，只有当虫体被拍击或压碎时，放出的毒液因沾染皮肤而引起皮炎。

隐翅虫种类很多，世界各地已知种类超过 250 种，此类昆虫在世界热带、亚热带地区均有发生，目前我国发现的毒隐翅虫主要是梭毒隐翅虫（褐足毒隐翅虫）、青翅蚁形隐翅虫、黑足蚁形隐翅虫，其中的毒隐翅虫有致病作用。

（二）临床表现

该病常见于夏秋季节，皮疹常发生于面颈、四肢及躯干等暴露部位，当毒虫开始侵犯皮肤时有爬行感或异物感，患儿用手搔抓或翻身压死毒虫，由于毒液的刺激，2～4 h 后皮肤上出现点状、条索状或斑片状水肿性红斑，发痒，逐渐有灼热疼痛感，约 12 h 后皮肤上出现水疱，多为透明的薄疱，有的发展为脓疱或灰黑色坏死，在皮损周围可出现鲜红色丘疹或水疱，呈点状或片状，常因搔抓引起鲜红色糜烂面（图 9-7，图 9-8）。若侵犯眼睑或外阴部位则肿胀明显。病程 1～2 周，以后干燥脱痂而愈，留有色素沉着或浅表瘢痕。皮损的严重程度取决于毒

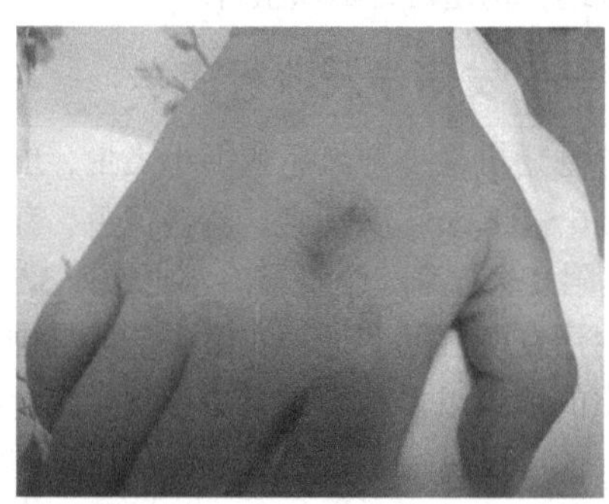

图 9-7 手背片状鲜红色丘疹、水疱

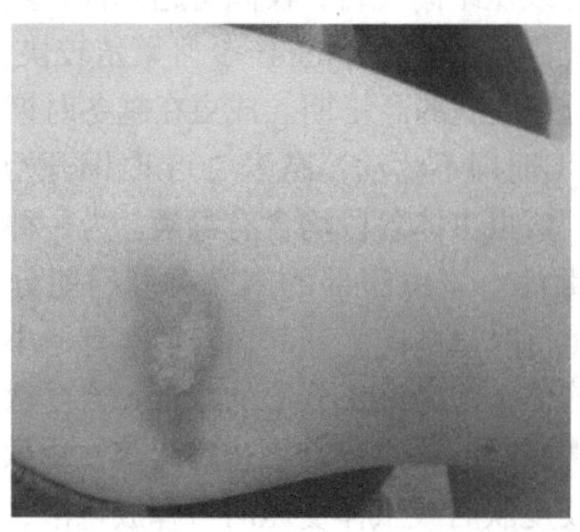

图 9-8 上臂及大腿外侧片状红斑，其中心有密集丘疹、黄白色痂

虫的种类、数目和机体的反应状态，轻者仅为点状或条索状淡红斑，重者可出现广泛大面积的糜烂面或浅层的皮肤坏死，皮肤有瘙痒、灼痛或者出现发热、头痛、头晕、恶心、淋巴结肿大等全身症状，若继发感染则使病情加重。

（三）诊断及鉴别诊断

在夏秋季节于身体的暴露部位，早晨起床后突然出现的条索状、点状或斑片状、水肿性红斑、丘疹或水疱、脓疱，自觉瘙痒和灼痛感，要考虑有本病的可能。该病常在集体单位中有多人同时发现或造成小范围的流行，一般诊断不难。要和湿疹、接触性皮炎、脓疱疮、虫咬皮炎等皮肤病鉴别。发生睑结膜、鼻黏膜的损害要和细菌、病毒感染引起的结膜炎、鼻前庭炎鉴别。

（四）治疗

以镇痛、消炎、止痒，防止继发感染为原则。如已出现皮炎，尽早用肥皂水清洗皮损表面，洗除残留毒素及皮损处脓性分泌物，再用生理盐水清洗，然后选用苯海拉明薄荷霜、炉甘石洗剂、氧化锌油、季德胜蛇药或皮质类固醇霜剂。儿童面部、会阴部等皮肤薄嫩部位可使用蓝科肤宁等。若红肿明显或有糜烂面，可用 1%～3%硼酸溶液或 1∶5000 高锰酸钾溶液冷湿敷；若有脓疱，可涂莫匹罗星等；疱疹液体明显者，用消毒针头放液。瘙痒明显者可内服抗组胺药物，严重时可短期内服糖皮质激素，局部若继发感染同时行抗炎治疗。

隐翅虫眼睑皮炎治疗原则同接触性皮炎。全身应用抗生素和抗组胺药物（继发感染或重症患者），合并结、角膜损害者用抗生素眼液或皮质类固醇眼液滴眼，效果良好。

（五）预后

1 周后皮疹可全部消退，痒痛感消失，仅留暂时性色素沉着斑。

（六）预防

搞好环境卫生，消除住宅周围的杂草、垃圾，消灭隐翅虫的孳生地。在教室、学生宿舍及校园内的绿化带喷洒高效低毒的杀虫剂毒杀隐翅虫。安装纱门、纱窗或挂蚊帐防止毒虫入侵。睡眠时要熄灭室内的灯光。告知儿童如

发现皮肤上落有虫体不要用手直接捏取或拍击，应将虫体拨落在地用脚踏死。接触部位应尽早用肥皂水清洗。

七、虱　　病

内容提要：

- 因虱叮刺皮肤所引起的皮肤炎症性传染病。
- 头发毛干附着紧密的针头大白色胶质样虱卵为头虱；躯干部和会阴部搔抓后的丘疹和脓疱，内裤和腰臀部褶皱处发现的成虱或虫卵为体虱；阴部蓝黑色的结痂丘疹或附着在阴毛上的成虱或虫卵为阴虱。

虱叮刺皮肤所引起的皮肤炎症性传染病称虱咬症，或称虱病（pediculosis）。虱属昆虫纲，虱目，无翅。根据虱的口器构造及其取食习性，可将它分成两大类：一类是刺吸型口器，以刺吸人和动物血为食，又称吸虱，如人虱、牛虱；另一类是咀嚼型口器，以皮屑、羽毛为食，又称啮齿，如鸡虱、鸭虱等。刺吸型口器虱均寄生于哺乳动物，其中只有人虱是人的体外寄生昆虫。

（一）发病学及流行病学

虱是终生不离开宿主的体外寄生虫，发育过程分卵、稚虫和成虫三个时期。卵在37℃经4～20 d可孵为稚虫，稚虫经三次蜕变（需27～33 d）为成虫，雌虫交配后约10d开始产卵，每日产卵3～8个，头虱一生可产卵50～100个，阴虱可产卵50个，人虱一生可产卵300个左右，寿命30～60 d。稚虫和成虫以吸吮血液为生，稚虫每日至少吸血1次，成虫则吸血数次，多在夜间或人静息时进行。雌虱每次可吸血1 μl，且边吸血边释放出唾液中的毒汁，边排粪。人虱对温度及湿度均较敏感。最适宜的温度是29～30℃，当人体温升高、出汗或人死亡体温下降时，虱因无法耐受而另寻新的宿主。

根据人虱寄生部位的不同及形态、习性的差异，又可分头虱、体虱（又称衣虱）、阴虱三种，分别寄生于人的头发、内衣、阴毛上，均以吸吮人血为生，多见于个人卫生不良者。

本病主要通过直接接触传播，偶可通过头巾、帽子、衣服、被褥等间接传播。阴虱则主要通过性接触传播。3～11岁儿童头虱发病率最高，女孩多见。人虱在白色人种的发病率是黑色人种的34倍。

（二）临床表现

毛干上可见附着紧密的针头大白色胶质样虱卵，人虱感染时夜间瘙痒剧烈，常因搔抓引起头皮抓痕、渗液、血痂或继发感染，甚至形成疖或脓肿，可伴有局部淋巴结肿大。重者毛发脱落或形成瘢痕；严重者头发可与头屑、血痂、渗液、尘埃粘连在一起，奇臭，日久毛发失去光泽。

人体虱感染时，经常在躯干部和会阴部发现搔抓后的丘疹和脓疱，通常仅见搔抓或残留的色素沉着或色素减退，需要仔细检查患者内裤和腰臀部褶皱处。

人阴虱感染时可以看到阴虱在阴毛中穿行，或表现为蓝黑色的结痂丘疹。也可看见附着在阴毛上的虱卵。阴虱可以长在新生儿的睫毛或者头皮。在新生儿的眼睛看见有“虫”爬出，除非证实是其他疾病，否则要考虑诊断阴虱。

（三）诊断及鉴别诊断

凡在患者头发、内衣、被褥、阴毛处发现成虱或虫卵，均可确诊，使用皮肤镜可提高诊断率。可以在4%感染头虱的儿童的枕头上发现头虱。

疱疹样皮炎、神经性皮炎和其他瘙痒性皮肤病易与虱病混淆。患有寄生虫妄想症的家长会将这一妄想传染给儿童。这些儿童保留外毛根鞘类似头皮的虱卵。保留头发完整的毛根鞘，但是虱卵仅在头发的一边。保留毛根鞘可以轻易地将头虱从毛干移走，而虱卵则附着紧密。阴虱导致的蓝黑色结痂丘疹需要与血管炎、毛囊炎和脓疱病相鉴别。

（四）治疗

外用1%的六氯化苯洗液涂于皮肤12～24 h对于治疗体虱感染有效。对于头虱或阴虱，1%的六氯化苯洗发剂、1%合成除虫菊酯或者0.3%的除虫菊酯洗发剂10 min后冲洗掉可以有80%的治愈率。0.5%马拉硫磷洗液外擦8～

12 h 也是有效的，但不建议在 6 岁以下儿童使用，禁用于 2 岁以下儿童。有应用合成除虫菊酯、除虫菊酯和马拉硫磷治疗无益的报道，洗发剂治疗不能去除胶质样的虱卵。外用 0.5% 的伊维菌素洗剂由美国 FDA 批准，它被用于 6 个月以上儿童头虱的治疗，但是一种较昂贵的三线用药，建议持续治疗 7～9 d。应用热的湿毛巾包住头皮半小时可使卵的附着疏松，然后可以使用专门的密齿梳子（头虱梳子）篦掉虱卵。多数杀虱洗发水都配有头虱梳子。检测虱卵和头皮的紧密程度可以提供治疗的基线，便于随访确定是否有足够的治疗。煮沸衣物、床单和其他污染物是有效的杀卵和杀虱的方法，而且很有必要，因为虱可以附着在衣物上，日晒和冷洗无效。最近新的以窒息为基础的杀虱药（Nuvo 洗剂）为避免耐药提供了新的途径，但是不能冲洗掉，要涂抹后过夜。口服的甲氧苄啶-磺胺甲噁唑可增加外用药的疗效，但是单用不能治愈。

要告知家长对于虱病的儿童要反复应用杀虱药，须强调其对中枢神经系统等的毒副反应。所有的接触物都应检查和处理。学生在第一次治疗后便可以允许上学。“无卵”才能返校并没有必要。提倡剪短发。学校校医应检查同学是否被感染。确诊需保留外毛鞘特别是外面有虱卵者。

（五）预后

治疗 1 周后应随访，如发现附近的毛发有新的卵和幼虫，或比治疗时更接近头皮，有必要重新治疗。幼虫附着毛鞘生长，成功治疗后 7 日应该离头皮边缘至少 6～7 mm。

（六）预防

养成良好卫生习惯，勤洗头、洗澡，勤换衣服，可预防虱病的发生。

八、蜂 蜇 伤

内容提要：

- 因蜂叮刺皮肤所引起的皮肤病。
- 蜂刺伤后即刻有灼痒和刺痛感，局部潮红肿胀，发生风团或水疱，中心有一瘀点甚至全身红肿剧痛。

蜂属于昆虫纲、膜翅目。蜂种类较多，常见的蜇人蜂有蜜蜂、胡蜂（亦称黄蜂）、蚁蜂、土蜂、细腰蜂、丸蜂等。

（一）发病学及流行病学

蜂尾的毒刺与其体后毒腺相通，蜂蜇人时毒刺刺入皮肤，毒液随即注入皮内。蜂种类不同，其毒液成分也不完全相同，如蜜蜂分泌的毒液有两种：一是由大分泌腺分泌的酸性毒汁，主要成分包括盐酸、蚁酸、正磷酸等；二是由小分泌腺分泌的碱性毒汁，含神经毒。以上这两种毒液均含有介质和抗原性物质。据测蜜蜂毒汁中含有组胺。黄蜂的毒汁毒性更强，除含组胺外，还含有 5-羟色胺、胆碱酯酶、缓激肽、玻璃酸酶和蚁酸，故刺入皮肤后释放出的毒液可引起严重的全身变态反应，甚至死亡。

蜂蜇伤多见于山区，春秋季多发。

（二）临床表现

皮肤被刺伤后即刻有灼痒和刺痛感，不久局部潮红肿胀，发生风团或水疱，中心有一瘀点。如有多处蜇伤，可产生大面积显著红肿，有剧痛。如眼周被蜇伤可引起眼睑高度水肿。如口唇被蜇伤，口腔可出现明显的肿胀或伴发全身性风团。严重者还出现不同程度的全身症状，如畏寒、发热、头晕、头痛、恶心、呕吐、心悸、烦躁或出现抽搐、喉头水肿、肺水肿、呼吸困难、虚脱、昏迷甚至休克。常于数小时内死亡或经数日后死亡。因此遇有全身症状者一定要尽早治疗。

（三）诊断及鉴别诊断

根据有蜂蜇史，局部明显疼痛与红肿症状，一般不难诊断。注意应与其他虫咬性皮炎相鉴别。

（四）治疗

立即绷扎被刺肢体近心端，每隔 15 min 放松一次，绷扎总时间不宜超过 2 h。仔细检查患处，如发现有折断的毒刺，先将其拔除。伤口可用冷毛巾湿敷，切忌挤压以免毒液扩散。详细询问病史，可尽快确定被何种蜂类蜇伤以便采取不同处理措施。对蜜蜂蜇伤者，局部可用肥皂水、5%碳酸氢钠溶液或 3% 淡氨水等弱碱性溶液洗敷伤口；对黄蜂蜇伤者，局部用 1% 醋酸或食醋洗敷伤口，红肿处用炉甘石洗剂清洗，红肿严重伴水疱渗液者用 3% 硼酸水溶液湿敷。疼痛剧烈时可于患处皮下注射 1%盐酸依米丁溶液 3 ml，或 1%～2%普鲁卡因 2～4 ml，于蜇伤近端或周围皮下注射，可很快止痛消肿，也可口服抗组胺药及止痛药。若出现休克等严重全身反应要立即抢救，0.1%肾上腺素 0.3～0.5 ml（0.01 ml/kg）皮下注射，氢化可的松 5～10 mg/kg 静脉滴注。早期充分有效的血液透析是抢救急性肾衰竭的关键，血液透析既可清除过多的水分和毒素，帮助患者度过少尿期，又能促进蜂毒排泄，维持电解质、酸碱平衡，稳定机体内环境。同时也应予护肝、保护胃黏膜、营养心肌、抗感染等对症处理。

（五）预后

及时处理者预后佳，反之则易造成肝脏损害、心肌损伤，细胞损害致全身炎症反应综合征，多脏器功能衰竭，继发感染甚至死亡。

（六）预防

教育儿童，蜂在飞行时禁止追捕，以免激怒而被蜇；不要捅蜂巢，发现蜂巢要告诉家长，以便对其彻底捣毁，消灭黄蜂及幼虫，在捣毁蜂巢时要加强个人防护。

九、蝎 蜇 伤

内容提要：

- 因蝎刺伤皮肤所致。
- 在阴暗潮湿的地方或夜间皮肤突然被毒虫咬伤出现剧烈疼痛，且皮肤出现明显红肿或有全身中毒症状。

（一）发病学及流行病学

蝎子是一种白天隐藏，夜间捕食的热带畏光蛛形纲动物。蝎子呈黄褐色，有 4 对足，体分头胸部、腹部及尾部。蝎子前端有 1 对强有力的钳状巨爪，头胸较短，前腹较宽，后腹渐渐变细形成尾部，末节呈锐利的钩爪状弯钩即为刺蝥器，与腹部背侧毒腺相通。毒腺内含强酸性毒液，包括神经性毒素、溶血性毒素及抗凝血素等。如人被刺伤，毒素便注入人体，引起皮炎和中毒症状。

蝎子白天藏在鞋子、衣柜、衣服和裂缝中，一些种类的蝎子可能钻入砾石或儿童沙箱，夜间常出来找食。他们很少攻击人类，但人若不小心接触到蝎子后就会被刺伤。

蝎子全世界可见，尤其是在热带地区。在北美洲，他们通常在美国南部和墨西哥。钳蝎科是毒性最强的蝎子，主要在印度、西班牙、中东和北非。美国主要的蝎子是墨西哥雕像木蝎。我国以北方多见。

（二）临床表现

虽然在美国蝎子刺多数毒性不强，不一定需要药物治疗，但儿童似乎中毒的风险更大。因此，被蝎子刺的儿童应该仔细观察，特别在前 4 h，可能有更严重的反应。刺痛的感觉取决于毒液螫入多少，以及年龄和个体差异，严重或致命的毒液螫入多见于 10 岁以下的儿童。

蝎子刺入皮肤时可释放局部溶血毒素和危险的神经毒素。溶血毒素可能会使人产生一种痛苦的烧灼感，显著红斑、肿胀、变色、严重坏死及淋巴管炎。在某些患者可出现血管内部凝固或肾衰竭。神经毒素可通过淋巴管到达体循环，产生局部麻木，严重反应时可出汗，流涎，喉头紧锁、腹部抽筋、发绀、抽搐，呼吸麻痹和死亡，尤其易发生于小儿。心动过速、高血压常见，并可能持续几个小时。肺水肿，有或没有咯血，可能发展至休克。局部皮肤反应可能多样，包括红斑、出血点、紫癜、大疱、水肿、硬结、坏死和溃疡。

（三）诊断及鉴别诊断

如果在阴暗潮湿的地方或夜间皮肤突然被毒虫咬伤出现剧烈疼痛，且皮肤出现明显红肿或有全身中毒症状时，则要考虑被蝎蜇伤的可能。如发现蝎子即可确诊。

（四）治疗

蝎蜇伤应立即绷扎被刺肢体近心端，局部应用冰或冷水使血管收缩，减少毒素的吸收及扩散，同时还需补液复苏，镇静和治疗高血压。哌唑嗪能减少急性肺水肿的发展。儿童在蝎蜇伤4 h 内静滴或者使用抗蛇毒素可逆转的神经毒素反应，并可减少对咪达唑仑镇静的需要。当儿童蝎蜇伤入院延迟时，可出现系列严重的反应，这时建议使用抗蛇毒素和（或）哌唑嗪。连续静脉注入咪达唑仑可控制躁动和无意识的肌活动。部分人提倡血清疗法，即抗蛇毒素，但有些学者认为它是无效的，且不能防止心脏问题的发展。虽然也有学者推荐静脉注射大剂量皮质类固醇，但它似乎没有明显减少病死率、住院时间及治疗费用。

（五）预后

若不及时抢救则预后不佳，尤其是 5 岁以下儿童。

（六）预防

搞好环境卫生，保持室内通风干燥。教育儿童不要去阴暗潮湿的地方玩要。

第四节 水生生物及其他动物所致疾病

一、刺胞皮炎

内容提要：

- 因刺胞动物接触人体后引起的皮肤损伤。
- 接触海水后于接触部位出现的特征性点状、条纹状或地图状皮疹。

刺胞皮炎（nematocyst dermatitis）又名水母皮炎，系刺胞动物接触人体后，引起皮肤损伤，严重者可引起死亡。含有刺胞的动物多生活于海洋中，共计 11 000 种，其中引起刺胞皮炎的约有 1000 种。

（一）发病学及流行病学

水母属钵水母纲，多为大型水母，能蜇人的约 30 多种。刺胞为一微小中空小管，其表面覆有角质的囊状外壳，刺丝螺旋缠绕卷曲于囊内，外壁常反折呈球状结构，小管上有无数倒钩和棘刺。当遇到侵袭或刺激时，刺囊内的毒液可通过倒刺沿触须注入皮肤，引起刺胞皮炎或进入血管可出现一系列的全身症状。刺胞内主要毒性成分除了蛋白质和多肽及多种有毒酶类外，还有 5-羟色胺、组胺、强麻醉剂、致痛剂等，可引起中毒及变态反应。

刺胞皮炎主要发生在与海水密切接触的人群，儿童相对少见。7～9 月份为高发季节。

（二）临床表现

本病临床表现与刺胞的种类、蜇伤的方式、部位、面积、现场处理的情况及就诊早晚和机体的反应状态均有密切关系。

水母皮炎临床上最大的特点是由于其触手很长，接触部位的皮疹呈鞭痕状排列。当儿童下海游泳时，若被水母蜇伤，经 3～5 min，局部即感到麻痛、刺痒或烧灼感，之后局部发生丘疹、红斑或荨麻疹样损害（图 9-9），1～2 d 后，轻者皮疹可全部消退，重者可有出血性损害，并可于 1～2 d 内形成水疱或大疱。患者可因剧痒而影响睡眠。如多处被蜇，则可有倦怠、肌肉痛及不安等感觉，还可出现呼吸困难、胸闷、口渴、出冷汗等全身症状，对毒素敏感者，可于被刺后 2 h 左右即口吐白色或粉红色泡沫，并出现呼吸困难、肺水肿及血压下降，甚至死亡。

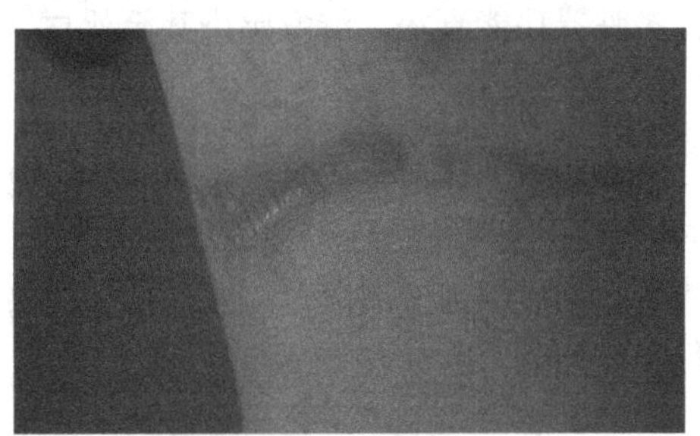

图 9-9　前臂屈侧线状隆起样红斑

（三）组织病理学

皮肤组织病理一般为非特异性炎症改变，若在表皮内发现有刺胞样结构，则具有诊断价值。

（四）诊断及鉴别诊断

根据患儿下海及与刺胞动物的接触史，结合特征性点状、条纹状或地图状皮疹的特点，一般不难诊断。此外，被蜇处皮面常残留大量的刺胞，镜检有助诊断。被水母蜇伤后血中可出现抗水母毒素的免疫球蛋白，通常为 IgE 或

IgG，可持续数年。虽此类抗体的特异性不高，可与其他种类水母的刺胞毒素发生交叉反应，但检测此类抗体对诊断原因不明的蜇伤有意义。

鉴别诊断：本病应与接触皮炎作鉴别，后者有接触化工产品或植物史，以暴露部位多见，皮损以红斑水疱为主，边界清楚，无接触海产品或下海游泳史可鉴别。

（五）治疗

刺胞动物蜇伤后立即用毛巾、衣服、泥沙去除粘在皮肤上的触手和刺胞。切勿用淡水冲洗，因渗透压骤变能促使刺胞放射，也不可用手直接擦拭，可海水冲洗。可用明矾水冷敷，20 min 后再予外搽哈西奈德液，可很快破坏刺胞毒素，消退皮疹。亦可用 1%氨水或 10%碳酸氢钠溶液冷敷，或外用炉甘石洗剂等以消炎止痒，10%葡萄糖酸钙静脉注射亦有效。对皮损面积大、全身反应严重者(一般蜇伤后 2～4 h 内反应达高峰)，应及时给予抗组胺药和糖皮质激素，同时予输液以加快毒素的排泄，以及其他对症支持治疗。疼痛明显者可用盐酸依米替丁或利多卡因局部封闭，或在创面近心端皮下注射 1%盐酸依米丁 1 ml。

（六）预后

一般 1～2 周可痊愈，留有色素沉着，但如全身被蜇面积较大，可出现严重的呼吸困难、麻木、表情淡漠、脉搏细数、血压下降、腹部痉挛、肌肉疼痛等全身反应，甚至死亡。

（七）预防

儿童尽可能避免接触海水及浮游生物。海水浴者应选择洁净海水区，浴场最好架设严密的网具防止水母进入，并备有一定的急救设施。

二、海水浴者皮疹

内容提要：

- 因浮游海生生物接触人体后引起的皮肤损伤。
- 接触海水后于衣服的覆盖部位出现皮肤瘙痒，即刻出现水肿性红斑、丘疹或荨麻疹样损害。

海水浴者皮疹（seabather eruption）常发生于海水中游泳后的人，表现为游泳衣覆盖住的皮肤上 2～5 mm 大小的瘙痒性丘疹，又名海虱或海湾痒。

（一）发病学及流行病学

病因系多方面，且部位多发生于衣服覆盖部分。浮游的海生动物，尤其是带棘刺的水母、海绵、海葵等，经外力作用或其卵在游泳衣的压力下，棘刺尖刺激皮肤所致。因另外有学者认为海水中的吸血虫可能是引起本病的重要因素。

（二）临床表现

儿童在海滨游泳后，半小时至 1～2 h 内衣服的覆盖部位出现皮肤瘙痒，即刻出现水肿性红斑、丘疹或荨麻疹样损害，2～3 d 后皮疹达高峰。严重者皮疹可泛发至全身，可伴畏寒、发热、头痛等全身症状。

（三）诊断鉴别诊断

根据有海滨游泳病史，再结合皮疹特点一般不难诊断。

（四）治疗

本病有自限性，一般不会引起严重皮疹。局部可予 1%酚炉甘石洗剂或糖皮质激素乳剂外搽，瘙痒剧烈者予口服抗组胺药，继发感染时予抗生素治疗。

（五）预后

病程自限性，1～2 周可消退。

（六）预防

避免在污染的海水中游泳，下水时间不宜过长，并在上岸后立即冲洗可减少皮疹发生。发现皮肤瘙痒或有皮疹时，暂时停止下海。

三、水蛭咬伤

内容提要：

- 因水蛭吸附于人体皮肤吸血所引起的损害。
- 通常会发现明显的水蛭黏附于皮肤黏膜表面，皮肤有瘙痒或疼痛、出血。

水蛭咬伤（hirudiniasis，leech bite）是因

水蛭吸附于人体皮肤吸血所引起的损害。水蛭亦称蚂蟥或蚂蜞，属环节动物门，蛭纲。

（一）发病学及流行病学

水蛭有两个吸盘，因此吸附力很强，口在前吸盘内；有三个颚，颚的嵴上有尖细的牙齿。水蛭在水中遇到人时，先以吸盘牢牢地吸附在皮肤上，然后以颚齿将皮肤咬成一个三角形的破口吸血，在吸血的同时涎腺分泌水蛭素（hirudin）。水蛭内含最强的凝血酶特异性抑制物质，可阻止纤维蛋白原的凝固及凝血酶催化的进一步血淤反应，还含有组胺样物质，使毛细血管扩张而增加出血。故水蛭咬伤可致伤口出血不止。

水蛭广泛存在于温带和热带地区，种类繁多，约有 300 多种，国内发现的有 100 余种，大小不一，生活于水田、河沟、池塘、草地、水洼，小溪等淡水中，能匐行，善游泳。蛭有两类：一类生活在水中称为水蛭，另一类生活在陆地称陆蛭，其中仅有少数可咬人吸血。

（二）临床表现

水蛭咬伤多见于小腿、足背及其他浸水部位。当儿童在水中游泳时，水蛭可吸附到皮肤上，吸取血液。流入水蛭食管的血量可达其体重的 1～5 倍，取出水蛭后伤口会流血不止，但水蛭不会钻入皮内。初咬时一般不觉疼痛或仅感瘙痒，直到水蛭吸血后离去或取掉水蛭时才感到疼痛，局部皮肤可见三角形的伤口，周围皮肤可出现红斑或风团，严重者可出现大疱及坏死，偶尔可出现全身反应或过敏性休克。较小的水蛭有时可钻入幼女阴道、子宫引起阴道流血，亦可侵入尿道、膀胱引起尿痛或血尿。在池塘洗脸、游泳或饮生水时，水蛭可钻入鼻腔、喉头，引起间歇性鼻塞、鼻出血、鼻痛、流涕及鼻内蠕动感。

（三）诊断及鉴别诊断

下水后发现皮肤有瘙痒或疼痛、出血，常能发现水蛭仍牢固地吸附在皮肤上吸血，诊断不难。超声检查是一种检测膀胱水蛭的有效的影像学方法。

本病通常会发现明显的水蛭黏附于皮肤黏膜表面，故通常诊断是比较明确的。应注意和皮肤黏膜外伤出血相鉴别，由于水蛭毒素具有抗凝及麻醉的特性，故在叮咬时患者通常没有明显的感觉，水蛭在吸满血液后会膨大自行脱落。皮肤黏膜的外伤通常有明显的疼痛感，且有活动性出血表现。

（四）治疗

吸附在皮肤上的水蛭切不可用手强拉，以免吸盘断在伤口内引起流血不止。宜用手掌或鞋底连续拍击虫体，亦可用指甲或镊子夹住其身体再用火烧其尾部，或将食盐、浓醋、白酒、旱烟油置于虫体表面，使其自行脱落，然后彻底清洗伤口，涂以碘酊，滴上1滴 0.1%肾上腺素止血。若水蛭进入阴道、鼻腔、尿道、膀胱、肛门时可在局部涂蜂蜜、香油或青鱼胆，水蛭会自动退出体外。另可用 2%普鲁卡因加 0.1%肾上腺素湿棉球塞入阴道、鼻腔或肛门内或用盐水灌注，几分钟后水蛭失去活力，然后取出。也可用 3%过氧化氢溶液冲洗，肠道内的水蛭可服蜂蜜使之排出。水蛭咬伤部位可外搽莫匹罗星，以防继发感染。

（五）预后

偶有过敏性休克发生。

（六）预防

加强卫生宣传，教育儿童勿到浅水区游泳或玩耍，以防患于未然。了解水蛭的生活史，不在池塘洗脸、游泳或饮生水。若在河塘中发现有水蛭可用药物将其杀死，及时铲除田埂或塘边的卵，以防孳生。

四、毒鱼刺伤

内容提要：

- 因毒鱼刺伤所引起的损害。
- 发生于夏秋季节，被刺伤后立即流血，局部剧烈疼痛，伤口周围发生广泛性红肿，久之皮肤可变为黑紫色。

在水生脊椎动物中约有 500 多种毒鱼都蜇人，绝大多数生活在海洋中，在我国南海、东海、黄海、渤海等处，刺人的毒鱼有鬼鲉、赤魟；在大西洋沿岸，棘状狗鱼、黑线鳕等均为毒鱼。少数生活在淡水中的鲶类、鳜类也是有毒的棘鱼，其毒性和海中的赤魟相同。当人们下海游泳或采集海产品时，常被毒鱼刺伤，引起皮炎，严重者可危及生命。

（一）发病学及流行病学

毒鱼的体表有毒刺，与体内毒腺相通，毒液的性质暂不明了，一般认为是由相对分子质量不同的肽、蛋白质、多种酶和其他物质组成。毒鱼刺伤多发生于夏秋季节，青年男性多见。

（二）临床表现

当儿童接触毒鱼，被刺伤后立即流血，局部剧烈疼痛，持续数小时后，伤口周围发生广泛性红肿，如时间较久，皮肤可变为黑紫色，并出现瘀点、瘀斑，轻者约一周可消退，重者须数周才能恢复。部分毒鱼刺伤后，若注入的毒素较多可伴发呕吐、腹痛、大汗、虚脱及心动过速，重者可出现抽搐、谵语、心律失常、肌肉麻痹致死。

（三）诊断及鉴别诊断

发生于夏秋季节，且因赤足下海及手工操作所致手足部位的伤口应考虑为毒鱼刺伤。对已有皮肤损伤（如感染性皮肤损伤、痈、疖等）的患者在捕鱼过程中，被海水及污染物浸泡感染可造成伤口疼痛的需要和本病相鉴别。

（四）治疗

立即抬高患肢，予解毒止痛处理，常用利多卡因或 1%普鲁卡因或 1%盐酸依米丁 1 ml 在伤口近心端皮下注射。伤口应做消毒处理以防继发感染。若出现中毒症状要及时抢救，给予抗组胺药和糖皮质激素，必要时可口服季德胜蛇药片。

（五）预后

重者可伴发呕吐、腹痛、大汗、虚脱及心律失常，甚至出现全身肌肉麻痹死亡。

（六）预防

主要是避免儿童与毒鱼接触，加强个人防护，不要赤足下海。

（赵　恬　刘炜钰　罗　权　张锡宝）

第十章 性传播疾病

第一节 先天梅毒

内容提要：

- 孕妇体内梅毒螺旋体经过胎盘感染胎儿引起的全身性传播性疾病。
- 先天梅毒分为早期先天梅毒，晚期先天梅毒。前者以鼻塞、掌趾部水疱、脾大、假性麻痹、皮肤梅毒疹等“梅毒五联征”为特点。后者则以 Hutchinson 齿、间质性角膜炎、神经性耳聋等 Hutchinson 三联征为典型表现。

先天梅毒（congenital syphilis）又称胎传梅毒，是指妊娠期间梅毒苍白螺旋体（*Treponema pallidum*，TP）通过血液、胎盘、羊膜及宫内膜等途径感染胎儿引起的梅毒。先天梅毒可以发生于妊娠各阶段，未经治疗孕早期梅毒可致胚胎流产，发生于孕 14 周以后者，影响胎儿发育，可以导致早产、低体重、发育迟缓、胎儿死亡或新生儿梅毒。新生儿梅毒可以无症状，或婴幼儿期，甚至在 5 岁以后才出现表现。胎传梅毒是胎儿和新生儿死亡最重要的传染病之一，是人免疫缺陷病毒（human immunodeficiency virus，HIV）的感染和传播的促发因素。分娩时新生儿通过产道垂直感染的梅毒属后天梅毒。

一、流 行 病 学

胎传梅毒发病率与育龄女性梅毒发病率相关，美国 2010 年女性梅毒发病率为 1.1/10 万，胎传梅毒发病率为 8.7/10 万（活产数）。据 Newman 报道世界卫生组织（World Health Organization，WHO）的统计资料显示：2008 年全球大约 135 万梅毒孕妇，52 万人次妊娠不良结局（包括 21.2 万胎儿宫内死亡，9.2 万新生儿死亡，6.5 万早产或低体重，15.2 万新生儿胎传梅毒）。Lima 等报道 2001～2008 年巴西胎传梅毒从 90/10 万上升到 160/10 万活产数，Lago 报道巴西某医院胎传梅毒发病率为 1520/10 万活产数。Ortiz-Lopez 等报道了西班牙 2000～2010 年胎传梅毒发病率为 0～2.23/10 万活产数。Liu 等报道深圳 2002～2007 年孕妇梅毒感染率为 0.43%。广州市胎传梅毒报告发病率则从 2000 年的 38.19/10 万活产数上升到 2011 年的 243.61/10 万活产数，年均增长 18.34%。据我国性病控制中心统计，2012 年我国胎传梅毒报告病例数为 12 477 例，报告发病率上海最高，为 268.02/10 万活产数。

二、病 因 学

梅毒由 TP 感染引起。TP 属致病性螺旋体中密螺旋体属（*Treponema*）。密螺旋体属分为性病性螺旋体和非性病性螺旋体。性病性螺旋体即梅毒苍白螺旋体 *T. palladium subspecies palladium*，TP 是螺旋状厌氧微生物，长 5～20 μm，有 6～12 个规则的螺旋，因透明不染色，称苍白螺旋体。迄今仍不能人工培养，但可以通过接种在家兔睾丸中或眼前房内繁殖，其复制时间为 30～33 h。TP 在人体外不易生存，冷藏血液中 4℃、3 d 死亡，不耐热，41℃ 2 h、100℃立即死亡，在低温（–78℃）下可保存感染活性数年。一般消毒剂、煮沸、干燥均很容易将其杀死。TP 基因组由 138 006 bp 组成。G+C 比例 52.8%。包括 1041 个开放阅读框架（opening reading frame，ORF），具备完整的 DNA 复制、转录、翻译及修复系统。但生物合成和代谢活性微弱。Pillay 等通过 TP 酸性重复蛋白（acid repeat protein，*arp*）基因及螺旋体重复蛋白（treponema palladium repeats，*tpr*）基因联合分型系统，将 TP 分为不同 *arp/tpr* 基因型。在此基础上，Marra 等 2010 年又利用 *tp0548* 基因对 *arp/tpr* 基因型进行了加强分型，不同 *arp/tpr/tp0548* 基因型 TP 感染后临床表现有一定差异。

三、发 病 机 制

未经治疗或治疗不当的孕妇梅毒，TP 通

过感染宫内胎膜及羊水、胎盘组织、脐带血等途径感染胚胎及胎儿，进入胎儿血循环。TP菌体表面的荚膜样黏多糖保护自身不受破坏，而其黏多糖酶可与宿主细胞膜上的透明质酸酶相黏附，通过分解宿主结缔组织、血管支架中的黏多糖获取合成荚膜样黏多糖的原料，导致富含黏多糖的动脉血管炎症，管腔闭塞，胚胎及胎儿血供不足而流产或发育障碍，动脉周围炎症坏死、溃疡等。

四、临床表现

胎传梅毒的临床表现与孕妇感染TP的时间、孕妇梅毒病情、治疗史及胎儿免疫反应等有关（图10-1）。如在妊娠3个月内感染，将导致胚胎流产，3个月以后感染且未经治疗者，30%～40%出现死产或早产。感染梅毒的活产儿中，2/3出生时无任何表现。依感染后病程2年为界，将胎传梅毒分为早期胎传梅毒和晚期胎传梅毒。前者是TP感染后病情活动期，表现为免疫相关的炎症、有传染性。而后者稳定期，表现以慢性组织损伤所致的瘢痕、畸形和树胶肿为主。

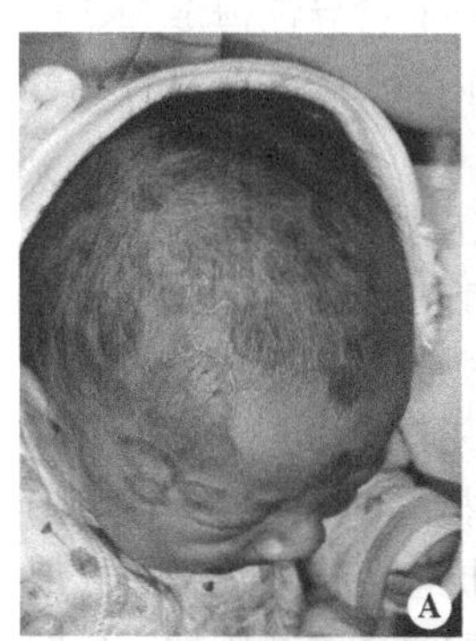

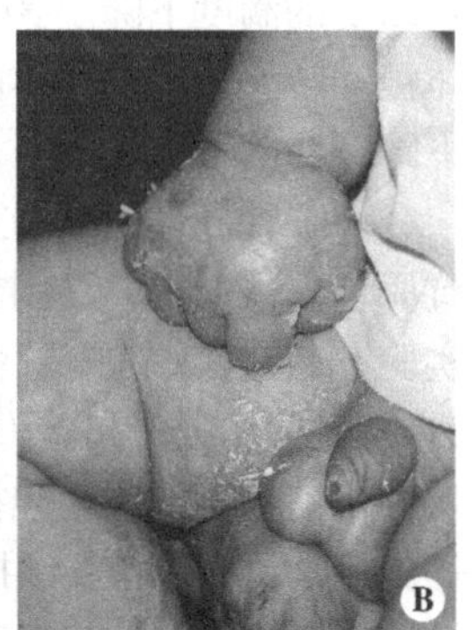

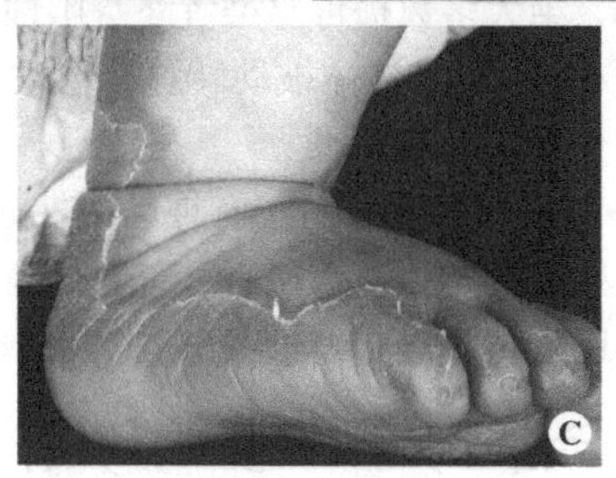

图10-1　先天性梅毒

（一）早期胎传梅毒临床表现

早期胎传梅毒新生儿期50%～60%无症状，孕晚期感染者，多数新生儿在2～6周出现临床表现，但也有2岁才有梅毒表现者，早期胎传梅毒的表现与后天二期梅毒表现相似，典型表现为鼻塞、掌趾部水疱、脾大、假性麻痹、皮肤梅毒疹，称为梅毒五联征。

（1）全身表现：梅毒胎儿常早产、表现为低体重、贫血、血小板减少症、呼吸窘迫等，还有酱紫花白色脐带（barber pole umbilical cord）（图10-2）。此外，绝大多数梅毒胎儿、新生儿肝大，50%脾大，30%黄疸，氨基转移酶和碱性磷酸酶升高，有高胆红素血症。50%有播散性浅表淋巴结肿大，肱骨内上髁结节是胎传梅毒典型表现之一。梅毒性鼻炎作为早期表现通常出生数周出现，2～3个月痊愈。其他还有脑膜脑炎，脉络膜视网膜炎等。2～3月龄幼儿可能因梅毒性肾病综合征而表现为全身水肿。

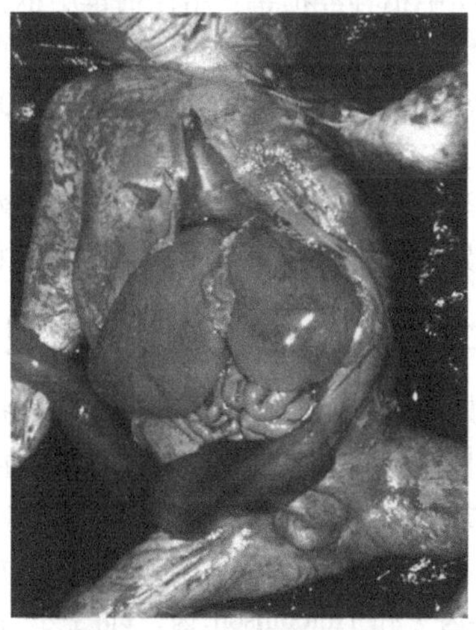

图10-2　梅毒死胎（可见脐带绛紫色间白色，肝脏肿大，皮肤肿胀）

（2）皮肤黏膜表现：类似成人二期梅毒皮肤表现，见于70%的胎传梅毒，部分患儿出生后数周开始出现，最常见皮损为散布于手足掌部位的铜红色斑疹（图10-3）、斑丘疹，1～3周后脱屑等，其他有黏膜斑，掌跖部位出血性水疱或大疱等。所有黏膜损害及其分泌物都含有大量的TP，口周及会阴部等皮肤黏膜潮湿部位在感染后2～3月后出现扁平疣状损害，称为扁平湿疣，引起细小裂纹最终导致皲裂。先天梅毒无一期梅毒硬下疳表现。

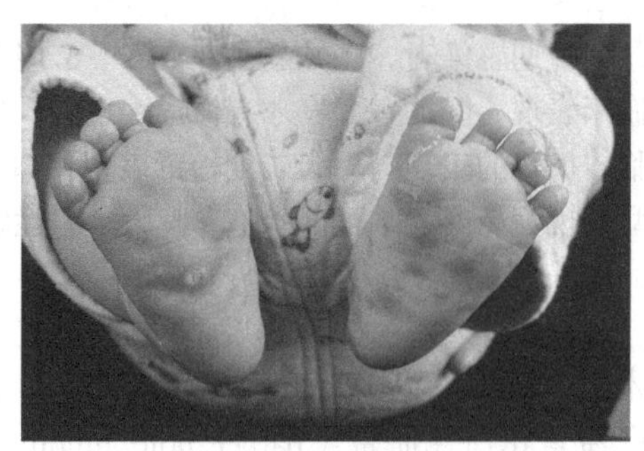

图 10-3　足掌部铜红色斑疹

（3）骨损害：未经治疗的早期胎传梅毒，骨骼受累表现为骨膜炎、骨质疏松、骨软骨炎和假性麻痹。骨膜炎和骨质疏松常见于干骺端和骨干部分，骨软骨炎则主要见于膝关节、腕关节，肘关节及踝关节周围。干骺端骨膜炎及骨软骨炎因疼痛表现为上肢假性麻痹。

（4）中枢神经损害：胎传梅毒中枢损害多表现为无症状先天神经梅毒，而脑脊液白细胞＞25 个/mm^3、蛋白定性阳性或定量＞150 mg/dl（早产儿 175 mg/dl）提示胎传神经梅毒。未经治疗的孕妇梅毒，8%的无症状胎传梅毒新生儿脑脊液异常。脑脊液正常不能排除神经梅毒。

（二）晚期胎传梅毒临床表现

晚期胎传梅毒较罕见，即使未经治疗的早期胎传梅毒，40%可发展为晚期胎传梅毒。2 岁后开始表现。出生时梅毒性血管炎使患儿 1 岁以内牙齿发育过程中钙化异常，表现为牙齿畸形（如桑葚齿）和 Hutchinson 齿，即门切牙出现半月形切迹。

间质性角膜炎：在出生后 5～20 年出现，是眼睛受累的典型表现。常继发青光眼和角膜混浊。

神经性耳聋：第 8 对脑神经受累，见于 3%的晚期胎传梅毒患者，继发于梅毒性颞骨炎，可以单侧也可以双侧受累，尽管要到 30～40 岁才能诊断，但实际上发病多数开始于 10 岁之前。Pessoa 等报道 1 例 7 岁儿童出现晚期梅毒 Hutchinson 齿、间质性角膜炎、神经性耳聋称为晚期胎传梅毒典型三联征。临床实际上少见。

其他表现还有口周放射状裂纹、鞍鼻、前额隆突，佩刀胫，梅毒性关节炎，Clutton 关节，胸锁关节肥厚（Higoumenaki 症及锁骨内 1/3 增厚）等。

五、实验室检查

1. TP 直接检测　对于早期疑似胎传梅毒患儿，采集皮损组织液涂片，在暗视野下直视可见苍白螺旋体；镀银染色或直接免疫荧光抗体染色可见黄褐色 6～12 个螺旋苍白螺旋体或带荧光的螺旋体。

2. 梅毒血清抗体检测　包括非特异性抗体和特异性抗体检测。

（1）非特异性 TP 抗体检测：用非特异性心磷脂抗原包被试剂板，检测血清中反应素，常用方法有甲苯胺红实验（TRUST）、快速血浆反应素实验（RPR）、性病研究室实验（VDRL）、不加热血浆反应素实验（USR）四种，其中 VDRL 一般用于脑脊液检测诊断神经梅毒，USR 已经少用。该抗体检测有定性及半定量（滴度）两种形式，定量检测可以反映梅毒病情及疗效。有效的驱梅治疗后，出现 2 个及以上的滴度下降。孕妇非特异性梅毒 IgG 抗体被动转移至婴幼儿体内者，3～6 个月龄显著下降或转阴。

（2）特异性 TP 抗体检测：用特异性 TP 抗原包被试剂板，常用方法有 TP 微血球凝集实验（TPHA）、TP 颗粒凝集实验（TPPA）、TP 荧光抗体吸附实验（FTA-ABS）。近年新开发的快速检测方法还包括 TP-ELISA、TP-WB 等免疫学检测方法。该抗体为梅毒感染后标记性抗体，绝大多数梅毒感染者终身阳性。孕妇特异性梅毒 IgG 抗体被动转移至婴幼儿体内者，12～18 月龄转阴性。

3. 脑脊液检测　对于有神经精神症状、怀疑中枢感染的胎传梅毒患者，应进行脑脊液检测，协助胎传神经梅毒诊断。

六、诊断及鉴别诊断

（一）诊断依据

（1）母亲梅毒病史。

（2）典型临床表现：除隐性胎传梅毒外，

具备各类型胎传梅毒相关临床表现。

（3）实验室检查：结合暗视野或其他 TP 检查结果，TP 阳性可以确诊。同种方法同时检测母婴梅毒血清抗体，如新生儿血清非特异性梅毒螺旋体抗体（RPR/TRUST）滴度 4 倍于母亲血清抗体滴度，提示新生儿现症感染。新生儿血清梅毒特异性 IgM 抗体阳性，提示新生儿现症感染。

（4）长骨 X 线检查骨膜炎表现

（5）组织病理表现：主要表现为血管内皮肿胀，以及淋巴细胞为主的血管周围炎症浸润。

（二）鉴别诊断

（1）皮肤黏膜念珠菌病：真菌培养、镜检念珠菌特征性菌落或菌丝有诊断价值。

（2）疥疮：有疥疮接触传染史，加上婴幼儿特征性手掌脓疱，皱褶部位皮损疥虫检测阳性有诊断价值。

（3）银屑病：新生儿银屑病少见，组织病理检测结合梅毒血清学检测可以鉴别。

（4）大疱性表皮松解症：为自发性水疱或大疱，摩擦部位易发，血清学及病理组织检查结果有助于确诊。

七、治　疗

胎传梅毒确诊后立即进行治疗，对于无梅毒临床表现新生儿，需要根据下列情况就是否需要进行驱梅治疗，做出恰当评估。

1. 新生儿无症状胎传梅毒治疗评估

（1）下列情况下，给予新生儿苄星青霉素 5 万 U/kg，单剂量肌内注射。

1）母亲没有梅毒治疗史或不能确定是否进行过梅毒治疗者。

2）分娩前 4 周内才诊断孕妇梅毒或开始首次驱梅治疗者。

3）新生儿虽然体检正常，但母亲有梅毒复发或再感染证据（非特异性抗体滴度上升 4 倍）。

（2）新生儿脑脊液正常者。苄星青霉素 G，5 万 U/kg，隔日分两侧肌内注射。

（3）脑脊液异常者。水剂青霉素 G，出生 7 d 以内，每次 5 万 U/kg，每 12 h 1 次静脉滴注，连续 10～14 d；出生 7 d 后每 8 h 1 次，每日 10 万 U～15 万 U/kg，连续 10～14 d。或普鲁卡因青霉素 G，每日 5 万 U/kg，肌内注射，连续 10～14 d。如无条件检查脑脊液者，按脑脊液异常治疗。

2. 有胎传梅毒临床及血清学表现者 给予苄星青霉素 5 万 U/kg，每周 1 次，双侧肌内注射，连续 2～3 次。或普鲁卡因青霉素 G，每日 5 万 U/kg，肌内注射，连续 10～14 d。

八、预后及预防

（1）梅毒孕妇妊娠结局包括流产、死胎、新生儿死亡、早产、低体重、梅毒儿及婴幼儿死亡。据统计孕妇梅毒如不治疗，流产死胎率高达 21%，新生儿病死率高达 9.3%，早产低体重儿高出 5.8%。婴幼儿病死率高达 10%。如果没有孕期母婴梅毒阻断，70%的孕妇梅毒将导致妊娠结局不良，提高干预覆盖面，加大产前筛查，可以使梅毒相关的死胎及围产期死亡率降低 50%。

（2）妊娠期首次产前检查和提高孕妇梅毒诊断治疗水平是预防胎传梅毒的关键。尤其是在社区及胎传梅毒高流行地区，妊娠 28 周及分娩时必须进行梅毒检测，作为孕妇梅毒防治工作的一部分，孕妇性伴侣也必须同时进行检测，避免再感染。新生儿及胎儿梅毒筛查，不推荐进行新生儿血清及脐带血筛查梅毒，由于母亲妊娠晚期感染梅毒或母亲滴度低的情况下，新生儿血清检测可能阴性。

九、随　访

新生儿梅毒血清抗体随访：IgM 抗体阳性应立即开始治疗，胎传梅毒治疗后 1、2、3、6、12 个月应该进行血清非特异性梅毒螺旋体抗体随访，以便观察治疗反应。对于无法检测 IgM 抗体的婴幼儿，血清随访 RPR 滴度变化可以确诊或排除胎传梅毒；没有感染胎传梅毒者，婴幼儿血清特异性 TP-IgG 抗体半衰期为 20.5 d，因此母体被动转移抗体血清中可以存续 15 个月。而非特异性抗体 3 个月后应下降，

6 个月基本消失；非特异性梅毒血清抗体阳性的婴幼儿，应密切随访 3～6 个月，直到母亲 IgG 抗体消失。如果幼儿 18 月龄时 TPPA 阳性，可以证实胎传梅毒，如此时 RPR 阴性，只要在新生儿期经过了充分治疗，则不必再进行任何治疗。如果 RRP 持续阳性则需要进行再评价。适当治疗后 RPR 应当在 6 个月内转阴。

（叶兴东　陈嵘祎　张锡宝　史建强）

第二节　获得性梅毒

内容提要：

- 由梅毒苍白螺旋体感染引起的全身性慢性性传播疾病。
- 获得性梅毒分为早期梅毒和晚期梅毒，早期梅毒传染性大，破坏性小，而晚期梅毒恰恰相反。
- 青霉素是治疗的首选药物。

获得性梅毒（*acquired* syphilis）又称后天梅毒，是由密螺旋体属（*Treponema*）中的苍白螺旋体（*Treponema palladium*，TP）感染所引起的慢性传染性疾病。主要通过性接触及母婴垂直传播。其他还包括输血、使用血制品及间接接触传播。该病可以累及全身各个器官组织，依据感染后病程的长短，分为早期梅毒（感染后病程 2 年以内者）和晚期梅毒（感染后病程 2 年及以上）。早期梅毒传染性大，对组织破坏性小。而晚期梅毒则传染性低，破坏性大，甚至导致残疾。活动性早期梅毒使 HIV 感染增加 2～5 倍。

一、病　原　学

梅毒由密螺旋体属中性病性苍白螺旋体株（*T. palladium subspecies palladium*）引起，性病性苍白螺旋体简称 TP，TP 是螺旋状微生物，长 5～20 μm，有 6～12 个规则的螺旋，因透明不染色，称苍白螺旋体。迄今仍不能人工培养，但可以通过接种在家兔睾丸中或眼前房内繁殖，其复制时间为 30～33 h。TP 为厌氧微生物、体外不易生存，冷藏血液中 4℃、3 d 死亡，不耐热，41℃ 2 h、100℃立即死亡，在低温（−78℃）下可保存数年，仍能保持其形态、活力及毒性。一般消毒剂、煮沸、干燥、肥皂水很容易将其杀死。TP 基因组由 138006 bp 组成。包含 1041 个开放阅读框架，具备完整的 DNA 复制、转录、翻译及修复系统。但生物合成和代谢活性微弱。Pillay 等通过 TP *arp* 基因（acid repeat protein，*arp*）及 *tpr* 基因（treponema palladium repeats，*tpr*）联合分型系统，将 TP 分为不同 *arp/tpr* 基因型。在此基础上，Marra 等 2010 年又利用 *tp0548* 基因进行了加强分型，不同 *arp/tpr/tp0548* 基因型 TP 感染后临床表现有一定差异。

二、发　病　机　制

人群对 TP 普遍易感。TP 感染人体与其黏多糖酶有关，且对皮肤、主动脉、眼、胎盘及脐带等富含黏多糖的组织有高度亲和力。TP 菌体表面的荚膜样黏多糖保护自身不受破坏，而其黏多糖酶可与宿主细胞膜上的透明质酸酶相黏附，通过分解宿主结缔组织、血管支架中的黏多糖获取合成荚膜样黏多糖的原料，导致富含黏多糖的动脉血管炎症，管腔闭塞，胚胎及胎儿血供不足而流产或发育障碍，动脉周围炎症坏死、溃疡等。TP 含有很多抗原物质，其中部分抗原如心磷脂是非特异性，仅少数为 TP 特异性抗原。非特异性抗原产生的抗体随着病情改善会下降甚至消失，而疾病复发或加重时，抗体滴度再上升，这就是临床通过检测血清非特异性梅毒抗体滴度跟踪疗效的原因。特异性抗体对机体无保护作用，通常终身阳性，与病情变化关系不大。

三、流　行　病　学

我国 20 世纪 60 年代基本消灭梅毒，80 年代以后，梅毒再次死灰复燃。2009 年一期、二期梅毒的报告发病率为 11.7/10 万，是 2005 年的 2.1 倍，龚向东等报道，2012 年全国（不包括港澳台）报告梅毒 448 620 例，较上年增长 4.41%；报告发病率 33.30/10 万，居法定传染病第 3 位；报告梅毒死亡 97 例。广州市 2011 年梅毒报告发病率为 104.6/10 万，较 2000 年上升 1.51 倍，10 年间一期、二期梅毒发病率年均降低 5.28%，而隐性梅毒、胎传梅毒、三期梅毒年均分别增长21.56%、18.34%、35.59%。Liam 等报道，2007 年东欧各成员国梅毒感染率 2.78/10 万。Savage 等报道 2011 年英国梅毒快速 10%。在男性同性恋人群（MSM）人群上升 28%。Douglas 报道 1975 年美国梅毒整体患病率为 37/10 万，而胎传梅毒 29/10 万，由于梅毒导致的新生儿死亡率为 0.2/10 万。经历了 10 年的下降后，2001 年梅毒又出现上升，以 MSM、吸毒人群为主。我国梅毒的高危人群包括性工作者、吸毒人群、MSM、嫖客、性病患者、孕妇、长途汽车驾驶员及性活跃的其他人群等。

四、临床表现

人感染 TP 后，潜伏期 3～90 d，平均 21 d。感染 TP 后并非都出现临床表现，部分 TP 感染者在出现症状前，TP 被宿主清除而痊愈。一些患者终身表现为潜伏梅毒。经过一定潜伏期，出现临床表现者，依据病程长短，表现为一、二、三期梅毒。有些患者不出现一期，首发表现为二期或三期梅毒。一、二期梅毒合称为早期梅毒，三期梅毒为晚期梅毒。各类型梅毒表现简述如下。

1. 一期梅毒　典型表现为硬下疳。

潜伏期一般 3～30 d。一般单发，但也可多发、甚至超过 10 个；典型硬下疳为直径 1～2 cm，圆形或椭圆形无痛性溃疡，边界清楚、边缘隆起，疮面清洁；溃疡基底浸润，触诊呈软骨样硬度。男性好发于阴茎、包皮、冠状沟及系带（图 10-4），女性好发于大小阴唇内侧及阴道口、会阴部、宫颈、阴道壁等处（图 10-5）。视性接触方式不同，硬下疳也可以发生于生殖器外，如口唇、舌、指端、乳房、肛周等处。此外，一期梅毒还可以有单侧或双侧腹股沟或患部近卫无痛性淋巴结肿大，表现为淋巴结孤立、不粘连，质硬，病程中不化脓破溃，其表面皮肤无红、肿、热、痛。不经治疗的硬下疳可自行消退，但患者仍有传染性，梅毒病情进入新的阶段，部分患者出现复发性硬下疳，从而同时出现一、二期梅毒并存的情况。规范驱梅治疗后，传染性消除，硬下疳彻底痊愈。

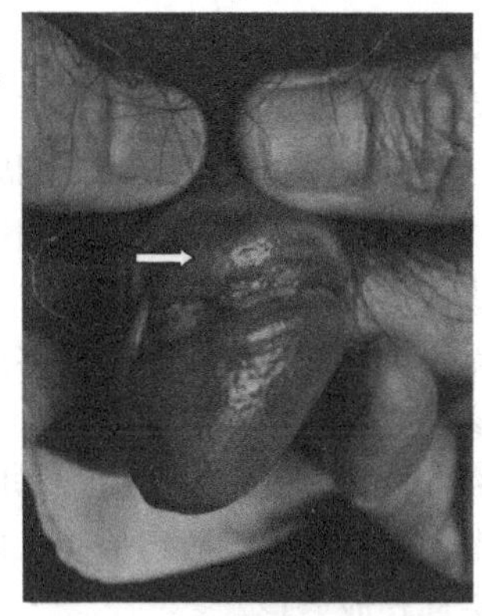

图 10-4　冠状沟硬下疳，浸润明显表面少许白色纤维性渗出

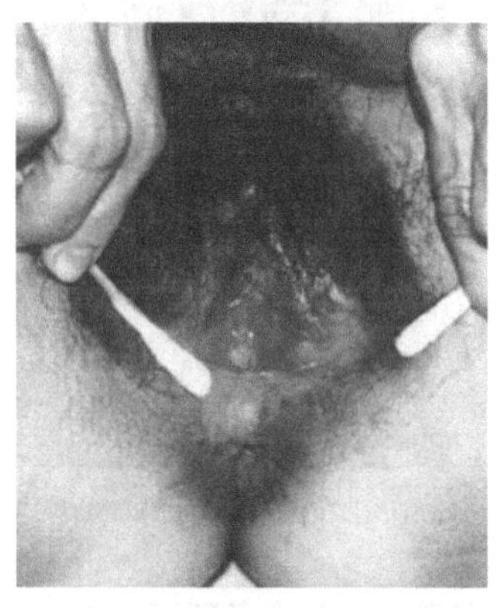

图 10-5　女性右侧小阴唇内侧硬币大小溃疡，少许纤维素渗出

2. 二期梅毒　在一期梅毒消退后 4～12 周（平均 8 周）出现。也可以是一开始即表现为二期梅毒。梅毒螺旋体随血液全身播散感染所致，可以累及所有器官及组织。多数患者有轻中度全身前驱症状如发热、全身浅表淋巴结肿大、头晕头痛、骨关节痛，以及乏力、厌食、呕吐等。二期梅毒以皮疹为最常见表现，是皮肤病的模仿大师。二期早发梅毒皮损表现为四个特点，即对称性、多形性、皮损无明显自觉症状及皮损自然消退。大多数二期梅毒皮损无破坏性，但皮损分泌物中含有大量 TP，因而传染性强。不经治疗皮损消退后病情进入二期潜伏梅毒，当机体免疫力低下时，出现复发。二期复发梅毒表现与早发表现类似，但皮损数量少，特点相对不明显。

皮肤黏膜表现：皮损呈多形性，包括斑疹、斑丘疹、丘疹、鳞屑性皮损、毛囊疹及脓疱疹等，常泛发对称，斑疹是最早出现的皮损、丘疹性梅毒疹最常见。掌跖部易见暗红斑及脱屑性斑丘疹，称为玫瑰疹。在外阴、肛周、鼻腔、口角等皮肤黏膜较潮湿的部位，皮损表现为增生性湿丘疹或斑块，称为扁平湿疣（图 10-6）。皮损一般无自觉症状。口腔黏膜损害如红斑糜烂性梅毒疹、黏膜乳白斑、舌炎等。10%患者可以发生梅毒性秃发，可发生虫蚀样脱发。二期复发梅毒，皮损局限，数目较少，皮损形态奇异，常呈环状或弓形。

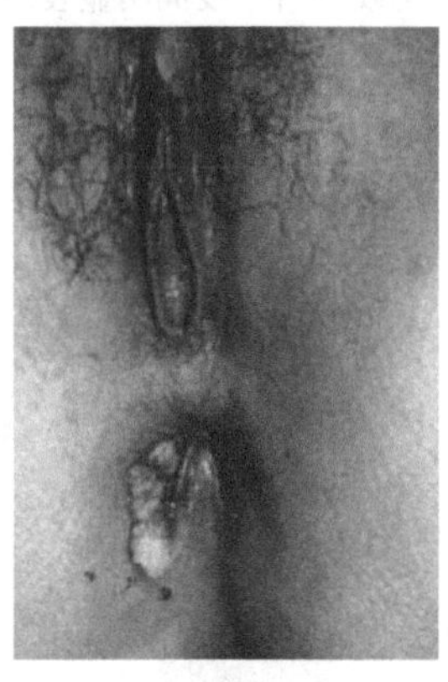

图 10-6 肛周右侧扁平湿疣

其他表现：二期梅毒还可以发生梅毒性黏膜白斑、色素沉着，梅毒性甲病表现为甲床炎、甲沟炎、甲床肿胀、晚期甲变形，梅毒性骨关节损害多表现为骨关节炎及滑膜炎，眼损害包括虹膜睫状体炎、视神经视网膜炎、结膜炎等，内脏损害如肝炎、肾胃肠道炎症等。神经系统损害可以表现为无症状神经梅毒、梅毒性脑膜炎、脑血管梅毒。

二期复发梅毒：二期早发梅毒经过 2～3 个月后可以自行消退，1～2 年内又复发，以血清复发最常见，皮损也可以复发，但皮损较早发梅毒少，分布不具对称性、好发于前额、口角及外阴和掌趾部。梅毒合并 HIV 感染时，其病程及临床表现发生改变，更不具特征性。

3. 三期梅毒 也称晚期梅毒。可有早期梅毒（一期和二期梅毒）史，也可能没有早期梅毒表现，直接表现为晚期梅毒。病期 2 年以上。未经过治疗的早期梅毒中，经过 3～30 年，甚至更长时间，10%～40%将发展为三期梅毒。三期梅毒（与晚期胎传梅毒不同）在儿童十分罕见。获得性三期梅毒分为晚期良性梅毒、神经梅毒、心血管梅毒。

（1）晚期良性梅毒以皮肤黏膜损害为主，特征性表现为结节性梅毒疹和梅毒性树胶肿。

1）结节性梅毒疹（nodular syphilid）：表现为头面部及四肢伸侧的结节，直径 0.2～1.0 cm，呈铜红色，表面脱屑或坏死，簇状聚集，也可以匍行或环状、融合。好发于大关节附近的近关节。

2）梅毒性树胶肿（syphilitic gumma）：又称为梅毒瘤，是晚期梅毒的标志。好发于小腿、骨骼、口腔、上呼吸道及内脏，是破坏性最强的皮损。初期为皮肤单发无痛性结节，后破溃形成直径 2～10 cm 穿凿性溃疡。因表面树胶状黏液样分泌物而得名，溃疡边缘锐利，通常瘢痕愈合。黏膜损害也可以表现为坏死及溃疡，并有相应部位的伴随表现，如口腔黏膜受累表现为进食困难，眼结膜受累出现视力异常、阿-罗瞳孔甚至失明。

（2）心血管梅毒：发生率为 10%，多在感染后 10～20 年，表现为单纯性主动脉炎、主动脉瓣膜关闭不全、冠状动脉狭窄、主动脉瘤或心肌树胶肿等。

（3）神经梅毒：发生率为 10%，常在感染后 3～20 年发生，主要类型有无症状神经梅毒、脊髓痨、麻痹性痴呆、脑膜血管梅毒等。需要注意的是，早期梅毒也可以合并无症状神经梅毒，主要表现为脑脊液蛋白、细胞数和（或）脑脊液梅毒特异性或非特异性抗体阳性。

4. 潜伏梅毒 凡有梅毒感染史，无临床症状或临床症状消失，除梅毒血清学阳性外无任何阳性体征，并且脑脊液检查正常者称为潜伏梅毒（latent syphilis）。其发生与机体免疫力较强或治疗暂时抑制 TP 有关。按照感染时间，临床分为早期潜伏梅毒（原发感染于既往 12 个月内的潜伏梅毒为早期潜伏梅毒）、晚期潜伏梅毒（原发感染超过 12 个月的潜伏梅毒）、病期不明潜伏梅毒三种，临床实践中，多数情况下难于确定感染 TP 时间，因而多数诊断为病期不明梅毒或不分型诊断。

五、实验室检查

梅毒实验室检查包括 TP 病原学检测、梅毒血清学检测，以及脑脊液检查、皮损组织病理检查等四个方面。

1. TP 病原学检测　在美国 CDC 的梅毒疾病定义中，TP 检测阳性是确诊一期梅毒的条件之一。一期、二期梅毒皮损渗出液 TP 阳性高。常用方法包括暗视野直接镜检、镀银染色、荧光螺旋体抗体染色等三种方法。

2. 梅毒血清学抗体检测　包括非特异性及特异性梅毒血清抗体两类，在诊断梅毒过程中，两类抗体都需要检测。非特异性抗体检测包括定性及半定量（滴度）检测。

非特异性抗体（又称反应素）针对 TP 心磷脂抗原，抗体滴度越高病情越重，血清滴度随病情好转而降低，是判断疗效指标，治疗后 1～3 个月降低 2 个滴度为治疗有效。检测方法包括快速血浆反应素实验（rapid plasma regain，RPR）、甲苯安红不加热血清试验（toluidine red unheated serum test，TRUST）及性病研究室试验(venereal disease research laboratory，VDRL)，以及不加热血浆反应素试验（unheated serum regain，USR）。以前两者最常用于血清标本，VDRL 多用于脑脊液检查。USR 已经少用。定性检测过程中，有时出现前带现象。前带现象（prozone phenomenon）是指非梅毒螺旋体抗原试验（如 RPR 试验）中，由于血清抗体水平过高，抗原抗体比例不合适，而出现弱阳性、不典型或阴性的结果。通过定量检测可以纠正。

特异性梅毒血清抗体针对的是梅毒特异性抗原，通常用于梅毒确诊，一旦感染 TP，绝大多数患者终身阳性，滴度与病情关系不大。常用方法包括荧光螺旋体抗体吸收(试验)（fluorescent treponemal antibody-absorption，FTA-ABS）、梅毒螺旋体血凝试验（*Treponema palladium* hemagglutination assay，TPHA）、梅毒螺旋体颗粒凝集试验（*Treponema palladium* particle agglutination assay，TPPA）及酶联免疫吸附试验（enzyme-linked immuno-sorbent assay，ELISA），还有胶体金法。其中 ELISA 及胶体金等快速法采用梅毒螺旋体重组抗原。

病程不足 2 周的一期梅毒，梅毒血清学检测抗体可能阴性，应于 2 周后复查。未经治疗的全部二期梅毒及大部分晚期梅毒患者特异性及非特异性抗体均 100%阳性。

值得注意的是，梅毒血清特异性、非特异性抗体都有生物学假阳性及假阴性。假阳性常见于慢性感染及自身免疫系统疾病，如肝炎、结核、麻风、传染性单核细胞增多症、类风湿关节炎、系统性红斑狼疮等。孕妇及老年人也可以出现低滴度阳性。假阴性主要见于恶性肿瘤晚期、HIV 感染者等免疫力极度低下者。

3. 脑脊液检测　用于诊断神经梅毒。脑脊液检查白细胞计数 $\geqslant 10\times10^6$/L，蛋白量 $>$ 500 mg/L，且无其他引起这些异常的原因。脑脊液 VDRL 试验或 FTA-ABS 试验阳性对神经梅毒有诊断意义。

4. 组织病理检查　梅毒皮损的基本组织病理改变是血管内膜炎和血管周围炎，表现为血管内皮细胞肿胀增生、血管周围大量淋巴细胞、浆细胞浸润；三期梅毒主要病理变化表现为肉芽肿样损害，中央坏死，周围大量浆细胞、淋巴细胞浸润，伴有较多上皮样细胞及巨噬细胞浸润。

六、诊　　断

结合不洁性接触史（或性伴侣有梅毒史）、各类型梅毒典型临床表现、在实验室检查基础上，诊断梅毒不难。对于 2 周内有不洁性生活史，6 周内有其他各种性病史的患者及其他高危人群，应进行梅毒血清学筛查，有生殖器溃疡者，应常规 TP 暗视野检查。以便早期发现梅毒，并尽早治疗。对于 2 周内有不洁性接触，有疑似一期梅毒表现者，不管 TP 检测及血清学检测是否阳性，都应按照一期梅毒给予诊断性治疗。各类型梅毒诊断依据如下：

1. 一期梅毒　明确的不洁性接触史，无痛性、软骨样硬度溃疡，结合下列条件之一，即可诊断：

（1）溃疡分泌物 TP 检测阳性。

（2）梅毒血清非特异性及特异性抗体双

阳性。

2. 二期梅毒 明确的不洁性接触史或性伴侣有梅毒感染史。潜伏期4～12周，或有一期梅毒史，同时具备下列条件中任何2项：

（1）皮肤黏膜梅毒疹如玫瑰疹、扁平湿疣，以及其他器官系统疑似梅毒的表现如骨膜滑膜炎，关节炎、虹膜睫状体炎等，皮肤黏膜皮损TP检查阳性。

（2）梅毒血清特异性检查（TPPA/TPHA/FTA-ABS）及非特异性检查抗体（RPR/TRUST）双阳性。

（3）皮损病理检查可见梅毒特征性组织病理改变如血管炎及浆细胞为主的炎症细胞浸润。

3. 三期梅毒 可以有一期和（或）二期梅毒史2年以上。各类型晚期梅毒临床依据如下：

（1）晚期良性梅毒皮肤黏膜损害：头面部及四肢伸侧的结节性梅毒疹，大关节附近的近关节结节，皮肤、口腔、舌咽的树胶肿，上腭及鼻中隔黏膜树胶肿可导致上腭及鼻中隔穿孔和鞍鼻。

（2）骨梅毒，眼梅毒，其他内脏梅毒，可累及呼吸道、消化道、肝脾、泌尿生殖系统、内分泌腺及骨骼肌等。

（3）神经梅毒：可发生梅毒性脑膜炎、脑血管栓塞、麻痹性痴呆、脊髓痨等。

（4）心血管梅毒：可发生单纯性主动脉炎、主动脉瓣闭锁不全、主动脉瘤等。

4. 隐性梅毒 即潜伏梅毒，有不洁性接触或性伴侣梅毒史。临床无任何梅毒性的症状和体征，可分为早期隐性梅毒和晚期隐性梅毒。

（1）早期隐性梅毒：符合以下条件之一。①在过去2年内，非梅毒螺旋体抗原试验由阴性转为阳性，或其滴度升高4倍或以上。②在过去2年内，有早期梅毒的临床表现。③在过去2年内，有与疑似或确诊有梅毒的性伴侣性接触史。

（2）晚期隐性梅毒：梅毒病期2年以上且无证据表明在既往2年内获得感染。无法判断病期者为病期不明梅毒，按照晚期隐性梅毒处理。

七、治　　疗

梅毒治疗应坚持早诊断、早治疗，足量、全程并定期随访的原则。

（一）早期梅毒

以下为早期梅毒（包括一期、二期及病期在2年以内的隐性梅毒）推荐治疗方案。

1. 普鲁卡因青霉素G 80万U/d，肌内注射，连续15 d；或苄星青霉素240万U，分为二侧臀部肌内注射，每周1次，共2次。对青霉素过敏者，采用替代方案。

2. 替代方案

（1）头孢曲松针剂0.5～1.0 g，每日1次，肌内注射，连续10～14 d。

（2）多西环素100 mg，每日2次口服，连服15 d；或盐酸四环素500 mg，每日4次口服，连服15 d（肝、肾功能不全者禁用），孕妇及12岁以下儿童禁用。

由于耐大环内酯类抗生素的TP正不断增多，使用红霉素、阿奇霉素等大环内酯类抗生素治疗梅毒时，应密切随访，治疗后3～6个月非特异性梅毒血清抗体滴度未下降者，应重新治疗，考虑耐药时及时更换选择其他治疗方案。

（二）晚期梅毒

1. 晚期良性梅毒、晚期隐性梅毒或不能确定病期的隐性梅毒及二期复发梅毒推荐方案

（1）普鲁卡因青霉素G，80万U/d，肌内注射，连续20 d为1疗程，也可考虑给第二疗程，疗程间停药2周；或苄星青霉素240万U，分为二侧臀部肌内注射，每周1次，共3次。

对青霉素过敏者采用替代方案。

（2）替代方案

1）既往用过头孢类抗生素而无过敏者在严密观察下可选择：头孢曲松1 g，每日1次，静脉滴注，连续10～14 d。

2）多西环素100 mg，每日2次口服，连服30 d；或盐酸四环素500 mg，每日4次口服，连服30 d（肝、肾功能不全者禁用），孕妇及12岁以下儿童禁用。

2. 心血管梅毒推荐方案 如有心力衰竭，首先治疗心力衰竭，待心功能可代偿时，可选择青霉素肌内注射，但从小剂量开始，以避免发生吉海反应、造成病情加剧或死亡。

（1）水剂青霉素 G，第 1 日 10 万 U，1 次肌内注射；第 2 日 10 万 U，日 2 次肌内注射；第 3 日 20 万 U，日 2 次肌内注射；自第 4 日起按下列方案治疗：普鲁卡因青霉素 G，80 万 U/d，肌内注射，连续 15 d 为一疗程，总剂量 1 200 万 U，共 2 个疗程（或更多），疗程间停药 2 周。不用苄星青霉素。对青霉素过敏者用替代方案。

（2）替代方案

1）既往用过头孢类抗生素而无过敏者在严密观察下可选择：头孢曲松 1 g，每日 1 次，静脉滴注，连续 15 d。

2）多西环素 100 mg，每日 2 次口服，连服 30 d；或盐酸四环素 500 mg，每日 4 次口服，连服 30 d（肝、肾功能不全者禁用）孕妇及 12 岁以下儿童禁用。

3. 神经梅毒推荐方案

（1）水剂青霉素 G，1800 万～2400 万 U 静脉滴注（300 万～400 万 U，每 4 小时 1 次），连续 10～14 d。必要时，继以苄星青霉素 G，每周 240 万 U，肌内注射，共 3 次。或普鲁卡因青霉素 G，240 万 U/d，1 次肌内注射，同时口服丙磺舒，每次 0.5 g，每日 4 次，共 10～14 d。必要时，继以苄星青霉素 G，每周 240 万 U，肌内注射，共 3 次。

（2）替代方案（适用于对青霉素过敏者）

1）既往用过头孢类抗生素而无过敏者在严密观察下可选择：头孢曲松 2 g，每日 1 次，肌内注射或静脉注射，连续 15 d。

2）多西环素 200 mg，每日 2 次口服，连服 30 d；或盐酸四环素 500 mg，每日 4 次口服，连服 30 d（肝、肾功能不全者、孕妇及 12 岁以下儿童禁用。

（叶兴东 陈嵘祎 张锡宝 曾 抗）

第三节 淋 病

内容提要：

- 淋病是由奈瑟淋病双球菌感染引起的泌尿生殖道急性化脓性性传播疾病。
- 淋病分为无合并症淋病、合并症淋病及生殖器外淋病。

淋病（gonorrhea）是由奈瑟淋球菌（*Neissersia gonorrhoeae*）感染引起的泌尿生殖道化脓性炎症性疾病，是一种常见的性传播疾病（sexually transmitted disease，STD）。儿童淋病中，除了新生儿淋病主要由孕妇产道直接感染或其他间接感染传播外，多数与性侵犯或性虐待有关。新生儿淋病多表现为淋病性眼结膜炎，儿童淋病因为生理及发育的差异，加上性侵犯的方式不同，临床上与成人淋病不同，有其自身的一些特点。

一、流行病学

儿童淋病在发达国家并不常见，但在发展中国家，伴随孕妇淋病发病率上升，儿童淋病发病率也逐年上升，Kohlberger 等 1996～2006 年间对奥地利 180 名 1～16 岁女童进行调查发现淋病感染率为 1.8%，朱林榆等调查某医院 130 例 3 个月至 10 岁儿童性病，发现大多数为女童：以非淋菌性尿道炎为主，其次为淋病，主要传播途径为亲属的间接传染；87.81%儿童淋病患者亲属罹患淋病，其余可能是性虐待或性侵犯所致。Whaitiri 等 2002～2008 年在新西兰对青春期前儿童淋病感染调查发现，10 例确诊淋菌的青春期儿童中，9 例有淋病患者直接或间接接触史，4 例被认为是性侵犯。

二、病因机制

淋球菌呈卵圆形或肾形，常成对排列，接触面凹陷，直径 0.6～0.8 μm，革兰染色阴性。最佳生长温度为 35～36℃，生长环境为 5%～7% CO_2，pH 7.2～7.5，偏碱性，T-M 培养基培养。淋球菌离开人体后不易存活，对理化因子的抵抗力较弱。42℃ 10～15 min 死亡，60℃ 1 min 内死亡，不耐干燥。在完全干燥环境下，1～2 h 死亡，对一般消毒剂敏感。因此，临床标本采集最好床边接种后尽快送检。接种在不完全干燥环境中保持传染性达 10 余小时或数天。

人是淋球菌唯一天然宿主。淋球菌主要侵

犯黏膜，尤其对单层柱状上皮及移行上皮所形成的黏膜有亲和力；通过黏附因子吸附在黏膜表面的淋球菌在上皮细胞表面繁殖，并沿生殖道上行，经过柱状上皮细胞吞噬作用进入细胞内繁殖，导致细胞溶解破裂，也可以从黏膜上皮细胞间隙进入黏膜下层，使之坏死。淋球菌内毒素及外膜脂多糖与补体结合后产生化学因子，诱导炎症细胞聚集，导致局部炎症。出现充血、水肿、化脓和疼痛。存在于腺体及隐窝部位的淋球菌，治疗不彻底时，可导致慢性病灶。

三、临床表现

（一）无合并症淋病

1. 男童淋菌性尿道炎 与成人不同，男童感染淋球菌后，潜伏期可以长达3周。最初症状为尿道发痒，24 h症状加剧，因尿频、尿痛刺激，幼儿出现烦躁、哭闹甚至频繁排尿。查体可见尿道口红肿、充血、挤压尿道可见黏液样或黄绿色脓性分泌物（图10-7）。常见包皮红肿，严重时包皮上翻困难出现包茎。也可合并腹股沟淋巴结肿大。

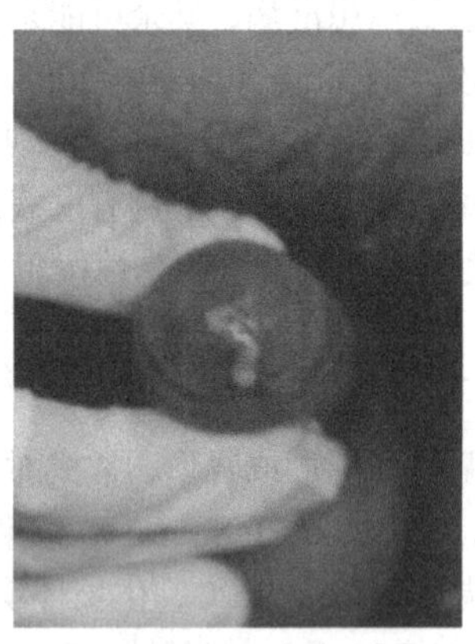

图10-7 男性淋病性尿道炎

2. 女童无合并症淋病

（1）淋菌性尿道炎：潜伏期2～5 d，有尿频、尿急、尿痛、尿血及烧灼感。尿道口红肿充血，有脓性分泌物；症状比男性尿道炎患者轻。部分患者可无明显症状。

（2）淋菌性阴道宫颈炎：由于幼女阴道上皮仍为柱状上皮，因此，与成年女性不同，幼女淋病表现为弥漫性阴道炎、外阴炎，可见阴道口、会阴部红肿，病变部位出现糜烂、溃疡和疼痛。阴道有脓性分泌物，排尿困难。性虐待引起者，要注意检查外阴表皮及处女膜损伤痕迹。具体见儿童性侵犯章节。

（二）合并症淋病

婴幼儿出现合并症淋病虽然少见，但严重者也会累及内生殖器。

1. 男童合并症淋病 包括淋菌性附睾炎、睾丸炎：发病急，阴囊或睾丸有牵引痛且进展快，且向腹股沟处扩散。全身症状包括发热、体温可达40℃，食欲下降、嗜睡，幼儿烦躁不安。检查发现腹股沟淋巴结、精索肿胀，甚至附睾、睾丸肿大，病变晚期可引起附睾纤维化和输精管闭锁，引起不育。合并前列腺炎者，前列腺肛检有明显压痛和肿大。其他合并症：还可并发尿道旁腺炎、尿道周围脓肿、海绵体炎、淋菌性龟头炎或龟头包皮炎、尿道狭窄等。

2. 女童合并症淋病 多由于淋菌性宫颈炎未及时治疗或不规则治疗，炎症上行感染引起，表现为淋菌性盆腔炎，包括子宫内膜炎、输卵管炎、输卵管卵巢脓肿、腹膜炎等，以及淋菌性前庭大腺炎。

（三）生殖器外淋病

母婴产道感染者表现为淋菌性结膜炎。由于性虐待或性侵犯感染引起的儿童淋病，根据不同接触方式，可以有淋病性直肠炎。口交者表现为淋病性咽炎。血液播散者，导致播散性淋病。

1. 淋菌性眼结膜炎 多为母亲淋病性宫颈炎分娩时感染新生儿所致，多为双侧性。潜伏期1～3 d。表现为睑结膜充血水肿、伴黄绿色脓性分泌物，治疗不及时角膜可失去光泽，继而溃疡，甚至穿孔、全眼球炎，最后致盲。

2. 淋菌性咽炎 有口交史。表现为咽部疼痛、灼热，吞咽困难。查体见咽黏膜充血，扁桃体红肿，严重者有脓性分泌物附着于咽后壁。

3. 淋菌性直肠炎 多见于肛交后，表现为肛门瘙痒、疼痛或坠胀感，排便时加重，有脓性分泌物排出，查体可见直肠黏膜肿胀、糜烂、渗血。

4. 播散性淋病 淋菌通过血行播散，表现为高热、寒战、关节疼痛、皮损等。关节疼痛好发于膝、肘、腕等关节，局部肿胀，关节腔内积液，关节活动受限，即为淋菌性关节炎。皮损初起为红色小丘疹、红斑，继而出现水疱或脓疱。可发生致命的并发症如淋菌性脑膜炎、心内膜炎、心包炎、心肌炎等。

（四）生殖器外其他表现

涉嫌性侵犯受害儿童，除了感染淋病的表现外，还可能有心理障碍表现，如焦虑、失眠、注意力分散、寡语等行为上的异常，以及性侵犯所导致的皮肤黏膜外伤性损害。必要时进行随访，能发现新的证据。详见儿童性侵犯章节。

四、实验室检查

1. 革兰染色法 泌尿生殖道脓性分泌物革兰染色见白细胞内肾形 G^-双球菌，诊断成年男性淋病敏感性达 90%～95%，特异性达 95%～100%。而涂片革兰染色诊断成年女性淋病敏感性只有 50%～70%。有肛门直肠炎症状的男性，肛拭子涂片检测淋球菌敏感性只有 40%～60%，且假阳性率高。未见对小孩肛门生殖器分泌物涂片革兰染色检测淋球菌研究报道。

2. 细菌培养法 分泌物拭子淋球菌培养阳性是诊断儿童淋病的金标准。使用选择性培养基（含有抗生素及抗真菌药，抑制污染菌的生长）进行培养，提高敏感性和特异性。但注意因为藻酸钙棉拭子对淋球菌有毒性，所以采集标本的拭子必须是涤纶棉拭子或人造丝签。另外，检测疑似性侵犯儿童淋球菌感染时，由于涉及法律证据问题，在参比实验室至少需要用 2 种不同原理的检测方法对淋球菌进行联合鉴定。必要时淋菌分型鉴定有助于确定性侵犯犯罪嫌疑人。

3. 核酸检测技术 尚未被美国 FDA 批准用于生殖器以外（直肠、咽部）标本，也未批准用于儿童任何部位标本的检测。目前实验室用于淋球菌的核酸技术有三种试剂盒，包括多聚酶链式反应（polymerase chain reaction，PCR）、链置换扩增技术（strand displacement amplification，SDA）及转录介导的扩增技术（transcription- mediated amplification，TMA）。前两者是 DNA 扩增技术，TMA 是 RNA 扩增技术。

五、诊　　断

与诊断成人淋病不同，诊断儿童淋病需要十分谨慎，因为儿童淋病除了部分由母婴传播导致外，要考虑是性侵犯引起。对疑似性侵犯感染的儿童淋球菌检测，应取材于咽部、肛周，阴道、尿道。结合患儿父母及家庭其他成员性病史、接触史、性侵犯史，加上临床表现、实验室淋球菌培养阳性即可确立诊断。

六、治　　疗

与成人淋病一样，儿童淋病一旦诊断，应立即给予足量、全程的敏感抗生素。

（一）我国推荐治疗方案

1. 成人无合并症淋病 头孢曲松 250 mg，肌内注射，单次给药；或大观霉素 2 g（宫颈炎 4 g），肌内注射，单次给药；替代方案：头孢噻肟 1 g，肌内注射，单次给药；或头孢克肟 400 mg，口服，单次给药，其他第三代头孢菌素类，如已证明其疗效较好，亦可选作替代药物。

2. 成人合并症淋病 头孢曲松 250 mg，肌内注射，每日 1 次，共 10 d；或大观霉素 2 g，肌内注射，每日 1 次，共 10 d；替代方案：头孢噻肟 1 g，肌内注射，每日 1 次，共 10 d；或头孢克肟 400 mg，口服，每日 1 次，共 10 d。

3. 儿童淋病 体重大于 45 kg 者按成人方案治疗，体重小于 45 kg 的儿童按如下方案治疗：头孢曲松 25～50 mg/kg（最大不超过成人剂量），肌内注射，单次给药；或大观霉素 40 mg/kg（最大剂量 2 g），肌内注射，单次给药；或头孢克肟 8 mg/kg，口服，单次给药。

4. 淋菌性眼结膜炎 新生儿头孢曲松 25～50 mg/kg（总量不超过 125 mg），静脉或肌内注射，每日 1 次，连续 3 d。儿童体重大于 45 kg 者按成人方案治疗，体重小于 45 kg 的儿童：头孢曲松 50 mg/kg（最大剂量 1 g），肌内注射或静脉注射，单次给药。成人头孢曲松 1 g，肌内注射，单次给药。或大观霉素 2 g，肌内注射，单次给药。

对于合并沙眼衣原体感染者，上述方案需要联合治疗沙眼衣原体感染的药物。

（二）美国 CDC 淋病治疗指南

推荐方案

1. 婴幼儿淋病的治疗

（1）新生儿淋菌性眼炎：头孢曲松 25～50 mg/（kg · d），单剂量静脉注射或肌内注射。总量不超过 125 mg/d。对于已经发生的淋病性眼炎，在系统治疗后，不需要给予局部抗生素治疗。

（2）新生儿播散性淋病：头孢曲松 25～50 mg/（kg · d），静脉注射或肌内注射，连续 7 d，伴有脑膜炎的 10～14 d 疗程。或头孢噻肟钠 25 mg/kg。静脉注射，或肌内注射，每日 2 次，7 d，伴有脑膜炎时，10～14 d。

（3）新生儿淋病的预防性治疗：单剂量头孢曲松 25～50 mg/kg（总量不超过 125 mg），静脉注射或肌内注射。

（4）新生儿眼炎的预防：外用 0.5%红霉素眼膏。

2. 儿童淋病治疗

（1）体重 45 kg 及以下者且无合并症者，单剂量头孢曲松 125 mg，肌内注射。合并淋病性关节炎时，头孢曲松 50 mg/kg，肌内注射，每日 1 次，连续 7 d。

（2）体重 45 kg 以上儿童淋病，治疗方案同成人。

（3）体重 45 kg 以上合并关节炎等，则头孢曲松 50 mg/kg，肌内注射，每日 1 次，7 d。

3. 成人淋病治疗

（1）播散性淋病治疗：头孢曲松 1 g 静脉或肌内注射，每日 1 次；头孢噻肟钠 1 g；头孢唑肟 1 g 静脉注射，每 8 h 一次。

（2）成人淋菌性结膜炎：头孢曲松 1 g，单剂量肌内注射。

（3）咽部淋病：头孢曲松 250 mg 单剂量肌内注射；口服阿奇霉素 1 g 单剂量顿服；多西环素 100 mg，每日 1 次，连用 7 d。

（4）无合并症淋病尿道炎、宫颈炎：头孢曲松 250 mg 单剂量肌内注射；头孢克肟 400 mg 单剂量口服；在上述基础上联合单剂量口服阿奇霉素 1 g 或多西环素 100 mg，每日 1 次，连用 7 d。

七、随　　访

儿童淋病经过治疗后，生殖道分泌物 1 周内消失，炎症消退或显著改善，停药 1 周后应进行复检，确定淋球菌培养阴性才停药，治疗后一周，分泌物未消失，症状无改善者，要考虑菌株耐药或合并感染，应该进行淋球菌培养和药敏试验，同时进一步检查是否合并沙眼衣原体等感染，必要时，联合抗沙眼衣原体治疗。

八、预　　防

新生儿出生后需要进行常规淋球菌感染预防性治疗，尤其在孕妇淋病流行率高的地区，以及没有常规接受孕期淋菌感染监测的地区。美国 CDC 性传播诊疗指南（2012 年版）指出，如果没有红霉素，对于孕妇淋病无治疗史，无孕期产检、妊娠期间淋菌感染史等情况下分娩的新生儿，必须采取预防性治疗，推荐使用头孢曲松钠 25～50 mg/（kg · d），或者 125 kg 单剂量，或者头孢噻肟 100 mg/kg 肌内注射或静脉注射，单剂量；硝酸银、局部红霉素和四环素软膏预防淋病性眼炎有效。

（叶兴东　陈嵘祎　张锡宝　史建强）

第四节　生殖器沙眼衣原体感染

内容提要：

- 由沙眼衣原体沙眼生物变种D～K血清型感染引起的生殖器炎症性性传播疾病。
- 典型表现为男性黏液脓性尿道炎、女性黏液脓性宫颈炎、婴幼儿结膜炎。

沙眼衣原体性尿道（宫颈）炎（genital chlamydia trachomatis infection，GCTI）是指由沙眼衣原体（*Chlamydia Trachomatis*，Ct）感染引起的泌尿生殖道炎症性疾病，婴幼儿 Ct 感染基本上于分娩期间传染，而儿童 Ct 感染多因性伤害（sex abuse）所致。源发于产妇的新生儿 Ct 感染，多表现为肺炎和眼结膜炎。

一、病　　因

Ct是专性细胞内寄生物，可分三个生物变种19个血清型，即沙眼生物变种（A～K、Ba、Da、Ia）、性病性淋巴肉芽肿（LGV）生物变种（L_1，L_2，L_2a，L_3）和鼠生物变种（MoPn）。Ct发育的周期（developmental cycle）包括感染性但无代谢活性的原体（elemental body，EB）和非感染性的、代谢增殖性的始体或网状体（reticulate body，RB）两种方式。EB接触并吸附到宿主细胞表面后，借助宿主细胞膜和EB细胞膜的相互融合形成细胞内包涵体，6～8 h后，EB即转变成具有增殖代谢活性的RB，通过蛋白质及核酸合成，进行二分裂，16～20 h，RB又开始分化成EB，一直到48～72 h宿主细胞裂解，EB被释放后开始下一个感染周期。

二、发 病 机 制

衣原体沙眼生物变种感染柱状上皮细胞并生长繁殖，抑制宿主细胞代谢，溶解破坏细胞致溶酶体酶释放，代谢产物的毒性作用导致变态反应和自身免疫。人感染沙眼衣原体后，可以获得短暂性特异免疫，但免疫力不强，因此，常造成衣原体慢性持续性、隐性感染或反复感染。这正是临床沙眼衣原体感染的泌尿生殖道感染迁延不愈的原因，导致男性前列腺炎、附睾睾丸炎，最终不育，女性慢性盆腔炎炎症性疾病，甚至输卵管阻塞、宫外孕、不孕等严重并发症。

三、流 行 病 学

孕妇Ct通过垂直感染新生儿的机会约50%。并可引起结膜、鼻咽部、肛门和阴道等多部位感染。Ct通过胎盘感染胎儿罕见。由于开展育龄女性Ct感染筛查策略，以及阿奇霉素单剂量治疗Ct感染，美国的发达国家婴幼儿Ct感染性结膜炎和肺炎有下降。Geisler等报道Ct感染性尿道宫颈炎是美国最常见的细菌性STI，2007年报告数为1100万。好发于25岁以下青年女性。但没有实行产前Ct筛查的国家和地区如荷兰孕妇Ct感染率为4%，新生儿眼结膜炎中，61%由Ct感染所致，爱尔兰新生儿Ct眼炎感染率为0.65/1000活产数，且每年还在上升，Ct感染仍然是新生儿结膜炎的最主要原因。Kakar等关于印度产后新生儿的调查发现，31%新生儿感染沙眼衣原体。Spaulding等发现，美国拘留所20岁以下青少年女性Ct感染率超过14%，而成人拘留所青年男性沙眼衣原体感染达16.6%。Yip等在2004～2005年的调查发现，我国香港新生儿Ct结膜炎感染率为4/1000活产数。Bell等调查发现，幼儿1岁时，沙眼衣原体累积感染率仍然有35%，儿童眼结膜、咽部和眼部一直慢性持续性Ct感染长达28.5个月。我国Ct感染报告数逐年上升，在监测的主要STI中第二位。仅次于梅毒，近年有继续增加趋势。

四、临 床 表 现

Ct感染潜伏期通常7～21d。平均2周。

1. 男性Ct性尿道炎　临床表现与男性淋病性尿道炎相似，典型者尿道口有稀薄、脓性、米汤样或黏液样分泌物，炎症程度较淋病轻。尿道口红肿，晨起时有分泌物结痂“糊口”现象。部分患者尿道口痒痛或尿道痒，内裤可见被污染的秽迹，病情轻者主观无明显异常，可能被忽略。治疗不当时，Ct感染上行，累及附睾、睾丸甚至前列腺，表现为附睾肿大，睾丸肿痛，会阴部胀痛。部分尿道炎患者合并结膜炎、关节炎，称为Reiter综合征。肛门感染通常无症状，严重者表现为肛门直肠炎，甚至合并腹股沟淋巴结肿大。

2. 女性Ct性宫颈炎　成人主要累及宫颈，表现为宫颈糜烂、脆性增加、自发性出血或性交后出血。累及尿道者，表现为尿道口红肿，尿道刺激征。女童则可以同时累及外阴及阴道壁，表现为外阴阴道口红肿。50%～70%的成年女性Ct感染者无症状或症状不典型，仅表现为白带增多。治疗不当，感染上行累及宫内膜、输卵管、卵巢及盆腔附件，导致慢性宫内膜炎、输卵管炎、盆腔炎，最终导致输卵管阻塞，宫外孕、甚至不孕。

3. 新生儿 Ct 感染 未经治疗的活动性 Ct 感染孕妇，其新生儿至少 50%合并鼻咽部感染，30%～50%出现结膜炎，25%可以继发肺炎，10%～20%感染肺炎。活动性 Ct 感染的孕妇，其新生儿除了可以出现眼结膜炎和呼吸道感染外，20%还可以出现阴道或直肠 Ct 感染。

五、实验室检测

相比于淋球菌感染而言，确定儿童性侵犯后 Ct 感染更为复杂，由于 Ct 感染往往呈亚临床状态，慢性病程持续长达数月可以无症状。

（一）标本采集

美国 CDC 推荐：疑似性侵犯儿童 Ct 感染检测取材于男女肛门或女性阴道，由于鼻、咽部感染率极低，除非有明显异常分泌物，否则不建议采集口腔及咽部拭子检测，Ct 感染。

（二）检测方法

（1）细胞分离培养法：是检测 Ct 的金标准。但不同实验室培养方法尚未标准化。放线菌酮处理过的 Mycoy 细胞常用作培养细胞，48～72 h 细胞内包涵体阳性即可确诊。用血清型特异性单克隆抗体染色可以确诊型别感染。

（2）酶免疫法：不用于性侵犯 Ct 感染的诊断。由于肛周拭子假阳性率高。现有的酶免疫法采用多重抗原与肛周细菌及污染物存在交叉反应易出现假阳性。

（3）快速法：相比于核酸检测和细胞培养而言，快速法敏感性欠佳。尚未见用于性侵犯儿童检测的研究报道。

（4）核酸扩增技术（nucleic acid amplification tests，NAATs）：目前有多聚酶链式反应（PCR）、链置换扩增（SDA）、转录介导扩增（TMA）三种核酸检测技术由 FDA 批准用于成人和青春期人群泌尿生殖道标本和尿液标本，但 FDA 尚未批准用于生殖器外标本及儿童任何部位的标本检测。

（5）但美国 CDC 的 STD 治疗指南指出：如果不能用培养而又必须确认阳性结果时，在评估儿童性侵犯和性虐待过程中可以使用 NAATs 法。在监测同性恋 MSM 人群，咽部及肛门 SDA 和 TMA 法通常较培养法敏感。

（6）注意事项：NAATs 法可以用于女童疑似性侵犯 Ct 感染检测，但与用于检测淋菌感染一样，需要联合其他方法一起确诊；PCR 检测法只能用于阴道及尿液标本。青春期前的男孩，不能用此法。

六、诊断及鉴别

依据病史、临床表现及实验室检查，诊断不难，特别是病原生物学检测沙眼衣原体阳性，即可诊断。但需要与淋病性尿道炎鉴别。

七、治　　疗

（一）我国推荐治疗方案

1. 成人尿道 Ct 感染 阿奇霉素 1 g，单剂口服；多西环素 0.1 g，每日 2 次，共 7 d。替代方案：米诺环素 0.1 g，每日 2 次，共 10 d；四环素 0.5 g，每日 4 次，共 2～3 周；红霉素 0.5 g，每日 4 次，共 7 d；罗红霉素 0.15 g，每日 2 次，共 10 d；克拉霉素 0.25 g，每日 2 次，共 10 d；氧氟沙星 0.3 g，每日 2 次，共 7 d；左氧氟沙星 0.5 g，每日 1 次，共 7 d；司帕沙星 0.2 g，每日 1 次，共 10 d；莫西沙星 0.4 g，每日 1 次，共 7 d。

2. 新生儿沙眼衣原体性结膜炎及肺炎 红霉素或干糖浆粉剂，50 mg/（kg · d），分 4 次口服，共 14 日。如有效，再延长 1～2 周。

3. 儿童 Ct 感染 体重＜45 kg 者：红霉素或红霉素干糖浆粉剂 50 mg/（kg · d），分 4 次口服，共 14 d；8 岁或体重≥45 kg 儿童：同成人的阿奇霉素治疗方案。

（二）美国 CDC 推荐 Ct 感染治疗方案

1. 成人尿道 Ct 感染 阿奇霉素 1 g，单剂量口服或多西环素 100 mg，每日 2 次口服，连续 7 d。替代方案：红霉素 500 mg，每日 4 次口服，连续 7 d；乙基琥乙红霉素 500 mg，每日 4 次口服，连续 7 d。左氧氟沙星 500 mg。每日 1 次口服，连续 7 d；氧氟沙星 300 mg 每日 2 次口服，连续 7 d。

2. 孕妇 Ct 感染 阿奇霉素 1 g，单剂量口服；替代方案：红霉素 500 mg，每日 4 次口服，连续 7 d；红霉素 250 mg。每日 4 次口服，连续 14 d；乙基琥乙红霉素 800 mg，每日 4 次口服，连续 7 d；乙基琥乙红霉素 400 mg，每日 4 次口服，连续 14 d。

3. 新生儿 Ct 感染结膜炎　红霉素或乙基琥乙红霉素 50 mg/（kg · d），分 4 次口服，14 d。

4. 儿童 Ct 感染　体重 45 kg 以下者红霉素或乙基琥乙红霉素 50 mg/（kg · d），分 4 次口服，14 d。8 岁或体重≥45kg 者，同成人的阿奇霉素治疗方案，单剂量 1g 口服。

（叶兴东　罗　权　张锡宝　史建强）

第五节　尖锐湿疣

内容提要：

- 由 HPV 病毒感染引起的肛门生殖器部位赘生性性传播疾病。HPV 分低危型和高危型。
- 治疗以祛除局部皮损、减少复发为原则。

尖锐湿疣又名生殖器疣（genital warts）、性病疣（venereal warts），肛门生殖器疣（anogenital warts）是由人乳头瘤病毒（human papillomavirus，HPV）感染引起的肛门生殖器和会阴部位表皮瘤样增生性疾病。随着对 HPV 感染认识的不断深入，尖锐湿疣概念应用也日趋广泛，既包括 HPV 感染引起的外阴典型瘤样增生，也包括 HPV 引起的其他病变如外阴扁平疣及宫颈扁平状疣，甚至生殖器外（如口腔）HPV 感染。本病主要通过性接触传播。婴幼儿尖锐湿疣可由于 HPV 感染产道传播、儿童尖锐湿疣则要考虑性侵犯的可能。

一、流行病学

Ingram 等早年调查了美国 1532 名 1～12 岁疑似性侵犯的儿童性病感染情况，CA 感染率为 1.8%，43%患儿有性接触史。朱林榆等调查某医院 130 例 3 个月至 10 岁儿童性病，发现 CA 14 例，仅次于淋病。Banura 等研究发现，在亚撒哈拉非洲东部性病高危人群肛门生殖器疣发病率为 3.3%～10.7%，而非州中南部女性 CA 感染率为 2.4%～14.0%，西非为 3.5%～10.5%，而三个地区孕妇肛门生殖器疣发病率则为 0.4%～3.0%、0.2%～7.0%、2.9%；男性则分别是 3.5%～4.5%、4.8%～6.0%、4.1%～7.0%，HIV 阳性者 CA 发病率高，笔者的监测资料表明：广州地区 CA 报告发病率由 2000 年 83/10 万降至 2013 年 29.3/10 万，其中 14 岁以下儿童患者少见。

二、病原学

人是 HPV 的唯一宿主，主要感染鳞状上皮细胞。随着分子生物学技术的发展，HPV 可分为 100 多个基因型，引起尖锐湿疣者主要是 HPV-6、HPV-11、HPV-16、HPV-18、HPV-33 等型别，其中 HPV-6、HPV-11 型感染者多为良性，称为低危型，HPV-16、HPV-18、HPV-33 则为常见的高危型，可引起宫颈黏膜的不典型增生甚至宫颈癌。

三、临床表现

1. 潜伏期　HPV 感染后，潜伏期不定，数月至数年不等，有报道，母婴传播者幼儿发病年龄平均为 4.5 岁，也有 2 周内发病的报道。

2. 症状　多数无明显症状，部分有肛周及外阴异物压迫感、痒感，或因摩擦而破溃出血、浸渍或糜烂渗出，有异味。

3. 好发部位及表现　儿童尖锐湿疣以肛周最为常见，其他常见部位为外阴、阴道口、尿道口、包皮及肛周等处（图 10-8，图 10-9），还可发生于牙龈、舌系带、上唇、舌腭弓、脐、臀部、腹股沟、大腿、颈部、耳及手足等部位。3 岁以下婴幼儿咽喉部或口腔等部位也多见。表现为淡红色、灰色或褐色乳头状、菜花状、疣状、鸡冠状赘生物，也可表现为扁平疣状或荔枝壳样外观。女童合并阴道炎时，外阴红肿，白带增多。

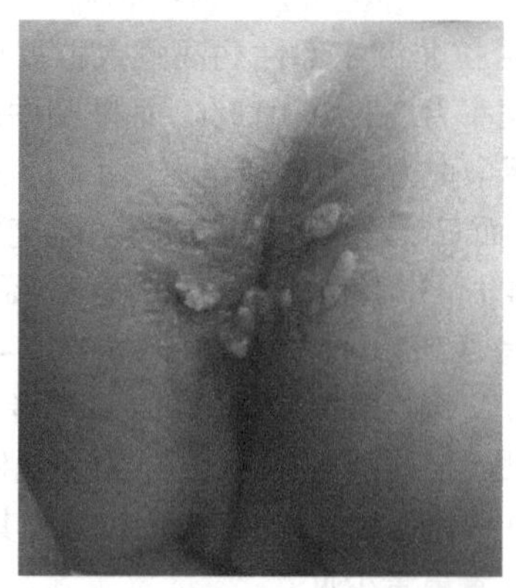

图 10-8 女童肛周乳头状及瘤样增生

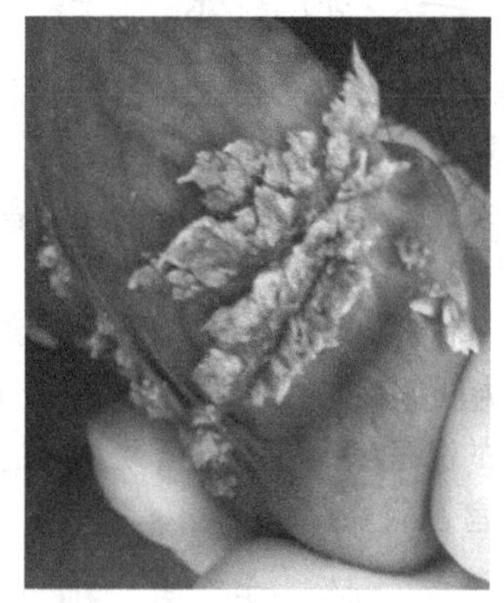

图 10-9 男性阴茎冠状沟鸡冠状赘生物

4. 组织病理检查 典型病理表现呈角化过度伴角化不全，棘层肥厚，钉突延长，假性上皮瘤样增长，棘细胞层有特征性的凹空细胞，该细胞核大小不一，核深染而固缩，核周围胞质空泡化，真皮水肿，血管扩张和炎性细胞浸润。

四、实验室检查

1. 醋酸白试验 对辅助鉴别女阴皮肤黏膜炎症、绒毛状小阴唇有意义。方法：用 3%～5%乙酸溶液涂抹皮损处，3～5 min 后出现边界清楚的、皮损表面乳白色的赘生物应高度怀疑为尖锐湿疣，边界不清的淡白色多为非特异性炎症。

2. HPV 病毒核酸检测 对于疑似性侵犯引起的儿童 HPV 感染，仍然依靠皮损结合病理、病毒学检查。由于 HPV 型别繁多，使用巢式 PCR 或种属特异性引物加上探针可提高敏感性。Hammerschlag 等报道，疑似性侵犯女童生殖器和肛门拭子 HPV 阳性率达到 15%，但健康对照或无性侵犯的儿童 HPV 检出率也达 2.1%。有皮损的情况下不建议进行 HPV 核酸检测，目前 FDA 没有用于性侵犯 HPV 感染检测的试剂盒。

五、诊断及鉴别

依据接触史或性侵犯史、潜伏期后出现典型临床表现，诊断不难。但要确定儿童 HPV 感染来源于母亲还是性侵犯，或自发感染，则较为困难。已有报道源于围产期传播引起的肛门生殖疣可以持续到幼儿 2 岁。尖锐湿疣需要与阴茎珍珠状丘疹，绒毛状小阴唇（假性湿疣），皮脂腺异位症、扁平湿疣鉴别，成人尖锐湿疣还需与鲍温样丘疹病和鳞状细胞癌等鉴别。

六、治　　疗

治疗原则是尽早去除可见疣体，辅助治疗以减少复发。

1. 物理治疗 根据不同部位、皮损大小、数量，可以在局部麻醉条件下选择 CO_2 激光、高频电刀、电离子治疗机、冷冻等治疗。对于皮损带蒂，外生性巨大尖锐湿疣可以配合手术切除治疗。

2. 光动力治疗 适用于皮损呈扁平状、黏膜部位的皮损，在物理治疗基础上配合光动力治疗可以减少复发率，缩短疗程。

3. 外用治疗 可以选择 5%咪喹莫特乳膏、5%氟尿嘧啶、30%三氯醋酸、20%足叶草酯酊等。最近 FDA 批准上市的患者居家治疗药物 15%茶多酚软膏用于治疗 18 岁以上、HIV 阴性的外阴及肛周疣，每日 3 次涂于患处，共 16 周，总有效率 57.5%。但对于尿道内、阴道内、肛门直肠内尖锐湿疣的治疗未见评估报道，对其中成分过敏者禁用。

七、预后及预防

尖锐湿疣是一种易诊难治的生殖器溃疡性 STD，复发率高，低危型 HPV 感染大多预后良好，经过数月治疗多数可临床治愈，高危型 HPV 感染要注意定期检查，宫颈刮片监测非典型增生及癌前病变。目前有 2 种 HPV 感染疫苗供应，其中二价 HPV 感染疫苗预防 HPV-16、HPV-18，可以预防 70%宫颈癌，四价 HPV 感染疫苗预防 HPV-6、HPV-11、HPV-16、HPV-18，可以预防 70%宫颈癌和 90%的生殖器疣。二价疫苗适应于 11～13 岁女性，且建议提前至 9 岁女童；13～24 岁未接种过或未完成接种疗程的女性也正常使用。半年内分 3 次（第 1、2、6 个月）肌内注射即可。26 岁以上女性不用。四价疫苗适用于 9～26 岁男性，为预防感染女性，建议男性先用 HPV-4 价疫苗。

（叶兴东　张锡宝）

第六节　生殖器疱疹

内容提要：

- 由单纯疱疹病毒感染引起的性传播性疾病。主要为单纯疱疹病毒Ⅱ型。
- 分为原发性生殖器疱疹、复发性生殖器疱疹。

生殖器疱疹（genital herpes，GH）是由于单纯疱疹病毒（herpes simplex virus，HSV）感染引起的一种皮肤黏膜炎症水疱性疾病。是发达国家和发展中国家最常见的生殖器溃疡性 STD，近十余年来，GH 发病率不断上升，还促进 HIV 的感染与传播。80%以上的 GH 由 HSV-2 引起，HSV-1 感染引起的 GH 正不断增加。儿童 GH 罕见，儿童一旦确诊为 GH，要考虑是性侵犯所致。

一、病 原 学

疱疹病毒是 DNA 病毒，有 100 多种，其中 8 种疱疹病毒引起人类疾病，称为人类疱疹病毒（human herpes virus，HHV），HHV-1、HHV-2 即为 HSV-1、HSV-2。HSV-2 主要通过性接触传播感染他人，主要特点是有建立潜伏感染能力。疱疹病毒分 α、β、γ3 个亚科，其中 α 疱疹病毒科包括 HSV-1、HSV-2。

二、发 病 机 制

HSV 原发感染后，可以不出现症状而首先沿感觉神经上行至三叉神经根（HSV-1）或骶神经节（HSV-2）进入潜伏状态，复活后的病毒沿轴突而下，回到接种部位附近皮肤黏膜而发病，表现为 HSV 在表皮和真皮细胞中增殖、扩散，导致表皮炎症、甚至水疱，原发 HSV 感染能导致大面积的炎症性病变。HSV 病毒感染后，经历潜伏、激活、复制、无症状排毒或临床复发循环过程，受多种因素如免疫抑制、免疫缺陷、感觉神经损伤、紫外线照射、日晒等全身或局部皮肤损伤，以及月经、过度紧张劳累、手术、月经、发热性疾病等影响，均可以称成为 HSV 激活的人为因素。

三、流 行 病 学

GH 是世界范围内最常见的溃疡性 STD，Faber 等调查了丹麦、挪威、爱尔兰、瑞典 4 个北欧国家 69 567 名 18～45 岁女性，发现 GH 的患病率为 4.8%。在美国，血清 HSV-2 阳性的病例报告率不足 10%，Aslam 研究发现，加拿大 2005～2007 年，STD 临床就诊者中，GH 患病率为（261.2～386.6）/10 万。Ramos 等对 150 名年龄 1 个月至 18 岁（其中 81%为女性）疑似性侵犯儿童进行 HSV 感染（但均无皮损）监测，发现 51% HSV-1 阳性，1% HSV-2 抗体阳性。笔者对广州市少教所 215 名青少年学员调查发现，HSV-2 抗体阳性率为 10.7%，其中 25%无明显的 GH 病史，5%为 15 岁以下，广州市性病疫情统计资料表明，GH 的报告数随着性病日趋流行而逐年上升，从 2004 年的 1177 例上升到 2013 年 1646 例，报告发病率由 2004 年 16.1/10 万降至 2012 年 11.73/10 万，但由于漏报及漏诊原因，估计血清 HSV-2 抗体阳性率是其 5～8 倍。

四、临 床 表 现

HSV 感染后，潜伏期 2 d 到 1 周，可以引起皮肤黏膜炎症、甚至水疱。HSV-1、HSV-2 感染好发部位不同，但表现有些类似。

1. 口唇疱疹（herpes labial）　绝大多数是 HSV-1 感染所致。原发感染后潜伏于三叉神经节的 HSV-1 机体免疫力低下时激活引起颜面部及口唇疱疹，表现为口唇黏膜、颜面集簇的丘疹、丘疱疹甚至水疱，伴有痒感及局部皮肤疼痛，水疱破后结痂，如无继发细菌感染，通常于 5~7 d 内愈合，不留瘢痕，部分严重患者，病程 10d 以上。一年之内常有反复。

2. 生殖器疱疹（genital herpes，GH） 主要由 HSV-2 引起，原发感染潜伏期 2～8d，初次感染后多数不直接发病，而建立潜伏感染，真正表现为原发性 GH 者不足 10%，超过 80% 的为复发性 GH。根据临床表现，GH 分为原发性 GH、复发性 GH、非原发首发性 GH、不典型 GH、亚临床（无症状）HSV 排泌，以及骶神经节 HSV 潜伏感染。

原发性 GH 表现为骶神经节神经分布区域皮肤黏膜损害、潜伏期 2～8 d，女性好发于外阴、阴阜、阴道、会阴部红斑基础上集簇状水疱，女性宫颈受累者，表现为宫颈肿胀及疼痛（图 10-10）。男性好发于阴茎体部、龟头、尿道，相对少见于阴囊。水疱易破，留下疼痛性糜烂、溃疡伴有恢复期瘙痒、尿痛，阴道及尿道分泌物、疼痛性淋巴结肿大。偶尔有脓疱。系统症状包括乏力、头疼。女性部分患者还有宫内膜炎、卵巢炎，男性前列腺炎。生殖器外疱疹好发于臀部、肛周、大腿、指端。

复发性 GH 表现与原发性表现体征相似，但症状轻微或无明显症状。非原发性首发性 GH 多数在原发感染后 3 个月至半年后出现首发，随后复发，复发频率视宿主免疫状态及 HSV 型别不同，少则一年 1～2 次，多则每月多次。年复发超过 6 次者，成为频繁复发的 GH。22.3%GH 患者在复发前无明显诱因；18.7%复发与频繁的性接触有关；16.1%与劳累过度有关；13.4%与进食刺激性食物有关；26% 在上述因素存在时均容易复发；1.0%女性患者在月经来潮时可引起 GH 发作。45.0%的患者在复发前无明显不适；26.8%发作前感到外阴部瘙痒、疼痛；9.8%下肢酸痛；8.0%有生殖器皮肤针刺感；有 5.4%有局部灼热感和腰部胀痛。

不典型 GH 表现为深在疼痛性溃疡、外阴单发性水疱、尿道黏膜糜烂（疼痛性尿道炎）、外阴皮肤皱褶处裂隙、龟头水肿、毛囊炎样丘疹等。

亚临床或无症状 HSV 排泌患者无明显特征，仅在皮肤黏膜检测到 HSV-2 排泌，是 GH 患者主要传播源。

HSV 潜伏感染时有病毒保持生命延续所必需的核蛋白复制，但病毒不增殖，不排毒。

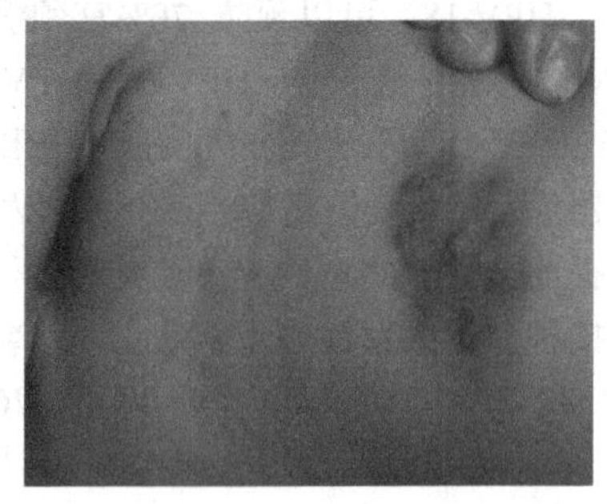

图 10-10 生殖器疱疹

五、实验室检查

1. Tzanck 染色 主要用于病毒性结膜炎检测，敏感性及特异性较低，不能分型。

2. HSV 分离培养 采集皮损水疱液或痂屑底下的基底层细胞，接种于预先培养好的致密单层 Vero 细胞或 Herp2 细胞分离培养，活动性皮损水疱液检测阳性率 80%以上，早期皮损阳性率高。培养阳性者用 HSV 型特异性单克隆抗体可进行 HSV-1、HSV-2 分型鉴定。

3. 核酸扩增技术（NAATs） 敏感性和特异性均高于培养法，但 FDA 尚未批准其用于 HSV 感染的临床诊断，也未用于检测性侵犯儿童生殖器以外标本。

4. 酶联免疫吸附实验（ELISA） 包被抗体者，可以检测皮损中 HSV 抗原，有较好的敏感性和特异性，单克隆抗体染色可以 HSV 分型。但尚未用于儿童性侵犯的检测。包被抗原者，可以检测血清中 HSV 抗体，目前已有商品化 HSV-IgG/IgM 抗体检测试剂盒使用。HSV 感染后产生型特异性抗体，HSV-2 抗体提示肛门生殖器 HSV-2 感染，HSV-1 抗体阳性可以是口周、也可以是肛门生殖器 HSV-1 感染。与感染后初期比较，恢复期血清 IgG 抗体滴度升高 4 倍对诊断原发 HSV 感染有意义，但 IgM 抗体检测新生儿 HSV 感染不敏感。

六、诊断与鉴别诊断

依据患者遭遇性侵犯史或不洁性接触史、临床表现及实验室检查，诊断不难，本病应与接触性皮炎、带状疱疹、白塞综合征、急性女阴溃疡、侵蚀性溃疡、软下疳等鉴别。

七、治　　疗

GH 的治疗原则是早期诊断、早期治疗、缩短病程、控制 HSV 排泌，减少 GH 传播及复发。症状严重者，系统给药；无全身症状体征者，以口服抗病毒和局部治疗为主，频繁复发者应进行抑制性治疗以减少 HSV 排毒及传播。

（一）原发性 GH 的治疗

（1）全身症状严重者，首选阿昔洛韦（ACV）注射剂 5 mg/kg，静脉滴注，8 h 一次，连续 5 d。对于皮损局限，全身症状轻或无全身症状者，口服 ACV（分散片、咀嚼片）：成人 200 mg，每日 5 次，连续 10 d，2 岁以下慎用。2～12 岁及肾功能不全者减量，8 h 1 次，服药期多饮水。ACV 缓释片：成人 400 mg，8 h 1 次，连续 10 d。2 岁以下慎用，2～12 岁及肾功能不全者减量，每日 2 次，且服药期间多饮水。伐昔洛韦（VCV）成人 500 mg，每日 2 次，连续 7～10 d。泛昔洛韦（FCV）：成人 250 mg，每日 2～3 次。连续 5 d，儿童慎用。

（2）我国 CDC 推荐原发性 GH 治疗方案：ACV 200 mg，口服，每日 5 次，共 7～10 d；ACV 400 mg，口服，每日 3 次，共 7～10 d；VCV 500 mg，口服，每日 2 次，共 7～10 d；FCV 250 mg，口服，每日 3 次，共 7～10 d。

（二）复发性 GH

首选口服，且在症状出现之初越早治疗，效果越好。

（1）ACV 200～400 mg，每日 2 次，连续 3～5 d，2 岁以下儿童慎用。VCV 成人 500 mg，每日 2 次，连续 5 d。FCV：成人 125～250 mg，每日 2 次，连续 5 d。病情轻，皮损少者，可以使用局部酞丁安软膏、喷昔洛韦乳膏、ACV 软膏外用，连续 3～5 d。

（2）我国 CDC 推荐治疗方案：ACV 200 mg，口服，每日 5 次，共 5 d；ACV 400 mg，口服，每日 3 次，共 5 d；或 VCV 500 mg，口服，每日 2 次，共 5 d；或 FCV 125～250 mg，口服，每日 3 次，共 5 d。

（三）频繁复发 GH 的治疗

对于频繁复发，年发作超过 6 次者，建议采用长期抑制性治疗，疗程 6～12 个月。已经有报道 ACV 连续 6 年，VCV 连续 1 年口服是安全的。

美国 CDC 推荐如下方案：ACV 400 mg 每日 2 次或 FCV 250 mg 每日 2 次或 VCV 500 mg 每日 1 次或 VCV 1000 mg，每日 1 次，连续 1 年。

长期抑制性治疗期间，病情稳定复发频率减少后，每 3 个月可以减量一次，直到隔日一次口服。ACV 400 mg，或 FCV 500 mg，或 VCV 500 mg。同时，联合口服吲哚美辛缓释片 25 mg，每日 1 次，西咪替丁胶囊 0.2，每日 3 次。间隔每周连续服用 1 周。抑制性治疗期间注意胃肠道不良反应，儿童慎用。

（四）妊娠 GH 的治疗

大量临床随机对照研究结果表明，孕妇使用 ACV 口服治疗及预防 GH，其不良妊娠结局并未见高于对照组，因此，权衡利弊情况下，ACV 孕妇可以照常使用。

（五）GH 合并 HIV 感染的治疗

GH 合并 HIV 患者的治疗方案基本一样，给药频率可以增加，美国 CDC 推荐方案为：ACV 400～800 mg，每日 2～3 次；FCV 500 mg 每日 2 次；VCV 500 mg，每日 2 次。

八、预后及干预

GH 是目前尚不能根治的病毒性疾病，主要通过无症状排毒传播，因此，对于频繁复发年超过 6 次者，应进行长期抑制性治疗。复发时早期甚至前驱期给药可以最大限度减少传播及对患者生活的不良影响，因此应该鼓励患者多锻炼，避免过度疲劳、调整压力，树立信心，尽可能在发作前驱期给药、避免 GH 复发诱因，减少 GH 临床复发。对于育龄期青年，采用阿昔洛韦抑制性治疗期间，可以考虑生育，减少围产期 HSV 病毒排泌及妊娠期间 HSV 感染的激活才是预防新生儿 HSV 感染的关键。

（叶兴东　陈嵘祎　张锡宝　史建强）

第七节 新生儿疱疹

内容提要：

- 由于单纯疱疹病毒感染引起的新生儿严重病毒性疾病。
- 主要感染途径是孕妇原发性生殖器疱疹分娩时通过产道感染新生儿。

新生儿疱疹（neonatal herpes，NH）：指新生儿出生后 28d 内，由单纯疱疹病毒（herpes simplex virus，HSV）感染所致的严重病毒性疾病。绝大多数 NH 是产妇生殖器疱疹（genital herpes，GH）分娩期间 HSV 排泌致新生儿感染，NH 的临床表现多样，取决于感染途径、暴露于 HSV 的时间、病毒型别及毒性，以及母亲的免疫状态等。

一、流行病学

在美国，NH 发病率大约是 33/10 000 活产数，是围产期新生儿最严重的 HSV 感染。Finger-Jardim 等采用巢式 PCR 检测了胎盘和脐带 HSV 感染情况，共检测 402 份胎盘组织（胎盘的母体面及胎儿侧各 201 份）及 184 例新生儿脐带血标本，发现胎盘 HSV-2 感染率为 9.0%，新生儿 HSV-2 感染疱疹率为 1.1%。Caviness 等回顾性分析了 5817 例住院新生儿感染情况，发现 17.2%为病毒感染，其中 0.3%为 HSV 感染。

二、发病机制

70% NH 主要由 HSV-2 引起，大部分 NH 患儿感染 HSV-2 是源于母亲原发性 GH 通过产道感染，HSV-1 感染的 NH 多在产后患儿接触口唇疱疹感染者所致。原发性 GH 的孕妇在孕期、围产期及产后均可出现临床及亚临床 HSV-2 胎盘感染、HSV-2 泌尿生殖道排毒而导致传染性。孕妇复发性 GH 时 HSV-2 排泌较原发性 GH 少，且因通过胎盘屏障被动转移 HSV-2 IgG 抗体，因而，NH 发病率较低。

三、临床表现

NH 与孕妇 GH 密切相关，但因孕妇免疫状态、所感染 HSV 病毒类型、病毒载量及传播途径等原因，NH 与成人 HSV 感染表现有所不同。NH 患儿母亲中，70%在分娩时无典型 GH 发作或者根本无已知的 GH 病史，孕妇复发性 GH 分娩期间感染胎儿的概率为 2%～5%，而原发性 GH 孕妇分娩期间感染新生儿的概率则剧增到 33%～57%，因此，破膜后 4 h 内出现原发 GH 活动性皮损，最好采取剖宫产分娩。

（一）感染途径

胎儿原发宫内 HSV 感染多由于 HSV-2 上行或病毒血症感染所致，原发宫内感染可导致死胎，5%在新生儿期出现异常，其中 70%新生儿疱疹病毒感染有水疱，30%有瘢痕，50%以上有小头畸形，60%有脉络膜视网膜炎。婴儿原发 HSV-2 感染 95%发生于新生儿期，其中 85%发生于围产期，10%在围产期后感染。围产期感染者，50%伴有母亲原发性 HSV 感染，5%是母亲复发性 HSV 感染所致，围产期后婴儿 HSV 感染，可能来源于母亲生殖器或生殖器外 HSV 感染，也可能来源于其他家庭成员间的 HSV 感染传播所致。潜伏期不定，30%在出生时有症状，其余出生后 6 周内出现 HSV 感染表现。

（二）临床表现

潜伏期 1～3 周，平均 1 周。

1. NH 依据临床表现，新生儿疱疹分为皮肤、眼、口单纯疱疹（skin、eye、mouth，SEM）、中枢神经系统（CNS）疱疹及播散性 HSV 感染。

（1）眼、口及皮肤表现：典型者在眼、口及头皮或其中一部分皮肤或黏膜出现水疱、糜烂、溃疡，结膜炎或角膜炎，70%因皮肤水疱就诊，牙龈 HSV 感染可以引起严重的疱疹性齿龈炎，伴有明显的肿胀及疼痛。此类型新生儿疱疹预后良好

（2）中枢感染：可以是首发症状，20%患儿无皮肤水疱史，60%同时有皮肤黏膜受累表现，灶性脑炎或伴有兴奋、易怒、嗜睡等精神症状，以及高热、发作性癫痫样症状的脑膜脑炎。15%～50%预后差，即使治疗后仍然有 10%合并长期并发症，大脑实质感染者，并发症发

生率仍达 50%。

（3）播散性 HSV 感染：77%有皮肤感染，好发于 6 月龄至 3 岁儿童，始发于严重的疱疹性口腔齿龈炎，逐步累及内脏，特别是肝、肺，严重者导致病毒血症，发生胃肠炎、脑炎、肾功能不全，特别伴有低体温时，要高度怀疑新生儿 HSV 感染病毒血症。患者多数死于严重的病毒血症。新生儿严重播散性疱疹主要见于早产儿、营养不良及合并其他传染病如麻疹及免疫异常疾病者。

2. 生殖器疱疹　婴幼儿少见，儿童及青少年生殖器疱疹表现与成人类似，儿童 GH 多由性侵犯引起。具体见生殖器疱疹章节。

四、实验室检查

（1）HSV 病毒检测见“生殖器疱疹”章节。

（2）其他辅助检查：如脑脊液检查可以发现 HSV 中枢感染致蛋白升高，白细胞、红细胞异常；影像学检查包括 CT 及磁共振（MRI）可发现脑组织异常图像。脑电图诊断新生儿中枢神经系统 HSV 感染的敏感性高于神经影像学检查。脑电图显示异常背景波和全脑周期性棘波、多灶性周期性波（multifocal periodic pattern，MPP）或周期性双侧癫痫样放电（periodic lateralized epileptiform discharges，PLEDs）是新生儿疱疹性脑炎的特异性改变，有重要的诊断价值。

五、诊断与鉴别

根据母亲 GH 病史及分娩期间 HSV 病毒学检测，结合新生儿临床表现、HSV 病毒学检测，诊断不难，但对于母亲 GH 病史不详，分娩期间 HSV 病毒学检测阴性者，需要反复结合临床表现进行分析诊断。必要时需检测脑脊液，以确定中枢神经系统 HSV 感染。

NH 需与天花、水痘、副流感病毒及腺病毒感染等病毒性疾病鉴别；有皮损者，还需考虑到梅毒、大疱性脓疱疮、新生儿中毒性红斑、Langerhans 细胞组织细胞增多症等疾病。依据病史及临床表现，加上必要的血清学检查，鉴别不难。

六、治　疗

治疗原则是早期诊断、早期治疗、缩短病程，减少并减轻并发症。

（1）系统抗病毒治疗

1）只有皮肤黏膜感染者，阿昔洛韦 30 mg/（kg·d），或 250 mg/（m^2·d），分三次（每 8 小时一次）静脉滴注，连续 7 d，肾功能不全者酌情减量。

2）对于 HSV 先天感染、中枢神经感染及播散性 HSV 感染者，阿昔洛韦加量至 60mg/（kg·d），分三次静脉滴注，肾功能不全者酌情减量。

3）阿糖腺苷（Vidarabine）30 mg/（kg·d），每 12 小时一次，分 2 次静脉滴注，或膦甲酸钠 40 mg/（kg·d），分 2 次静脉滴注。

（2）局部抗生素软膏如莫匹罗星预防继发感染，抗病毒乳膏喷昔洛韦、阿昔洛韦乳膏对促进 HSV 感染皮损愈合、减少病毒荷载有帮助。

（3）其他系统支持治疗：对于中枢神经系统感染，疱疹病毒性脑炎有颅内高压者，应给予脱水支持治疗。减轻脑组织的损伤。

七、预　后

HSV 感染是胚胎流产的重要原因之一，近 100%宫内 HSV 感染存活儿有神经发育迟缓。HSV 感染仅累及皮肤黏膜的新生儿，几乎都可以存活，但 40%有眼部并发症。而中枢神经感染及播散性 NH 是威胁新生儿生命的严重病毒性感染，如果不治疗，病死率达 50%，即使治疗，病死率也达到 15%，约 75%有长期神经系统不良后果。20%有慢性持续性眼功能障碍。播散性新生儿 HSV 感染，病死率达 75%，即使治疗，病死率也高达 50%，且存活的 50%患儿中，40%有中枢神经系统并发症。

八、预　防

NH 重在预防，孕妇分娩时发生原发性 GH 需要进行 HSV 排毒监测，且应该避免使用产钳。另外，HSV-1 感染的孕妇 GH，首次发作病情严重，也要进行检测，阳性时抗病毒治疗以便预防 NH，但对于复发性 GH 孕妇，并不主张围产期 HSV 排毒监测，孕妇生殖器疱疹频繁复发年超过 6 次者，应在孕晚期给予阿昔洛韦预防性治疗，以便减少无症状排毒。研究发现，GH年复发频率越高、感染HSV后病程越短、无症状HSV排泌概率越高，孕妇口服阿昔洛韦及其前体伐昔洛韦对胚胎及胎儿发育无明显不良影响。

（叶兴东　陈嵘祎　张锡宝）

第八节　软　下　疳

内容提要：

- 一种由杜克雷嗜血杆菌感染引起的生殖器溃疡性性传播疾病，可以促进HIV感染与传播。
- 典型临床表现是生殖器部位急性疼痛性溃疡。

软下疳（chancroid）是由杜克雷嗜血杆菌感染引起的经典性传播性疾病（classic sexually transmitted disease，CSTD），表现为急性、多发性、疼痛性生殖器溃疡，可以合并腹股沟淋巴结肿大、化脓及破溃，多见于热带、亚热带发展中国家。我国自20世纪80年代性病再次流行以来，罕见报道。软下疳溃疡可促进HIV感染与传播。

一、流　行　病　学

与生殖器疱疹相比，国内外软下疳的发病率大多呈整体下降趋势，且有望根本上消灭。而在欧洲等发达国家，软下疳病例已经少见。但在资源匮乏东南亚部分国家、非洲国家如博茨瓦纳及肯尼亚首都内罗毕的性工作者中，软下疳仍然是生殖器溃疡的常见原因。在印度等国家，1980年开始，性病就从梅毒、软下疳、淋病等细菌性疾病转向病毒性STD和沙眼衣原体感染。在我国，软下疳病例非常少见，2007年的性病监测方案中就停止了对该病的检测，2013年修改后实施的《性病防治管理办法》已经不再将软下疳作为监测的性病病种。

二、病　因　学

杜克雷嗜血杆菌是软下疳的致病菌，该菌为革兰阴性的兼性厌氧菌，长约2.0 μm，宽约0.5 μm，短棒状，末端钝圆，在细胞外排列成鱼群状或链状。该细菌无运动能力，无芽孢，耐低温，但不耐热，65℃即可迅速杀死。

三、临　床　表　现

性接触后，潜伏期3～7 d，男性好发于阴茎包皮、系带，女性好发于外阴、阴道、宫颈及肛周。表现为红色疼痛性丘疹，快速进展为脓疱、破溃后形成边界不整齐的溃疡，溃疡基底肉芽样外观，覆盖脓性渗出物，溃疡基底部组织松软，疼痛明显。如不治疗，溃疡可以持续数周甚至数月，继发感染时，溃疡质地变硬，溃疡也可因为自身接种感染对侧皮肤，称为接吻性溃疡（kissing ulcer），大约50%患者可以合并单侧腹股沟淋巴结肿大，疼痛。进展出现横痃，自发破溃导致“鱼口样”外观的溃疡。溃疡愈合还可以导致包茎、外阴粘连，累及尿道者愈合后出现尿道狭窄等并发症。儿童及成人均可能发生生殖器外软下疳，易出现漏诊或误诊。

四、诊断与鉴别

根据美国CDC指南，不洁性接触3～7 d潜伏期后外阴一个或多个疼痛性溃疡、区域性淋巴结肿大，而且暗视野及血清学检查排除梅毒、溃疡分泌物检查排除生殖器疱疹情况下，即可诊断。细菌培养48～72 h，菌落推动试验阳性为杜克雷嗜血杆菌的典型特征，用培养的菌落进行细菌生化鉴定有助于确诊。

本病应与生殖器部位其他溃疡性疾病进行鉴别，包括梅毒、生殖器疱疹、下疳样脓皮病、固定性药疹等。

五、治　　疗

尽管原则上需要抗生素药物敏感试验结果后给予有效的抗菌药物治疗，临床诊断后，仍建议按照流行地区细菌药物敏感特点，给予早期治疗。

（一）系统治疗

（1）首选头孢曲松 250 mg；大观霉素2.0 g，一次肌内注射。

（2）阿奇霉素1.0 g顿服，或红霉素0.5，每日4次，5～7 d。

（3）环丙沙星0.5，每日2次，3～7 d一疗程，注：孕妇及儿童禁用。

（二）外用药物

在系统治疗基础上,外用消毒液 0.1%依沙吖啶溶液或 1∶1000 高锰酸钾浴液湿敷后，给予莫匹罗星软膏、红霉素软膏等有助于改善症状。对于肿大的淋巴结，也可以不切开、于局部注射抗生素治疗。

六、预　　后

本病预后良好，早期治疗，减少性伴侣传播，倡导安全性行为是预防的关键。

（叶兴东　张锡宝）

第九节　阴道毛滴虫病

内容提要：

- 一种由阴道毛滴虫感染引起的阴道炎症性性传播疾病。
- 典型临床表现为外阴瘙痒、泡沫状白带伴恶臭。

阴道毛滴虫病（trichomoniasis vaginitis）是由阴道毛滴虫感染引起的阴道炎症性疾病。通过性接触传播。是最常见的滴虫病之一。除了阴道毛滴虫引起人类致病之外，滴虫病（trichomoniasis）还有由人毛滴虫（trichomoniasis hominis）引起的肠道滴虫病及口腔毛滴虫（trichomoniasis buccalis）引起的口腔滴虫病。临床所说的滴虫病，主要是指阴道毛滴虫所引起的疾病。男性阴道毛滴虫感染表现为尿道炎（非淋菌性尿道炎之一），而女性滴虫性阴道炎表现为恶臭的泡沫状白带，伴有明显的外阴瘙痒及刺激症状。本病近年发病率有所上升，孕妇滴虫性阴道炎与胎膜早破、早产及儿童智力低下有关。

一、病　原　学

引起人类疾病的三种滴虫中，阴道毛滴虫是体型最大的一种。阴道毛滴虫无毛囊期，仅有滋养体期，其滋养体呈梨形或圆形，约为多核白细胞的 2～3 倍，无色透明具有折光性。前端有 5 颗排成环状的毛基体复合体，自此发出 4 根前鞭毛和 1 根后鞭毛。滴虫借前端 4 根鞭毛向前运动并与波动膜的扑动做出螺旋式运动。阴道毛滴虫属兼性厌氧寄生虫，寄生于阴道、尿道、子宫、尿道旁腺等处，通过渗透方法汲取营养，也可以通过胞饮作用通过伪足将黏附于其体表的固体食物吞噬。

二、流 行 病 学

Stemmer 等通过 PCR 法对美国 78 428 名 12～75 岁女性宫颈拭子进行阴道毛滴虫检测，分析了不同地区不同年龄段女性阴道毛滴虫感染情况，发现阴道毛滴虫的检出率为 4.3%，且 46～55 岁年龄段女性为高发年龄。刘惠芬等对惠州市某城区社区女性共 7652 名女性进行阴道分泌物检测调查，社区妇女阴道分泌物滴虫性阴道炎检出率为 1.1%。伍丽群等对深圳 1172 例外来务工女青年调查，并对 968 例自愿体检者进行了妇科检查，滴虫性阴道炎 2.7%。Carne 等在英国对泌尿生殖道门诊回顾性调查 6 种非病毒性感染，共调查 1718 人次，滴虫性阴道炎感染率 0.2%。

三、致 病 机 制

阴道毛滴虫的致病与菌株毒力及宿主生理状态、内分泌及阴道 pH 等有关。阴道自净作用（维持酸性环境）减弱、妊娠及泌尿生殖道炎症时易诱发滴虫性阴道炎。阴道内环境由酸性变为中性或偏碱性时，有利于滴虫的生长繁殖，人感染滴虫后，其鞭毛运动对尿道、阴道黏膜的机械性损害，黏附在阴道上皮细胞产生并释放的细胞外毒性因子（包括细胞分离因子、半胱氨酸蛋白酶、降解的免疫球蛋白及溶血毒素）参与致病导致炎症。

四、临 床 表 现

（1）潜伏期为通常为 4～7 d。

（2）女性滴虫性阴道炎：典型的滴虫性阴道炎表现为显著的外阴瘙痒、排尿困难、性交不适、甚至疼痛，月经期因阴道 pH 上升，症状加重。妇科检查可见白带多，成黄绿色泡沫状，阴道黏膜红肿，斑片状假膜。阴道后穹窿充满稀薄灰黄色且有泡沫的白带具有诊断价值。急性期后症状减轻或消失，白带随之减少。部分患者首诊时无明显症状。阴道毛滴虫可以吞噬精子，导致不孕。孕妇滴虫病可以发生胎膜早破、新生儿低体重、甚至胎儿死亡。

（3）男性滴虫病尿道炎：男性尿道也可感染阴道毛滴虫，表现为非淋菌性尿道炎、前列腺炎、附睾炎、龟头包皮炎、尿道狭窄甚至不育。一般症状与非淋病性尿道炎相似，急性感染者表现为尿道灼热感、尿道口脓性分泌物及尿频。也可以表现为无症状携带者，但有传染性。

（4）儿童及新生儿阴道毛滴虫感染：孕妇滴虫性阴道炎通过产道可以感染新生儿，孕妇滴虫性阴道炎者，有 2%～17%女性新生儿发展成为阴道滴虫感染，由于母亲雌激素作用的原因，新生儿阴道上皮与母亲类似，成熟的女性阴道上皮对滴虫敏感，可以出现阴道分泌物，但典型的感染也可以无症状，雌激素水平在 3～4 周后恢复正常，至此女阴阴道上皮又恢复到青春期特征，对滴虫感染有一定抵抗力。新生儿有滴虫感染症状或持续感染超过 4 个月时，需要抗滴虫治疗。儿童滴虫性外阴阴道炎要考虑是性侵犯所致。

五、实验室检查

（1）涂片瑞特或姬姆萨染色，镜下可见带鞭毛的圆形或椭圆形虫体。

（2）悬滴法：用消毒棉拭子直接取阴道后穹窿泡沫状黄绿色白带，滴到温热生理盐水玻片上混匀，湿片镜检，可以见到活动的滴虫，阳性率 80%以上。

（3）培养法：用肝浸液培养基或蛋黄浸液培养基。接种阴道分泌物后，37℃温箱培养 2～7 d 后取培养液 1 滴。镜检可见活动虫体。

（4）核酸扩增技术：用 DNA 探针和单克隆抗体的快速检测方法敏感性为 90%，特异性为 99.8%。NAAT 法检测成年女性阴道滴虫感染有良好的敏感性和特异性。但 FDA 尚未批准基于儿童使用的 NAAT 法检测试剂盒。

（5）其他表现：阴道分泌物 WBC 升高，阴道 pH＞4.5，但儿童阴道 pH 尚无统一标准。另外，肠鞭毛滴虫镜下表现与阴道毛滴虫类似。因此要注意鉴别外阴污染导致的滴虫。

六、诊　断

女性患者根据阴道白带性状的典型表现，诊断不难，分泌物镜检或培养发现滴虫即可确诊。但需要与细菌性阴道病、念珠菌性外阴阴道炎等进行鉴别。细菌性阴道病有典型乳白色浆糊状白带，镜检见大量加特纳菌。念珠菌性阴道炎由典型凝乳或豆腐渣状白带，念珠菌菌丝阳性即可确诊。男性尿道滴虫感染依靠培养结果阳性确诊，但结果阴性不能排除感染。结合临床表现及性伴侣检查结果诊断。

七、治　疗

主要用硝基咪唑类抗生素：甲硝唑、替硝唑及奥硝唑。女性症状不严重者，可以采用单纯局部阴道治疗。对于严重及反复发作、慢性滴虫性阴道炎及男性滴虫尿道炎，给予系统治疗，或结合局部治疗以提高疗效。

（一）局部治疗

（1）甲硝唑栓 0.5 g 或泡腾片 0.2～0.4 g，每晚睡前，洗净手，戴指套给药于阴道后穹窿，连续 7～10 d，必要时 2～3 个疗程。也可使用甲硝唑凝胶 5 g/次，早、晚各 1 次，连续 5～7 d，洗净手，戴指套给药于阴道后穹窿。

（2）替硝唑栓　0.2 g/次，每日 2 次，阴道后穹窿给药。或替硝唑泡腾片 0.2 g，每晚睡前洗净手，戴指套给药于阴道后穹窿处，连续 7 d。

（3）奥硝唑栓 0.5 g，每日 1 次。睡前，洗净手，戴指套给药于阴道后穹窿处。

（二）系统治疗

（1）甲硝唑 2g 单剂量口服，或甲硝唑 0.5 g 每日 2 次，7 d，或 0.2 g，每日 4 次口服，7 d。儿童 10～30 mg/（kg · d），5～6 d。性虐待儿童，甲硝唑 15 mg/kg，共 7 d。服药后 24 h 内禁止饮酒。女性患者治疗期间其性伴侣应同时治疗。

（2）替硝唑 2 g，单剂量口服，必要时 3～5 d 重复一次。也可以 1 g/次，首次加倍，连续 3 d。儿童：6～13 岁，替硝唑，1 g，单次口服；替硝唑属于 FDA 分类 C 级，孕早期禁用，孕中晚期权衡利弊后慎用。哺乳期禁用。

（3）奥硝唑，用于急性阴道毛滴虫病，1.5 g，夜间顿服。慢性阴道毛滴虫时，0.5 g，每日 2 次，共 5 d，口服。性伴侣同时治疗。

八、预后及预防

正确的诊断阴道滴虫感染并积极治疗，减少传播，对于患者近期性伴侣也尽可能进行治疗，治疗后按时随访、减少高危性行为、提倡安全性行为是预防滴虫感染的关键。

（叶兴东　陈嵘祎　张锡宝）

第十节　获得性免疫缺陷综合征

内容提要：

- 由人免疫缺陷病毒（HIV）感染导致的慢性传染病，主要通过性接触、输血及血制品、母婴传播等途径感染。
- 临床分为急性 HIV 感染、无症状 HIV 感染、HIV 相关综合征、获得性免疫缺陷综合征（AIDS）四期。
- HIV 感染早期（外周血 $CD4^+T$ 细胞＞$0.35\times10^9/L$）可以进行预防性抗病毒治疗，HIV 感染晚期（外周血 $CD4^+T$ 细胞 $\leqslant0.35\times10^9/L$）必须进行联合抗病毒治疗。

获得性免疫缺陷综合征（AIDS）是由人类免疫缺陷病毒（human immunodeficiency virus，HIV）感染引起的慢性传染病。1981 年率先由美国报道，1982 年正式命名。AIDS 主要通过性接触、血液、母婴传播及血制品感染，儿童 AIDS 绝大多数是母婴传播所致。本病病死率极高，尚无法根治。

一、病因机制

HIV 病毒属于反转录病毒，是典型的 C 型 RNA 病毒，HIV 分为 2 型，即 HIV-1、HIV-2。其中 HIV-2 主要见于西非，且罕见于母婴传播。由于 HIV 病毒复制过程中关键性的反转录酶无纠错能力，导致 HIV 病毒遗传异质性多见，有害的突变和重组可能导致病毒颗粒无感染性或失活。当细胞同时感染不同 HIV 病毒株时，发生病毒间基因组杂交，这种重组产生的杂交病毒在 3 个或以上互不相干的个体中流行时，这些病毒成为“循环重组病毒形式（CRFs）”，因此，HIV 病毒分类上包括类、组、亚型和 CRFs，目前，HIV 分为 HIV-1、HIV-2 型，HIV-1 型包括 M、N、O 三组，9 个亚型 A、B、C、D、F、G、H、J、K 9 个亚型，还有 AE、AG、AB、AGHK、DF、AGJK、BC、CD、AEGJ 等 CRFs。HIV-2 包括 A～G 7 个亚型。亚型和 CRFs 都面临突变和重组。HIV 病毒对热敏感，在 56℃下 30 min 可灭活，50%乙醇或乙醚、0.2%次氯酸钠、0.1%漂白粉、0.3%过氧化氢溶液、0.5%来苏尔 5 min 可以灭活，但对紫外线不敏感。

HIV 致病的分子机制较为复杂，简言之，HIV 侵入人体后首先与细胞表面含有 $CD4^+$分子的 T 淋巴细胞结合，并进入细胞复制，部分则整合到细胞染色体 DNA 中潜伏。在机体细胞免疫与体液免疫作用下，感染初期 HIV 低水平复制，而随病情进展，在多种细胞因子和其他病毒作用下，潜伏的 HIV 病毒大量复制。广泛破坏 $CD4^+T$ 淋巴细胞，并使单核/巨噬细胞、B 淋巴细胞、$CD8^+T$ 淋巴细胞和 NK 细胞等功能受损，最后导致机体整体的免疫功能受损，诱发机会性感染及肿瘤。

二、流行病学

（一）流行情况

据统计，每天有约 2000 例儿童感染 HIV，儿童 AIDS 主要由 HIV-1 感染引起。世界卫生组织（World Health Organization，WHO）和联合国儿童基金会（United Nations Children’s Fund，UNCF）及 WHO/AIDS 联盟 2008 年报告：全球 15 岁以下 HIV 感染者从 2001 年的 1600 万上升到 2008 年的 2100 万，90%在亚撒哈拉非洲地区。2008 年，全世界大约有 43

万（24 万～61 万）儿童新发感染 HIV，其中 90%通过母婴 HIV 传播，28 万～36 万是分娩期和产前感染，其余则主要通过哺乳期感染。截至 2011 年底，估计我国存活 AIDS 病毒感染者和 AIDS 患者（PLHIV）78 万人（62 万～94 万人），女性占 28.6%；AIDS 患者 15.4 万人（14.6 万～16.2 万人）；全人群感染率为 0.058%（0.046%～0.070%）。在 AIDS 流行严重地区，孕产妇中 HIV 感染水平相对较高（个别达到或超过 0.201%），全国 AIDS 病例报告中母婴传播的比例逐年下降，2009～2011 年分别为 1.4%、1.3%和 1.2%，2011 年估计的新发 HIV 感染中只有 0.4%是母婴传播，HIV 母婴传播得到遏制。

（二）传染源

传染源为 AIDS 患者及 HIV 感染者，传染性最强的是临床无症状而血清 HIV 抗体阳性者。另外，病毒学检测阳性而抗体阴性的窗口期感染者或免疫力极度低下的人群是危险的传播者，在早期及晚期 HIV 感染者/AIDS 患者多见。

（三）传播途径

从感染者的血液、唾液、脑脊液、精液、泪液、子宫颈分泌液、乳汁、尿液、淋巴结等分离到 HIV 病毒，但证实具有传播意义的体液包括血液、精液、宫颈分泌物及乳汁。因此，AIDS/HIV 感染的传播途径包括性接触、血液传播、母婴传播。儿童 HIV 感染大多数为母婴传播（尤其是经产道及乳汁），尚未发现儿童性侵犯传播 HIV 感染的报道。

（四）易感人群

HIV/AIDS 的高危人群主要是男同性恋者、女性性工作者、双性恋及吸毒者，其次为经常输血或使用血制品者。异性间滥交、性病患者及父母是 AIDS/HIV 感染者的儿童易感。

三、临床分期及系统表现

由于 HIV 感染途径及感染 HIV 病毒载量的不同，HIV 感染者临床分为急性 HIV 感染、无症状 HIV 感染及 AIDS。各期由于免疫力的差异，临床表现也不同。

1. 急性 HIV 感染（acute HIV infection） 通常出现在感染 HIV 后 1～2 周，由于 HIV 病毒大量复制，因 $CD4^+T$ 淋巴细胞大量被破坏，造成免疫力急性下降，60%～70%患者出现急性 HIV 病毒血症。表现为急性上呼吸道感染症状，如发热、咽痛、全身不适，少数患者可以有头疼、皮损、脑膜脑炎等，体检有浅表淋巴结肿大，肝脾大等，上述表现通常 1 个月内消失。

2. 无症状 HIV 感染（asymptomatic HIV carrier，AHC） 可为原发 HIV 感染或急性 HIV 感染迁延而来，持续数月至十几年，平均 8～10 年。患者长时间无任何临床症状，或程度不等的浅表淋巴结肿大。部分患者直到发展为 AIDS 才被发现。虽然无临床表现，但血清检测 HIV 抗体及 HIV 病毒均阳性，核心蛋白和包膜蛋白检测均呈阳性。具有传染性。$CD4^+$ 细胞数保持在 0.4×10^9/L 或以上。

3. 艾滋病相关综合征（AIDS-related syndrome） HIV 阳性患者出现进一步频繁发热，乏力，盗汗及腹泻等免疫力下降表现，伴有全身浅表淋巴结肿大，$CD4^+$ 细胞数为（0.2～0.4）$\times 10^9$/L。

（1）AIDS 的系统表现：慢性低热、腹泻、体重下降、淋巴结肿大。常合并各种机会性感染和肿瘤，卡氏肺囊虫肺炎或中枢神经系统感染是多数 AIDS 患者死亡的直接原因，未经治疗的 AIDS 患者此阶段平均生存期为 1.0～1.5 年。

（2）AIDS 皮肤表现：包括机会性感染、非感染性炎症及皮肤肿瘤。

1）机会性感染：由于免疫功能整体低下，AIDS 患者容易出现各种病原微生物感染，常见有病毒性感染如带状疱疹、单纯疱疹、传染性软疣、寻常疣、肛门直肠尖锐湿疣等，真菌感染如口腔黏膜念珠菌感染（鹅口疮）、泛发性体癣、隐球菌感染。其中鹅口疮是免疫缺陷最早出现的真菌感染表现，儿童 AIDS 还有脓疱疮、深脓疱疮（臁疮）。与非 AIDS 不同的是，AIDS 患者的皮肤感染表现通常较重，皮损常有异样。

2）非感染性皮肤表现：以多形性皮损为特征，常表现为脂溢性皮炎、鱼鳞病、银屑病（图 10-11）、毛发红糠疹等。

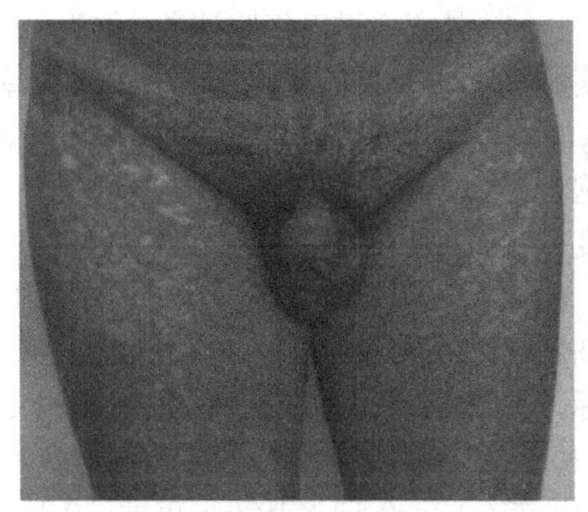

A. 红皮病型银屑病

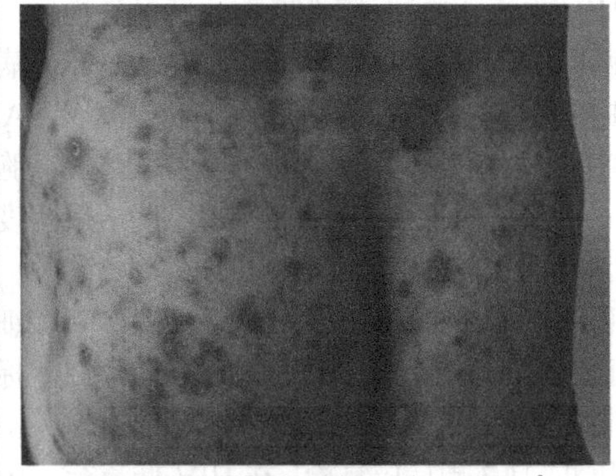

B. 非典型寻常型银屑病($CD4^+$ 250 个/mm^3)

图 10-11　以银屑病为首发的 AIDS 患者

3）皮肤肿瘤：常见的皮肤肿瘤有以下几种。卡波西肉瘤（Kaposi sarcoma）：常见于躯干四肢，也可以发生于鼻尖、口腔黏膜等处，起初表现为粉红色丘疹、斑丘疹、皮损逐渐变暗形成棕色的斑疹或斑块，最后形成出血性皮损和结节。淋巴瘤：皮损无特异性，主要依靠病理及免疫组织化学检查。恶性黑素瘤：多见于中老年，病情进展迅速，较早即出现转移。如出现鳞状细胞癌，病情进展快，有时侵犯结缔组织、软骨并转移到附近淋巴结。

4）儿童 AIDS 的临床表现：播散性淋巴结肿大；肝脾大；口腔和（或）食管念珠菌感染；慢性腹泻；腮腺炎；心肌病；肝炎；肾病；中枢神经系统疾病（CNS）；严重消瘦、发育迟缓；持续性脂溢性皮炎；卡氏肺囊虫肺炎；淋巴细胞性间质性肺炎；复发性金黄色葡萄球菌感染；泛发性表皮真菌感染/皮霉菌感染；严重疥疮，多发性结痂；嗜酸细胞性毛囊炎；机会性感染如弓形虫病、慢性单纯疱疹病毒感染、肺外隐球菌感染、泛发性非典型分枝杆菌感染、肺外结核等；药物疹，特别是对三甲磺胺异噁唑；恶性肿瘤如 B 细胞非霍奇金淋巴瘤；HIV 脑病、多灶性脑白质病。

四、实验室检查

实验室检查是确诊 HIV/AIDS 的重要手段，包括 HIV 抗体及 HIV 病毒学检测、免疫功能检测及相关机会性感染病原微生物检测 4 个方面。

1. HIV 抗体检测　指 HIV 血清学检测，窗口期通常 3～4 周，同时检测针对 HIV-1、HIV-2 型抗体。常用筛查方法有酶免疫法（EIA）或酶联免疫吸附试验（ELISA）、快速法（胶体金法或层析法）及免疫印迹（Western blotting，WB）。EIA 法可以用血浆，也可以用血清。而快速法则多用静脉血或末梢血，不需要离心 20～30min 读取结果。目前的 HIV 抗体检测方法敏感性特异性均良好，WB 不再是确证 HIV 感染所必需。

（1）适应证和结果的意义：用于筛查婴幼儿 HIV 暴露者、筛查 HIV 感染且需要进行病毒学检测的 9～18 个月龄幼儿、无母乳喂养的婴幼儿，以及终止母乳喂养后 6 周的幼儿。HIV 抗体阴性可排除婴幼儿 HIV 感染，对于 18 月龄以上儿童，HIV 抗体阳性有诊断意义。

HIV 抗体阴性提示幼儿没有 HIV 暴露或可能处于窗口期；对于从没有接受哺乳或过去 6 个月没有母乳喂养者，HIV 抗体阴性提示没有 HIV 感染；如果有母乳喂养，阴性不能排除 HIV 感染，需继续随访。HIV 抗体阳性提示感染 HIV，尤其年龄较大的幼儿意味着 HIV 感染。

（2）注意事项

1）HIV 检测结果应用：由于存在母亲 HIV-IgG 抗体被动转移至婴幼儿体内，HIV 抗体阳性仅提示母亲 HIV 感染及幼儿 HIV 暴露。

为了诊断 18 月龄以下幼儿自身 HIV 感染，需要进行 HIV 病毒学检测。对于>9 月龄的儿童，可先行 HIV 血清学检测，阳性者再行病毒学检测。9 月龄时 HIV 抗体阴性，可排除 HIV 感染。但母乳喂养者，应停止喂养后 6 周重新检测。

2）HIV 阳性复检问题：在 HIV 高流行区，不同 HIV 血清学检测方法可联合使用，使结果更可靠。一种 HIV 试剂盒检测结果阳性时，同一标本用第二种试剂盒复检，仍然阳性者诊断血清学阳性，如果结果不一致，则用第三种方法（与前两种不同）进行检测，阳性时为 HIV 血清学阳性，且 3 周后应复检。在 HIV 低流行区，一种方法检测 HIV 阳性，另一种检测阴性时，判断为阴性。两种方法均阳性时，再用第三种方法检测，如阳性，则 HIV 血清阳性，如阴性，则三周内重新送检。

2. HIV 病毒学测定 包括 HIV-DNA、HIV-RNA 等核酸检测及 HIV-p24 抗原检测。

（1）适应证：用于诊断 HIV 感染、HIV/AIDS 病情评估及疗效评价。

（2）HIV RNA/DNA 检测：包括定性和定量。最常用的 DNA 扩增方法包括 PCR、实时 PCR，RNA 扩增方法如转录介导扩增（transcription-mediated amplification，TMA）等。HIV-DNA 定性检测是目前婴幼儿 HIV 感染诊断中广泛使用的方法。尤其是外周血单核细胞内细胞相关的 HIV-DNA 检测是诊断 HIV 感染的最敏感手段之一。而定量检测 HIV-RNA 可以早期诊断婴幼儿 HIV 感染、了解病情、监测治疗效果。但接受抗病毒治疗数年后的 HIV 感染儿童，HIV-DNA 仍可阳性。如不存在 HIV 复制，HIV-RNA 可以阴性。

（3）超敏 HIV-p24（Us-p24）抗原检测：不需要进行核酸提取，可作为 HIV-RNA、HIV-DNA 的替代方法，用于婴幼儿 HIV 感染的早期诊断。p24 是核心抗原，可结合抗体、也可游离于全血或血（浆）清中，HIV 抗体阳性时，因形成抗原抗体复合物，p24 抗原通常难于测到。由于技术的改进，目前 p24 抗原检测同 HIV-DNA/RNA 检测一样，用于婴幼儿 HIV 感染的诊断。对于以 A、B、C、D、C 及 F 亚型为主要 HIV 分子型别的地区使用。但不建议用于抗病毒治疗后儿童 HIV 感染的检测。

3. 免疫功能检测

（1）外周血淋巴细胞计数，作为 HIV 感染病情进展的衡量标志之一，并按计数结果对 AIDS 病情分为轻、中、重度。轻度指淋巴细胞≥2×10^9/L，中度指（1～2）$\times10^9$/L；重度<1×10^9/L。

（2）$CD4^+$T 淋巴细胞计数：血液中 $CD4^+$ 细胞计数是衡量机体免疫功能的一个重要指标。并按 $CD4^+$计数结果对 AIDS 病情分为轻、中、重度。轻度指 $CD4^+$淋巴细胞≥0.5×10^9/L，中度指（0.2～0.5）$\times10^9$/L；重度<0.2×10^9/L。

（3）$CD4^+$/$CD8^+$T 淋巴细胞比值<1，主要由于 $CD4^+$T 淋巴细胞减少。

（4）β_2 微球蛋白测定：AIDS 患者明显升高。

4. 条件致病菌病原微生物检查 机会性感染均由于条件致病菌感染所致，每例 AIDS 患者至少都能发现一种条件致病菌感染，根据疑似临床表现筛选进行微生物检查。

五、诊 断 标 准

（一）儿童 HIV 感染者

母亲 HIV 抗体阳性，并具备下列条件之一者：

（1）18 月龄及以下，血清 HIV 病毒学（HIV-DNA、HIV-RNA、p24 抗原）检测阳性者。

（2）18 月龄以上，2 种不同方法检测均出现 HIV 抗体阳性。

（二）儿童 AIDS 诊断标准

1. 依据美国 CDC 诊疗指南 有下列（1）、（2）表现之一时，可以诊断儿童 AIDS。

（1）HIV 抗体阳性且符合下列条件 2 项或以上：①鹅口疮；②严重肺炎；③脓毒败血症。

（2）HIV 抗体阳性，具备下列任何一项：①卡氏肺囊虫肺炎；②隐球菌性脑膜炎；③严重营养不良或恶液质；④食管念珠菌病；⑤卡波氏肉瘤；⑥肺外结核。

（3）儿童疑似严重 HIV 感染：①母亲 HIV 感染相关性死亡；②母亲晚期 HIV 感染；③儿童 CD4 计数低于正常 20%。

2. 我国 15 岁以下儿童 AIDS 诊断标准

HIV 抗体阳性，并具备下述之一。

1）$CD4^+$细胞＜25%（小于 11 月龄），或＜20%（1～3 岁），或＜15%（3～5 岁），或＜$200/mm^3$（5～14 岁）。

2）至少一种儿童 AIDS 特征性表现。

六、治　　疗

由于绝大多数儿童 AIDS 是母婴传播所致，因此，儿童 AIDS 的治疗取决于孕妇 AIDS 治疗及预防用药情况。下面就根据母婴特点，分孕妇、儿童预防性用药及孕妇、儿童治疗性用药分别介绍。

（一）适应证

预防性抗 HIV 感染适用于 HIV 感染早期（临床无症状期、AIDS 相关综合征期）、免疫功能尚好、$CD4^+T$ 淋巴细胞计数＞$0.35\times10^9/L$ 的 AIDS 感染患者。而联合抗 HIV 感染治疗方案适用于 AIDS 中晚期（AIDS 期、合并机会性感染及肿瘤）或 $CD4^+T$ 淋巴细胞计数≤$0.35\times10^9/L$ 的 AIDS 患者。

（二）2014 年国际抗病毒学会美国专家组推荐意见

①对于所有 HIV 感染的成人，均推荐抗反转录病毒治疗。②依据相关临床资料结论，确诊 HIV 感染后，在所有愿意并准备开始治疗的患者中，均应启动抗反转录病毒治疗。

1. HIV 母婴传播预防性抗病毒治疗

（1）孕产妇预防性抗 HIV 感染：从妊娠 14 周或 14 周后发现 HIV 感染者，应尽早联合使用核苷类反转录酶抑制剂和蛋白酶抑制剂。

1）服用齐多夫定（AZT）300 mg，每日 2 次+拉米夫定（3TC）300 mg，每日 1 次+洛匹那韦/利托那韦（克力芝）（LPV/r）400/100 mg，每日 2 次；直至分娩结束。

2）或者 AZT 300 mg 每日 2 次+3TC 300 mg，每日 1 次，依非韦伦（EFV）600 mg，每日 1 次，直至分娩结束。

分娩后：若选择人工喂养，产妇可在分娩结束后停止抗病毒药物的应用；若选择母乳喂养，产妇持续应用抗病毒药物至停止母乳喂养后 1 周。

（2）婴儿预防性抗 HIV 感染。选择应用以下任一种。

1）非核苷类反转录酶抑制剂方案：按照出生体重不同，口服不同剂量奈韦拉平（NVP）混悬液：新生儿出生体重≥2.5 kg，口服 NVP 15 mg（即混悬液 1.5 ml），每日 1 次，连续 4～6 周。出生体重 2.0～＜2.5 kg，服用 NVP 10 mg（即混悬液 1.0 ml），每日 1 次，连续 4～6 周。出生体重＜2 kg，服用 NVP 2 mg/kg（即混悬液 0.2 ml/kg），每日 1 次，至出生后 4～6 周。

2）核苷类反转录酶抑制剂方案：按照出生体重不同，口服不同剂量 AZT 混悬液。新生儿出生体重≥2.5 kg，AZT 15 mg（即混悬液 1.5 ml），每日 2 次，4～6 周；出生体重 2.0～＜2.5 kg，服用 AZT 10 mg（即混悬液 1.0 ml），每日 2 次；出生体重＜2 kg，服用 AZT 2 mg/kg（即混悬液 0.2 ml/kg），每日 2 次；至出生后 4～6 周。无论婴儿选择哪种抗病毒药物，都应在出生后尽早（6～12 h 内）开始服用。

（3）产妇临产时发现 HIV 感染的，依是否人工喂养选择方案，产妇及新生儿给予联合用药。

1）选择人工喂养者。①产妇：服用单剂量 NVP 200 mg，以及 AZT 300 mg，每日 2 次 + 3TC 300 mg，每日 1 次，至分娩结束；产后继续服用 AZT 300 mg，每日 2 次+3TC 300 mg，每日 1 次，连续服用 7d。②婴儿：出生后尽早（6～12 h 内）服用单剂量 NVP 2 mg/kg（即混悬液 0.2 ml/kg），同时服用 AZT 4 mg/kg（即混悬液 0.4 ml/kg），每日 2 次，4～6 周。或出生后尽早（6～12 h 内）服用 NVP，出生体重≥2.5 kg，服用 NVP 15 mg（即混悬液 1.5 ml），每日 1 次，4～6 周；出生体重 2.0～＜2.5 kg，服用 NVP 10 mg（即混悬液 1.0 ml），每日 1 次；出生体重＜2.0 kg，服用 NVP 2 mg/kg（即混悬液 0.2 ml/kg），每日 1 次，4～6 周。

2）选择母乳喂养者。用下列联合方案中的任一种。①产妇：服用 AZT+3TC+LPV/r 或 AZT+3TC+EFV（用法及剂量同上），至停止母乳喂养后 1 周。婴儿：出生后尽早（6～12 h 内）服用 NVP，每日 1 次，连续 6 周（用量同前）。②产妇：服用单剂量 NVP 200mg，及 AZT 300 mg，每日 2 次+ 3TC 300 mg，每日 1 次，至分娩结束；产后继续服用 AZT 300 mg，每日 2 次+ 3TC 300 mg，每日 1 次，连续服用 7 d。婴儿：出生后尽早（6～12 h 内）服用 NVP，每日 1 次，至母乳喂养停止后 1 周（产后才发现产妇 HIV 感染者，产妇暂不用抗病毒药物，但婴儿采用此方案）。

2. HIV 母婴传播治疗性抗病毒治疗

（1）孕产妇治疗性应用抗 HIV 药物。尽早用 AZT 300 mg，每日 2 次+ 3TC 300 mg，每日 1 次，EFV 600 mg，每日 1 次；或 $CD4^+T$ 淋巴细胞计数＜250/mm^3 时，还可以选择尽早服用 AZT 300 mg，每日 2 次+ 3TC 300 mg，每日 1 次+NVP 200 mg，每日 2 次。

（2）婴儿应用抗 HIV 药物。婴儿可以选择以下两种抗 HIV 药物方案中的任一种。

1）非核苷类反转录酶抑制剂方案：按照出生体重不同，口服不同剂量 NVP 混悬液。新生儿出生体重≥2.5 kg，NVP 15 mg（即混悬液 1.5 ml），每日 1 次，4～6 周；出生体重 2.0～＜2.5 kg，NVP 10 mg（即混悬液 1.0 ml），每日 1 次，4～6 周；出生体重＜2.0 kg，NVP 2 mg/kg（即混悬液 0.2 ml/kg），每日 1 次，4～6 周。

2）核苷类反转录酶抑制剂方案：按照出生体重不同，口服 AZT，新生儿出生体重≥2.5 kg，AZT 15 mg（即混悬液 1.5 ml），每日 2 次，4～6 周；出生体重 2.0～＜2.5 kg，服用 AZT 10 mg（即混悬液 1.0 ml），每日 2 次，4～6 周；出生体重＜2.0 kg，服用 AZT 2 mg/kg（即混悬液 0.2 ml/kg），每日 2 次；4～6 周。

3. 非孕产妇成人 HIV 感染治疗 成人 HIV/AIDS 治疗过程中，$CD4^+$细胞计数是临床选择治疗方案的重要参考依据，为减少 HIV 耐药的产生，通常采用高效抗反转录病毒疗法（highly active antiretroviral therapy，HAART），俗称鸡尾酒疗法，由华裔科学家何大一教授于 1996 年提出。基本原理是采用蛋白酶抑制剂与反转录酶抑制剂联合治疗。疗程视患者血液 HIV 病毒负荷及临床表现而定。联合治疗方案被证明有协同作用、无交叉耐药、无药物蓄积，经济实用。

4. 其他治疗 根据患者实际情况，分别结合支持疗法、免疫调节治疗、抗机会性感染治疗、卡波西肉瘤的治疗及中医中药等。

母婴阻断抗 HIV 感染治疗注意事项：无论婴儿选择哪种抗病毒药物，都应在出生后尽早（6～12 h 内）开始服用。在应用抗病毒药物前及用药过程中，医务人员应为感染孕产妇及所生儿童提供持续的咨询指导及相关监测，提高用药依从性；定期进行血常规、尿常规、肝肾功能等检测，密切关注可能出现的药物不良反应；在发现孕产妇感染 AIDS 时，孕期每三个月和产后 4～6 周对孕产妇各进行一次 $CD4^+T$ 淋巴细胞计数，同时在发现孕产妇感染 AIDS 时、孕晚期各进行一次 HIV 病毒载量的检测，观察并评价孕产妇的病情。

七、预防及预后

AIDS 目前尚不能治愈，疫苗研究尚未成功，落实预防措施是防治 AIDS 的关键，普及大众 AIDS 基本知识、洁身自好，倡导安全性行为，禁止静脉吸毒和共用针具吸毒，加强血源、血制品管理，加强育龄女性 HIV 感染筛查，加强母婴 HIV 感染阻断等都是预防 AIDS 的基本措施。

（叶兴东　陈嵘祎　曾　抗　张锡宝）

第十一节　儿童性侵犯与性虐待

儿童性侵犯与性虐待（sexual assault and abuse，SAA）是指违背道德准则和法律规定，对处于生长发育阶段的儿童实施他或她不愿意的、不能认知的性活动。这些性活动包括各种形式的口-生殖器、生殖器-生殖器、生殖器-肛门接触和非接触式性侵犯如裸露癖、窥淫癖、向儿童使用色情作品等。这些行为当中，除了非接触式性侵犯，其他性侵犯行为将可能导致 STI 传播。

一、流行病学

已经报道的儿童 SAA 的发生率基于研究样本的性别构成，所检测的项目及检测方法不同而有差异。2005 年，美国儿童保护机构确认的性侵犯个案为 8000 余例，由于性侵犯后大部分没有及时公开，有些个案难于认定，实际数据可能更高。受害儿童人群包括婴儿、幼儿、青少年，年龄 8～12 岁。北/南卡罗莱纳州调查显示，儿童人群性侵犯流行率为 1.1%。de Villiers 等对南非 227 例儿童的调查中未见 HSV-2 感染，Ingram 等调查了 1532 名 1～12 岁疑似性侵犯的儿童常见性病感染率，结果淋病 2.8%，尖锐湿疣 1.8%，沙眼衣原体感染 1.2%，梅毒 0.1%，HSV 感染 0.1%。这些性病患儿中，43%～94%都有性接触，以尖锐湿疣患儿比例最低，沙眼衣原体感染患儿比例最大。Hammerschlag 整理 3 位学者进行的累计 4350 名 0～17 岁儿童和青少年调查，发现儿童 SAA 主要发生于女童，性病感染率总体较低，感染的病原体以沙眼衣原体和淋菌为主，合计感染率为 0.4%～1.8%，未发现性侵犯导致的梅毒和 HIV 感染。但有些样本并未对儿童检测全部性病项目。Girardet 等在美国 7 个三级护理中心对 0～13 岁的 536 例儿童（男 51，女 485）的前瞻性研究，发现男童 STI 检测全部阴性，40 例女童（8.2%）感染至少一种性病，沙眼衣原体、淋球菌感染率分别为 3.1%、3.3%。有症状的女童，细菌性阴道病检出率为 5.9%，梅毒检测阳性率为 0.3%，未发现 HIV 阳性，12 个有皮损者，HSV 检测 5 例阳性，但只有 1 例 HSV-2 抗体阳性（表 10-1）。我国未见儿童 SAA STIs 感染研究报道。我国 1987～1996 年 10 年间 16 个性病监测点数据分析发现 15 岁以下儿童性病流行逐年上升，1996 年达 8.62/10 万，且以淋病发病率逐年下降，而非淋菌性尿道（宫颈）炎和梅毒逐年增高，患儿中，男女之比为 1∶2.35；1996 年 0～1 岁组儿童性病发病率 44.68/10 万，远高于其他年龄组。这也提示，儿童性病主要还是母婴传播或家庭成员间传播，不能确定性侵犯引起。朱林榆调查 130 例 3 个月至 10 岁儿童性病流行情况，发现儿童性病患者多数为女童，以非淋菌性尿道炎、淋病、尖锐湿疣为主，与成人性病构成相似，儿童性病患者的亲属性病感染率较高，如非淋菌性尿道炎者，亲属感染率高达 88.68%，混合感染率为 84.62%。笔者调查了广州市某少教所 215 例 13～25 岁男性失足青少年，发现性病 29 人，其中 HIV 感染 1 例（0.5%），生殖器疱疹 15 例（7.0%），尿道沙眼衣原体感染 11 例（5.1%），尖锐湿疣 2 例（0.9%），未发现梅毒和淋球菌感染者。

表 10-1 2005 年以来部分疑似被性侵犯儿童 STI 感染检测评估结果

研究	检测女童样本量（%）	阳性数/检测总数（%）[c]						
		奈瑟淋病双球菌	沙眼衣原体	梅毒	单纯疱疹	阴道毛滴虫	人乳头瘤病毒	HIV
Girardet et al[a]	536（90.5）	16/483[e]（3.3）	15/482[e]（3.1）	1/384（0.3%）	5/12（42）[f]	5/85（5.9）	NS	0/384
Kelly and Koh[b]	2162（85.8）	11/1690（0.7）	20/1668（1.2）	0/838	8[d]	6/1288（0.5）	67/2162（3.1）	0/301
Kohlberger and Bancher-Todesca	180（100.0）	1/56（1.8）	1/62（1.6）	0/5	NS	1/136（0.7）	NS	0/27
Simmons and Hi cks	2763（100.0）	10/2007（0.5）	10/2007（0.5）	ND	ND	ND	ND	ND

a：前瞻性研究；b：回顾性研究；c：ND，未做，NS 无特异性；d：检测的儿童未报告；e：女性志愿者，未见男性感染 STI；f：仅对疑似 HSV 感染的皮损进行检测

二、易发因素

儿童 SAA 相关因素包括实施性侵犯及性侵犯受害者两方面，一般情况下，异性侵犯中，84%是男性所为，因而女童受害居多，而且多数与受害人熟悉，60%为非亲属（如母亲的男

朋友、朋友、保姆、邻居等），30%是男性亲属（父亲或舅舅）所为，不到 10%为陌生人尤其是老年人导致。而同性侵犯中，由于社会对同性恋的歧视，男童受害人少有报道。家庭内因素如父子（女）不融洽，父母关系不和，缺少父母的关爱，以及家中有非血缘关系男性、父母既往家庭中有性侵犯史等均是性侵犯的危险因素。孩子不愿报告性侵犯是担心再次受到侵害，担心伤害无性侵犯经历的父母，失去父母的爱护等。儿童 SAA 中尽管低龄儿童被性侵犯风险大，但研究发现 12%～25%女性，8%～10%男性在近 18 岁成年时被性侵犯。

三、临床表现

遭遇性侵犯的儿童可以有肛门、生殖器的不适、感染，甚至儿童行为的改变，因此，表现可以多种多样，包括急性期表现和慢性期表现，前者即性侵犯后即时出现的表现如肛门生殖器出血、疼痛、异常分泌物、口交后硬腭损伤、妊娠、行为举止异常等，后者包括慢性损伤和感染，如肛门括约肌松弛、反复泌尿道感染、腹痛、头疼、遗尿、慢性便秘、大便失禁等，青春期女性遭遇性侵犯或性虐待后发生妊娠的危险是自主性行为的 2.2 倍，行为上改变无特异性，包括情绪急躁、寡语、失眠、性格孤僻、焦虑等，但也有遭遇确切性侵犯的儿童没有任何临床表现。

对疑似受害儿童有必要进行随访，有助于确认性侵犯相关表现，因为 SAA 相关表现与遭遇性侵犯儿童的性别、年龄、性接触史、性行为方式、首次体检表现是否典型等有关。Gavril 等研究表明，23.2%的受害儿童，17.7%有外伤性表现和 6.5%的 STIs 在再次随访体检时可能获得新证据。例如，青春期女童、性活跃患者，以及有过生殖器-生殖器接触史、首次体检存在不明原因体征，用药物诱发的性侵犯现象等都影响到儿童 SAA 后体征的判断。随访过程中，再次体检时，由于受害儿童身体、心灵创伤的部分恢复，加上减少了焦虑、紧张和局部疼痛的干扰，体检配合程度更高，26.5%的证据得到证实或被重新确认，甚至发现 SAA 新证据。其次，经历一定潜伏期后，SAA 受害儿童 STIs 感染将出现临床表现，如随访可确认 SAA 儿童人乳头瘤病毒（HPV）感染，由于 HPV 感染潜伏期不确定，且通常较长。有报道称青春期女性遭遇性侵犯后最早于第 12 日出现肛门生殖器尖锐湿疣。其他 STIs 潜伏期 2～90 d，平均 1～2 周。根据关联强度，儿童疑似性侵犯受害后的表现分为 4 类，见表 10-2。

表 10-2 性侵犯儿童生殖器临床表现分类

类别	临床特征
非特异性表现	激惹性红斑、浸渍；肛周裂纹（偶见） 生殖器分泌物；阴唇或包皮粘连 解剖变异；外阴挫伤；瘢痕 阴唇系带、会阴联合处或臀部抓痕
可能但不确定的表现	处女膜后伸缺口；不能解释的肛门扩张＞20 mm；后薄处女膜缘宽＜1 mm
有诊断意义的表现	处女膜挫伤或撕裂；后联合处女膜横切（裂）；处女膜擦伤；阴道裂伤；多发性肛门点状出血、渗液，深/宽的损伤；阴唇后系带裂伤、瘢痕
其他常见表现	深切口或裂伤；疑似瘢痕；瘀斑、瘀点、毛细血管扩张

遭遇 SSA 儿童，因不同病原体感染，临床表现也不同。Girardet 等调查发现，有异常阴道分泌物的女童较无症状者发现 STIs 机会大，但也有 67.5%确诊 STI 感染者无症状或非特异性肛门生殖器表现。诊断儿童 SAA 后 STIs 需要十分谨慎，原因是除了儿童 SAA 可以引起 STIs 外，部分是由于新生儿母婴传播或家庭间接感染导致，如新生儿奈瑟淋球菌性结膜炎多数来源于产妇本身，而婴幼儿奈瑟淋球菌感染要考虑性侵犯的同时，也要考虑家庭成员间间

接感染所致。除了女童阴道炎外，淋球菌感染发生于咽部和直肠时，通常无症状。又如，新生儿及婴幼儿梅毒血清阳性，要排除母婴梅毒传播或母亲 IgG 抗体被动转移。围产期肛门及阴道沙眼衣原体感染，可以持续到幼儿 2～3 岁，不管是否遭遇性侵犯，幼儿都可能发生生殖器疣和细菌性阴道病。由于诊断儿童 STIs 不单是一个医学问题，有时面临法律问题。本章简述儿童 SAA 诊断基本原则及注意事项，关于儿童 SAA 后 STIs 临床表现及实验室检查见儿童性病相关章节。

四、实验室检查

由于儿童生理发育方面的原因，儿童 SAA 相关 STIs 的检测与成人有所不同，包括取材部位、实验室检测方法及结果的解释等方面，都需要综合考虑。推荐的检测方法及注意事项见表 10-3。

表 10-3　儿童性传播感染推荐检测方法

病原体	结果对性侵犯诊断价值	标本及采集部位	推荐检测方法及注意事项
奈瑟淋病双球菌[a]（NG）	确诊	阴道、尿道（男）、直肠、咽部	首选培养法并至少 2 种不同原理方法进行确认。也可用核酸扩增技术，但注意与其他奈瑟细菌交叉反应。标本需备用以供其他方法检测。NAATs[b] 不用于直肠和咽部标本
沙眼衣原体[a]（Ct）	确诊	阴道、尿道（男）、直肠、尿液（如用 NAATs）	培养法（用荧光标记的型特异性单克隆抗体，发现细胞内特征性包涵体即可确诊），无法培养时，用 NAATs 法，但标本需要备份供其他方法检测，注意 NAATs 法不能用于直肠标本
单纯疱疹病毒（HSV）	可疑	阴道皮损，男性尿道，直肠标本	首选培养法。不推荐血清学检测
梅毒螺旋体[a]（Tp）	高度怀疑	阴道	首选湿片暗视野检查，培养
人乳头瘤病毒（HPV）	可疑	阴道、男性尿道、直肠	体检、病理组织切片、皮损 HPV 型别检测
人免疫缺陷病毒[a]（HIV）	确诊	血清	酶免疫法（EIA）+ 免疫印迹（WB）检测或病毒载量检测

a：如果围产期检测，可排除性侵犯；b：NAATs 检测限于 SDA、女性阴道和尿液 TMA 检测

儿童 SAA 诊断及处理原则

（1）诊断儿童 SSA 需要确认存在 SSA 的行为，并且受害者是不愿意或者对发生的行为和后果无足够认知能力。

（2）尽可能地对受害者和实施者进行随访，以确保证据链的有效性和证据的确凿性。

（3）注意保护未成年人的隐私。

（4）诊断 SAA 后导致的 STIs 感染需要用金标准检测方法，非金标准者，需要至少进行 2 种方法复检。

（5）加强对未成年儿童 SAA 的双方心理疏导和健康性教育，减轻心理创伤，加快心理及身体的康复。

（6）积极治疗 SAA 后的 STIs 感染。

（7）诊断 SAA 后 STIs 时，要结合受害者年龄、父母 STIs 病史综合判断。

（8）医生的职责是基于临床和实验室检查，对儿童可能存在的 STIs 及 SAA 表现进行评估，但是否为儿童 SAA 等法律问题应交由司法机构去解决。

（叶兴东　罗　权　曾　抗　张锡宝　史建强）

第十一章　物理性皮肤病

第一节　牛痘样水疱病

内容提要：

- 以水疱为主的反复发作的特发性光敏性皮肤病。
- 日晒后暴露部位出现散在的深在性水疱，愈后留有瘢痕。

一、发病学及流行病学

牛痘样水疱病（hydroa vacciniforme）别名种痘样水疱病（hydroa vacciniforme），由 Bazin 在 1862 年首次报道，是一种以水疱为主的反复发作的特发性光敏性皮肤病，儿童平均发病年龄为 8 岁，多见于 2～3 岁的男孩，男女患病比例约 2∶1，2/3 患者可在青春期后自愈，愈后遗留瘢痕。本病病因未明，可能由先天性机体代谢异常，对日光敏感性增高所致，与光暴露有关，致病光谱为 UVA 或 UVB，部分学者认为仅为 UVA 所致，已报道诱发该病皮损的 UVA 致病光谱为 330～360 nm，且为重复照射而非单一高剂量照射诱发。有研究证实 EB 病毒感染及患 T 细胞淋巴瘤的风险性增高与本病相关联。

二、临床表现

常见于男性儿童，一般 2～3 岁起病，青春期后可逐渐减轻或消失。其特点为日晒后 15 min 至 24 h 后于暴露部位皮肤出现红斑、丘疹、水疱，水疱中心有脐凹、色深，类似种痘样水疱，经 4～5 d 后干燥结痂，1～6 周内可痊愈并遗留点状凹陷性瘢痕及色素沉着。好发于面颊、鼻背、耳郭、手足背（图 11-1）和前臂伸侧等处，也可累及口唇，出现糜烂。严重者可出现发热、乏力、委靡和眼部症状，如结膜充血、畏光、流泪，甚至角膜溃疡和瘢痕。皮疹常呈对称性，反复发作，伴有瘙痒、刺痛或烧灼感，每年春夏季节皮疹恶化，入冬减轻或消退。曾有临床报道重型痘疮样水疱病患者因反复发作，病变重而深，瘢痕显著，以致畸形，可表现为手指关节强直或屈曲、错位，指骨部分吸收破坏；耳郭部分缺损；鼻梁塌陷，软骨破坏吸收；下唇瘢痕挛缩，门齿外露；角膜混浊等。对较严重的牛痘样水疱病样皮疹并伴发全身症状者应怀疑 EB 病毒感染和淋巴系统的恶性肿瘤。

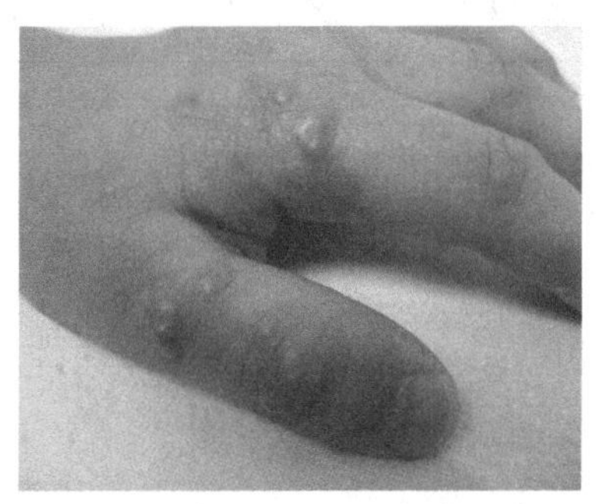

图 11-1　牛痘样水疱病

三、病理表现

早期在表皮内出现多房性水疱，疱液内含中性粒细胞、淋巴细胞和纤维蛋白，可伴有表皮变性、坏死及基底细胞液化，其下真皮可见出血、血栓形成及炎症细胞（主要是淋巴细胞）浸润。

四、诊断与鉴别诊断

（一）诊断

依据幼年发病，青春期后可逐渐减轻或消失，与季节关系明确，春夏发病或加重，秋冬减轻或消失。表现为日晒后暴露部位如面颊、耳、鼻处散在的深在性水疱，愈后留有瘢痕。光试验对 UVA 反应异常，部分患者反复给予 UVA 照射可诱发皮损。再结合化验尿卟啉定性均为阴性及组织病理，可确诊为牛痘样水疱病。

（二）鉴别诊断

（1）红细胞生成性原卟啉病：临床表现为

日晒后皮肤发生瘙痒、烧灼、疼痛，伴有红斑、水肿性风团样或多形性日光疹表现，严重时可引起水疱、溃疡，愈后遗留点状凹陷性瘢痕及色素沉着，皮损似痘疮样水疱病，但急性发作时疼痛常较严重，病程较长者可有颜面多毛，口唇放射状皮肤萎缩纹。实验室检查有特异性，红细胞、血浆和粪中原卟啉显著增高、粪卟啉轻度增加，周围血出现荧光红细胞及原卟啉尿可以确诊。青春期后不能自愈。

（2）多形日光疹：好发于成年女性，儿童罕见，在多形性损害中以红斑、丘疹、斑块、痒疹多见，水疱少见，并无萎缩及瘢痕形成。皮疹多分布于颈前“V”形区、手背、上肢及小腿。

（3）光化性痒疹：本病临床表现以瘙痒性丘疹、结节为主，唇炎和下唇瘙痒是其主要特点，皮损可累及非曝光部位，消退后不遗留瘢痕。多有遗传过敏家族史，多见于特应性体质患者。

（4）盘状红斑狼疮：面部皮损为持久性盘状红斑，皮损上覆黏着性鳞屑，其基底部有刺状角质突起，结合血清学检测和组织病理可鉴别。

（5）Hartnup 综合征：儿童期发病，暴露部位日晒后起疹，可有红斑、水肿、渗液、结痂，严重者可有水疱，但该病的皮损为烟草酸缺乏症样改变，同时伴有小脑共济失调，尿检见氨基酸尿。

（6）牛痘样水疱病样皮肤 T 细胞淋巴瘤：本病是 EB 病毒抗体阳性的淋巴细胞增殖性疾病，临床特点类似典型的牛痘样水疱病，但本病皮损更深在和广泛，见严重的瘢痕和变形，多伴发热、肝脾大和淋巴结肿大等全身症状。皮疹变化无明显季节性，无随年龄增大而逐渐减轻的趋势。组织病理学见非典型淋巴细胞弥漫分布于真皮和皮下组织，多位于血管周围并可破坏血管壁。免疫组化提示为T细胞淋巴瘤。

五、治　　疗

轻者口服烟酰胺（0.9～1.2 g/d）及维生素 B_6 可取得一定疗效，病情稍重者可口服沙利度胺（50～100 mg/d）、氯喹（100～125 mg/d）、羟氯喹（200 mg/d）、泼尼松（10～30 mg/d）、雷公藤总苷（60～80 mg/d）等。严重者可采用沙利度胺（150 mg/d）加羟氯喹（200 mg/d），沙利度胺（100 mg/d）加泼尼松（20 mg/d）的联合应用。另外口服 β 胡萝卜素和抗组胺药物如氯苯那敏、酮替芬可减轻发疹。亦有报道称对 EB 病毒感染相关的牛痘样水疱病患儿使用阿昔洛韦或伐昔洛韦治疗，可减轻乏力、皮疹暴发、瘢痕形成症状并增加患者的光耐受力。

六、预　　后

大多数患儿可在青春期后自愈，但考虑本病与慢性 EB 病毒活动相关且有恶性淋巴瘤的高危性，建议仔细监测和随访。

七、预　　防

春夏季应尽量避免外出，注意防晒，可外用 UVA 遮光剂。口服鱼油亦有一定作用，因鱼油含有丰富的 ω-3 多不饱和脂肪酸，可降低日晒而引发的局部炎症。在夏季或户外活动回来，用冷水湿敷，可减轻皮肤反应。避免使用光敏感性药物如磺胺、补骨脂等。

第二节　多形性日光疹

内容提要：

- 日光诱发的迟发型变态反应。
- 日晒后曝光部位出现多形性的皮肤损害。

一、发病学及流行病学

多形性日光疹（polymorphic light eruption，PMLE）是最常见的特发性光敏性皮肤病。好发于温热带地区，女性多见，多于春季起病并于夏季之间好转。本病可累及所有种族和不同肤色的人，浅肤色者更常见。该病病因未明，目前认为日光诱发的迟发型变态反应是本病的主要发病机制，其发生也可能与遗传、环境、代谢异常、微量元素和内分泌等有关。其致病光谱非常广泛，研究证实 PMLE 作用光谱可为 UVA、UVB 和可见光，而且红光以内的射线有增强作用。PMLE 的发病可能与细胞介导的免疫反应有关。紫外线诱导的免疫抑制功能失调导致产生新生抗原而引发的迟发型超敏反应是其主要发病机制。该病有家族群集现象，故遗传学说亦是其发病的重要因素，曾有研究推测PMLE 可能为常染色体显性遗传，而 Millard 等学者认为是多基因遗传模式，目前尚无准确定论。国内曾有报道该病患者体内血锌含量降低而血锰含量增高，另外尚有报道花生四烯酸及色氨酸代谢异常在本病病因学中亦有重要作用。

二、临床表现

皮损于日晒后数小时至数天内出现，临床上的典型损害表现为光暴露部位如面部、颈部、胸前、前臂伸侧、肩和小腿散在分布的红斑、丘疹、丘疱疹、斑块、水疱、大疱及湿疹样或多形红斑样皮疹。但对个体而言皮损常单一或以一种为主，且每次发作于相同部位出现同样类型皮损。儿童常表现为急性首发于面部的红斑和小丘疹，可伴有剧烈瘙痒。在皮损处邻近暴露的皮肤区域一般正常而不受累及，所以皮损多呈现小片状，一般不融合。如果避免进一步日光照射，皮损在持续 1～2 周后可自行消退且愈后一般不留瘢痕。若持续日光暴露，患儿可自觉瘙痒、皮损明显加重，反复发作后皮损呈苔藓样变，色素沉着，亦可伴发紫癜或毛细血管扩张。一般反复发作多年后，季节性可变得不显著，皮损范围扩大，可波及非暴露区。多数患者随着时间的延长，对光线敏感性会逐渐降低，症状也可以逐渐减轻，这与随年龄增长皮肤耐受力增强相关。

三、实验室检查

1. 最小红斑量（minimal erythematous dose MED）测定 用 UVB（290～320 nm）照射于非曝光部位（前胸、背部或手臂屈侧）正常皮肤，测出 24 h 后肉眼可见的轮廓清楚色泽均匀的最弱红斑所需的时间和照射剂量，以明确光敏性的存在和光敏强度。

2. 光斑贴试验 可以确定光变态反应性反应的存在，是光敏性皮肤病的诊断和防治方法。

3. 光激发试验 以 2～3 倍或更大倍数的 MED 量或时间照射（可反复同一部位照射数次）以激发皮损出现。多采用多色 UVA 或 UVB，对多形日光疹的确诊有重要价值，并可确定多形日光疹的作用光谱。

4. 血、尿、粪卟啉检查 均为阴性。

四、组织病理

表皮水肿、灶性海绵形成、角化不全、棘层肥厚；真皮血管壁水肿，管周有以淋巴细胞为主的浸润，有时也有中性粒细胞核嗜酸粒细胞浸润，亦可见血管外红细胞。

五、诊断与鉴别诊断

1. 诊断特点 依据日晒后发病，皮损多分布于曝光部位，皮疹呈多形性等特点，一般不难诊断。

2. 鉴别诊断

（1）特应性皮炎：除日光加重的皮炎以外，皮损多好发于肢体屈侧及皱褶部位，多有过敏性鼻炎或哮喘的家族史。

（2）日光性荨麻疹：与多形性日光疹相比，起病较快、持续时间较短。

（3）药物所致光敏性皮炎：以光暴露部位弥漫性损害为特征，与多形性日光疹小片状的皮炎损害有所不同。

六、治疗

（1）嘱患者避免日光暴晒和适当采取避光措施，外出时尽量衣着蔽体和使用高防护指数的遮光剂。

（2）全身系统用药

1）糖皮质激素：在发病早期短程应用泼尼松或泼尼松龙等糖皮质激素或在发病之前给予预防性治疗。其外用制剂还可与 PUVA 等其他治疗方法配合使用。

2）抗疟药：对重症或者遮光剂与局部皮质类固醇治疗失败及预防性的 UVB 光疗法或 PUVA 治疗失败或不适宜应用的患儿使用。一般开始剂量为 200 mg/d，症状缓解可减少至 100 mg/d，尽量短期使用。

3）烟酰胺、β胡萝卜素：两者疗效存在争议。烟酰胺的应用是基于 PMLE 色胺酸代谢异常的假说。β 胡萝卜素是自由辐射的终止剂，可预防本病。

4）抗氧化剂和其他：有报道维生素 C 能减少皮肤反应，其在所给剂量下及使用期间均不会影响本病的发生，但可干扰重复光激发试验引起的免疫抑制性反应。另外，B 族维生素、抗组胺药、对氨基苯甲酸、沙利度胺、丙种球蛋白等亦有报道治疗该病有效。

（3）局部对症治疗：以外用糖皮质激素制剂为主，每日 2 次。需注意避免使用焦油类等潜在光敏物质。冷湿敷可减轻晒伤皮肤的红痛和起到消炎的作用。

（4）光化学疗法：儿童一般不采用，但对严重病例可考虑短期应用 UVB（290～320 nm）、窄谱 UVA（311 nm）或补骨脂素联合 UVA 光疗，提高紫外线耐受。对活动期病变有效，如在春末夏初之前照射亦有预防作用。

七、预　　后

大部分患儿随年龄的增长病情会逐渐好转，有些患儿甚至可以痊愈。但亦有部分患儿症状可进行性加重或发展为其他自身免疫紊乱性疾病，如甲状腺功能减退或非毒性甲状腺肿、自身免疫性甲状腺病、风湿性关节炎和白癜风是最常见的相关疾病。

八、预　　防

指导患儿避免强烈日晒在 PMLE 的防治中至关重要。应建议患儿尽量避免夏季强光日晒时外出。云层仅能减少 10%～50% UVR 辐射量，故阴天也要注意防护。长波 UVA 敏感者，天气晴热的早晨和夏季午后应限制外出。尽管以避光为原则，但建议患儿在上述指导下经常参加户外活动，接受小剂量短时间的紫外线照射，逐渐增加光照量，提高机体对光线照射的耐受能力。另外建议患儿使用所能耐受的最高系数的宽谱遮光剂，夏季戴宽沿帽，穿长袖衣服。一些轻型 PMLE 患者，尤其是激发光谱为 UVB 和波长较短的 UVA（300～340 nm）时，仅通过防光常可控制病情。

第三节　胶样粟丘疹

内容提要：

- 皮肤结缔组织的一种退行性改变。
- 好发于颜面和手背的淡黄色半透明扁平丘疹。

一、发病学及流行病学

胶样粟丘疹（colloid pseudomilium）又称胶样假性粟丘疹或皮肤胶样变性（cutaneous colloid degeneration）。最早在 1942 年由 Reuter 和 Way 报道，临床上比较少见，皮疹好发于颜面和手背，为淡黄色半透明的扁平丘疹。

该病病因及发病机制未完全明了，皮损多见于暴露部位，可能与日晒有关。本病系皮肤结缔组织的一种退行性改变，由表皮角质形成细胞及真皮的弹性纤维退行性变形成。一般认为本病分儿童和成人两型。前者在儿童或少年期发病，至青春期后即逐渐自行消退，常有家族史，男多于女，可能是常染色体显性遗传。

二、临 床 表 现

本病的儿童型，系在儿童或少年期发病，常对称分布于面部、前额、鼻部或手背等暴露部位，呈弥漫浸润性半透明的、淡黄色、针头至黄豆大、圆形或不整形、扁平或隆起的丘疹，丘疹较周围皮肤稍坚实，互不融合，但常群集。一般无自觉症状。呈慢性病程，至成年期可自行消失。

三、组 织 病 理

表皮角化过度，内有胶样体，皮突变平。真皮浅层有均质性无结构物质沉积，变性的胶原物质内可见裂隙，周围有成纤维细胞、肥大细胞、黑素细胞的混合性浸润。儿童型胶样物质来自表皮，是光损伤使角质形成细胞变性形成的淀粉样角蛋白。

四、诊断与鉴别诊断

1. 诊断特点

（1）与日晒有关，夏季易发展，好发于面、颈及手背等曝光部位。

（2）皮损为针头大到黄豆大、扁平或隆起的淡黄色丘疹、结节或斑块，质硬，密集成群，不融合。可挤出黄色胶样物质。一般无自觉症状。成年后多可自行消退。

2. 鉴别诊断

（1）粟丘疹：丘疹呈白色，以针尖挑破后可挤出珍珠样小粒。组织病理检查真皮上层可见表皮囊肿。

（2）扁平苔藓：丘疹呈红色或紫红色，不透明，疹内无胶样物质，好发于前臂屈侧，剧痒。组织病理检查见棘层楔形增厚，基底细胞液化变性，表皮与真皮间呈带状淋巴细胞浸润，无胶样物质沉积。

（3）汗管瘤：眼睑型汗管瘤好发于青年女性的眼周、前额等处，下眼睑多见，偶泛发其他部位；皮疹为正常肤色的扁平或半球状丘疹或小结节，针头或粟粒大小，成群或散在分布，表面有蜡样光泽。

（4）皮脂腺增生：早熟性皮脂腺增生可发病于发育期，皮损好发于面部，特别是下颏部及颊部，为 1～2mm 的黄色丘疹，可簇集成片，个别皮损中央有脐凹，常伴皮脂溢出。

五、治　疗

避免长期日光暴晒皮肤。少数皮疹可行冷冻、电灼、磨削或手术切除。此外口服小剂量氯喹和维生素 C 有一定疗效。

第四节　日　晒　伤

内容提要：

- 中波紫外线（UVB）过度照射后引起皮肤的急性光毒性反应。
- 强烈日光照射后引起的急性皮肤炎症反应。

一、发病学及流行病学

日晒伤（sun burn）又名日光性皮炎（solar dermatitis），是由强烈日光照射后引起的急性皮肤炎症反应，多在暴晒后数小时内于暴露部位出现皮肤红肿，亦可起水疱或大疱。多见于春末夏初，妇女和儿童易发病。其反应的程度常与光线强弱、照射时间和范围、环境因素、个体肤色、体质种族等差异有关。本病主要是 UVB 过度照射后引起皮肤的急性光毒性反应，紫外线对血管有直接短暂的扩张作用（因波长不同而差异）；另一方面，表皮细胞受紫外线损伤后可能生成和释放出各种介质，并扩散至真皮中，引起红斑反应。目前已证实的引起红斑炎症的化学介质有前列腺素、组胺、血清素和激肽等。前列腺素物质在本病发生中起着重要作用，可能是由于紫外线照射促使花生四烯酸到前列腺素的生物合成。

人体对日晒的反应因为人种不同而异，白色人种易发生晒伤，而黑色人种则不易，据此可将人类皮肤分为 6 型，详见表 11-1。中国人大部分为Ⅳ型，部分为Ⅲ型。

表 11-1　不同皮肤类型的人群特点和日晒反应

皮肤类型	人群特点	日晒反应
Ⅰ	金色或红色头发，蓝色或褐色眼睛伴有雀斑的白色人种	非常敏感：总是易被晒伤且非常严重，很少或几乎不被晒黑
Ⅱ	红色、金色或棕色头发，蓝色、浅褐色或褐色眼睛的白色人种	非常敏感：经常易被晒伤，可轻度晒黑
Ⅲ	白色肤质者	中度敏感：中度晒伤，可逐渐被晒黑
Ⅳ	深褐色头发，黑色眼睛和白色或浅棕色皮肤人种	中度敏感：轻微晒伤，易被晒黑
Ⅴ	棕色皮肤人种（中东和拉美裔）	轻度敏感：很少晒伤，非常易被晒黑
Ⅵ	黑色人种或有严重色毒沉着者	几乎不被晒伤

二、临床表现

多于日晒几分钟至数小时后暴露部位的皮肤上发生弥漫性红斑、小丘疹及丘疱疹，皮损部位有烧灼感、痒感或刺痛。轻者1～2 d皮疹可逐渐消退，伴脱屑或遗留有不同程度的色素沉着；重者除红斑、水肿外，还可发生水疱、大疱、破溃、糜烂，红斑渐变为暗红色或红褐色，不久后干燥、结痂、脱屑，遗留色素沉着，一般在日晒后第2日病势达到顶点，持续1周后方能恢复。日晒面积广泛时，可引起全身症状，出现发热、畏寒、头痛、乏力、恶心和全身不适等，甚至心悸、休克。

部分患者在日晒后并不发生日晒伤症状，而只是皮肤色素发生变化，表现为即刻或迟发性色素沉着晒斑。表现为即刻者由长波紫外线（UVA）和可见光引起。日晒15～30 min后出现色素沉着斑，经数小时消退，是由于存在于皮肤中的色素前驱物质一过性可逆的氧化所致。迟发性色素沉着常在日晒后10 h出现，由UVB引起，4～10 d达顶点，持续数月，常促使黑色素合成，并将色素颗粒向周围表皮细胞内输送，使色素颗粒分布于细胞核上以防止紫外线对细胞核中DNA的伤害。

三、组织病理

本病特征性病理改变是出现晒斑细胞（sun bum cell），表现为棘细胞层部分细胞胞质均匀一致，嗜酸性染色，胞质深染，核固缩甚至消失。这种变性细胞周围可出现表皮海绵形成、角质形成细胞空泡化，伴真皮炎细胞浸润。严重时可有表皮下水疱形成。

四、诊断与鉴别诊断

1. 诊断特点 根据发病史，好发季节，临床特点等，不难诊断。

（1）日晒后发病，呈急性病程，皮疹的发生与季节有相关性，多发生于春、夏季节。

（2）光暴露处皮肤出现红肿、水肿或水疱，或黑色素沉着斑，自觉烧灼和疼痛感。

2. 鉴别诊断

（1）接触性皮炎：有刺激物接触史，皮疹局限于接触部位，自觉瘙痒与日晒、季节性无关。

（2）多形红斑：损害多见于手足，可有典型虹膜样靶形损害，发病与日晒无关。

（3）烟酸缺乏症：皮损可累及非曝光部位，多伴有腹泻、神经系统症状。

五、治疗

1. 局部对症治疗 轻者可外搽炉甘石洗剂或冰水湿敷。对有大疱、渗液者，可用2%～4%的硼酸溶液湿敷。另外，2.5%吲哚美辛溶液外擦可减轻日晒后皮肤的红、热和触痛症状。对慢性日光性皮炎可适量外用激素类软膏和霜剂。

2. 全身治疗 轻者可用抗组胺药（赛庚啶2 mg，每晚1次或氯苯那敏4～8 mg，每日3次），重者可口服小剂量糖皮质激素[1 mg/（kg · g）]、非甾体抗炎药如吲哚美辛（25 mg，每日2～3次）。同时配合服用维生素C、维生素E、复合维生素B、烟酰胺、β胡萝卜素等。

六、预防

该病的预防非常重要，应尽量避光。外出时应穿长袖长裤，戴遮阳帽和遮阳伞，并外涂防晒霜或遮光剂如5%对氨苯甲酸乙醇、5%二氧化钛乳剂、氧化锌糊剂等，防止地面和水面的光反射到暴露的皮肤。另外，可经常进行户外活动，宜选择日光较弱的时段，以小剂量接受光照逐步提高机体对紫外线的耐受力。夏季可多食富含维生素的食品，如新鲜蔬菜水果，维生素C和维生素B_{12}能阻止和减弱对紫外线的敏感，并促进黑色素的消退，适量进食动物脂肪，可保证皮肤足够的弹性，增强皮肤的抗皱活力。

对过敏性体质的人应避免接触已知的光感性物质，必要时进行变应原检测，是否与食物、化妆品、药物等相关。因食用或接触某些植物引起的日光性皮炎，国外报道最常见的是灰菜、酸柚、柠檬、芹菜，国内有灰菜、油菜、苋菜、豌豆角、芒果、芹菜等引起者；药物日光性皮炎如服用磺胺、氯丙嗪、灰黄霉素、四环素类等引起；一些化妆品、食品添加剂、防腐剂等亦含光敏性物质如补骨脂素（包括其异构体呋喃双香豆素），经紫外光照射后形成光毒物质，这种光毒物质可直接引起表皮细胞 DNA 的损伤，发生各种日光性皮炎。接触或食用这些东西时要注意防晒。

第五节　光化性痒疹

内容提要：

- 一种慢性光照性皮肤病。
- 发生在暴露部位的瘙痒性丘疹、结节为主要表现。

一、发病学及流行病学

光化性痒疹（actinic prurigo）又称哈钦森夏季痒疹（Hutchinson's summer prurigo）、夏令痒疹（summer prurigo），是一种发生在暴露部位的瘙痒性的，以丘疹、结节为主要表现的慢性光照性皮肤病。本病多见于美国和加拿大中部平原的美洲土著人聚居区，以及中美洲和南美洲地区，女性多见，男女患病比例约为 1∶2。与欧洲人相比，亚洲人群患者较少累及黏膜，发生唇炎或结膜炎。有报道称该病患者有特应性皮炎的个人史或家族史。目前病因未明，该病患儿常有家族发病史，已有几种人白细胞抗原（HLA）等位基因和光化性痒疹相关联的报道，特别是亚型 HLA-DR4（DRB1*0407）报道较多，另外还有 HLA-A24、HLA-CW4、HLA-A28、HLA-B39 等亦有报道。本病致病光谱包括 UVA、UVB 和可见光。

二、临床表现

本病好发于青春期前的儿童，多于 5 岁起病，主要发生于面部、上下肢，特别是鼻部、面颊、耳和下唇，少数患儿的非曝光部位如臀部也可受累。面部开始损害为小丘疹或丘疱疹为主的瘙痒性急性皮炎，以后可有渗液和结痂等湿疹样表现。累及口唇者可导致唇炎，主要表现为下唇水肿、脱屑、裂隙和继发性溃疡。10%～20%的患儿可有结膜炎，早期阶段可表现为眼结膜充血、畏光、流泪，后期则可出现棕色色素沉着、假翼状胬肉形成。上下肢皮损为结节状痒疹，可见抓痕，手背也可有红斑或湿疹样变，随病程进展可呈苔藓样变。发病与日晒的关系并不十分明显，多数患儿于早春发病，夏季加重，秋冬缓解，但不会完全消退，少数无季节差别。病程可持续多年，有些至成年可消退。

三、组织病理

表皮角化过度、角化不全、棘层肥厚；真皮浅层血管周围有密集的淋巴细胞浸润，很少累及真皮中层。唇活检标本示角化过度与角化不全，棘层肥厚，海绵样水肿，基底细胞空泡变性，真皮内致密淋巴细胞浸润可呈带状分布，或形成淋巴滤泡或生发中心，可伴有嗜酸粒细胞浸润。

四、诊断与鉴别诊断

1. 诊断依据

（1）本病好发于青春期前的女性儿童，好发部位为面部、四肢，特别是鼻部、颊部、耳和下唇等暴露部位。

（2）临床表现以瘙痒性丘疹、结节为主，有时有湿疹样改变；唇炎和下唇瘙痒是其主要特点。

（3）本病多夏季加重，病程可持续多年。

2. 鉴别诊断

（1）多形性日光疹：多发于中青年女性，罕见于青春期前，皮疹仅限于暴露部位，皮疹多形性。发病与日晒关系明确，呈急性间歇性发作，不同于本病的持续发病，冬季常不见完全好转。无明显家族史。

（2）牛痘样水疱病：多初发于儿童期，男孩多见，日晒后暴露部位出现红斑、水疱，继之糜烂、结痂，预后留有点状凹陷性的瘢痕，2/3 患者在青春期后可自愈。

（3）特应性皮炎：部分特应性皮炎的患儿皮损可能通过日光暴晒而加剧，但该病患儿多有特应性体质或家族史，早期发病，皮肤干燥，局部或全身使用类固醇激素及外用润肤剂反应良好。

五、治 疗

本病病情较顽固，治疗应个体化。沙利度胺已被证明为治疗该病的最有效药物，儿童剂量为25～50 mg/d，皮损多在1～2个月内缓解，根据病情改善情况逐渐减量，治疗时间至少持续2～6个月，用药期间需注意其致畸性和周围神经病变等不良反应。急性湿疹样改变时可口服糖皮质激素（早晨顿服泼尼松1 mg/kg），待病情缓解后逐渐减量。抗组胺药可减轻瘙痒症状，另可试用抗疟药、β胡萝卜素、硫唑嘌呤、环孢素等治疗。病情顽固者可选用PUVA或UVB治疗。应用窄谱中波紫外线（NB-UVB）每周照射3次，共5周，对光线性痒疹治疗有效。

局部给予遮光剂和糖皮质激素制剂联合应用有一定作用。大多数患者需要使用强效糖皮质激素，2周即可显效，短期间歇使用可降低其不良反应。近年来研究表明他克莫司和吡美莫司对早期皮损也有治疗作用。

第六节 幼年春季疹

内容提要：

- 日光和冷空气共同所致。
- 耳郭部位出现成群丘疹和水疱为主要特征。

一、发病学及流行病学

幼年春季疹（juvenile spring eruption），又称耳部春季疹（spring eruption of the ears）或良性夏季日光疹（benign summer light eruption），多发于春季，在日光照射后，儿童耳郭部位出现成群丘疹和水疱为主要特征。发病以5～12岁男孩多见，女孩因耳部长发遮盖较少患病。本病病因不明，多认为是日光和冷空气共同作用所致，致病光谱为长波紫外线。部分患者有家族发病史，肤色较白、对日光较敏感的小孩发病率较高。

二、临 床 表 现

在初春季节，暴露于日光和寒冷天气后耳郭部位出现红斑、瘙痒，多在12～24 h后进展为丘疹和水疱，部分仅为脱屑、结痂。较大的丘疹顶端常有小水疱，形成大疱者少见。多在1～2周内自行消退，一般不遗留瘢痕。偶有患者可继发感染或出现色素沉着。皮损仅局限于耳部曝光区，个别患者可在手背和指背部出现多形红斑样皮疹。全身症状不明显，出现大疱时，颈部淋巴结可肿大。

本病病程较长，每年春季都可复发，部分患者反复发作可达数年，甚至数十年，但有自然缓解趋势。本病可同时合并其他光线性皮肤病，如多形性日光疹、种痘样水疱病等，以前者多见。

三、实验室检查

尿胆原、卟胆原和免疫球蛋白均正常。光敏试验阳性，皮损多在数小时内发生，可持续数天。

四、组 织 病 理

有些患儿病理表现与多形红斑相似，有些则表现为表皮下海绵状水疱，整个真皮血管和附件周围有致密的淋巴组织细胞浸润。

五、诊断与鉴别诊断

1. 诊断 依据在初春日晒和寒冷天气后曝光的耳郭部位出现红斑、瘙痒，并很快进展为丘疹、水疱，多在1～2周内自行消退不留瘢痕的典型临床特征不难诊断。

2. 鉴别诊断

（1）多形性日光疹：一般中青年女性多见，主发于夏季，皮疹同时出现于其他阳光暴露部位如上胸部、颈部和四肢，皮损多形性。

（2）日晒伤：病程呈急性过程，多发生于春夏季节。皮损多发生于任何光暴露部位，多有红肿伴灼热和刺痛感。

六、治 疗

轻者局部外用润肤剂和类固醇激素可减轻皮损。对重症患儿可试用羟氯喹、沙利度胺，瘙痒剧烈时可应用抗组胺药。烟酰胺（2～6岁，50 mg；＞6岁，100 mg；每日3次）有一定遮光作用，必要时可口服糖皮质激素。

七、预 防

避光，外出需戴帽子及外涂防晒霜。

第七节 痱 子

内容提要：
- 继发于长时间出汗和汗腺导管阻塞。
- 炎热环境中好发于皱襞部位的密集分布的丘疹或非炎症性水疱。

一、发病学及流行病学

痱子（miliaria）亦称粟粒疹，是继发于长时间出汗和汗腺导管阻塞后表现为丘疱疹暴发的疾病。由于环境中的气温高、湿度大，出汗过多汗液蒸发不畅，表皮角质层浸渍，致使汗腺导管口闭塞，汗腺导管内汗液潴留后因内压增高而发生破裂，外溢的汗液渗入并刺激周围组织而于汗孔处出现丘疹、丘疱疹和小水疱。最常见于刚出生几周的婴儿，由于汗腺导管发育不成熟，易导致汗腺关闭和汗潴留。另外，一些较大的婴儿或儿童可在湿热季节、衣着过厚或发热性疾病时诱发出汗过多或汗腺导管阻塞而发展为痱子。Holzle 等实验研究发现，痱子的发生和出汗过多无关，而是皮肤上微球菌的大量繁殖所致。Mowad 等在实验中发现，表皮葡萄球菌产生的胞外多糖物质在痱子发病中有诱发作用，推测这种物质阻塞了汗液的排出，导致汗液不能正常分泌，形成反向压力导致汗腺或不同部位的导管破裂，汗液外溢，渗出组织引起发病。

二、临床表现

（1）白痱（miliaria crystallina）亦称晶状粟粒疹(sudamina)，多见于新生儿因包裹过度，导致热量、湿度散发障碍而发病。也可见于发热出汗增加的儿童、慢性消耗性疾病、术后体弱多病儿。皮损主要发生在颈、躯干和间擦部位，常成批出现。汗液的溢出发生在角质层内或角质层下，故临床表现为针尖至针头大小的浅表性小水疱，壁薄，清亮，周围无红晕，轻擦易破，一般无自觉症状，且有自限性，1～2 d 内可吸收消退，干涸后遗留细小鳞屑。

（2）红痱（miliaria rubra．热疹）亦称红色粟粒疹（prickly heat，heat rash），夏秋季多见，肥胖婴儿易发。急性起病，好发于前额、颈、胸背、肘和腋窝，小儿头面部、臀部也是好发部位。汗液的溢出发生在表皮稍深处，皮损为圆形尖顶的针头大小密集的丘疹或丘疱疹，周围有红晕。皮疹成批出现，自觉烧灼或刺痒感，皮疹消退后有轻度脱屑。可以继发感染成为毛囊炎、疖或脓肿。

（3）脓痱（miliaria pustulosa）亦称脓疱性粟粒疹。有学者认为与接触性皮炎、慢性单纯性苔藓、间擦疹等有关，皮肤炎症导致了汗管损伤，破坏或阻塞汗孔诱发脓痱。脓痱好发于间擦部、四肢屈侧、会阴等皱襞部位，小儿头部亦是好发部位。损害主要是痱子顶端有针头大小的浅表脓疱，与毛囊分开，脓疱内多为无菌性或非致病的球菌，皮损瘙痒明显。

（4）深痱（miliaria profunda）亦称深部粟粒疹。热带多见，发生于严重、反复的红痱后，好发于躯干、四肢，面部和掌趾不发生皮疹。因汗管在真皮上层特别是表真皮分界处发生破裂，形成密集的与汗孔一致的非炎症性皮肤色的水疱，表面无光泽，出汗刺激后明显增大，刺破后有透明浆液流出，不出汗时皮疹不明显，不痒为特征。深痱发生时面部、手足、腋窝代偿性出汗增加，其他汗腺基本丧失功能，导致全身皮肤少汗或无汗，皮损广泛时，临床可出现热衰竭或热带汗闭性衰竭，有疲劳、食欲不振、嗜睡、头痛、眩晕等热衰竭全身症状，离开过热环境 1 h 后皮损常可缓解。

三、组织病理

1. 白痱 小汗腺汗管极浅部病变，表皮角层下水疱。

2. 红痱 表皮内汗管阻塞，棘细胞层内海绵形成。

3. 脓痱 汗腺导管口变窄或阻塞，汗腺导管内汗液潴留后因内压增高而发生破裂，外溢的汗液渗入并刺激周围组织。

4. 深痱 真皮上部汗管阻塞。

四、诊断与鉴别诊断

1. 诊断　依据皮疹在炎热环境中发病，好发于皱襞部位，为密集分布的丘疹或非炎症性水疱，出汗后明显增多，自觉症状不明显，天气转凉后好转不难诊断。

2. 鉴别诊断

（1）夏季皮炎：发病有明显的季节性，皮疹为大片红斑基础上的丘疹、丘疱疹，剧痒。

（2）婴儿湿疹：本病冬重夏轻，皮损呈多形性，有渗出倾向，好发于面部双颊。

五、治　　疗

本病具有自限性，主要是避免过热和过湿环境，及时清洗沐浴、通风散热、保持干爽，皮损可快速改善。局部外用清凉粉剂如痱子粉外扑，或用清凉止痒洗剂如 1%炉甘石洗剂、1%薄荷酊有效；浓痱则外用 2%炉甘石洗剂效果较好。

六、预　　防

夏季应加强周围环境通风散热，保持环境温度不过高，不过于潮湿，穿戴宽松衣服，以减少出汗和利于汗液蒸发，及时更换潮湿衣物，保持皮肤清洁干燥，避免搔抓，防止继发感染。

第八节　冻　　疮

内容提要：

- 暴露于湿冷环境所致的一种局限性皮肤炎症。
- 四肢末端、面部和耳郭出现局限性、淤血性、暗紫红色隆起性斑片损害。

一、发病学及流行病学

冻疮（pernio，chilblains）是暴露于组织冰点以上的低温与高湿度环境所致的一种局限性皮肤炎症，其主要临床表现为红色至紫红色的斑疹、丘疹或斑块。潮湿可加速体表散热，故冬季湿度大、气温 10℃以下的地区，冻疮发生率较高。此外，自主神经功能紊乱、肢端血循环不良、手足多汗、缺乏运动、鞋袜过紧、营养不良、贫血及一些慢性消耗性疾病常为冻疮的发病诱因。

皮肤受湿冷环境刺激后，局部小动脉痉挛性收缩，血流受阻，组织缺氧，以致组织细胞受损，若持续时间较长，细胞内外环境改变，可出现血管麻痹性扩张、静脉淤血、通透性增加，血浆渗入组织间隙而引起水肿，同时由于缺血缺氧导致的组织损伤可继发炎症反应，促进动静脉血栓形成，加重组织缺血。在冻伤的过程中，黑素细胞对寒冷比较敏感。−7～−4℃即可出现损伤，这也是冻伤后容易出现色素减退的机制。冻伤的程度与受冻温度、时间及局部组织的耐寒能力有关，温度越低、时间越长，则病变越重。

二、临 床 表 现

多在初冬时节发作，尤其当温度突然下降或寒暖急变时最易发生。多在暴露于冷空气中 12～24 h 后，手指、手背、面部、足背、足趾、足侧缘、足跟、耳郭等部位，出现局限性、淤血性、暗紫红色水肿性红斑，边界不清，边缘浅红色，表面紧张发亮有光泽，局部按压可褪色，解除压力红色恢复。初期多无感觉，进而出现痒感，遇热后加剧。病情严重者，损害表面可发生水疱，破裂后形成糜烂、溃疡或坏死，伴有疼痛，愈后可留色素沉着或萎缩瘢痕，容易复发。根据受伤的程度，常把冻疮分为Ⅰ～Ⅲ度。

Ⅰ度（红斑性冻疮）：皮肤浅层冻疮。局部皮肤发白，继而红肿，不形成水疱，可有局部发痒、感觉异常等。皮损数日后消退，表皮脱落、水肿消退，不留瘢痕。

Ⅱ度（水疱性冻疮）：皮肤全层冻疮。损伤达皮肤深层，局部红肿明显，可出现水疱，内有血清样或血性液体，疼痛剧烈，数日内水疱干枯，2～3 周内干燥结痂，以后脱痂愈合。可有轻度瘢痕形成。

Ⅲ度（坏死性冻疮）：皮肤和皮下组织冻疮。其损伤达皮肤深层、皮下组织或肌肉骨骼，多在伤后 3～7d 出现水疱，损伤部位呈紫黑色，周围组织水肿，疼痛明显，肢体活动受限，约 7 d 后出现干性坏疽，感觉和功能完全丧失，创面愈合慢；4～6 周后，坏死组织脱落形成肉芽组织，常留下瘢痕与功能障碍。

三、实验室检查

血清学检查：冻疮没有特异的血清学指标。有报道部分冻疮患儿出现冷球蛋白或冷凝集素阳性，且确实存在冷球蛋白血症。冻疮若伴发或继发于其他系统性疾病可出现相应血清标志物，如抗核抗体、抗心磷脂抗体和抗磷脂酶抗体等，这对区分原发性冻疮和继发性冻疮有帮助。

四、组织病理

该病无特异性组织病理学改变，但当有症状和实验室指标提示与自身免疫病或恶性疾病相关联时，可行活检利于排除和鉴别其他皮肤病。组织病理表现为表皮及毛囊上皮内出现角化不良细胞和坏死的角质形成细胞，真皮乳头水肿，血管收缩，血管周围淋巴细胞浸润，可伴有真皮乳头毛细血管血栓形成、真皮网状层和汗腺导管顶端淋巴细胞浸润、血管壁水肿增厚和脂肪坏死改变。

五、诊断与鉴别诊断

1. 诊断 根据发生于低温环境下，末梢循环不良儿童，于暴露部位如四肢末端、面部和耳郭出现局限性、淤血性、暗紫红色隆起性斑片损害，气温升高时自行消退，皮损多伴瘙痒感作出诊断。

2. 鉴别诊断

（1）雷诺现象：急性发作期需与该病鉴别，为肢端小动脉的痉挛、缺血性反应，皮肤相继出现苍白、青紫和潮红的色彩变化，边界清楚，持续时间较短，可较快恢复正常。

（2）寒冷性多形红斑：是一种与寒冷有关的变态反应，女性患者略多于男性，发病部位除四肢远端、面、耳郭外，亦可见于踝、膝、臀和腰部。皮损数目多，皮损为散在的水肿性丘疹，或中央有水疱的紫红色斑片，可有虹膜样损害，2～3 周可自然消退。

六、治疗

（1）药物治疗

1）外用药早期治疗可用肝素钠软膏、阿托品软膏、2%～5%樟脑霜。破溃者可用莫匹罗星、硫黄鱼石脂软膏。

2）全身系统治疗：①扩张血管药：可减轻疼痛，促进愈合。烟酸片 50 mg，口服，2～3 次/d；烟酰胺 500 mg，每日 3 次；②抗组胺药：赛庚啶对冷性异常反应疗效较佳，口服 2 mg，2～3 次/d；③维生素类：维生素 E、维生素 C、维生素 K_4、维生素 AD 等。

（2）物理治疗：可用红外线照射、音频电疗、氦氖激光照射、频谱仪照射、PC-10 型 TDP 治疗机，每周 2～3 次，每次 20 min。紫外线负氧离子喷雾治疗每日 1 次，10 次为一疗程。

（3）近年来有报道神经性厌食症，系统性红斑狼疮，冷球蛋白血症，抗磷脂抗体综合征，巨球蛋白血症，高黏血症和白血病等疾病与冻疮有关联，同时某些恶性疾病亦可模仿冻疮的形态存在。如果在治疗方法正确的情况下，患处仍愈合缓慢，尤其是长期反复发生的冻疮，可以考虑是否为其他疾病所引起，同时需要进行全面的检查，以防漏诊误诊的发生。

七、预防

针对相关病因采取预防措施。对于微循环不良患儿加强体育活动，特别是手足，每日 3 次，每次 20 min，促进血液循环，选择棉、软、宽松鞋袜，保证循环通畅；对于自主神经功能紊乱者可应用谷维素调节；对营养不良者，可给予高热量和高维生素食物，改善营养状态。

在寒冷环境中，要注意末梢暴露部位的防寒、保暖，戴好口罩、帽子、手套等，保持局部干燥，对以往有冻疮病史者，可对易受冻部位搽凡士林或其他油脂类保护皮肤，如冻疮膏、貂油等。为增强对冷环境的适应性，可从夏季开始，每日用冷水浸泡手足，早晚各 1 次，浸泡时间由短（几分钟）渐延长（半小时），水温逐渐降低，提高对寒冷的耐受性。在冬季坚持室外活动，提高御寒能力。在进行户外运动前，可先活动四肢、按摩耳郭，增强局部血液循环。

第九节 皲裂

内容提要：

- 秋冬季或寒冷干燥地区多见。

● 以皮肤角质层厚或经常摩擦部位的皮肤干燥、增厚出现裂隙为特征。

一、发病学及流行病学

皲裂（rhagadia，fissure）是好发于秋冬季节，以皮肤干燥、增厚出现裂隙为特征的皮肤病（图 11-2）。儿童少见，但可见于鱼鳞病、掌跖角化症、角化型手足癣、掌跖慢性湿疹等患儿。好发于我国北方冬季气候寒冷干燥地区。因掌跖和足跟等角质层较厚，掌跖部位无毛囊和皮脂腺，因此当冬季气温低和湿度小时，缺乏皮脂保护的皮肤便容易发生皲裂。若患儿存在鱼鳞病和角化症等情况，造成皮肤干燥，角质层更易增厚，在一些外界因素影响下便更易发病。儿童皮脂腺发育不完全，皮脂少，皮肤脆性大，好发于面部双颧、双手背近腕处、足底跟部。户外活动多，风吹均可加剧。

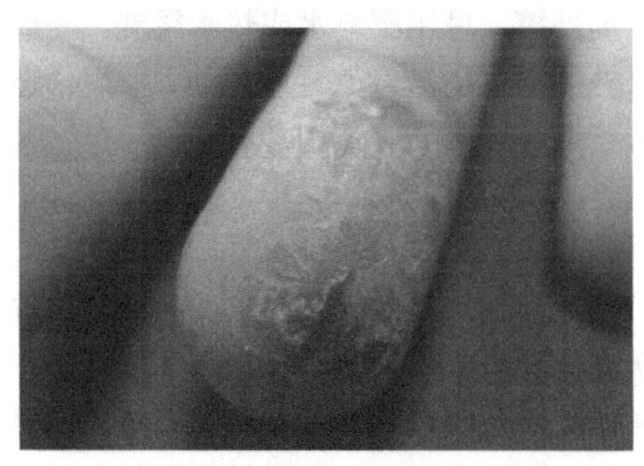

图 11-2　皲裂

二、临床表现

皮疹多分布于指屈侧、手掌、足跟、足跖外侧等角质层增厚或经常摩擦的部位，表现为沿皮纹发展的深浅、长短不一的裂隙，可无自觉症状或轻度刺痛或中度触痛乃至灼痛，主要取决于皲裂的深度和范围。根据皲裂的深度和范围将其分为三度：①Ⅰ度：皮肤干燥有龟裂，但仅限于表皮，无出血、疼痛等症状；②Ⅱ度：皮肤干燥，裂隙深入真皮而有轻度刺痛，但无出血；③Ⅲ度：皮肤明显干燥，裂隙深达真皮和皮下组织，常有出血、触痛或灼痛等自觉症状。儿童因唇及口周黏膜皮肤干燥而舔唇，形成恶性循环，造成唇和口周皮肤皲裂，秋冬季常可见到。

三、诊断与鉴别诊断

1. 诊断　本病秋冬季常见，好发于皮肤角质层厚或经常摩擦的部位，损害为深浅、长短不一的裂口，可伴有不同程度的疼痛。

2. 鉴别诊断

（1）手足癣：角质增厚型手足癣也可因搔抓或剧烈活动而引起裂口疼痛，但其有下列特点：①手足癣不仅局限于足跟，还可累及掌、跖、指（趾）间；②原发性损害为丘疹、水疱；③常有痒感，疼痛不明显；④有时常年发生皲裂，不一定冬重夏轻或夏季痊愈，反而有时夏季更趋严重，常可合并趾、指甲癣；⑤镜检可找到菌丝及孢子。

（2）掌跖角化症：是一种先天性疾病，因角化过度造成皲裂，但不一定在秋冬季形成皲裂，可常年发病。两者可并存。

（3）手足湿疹：有时手足湿疹可因瘙痒搔抓而致裂隙疼痛，但湿疹如急性或亚急性时，原发损害的红斑、丘疹、水疱等，多伴痒感；如为慢性，则常位于掌跖并累及手足背部，且多伴皮肤增厚及痒感，故二者可鉴别。手足皲裂可与手足湿疹并存。

四、治　　疗

局部治疗：积极治疗原发病，如掌跖慢性湿疹、手足癣、链球菌感染等。可应用温水浸泡，使增厚的角质层软化后，外用10%尿素软膏、5%硫黄水杨酸软膏、肝素钠软膏或 0.1%维 A 酸软膏治疗，加用聚乙烯薄膜封包可缩短愈合期。有应用 B 族维生素和维生素 E 口服治疗手足皲裂的报道。

五、预　　防

本病防重于治，如果在冬季保护得当，本病可痊愈，否则一旦皲裂形成，就不易治愈。冬季外出时使用保湿剂或油性护肤软膏保护，并加强保暖。

第十节 尿布皮炎

内容提要：

- 皮肤长时间接触尿液或粪便刺激的结果。
- 尿布包裹区发生的红斑、丘疹、水疱性皮炎。

一、发病学及流行病学

尿布皮炎（diaper dermatitis）是发生在尿布覆盖部位的原发性刺激性损害，是皮肤长时间接触尿液或粪便刺激的结果。浸渍和摩擦可破坏表皮屏障，使尿液和粪便中的碱性物质很容易穿透皮肤屏障。粪便中蛋白酶和脂肪酶在表皮屏障受损后可刺激皮肤，特别是 pH 较高时，另外粪便中尿素酶可分解尿液而提高 pH，且牛奶喂养婴儿肠道内产尿素酶细菌增多。粪便主要造成肛周皮肤刺激，而尿液主要引起大腿内侧和腰带处皮肤的刺激。长时间皮肤浸渍是皮炎发生的核心环节，氨类物质本身不会引起皮炎。如果尿布皮炎持续 3 d 以上就很容易继发白念珠菌感染。

二、临床表现

临床上表现为婴儿下腹部、外阴部、臀部尿布包裹处发生红斑、丘疹、水疱性皮炎，有时可蔓延至下腹部及大腿部，严重者可形成糜烂或浅溃疡。新生儿和腹泻儿童皮损常局限于肛周部位。对 7～12 个月的婴儿则常累及大腿、臀部和腰部突出的皮肤，因此年龄阶段尿量超过了尿布的最大吸收量。部分婴儿常累及腹股沟皱褶和外阴部，临床表现为融合的鲜红色斑，周边常可见椭圆形卫星灶，常继发白念珠菌感染。

三、诊断与鉴别诊断

1. 诊断 有明确的尿布接触史，结合皮损部位、区域容易诊断。

2. 鉴别诊断 应与发生在尿布区的其他疾病鉴别。

（1）特应性皮炎：多为生后一个多月的婴儿，好发于面颊及额部，皮肤损害呈急性或亚急性湿疹状。

（2）尿布区域银屑病：好发于 2～8 个月婴儿，表现为界限明显的鲜红色斑片，鳞屑少或无鳞屑。

（3）肠病性肢端皮炎：是因锌缺乏引起的营养不良性疾病。好发于 3 个月婴儿，皮损除臀部外，口鼻周、指趾末端、枕后部，表现为烫伤样红斑，其上可有鳞屑，可伴有腹泻、毛发稀疏症状。

四、治 疗

治疗本病首先要去除接触物（尿液和粪便），保持局部皮肤干燥透气。可使用物理疗法如电吹风疗法、红外线、局部氧疗等方式保持创面的干燥。皮损处外用油性软膏如氧化锌油等减轻炎症反应及保护皮肤免受尿液和粪便刺激，有细菌感染时可用莫匹罗星，合并念珠菌感染时可局部外用制霉菌素软膏或咪唑类霜剂外擦。忌用肥皂水或热水烫洗。一般不建议外用糖皮质激素软膏或霜剂，考虑会造成皮肤萎缩纹或婴儿臀部肉芽肿。

五、预 防

勤换尿布、保持婴儿外阴部干燥是最好的预防办法。对于 7～12 个月的婴儿，父母在婴儿睡觉时应每隔数小时检查尿布，便于及时清洁臀部并更换湿尿布，尽量保持臀部干燥，尤其是皮肤皱褶部位。保证尿布清洁柔软，吸水性强，定时更换新生儿卧位，在室温允许情况下可尽量暴露臀部，适度透气。对于幼儿，睡前 1h 应限制饮水。

第十一节 夏季皮炎

内容提要：

- 夏季炎热引起的季节性炎症性皮肤病。
- 四肢伸侧大小不等的红斑基础上的丘疹或丘疱疹。

一、发病学及流行病学

儿童夏季皮炎（dermatitis aestivalis）是指由于夏季炎热引起的季节性炎症性皮肤病。夏季皮炎与夏季高温、高湿度环境密切相关，另外未及时清洗的汗液亦可加重皮肤炎症。

二、临 床 表 现

儿童夏季皮炎好发于 6 个月至 2 岁的婴儿，多在夏季 6～8 月份发病。损害表现为炎性红斑基础上针头至粟粒大小的丘疹、丘疱疹，多在四肢伸侧，对称分布，瘙痒剧烈，搔抓后可出现抓痕、结痂。天气转凉后可自然消退。

三、组 织 病 理

表皮肥厚，真皮浅层毛细血管轻度增生扩张，血管周围以淋巴细胞为主的炎症细胞浸润。

四、诊断与鉴别诊断

1. 诊断 根据湿热的季节环境，四肢伸侧大小不等的红斑基础上的丘疹或丘疱疹，瘙痒剧烈，天气转凉后可自然减轻或消退，可作出诊断。

2. 鉴别诊断

（1）红痱：根据肥胖婴儿易发，急性起病，皮损好发于前额、颈、胸背和腋窝等部位，小儿头面部、臀部，损害为密集的针头大小密集的丘疹或丘疱疹，周围有红晕可与之鉴别。

（2）夏季瘙痒症：根据无明显原发皮损，仅见抓痕、血痂等继发损害可以鉴别。

五、治　　疗

皮肤瘙痒剧烈时可口服抗组胺药。经常清洗患处，局部应用清凉止痒剂、炉甘石洗剂或糖皮质激素制剂。

六、预　　防

保持室内通风散热和皮肤清洁干燥，着装选择宽松透气、吸汗性好的衣物。多吃富含维生素 C 的水果蔬菜，帮助汗液吸收。

第十二节 红 绀 病

内容提要：

- 浅静脉丛血管扩张淤血而引起的一种循环障碍性疾病。
- 脂肪肥厚部位皮肤出现肿胀性暗红色斑片。

一、发病学及流行病学

红绀病（erythrocyanosis）是因浅静脉丛血管扩张淤血而引起的一种循环障碍性疾病。冬季加重，皮损好发于皮下脂肪层肥厚的部位，如大腿和小腿，较少位于臀部和前臂，皮肤呈暗红或深发绀色为特征。病因不明，认为是血管长期受冷后的异常反应，厚层脂肪将下部血液供应的热量与上层皮肤血管隔绝，致使皮肤血管对寒冷作用更敏感，真皮乳头层内静脉血管丛扩张和淤血，产生症状。有学者将其归为冷觉过敏性疾病。小腿红绀病常见于女孩和青年女性，还可能与内分泌功能障碍有关。

二、临 床 表 现

皮疹多发于皮下脂肪较厚部，如小腿、大腿及股外侧，最常发生在青少年女孩的小腿，青春期前肥胖男孩的大腿和臀部，偶尔发生于婴儿的前臂。寒冷是诱因和加重因素，寒冷程度和持续时间可影响病情，皮损主要表现为暗红色或深紫红色水肿性斑片，也可表现为毛囊性红斑、毛囊角化或弥漫性脱屑，亦可伴发冻疮样或硬红斑样结节性损害。局部皮温较低，对称或单侧发病。通常无自觉症状，部分病例有夜间腿部痛性痉挛史。患者一般健康状况良好，本病可长期持续存在，有部分患者经数年自然好转。

三、组 织 病 理

真皮乳头层内静脉丛血管扩张淤血，少量淋巴细胞浸润或中性粒细胞的炎细胞浸润。严重者真皮水肿，血管扩张，内皮细胞肿胀，少量红细胞外渗，偶有血栓形成引起梗死。

四、诊断与鉴别诊断

1. 诊断 本病常于冬季发病，好发于幼年女性儿童及青少年，脂肪肥厚部位皮肤出现轻度肿胀暗红色斑片，局部皮温较低，无明显自觉症状。

2. 鉴别诊断 肢端青紫症：本病有家族史，多见于年轻人，皮损为手足末端皮肤持续性青紫色。

五、治 疗

1. 系统治疗 全身应用血管扩张药。口服硝苯地平 0.25～0.50 mg/kg，每日 3 次，氟桂利嗪 0.2 mg/kg，每日 1 次；山莨菪碱 0.1～0.2 mg/kg，每日 3 次；烟酰胺 50 mg，每日 3 次；双嘧达莫 12.5～25.0 mg，每日 3 次，以改善血液循环。

2. 局部治疗 可用肝素钠软膏、阿托品软膏。

3. 物理治疗 可用红外线照射，音频电疗，氦氖激光照射，频谱仪照射，紫外线负氧离子喷雾治疗，每日 1 次，10 次 1 疗程。

六、预 防

注意保暖，加强体育锻炼，改善局部循环是主要预防措施。因肥胖而起病者应减肥。选择棉、软、宽松鞋袜和内裤，保证循环畅通。可用电热毯温暖局部。

第十三节 摩擦性苔藓样疹

内容提要：

- 手足部反复摩擦刺激引起的皮肤损害。
- 手背、腕部的散在性单一形态的丘疹。

一、发病学及流行病学

摩擦性苔藓样疹（friction lichenoid eruption）又名儿童丘疹性皮炎（juvenile papular dermatitis）、儿童沙土性皮炎，是学龄前儿童于夏秋季出现在手背、前臂的丘疹性皮损改变。多发于 2～5 岁儿童，男多于女，且有小流行趋势。本病病因不明，多认为与儿童频繁接触泥沙、水土、毛毯、塑料或毛绒玩具等使手足部反复摩擦刺激引起；亦有学者认为与日晒或肠道病毒、EB 病毒感染相关。

二、临床表现

儿童丘疹性皮炎好发于 2～5 岁学龄前儿童，夏秋季节多见，部分患儿有婴儿湿疹背景。发病前可有水、沙土接触史或近期上呼吸道感染史。

皮损多数首先发于手背（图 11-3）、腕部，逐渐向前臂、躯干、下肢扩散，部分病例可因反复搔抓出现自体敏感状态，向全身播散。皮疹一般对称分布，形态单一，为针头至粟粒大小的圆形、扁平或隆起的丘疹，颜色与皮肤相同，或灰白、淡红色，多稀疏分布，部分有群集现象。皮损可呈苔藓样变，表面有细糠秕样鳞屑。可伴不同程度的瘙痒。整个病程皮损均处于干燥状态，无其他原发和继发性损害。本病可能有自限性，自然病程 6～8 周，偶有复发。

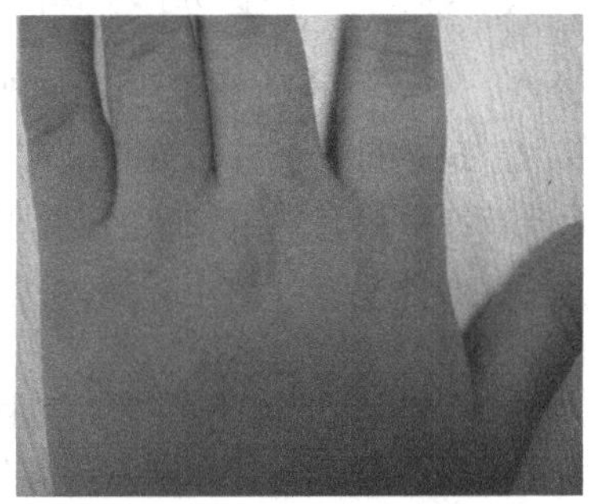

图 11-3 摩擦性苔藓样疹

三、组织病理

组织病理呈非特异炎症改变。表皮可有角化过度，棘层增厚，真皮浅层轻度炎症细胞浸润。

四、诊断与鉴别诊断

1. 诊断 好发于夏秋季节，男孩多见，多见于手背、腕部的散在性丘疹，皮疹单一，部分呈苔藓样变，常有自限性。

2. 鉴别诊断

（1）儿童丘疹性肢端皮炎：由乙型肝炎病毒所致，皮疹发生在手背部、足部、面及臀部，为扁平坚实的丘疹，绿豆大小，易受机械刺激处常融合排列成线状。发疹时全身浅表淋巴结可肿大，发疹后 1～2 周有的可出现肝大、黄疸，也可无明显肝病症状，但血清氨基转移酶增高，HBsAg 阳性。患儿一般状况良好。

（2）接触性皮炎：发病前有接触致敏物的病史，发生皮炎的部位与接触部位一致，境界清楚，红斑肿胀明显，可有水疱渗液，与年龄、季节无关，且症状明显。

（3）儿童期湿疹（痒疹型）：发生于四肢伸侧，散在粟粒大小的丘疹，正常肤色或褐红色，群集或散在分布，瘙痒剧烈，有抓痕和结痂，常是婴儿湿疹的延续，或 3～4 岁初发，病程长，反复数年或迁延到青年成人期。

五、治　　疗

因儿童丘疹性皮炎对多种治疗均不敏感，故疗程长，复诊率高。常用于皮炎或湿疹类的糖皮质激素外用药效果不明显或可刺激皮损加剧。目前治疗多为对症治疗。

1. 内用药

（1）抗组胺药：对有瘙痒症状患儿可应用抗组胺药。常用药：酮替芬（＜6 个月，0.25 mg，6 个月至 2 岁 0.33 mg，2 岁以上，0.5 mg，6 岁以上，1 mg，每日二次）；赛庚啶[0.25 mg/（kg · d），分 3 次]；氯苯那敏[0.35 mg/（kg·d），分 3 次]；西替利嗪（2～3 岁，2.5 mg，3～6 岁，3.3 mg，6～11 岁，5 mg，每日 1 次）；氯雷他定糖浆（开瑞坦糖浆 1～2 岁；2.5 ml/d，2～12 岁，体重＞30 kg，10 ml/d，体重＜30 kg，5 ml/d）。

（2）有病毒感染症状或体征时可酌情抗病毒治疗。

2. 外用药　早期以丘疹为主时，可外用炉甘石洗剂；后期皮损干燥、苔藓化或脱屑时可应用糖皮质激素软膏。

3. 物理治疗　可选用 UVA 局部照射，对于累及躯干、四肢等皮损范围广、病情较重者可选用氦氖激光或紫外线负氧离子喷雾治疗。可改善皮损并缩短疗程。

六、预　　防

本病重在预防，夏秋季避免频繁接触泥沙、水土、地毯、塑料或毛绒玩具等摩擦刺激性物品，减少机械性摩擦机会，防止太阳暴晒，多饮水，增强机体免疫力，减少或避免病毒感染机会。

（张　芳　刘炜钰　罗　权　张锡宝）

第十二章 变态反应性皮肤病

第一节 湿 疹

内容提要：

- Ⅳ型变态反应性疾病。对称分布的红斑、丘疹、水疱，疱壁破裂后形成糜烂面，有渗液，结痂。皮疹多形，瘙痒明显，病程迁延。

儿童湿疹是由多种内外因素引起的具有明显渗出倾向的皮肤炎症反应，是一种临床上常见的顽固性、反复发作性、瘙痒性皮肤病。多数患儿可在短期内治愈，但不久又复发；少数可进行性加重，甚至可以发展成红皮病而危及生命。湿疹的临床表现复杂多样，急性期以潮红、水肿、水疱和渗出多见，慢性期以局限而有浸润和肥厚的斑块、苔藓样变为主。儿童湿疹常因剧烈瘙痒，引起搔抓反应，影响患儿睡眠，而睡眠不好又反过来引起瘙痒、搔抓，形成恶性循环，导致病情迁延不愈。

一、发病学及流行病学

儿童湿疹的发病原因很复杂，有内在因素与外在因素相互作用。内在因素主要有遗传因素：有过敏体质家族史（家庭成员有过湿疹、特应性皮炎、药物过敏、过敏性鼻炎及哮喘等）的儿童容易发生湿疹。外在因素如食物、感染等过敏因素是最主要的诱发儿童湿疹的原因。引起儿童湿疹最常见的可疑病因是食物，这是因为儿童尤其是婴幼儿的胃肠道免疫系统未发育完善，有些蛋白胨可以通过肠黏膜而激活免疫反应系统产生过敏反应，通过释放细胞因子等炎症化学介质，引起湿疹。因年龄、饮食种类不同，引起湿疹的食物原因各异，如婴儿以母乳、牛奶、奶制品喂养为主，引发湿疹的原因多为牛奶及奶制品的添加剂；婴幼儿开始增加辅食后，鸡蛋、肉松、鱼松、蔬菜和水果都可能成为过敏的原因；此外，食物中的酵素也是引起儿童湿疹的诱因。含酵母的食品很多，如酵母片，用酵母发酵而制成的面包、糕点，含酵母的罐头食品等，这些都是儿童喜欢吃的食品。其次是感染因素：由于婴幼儿的皮肤比较薄嫩，容易受各种微生物的感染和定植。目前研究比较多的是金黄色葡萄球菌感染、定植与湿疹发病的关系。目前研究认为金黄色葡萄球菌细胞壁产物（主要是胞壁酸和肽聚糖），以及分泌的超抗原、内毒素 B 能够刺激 T 细胞和巨噬细胞的激活，特别是与 IL-4 联合引起 IgE 合成及 IgE Fc 受体表达的明显增加，诱发正常皮肤产生湿疹样改变及原有皮损的加重。超抗原还可增加内毒素 B7-2 的表达和 IgE 的产生，诱导嗜碱粒细胞和肥大细胞脱颗粒，释放组胺，加重瘙痒。金黄色葡萄球菌还可以分泌葡萄球菌溶血毒素，刺激角质形成细胞的细胞毒损伤，导致表皮细胞坏死，使湿疹的病情加剧。此外，还有研究认为马拉色菌感染与湿疹的发病密切相关。国外湿疹患儿经抗真菌治疗（如酮康唑）后病情缓解也证实了马拉色菌及其他真菌感染在湿疹中的潜在重要性。其他如接触化学物品：护肤品、洗浴用品、清洁剂等也是儿童湿疹常见的过敏因素。毛成品、化纤物品、各种植物花粉、动物皮革及羽毛，环境温度高或穿着太热、太冷等，都可以刺激儿童的湿疹再次发作或加剧。

二、临 床 表 现

临床上湿疹分为急性湿疹和慢性湿疹两大类。

1. 急性湿疹 儿童急性湿疹大多发生于暴露部位，如面、耳、头部、手足等处，对称分布。弥漫性红斑，红肿明显，成群或局限性的丘疱疹或水疱，针尖至米粒大小，分布于某一部位，边界不清。病情继续发展时，水疱可融合成大疱，疱壁破裂后形成糜烂面，有渗液、结痂。如有继发感染则产生脓疱和脓液，结灰黄色脓痂。病程因人而异，与患儿是否为特应性体质、发病部位、发病部位、处理是否及时与恰当，以及有无再刺激等因素有关。如果处理及时得当，又没有再刺激等，急性湿疹的炎症逐渐减轻，红肿消退，分泌物减少，不再发新的皮疹，糜烂愈合，鳞屑脱落而愈，但常反复发作。部分湿疹由于患儿搔抓，皮肤显著浸润变厚，可形成苔藓样改变，逐渐向慢性湿疹转化。

2. 慢性湿疹　常由急性湿疹转变而来。急性湿疹的患儿，由于瘙痒产生搔抓，皮肤显著浸润变厚，形成苔藓样改变，逐渐转化成慢性湿疹。也可湿疹初始发病时炎症反应不明显，因剧烈瘙痒而经常搔抓，使皮损很快变厚、浸润、苔藓样改变而成慢性湿疹。手足部湿疹可伴发甲改变（图 12-1）。

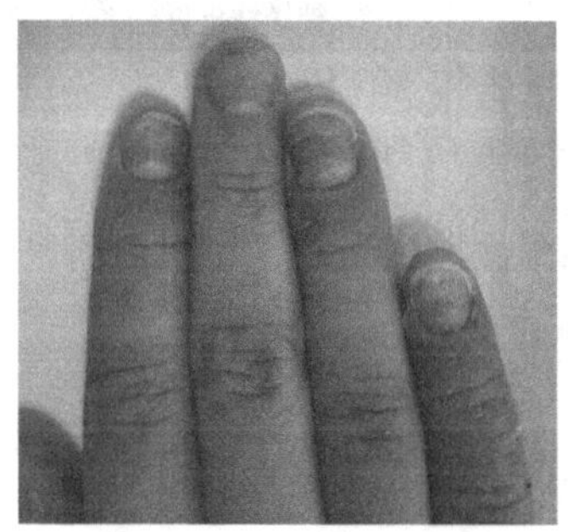

图 12-1　湿疹甲改变

3. 特殊部位的湿疹

（1）面部湿疹：儿童尤其是婴幼儿湿疹多发生于面部（图 12-2）。常位于面颊部、下颌及耳前，局限性红斑，对称分布，边界不清，针尖至米粒大小的丘疱疹，多有渗出，覆盖有鳞屑和结痂（图 12-3）。由于经常洗擦、奶渍、口水等刺激，使皮损时好时坏，反复发作，可持续数年不愈。

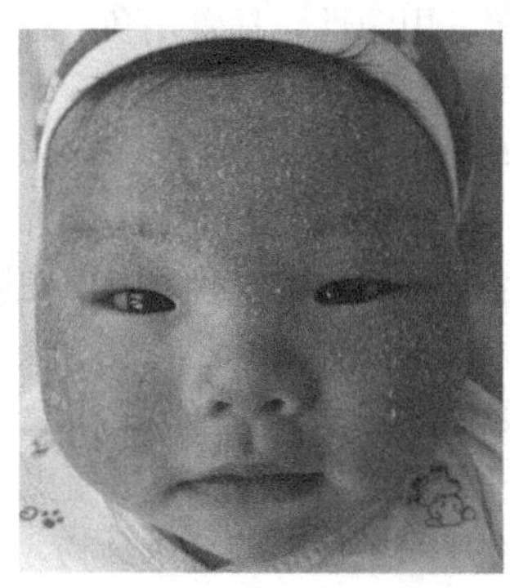

图 12-2　婴儿湿疹

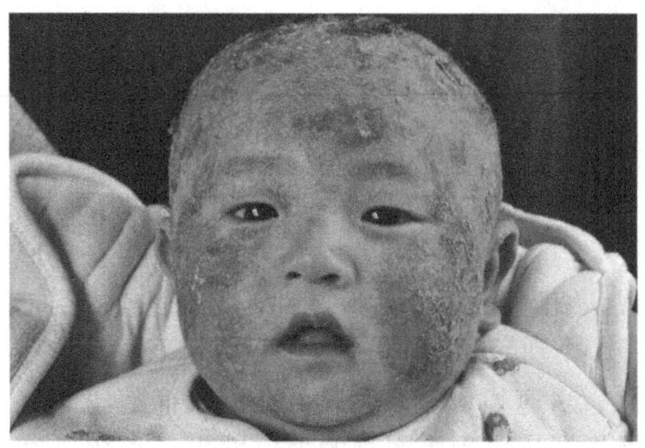

图 12-3　面部湿疹

（2）头皮湿疹：多见于婴幼儿，常于出生后 3 个月内发病，好发于头部，尤其是头顶部，皮损多数为针尖至粟粒大小红色毛囊丘疹，还可出现水疱、糜烂、渗出、痂皮（图 12-4），时轻时重。严重时头皮可覆盖油腻性臭痂，并有脱发。伴剧烈瘙痒，患儿常表现哭闹不安，睡眠不宁，易醒。

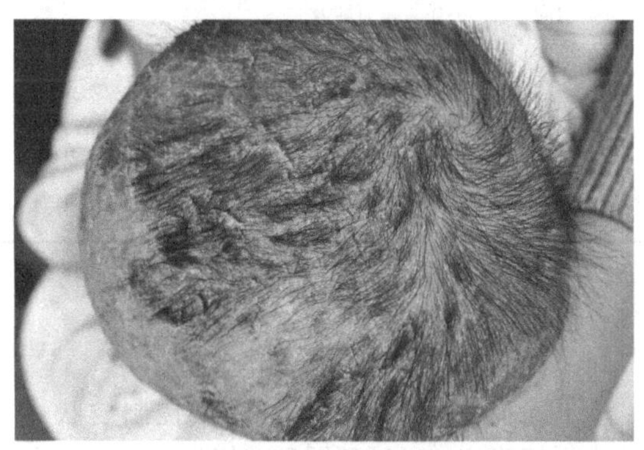

图 12-4　头皮湿疹

（3）脐窝湿疹：多发生于婴幼儿，由于出生时脐带处理不恰当引起。表现为位于脐窝的鲜红色或淡红色的损害，表皮糜烂、潮湿，有少许溢液和痂皮，边界清楚，常有臭味。

（4）臀股部湿疹：多发生于婴幼儿，多由尿布皮炎处理不当转化而来。主要原因是婴幼儿皮肤比较薄嫩，加之尿布更换不勤，尿液刺激皮肤引起尿布皮炎。如果处理不及时或处理不当，可在婴幼儿的臀部突出部位、骶尾部、外生殖器、股上部和肛周外围皱褶部位出现丘疹、丘疱疹、疱疹、糜烂、渗液，如继发感染，可化脓、组织坏死，甚至溃疡。反复发作，形成慢性湿疹。

三、病理表现

组织病理表现为皮肤炎症改变，无特应性。急性湿疹的病理特点为海绵状和水疱形成，细胞间水肿可为弥漫性，而在表皮中层较重。个别棘层细胞松解，严重时可形成网状变性、水疱和水肿，表皮可有单核细胞浸润。慢性湿疹表现为明显的表皮增生，角化过度伴角化不全，伴不同程度的棘层肥厚及淋巴细胞浸润。

四、诊断与鉴别诊断

（一）诊断

临床上，凡是具备了瘙痒、红斑、丘疹、水疱、脱屑、肥厚等特点，有渗出及融合倾向，难以做出明确诊断的皮疹均可先拟诊为湿疹。

（二）鉴别诊断

（1）急性湿疹需要与急性接触性皮炎鉴别：鉴别要点见接触性皮炎中的鉴别诊断。

（2）慢性湿疹需要与神经性皮炎鉴别，详见表 12-1。

表 12-1　慢性湿疹与神经性皮炎的鉴别

鉴别要点	慢性湿疹	神经性皮炎
病因	各种内外因素，包括变应原	神经官能症，瘙痒为主
发病部位	任何部位，有一定的区域性，如头皮、面、耳、脐窝和颈部	主要在颈后及两侧，其次为肘、膝部、手背等
对称性	常对称	常不对称
炎症反应	不显著，有时发生	不显著
基本损害	局限性、浸润性小片，常有鳞屑，苔藓样变不突出	由扁平多角形丘疹融合而形成苔藓样斑块
边缘	局限性或鲜明，斜坡状	边缘鲜明，由针头大小扁平丘疹组成
皮试	斑贴试验有帮助	阴性
病程	极端慢性，经年不愈	慢性，偶可自愈

五、治　疗

儿童湿疹的治疗目标：尽快控制皮肤炎症，缓解瘙痒，通过延缓和减轻发作，改善和提高患儿的生活质量。

1. 一般治疗

（1）积极寻找病因：医生应首先与家长充分沟通，使其对湿疹的发生、发展、治疗及预防有个全面的了解，详细询问病史，如婴儿的喂养方式、添加辅食的情况、饮食习惯、嗜好、睡眠情况等，以及患儿初始发病年龄、每次发病可能的病因、缓解因素、恶化情况、治疗情况和疗效等。同时需了解家庭中有无同样的患者，家族中人有没有过敏性鼻炎及哮喘病史等。

（2）皮肤病检查：首先是一般体格检查，检查患儿是否有口腔、鼻腔及牙齿的感染。其次是皮肤科检查，应在光线充足的地方进行仔细全面皮肤检查。

（3）实验室检查：必要时检查血象，了解中性粒细胞、嗜酸粒细胞是否有增加或异常。如反复发作，变应原不明确，可做变应原检查，帮助患儿寻找可能的变应原。

（4）避免再刺激：告知患儿家长，再刺激是湿疹复发的重要因素，必须尽量避免。常见的刺激因素包括搔抓、肥皂洗、热水烫、摩擦、用药不当等。内源性包括食用鱼、虾、蟹、牛奶、鸡蛋等。

2. 药物治疗

（1）外用疗法：主要是对症治疗。根据皮损的具体情况做相应的处理，参照皮肤科外用药的治疗原则，按急性、亚急性、慢性皮炎的治疗原则处理。

1）外用糖皮质激素：外用糖皮质激素制剂仍然是治疗儿童湿疹的一线药物，其治疗湿疹药理作用主要包括抗炎作用、抗过敏作用、免疫抑制作用和抗增生作用。对于儿童湿疹，临床应选择高效而不良反应小的制剂。

外用糖皮质激素制剂的特点是：①疗效肯定，适用于各种湿疹；②使用方便，霜、软膏、凝胶、溶液、涂膜、硬膏等多种剂型；③有一定的不良反应，长期使用可出现皮肤萎缩、色素沉着和皮肤毛细血管扩张，以及易产生依赖性等。外用糖皮质激素的局部及全身不良反应多与长期使用有关。对皮肤的潜在影响包括皮肤萎缩（变薄）、毛细血管扩张、色素沉着/减退、痤疮、酒糟鼻；对全身的潜在影响包括生长抑制、骨密度降低、丘脑-垂体-肾上腺（HPA）轴抑制作用等。

儿童外用糖皮质激素的注意事项：①避免使用强效糖皮质激素，多选用弱效或软性激素；②禁止长期连续使用，连续使用不超过 2 周；③避免大面积应用。

2）外用钙调神经磷酸酶抑制剂：其最大的优点是不会引起皮肤萎缩，也不会有明显的系统性吸收，儿童对其有较好的耐受性。他克莫司和吡美莫司是目前可作为儿童湿疹的短期和长期间歇治疗的二线用药。治疗时也可与激素序贯给药，即先外用激素控制急性炎症，然后再外用他克莫司或吡美莫司，还可采用其他联合用药的不同方案，如轮替给药、间歇给药等。外用钙调神经磷酸酶抑制剂的常见不良反应有局部灼热感、瘙痒和红斑等，一般发生于首次应用的第 1～3 日，可自行消失，无须停药。

3）辣椒辣素霜：0.025%辣椒辣素霜可减轻湿疹的瘙痒，且长期应用无不良反应。

4）苯海拉明乳膏：临床上很多地方、很多医生局部使用抗组胺药物——2%苯海拉明治疗儿童湿疹。

（2）系统用药

1）抗组胺制剂：种类较多，可选择 1～2 种为患者联合使用，如氯苯那敏、安太乐、赛庚啶、西替利嗪等。主要利用其镇静作用来抗瘙痒，故第一代抗组胺药如苯海拉明、赛庚定等治疗湿疹有效，而第二代非镇静性抗组胺药对湿疹的疗效甚微，并不能减轻湿疹的症状；而短期内服多塞平则可明显缓解湿疹的瘙痒。

2）抗生素：因金黄色葡萄球菌常存在于湿疹患者的皮损中。临床上在病情急性发作、皮疹泛发，或有渗出时，可短期应用抗葡萄球菌抗菌药物。一般推荐药物过敏反应发生率低的大环内酯类药，常可使病情缓解。值得注意的是，临床上撤掉抗生素后，金黄色葡萄球菌可以很快重新定植，但延长口服或外用抗生素的疗程可能会诱导耐药菌株的出现。

3）环孢素（CsA）：对顽固性湿疹，对激素不敏感或家长对使用激素有抵抗时，可使用 CsA 进行治疗。CsA 主要作用于辅助 T 细胞，阻碍产生细胞因子的基因转录和翻译过程，从而减少 IL-2 等细胞因子的合成。可用于治疗对外用糖皮质激素有抵抗的严重湿疹患者，可改善皮损。每日剂量为 3～5 mg/kg，6～8 周为 1 个疗程。由于该药有较强的血管收缩和肾毒性等不良反应，以及停药后的高复发率，临床使用需注意其适应证、用量和疗程。在进行 CsA 治疗前，患者应首先进行全面的体检，特别注意对高血压和相关恶性肿瘤的筛查。进行必要的血生化分析以排除潜在的禁忌证。治疗期间应每 2～4 周复查一次血压、血肌酐、血钾、尿常规等指标。条件许可时还应定期监测血中药物浓度。

4）甲氨蝶呤（methotrexate，MTX）：通过抑制二氢叶酸还原酶从而抑制 DNA 合成和细胞增殖。MXT 治疗湿疹可采用逐步增加剂量的方案，或者每周连续 4 d 给药（通常是 2.5 mg/d）。大多数儿童患者可以每周 10 mg 作为起始剂量。如果控制不佳，可增加至 15 mg/周。儿童长期应用在安全性上可能更好。MTX 的主要不良反应包括肝酶升高、口炎、恶心和呕吐，同时给予叶酸口服可减轻这些不良反应。停止治疗和药物减量后，不良反应缓解，较严重的全血细胞减少通常出现在治疗的最初 4～6 个月。

5）免疫调节剂/免疫抑制剂包括：①Omalizumab：属于抗 IgE 单克隆抗体，是人源化抗 IgE 抗体，可有效阻止 IgE 与肥大细胞的结合，不激活补体系统，可以改善过敏体质。②美泊利单抗：系抗 IL-5 单克隆抗体，能高亲和力结合人 IL-5，抑制 IL-5 与受体结合。

6）糖皮质激素：原则上尽量不用或少用

此类药物，尤其是儿童。但对病情严重的患者可予中小剂量短期用药，并采用早晨顿服法。病情好转后应及时逐渐减量、停药，以免长期使用带来的不良反应或停药过快而致病情反跳。

7）其他免疫调节剂：重组人 γ-干扰素、抗肿瘤坏死因子-α、β 单克隆抗体等已在国内外使用。

8）变应原特异性脱敏疗法：对于由花粉及尘螨引起的慢性湿疹迁延不愈者，变应原特异性脱敏疗法有选择性的治疗价值。特异性免疫治疗俗称脱敏治疗或减敏治疗。通过重复给予一定剂量的变应原，降低患者对变应原敏感性的方法。目前临床上应用较多的是皮下注射免疫疗法和舌下含化疗法。疗程一般分为起始治疗阶段和维持治疗阶段。尽管变应原特异性脱敏疗法在湿疹治疗中的应用价值曾存在一定争论，但近年来越来越多的临床研究证实，变应原特异性脱敏疗法可以显著改善湿疹患者的临床症状、减少药物使用量、防止新的致敏产生，以及改变特应性进程。因此，变应原特异性脱敏疗法是湿疹治疗中极有前景的方法之一。

六、预　　后

本病自婴儿期开始发病，反复发作，迁延不愈，随着年龄增长，大多数患儿病情可明显缓解，但也有少数患者持续至成年。

七、预　　防

湿疹预防的一般原则：①防止本病的发生、发展、加剧和恶化。②发病阶段应尽可能寻找病因并祛除和避免，使其缓解或好转。③应尽量减少诱发加重因素及刺激因素如机械因素，如搔抓、摩擦等。④避免物理化学因素刺激：如热水洗烫、高温、低湿度、刺激性药物。⑤避免接触空气中的变应原：屋尘、屋尘螨、花粉、动物毛（猫／犬）、真菌。⑥尽可能减少摄入食物变应原类：牛奶、鸡蛋、花生、海产品、黄豆、坚果和水果等。⑦避免精神紧张或情绪低落等精神刺激。⑧避免接触化学刺激物：二甲苯、甲醛、对苯二胺、芳香化合物、金属镍和铬、橡胶添加剂等。

第二节　特应性皮炎

内容提要：

- 以 Th2 占优势的 Th1/Th2 的平衡失调所导致的免疫性疾病。
- 2 岁以前发病，持续的瘙痒、全身皮肤干燥，身体屈侧皮肤湿疹，家族中有哮喘或过敏性鼻炎等过敏性疾病史。

特应性皮炎（atopic dermatitis，AD）又名遗传过敏性湿疹（atopic eczema）、异位性皮炎、体质性湿疹（eczema constitutionalis）、体质性神经性皮炎（neurodermatitis constitutionalis）、内源性湿疹（endogenous eczema），是与遗传相关，具有产生高 IgE 倾向，易伴发哮喘、过敏性鼻炎的一种慢性复发性、瘙痒性、炎症性皮肤病。在儿童时期常表现出呼吸道过敏症状，约 70%患者有过敏性家族史。

一、发病学及流行病学

特应性皮炎是以局部皮肤复发性瘙痒、皮疹为主要表现、易发于儿童和青少年的一种皮肤病。特应性皮炎的病因非常复杂，认为其发生与遗传、免疫及生理和药理性介质反应异常有关。其中遗传、感染、环境、心理等因素相互作用引起免疫功能紊乱是特应性皮炎的主要发病原因。特应性皮炎患儿每年平均发作 9 次，每次发作约持续 15 d，尽管采取各种应对措施，患儿家长仍对严重发作感到失望。55%的患儿家长担心下一次发作；67%的患儿家长和患儿选择早期非类固醇治疗，75%的患儿家长和患儿渴望湿疹得到控制，他们认为湿疹的控制对其生活改善至关重要。

1. 遗传因素　流行病学调查显示，母亲有特应性皮炎者，其子女 2 岁内发病率达 50%以上；如果父母双方均有特应性疾病史，其子女特应性皮炎发病率达 79%。孪生学研究发现，单卵双生均发生特应性皮炎者达 89%，而在异卵双生中仅为 28%。目前国内外研究将特应性皮炎遗传易感性基因位点定位在染色体 20p、17q25、13q12—q14、1q21、5q31—q33、3q21、

14q11、11q13、17q25；其中 14q11 包含 T 细胞受体 α 链和 δ 链的基因位点，11q13 则是 IgE 高亲和力受体Ⅰ（FcERⅠ）β 链基因位点，关于遗传的方式目前尚无定论，目前认为，特应性皮炎的各种临床症状的出现多基因遗传因素和环境因素的影响起着相当的作用。

2. 感染因素　由于皮肤干燥和皮肤屏障功能受损使得特应性皮炎患儿易受各种微生物的感染和定植。尤其是金黄色葡萄球菌感染和定植与特应性皮炎发病的关系密切。自 1974 年国外首先报道 90%的特应性皮炎皮损中可检测到金黄色葡萄球菌，其中耐甲氧西林金黄色葡萄球菌检出率 13.5%，皮损周围外观正常皮肤有 57%的患者可分离出金黄色葡萄球菌，其密度显著高于健康人皮肤，且定植率与患者的年龄和皮损的严重度呈正相关。在特应性皮炎患儿与健康儿童唾液中金黄色葡萄球菌检出率也有统计学差异，且随病情的加重金黄色葡萄球菌的定植密度增大。目前研究认为金黄色葡萄球菌细胞壁产物（主要是胞壁酸和肽聚糖），以及分泌的超抗原、内毒素 B，能够刺激 T 细胞和巨噬细胞的激活，特别是与 IL-4 联合引起 IgE 合成及 IgE Fc 受体表达的明显增加，诱发正常皮肤产生湿疹样改变及原有皮损的加重。超抗原还可增加内毒素 B7-2 的表达和 IgE 的产生，诱导嗜碱粒细胞和肥大细胞脱颗粒，释放组胺，加重瘙痒。超抗原特性的毒素主要是肠毒素 A-D 和中毒性休克综合征毒素 21（TSST-21）。金黄色葡萄球菌还可以分泌葡萄球菌溶血毒素，刺激角质形成细胞的细胞毒损伤，导致表皮细胞坏死，使特应性皮炎病情加剧。

此外，还有研究认为马拉色菌感染与特应性皮炎的发病密切相关。马拉色菌是人体正常菌群之一，生长于皮肤角质层，为一嗜脂性双相酵母菌，亦为条件致病菌。马拉色菌的大分子抗原物质可引起特应性皮炎患儿的淋巴细胞增生及其浸出物的斑贴试验阳性。 国外研究发现特应性皮炎患儿皮肤的带菌率高于健康对照组，尤其是皮损位于头颈部者。特应性皮炎患儿经抗真菌治疗（如酮康唑）后病情缓解也证实了马拉色菌及其他真菌感染在特应性皮炎中的潜在重要性。

3. 免疫学因素　主要表现在过敏反应和细胞免疫缺陷两个方面。

（1）过敏性反应：特应性皮炎与过敏性疾病密切相关，特应性皮炎患儿 70%合并有支气管哮喘和（或）过敏性鼻炎。通常是皮损最先出现，其次是哮喘，最迟出现的是过敏性鼻炎。皮损与哮喘有交替出现的趋势，即当皮损发作时哮喘缓解，或皮损症状减轻后哮喘发作，此现象学者称为器官转移，机制尚不清楚。但也有哮喘和皮损的发作呈平行关系的报道。各种变应原进入体内，受特异性抗原刺激后，机体可由免疫应答细胞释放大量介质或细胞因子，如 IL-4、IL-5，引起剂量相关的皮肤反应。

1）食物过敏：能引起特应性皮炎患儿的食入性变应原有：牛奶、鸡蛋、鱼、虾、蟹等海产品、猪肉等食物，也有对芒果、榴莲、菠萝等水果，以及花生、核桃等坚果类食物过敏者。研究发现 1 岁以内的特应性皮炎患儿的变应原以食物性为主，其中以牛奶、鸡蛋等蛋白类食物为最高。

2）吸入物过敏：包括花粉、动物毛、屋尘、尘螨、真菌等。特应性皮炎患儿对尘螨（包括屋尘螨和粉尘螨）过敏近年来已引起充分的重视。4～7 岁的儿童以吸入性为主，以尘螨最高，达 17.3%。国外研究发现使用清洗床垫和枕头，清洗玩具和积木等控制屋尘螨的措施后，特应性皮炎患儿临床症状显著的改善。研究认为在幼儿期接触宠物后发生特应性皮炎的危险性是不接触宠物的 110～115 倍，儿童期后接触宠物发生特应性疾病的危险性是不接触宠物者的 3～6 倍。

3）异常的免疫血清球蛋白（Ig）：主要表现为高 IgE 水平。IgE 受遗传、变应原、Th 细胞及细胞因子等多种因素调节，IgE 介导的炎性反应在特应性皮炎发病机制中起关键作用。IgE 升高不仅与血清总 IgE 升高、吸入性或食入性抗原的特异性 IgE 增加有关，而且与抗原提呈细胞（APC）及嗜酸粒细胞上的 IgE 受体的数量增加有关。特应性皮炎患儿接触、食入或吸入变应原后变应原吸附在肥大细胞表面特异性 IgE 分子上，导致肥大细胞释放各种炎症介质、细胞因子、组胺等加重皮肤炎性反应。且不同种类 IgE 可促使肥大细胞分泌不同水平细胞因子。携带 IgE 的巨噬细胞对相关变应原产生直接、快速的排斥反应，导致特应性皮炎患儿出现瘙痒与红斑。在快速反应开始后数小时，发生一系列 IgE 依赖的迟发反应（LPR）。导致毛细血管及小静脉内皮细胞表达白细胞黏附分子，以嗜酸粒细胞、嗜碱粒细胞、中性粒细胞的浸润为特征。在 LPR 中，浸润细胞均呈现高表达的 IL-3、IL -4、IL -5、GM-CSF，提示 LPR 中浸润细胞多为 Th2 型细胞。IgE 在特应性皮炎的致病意义尚不明确。有研究在高 IgE 或正常 IgE 的特应性皮炎患儿外周血中检测到 IgE 免疫复合物，可能是与抗原或抗球蛋白复合组成，沉积在皮肤内引起肥大细胞和嗜碱粒细胞释放组胺及其他介质而产生病变。

其他免疫球蛋白水平与特应性皮炎的关系，大多数研究者认为 IgG、IgM、IgD 可正常或轻度增高。特应性皮炎患儿 IgA 降低的发生率较高，特别是在婴幼儿期，IgA 降低与患儿将来发生特应性皮炎相关。研究认为，IgA 缺乏影响了肠道黏膜的屏障作用，当婴儿食用牛奶、鸡蛋等具有较强变应原的食物时，就有可能导致变应原进入体内，刺激机体产生过敏，引发特应性皮炎。在严重的特应性皮炎患儿，IgG 增高与皮肤感染或 IgE 抗卵蛋白有关。

（2）细胞免疫缺陷

1）淋巴细胞免疫功能缺陷：外周血 T 淋巴细胞的低下：研究发现特应性皮炎患儿 CD_8T 细胞绝对数和相对百分比的低下，使 T 细胞总的数量减少，提示存在遗传性的原发 T 淋巴细胞缺陷。特应性皮炎患儿外周血淋巴细胞对植物凝集素（PHA）、刀豆素 A（Con A）等的刺激反应降低，对念珠菌素、单纯疱疹病毒、链球菌毒素等真菌、细菌、病毒的抗原及屋尘螨抗原的反应降低，并且对上述真菌、细菌、病毒的抗原及屋尘螨抗原等迟发型皮内试验反应也降低或缺乏。

2）中性粒细胞和单核细胞功能缺陷：中性粒细胞和单核细胞功能缺陷主要表现在趋化性低下，有时仅仅是部分或轻度的，当特应性皮炎患儿有葡萄球菌侵入皮肤时，早期不出现反应，直至缓慢趋化的白细胞大量聚集后才形成脓疱。这种趋化性低下在特应性皮炎患儿发作期间明显，恢复期明显提高。其次是抗体依赖细胞中介细胞毒（ADCC）功能低下，研究显示中性粒细胞和单核细胞结合靶细胞的能力正常，但吞噬功能、释放溶菌酶及细胞内产生还原性氧基的能力降低，活化细胞毒功能方面有缺陷。并且患儿的 NK 细胞数量减少，NK 细胞的活性下降。因此，特应性皮炎患儿临床上容易感染病毒、细菌、真菌等。

4. 发病机制　特应性皮炎的发病机制较为复杂，是遗传因素、免疫因素、环境因素、微生物感染、精神心理因素等共同作用的结果，其中免疫失调占主导地位。特应性皮炎免疫异常主要表现为 IgE 水平的升高、以 Th2 占优势的 Th1/Th2 的平衡失调，以及由此而致相应的细胞因子、免疫炎症介子分泌的异常。

（1）Langerhans 细胞（LC）异常表达及淋巴细胞活性增加：特应性皮炎患者主要抗原递呈细胞（LC）存在超敏的细胞基础。真皮内 LC 数量增多，表皮内 LC 的表型异常，表皮、真皮均表现高浓度 CD_{1a}、CD_{1b} 和 CD_{36} 表达；在特应性皮炎患者 LC 上具有高亲和力的 FcεR Ⅰ表达明显增强，通过结合特异性 IgE，其携带的变应原和抗原特异性 T 细胞之间起着重要的相互作用。在特应性皮炎发病机制中有浸润皮肤的 T 细胞、树突状细胞、肥大细胞和血管内皮细胞活性增加，以及其产生的多种趋化细胞因子配体（CCL）和受体（CCR）起到了重要作用。特应性皮炎中趋化细胞因子的种类较多，主要有 CCL1、CCR8、CCL27 和 CCR10，CS-1 纤维结合素和 CCL17、CCL18、CCL22、CCL11 及 CCL13。其中以 CCL1 和 CCR8 研究最为清楚，认为在特应性皮炎中存在 CCL1-CCR8 轴调节特应性皮炎免疫反应。

（2）肥大细胞的作用：肥大细胞参与速发型超敏反应和慢性过敏反应，干细胞因子是其主要的趋化因子。肥大细胞在特应性皮炎炎症组织中的数目通过增殖、移行和凋亡来调节。肥大细胞在离开骨髓前未成熟，干细胞介导的肥大细胞发育需细胞因子和生长因子调节。研究发现，由于肥大细胞是参与过敏反应的效应细胞，因此主要受 Th2 细胞及 Th2 型细胞因子调节。

（3）免疫细胞因子调控失常及淋巴细胞亚群失衡：辅助 T 细胞（Th0）既可分化为 Th1 细胞，也能分化为 Th2 细胞，其分化方向取决于局部细胞因子环境、遗传背景、病理因素及参与 T 细胞激活的共刺激信号等因素。Th1 细胞及 Th2 细胞能分泌不同的细胞因子，且对细胞因子做出不同反应。Th1 细胞与迟发型超敏反应有关，产生大量的 IFN-γ 及 IL-2，但不产生 IL-4、IL-5 或 IL-10；Th2 细胞产生极少量 IFN-γ，但产生大量 IL-4、IL-5、IL-10、IL-13，在体液免疫中发挥重要作用。当出现特异抗原时，这两种类型的辅助细胞能使 B 细胞产生 IgM、IgG、IgA，但只有 Th2 细胞能诱导 IgE 产生。目前认为特应性皮炎属于主要由 Th2 细胞介导的一种超敏反应，Th2 型细胞或细胞因子在反应中起着介导或放大效应的作用。在急性特应性皮炎皮损处，主要是 Th2 占优势的细胞浸润，活化的 Th2 细胞通过释放 IL-4 和 IL-3 等细胞因子诱导 B 细胞产生 IgE。在慢性特应性皮炎皮损处，主要是 Th1 占优势的细胞浸润，Th1 细胞产生 IFN-γ、IL-2 和 TNF-β 等细胞因子，参与细胞介导的炎症反应，并抑制 Th2 细胞和 IgE 合成。在特应性皮炎的发病学研究中，目前发现许多新的 T 细胞亚型，如 Th17/22、Treg 细胞均参与特应性皮炎的发病。Treg 细胞能抑制多种免疫细胞的活性，保持对自身抗原的耐受，抑制 Th2 细胞对变应原的免疫反应。Treg 也能转变为其他类型 T 细胞，包括 Th17。Th17 细胞与 Th1、Th2 细胞不同，其具有遗传性和获得性免疫，在特应性皮炎患者外周血中 Th17 细胞和 Th22 细胞数量增多，其分泌的 IL-17 和 IL-22 共同调节表皮中的抗微生物蛋白和促炎性反应细胞因子，IL-22 还能促进表皮增厚。这些研究打破了以往的 Th1/Th2 两种 $CD4^{+}T$ 细胞平衡失调理论，认为特应性皮炎与 Th17/22、Treg、Th1、Th2 四种 $CD4^{+}T$ 细胞平衡失调均有关。越来越多的研究证明，T 细胞类型会随机体内环境的变化而变化，局部细胞因子环境是决定这种细胞分化的主要因素。Th 细胞之间的这种转变与疾病的发生发展过程密切相关。此外最新研究发现，IL-21、IL-25 和 IL-33 等细胞因子在特应性皮炎发病机制中扮演非常重要的作用，因为这些细胞因子可通过 T 细胞、先天免疫细胞或角质形成细胞合成，因此，学者们提出了特应性皮炎细胞因子网络化观点。

（4）IgE 的作用：IgE 受遗传、变应原、Th 细胞及细胞因子等多种因素调节，IgE 介导的炎性反应在特应性皮炎发病机制中起关键作用。国外研究认为，特应性皮炎患儿通过激活 Th2 细胞引起湿疹样皮肤改变，促进 IgE 抗体产生。大多数特应性皮炎患儿都能检测到针对人体自身蛋白的循环性 IgE 抗体，而这种抗体在其他皮肤病中很少发现。绝大多数特应性皮炎患儿无论是在急性加重期还是慢性缓解期，血清总 IgE 水平均升高，IgE 水平升高的程度与特应性皮炎积分指数及病程呈正相关，与皮损程度呈负相关，通常在皮损恢复 1 年后 IgE 才降至正常水平。特应性皮炎患者接触、食入或吸入变应原后变应原吸附在肥大细胞表面特异性 IgE 分子上，导致肥大细胞释放各种炎症介质、细胞因子、组胺等加重皮肤炎性反应。且不同种类 IgE 可促使肥大细胞分泌不同水平细胞因子，高促细胞因子分泌型 IgE 通过自分泌机制有明显的诱导抗肥大细胞凋亡的效应，而低促细胞因子分泌型 IgE 抗凋亡效应不明显，也不能诱导细胞因子分泌。IgE 能诱导肥大细胞脱颗粒，白三烯释放，受体活化和增殖。特应性皮炎中 LC 表面具有抗原特异性 IgE 抗体的受体，能够将变应原以免疫复合物的形式进行递呈，供抗原特异性的 T 细胞识别，T 细胞激活后，可以促进特异性 B 细胞产生大量抗原特异性 IgE，反过来又促进 APC 的抗原提呈功能。

（5）其他

1）环境因素：随着现代工农业的发展和人民生活的改善，频繁地使用肥皂、去污剂和硬水洗涤，能直接使皮肤屏障功能受损。许多新的食品、化妆品、建筑材料、药品、染料、光化学污染等进入人们的生产和生活中，产生了大量新的变应原，暖气装置、通风设备、绝缘系统及地板覆盖物的改变，使屋尘螨显著增加，所有这些环境因素的改变，都能使特应性皮炎患病率增加。多数特应性皮炎患者病情呈季节性变化，其差异可能与天气变化、花粉及微生物等致敏物的季节性变化相关，还可能与其对中长波紫外线发生光敏有关。国外研究发现儿童特应性皮炎症状严重程度与降水量和空气中的湿度呈正相关，而与温度和日光照射呈负相关。特应性皮炎的发病和疾病发展过程具有明显的地域性差异，提示自然因素和社会因素在特应性皮炎发病中起着不可忽视的作用。

2）精神因素：心理社会因素在特应性皮炎发生、发展及转归中起着重要作用，国外调查发现，近 71%的特应性皮炎患者具有焦虑或抑郁症状。精神应激是病情恶化的主要原因之一，精神应激主要是在遗传的基础上，通过神经-内分泌-免疫网络，引起一些与特应性皮炎类似的免疫反应，如 IgE 产生，皮肤肥大细胞脱颗粒，嗜酸粒细胞激活等，来影响变应性皮炎的病情，下丘脑-垂体-肾上腺轴（HPA 轴）是最重要的应激反应系统。变应性皮炎患者对应激不能产生适当的 HPA 轴反应，并伴有自主神经系统功能紊乱。

3）自身抗体在特应性皮炎的作用：研究发现特应性皮炎主要的自身抗体 LEDGF /DFS70（lens epithelium-derived growth factor/ dense fine speckles 70 kDa protein）是角质透明蛋白颗粒的组成成分，可在 30%的特应性皮炎患者体内检测到。LEDGF /DFS70 主要分布于表皮的基底层细胞核中，在分化过程中移行到粒层细胞的胞质，一旦 LEDGF /DFS70 出现于胞质，就在粒层细胞的角质透明蛋白颗粒中堆积。

目前，特应性皮炎的神经源性机制越来越受到重视，新近提出了“神经免疫网络”的概念。在神经源性因素的研究中，P 物质（SP）备受关注。SP 与特应性皮炎有着直接的密切联系，特应性皮炎患者真皮乳头层和真-表皮交界处的 SP 阳性神经纤维数目较正常对照组显著增多。特应性皮炎患者中神经生长因子（NGF）水平逐渐引起关注，NGF 是一种嗜神经多肽，其具有营养神经、调节局部和系统免疫反应的作用。研究证实，特应性皮炎患者血清中 NGF 水平显著增高，并且其水平与病情严重程度呈正相关。特应性皮炎患者角质层的 NGF 水平与患者的瘙痒和病情发作的严重程度呈正相关。

二、临床、病理学表现

（一）临床表现

特应性皮炎属常见皮肤病，在我国婴幼儿及儿童特应性皮炎占皮肤科儿童就诊人数的 30%左右，并且在春秋季节较多。特应性皮炎的临床特点多种多样，但基本表现为慢性反复发作、剧烈瘙痒、有年龄阶段性的皮疹表现和一定的好发部位。根据皮疹发生、发展的特点通常分为三个阶段：婴儿期、儿童期和青少年期。一般三个阶段相继发展而来，但也可仅有其中一两个阶段。特应性皮炎的发病年龄较早，60%的病例在 1～6 个月内发病，50%病例在 5 岁内发病，也有早至 1 周发病的。

1. 婴儿期　最早在出生 1 个月或 1 周内，婴儿面部，特别是额部及双颊出现急性红斑、丘疹，一般额部损害较轻，颊部损害较重（图 12-5）。病情继续发展，严重时，两颊损害可融合成显著高出皮面的水肿性大片，上有丘疹、水疱、脓疱、浆液或脓液和黄痂。在痂的裂隙中可有浆液或脓液溢出。渗液较多时，部分黄痂脱落，可见糜烂面。严重时除鼻颊皱褶和鼻周外，整个面部均可累及。头部的损害，黄痂一般附着于发根部，类似脂溢性皮炎的表现。继发感染可伴发热和局部淋巴结肿大，除因瘙痒引起婴儿搔抓哭闹外，不影响健康。

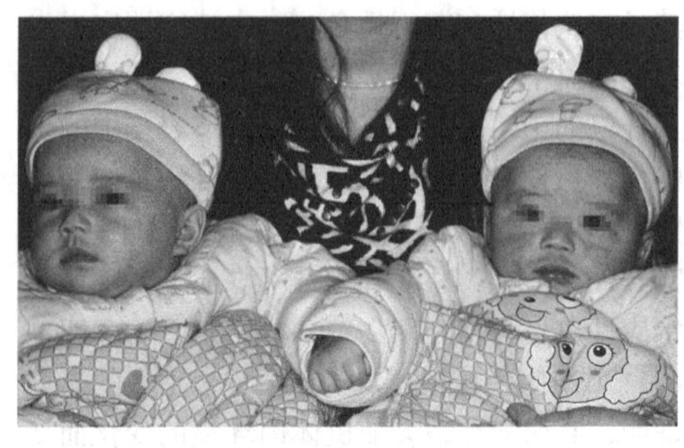

图 12-5　特应性皮炎（1）

特应性皮炎的病程较长，轻症患者在半岁以后逐渐缓解，红肿消退，渗出减少，皮损干燥，脱屑，不再有厚痂，只有薄痂和鳞屑，至1岁时可痊愈。较重的至2岁时痊愈。也有少数症状非常重的可继续发展至儿童期。

2. 儿童期　儿童期的特应性皮炎多数为婴儿期发展而来，也有少数是儿童期才开始发生的，可分为三型：四弯风型、膝下慢性湿疹型和痒疹型。

（1）四弯风型：面部皮损逐渐消退，在肘窝、腘窝（中医称四弯风）对称部位出现亚急性红色斑片，上有针头大小的丘疹水疱、鳞屑或薄痂，边缘具局限性（图 12-6）。红色逐渐消退，皮损干燥。因不断搔抓，损害逐渐变厚，出现苔藓样变，反复发作，经久不愈。小腿伸侧、双手和口唇也可累及。手部及口唇皮损干燥、肥厚时可发生皲裂。

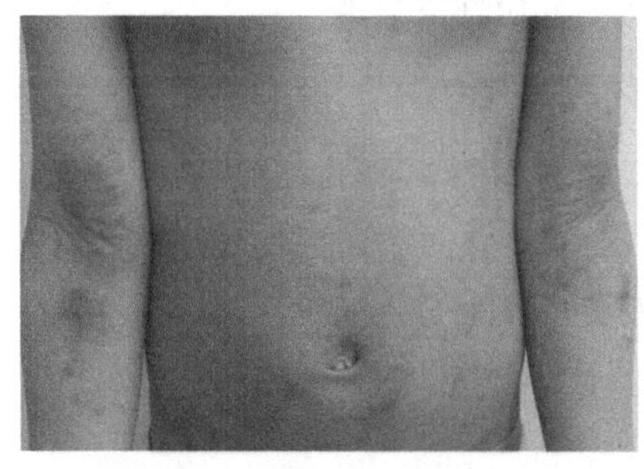

图 12-6　特应性皮炎（2）

（2）膝下慢性湿疹型：临床较少见，发生于 4～6 岁的儿童。皮损多见于胫前膝下方，边界清楚的不规则斑块，炎症反应不明显，呈苔藓样改变，有细小鳞屑（图 12-7）。伴瘙痒，因搔抓可出血或渗液。病程慢性，反复发作。

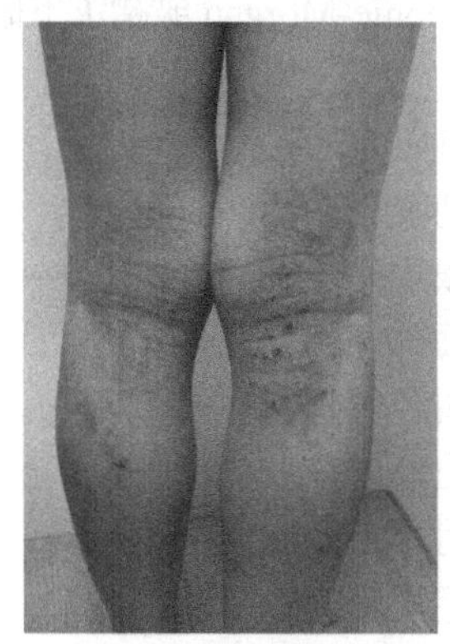

图 12-7　特应性皮炎（3）

（3）痒疹型：多发生于学龄儿童。全身均可见米粒至黄豆大小、不规则、肤色或棕褐色干燥的丘疹，表面不光滑，散在对称分布，多见于四肢伸侧和背部（图 12-8）。新发的皮疹较大而红，陈旧的则为不规则的硬性丘疹，可见较多抓痕或血痂，腹股沟淋巴结常肿大。皮疹迁延，多年不愈。

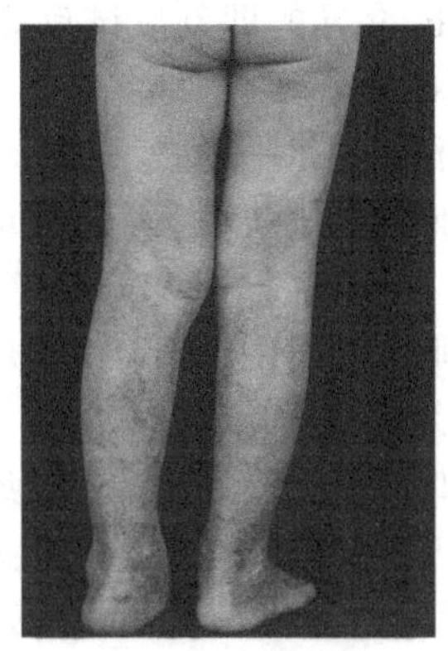

图 12-8　特应性皮炎（4）

3. 青少年期　主要发生于肘窝和腘窝，对称分布，类似于儿童晚期皮损，但皮损范围更广泛，可累及面颈部和手部。皮肤干燥、变厚，伴苔藓样变。搔抓或处置不当时，可发生亚急性湿疹样斑片，基底潮红，附有较多鳞屑和结痂，多发生于四肢伸侧。

4. 并发症和伴发症　特应性皮炎病程迁延，因瘙痒患儿睡眠质量差，个子常矮小。患儿除皮疹外，个人或家族成员中常伴发过敏性鼻炎或支气管哮喘等呼吸道过敏病史。国外研究发现父母双亲中1人有过敏性鼻炎或支气管哮喘，其子女发生特应性皮炎的概率为 20%；父母双亲均有过敏性鼻炎或支气管哮喘，其子女发生特应性皮炎的概率超过 50%。家族中有特应性皮炎、哮喘或过敏性鼻炎者，患儿的特应性皮炎的发生也较早，持续发病，缓解期短。约 60%患者具有个人呼吸道过敏史，过敏性鼻炎的发病常较哮喘晚。

有些伴发症状与特应性皮炎关联，具有诊断意义：

（1）干皮症：皮肤干燥附有糠秕样鳞屑，常以四肢伸侧明显，冬季突出。约 3/4 病例可伴有此症。

（2）鱼鳞病：约有一半病例伴发鱼鳞病，多为寻常型。

（3）掌纹过深：两手掌在大鱼际、小鱼际及指掌部皮纹加宽、增深。

（4）毛周角化：发生在面颊部、上臂外侧及大腿外侧皮肤毛囊口的针头大小、正常肤色的丘疹，互相不融合。

（5）IgE 介导的即刻皮试反应阳性（或 RAST 实验阳性）。

（6）血清 IgE 水平增高。

（7）荨麻疹、皮肤划痕症：儿童期发生率较高。

（8）皮肤易于发生感染（特别是金黄色葡萄球菌和单纯疱疹病毒感染）。

（9）倾向于非特异性手、足皮炎：手足皮肤对摩擦等非特异性刺激易激发皮炎，呈慢性湿疹样皮炎改变，皮肤增厚，冬季易发生皲裂。

（10）乳头湿疹。

（11）唇炎：多发于上唇，干性细小脱屑，可伴有纵行裂隙。

（12）Dennie-Morgan 皱褶（下眼睑边缘的横向皱褶）。

（13）眼周暗晕：在眼周的境界不清楚的暗灰色晕。

（14）面部苍白、红斑：儿童期多发。

（15）白色糠疹：多发于面部的圆形或椭圆形的色素减退斑，边界局限，上附细小鳞屑。

（16）出汗时皮肤瘙痒。

（17）对动物毛发及脂溶剂不耐受：儿童对动物毛发及洗涤剂等敏感。

（18）食物高敏感：对多种食物，尤其是豆类及高蛋白食物不耐受。

（19）病程受环境、情感因素影响。

（20）皮肤白色划痕或对胆碱药物发白试验反应迟缓。

（二）病理表现

组织病理表现为皮肤炎症改变，无特应性。急性期：在表皮可见棘层肥厚，细胞间水肿或海绵形成，在表皮海绵形成区和真皮上层有淋巴细胞和组织细胞浸润，间或有中性粒细胞和嗜酸粒细胞，真皮水肿。随着湿疹炎症减退，苔藓化损害出现，组织病理也发生相应改变，表现为明显的表皮增生，真皮乳头层增厚伴有中度密集炎症细胞浸润，LC 数量增加，有时伴有较大的 EOS。

三、诊断与鉴别诊断

（一）诊断

特应性皮炎目前主要参考 Hanifin 和 Rajka 于 1980 年提出的临床特征来诊断，包括主要标准和次要标准。

主要标准 4 条，至少包括 3 条：

（1）瘙痒；

（2）典型皮疹形态与分布：婴儿面部和肢体伸侧皮肤受累；

（3）慢性或慢性复发性皮炎；

（4）个人或家族异位史（包括哮喘、过敏性鼻炎、异位性皮炎）。

次要标准，22 条至少包括 3 条：

（1）干皮症；

（2）鱼鳞病、掌纹过深、毛周角化；

（3）IgE 介导的即刻皮试反应阳性（或 RAST 实验阳性）；

（4）血清 IgE 水平增高；

（5）早年发病；

（6）皮肤易于发生感染（特别是金黄色葡萄球菌和单纯疱疹病毒感染）；

（7）倾向于非特异性手、足皮炎；

（8）乳头湿疹；

（9）唇炎；

（10）复发性结膜炎；

（11）Dennie-Morgan 皱褶（下眼睑边缘的横向皱褶）；

（12）圆锥角膜；

（13）前囊下白内障；

（14）眼周暗晕；

（15）面部苍白、红斑；

（16）白色糠疹；

（17）出汗时皮肤瘙痒；

（18）对羊毛及脂溶剂不耐受；

（19）毛周隆起；

（20）食物高敏感；

（21）病程受环境、情感因素影响；

（22）皮肤白色划痕或对胆碱药物发白试验反应迟缓。

Hanifin 和 Rajka 制订的诊断标准太过繁琐，专家们对婴儿特应性皮炎的诊断标准进行了修正，主要标准 3 条必须具备：

（1）家族异位史；

（2）典型的面部或肢体伸侧皮炎；

（3）瘙痒的表现。

次要标准 4 条具备 3 条即可：

（1）慢性头皮鳞屑；

（2）干皮症、鱼鳞病、掌纹过深血清；

（3）毛周隆起；

（4）耳轮后侧裂隙。

康克非教授提出了一个特应性皮炎的诊断参考，认为特应性皮炎应该具有的基本特征包括 2 条：

（1）瘙痒，慢性或慢性复发性皮炎：婴儿和儿童分布于面及肢体伸侧的炎性、渗出性湿疹性损害；青少年和成人肢体屈面和伸侧的苔藓化损害。

（2）个人或家族中有遗传过敏史（如哮喘、过敏性鼻炎、异位性皮炎）。

次要特征包括 3 条：

（1）与遗传相关：①早年发病；②干皮症、鱼鳞病、掌纹过深。

（2）与免疫相关：①与 I 型变态反应有关的：立即皮试反应、嗜酸粒细胞增多、血清 IgE 水平增高、血管性，水肿、过敏性结膜炎、食物过敏；②与免疫缺陷有关：皮肤感染倾向（特别是金黄色葡萄球菌和单纯疱疹病毒感染）、损伤的细胞介导免疫。

（3）与生理学和药理学相关：①白色皮肤划痕、胆碱药物迟缓发白和（或）苍白面容；②毛周隆起、非特异性皮炎倾向、眶周黑晕。

凡具有两项基本特征或第一项基本特征和 3 项次要特征（每项中的一点），可确定诊断。

上述诊断标准临床皮肤科医师仍然认为比较复杂，国外学者又在 1994 年提出了 Williams 诊断标准：必须具有皮肤瘙痒史加如下 3 条或 3 条以上：

（1）屈侧皮肤受累史，包括肘窝、腘窝、踝前或围绕颈一周（10 岁以下儿童包括颊部）；

（2）个人哮喘或花粉症史（或一级亲属 4 岁以下儿童发生特应性皮炎史）；

（3）全身皮肤干燥史；

（4）屈侧有湿疹；

（5）2 岁前发病（适用于大于 4 岁者）。

（二）鉴别诊断

（1）普通湿疹：特应性皮炎患儿一般发病较早，通常在婴幼儿即可发病，有遗传过敏性家族史，不同时期的皮损形态和分布有一定特殊性，对多种食物、尘螨及花粉不耐受。患儿皮肤干燥，病程反复迁延。

（2）脂溢性皮炎：特应性皮炎儿童有遗传过敏性家族史，患儿父母通常有过敏性鼻炎或哮喘病史。婴儿期皮损以面部较多，儿童期以躯干四肢皱褶部位皮损较重，瘙痒剧烈，影响休息。常有食物、尘螨及花粉过敏史。

四、治　　疗

目前特应性皮炎的治疗仍然困难，故改善当前的治疗手段或开发新的治疗选择非常必要。缓解症状、防止复发、维持病情长期及稳定并提高患者的生存质量可作为临床医生的治疗目标。

（一）一线治疗

1. 基本建议　向患者讲解有关疾病的最新知识、诱发因素、治疗方案及其利弊，示范外用药物治疗的正确操作。

2. 基本治疗　特应性皮炎的发生和发展常和环境因素有关，因此尽量寻找可能致病和诱发的因子，避免接触到致病因子。患儿大多皮肤干燥，避免过度清洗皮肤，尤其是烫洗和过度使用有刺激性的肥皂和去污剂；注意保持适宜的环境温度，避免过热的室内环境，减少汗液的刺激；应尽量穿棉制品衣服，以宽松为宜，勤换衣物和床单等生活用品，避免接触羊毛制品；注意观察对所进食物的反应，避免食入致敏食物，减少刺激性饮食；注意保持清洁的生活环境减少如屋尘、螨、动物毛、花粉、真菌等变应原，远离可加重病情的环境；避免接触斑贴试验反应阳性物质可减少疾病复发或加重的概率；避免用力搔抓和摩擦；注意预防单纯疱疹病毒等感染；精神紧张可加重病情，特别是婴儿和儿童期父母的教育很重要。应当告诉患儿的家属，本病是个慢性病，随年龄增长常明显缓解，不影响患儿健康。故应教育患儿及其家长学会放松，保持良好的心境，配合医生治疗，可加速本病的缓解和痊愈。

3. 恢复和保持皮肤屏障功能 纠正皮肤干燥，保护皮肤屏障功能和止痒是治疗特应性皮炎的关键措施。保湿剂可延缓皮肤水分的丢失，增加真表皮内水分的渗透，改善皮肤干燥状态，为皮肤提供保护，从而减少皮肤损伤，促进修复过程。在急性期，每日用温水沐浴 1～2 次，在增加湿度的同时还有利于减少渗出，去除痂皮和残留药物；慢性期，可每日沐浴 1 次；不论是在急性期还是在缓解期，润肤剂和（或）保湿剂的应用极为必要，应至少每日外用（多主张全身使用）1～2 次，尤其是在沐浴后应即刻使用，以保持皮肤的水合状态而保护屏障功能和减轻瘙痒症状。常见的保湿剂有矿物油、硅油、羊毛脂、甘油、丙二醇、尿素、尿囊素、水解明胶、乳酸、烟酰胺等，多制成乳膏、软膏。

4. 糖皮质激素 局部间断外用糖皮质激素，并配合润肤保湿剂等是目前治疗特应性皮炎的一线疗法。

根据患者的年龄、皮损部位及病情程度选择不同类型和强度的糖皮质激素制剂，以快速有效地控制炎症，减轻症状。一般初治时应选用强度足够的制剂，以求在数天内明显控制炎症。但是，在面部、颈部及皱褶部位应选用相对弱效的糖皮质激素，应避免使用强效含氟制剂，儿童慎用强效糖皮质激素。

停药过快常可致病情反复，长期使用可引起一定的皮肤不良反应（如皮肤萎缩、毛细血管扩张、膨胀纹、多毛症、糖皮质激素性痤疮、细菌感染、紫癜等），长期大面积应用有时也可致系统性不良反应（医源性肾上腺皮质功能不全、库欣综合征、精神神经症状等）。因此，对于慢性较厚的皮损外用时应选用较为强效的糖皮质激素制剂，短期内控制病情后，改用弱效的制剂或非糖皮质激素类药物。

（二）二线治疗

1. 外用药物

（1）洗浴。

（2）糖皮质激素制剂：外用糖皮质激素制剂是治疗特应性皮炎经典而十分有效的方法，可减轻局部炎症、缓解瘙痒症状。间断性使用糖皮质激素可防止复发。外用激素的强度、频次及是否应用封包等应根据特应性皮炎患儿的年龄、发病部位、皮损的严重程度及范围大小等而定。使用强效激素可尽快地控制症状，适合应用于重度、肥厚性皮损，每周用药不应超过 50 g，适合短期应用，不应超过 2～3 周，12 岁以下儿童尽量不要使用，不应大面积长期使用；除非特别需要，不应在面部及乳部、会阴部及皱褶部位使用。中效糖皮质激素应用于轻中度皮损，12 岁以下儿童使用尽量不要超过 2 周，不应大面积长期使用。弱效糖皮质激素用于轻中度皮损，用于面部及皮肤薄嫩部位的治疗，适合较大面积长期使用。一般对幼儿特应性皮炎多选用弱效激素（1%的醋酸氢化可的松霜、布地奈德等），对儿童特应性皮炎可选用中效激素（如丁酸氢化可的松霜）；在面部、生殖器和皱褶部因皮肤吸收率高，只能外用弱中效激素，而掌跖部应选用强效激素（可联合封包），一旦炎症被控制，则应改用较弱的激素，并停止封包治疗，使用次数也减少为每日 1 次或改为间歇治疗（如每周 2～3 次）。

长期外用激素会引起皮肤萎缩、色素沉着、毛细血管扩张，且久用可产生对治疗抵抗和成瘾，大面积外用可抑制 HPA 轴，影响儿童生长发育，停药后易引起皮损复发，医师应对以上各种不良反应有充分的了解，以权衡治疗后的利弊。

（3）外用抗生素：对于婴幼儿特应性皮炎，有渗出可能继发感染时，外用抗菌药物也可能有效。现在使用较多的是莫匹罗星软膏和夫西地酸软膏。

（4）外用钙调神经磷酸酶抑制剂：包括他克莫司和吡美莫司两种制剂，其最大的优点是不会引起皮肤萎缩，也不会有明显的系统性吸收，对儿童有较好的耐受性。它们的问世是继

20 世纪 50 年代初发现和应用激素后皮肤科治疗领域上最重要的发现之一，也是特应性皮炎治疗上的一次革命。目前可作为儿童特应性皮炎的“短期和长期间歇治疗的二线用药”。

欧洲和北美的许多临床试验已证实，它们治疗特应性皮炎的优点有：①皮损治愈速度快（一周左右），控制瘙痒快并能维持；②对全身各个部位（包括颜面、颈部、皱褶部）均有相同效果；③对不同年龄和种族患者均同样有效；④治疗期中无快速减效应性和反跳现象；⑤长期应用中未见有感染发生和皮肤萎缩。对特应性皮炎患者主要应用于：①眼睑和面部皮损；②外用激素效果不佳者；③易产生激素萎缩的部位；④治疗中对激素产生依赖者；⑤对激素过敏者；⑥担心外用激素产生全身吸收或不良反应者。目前推荐 0.03%和 0.10%他克莫司软膏用于治疗中重度特应性皮炎，1%吡美莫司乳膏治疗轻中度特应性皮炎，前者对特应性皮炎的疗效更好，而后者更温和（不良反应发生率更低，透皮吸收更少）。治疗时也可与激素序贯给药，即先外用激素控制急性炎症，然后再外用他克莫司或吡美莫司，还可采用其他联合用药的不同方案，如轮替给药、间歇给药等。

外用钙调神经磷酸酶抑制剂的常见不良反应有局部灼热感、瘙痒和红斑等，一般发生于首次应用的第 1～3 日，可自行消失，无须停药。

（5）多塞平乳膏：5%多塞平乳膏可在 48h 内明显缓解特应性皮炎的瘙痒，但有嗜睡、接触过敏等不良反应，故仅能作短暂应用，或与糖皮质激素制剂或钙调神经磷酸酶抑制剂交替使用。

（6）辣椒辣素霜：0.025%辣椒辣素霜可减轻特应性皮炎的瘙痒，且长期应用无不良反应。

（7）苯海拉明乳膏：临床上很多地方、很多医生局部使用抗组胺药物 2%苯海拉明治疗儿童特应性皮炎。局部外用抗组胺药物没有止痒效果，可能还会引起皮肤过敏，故不推荐使用。

（8）鱼石脂和焦油：鱼石脂和焦油类制剂可作为苔藓样变皮损患者的维持治疗，焦油类制剂具有抗炎和抗瘙痒的作用，但目前已无出售。

2. 光疗 紫外线（UV）照射可改善特应性皮炎的瘙痒及皮肤炎症，应用于常规疗效差的、有明显苔藓样变皮损患者，12 岁以下儿童禁用，12 岁及以上儿童患者慎用。

3. 口服制剂

（1）组胺拮抗剂：主要利用其镇静作用来抗瘙痒，故第一代抗组胺药如苯海拉明、赛庚定等治疗特应性皮炎有效，而第二代非镇静性抗组胺药对特应性皮炎的疗效甚微，并不能减轻特应性皮炎的症状；而短期内服多塞平则可明显缓解特应性皮炎的瘙痒。

（2）抗生素：因金黄色葡萄球菌常存在于特应性皮炎患者的皮损中，有时实验室检测发现的金黄色葡萄球菌过度繁殖是特应性皮炎临床感染的唯一证据。临床上在病情急性发作、皮疹泛发，或有渗出时，可短期应用抗葡萄球菌药物。通过系统应用抗生素来清除病原菌、减少致病性超抗原的分泌可使病情缓解。一般推荐药物过敏反应发生率低的大环内酯类药，常可使病情缓解。有认为金黄色葡萄球菌常导致特应性皮炎病程顽固、对治疗抵抗。因此建议给患者常规口服阿奇霉素 500 mg，2 次/周，连用数周。如果分离到 β 溶血性链球菌，则建议使用青霉素、阿莫西林/克拉维酸或克林霉素。值得注意的是，临床上撤掉抗生素后，金黄色葡萄球菌可以很快重新定植，但延长口服或外用抗生素的疗程可能会诱导耐药菌株的出现。

（3）环孢素（CsA）：欧洲变态反应学和免疫学协会（EAACI）和美国变态反应、哮喘和免疫协会（AAAAI）共同制定的《成人和儿童 AD 诊断和治疗指南》则推荐 2.5 mg/（kg · d），分为早晚 2 次服用，每 2 周调整并增加 1 mg/（kg · d），直至最大剂量 5 mg/（kg · d）。如果使用 CsA 治疗 8 周患者无反应则应停用 CsA，当皮损恢复到一个可接受的水平，可每 2 周减量 1 mg/（kg · d），并逐步减至最低有效剂量。目前认为，CsA 的毒性与起始剂量无关，而与治疗的持续时间、累计剂量相关，以 5 mg/

（kg·d）作为起始治疗可诱导特应性皮炎皮疹快速消退，因此这种短期使用相对长期使用所带来的毒性更小。在进行 CsA 治疗前，患者应首先进行全面的体检，特别注意对高血压和相关恶性肿瘤的筛查。进行必要的血生化分析以排除潜在的禁忌证。由于 CsA 的肝、肾毒性较大，在服药期间应注意监测和控制并发症的发生。治疗期间应每 2～4 周复查一次血压、血肌酐、血钾、尿常规等指标。条件许可时还应定期监测血中药物浓度。

（4）硫唑嘌呤：具有抗炎症、免疫抑制和抗增生作用。低剂量的硫唑嘌呤主要抑制 T 细胞。对 B 细胞的抑制则需较大剂量，一般剂量为 1～2 mg/（kg·d），可以 0.5 mg/（kg·d）增、减剂量。由于在治疗的早期阶段具有潜在的骨髓抑制，可以低于上述剂量开始，然后逐渐增加剂量。硫唑嘌呤一般 4～6 周后起效，8 周达高峰。具有不可预测的骨髓抑制作用，一般不推荐作为特应性皮炎的一线治疗，而是用于接受 CsA 治疗、但在减药过程出现复发病例的二线治疗。硫唑嘌呤治疗的常见不良反应是恶心、呕吐和倦怠。最严重的不良反应是骨髓抑制。

（5）甲氨蝶呤（MTX）：通过抑制二氢叶酸还原酶从而抑制 DNA 合成和细胞增殖。研究显示，如果给予特应性皮炎患者常规所用的每周给药方案，效果并不理想。MXT 治疗特应性皮炎可采用逐步增加剂量的方案，或者每周连续 4 d 给药（通常是 2.5 mg/d）。大多数儿童患者可以每周 10 mg 作为起始剂量。如果控制不佳，可增加至 15 mg/周。需要减量时推荐使用维持疗法（如 UVA/UVB）以降低复发的危险。与环孢素和硫唑嘌呤相比，MTX 在控制重症特应性皮炎上稍差，但其免疫抑制作用也较少。儿童长期应用在安全性上可能更好。MTX 的主要不良反应包括肝酶升高、口炎、恶心和呕吐，同时给予叶酸口服可减轻这些不良反应。停止治疗和药物减量后，不良反应缓解，较严重的全血细胞减少通常出现在治疗的最初 4～6 个月。

（6）抗真菌制剂：研究提示使用抗真菌药可降低特应性皮炎病情的严重程度，口服伊曲康唑对特应性皮炎有治愈和预防复发的作用，故对于有真菌感染（如红色毛癣菌、马拉色菌）证据者，应予系统（或局部）抗真菌治疗。

（三）三线治疗

1. 系统使用糖皮质激素 原则上尽量不用或少用此类药物，尤其是儿童。但对病情严重的患者可予中小剂量短期用药，并采用早晨顿服法。病情好转后应及时逐渐减量、停药，以免长期使用带来的不良反应或停药过快而致病情反跳。

2. 免疫抑制剂 对于病情严重而常规疗法不易控制的患者，可酌情选用吗替麦考酚酯等。但儿童应慎用，且使用时应注意系统不良反应。

（1）吗替麦考酚酯（mycophenolate mofetil，MMF）：可抑制鸟嘌呤的合成，选择性地抑制 T、B 淋巴细胞。有学者尝试应用 MMF 治疗顽固的成人特应性皮炎患者，剂量为 1 g，口服，每日 2 次，连用 4 周，第 5 周时将剂量减至 0.5 g，每日 2 次，治疗持续到 8 周。治疗后患者症状严重度指数、特应性皮炎积分（SCORAD）均明显下降。有学者用于红皮病型特应性皮炎患者，每日给予 2 g 口服。在治疗 5 周后红皮病症状可完全消退，维持到 5 个月时减量到 1 g，疗程可达 29 个月。治疗过程中患者耐受良好，除部分患者有一过性恶心外，均未观察到明显的不良反应。MMF 在对少量特应性皮炎患者的临床研究中证实了其有效性，但治疗剂量常需达到 2 g/d 或需与糖皮质激素类药物联用。有报道使用 MMF 治疗特应性皮炎后出现葡萄球菌败血症，而且部分特应性皮炎患者对 MMF 的治疗反应并不佳，因此目前不提倡在特应性皮炎治疗中使用 MMF。

（2）γ 干扰素（IFN-γ）：应用 IFN 的依据有两点：一是特应性皮炎患者的单一核细胞产生 IFN-γ 的水平下降；二是 IFN-γ 可抑制白细胞介素 4（IL-4）介导的 Th2 反应。其治疗机制可能与纠正 Thl/Th2 失衡、降低皮疹处嗜酸粒细胞数量有关。一般采用皮下注射：每日或隔日给予 IFN-γ 50 μg/m^2，大约 80%的特应性皮炎患者对 IFN 治疗有反应。也有学者认为 IFN-γ 对于轻到中度患者疗效更明显，而对于重度患者欠佳。IFN-γ 最常见的不良反应是流感样症状，停药后可逐渐消退，尽管 IFN-γ 安全有效，有良好的药物动力学特点和重要的生物免疫学效应，但其费用较高，且反复注射，患者依从性差，故限制了其在特应性皮炎治疗中的应用。IFN-γ 并不合适作为特应性皮炎的一、二线用药，可用于对常规治疗有抵抗的中重度特应性皮炎患者。

（3）抗白三烯治疗：半胱氨酰白三烯在特应性皮炎的皮肤慢性炎症发生和维持中占有重要作用，半胱氨酰白三烯的受体拮抗剂，如扎鲁司特（Zafirlukast）和孟鲁司特（Montelukast），可竞争性地与半胱氨酰受体结合，从而阻断白三烯的生物学作用。目前应用孟鲁司特的 4 个随机对照试验中，有 3 个发现对特应性皮炎有显著改善，但疗程需要 6 周以上。

（4）抗 IgE 抗体：有关重组人特异性抗 IgE 抗体在特应性皮炎的应用目前报道非常少，研究结果也相互矛盾。有研究曾给 3 例特应性皮炎患者重组人特异性抗 IgE 单抗（Omalizumab，奥马珠）治疗 4 个月后，未观察到明显的症状改善。而另一研究报道 3 例严重的顽固性特应性皮炎患者，采用奥马珠单抗成功治愈。这些疗效的差异可能与选择的患者有关。新近的随机双盲研究显示，抗 IgE 治疗可有效降低患者血清中 IgE，以及单核细胞表面 IgE 及 IgE 高亲和力受体（FeeRⅠ）的表达水平，但对临床疾病严重程度并无明显影响。

3. 静脉注射用人免疫球蛋白（IVIg） 大剂量 IVIg 作为免疫调节剂在特应性皮炎治疗的应用价值存在争议，儿童特应性皮炎，考虑到激素及其不良反应，可单独使用 IVIg 治疗，但目前 IVIg 治疗特应性皮炎的试验研究仍处于探索阶段。

4. 变应原特异性脱敏疗法 对于部分混合型特应性皮炎及外源型特应性皮炎迁延不愈者，变应原特异性脱敏疗法有选择性的治疗价值。特异性免疫治疗（specific immunotherapy，SIT）俗称脱敏治疗（desensitization）或减敏治疗（hyposensitization），是在确定患者的变应原后，通过重复给予一定剂量的变应原，降低患者对变应原敏感性的方法。目前临床上应用较多的是皮下注射免疫疗法（subcutaneous immunotherapy，SCIT）和舌下含化疗法（sublingual immunotherapy，SLIT）。疗程一般分为起始治疗阶段和维持治疗阶段。变应原如尘螨、花粉在外源性特应性皮炎的复发和加重中起着重要作用，因此对外源性特应性皮炎患者进行 SIT 在理论上可以有效降低患者对相关变应原的敏感性，改善临床症状。目前临床应用最广泛的是尘螨变应原和花粉变应原。SIT 是惟一可以改变变应性疾病自然病程的治疗方法。在 IgE 介导的过敏性鼻炎和过敏性哮喘的疗效已经得到公认。尽管 SIT 在特应性皮炎治疗中的应用价值曾存在一定争论，但近年来越来越多的临床研究证实，SIT 可以显著改善特应性皮炎患者的临床症状、减少药物使用量、防止新的致敏产生，以及改变特应性进程。因此，SIT 是特应性皮炎治疗中极有前景的方法之一。

五、预　　后

本病自婴儿期开始发病，反复发作，迁延不愈，至儿童期 14～15 岁时，大多数患儿病情可明显缓解，但也有少数延续至成年。

六、预　　防

主要是防止本病的发生、发展、加剧和恶化，对已发病的使其缓解或好转。

（1）尽量避免局部刺激，不用热水、肥皂等烫洗，避免刺激性药物的使用。

（2）婴幼儿患者的衣服和尿布要柔软，尽可能使用纯棉制品。

（3）保持室内空气流通、新鲜。多清扫房间，减少粉尘，房间不宜养花。

（4）少食用海鲜等刺激性食物，如进食后病情加剧则应忌食。

（5）夜晚睡眠时，房间温度不宜过高，减少出汗。

（6）预防病毒、细菌、真菌等各种感染。

（7）尽量减少使用生物制品。

第三节 自身敏感性皮炎

内容提要：

- Ⅳ型变态反应性疾病。
- 在原发感染灶的基础上，全身继发形态、大小单一的红色丘疹和浆液性小水疱，严重时全身泛发丘疹、丘疱疹、水疱、糜烂渗液等。

自身敏感性皮炎（auto-sensitization dermatitis）简称自敏性皮炎，是由于患者自身组织或自身皮肤病变部位的变性物质诱导体液免疫和细胞免疫而引起的变应性炎症。

一、发病学及流行病学

患者往往先有原发病灶，如钱币形湿疹、接触性皮炎、慢性溃疡、遗传过敏性皮炎等。原发病灶如治疗不当或因物理或化学刺激、细菌感染等，则可使局部自身组织的蛋白与药物或细菌等结合形成抗原性物质，被吸收后引起自体敏感。自身敏感反应一旦发生，可以全身泛发水疱、丘疹，为明显的湿疹样变皮疹。儿童多见于外伤引起的伤口感染、遗传过敏性皮炎等。由于血肿或原发病灶部位炎症反应的表皮细胞损伤物质及细菌分解产物等起自身抗原作用，导致自身敏感，可引起其他部位以至全身泛发湿疹样变皮疹，如丘疹、丘疱疹、水疱、糜烂渗液等，皮疹可对称密集融合成片。

二、临床表现（包括病理学表现）

发病前先有皮肤的原发灶，儿童自身敏感性皮炎临床上较常继发于化脓性中耳炎、烫伤、外伤、接触性皮炎等病。当原发病灶处理不当或经不适当的刺激后，原发病灶急性恶化，出现红肿、糜烂、渗液、结痂等表现；1～2周后出现继发皮疹，对称分布于四肢和上身，其次是躯干，面颈部较少发生，多数全身发疹。继发皮疹初起时形态、大小比较单一，呈粟粒大小的红色丘疹和浆液性小水疱，发疹迅速，以至全身泛发湿疹样变皮疹，如丘疹、丘疱疹、水疱、糜烂渗液等，皮疹融合成片状；若治疗及时，随后形成鳞屑、留色素沉着而愈。部分患儿因治疗不及时，搔抓附有小血痂，丘疹逐渐转为暗红色。也有少数患儿中可出现同行反应，瘙痒剧烈、有烧灼感。可伴浅表淋巴结肿大、全身不适及低热。

三、诊断与鉴别诊断

根据发病前有皮肤的原发感染灶，由于处理不当或刺激后1～2周躯干、四肢出现形态、大小比较单一的粟粒大小的红色丘疹和浆液性小水疱，发疹迅速，以至全身泛发湿疹样变皮疹瘙痒剧烈、有烧灼感。可伴浅表淋巴结肿大、全身不适及低热等，一般诊断不难。

四、治　　疗

治疗原则：积极治疗原发病灶，原发灶的治疗根据皮损性质选择进行，不宜选用刺激性药物。如渗液较多可用3%硼酸溶液湿敷；原发病灶处伴细菌感染时，应做细菌培养及药物敏感试验，选用敏感抗生素内服或局部外用。局部治疗同接触性皮炎。外用糖皮质激素、系统用糖皮质激素和抗组胺药为主要治疗。皮疹泛发者，多采用联合用药。原发病灶症状减轻后，继发皮疹也能逐渐好转。

（1）一般治疗。积极治疗原发病灶，避免搔抓、烫洗等不良刺激。

（2）局部治疗：根据皮损情况选择适当药物及剂型。急性皮损时用炉甘石洗剂，每日3～5次外用；有渗液时可用2%～4%硼酸溶液或生理盐水做冷湿敷。如果皮损继发感染，可选用0.05%呋喃西林溶液或1∶1000高锰酸钾溶液做冷湿敷，每日2次，每次20～30 min。待皮肤干燥后改用皮质类固醇激素霜剂，可选用1%氢化可的松霜，0.25%～0.50%地塞米松霜，0.1%曲安西龙霜等，每日2～3次外用。

（3）抗组胺类药物：如氯苯那敏4～8 mg，去氯羟嗪25 mg，每日3次口服；新一代抗组胺药如特非那丁60 mg，每日2次口服；西替利嗪10 mg，每日1次口服等，可酌情选用。

（4）非特异性脱敏疗法：10%葡萄糖酸钙10 ml，每日1次静脉注射或硫代硫酸钠0.64 g加注射用水10 ml溶解，每日1次静脉注射；维生素C 2 g，每日3次口服或维生素C 2.0～3.0 g加入5%～10%葡萄糖液500 ml中，每日1次静脉滴注。

（5）皮质类固醇激素：用于重症泛发者，儿童用泼尼松 10～15 mg/d，1 日 3 次口服；或地塞米松 2.55 mg，每日 1 次肌内注射；或氢化可的松 50～100 mg 加入 5%葡萄糖液 250 ml 中，每日 1 次静脉滴注，一般用 1 周逐渐减量至停药。

（6）皮疹较广泛而继发感染时，可选用抗生素，如罗红霉素 75 mg，每日 1 次。

五、预　　后

自身敏感性皮炎预后良好，在原发灶及时、有效处理后，继发皮疹可逐渐消退，病程约 10 d 至半月。如原发灶处理不当，继发皮疹可迁延数月。

六、预　　防

积极、正确处理原发灶。

第四节　接触性皮炎

内容提要：

- Ⅳ型变态反应性疾病。
- 边缘清楚的水肿性红斑，可有丘疹、水疱，水疱破溃可有渗出、结痂。

儿童接触性皮炎（contact dermatitis）是指儿童的皮肤或黏膜接触外界物质而发生的炎症反应。包括由化学性刺激引起的刺激性接触性皮炎和Ⅳ型变态反应引起的过敏性接触性皮炎。临床特点为在接触部位发生边缘清楚的损害，轻者为水肿性红斑，严重时可有丘疹、水疱、甚至大疱，水疱破溃可有渗出、结痂；最严重时可出现为表皮松解、甚至坏死。本病系儿童多发病、常见病，最多见的是尿布皮炎。尿布皮炎如能及早祛除病因，正确处理，轻微过敏不用药物治疗可自愈；过敏较重的亦不会演变成湿疹样变而病程迁延。

一、发病学及流行病学

（一）病因

（1）衣着、纺织品等过敏：婴幼儿最常见的接触性皮炎类型就是尿布皮炎，由于受尿布刺激，婴幼儿臀部、外阴、股部等部位发生的红斑、丘疹、丘疱疹或糜烂等改变。病因比较复杂，婴幼儿皮肤细嫩，容易受刺激。当用粗糙不细软的尿布，或没有及时更换尿布，尤其是目前一次性尿不湿广泛使用的情况下，使婴幼儿臀部浸泡于尿液或稀便中而没有及时清洁。此外，尿布外盖上不透气的橡皮布或塑料布，使尿布不易干燥，或尿布用肥皂和其他消毒剂清洁后未彻底冲洗干净，化学物残留引起刺激。还有研究发现在尿布皮炎的患儿皮损处检出真菌，大多数是念珠菌。但到底是真菌感染直接引起尿布皮炎，还是尿布皮炎合并真菌感染，有待进一步研究。还有研究发现婴幼儿尿布皮炎的发生与喂养方式有关。调查显示，母乳加配方奶混合喂养的新生儿较单纯配方奶喂养儿尿布皮炎的发病率高，分析认为主要是母乳加配方奶混合喂养的新生儿大便次数较多且粪便较稀，并且其粪便和尿液 pH 低。

（2）口涎皮炎：又称流涎皮炎，是由于某些原因引起婴幼儿口水增多、流出，而发生在口周的一种接触性皮炎。主要原因：一是婴儿或儿童由于喂养不合理，造成口涎增多而导致皮炎发生；二是婴儿或儿童经常张口哭，口涎流出增多，由口周至额部使皮肤经常处于潮湿状态，日久引起局部刺激，产生皮炎；三是有的儿童常感唇部干燥不适，反复以口涎使之湿润，因而越舔越干，越干越舔，形成恶性循环。久而久之，在口唇、口周形成一圈边界清楚的红斑鳞屑性损害，局部干燥皲裂，引起疼痛或不适。

（3）药物：儿童因局部使用药物引起的接触性皮炎也比较多。儿童因为皮肤细嫩、较薄，在使用一些具有刺激性的外用药物或家长不注意使用了成人用的药膏，用药局部出现边界清楚的红斑、水疱等反应。

（4）金属：婴幼儿对金属过敏多见于佩戴金属饰品，金为强的潜在性变应原，多数家长给孩子佩戴长命锁等黄金饰品，可在饰品紧贴皮肤的部位出现红斑、丘疹、水疱等。学龄儿童多因接触贴身衣物上的金属钮扣或皮带扣引起的过敏。

（5）动物类：多由于接触动物的毒毛引起，如儿童夏季在树下玩耍，接触到隐翅虫、桑毛虫、松毛虫的毒毛；或接触动物的毒素引起，如潜水时接触到水母的毒素。

（6）植物类：儿童在树林、草丛中玩耍，接触到荨麻、漆树、番茄等，其有害成分为植物的花、叶子、种子或浆液等。

（7）香脂、香霜类化妆品：有些家长在给儿童洗完澡后习惯使用一些护肤霜、护肤膏或爽身粉，如果儿童对这些护肤品中某种化学成分过敏，就可引起接触性皮炎。

（二）发病机制

接触性皮炎的发病机制分为原发性刺激和变态反应两种类型。

（1）原发性刺激：接触物本身具有强烈的刺激性或毒性，如强酸、强碱等化学物质。通常由于对儿童照顾不仔细，儿童意外接触到强酸、强碱等化学物质，甚至是很低的浓度，接触部位都会在很短的时间发生急性皮炎。表现为红肿、丘疹、水疱、大疱，甚至坏死。该物质均可发生皮炎，所引起的皮炎。引起原发性刺激的化学物质可以侵入儿童皮肤，可逐渐耗损角质层，使角蛋白变性，产生理化性损伤。发生原发性刺激性皮炎的儿童可分为高反应性和低反应性，这主要与患儿的遗传素质、原有皮肤病及年龄有关。

（2）变态反应：变态反应性接触性皮炎为典型的迟发型Ⅳ型变态反应，接触物为致敏因子，本身无刺激性或毒性，为半抗原，大多数人接触后不发病，仅有少数人在接触后经过一定的潜伏期，在接触部位的皮肤、黏膜发生变态反应性炎症。过敏性反应的发生与儿童的易感性、物质的致敏力和它在皮肤中的浓度有关。致敏化学物质多数是低相对分子质量的单纯化合物，这种单纯化合物系半抗原，必须与皮肤表皮细胞膜的载体蛋白进行共价结合后形成完全抗原，才能起致敏作用。致敏过程需要经历两个阶段

1）致敏或诱导期：在这一阶段中变应原、Langerhans 细胞和淋巴细胞发挥作用。

A. 变应原的作用：不是所有的化学物质都具有变应原性，也不是任何化学物质都可使所有的人致敏，产生变应性是有选择的。致敏性与致敏物质的性质、浓度、暴露情况，机体易感性等有关。许多接触性致敏物质，作为半抗原，与皮内的蛋白-载体蛋白进行共价结合后，形成半抗原-载体蛋白复合物。半抗原与载体蛋白共价结合。

B. Langerhans 巨噬细胞的作用：Langerhans 巨噬细胞主要分布于表皮细胞间，能表达 HLA-DRⅡ类抗原。在变应性接触性皮炎中，Langerhans 细胞在表皮内接触到变应原后，通过吞噬作用摄入变应原，然后将其加工，将变应原的非溶酶体部分降解形成抗原肽，与 HLA-DR 结合后表达于 Langerhans 细胞表面。载有抗原的 Langerhans 细胞可在表皮内与 T 淋巴细胞反应，将信息传递给 T 淋巴细胞使 T 淋巴细胞致敏。

C. 淋巴细胞的作用：Langerhans 细胞携带抗原从皮肤移行至局部淋巴结，进入副皮质区，通过与 $CD4^+$T 细胞相互作用，将抗原呈递给淋巴细胞，淋巴细胞在抗原的刺激下增殖、分化。这种在淋巴结中被抗原刺激而增殖、分化的淋巴细胞，称为致敏 T 淋巴细胞。致敏 T 淋巴细胞分裂和产生特异性淋巴细胞因子。进一步增殖和分化为记忆 T 淋巴细胞和效应 T 淋巴细胞，再经血流遍及全身。

在携带抗原的 Langerhans 细胞将抗原呈递给 $CD4^+$T 细胞同时，Langerhans 细胞和角质形成细胞释放 IL-1、激活 T 细胞合成和释放 IL-2、IFN-γ 等，这些细胞因子参与细胞介导免疫反应的传出期，即 Th1 细胞占优势的免疫反应。在细胞介导的免疫反应中，其他如 IL-2、IFN-γ、细胞间黏附分子-1、内皮性白细胞黏附分子-1、CD2、LFA-3、TNF-α 等局部的细胞因子也积极参与。

在致敏阶段或诱导期，其发展过程大致如下：进入表皮的半抗原与载体蛋白形成半抗原-载体蛋白复合物即变应原。在内皮被 Langerhans 巨噬捕获并移行至临近淋巴结副皮质区，将抗原信息呈递给 T 淋巴细胞，使 T 淋巴细胞致敏。致敏的 T 淋巴细胞经受母细胞样转变。T 细胞增大称为致敏 T 淋巴细胞。致敏 T 淋巴细胞增殖和分化为记忆 T 淋巴细胞和效应 T 淋巴细胞，再经血流遍及全身。这种细胞在体内长期存在，当该个体再次接触致敏因子

时，致敏因子形成完全抗原后，就与已经特异致敏的 T 淋巴细胞发生作用，产生多种淋巴因子而引起一系列皮肤炎症反应。

2）激发阶段或反应期：很多炎症反应由 T 淋巴细胞触发，但可包括嗜碱粒细胞，其也可能是变应性接触性皮炎的效应细胞。在机体已经被致敏情况下，皮肤上如有抗原持续存在或有同样特异抗原导入其他部位的皮肤，则可在几小时或 1～2 d 内引发变应性皮炎，一般需要 7～8 h 至 24 h。①反应的潜伏期：在变应性接触性皮炎中，正常的潜伏期第一次为 4～25 d，目前研究认为致敏过程在 5d 内完成。因此，早发反应可在接触抗原 5 d 后发生。而第二次接触一般需要 24～48 h，平均在 8 h 以上。②反应的恢复期：$CD8^+$T 细胞和嗜碱粒细胞对下调变应性接触性皮炎反应起很重要的作用。而巨噬细胞亦可能参与变应性接触性皮炎的消退。炎症反应的后期，体内特异性的 T 抑制细胞进到炎症反应部位以抑制炎症反应，因此，炎症反应常在 1～2 周趋于消退。但进入炎症反应的T抑制细胞往往并不能充分地将变态反应完全抑制。另外，同时接触两种抗原，有时可增加致敏的发生率；在接触性皮炎反应的高峰期，患儿可对过去不敏感的物质发生过敏，显示变应性增强。

3）耐受性：在接触性皮炎痊愈后，若用小剂量致敏物反复接触刺激患者，则炎症反应可能逐渐减弱，甚至达到无反应性，称为耐受性发生。耐受性可在 T 淋巴细胞和 B 淋巴细胞细胞中诱导，耐受性在 T 淋巴细胞比在 B 淋巴细胞更容易产生，并持续较久。耐受性在儿童皮肤病中是一种重要的现象。在出现耐受性状态后，就可能预防变应性反应的发生或对激发反应无应答。这对预防儿童接触性皮炎、虫咬性皮炎等有意义。

（三）常见的引起接触性皮炎的物质

常见的引起接触性皮炎的物质可分为 3 大类：

1. 动物性　动物的皮、毛和羽毛，毛虫、隐翅虫等动物的毒素。

2. 植物性　漆树、生漆、荨麻、除虫菊等。

3. 化学性

（1）金属制品与化工原料：镍盐、柏油、对苯胺、甲醛。

（2）某些外用药：汞溴红、清凉油、中药药膏、正红花油、磺胺制剂、抗生素软膏、橡皮膏等。

（3）化妆品：某些香料、香脂、染发液、唇膏、剃须膏、油彩等，尤其是染发液中的对苯二胺有较强的致敏性。

（4）农药：敌敌畏、乐果等杀虫剂。

（5）其他化工制品：橡胶、塑料化纤品、洗衣粉、洗涤剂等。

二、临床、病理学表现

（一）原发性刺激性接触性皮炎

1. 急性型　偶然或意外接触强的刺激性化学物质，如强酸、强碱等，接触部位可在几分钟内发生毒性皮炎，慢的亦不超过几小时，表现为红肿、起疱，甚至坏死。但皮损的形态在某一阶段上相当一致，其发生发展有一定的规律性。一般都是急性发作，发病大多在暴露部位。病情严重程度与刺激性化学物质的性质、浓度、接触部位，接触时间及处理方法的恰当与否有关。

2. 慢性累积型　较弱的刺激性化学物质反复接触皮肤引起。患儿对一些刺激物有易感性，如鱼鳞病或特硬性皮炎的患儿易得此病。临床表现形态不一，开始为化学性损伤，表现为皮肤红肿、发热，继之出现丘疹、疱疹、渗液、结痂和苔藓样变。

（二）变态反应性接触皮炎

变态反应性接触皮炎特点是多发性，即同时对几种抗原过敏。自觉症状主要是瘙痒、烧灼感，重的有痛感。

1. 急性接触性皮炎　如接触物浓度较高，抗原性强，接触面积大，时间久，而患儿的敏感性又较高，即使抗原能适当地及早除去，也在接触的部位发生境界清楚的红斑，在红斑的基础上还可发生丘疹、丘疱疹，严重时红肿明显，并出现水疱和大疱。疱壁紧张，内容澄清，水疱破后呈糜烂面，偶尔发生组织坏死。一般急性接触性皮炎，容易发现刺激物或变应原，除去接触物后，经积极处理，1～2 周内可痊愈。若病因不能及时发现，发生交叉过敏、多价过敏及治疗不当，皮炎则反复发作，或转化为慢性。

2. 亚急性或慢性接触性皮炎 由于接触物的刺激性较弱，浓度较低，刺激性或抗原性弱，或接触的面积小，时间短，并且患儿不是高度敏感的体质，接触刺激物后去除的快，皮损开始可呈亚急性表现，表现为淡红色斑片和轻微的水肿、没有丘疹和水疱，境界不清楚，或由于长期反复接触后发病，局部呈慢性湿疹样改变，皮损轻度增生及苔藓样变。

3. 特殊的接触性皮炎

（1）尿布皮炎：是儿童比较常见的接触性皮炎，多见于婴幼儿。主要原因是尿布更换不勤，由产氨的细菌分解尿液，产生较多的氨刺激皮肤引起皮炎。皮损发生于尿布接触的部位，如臀部突出部位、骶尾部、外生殖器、股上部和肛周外围皱褶部位均可累及。损害初期为水肿性红斑，常呈深红色，发亮，分布对称。若及时发现并做正确处理，很快消退，否则可继续发展出现丘疹、丘疱疹、疱疹、糜烂、渗液，如继发感染，可化脓、组织坏死，甚至溃疡。或时好时坏，反复发作，形成慢性病程。

（2）口涎皮炎：又称流涎皮炎，是由于喂养不合理、经常张口哭等引起婴幼儿口水增多、流出，刺激皮肤，或儿童经常舔舐唇部而发生在口周的一种接触性皮炎。表现为在口唇、口周形成一圈边界清楚的红斑鳞屑性损害，局部干燥皲裂、引起疼痛或不适。

（3）儿童手背部接触性皮炎：经常玩水、玩沙子和泥土，经常接触小动物，或在草丛中玩耍的儿童，由于接触到一些螨虫、动物的皮、毛和羽毛等，可在手背至前臂远端，出现针尖至米粒大小的丘疹，密集分布成片，不相融合，很少出现水疱，瘙痒明显。

三、组织病理

主要表现为急性或亚急性炎症。原发刺激性接触性皮炎表皮浅层病变较深层严重，细胞内水肿明显，细胞间水肿较轻，可出现细胞核固缩和空泡形成，甚至坏死。真皮内血管周围浸润的炎性细胞以中性粒细胞为主。变应性接触性皮炎组织病理可见真皮乳头及乳头下血管扩张、充血，周围水肿，基底层和棘层海绵样水肿，细胞内水肿明显。血管周围常见淋巴细胞、组织细胞和嗜酸粒细胞浸润。

四、诊断与鉴别诊断

（一）诊断

根据发病突然，有明确的接触史，在皮肤黏膜接触部位发生急性或慢性炎症反应；典型皮损边界清楚，轻者可见红斑、丘疹，重者可有水疱、大疱、渗液及结痂；皮疹与接触部位一致；局部有瘙痒或烧灼、刺痛感，多无全身症状；病因去除，治疗及时正确后皮炎迅速消退，再次接触后可复发；斑贴实验可明确接触性皮炎的诊断。

（二）鉴别诊断

（1）在明确是接触性皮炎后，要区分是由原发性刺激性反应引起的，还是由变应性反应引起的，详见表 12-2。

表 12-2 原发性刺激性接触性皮炎与变应性接触性皮炎的鉴别

鉴别要点	原发性刺激皮炎	变应性接触性皮炎
发病人群	任何人	少数人
初次暴露后所需继发时间	0～2d	4～25d
与接触物剂量关系	有	不定
复发性	不定	当接触特异性变应原易复发

续表

鉴别要点	原发性刺激皮炎	变应性接触性皮炎
淋巴细胞转移	否	有
转归	如避免刺激物，可迅速痊愈	不再接触致敏原后1～2周才能消退
早期表皮病变	上部为主	下部为主
早期炎症浸润细胞	中性多形核白细胞为主	单核细胞为主

（2）急性接触性皮炎有时需要与急性湿疹鉴别，详见表12-3。

表12-3　急性接触性皮炎与急性湿疹鉴别

鉴别要点	急性接触性皮炎	急性湿疹
病因	外因为主，原发性刺激或变应性	内因为主，变应性原因不易查出
起病	常突然急性发生	急性发作，有一定过程
发病部位	常为暴露部位或接触部位	任何部位，常呈泛发性
接触史	有明确的接触史	常不明确
接触物	取决于接触物的性质、浓度、部位、方式、时间及处理情况等	无特殊关系
皮疹表现	从红斑到大疱、表皮剥脱，比较一致	损害从斑疹、丘疹、丘疱疹至脓疱，多形性
边界	清楚	弥漫性
病程	有自限性，常数日左右，偶变慢性	病程常较长，易转变为慢性
复发性	不再接触则不复发	有复发倾向
斑贴试验	常阳性（变应性）	不易发现变应原

五、治　疗

治疗原则：接触性皮炎的治疗在于正确及时地发现病因，指导患者避免变应原。因为许多变应原具有共同的抗原成分，必须同时告知患者关于那些可能起交叉反应的变应原情况。

1. 去除病因　积极寻找病因，脱离接触物，这是根本的疗法，接着是对症处理。如一时病因不明，应尽可能了解病史，进行斑贴试验等以找出致敏物而去除，并告知患者避免再次接触。

2. 局部清洗　用温水、硼酸溶液、过氧化氢、醋酸铝溶液、清洗接触部位，如接触物是酸性，第一次可用碱性肥皂或中性肥皂清洗，很快用大量清水冲洗，如还冲洗不干净，可做连续湿敷以清洗。如有油脂，用橄榄油或植物油清洗，如有厚的痂皮，外用水杨酸软膏去除痂皮。

3. 避免再刺激　接触性皮炎发病急，接触部位很快出现红斑、水肿、水疱、糜烂、渗液甚至坏死。首先应避免搔抓、热水烫、摩擦等刺激；其次是正确处理皮损，避免用药不当，加重病情。一般较轻的接触性皮炎，当病因去除后，局部对症处理可很快痊愈。

4. 对症处理　根据皮损的具体情况做相应的处理，参照皮肤科外用药的治疗原则，按急性、亚急性、慢性皮炎的治疗原则处理。

5. 全身治疗　当损害面积较大，但症状较轻时，除局部外用药物，可酌情给予抗组胺制剂1～2种，由于有继发性过敏的危险性，应尽可能避免使用局部抗组胺药或麻醉药；如果皮损面积超过体表面积的25%，或长期（数周以上）暴露于某些变应原，需要全身性应用糖皮质激素，可短期内口服皮质类固醇激素，一般泼尼松20～30 mg，分2～3次口服。继发感染者使用抗生素。近年来对慢性接触性皮炎的患者可用他克莫司和吡美莫司等新一代免疫抑制剂。

六、预　　后

接触性皮炎如果能够早期明确变应原，迅速去除病因，清洁患处，不搔抓，不用肥皂热水擦洗，不乱涂药物，做适当处理，则病情不会恶化，可迅速痊愈；如果患儿接触到变应原出现红斑后，家长或医生未引起足够重视，或知道是过敏但不能找到变应原，仍然继续接触；或者变应原已经去除，但由于瘙痒而搔抓或摩擦；或是给儿童使用一些刺激性较强的药物或成人使用的药物等，均可使皮炎不断发展，或反复发作，最后发展为湿疹样皮炎。

七、预　　防

1. 尿布皮炎　加强护理，尿布宜勤换洗，勤用温水清洗臀部，并扑以婴儿爽身粉，保持局部干燥清洁。婴儿尿布要选择无刺激、碱性小、柔软、吸水性强的浅色棉质尿布，用后要温水洗涤干净、煮沸，日光下晾干。禁用塑料布、油布包裹。轻者红臀可撒干爽身粉，多晒日光。可以暴露，使创面蒸发干燥。

2. 口涎皮炎　针对病因进行防治，如定时喂养、进餐，不吃或少吃零食。培养儿童有规律生活、学习和玩耍。使儿童精神愉快，口水减少。有舔口唇习惯的儿童，应教育使之改正。

第五节　口周皮炎

内容提要：

- 病因及确切的发病机制尚不清楚。
- 口周的红斑鳞屑、红色丘疹，脓疱。皮损与唇缘之间有非红斑区。

口周皮炎（perioral dermatitis）又名光感性皮脂溢出（light sensitive seborrhoeic），口周酒渣鼻样皮炎。首先由 Frumess 等在 1957 年进行描述，称为光感性皮脂溢出。1963 年 Kaufman 报道称为鼻唇沟皮炎。1964 年 Mihan 和 Ayres 确认这是一种独立的疾病，称口周皮炎。

一、发病学及流行病学

儿童口周皮炎致病因素尚无定论，本病最早称作光敏性皮脂溢出，认为是日晒引起，但是临床上和光敏试验均未能得到证实。一般认为与长期习惯性舔唇、外用糖皮质激素（包括哮喘儿童长期吸入激素治疗）、含氟牙膏使用及精神因素有关。感染、接触过敏、内分泌改变等均可引起本病，但也常见于无明确刺激因素发病的患儿。保湿霜及其他可引起皮肤菌群孳生的封闭性护肤品等均可诱发本病，但均无定论。国外有学者发现，儿童口周皮炎的发病还与局部使用物理性遮光剂成分的防晒霜有关。

许多儿童口周皮炎患者脓疱中可查到真菌，也有部分脓疱中查不到真菌，因此口周皮炎是否由真菌引起尚不能确定。近年来发现幽门螺杆菌感染可能与某些皮肤病发生有关，临床上常发现口周皮炎伴有幽门螺杆菌感染，部分口周皮炎患者常伴有明显消化道症状，表现为食欲不振、反酸、间歇性胃痛、腹泻等，但临床观察发现，出现明显的消化道症状的比例不一，不同学者观察研究结果不一。研究认为，幽门螺杆菌引起口周皮炎可能与微生物在口腔及消化道中移行，对口腔及皮肤的损伤及破坏有关，也有研究认为，口周皮炎的发生可能与幽门螺杆菌释放某些血管活性毒素促使口周皮肤发红、皮疹形成有关，而抗幽门螺杆菌治疗可减低白细胞趋化性、肉芽肿形成和细胞免疫反应。

二、临床表现、病理学表现

儿童口周皮炎临床常见，近年来似有增多趋势。儿童口周皮炎可发生于婴儿至青春期前，发病年龄最小为 7 个月。与成人口周皮炎相比，儿童口周皮炎更倾向发生于男孩。欧洲、北美、澳洲均有本病报告，我国文献报道较少。儿童口周皮炎临床表现分为急性期及慢性期。急性期表现为口周红斑鳞屑，针尖及粟粒大红色丘疹，脓疱。皮损开始仅局限于口周，与唇缘之间有一约 5 mm 的非红斑区。多数病例损害呈双侧对称分布，但初起时亦可呈单侧分布。约 2 周后，皮疹消退，留有红斑及脱屑，形似脂溢性皮炎，病程为1个月左右。慢性期表现为外观正常的皮肤上有散在粟粒大小丘疹，小结节及肉芽肿性损害，一般无自觉症状。如不治疗，皮损可时好时坏，迁延不愈，病程在1个月至1年，周期性发作，常顽固且长期不愈。治疗不当可引起患者精神紧张和局部灼痛。

组织病理：检查可见轻度湿疹样改变和非特异性亚急性炎症，如表皮轻度海绵形成，毛囊或血管周围有不同程度的淋巴细胞、组织细胞浸润，偶可见真皮乳头部水肿，或见大量浆细胞浸润。未见肉芽肿性改变，但部分患者可见肉瘤样改变。

虽有关于本病的斑贴试验、细菌学检查、念珠菌检查、毛囊虫检查、血常规和血生化检查乃至Kveim试验等报告，但其结果各异，意见不一。

三、诊断与鉴别诊断

（一）诊断

根据临床表现，在口周有均一性的丘疹和丘疱疹，口唇周围有一狭窄正常的皮肤区可以确诊。临床应注意儿童口周皮炎与特应性皮炎、接触性皮炎的鉴别，其次要注意其与蠕形螨皮炎、酒渣鼻、脂溢性皮炎、红斑狼疮、寻常痤疮、面部粟粒性狼疮、激素性皮炎等鉴别诊断。既往儿童口周皮炎很少被诊断，原因之一是临床医师对该病认识不足，常误诊为特应性皮炎或湿疹而使用糖皮质激素治疗。

（二）鉴别诊断

脂溢性皮炎：口周皮炎患儿皮损局限于口周，皮损与口唇周围有一狭窄正常的皮肤区可以区别；脂溢性皮炎皮损好发于额部、鼻唇沟等部位，婴儿期头皮亦好发。

四、治　　疗

本病可迁延不愈，目前尚无有效疗法。皮损处可用1.5%的红霉素溶液外擦，每日2次，连用数月。也可外用0.75%甲硝唑凝胶14周或1%甲硝唑霜8周。治疗上应尽量避免糖皮质激素外用。尽管糖皮质激素外用对部分口周皮炎治疗有效，但停药后会反弹，通常比使用激素之前更为严重，是导致部分患儿久治不愈的原因。如患者已使用了糖皮质激素则不要突然停用，而应逐渐降低所用糖皮质激素的效价，以使患者逐渐适应。预防反跳的方法是继续用较温和低效价的糖皮质激素数周以使其慢慢适应。对儿童口周皮炎可选用红霉素，每日2次，口服，连续4～6周。治疗初期效果较好，但常反复发作。有研究显示，外用钙调磷酸酶抑制剂对儿童银屑病及特应性皮炎的治疗安全有效，对儿童口周皮炎亦有明显疗效。目前国内的外用钙调磷酸酶抑制剂是他克莫司和吡美莫司。钙调磷酸酶抑制剂具有抑制T淋巴细胞活化，抑制肥大细胞及嗜碱粒细胞的活性化学物质的释放，下调Langerhans细胞表面Fc段ε受体表达的药理学作用。其用药部位不受限制，不良反应轻微，可用于面部等薄嫩部位，具有良好的耐受性及安全性，近年来已广泛应用于儿童变应性皮肤病的治疗。目前临床上推荐软性激素与外用钙调神经磷酸酶抑制剂联合使用，待临床症状控制，用他克莫司或吡美莫司乳膏维持，取得较好疗效。也有外用非甾体抗炎药5%氟芬那酸丁酯软膏治疗儿童口周皮炎成功的病例报道。

五、预　　后

本病较顽固，但随着年龄增长皮损可有自愈倾向，故预后良好，但应尽量避免各种诱发因素。

六、预　　防

（1）避免使用含氟的牙膏。
（2）避免使用化妆品，尤其是唇膏和口红。
（3）禁止使用含氟皮质激素。
（4）避免食用辛辣刺激性食物。

第六节　脂溢性皮炎

内容提要：

- 病因及发病机制尚不清楚的变态反应性疾病。
- 头、面部出现红斑、淡黄色蜡样脱屑及厚痂，头皮较多糠样鳞屑。

儿童脂溢性皮炎（seborrheic dermatitis）

是指发生于儿童皮脂溢出部位的一种炎症性皮肤病。其皮损初起为许多小丘疹，后扩大为不规则的黄红色斑片，覆以干燥油腻性鳞屑，甚或黄色油腻性痂皮，多发于头面部，可蔓延至胸背部及皮肤皱折处等皮脂腺丰富区域。本病为临床常见且容易反复发作的儿童皮肤病。另外一些研究发现脂溢性皮炎往往发生在特应性皮炎之前，有时二者同时发生。因此有些作者认为脂溢性皮炎是特应性皮炎的前驱表现，以后将会发展为特应性皮炎。但也有认为他们是两种不同疾病，具有各自的特点。国外研究者提出婴儿脂溢性皮炎可见于婴儿皮脂溢出、婴儿脂溢性特应性皮炎、婴儿脂溢性银屑病、婴儿脂溢性念珠菌病、落屑性红皮病和组织细胞增生症X样脂溢性皮炎，因而婴儿脂溢性皮炎不是一个独立的疾病，而是一组症状。

一、发病学及流行病学

儿童脂溢性皮炎是儿童最常见的湿疹类皮肤病，但其确切的病因及发病机制尚未完全阐明。但大量研究表明，脂溢性皮炎的发病机制可能与遗传、激素水平、真菌感染、营养不良、神经因素及环境因素等有关。

1. 激素水平 儿童脂溢性皮炎与激素水平相关可以用来解释其婴儿期发生率高，之后有所缓解，在青春期后又上升这一现象。

2. 真菌感染 皮脂成分异常和皮脂分泌过多是脂溢性皮炎的发病基础，在这一基础上可出现马拉色菌数量增多，促使局部发生炎症。近年来，研究报道，儿童脂溢性皮炎的发生与卵圆形马拉色菌的异常增多关系密切。马拉色菌属是人类皮肤常驻菌群，为条件致病菌，具有嗜脂特性，其致病机制与机体细胞免疫、体液免疫及非特异性免疫功能有关。原发卵圆形马拉色菌感染及机体对卵圆形马拉色菌代谢物发生免疫反应的基础上发生脂溢性皮炎。但也有研究发现患脂溢性皮炎婴儿的带菌率并不高于正常婴儿，提示马拉色菌也是婴儿皮肤的常驻菌，确证了其是条件致病菌，在促发因素的作用下才可致病。国外研究发现脂溢性皮炎患者的鳞屑中分离获得的马拉色菌菌种，在各菌种与所致皮肤疾病之间不存在明显的差异和联系，认为马拉色菌的致病性尚不能定论。此外，大量增多的皮脂，通过原来存在于皮肤上的非致病微生物如痤疮丙酸杆菌等的作用，分解游离脂肪酸，刺激皮肤引起严重皮肤病变。国内研究发现消化道功能紊乱与脂溢性皮炎的发生密切相关，脂溢性皮炎的患者常有一些多汗、腹泻或便秘等自主神经功能及胃肠道功能紊乱的临床症状。

3. 营养不良 在婴儿脂溢性皮炎的发生中，必需脂肪酸结构的改变起到重要作用。在对 30 名儿童脂溢性皮炎患者研究发现，血清中必需脂肪酸存在暂时性的 δ-6 去饱和酶功能缺陷。

此外，精神因素、饮食习惯、维生素B族缺乏、饮酒等，对本病的发生发展均可能有一定的影响。

二、临床、病理学表现

婴幼儿的脂溢性皮炎，通常发生在生后3～4周，头皮多受累，出现红斑、淡黄色蜡样脱屑及厚痂。在婴幼儿，不像成人那样瘙痒，也没有急性皮炎的表现。婴幼儿大量干燥鳞屑，表现为银屑病样脂溢性皮炎（图 12-9），这个特点往往是婴幼儿脂溢性皮炎惟一的迹象。面中部可出现红斑及油腻性灰黄色屑，易结成痂，无脱发。皮肤皱褶常受累，表现为渗出的红色斑片，即尿布皮炎。

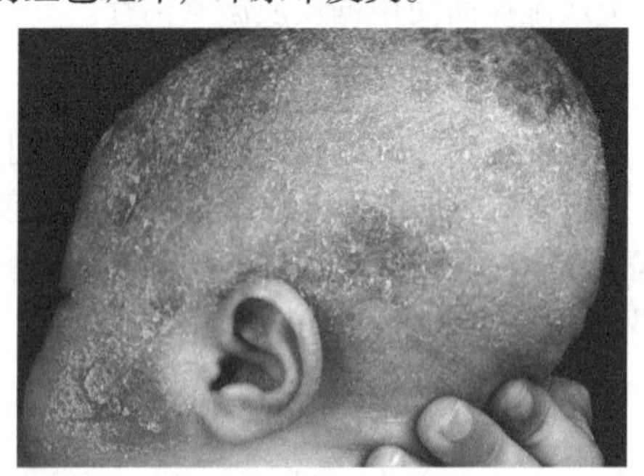

图 12-9 脂溢性皮炎

儿童脂溢性皮炎依据其临床表现不同可将其分为出现炎症的脂溢性皮炎和非炎症性的头皮屑两种。前者是指头部、颜面中央部和上背部等脂溢部位出现油腻性鳞屑，且同时伴有明显的炎症反应，其典型临床表现为油腻性鳞屑及红斑。一般会扩展到发际边和耳后，可伴有或不伴不同程度的瘙痒。而非炎症的头皮屑则临床表现为肉眼可见轻重不等的头皮鳞屑的异常增多，呈糠样鳞屑，不伴有头皮的炎症反应。脂溢性皮炎发于面部者，常可累及眼睑缘、眉弓、鼻唇沟及胡须区域，临床表现以油性屑和红斑为主。睑缘炎则表现为眼睑边缘红斑及白色的鳞屑，症状会随着继发细菌感染而出现脓疱，甚至溃疡。发于躯干部的脂溢性皮炎临床表现为在皮脂溢出部位及摩擦部位可见在红斑基础上的油性屑，同时可伴有或不伴玫瑰糠疹样皮损。特殊性的脂溢性皮炎临床表现仅为慢性睑缘炎，或仅可见慢性外耳道炎，部分病例可因皮疹发展而成红皮病。

在正常婴儿，脂溢性皮炎很少泛发全身。如婴儿出现全身弥漫性红斑，覆盖灰白色糠状或叶状鳞屑，伴随腹泻、生长发育停滞，应考虑有莱纳病（先天性 C5 缺陷）的可能，一旦婴幼儿出现这些症状，应评价为免疫功能缺陷。

三、诊断与鉴别诊断

（一）诊断

在皮脂溢出的基础上发生，常自头部开始向下蔓延，好发于皮脂分布较多的部位，具有油腻性鳞屑性黄色斑片，边界清楚，自觉瘙痒，诊断不难。

（二）鉴别诊断

1. 头皮银屑病　损害为红色丘疹、斑块。伴银白色云母状鳞屑，边界清楚。结合其他部位的典型银屑病皮损，诊断不难。

2. 头癣　损害边界清楚，为中央痊愈周围扩展的环状损害。显微镜检查刮下的鳞屑可查到真菌。

四、治　　疗

脂溢性皮炎的自然病程为慢性，反复发作，故其治疗目标为控制症状，减少复发。对于脂溢性皮炎传统的处理方法主要包括饮食调节和对症处置，治疗包括抗炎、角质剥脱、抗真菌及其他疗法。局部用药因使用安全，疗效可靠，得到较广泛的临床应用，多联合用药。

1. 抗炎治疗

（1）糖皮质激素制剂：治疗儿童头部脂溢性皮炎的传统方法为外用糖皮质激素。剂型包括洗发剂、溶液、搽剂、乳膏等，用法为每日 1～2 次。常用药物有哈西奈德、1%氢化可的松霜、0.1%曲安奈德氯霉素霜、糠酸莫米松软膏及布地奈德乳膏。一般疗程为 1～2 周。

（2）糖皮质激素制剂联合抗真菌药：外用少量的糖皮质激素治疗儿童脂溢性皮炎是有效的，可以减少局部的炎症反应，从而减轻临床症状，但往往会在短时间内复发，长期使用此类制剂可导致激素性皮炎和反跳现象，还可出现类固醇性酒渣鼻和口周皮炎。而局部抗真菌制剂可减少马拉色菌的孢子数量，使复发时间延长，因此，推荐在治疗儿童脂溢性皮炎时应首选抗真菌药配合适量的糖皮质激素制剂。

（3）非激素类抗炎药物：已在临床上广泛用于治疗儿童脂溢性皮炎，主要应用于面部皮炎的治疗。目前治疗儿童脂溢性皮炎的外用非甾体抗炎药是 5%氟芬那是酸丁酯软膏，但疗效不如他克莫司和吡美莫司。

2. 抗菌治疗　儿童脂溢性皮炎的抗菌治疗以外用为主。临床应用较多的包括联苯苄唑、酮康唑等药膏，这些抗真菌药物以其较好的抗菌作用和较强的抗炎活性，具有明显的改善脂溢性皮炎的临床症状的作用，如 2%酮康唑洗剂外用。萘替芬酮康唑乳膏能够使真菌细胞膜麦角固醇合成抑制，使膜结构破坏，从而发挥抑制和杀灭真菌的作用。

3. 外用免疫调节剂　新型免疫调节剂如他克莫司、吡美莫司具有较强抗真菌和抗炎活性，且没有糖皮质激素样的不良反应，被推荐用于儿童面部、耳郭脂溢性皮炎的治疗，一般使用 1 周以上就可见效。其中以 0.1%的他克莫司和 1%的吡美莫司为代表。他们主要通过对 T 淋巴细胞的作用使钙调神经磷酸酶受抑制，进而使多种细胞因子的分泌受抑制。同时还能阻止肥大细胞释放炎性介质。吡美莫司软膏治疗儿童面部脂溢性皮炎，能够快速减轻红斑、鳞屑、脂溢、瘙痒症状，缓解患儿颜面部脂溢性皮炎的临床症状。最常见的不良反应是局部烧痛感和刺激。

4. 角质剥脱剂 能促进角质分离，并具有非特异性的抗真菌作用，可以用来治疗脂溢性皮炎。这类药物包括煤焦油、水杨酸和吡啶硫锌制剂。国外将吡啶硫锌气雾剂用于治疗脂溢性皮炎，取得了良好的效果，并且其疗效迅速，通常数日即可显效。

五、预　后

本病较顽固，但随着年龄增长皮损可有自愈倾向，故预后良好，但应尽量避免各种诱发因素。

六、预　防

（1）限制多脂、多糖饮食，多吃蔬菜。

（2）避免肥皂洗头。

（3）避免各种机械性刺激。

第七节　丘疹性荨麻疹

内容提要：

- 迟发型变态反应性疾病。
- 头面、四肢等暴露部位的风团丘疹或风团水疱，典型皮损似纺锤形，中央有小丘疹或水疱，可有伪足。

丘疹性荨麻疹（urticaria papulosa）又名急性单纯性痒疹、婴儿苔藓、荨麻疹样苔藓。丘疹性荨麻疹是一种好发于儿童的皮肤病，春秋季较多。病因及发病因素不明确，伴有剧烈瘙痒，部分患儿病情反复发作，顽固难治发展为“痒疹”，甚至延续到青少年或成人阶段。由于病情反复，容易造成恶性循环，严重影响患儿的日常生活和心理健康。

一、发病学及流行病学

但越来越多的证据发现，昆虫叮咬尤其是节肢动物叮咬为丘疹性荨麻疹惟一的原因。国内有研究发现丘疹性荨麻疹中昆虫叮咬所占的比例为91.7%。Hurwitz及Elder很早提出本病主要是由蚊子、节肢动物、臭虫还有其他多种昆虫叮咬引起的。目前认为，丘疹性荨麻疹中几乎所有的病例都与昆虫叮咬有关，由于病史询问不仔细，患者的不知晓及依从性差等原因容易使本原易忽略。丘疹性荨麻疹是由节肢动物叮咬引起的外因性变态反应。当患者被节肢动物，如臭虫、跳蚤、蚊子、螨虫等叮咬时，昆虫的唾液可注入人体皮肤内，具有过敏素质倾向的儿童则可致病。多数认为是属于迟发型变态反应，一般致敏过程需要10 d。反复叮咬后，产生脱敏作用，所以，本病儿童自7岁以后，随年龄增加，患病率逐渐降低。另外，还有部分学者提出，有少数的患儿可能由于对某些食物，尤其是蛋白质的过敏而引起。

二、临床、病理学表现

丘疹性荨麻疹常在春末、夏和初秋的温暖季节发病，主要发生于1岁以上的儿童和青少年，尤以学龄前期者更为多见。本病往往好发于躯干、四肢伸侧等暴露部位，头面部亦可波及，但较少发生。皮损表现为群集或散在的，绿豆至花生米大小的风团丘疹或风团水疱（图12-10）。典型损害的风团状似纺锤形，中央有小丘疹或水疱，可有伪足。还可以在四肢远端和掌跖部位出现张力性水疱。新旧皮疹常同时存在。皮疹可群集或散在分布，但一般不对称。患儿多有剧痒，以夜间尤甚。常因搔抓而继发脓疱疮等化脓性皮肤病，但通常无全身症状，局部浅淋巴结也不肿大。病程1～2周，损害消退后，可遗留暂时性色素沉着斑，易复发。

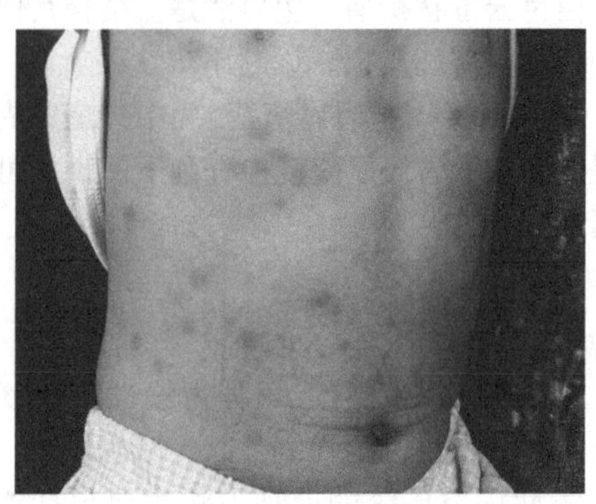

图12-10　丘疹性荨麻疹

三、诊断与鉴别诊断

(一)诊断

主要根据临床表现特点即可对丘疹性荨麻疹作出诊断。

(二)鉴别诊断

需要注意与以下疾病相鉴别。

1. 水痘　好发于躯干、四肢近侧及头面部，口腔黏膜常常被累及，无风团样皮疹，更无张力性水疱发生。自觉不痒或轻痒，但患者往往有低热等全身症状。

2. 荨麻疹　丘疹性荨麻疹的皮损不是单纯的风团，而是混合性损害，即风团丘疹或风团水疱。

四、治　　疗

1. 局部治疗　主要是对症处置。根据皮损表现，可选择具有止痒、消炎作用的洗剂或乳剂外搽，如1%薄荷炉甘石洗剂、1% 薄荷霜、皮质类固醇软膏等。如有继发感染，以先控制感染为宜。

2. 全身用药　抗组胺类药物可作为常规应用，一般多采用既有抗组胺作用，又有镇静效果的药物，如苯海拉明、异丙嗪、氯苯那敏、赛庚定等。口服乳酸钙或葡萄糖酸钙片有一定疗效。常常与抗组胺类药物配伍应用。维生素C 或维生素 B_{12} 与抗组胺类药联合治疗，也可获得较好效果。

3. 白三烯受体拮抗剂　孟鲁斯特(白三烯受体拮抗剂)主要通过阻断半胱氨酰白三烯与存在于各种细胞表面的受体结合，使半胱氨酰白三烯的致炎效应中断，从而减轻以中性粒细胞为主的血管周围混合性白细胞浸润的细胞性炎症反应，减少鲜红色风团性丘疹，缓解剧烈瘙痒的症状。临床研究表明加用白三烯受体拮抗剂后，可以缓解症状，缩短病程。孟鲁斯特的不良反应有心悸、失眠、皮疹、哮喘加重、支气管炎、腹泻、头痛等。

五、预　　后

本病呈周期性发作，容易复发。

六、预　　防

因为丘疹性荨麻疹的病因主要为昆虫叮咬，因此，预防的关键在于搞好环境、居室和个人卫生，以杜绝引起本病的昆虫滋生。住所处和室内外可喷洒杀虫剂，以消灭臭虫、跳蚤、蚊子等有害的节肢动物。

第八节　荨　麻　疹

内容提要：

- Ⅰ型变态反应性疾病。
- 突然出现大片红斑及风团，骤起骤消，风团消退后可不留任何痕迹，伴剧烈的瘙痒。

荨麻疹(urticaria)俗称“风疹块”。本病是皮肤黏膜较常见的过敏性疾病，主要为皮肤黏膜暂时性血管通透性增加而发生的局限性水肿，即风团。风团可以伴有明显的剧烈瘙痒和搔抓。本病迅速发生与消退，有剧痒，可伴有发热、腹痛、腹泻或其他全身症状。荨麻疹的发生没有明显的种族及性别差异，各种年龄段均可发生。临床上一般将其分为急性荨麻疹和慢性荨麻疹。

一、发病学及流行病学

荨麻疹多为过敏反应所致，其诱发因素很多，如食物、药物、感染、吸入物、接触物、物理因素、精神因素等均可诱发本病，也可以与结缔组织病、甲状腺功能亢进、体内恶性肿瘤等伴发。儿童荨麻疹的原因以食物、药物及感染因素最为常见。

(一)食物

儿童荨麻疹最常见的可疑病因是食物。因年龄不同，饮食种类不同，引起荨麻疹的食物原因各异，如婴儿以母乳、牛奶、奶制品喂养为主，引发荨麻疹的原因多为牛奶及奶制品的添加剂；随着年龄增大，婴幼儿开始增加辅食，这时鸡蛋、肉松、鱼松、蔬菜、水果都可能成为过敏的原因；学龄前期及学龄期儿童往往喜欢吃零食，食品中的添加剂也是荨麻疹的主要因素。此外，食物中的酵素也是引起儿童荨麻疹的诱因。含酵母的食品很多，如酵母片，用酵母发酵而制成的面包、糕点、含酵母的罐头食品等，这些都是儿童喜欢吃的食品。因此，儿童食物过敏的机会增多。

（二）感染

寄生虫和微生物感染可以产生特异的 IgE 抗体并导致机体的过敏反应而引起儿童荨麻疹。儿童常见的寄生虫感染是儿童蛔虫、疥螨、钩虫、丝虫、阿米巴和疟原虫等。由于生活水平的提高及卫生条件的改善，蛔虫、钩虫、丝虫、阿米巴和疟原虫等感染目前较少见，尤其是城市儿童。但对于住宿的儿童及卫生条件不好的地区，疥螨感染引起的疥疮比较常见。儿童期抵抗力偏低，容易患各种感染。比较常见的细菌感染有化脓性扁桃体炎、咽炎、肠炎、鼻窦炎、上呼吸道感染等；常见的病毒感染是肝炎病毒尤其是乙型肝炎病毒感染，特别是我国是个乙型肝炎的高发区，儿童中乙型肝炎病毒携带者较多；另一种常见的病毒感染是感冒病毒，如柯萨奇病毒、呼吸道合胞病毒、轮状病毒等；常见的真菌感染是白念珠菌、毛癣菌感染；这些感染均可能成为荨麻疹的诱发因素。

（三）药物

目前临床上使用的西药和疫苗都是一些生物制品，如青霉素、链霉素、磺胺、呋喃唑酮、安乃近及各种接种疫苗本身就是强的变应原，摄入人体后可诱导机体的过敏反应产生荨麻疹。常引起儿童荨麻疹的药物以青霉素类为主。由于食品安全问题，目前在家禽及畜牧养殖业中使用抗生素比较广泛，因此在牛奶、动物的肉类、动物血清制品及各种软饮料中都可含极微量的青霉素，这些微量青霉素对某些高度敏感的儿童，足以引起慢性荨麻疹或使病情加重。

（四）吸入物

儿童在居室内通过呼吸道可吸入粉尘、螨虫、房屋装修及家具中的化学气体，户外往往通过呼吸道可吸入许多空气中悬浮的微小物质，如花粉、粉尘、螨虫、真菌孢子、宠物的皮毛等。多数情况下，这些物质随呼出的气体和咳出的痰液而排出体外。但有少部分人，特别是对吸入物过敏的儿童，在吸入这些物质后，机体会产生过敏反应，出现荨麻疹。

（五）物理因素

引起儿童荨麻疹的物理因素主要是压迫、冷热刺激、日光照射等。如皮肤划痕症，就是儿童在机械压力刺激下，在受压局部产生荨麻疹；还有一种情况就是家长在搂抱婴幼儿过程中，在搂抱部位产生压力性荨麻疹；外力去除后，荨麻疹可自行消退。寒冷性荨麻疹的患儿体内有异常的冷凝蛋白等。

（六）系统性疾病

多种系统性疾病可以引起荨麻疹，尤其是慢性荨麻疹。儿童期比较多见的系统性疾病有：肾病、白血病、淋巴瘤、骨髓瘤、甲亢等。

二、临床、病理学表现

（一）临床表现

1. 急性荨麻疹 可以发生在各个年龄段，儿童发病率最高，其病因以食物和药物较多。患儿先感到皮肤瘙痒，随即在瘙痒部位出现大片红斑及风团。风团呈淡红色、鲜红色或苍白色，大小不等，自数毫米至 10 cm 以上，形态不规则，有时可以融合成大片，局限或泛发。风团起时很快，可 30 min 内遍布全身，皮疹消退亦很快，数十分钟至数小时即可消退，一日内可起几次风团，但也有超过 24 h 不退的风团。风团消退后可不留任何痕迹，亦可留下片状红斑，红斑消退时间较长。风团多数伴有剧烈的瘙痒，可影响儿童的学习和睡眠。如果患儿的消化道受累，首先表现为痉挛性腹痛，也可表现为阵发性腹痛，可出现恶心、呕吐及腹泻等症状，常被误诊为急性胃肠炎。儿童急性荨麻疹较易累及呼吸道黏膜及喉头，出现咽喉发堵、胸闷、气促、呼吸困难，甚至窒息，不及时治疗可危及患儿的生命。儿童患者较常合并发热和胃肠道症状。有些患儿还可合并手足、眼睑、甚至整个面部水肿。婴幼儿急性荨麻疹临床表现比较特殊，50%～60%患儿有出血及水肿表现，常误诊为多形性红斑或过敏性紫癜。婴幼儿血管性水肿通常和食物有关，而关节痛和出血性损害多见于感染性荨麻疹。

2. 慢性荨麻疹　病程超过 2 个月的荨麻疹称为慢性荨麻疹。慢性荨麻疹的风团数量不多，皮疹相对急性荨麻疹较小，一般在睡前及晨起时风团较多。儿童慢性荨麻疹的病因以尘螨、花粉、感染多见。近年来，慢性荨麻疹与胃幽门螺杆菌感染及自身抗体的关系引起人们重视。

从病程看，儿童荨麻疹多为急性荨麻疹，但是随着年龄增大，儿童及青少年患过敏性湿疹和哮喘的机会增加且病情加重，或服药物（如青霉素类、磺胺类药物）引发荨麻疹，可逐渐由急性荨麻疹转变为慢性荨麻疹。因此，儿童荨麻疹以急性荨麻疹的表现为主。常先有皮肤局部发痒或麻刺感，随即出现风团。风团块扁平发红，或为淡黄色或苍白色的水肿性斑，边缘有红晕。风团的大小和形状不一。风团块呈环形，几个相邻的环形损害可以相接或融合成地图状。偶有水疱或大疱发生于似乎正常的皮肤上，但常有红晕。风团可出现于任何部位的皮肤、黏膜。风团块引起剧痒，有针刺或灼热感。风团块往往在数分钟或数小时内，最多 1～2 d 内自然消失。风团块消失后，皮肤恢复正常。有的患者在风团块出现时有全身症状，如食欲不振、全身不适、头痛或发热。本病的病程不确定，有的患者在 1 d 之内可发生数次皮疹，经过几日或 1～2 周至数周后停止发作。但不少患者天天发生皮疹，或是断断续续出现或加重、缓解或消失，可达数月或若干年之久，可称为慢性荨麻疹及特殊类型荨麻疹。

3. 特殊类型的荨麻疹

（1）蛋白胨性荨麻疹：主要由摄入蛋白性食物引起。正常情况下，食物中所含蛋白质经蛋白酶消化后形成的蛋白胨很容易分解成多肽或氨基酸而吸收。但儿童因胃肠道的免疫系统未发育完善，有些蛋白胨可以通过肠黏膜而激活免疫反应系统产生过敏反应。通过释放组胺及激肽等炎症化学介质，引起荨麻疹。主要表现为皮肤广泛充血、泛红，有较多风团。一般病程较短，数小时内自行缓解，也可持续数天。

（2）压迫性荨麻疹：儿童多见，在受压迫部位出现红斑风团，伴瘙痒。多发生在家长搂抱婴幼儿过程中，在搂抱部位产生持久压力，局部出现境界清楚的水肿性斑块，可伴胀痛及针刺样感觉。外力去除后，持续数小时后荨麻疹可自行消退。

（3）水源性荨麻疹：儿童在接触自来水后在毛发周围引起细小风团，瘙痒明显。多发生在家长给儿童洗澡时，但饮水时并不出现风团，并且风团的出现与水温没有关系。

（4）日光性荨麻疹：当皮肤暴露于日光数秒至数分钟后出现红斑、风团，瘙痒明显。皮损主要集中在曝光部位，持续数小时可自行消退。儿童发病较少。

（5）寒冷性荨麻疹：分为先天性寒冷性荨麻疹和后天性寒冷性荨麻疹，前者系常染色体显性遗传。女孩多于男孩。从婴幼儿开始发病，随年龄增长而症状逐渐减轻，但可持续终生。表现为遇冷刺激数小时后，在遇冷部位出现风团或红斑。瘙痒不明显，可有烧灼感或伴有畏寒、发热、关节痛、头痛等症状。后天性寒冷性荨麻疹多数从儿童开始发病。皮肤遇冷风刺激或接触冷水，甚至接触寒冷食物即在局部出现风团。进食冷饮可引起口腔及喉头水肿。儿童在江河中游泳，接触冰冷的江水可全身出现大量风团，甚至知觉丧失而溺亡。因此，患此病的儿童应避免到江河中游泳。

（6）感染引起的荨麻疹：由病毒或细菌感染引起的荨麻疹一般起病急，红斑、风团分布的范围广泛，多累及全身。大多患者全身的红斑、风团无法全部消退，中央消退后常常遗留有不规则淡红色边缘。伴有发热、咳嗽、胸闷等伴发症状。对于高热患儿，如伴有全身中毒症状，应在做完血培养后及时使用广谱抗菌药物，待药敏结果出来后及时调整抗菌药物的种类。荨麻疹在感染控制后容易得到控制。有胃肠道症状者禁用易导致胃肠道不良反应的药物。治疗期间要经常采血检测血象，根据血象指标及时调整用药。淋巴细胞比例增高者，多考虑为病毒感染引起，需给予抗病毒治疗。

（二）组织病理

荨麻疹的组织病理学表现：表皮正常，真皮上部水肿明显，网状层胶原束可因水肿而分离，毛细血管扩张充血，血管周围淋巴细胞浸润。但这些表现为非特异性。

三、诊断与鉴别诊断

（一）诊断

一般根据病例的典型临床症状，如迅速出现苍白的水肿性风团，伴有剧痒，风团消退后不留痕迹，诊断多无困难，但明确病因较困难。但对于儿童急性荨麻疹，在初诊及治疗时要详细询问病史，注意患者有无原发感染灶。常规进行血常规、咽喉部检查，拍摄胸片以排除肺部感染病灶。对有明显高热者，及时做血培养检查及药敏实验，早期使用广谱抗菌药物，避免发生败血症。

（二）实验室检查

儿童荨麻疹必要的实验室检查对查找病因及明确特殊类型的荨麻疹很重要。通过血常规检查判断是病毒还是细菌感染，通过大便常规以排除肠道或全身寄生虫感染。目前临床开展了各种变应原检查，包括敏筛、Mast、Unicap、食物不耐受、点刺实验等。但这些变应原检测结果无论是对寻找儿童荨麻疹的变应原，还是指导用药及预防的作用，还有许多争论。

四、治　　疗

本病病程不定，数日或1～2周内痊愈者，称为急性荨麻疹。反复发作，病程在2～3个月以上者，称为慢性荨麻疹。去除致敏原因和口服抗组胺药是最主要的治疗方法。

本病治疗的关键是祛除病因，同时，给予必要的药物治疗。

1. 急性荨麻疹

（1）抗组胺药物：对于儿童急性荨麻疹，首先可给予抗组胺药物。各种抗组胺 H_1 受体药物基本上都有效，如氯苯那敏、赛庚啶、苯海拉明、异丙嗪、阿司咪唑、特非那丁、酮替芬等，可单独使用，必要时，也可选择1～2种药物联合应用。第一代抗组胺药物有嗜睡作用，通常选择给婴幼儿使用。学龄儿童多选择第二代抗组胺药物，基本没有嗜睡作用或很轻。

（2）钙制剂：对儿童荨麻疹，在使用抗组胺药物的同时，辅以降低血管壁通透性的药物，如维生素C和钙剂。通常10%葡萄糖酸钙注射液10 ml，静脉注射。

（3）糖皮质激素：对严重的急性荨麻疹，儿童出现气促，胸闷时，可给予2.5～5.0 mg地塞米松注射液，静脉滴注。一般不作为荨麻疹的常规用药。

（4）氨茶碱和环磷腺苷：伴有支气管痉挛者，可缓慢静脉滴注氨茶碱50～100 mg，并立即吸氧。环磷腺苷20 mg，肌内注射。

（5）拟交感神经药物：主要用于严重的急性荨麻疹，病情严重，特别是有喉头水肿及过敏性休克时，应立即皮下注射肾上腺素0.5 ml；伴喉头水肿、呼吸困难者，必要时，应做气管切开或插管。

（6）抗生素治疗：由感染因素引起者，应选用敏感的抗生素，控制并处理感染灶。

（7）自血疗法：多用于治疗自身免疫性荨麻疹，使用方法是从患者静脉内抽血2 ml，离心后立即将血清注射于患儿臀部肌肉。

（8）其他疗法：维生素K、多塞平、桂利嗪等。

2. 慢性荨麻疹　应积极寻找发病原因，不宜长期使用皮质类固醇激素，常选用2～3种抗组胺药物联合或交替使用，病情控制后，逐渐减量或停用。对顽固性荨麻疹及使用 H_1 受体阻断剂疗效不佳者，可联合使用 H_2 受体阻断剂，如西咪替丁或雷尼替丁与其他 H_1 受体阻断剂联合应用。此外，还可以选用一些非特异性疗法，如注射胎盘组织液、自身血清、静脉封闭或组胺球蛋白注射。局部可外用一些止痒剂，如1%樟脑炉甘石洗剂。

五、预　　后

本病呈周期性发作，容易复发。

六、预　　防

儿童荨麻疹预防的一般原则：避免接触变应原。

（1）避免接触空气中的变应原：屋尘、屋尘螨、花粉、动物毛（猫/狗）、真菌。

（2）尽可能减少摄入食物变应原类：牛奶、鸡蛋、花生、海产品、黄豆、坚果和水果等。

（3）避免精神紧张或情绪低落等精神刺激。

（4）避免接触化学刺激物：二甲苯、甲醛、对苯二胺、芳香化合物、金属镍和铬、橡胶添加剂等。

第九节　血管性水肿

内容提要：

- Ⅰ型变态反应性疾病。
- 眼睑、口唇、外生殖器等皮下组织疏松部位的淡红色局限性肿胀，边界不清。

血管性水肿（angioedema）又称巨大荨麻疹、血管神经性水肿、昆克水肿（Quincke edema）。本病是一种发生于皮下疏松组织或黏膜的局限性水肿，分获得性和遗传性两种类型，后者罕见。有些患者在儿童期首发，终生反复发病，甚为痛苦。

一、发病学及流行病学

按病因可分为获得性和遗传性两种类型：获得性血管性水肿类似于荨麻疹，可由药物、食物、吸入物或物理刺激等因素引起；遗传性血管性水肿为常染色体显性遗传所致。两种血管性水肿发病机制有明显不同。

获得性血管性水肿常发生在有过敏素质的个体。儿童血管性水肿的病因多与昆虫叮咬、寄生虫感染、动物蛋白性食物、化学香料或染色食品、居室油漆或聚酯类气体、接触或吸入花粉、穿化纤内衣、尘螨、服用某些药物、预防接种等有关。有文献报道，儿童接种乙肝、乙脑、百白破等疫苗发生血管性水肿。冷热等物理因素也是常见诱因，其发病机制与荨麻疹类似。常见的致病食物为海鲜、虾蟹、榴莲、芒果、菠萝、草莓，特别是芒果和草莓。由日光和寒冷引起的血管性水肿往往是迟缓发作。

遗传性血管性水肿是一种常染色体显性遗传病，又称昆克水肿。主要原因是补体系统的酯酶抑制物-C1 抑制物（C1NH）先天性缺乏，导致 C1 的异常活化并从 C2 分解出激肽 C-kinin。C-kinin 激肽通过增加血管通透性，导致组织水肿。因为这个过程伴有补体系统的活化，导致补体 C2、C4 消耗，血中浓度降低。

二、临床、病理学表现

获得性血管性水肿主要发生于皮下组织疏松部位，如眼睑、口唇、舌、外生殖器、手和足等。皮损为局限性肿胀，边界不清，呈肤色或淡红色，表面光亮，触之有弹性感，具有发作性、反复性及非凹陷性的特点，多为单发，偶见多发。一般持续数小时到数日而自行消退，且不留痕迹。患者往往痒感不明显，偶有轻度肿胀不适。但也可在同一部位反复发作。常伴发荨麻疹，不出现风团，如累及鼻黏膜、咽黏膜、口腔黏膜时，可引起流涕、声音嘶哑，伴发喉头水肿，引起呼吸困难甚至窒息，导致死亡；消化道受累时，可有腹痛、腹泻等症状。一般无全身症状。

遗传性血管性水肿多数患儿在 10 岁前发病，往往反复发作至中年，甚至终生，但中年后发作的频率与严重程度会减轻。在一个家庭中发病年龄相近。外伤或感染可诱发本病。多见于面部、四肢和生殖器等处。皮损为局限性、非凹陷性皮下水肿，伴有发胀、不适感觉，常为单发，自觉不痒。也可累及口腔、咽部、呼吸道及胃肠道黏膜，并出现相应的临床表现。皮损一般于 1～2d 后消失。

三、诊断与鉴别诊断

（一）诊断

根据病史和临床表现，好发部位如眼睑、唇、舌及外生殖器等突然出现的无症状性肿胀，在数小时及数日后自行消退，血管性水肿诊断不难。但是，和荨麻疹一样，需要明确病因。若家族中有其他成员发病，并伴有消化道和呼吸道症状，实验室检查发现血中 C1 酯酶抑制物、C2 和 C4 降低，则应诊断遗传性血管性水肿。

（二）鉴别诊断

（1）眼睑部接触性皮炎：因涂抹眼影、眼霜等引起的眼睑部接触性皮炎，可出现类似血管性水肿的症状，但不久即出现丘疹、水疱和结痂等皮损，伴有瘙痒。

（2）眼睑部虫咬性皮炎：由于昆虫叮咬眼睑，可引起急性风团样水肿，除局部肿胀外有发红、发热、瘙痒等症状。

（三）组织病理

皮肤真皮水肿明显，可将真皮胶原纤维分离且向下延伸至皮下组织，真皮毛细血管和静脉扩张。在急性发作时可见真皮毛细静脉内皮细胞出现裂隙，有部分肥大细胞脱颗粒。

（四）实验室检查

一般常规检查无异常发现。在遗传性血管性水肿患儿，血清学检查可发现血中 C1 酯酶抑制物、C2 和 C4 降低。

四、治　　疗

依据遗传性和获得性水肿不同发病机制进行治疗。

获得性血管性水肿的治疗与一般荨麻疹相同。急性血管性水肿，长期、外科预防，本病急性发生，应首先静脉注射经蒸汽消毒的 C1 酯酶抑制剂。遗传性血管性水肿一般的抗组胺药物治疗效果不好。可使用 C1 的活化剂——6-氨基己酸、氨甲环酸等抗纤溶酶药物治疗，每 2h 口服 1 次，阻止纤溶酶转化为纤溶酶，此酶为 C1 的活化剂，可预防减少发作，同时可预防和减少复发的效果。

五、预　　后

本病呈周期性发作，容易复发。

六、预　　防

（1）获得性血管性水肿应避免接触过敏物质。

1）避免昆虫叮咬、寄生虫感染等。

2）居室经常通风，避免接触油漆或聚酯类气体。

3）应避免食用海鲜、虾蟹、榴莲、芒果、菠萝、草莓等。

4）因冷热等物理因素引起的血管性水肿，应避免环境温度突然变化。

5）因接种疫苗引起的，在下次预防接种时应告知医护人员，做好必要的防护。

（2）遗传性血管性水肿没有很好的预防措施。

（张三泉　陈嵘祎　罗　权　张锡宝　史建强）

第十三章　药疹及相关疾病

第一节　药　　疹

内容提要：

- 皮肤黏膜急性炎症反应。
- 引起儿童药疹的药物构成比从最高依次为抗生素类、解热镇痛类、磺胺类。
- 一般由免疫反应或非免疫反应引起。
- 其临床表现多种多样，常累及多个系统，可危及生命。
- 治疗原则：停用一切可疑药物，促进体内药物排泄，对症及支持治疗，防止并发症。

药疹又称为药物疹、药物性皮炎，是指药物通过注射、内服、呼吸道吸入、皮肤黏膜吸收等各种途径进入人体后所引起的皮肤黏膜急性炎症反应。严重者可累及全身各个系统，危及生命。

一、发病学及流行病学

除个体因素外，药物是主要的致病因素，且药物性皮炎多为医源性疾病的最常见原因。临床上常引起药疹的药物有：①抗生素类（青霉素类、头孢类等）；②解热镇痛药（吡唑酮类及水杨酸类多见，如阿司匹林、对乙酰氨基酚、氨基比林等）；③镇静催眠药及抗癫痫药（如苯巴比妥、苯妥英钠、卡马西平等）；④抗痛风药（如别嘌呤醇）；⑤磺胺类（尤其是长效磺胺）；⑥异种血清制剂及疫苗（如破伤风抗毒素、狂犬病疫苗、蛇毒免疫血清等）；⑦中药（有较多临床报道中草药及制剂可引发各型药疹）。

儿童药疹的发生概率较成人低，但随年龄增长呈增多趋势。多数药疹发生于6岁以后，其原因可能与免疫功能日臻完善有关。McKenzie 对儿童因药物反应而住院做了连续观察，显示发病率为3.1%（11/3556）。国内陶诗沁报道为2.4%（112/4667）。

儿童药疹的病种较为单一，故引发药疹的药物构成与成人略有不同。引起儿童药疹的药物构成比例最高为抗生素类，其次为解热镇痛类，再次为磺胺类。抗生素在儿童各类感染性疾病中成为应用最广泛的药物，故由其引发的药疹尤为常见。其中以青霉素类最多，其次为头孢类。青霉素类中以各种半合成青霉素为主，头孢类中以第三代头孢所占比例最大，这与半合成青霉素和第三代头孢的抗菌谱更广，临床使用更广泛相符合。感冒药因作为家庭常备药而滥用，故解热镇痛药亦已成为引起儿童药疹的主要原因。在导致重症药疹的药物中，以磺胺类和卡马西平类多见。近年来在中国由中成药或者中药制剂引起药疹亦为常见，尤其是中药注射剂引起的儿童药疹例数较多，一方面是由于其成分复杂、分子质量大，且含有多种致敏原，注射液清晰度和稳定性不理想；另一方面是临床上的不合理使用造成的。

药疹发生的机制非常复杂，一般由免疫反应或非免疫反应引起。影响药物过敏反应的因素主要为药物的化学性质、治疗的剂量及疗程、给药方式（主要为接触性皮炎型）、患者自身的过敏体质或变应性体质、原有疾病的共同作用、遗传学因素等。

1. 免疫反应　即变态反应，多数药疹属于此类发病机制。

有些药物（如血清、疫苗及生物制剂等）本身即为大分子物质，具有完全抗原的作用。而大多数药物是小分子化合物，属于半抗原，需要在机体内与大分子物质（如蛋白质、多糖、多肽）等载体通过共价键结合后成为完全抗原并进一步激发免疫反应。引起免疫反应的可以是药物原形，也可是其降解产物，亦可是药物中的赋形剂及杂质。另有少数光敏药物通过光照的诱导转变为抗原性物质而引起免疫反应。

药疹免疫学发病机制较为复杂，某些药物所致的药疹，可能是几型变态反应共同参与故临床上表现也并不单一。与药疹发生有关的变态反应主要分型如下。

（1）Ⅰ（速发）型变态反应：多见于过敏性休克、荨麻疹型药疹、血管性水肿等。

（2）Ⅱ（细胞毒）型变态反应：药物性溶血性贫血、血小板减少性紫癜型药疹、粒细胞减少及相应的皮疹。

（3）Ⅲ（免疫复合物）型变态反应：血清病及血清病样综合征、荨麻疹、血管炎型药疹、药物热、关节痛、肾损害等。

（4）Ⅳ（迟发）型变态反应：见于接触性皮炎及湿疹样型药疹、麻疹样药疹、剥脱性皮炎型药疹、药物热等。

变态反应性药疹的特点有以下几点。

（1）只发生于少数过敏体质的患者，大多数人则不发生反应。

（2）皮疹的轻重与药物的药理及毒理无关，与用药量无相关性。

（3）有一定的潜伏期，多数患者初次用药4～20 d后才出现皮疹；已致敏者，再次用该药后数分钟或数小时内即发生。

（4）临床表现复杂，皮疹形态各异，很少有特异性。

（5）在药疹发生的高敏状态下，出现交叉过敏及多价过敏现象。交叉过敏是指一种化合物引起了过敏反应，如再用与致敏药化学结构相似或共有同一基团的药物可诱发药疹。多价过敏是患者对于与致敏药化学结构不同且平时不过敏的药物也出现过敏。

（6）停用致敏药物后好转，激素及抗过敏治疗有效。

2. 非免疫反应 这类药疹较为少见，据研究其可能的发病机制有以下几种。

（1）药理作用（免疫效应途径的非免疫活化）：引起这类药疹的药物可直接作用于肥大细胞从而释放出炎症介质，或者是直接活化补体，抑制环氧化酶从而导致荨麻疹或血管性水肿等药物反应的发生，如阿司匹林、造影剂等。

（2）药物的积蓄及过量：这类药物在长期服用后可引起相应的药物性皮炎。如氯丙嗪所导致的蓝棕色色素沉着、米帕林所致的皮肤黄染、砷剂皮炎、铋剂引起的齿龈"铋线"、碘化物引起的痤疮样皮疹等。

（3）药物的药理学不良反应：如环磷酰胺等细胞毒药物引起的脱发和黏膜炎等。

（4）机体的酶缺陷或抑制：一些药物能降低患者对药物代谢产物的解毒功能，或增强患者对药物代谢产物的易感性。

（5）药物的光毒作用：某些药物进入体内，在紫外线诱导下，可转变成对细胞有毒性的物质而产生药疹。

（6）其他：包括药物的相互作用及药物激发原有的皮肤病等。

药疹的发病机制非常复杂，临床表现也多种多样，目前存在着各种学说，有待进一步深入地研究。

二、临床表现

药疹的临床表现多种多样。同种药物可引起不同的皮疹和症状，同一症状及皮疹亦可由不同的药物诱发产生，且皮疹形态复杂，变化多端。有时可类似某些皮肤病或传染病的皮肤发疹。

根据发病机制的不同和临床特点，可将药疹分为数十种临床类型，为便于诊断和治疗，常见的类型简述如下。

1. 麻疹样或猩红热样药疹 在儿童中最为常见，多属Ⅳ型变态反应，皮疹类似麻疹或猩红热，多在服药5～10 d后发生。皮疹为散在或密集针尖至粟粒大小的红色斑疹或斑丘疹，对称分布，泛发全身，以躯干为主，可累及结膜、掌跖；皮疹以皱褶部位及四肢屈侧为著。可互相融合伴肿胀，形成酷似猩红热皮疹。此两种皮疹可在同一患者身上同时出现。患儿多有明显瘙痒，常伴发热，体温可达39～40℃，并可有头痛及全身不适等症状。病程1～2周，皮疹颜色转淡，消退后伴有糠状脱屑。若未及时发现或处理不当，则可向重型药疹发展。此型一般由青霉素、半合成青霉素（如氨苄西林和阿莫西林）、解热镇痛类、巴比妥类及磺胺类药物引起。

2. 荨麻疹型药疹 亦为儿童常见药疹之一。荨麻疹型药疹多为Ⅰ型变态反应，少数为Ⅳ型，亦可由非免疫机制所致。临床表现与急性荨麻疹或血管性水肿相似。皮疹表现为泛发全身的大小不等的红色风团，但持续时间较长，消退缓慢，且色泽较普通荨麻疹红。患儿自觉瘙痒，甚至疼痛，同时可伴有发热、关节疼痛、淋巴结肿大、血管性水肿甚至蛋白尿等，同时亦是过敏性休克的一个伴发症状，可危及生命。少数患者在停用药物后皮疹仍可持续数月，呈现慢性荨麻疹的表现。引起荨麻疹型药疹的最常见药物为血清制品（如破伤风或狂犬病疫苗）、呋喃唑酮（痢特灵）、青霉素、阿司匹林。

3. 固定型药疹 是一种特殊的药物反应类型，发病变态反应机制尚不清楚。皮疹为局限性圆形或椭圆形、边界清楚、直径约数厘米的水肿性暗紫红色斑疹或斑片，严重者可有水疱或大疱形成、糜烂渗出。本病多见于口唇、外阴等皮肤黏膜交界处及指（趾）间皮肤，伴轻度瘙痒或灼痛，一般不伴全身症状。一般7～10 d皮疹可消退，常遗留局部色素沉着。本病发生于会阴部位的糜烂溃疡恢复较慢，甚至需数十日。如再用致敏药，可在原药疹处或他处再次出现同样皮疹。此型药疹常由解热镇痛类、磺胺类或巴比妥类或四环素等引起。

4. 多型红斑型药疹 临床表现与多形红斑相似，发病机制亦不清，根据病情分为轻型和重型。典型皮疹为靶型红斑，表现为豌豆至蚕豆大圆形或椭圆形水肿性红斑，中心呈紫红色，常有水疱；可伴发红色丘疹、斑丘疹等；境界清楚，多对称分布于四肢伸侧、躯干，常累及口腔及外生殖器黏膜交界处。患者自觉瘙痒或疼痛，可伴发热、关节痛或腹痛等全身症状。严重者皮疹泛发全身，在皮肤黏膜交界处（如口腔、眼部、肛门、外生殖器等部位）发生大疱或糜烂及渗出，尼氏征阳性，疼痛剧烈；发生在眼角膜的损害，可导致角膜穿孔；全身中毒症状较重，常伴高热、外周血白细胞升高、电解质紊乱、肝肾功能损害及继发感染等；此型称为重症多形性红斑型药疹，即Stevens-Johnson综合征，病死率高，需积极住院救治。此类型药疹常由磺胺类、解热镇痛药（水杨酸、保泰松、氨基比林等）、巴比妥类、卡马西平等引起。

5. 湿疹型药疹 皮疹临床表现为湿疹样改变，表现为大小不等红斑、丘疹、丘疱疹及水疱，常融合成片，可泛发全身。严重时伴糜烂、渗出、脱屑等，亦可呈慢性湿疹样改变。这一类型药疹常由外用药物引起，多因接触青霉素、链霉素、磺胺类及奎宁等药物后，在局部接触性皮炎的基础上，又全身应用了相同或者相似的药物所致。丝裂霉素膀胱灌注或胰岛素注射也可引起此类药疹。病程常在一个月以上。

6. 紫癜型药疹 此型药疹多由Ⅱ型或Ⅲ型变态反应所介导。紫癜的形成可因Ⅱ型变态反应引起血小板减少所致，或因Ⅲ型变态反应出现免疫复合物性血管炎而产生。皮疹双下肢好发，重者累及全身。临床表现为针尖至绿豆大小瘀点或瘀斑，散在或密集分布，稍隆起，压之不褪色。严重者可伴发风团或皮疹中央水疱或血疱形成。病情严重者可伴有关节肿痛、腹痛、血尿、便血等。此型药疹多由抗生素类、巴比妥类、噻嗪类利尿药、奎宁等引起。

7. 红皮病（剥脱性皮炎）型药疹 多由Ⅳ型变态反应介导，是一种重型药疹。如初次起病，潜伏期可达20 d以上。初发皮疹呈麻疹样或猩红热样，逐渐加重，融合成全身弥漫性潮红、肿胀，亦可初起即为泛发性皮疹。皮疹以颜面及四肢末端为重，可伴丘疱疹或水疱，糜烂及少量渗出，渗出物分解后可闻及特殊臭味。经治疗后皮肤红肿逐渐消退，可反复出现大量鳞片状或落叶状脱屑，手足部则呈手套或袜套状剥脱。口唇和口腔黏膜可发生糜烂，眼结膜充血、畏光、分泌物增多，严重者可发生角膜溃疡。毛发及指趾甲亦可脱落。躯干四肢皮肤可出现大量皲裂。全身浅表淋巴结常肿大，病情严重者可合并药物性肝肾损害、肺炎等。病程长，常持续数月，重者常因全身衰竭或继发感染而死亡。此型药疹多由磺胺类、巴比妥类、抗癫痫药（如苯妥英钠、卡马西平等）、解热镇痛类、秋水仙碱、抗生素、金制剂等药引起。

8. 大疱性表皮松解型药疹 是由药物引起的中毒性表皮坏死症（TEN），为药疹中最为严重的类型，病死率高，需积极停药救治。该型药疹起病急骤，全身中毒症状重。部分病例初期表现为多形红斑型或麻疹型或猩红热样药疹，之后呈现弥漫性紫红或暗红色斑片，迅速波及全身。在红斑处出现大小不等的松弛性水疱或大疱，尼氏征阳性，可形成大面积的表皮坏死松解，如烫伤样外观，并伴大面积的糜烂及大量渗出。黏膜受损严重，发生在眼角膜的损害，可导致角膜穿孔。皮疹触痛明显。全身症状重，常伴高热、恶心、腹泻、谵妄甚至昏迷等。严重者常因继发感染、肝肾衰竭、电解质紊乱、脓毒血症等而死亡。此型药疹常由磺胺类、解热镇痛类、抗生素类、巴比妥类、卡马西平、别嘌呤醇、抗结核药物等引起。

9. 痤疮样药疹 多由长期口服雄激素、促肾上腺皮质激素、皮质类固醇激素、巴比妥类、溴剂、碘剂、口服避孕药、异烟肼、利福平、乙胺丁醇等药物引起。皮疹形态类似寻常痤疮，但数量单一，以炎性毛囊性丘疹或小脓疱为主，一般无粉刺形成。皮疹可见于头面、胸背上部、四肢，与年龄不相称，有用药史，停药后恢复缓慢。

10. 脓疱型药疹 又称为急性发疹性脓疱病，临床较为少见，表现为用药过程中突然出现的密集针尖大小脓疱，初始于面部及皱褶处，后泛发全身。脓疱可互相融合成片；细菌培养阴性；可伴有发热、寒战等全身症状，停药或抗过敏治疗可很快好转。

11. 光感性药疹 发病机制可分为光毒性反应和光变态反应。光毒性反应皮疹好发于日光照射部位，如面部、胸部 V 形区、手背等，皮疹形态为晒斑样。光变态反应皮疹除发生于暴露部位外，也可发生于非暴露部位，表现为红斑、水肿、丘疹、水疱或大疱等湿疹样皮损，可伴瘙痒或灼痛。病程较长。引起光敏反应的常见内服药物有四环素类、灰黄霉素、磺胺类、氯丙嗪、异丙嗪等；常见外用光敏性药物有磺胺类、煤焦油、补骨脂素类、二氯酚等。

12. 其他 药物性狼疮样综合征、玫瑰糠疹样药疹、扁平苔藓样药疹、血管炎型药疹、大疱型药疹、色素沉着、脱发、血清病样综合征等多种临床表现的药疹。

三、诊断与鉴别诊断

本病根据明确用药史及各型药疹的典型临床皮疹进行诊断。同时需加以鉴别可引起类似皮疹的传染性发疹性疾病及其他皮肤病。例如，麻疹型或猩红热型药疹应与麻疹及猩红热相鉴别，大疱表皮松解型药疹需与葡萄球菌烫伤样综合征相鉴别，紫癜型药疹应与过敏性紫癜相鉴别等。在临床上常常需要根据患者的既往病史、服药史，以及此次发疹过程与用药关系等多种信息加以综合分析。特别要注意交叉过敏和以隐蔽形式出现的药物过敏。一般而言，药疹的颜色较类似皮肤病鲜艳，而痒感则重于其他传染性疾病。从疾病的发展过程看，药疹往往在药物停用后好转或消退。

关于药疹的实验室检查目前尚缺乏可靠而确切的方法。一般可分为体内和体外试验两类。

1. 体内试验 包括皮肤试验（如皮内试验、划破试验、点刺和斑贴试验等）及药物激发试验等。其中皮内试验较为常用，例如，青霉素和普鲁卡因的皮内试验，对预测青霉素及普鲁卡因的过敏具有一定的预测意义，但是阴性不能绝对排除发生反应的可能，且高度过敏的患者禁用。对于可疑外用药物，可以选用斑贴试验进行检测，较为安全。药物激发试验因具有一定的危险性，故临床应用应谨慎，仅用于较轻的患者且疾病本身要求必须使用该药物治疗时。

2. 体外试验 包括嗜碱性粒细胞脱颗粒试验，放射性变应原吸附试验、组胺游离试验、淋巴细胞转化试验、巨噬细胞游走抑制试验等。但实验结果不稳定，操作烦琐，临床尚未普遍应用。

四、治　　疗

首先停用或者更换一切可疑致敏药物及结构相似药物，嘱患者多饮水或者加强静脉输液以加速致敏药物排出。同时慎用分子结构相似的药物，注意药物交叉过敏或多价过敏。

1. 轻型药疹 停用可疑致敏药物后，一般给予抗组胺药物、维生素 C 及钙剂等，皮损多可逐渐消退。必要时口服小剂量泼尼松，病情好转后逐渐减量至停药。局部根据外用药治疗原则对症处理。红斑丘疹为主的可外用糖皮质激素霜剂或者炉甘石洗剂等。以糜烂渗出为主者可予湿敷。

2. 重型药疹　如剥脱性皮炎型及大疱性表皮松解型药疹及重症多形红斑型药疹等，应立即停药及时抢救。同时加强护理及支持治疗，防止继发感染及交叉过敏等发生。

（1）早期、足量应用糖皮质激素一般可用氢化可的松或地塞米松、甲基泼尼松龙等加入5%葡萄糖溶液 500～1000 ml 静脉滴注，最好维持 24 h 输注，待病情稳定后，逐渐递减剂量或改成口服制剂至停药。病情严重的患儿可采用大剂量糖皮质激素冲击治疗。

（2）控制和预防感染及治疗并发症：因患儿表皮剥脱导致皮肤屏障功能的丧失，加之糖皮质激素的大量应用，该类患儿的全身性感染概率非常大，应注意病室及床单等消毒及隔离措施，尽可能减少感染机会。如已并发感染要及时结合细菌学检测结果选用广谱、不易致敏的抗生素，以尽快控制感染（包括真菌感染），注意交叉过敏及多价过敏。积极预防大剂量激素可能带来的各种并发症。

（3）注意水电解质平衡：由于高热，体液大量渗出，进食困难等情况，患者易出现水电解质紊乱及低蛋白血症等，应及时予以纠正，必要时输注新鲜血液和血浆以维持胶体渗透压。

（4）加强护理及支持疗法：给予高蛋白和高糖类及多种维生素饮食，必要时给予静脉营养支持。病室要保持温暖、通风、隔离并予以定期消毒。加强对皮肤、口腔、鼻腔、眼和外生殖器的清洁和护理工作，尤其眼部护理，以减少感染及眼睑结膜的粘连，保护角膜。皮损局部应根据情况选择无刺激性而有保护作用的剂型药物。

（5）其他治疗：大剂量丙种球蛋白治疗，一般 400 mg/（kg · d），连用 3～5 d。有条件的患儿可行血浆置换以清除致敏药物及其代谢毒性产物及炎症介质。

五、预　　后

大多数药疹在停药及经过及时的治疗后均可痊愈，但重症多形红斑型药疹、大疱表皮坏死松解型药疹及剥脱性皮炎型药疹患者皮损及全身中毒症状重，严重者常因继发感染、多脏器功能衰竭、水电解质紊乱、脓毒血症等而死亡。国外研究发现，中毒性大疱性表皮松解坏死型药疹的死亡率最高，为30%～35%，重症多性红斑型药疹的病死率为 5%～15%。

六、预　　防

药疹为药源性疾病，严重者可危及生命，因此预防尤为重要，需从患者和医生两个方面着手。要做到早预防、早发现、早治疗，避免发生严重后果。

1. 详细询问药物过敏史　用药前要详细询问既往有无药物过敏史和其他过敏情况，并避免使用和过敏药物结构相似的药品，以防交叉过敏的出现。对家族中有变态反应性疾病的患者应尤为注意。

2. 严格用药指征　严格掌握用药的适应证和禁忌证，杜绝滥用药物，采用安全给药途径，尽量减少用药品种。

3. 密切观察　注意药物过敏的早期症状，在治疗过程中要密切观察患者对药物的反应，如出现不明原因的发热、皮疹和瘙痒，应立即停药并妥善处理已出现的症状。熟练掌握急救措施以便对严重过敏反应如过敏性休克进行快速有效的救治。

4. 严格掌握药物过敏试验规定　对于青霉素、血清制品、普鲁卡因等药物，需按照国家规定的皮试液浓度进行划痕或者皮内试验，皮试前应备有急救药物。

5. 记录或建立患者药物禁忌卡　将过敏药物名称写在病历首页的醒目位置或发给患者药物禁忌卡片，并嘱患者每次就诊时，主动告知医生。

（曾　抗　李　莉）

第二节 药物超敏反应综合征

内容提要：

- 一种特殊类型的药物反应，具有迟发型、迁延性等特点。
- 多认为患者免疫系统中疱疹病毒（HHV-6）和药物相互作用引发DIHS。
- 发病急骤，临床特征为发热、皮疹、淋巴结肿大、血液流变学异常及内脏受累。
- 早期诊断和及时停用致敏药物是治疗本病和降低病死率的关键。

一、发病学及流行病学

药物超敏反应综合征（drug-induced hypersensitivity syndrome，DIHS）是一种潜伏期较长、严重、致死性的特殊类型的药物反应，临床表现为急性广泛的皮疹，伴发热、淋巴结肿大、多脏器受累（肝炎、肾炎、肺炎）、嗜酸粒细胞增多及单核细胞增多等血液学异常这些特异征候，是一种严重的全身性药物反应。Allday等于1951年首次报告为氨苯砜综合征。此病也被称为伴嗜酸粒细胞增多和系统症状的药疹（drug reaction with eosinophilia and systemic symptoms，DRESS）、磺胺吡啶所致血清病样综合征、抗惊厥药过敏综合征等。直到1994年，Roujeau发现尽管这些疾病的致病药物不同，但其临床却具有特征性的发热、皮疹及内脏受累三联症状的共同特点，于是将这一类具有急性、潜在致死性、特异性不良药物反应称之为DIHS，首次明确了其临床概念。日本厚生省于2002年提出了修订版《DIHS诊断标准》，增加了典型与非典型病例等分类。

DIHS主要由芳香族抗惊厥药引起，也可由其他药物如磺胺类、非甾体抗炎药等引起。既往报道的常见致敏药物包括抗癫痫药物（卡马西平、苯妥英钠、苯巴比妥、拉莫三嗪）、抗生素（β-内酰胺类、磺胺类、抗结核药、四环素族、氨苯砜、米诺环素）、非甾体类抗炎药（布洛芬）及美西律、别嘌呤醇、地尔硫卓、磷酸可待因、柳氮磺胺吡啶、阿巴卡韦、奈韦拉平等多种药物。儿童少见，但从新生儿到青春期均有散在病例报道。在儿童DIHS中主要致敏药物为抗惊厥药、解热镇痛药和抗生素。成人比儿童更易受累，但是无性别差异。

DIHS的发病机制尚不明确，简单的药物病原学不能解释DIHS的一些特有临床表现，如病情往往延缓发生、停用致敏药物后反常的临床症状加重和逐步出现的多脏器、多系统衰竭等。随着病毒学、细胞免疫学及分子遗传学的发展，对DIHS的病因学、病理生理学及治疗等方面亦进行了一系列深入的研究。目前认为DIHS的发病机制复杂，可能由多因素相互作用所致，其中涉及所应用的药物种类、遗传过敏体质、影响药物代谢或排泄的自身基础疾病、机体免疫功能、潜伏感染病毒的再激活及病毒再激活后所诱导产生的免疫应答及药物相关T细胞的直接作用等多方面因素。目前，比较被认可的学说是患者免疫系统中病毒和药物相互作用导致了DIHS在临床上的复杂表现。

1. 致敏药物种类及其代谢途径异常 药物体内代谢过程涉及多种代谢酶类参与的氧化还原结合反应。芳香族类的抗癫痫药在体内主要经肝脏细胞色素P450（cytochrome P450，CYP）酶系氧化形成有毒的芳香烃氧化物，再在环氧化物水解酶或谷胱苷肽转换酶作用下，生成无毒的代谢产物排出体外。因此一旦这些与药物代谢、解毒有关的酶缺陷或药物代谢慢乙酰化，其有毒的芳香烃氧化物不能被转化，造成药物活化与灭活失衡，有毒物质逐渐蓄积体内，最终产生细胞毒性，直接造成细胞损伤凋亡，从而导致DIHS的发生。同时，有毒的中间产物也可能通过其他途径直接刺激巨噬细胞、嗜酸性粒细胞及T淋巴细胞异常活化，免疫学研究表明，$CD8^+$ 细胞毒性T淋巴细胞在DIHS的发生中起着重要作用，最终导致多种细胞因子尤其白细胞介素-5（IL-5）的释放，从而激发机体发生超敏反应。此外，药物间相互作用也可能是诱发DHS的原因之一。

2. 疱疹病毒感染 人类疱疹病毒（human herpesvirus，HHV）包括人疱疹病毒6（HHV-6）、HHV-7、EBV（Epstein-Barr Virus）及巨细胞病毒（cytomegalovirus，CMV）等。HHV-6是一种嗜人淋巴细胞病毒，有两种血清型：

HHV-6A 和 HHV-6B，其中 HHV-6B 被认为是导致 DIHS 的主要致病类型。HHV-6 感染在人群中普遍存在，健康成人中 60%～90%可以检测到 HHV-6 感染的证据。婴幼儿原发感染一般发生在出生 6 个月至 2 岁，高峰期在 6～9 个月，其后在机体的单核-巨噬细胞或骨髓前体细胞和唾液腺内建立潜伏感染。被疱疹病毒感染后，少量的残存病毒可潜伏于体内持续存在。一旦机体免疫功能受损（如罹患疾病、过度疲劳或接受肿瘤化疗等），残存的病毒颗粒便可被重新激活，大量复制（即疱疹病毒再活化）。Tohyama 等在 DIHS 患者血中分离出了 HHV-6，并发现 DIHS 患者双峰性临床症状的第二次高峰与 HHV-6 再激活密切相关，并据此认为本病的发病机制为药物的毒性代谢产物引起免疫抑制，造成 HHV-6 再激活，从而激发 T 淋巴细胞的过度增殖，造成广泛的炎症反应。

近年来的研究显示，受 HHV-6 感染的个体，在其摄入致敏药物或其代谢产物刺激特异性 T 细胞增殖的同时，病毒基因组可整合入宿主的 DNA 内。最终诱导产生针对特定的疱疹病毒的免疫应答，大量的特异性和非特异性 $CD8^+/CD4^+T$ 细胞活化增殖，最终导致 DIHS 伴发的进行性多器官损伤。另外，病毒复制可引起针对病毒和致敏药物的 T 细胞的活化增殖，从而导致因病毒抗原的持续存在而造成免疫反应不能终止。

除 HHV 之外，其他的病毒也被发现在 DIHS 的发病过程中起着重要的作用。EB 病毒（EBV）是具有复杂基因组的人类疱疹病毒，人群中感染率极高，与多种人类疾病尤其是恶性肿瘤密切相关。Picard 等认为致敏药物通过激活 $CD8^+T$ 细胞活化 EB 病毒并进行抗原递呈而触发了 DIHS 中多器官超敏反应。近年也有巨细胞病毒、HHV-7 、呼吸道病毒属的副黏病毒（主要包括副流感病毒、麻疹病毒和腮腺炎病毒等）与 DIHS 的发病机制密切相关的报道。

3. 遗传易感性因素　种族人群及其遗传背景的差异是发生特定类型的药物反应的基础。致敏药物复合体只在具有某特定 HLA 等位基因的个体中才可引发超敏反应，表明 DIHS 的发生具有遗传易感性。药物遗传学研究表明，大多数药物的乙酰化是由 N-乙酰转移酶 2（NAT2）来完成，而乙酰化的表型与 NAT2 基因型相关，只有快乙酰化表型能保护机体免遭药物活性代谢产物所引起的损害。NAT2 及人类白细胞抗原不同等位基因的表达，细胞色素 P450 亚型等药物代谢酶异构体及 P 糖蛋白等药物转运体相关的基因变异，可能决定了患者对药物超敏反应的遗传易感性。在既往的研究中，HLA-B 1301、HLA-B 5801、HLA-B 62、HLA-B 5701、HLA-DR7 和 HLA-DQ3 等多个等位基因被识别，DIHS 的易感性很可能是多基因遗传，多个基因相互作用增加了药物超敏反应的危险性。因此针对这些易感基因的研究对提高个体的风险预测和临床安全用药具有重要指导意义。

二、临床表现

DIHS 多于开始服用致敏药物之后的 3 周至数月（平均 4 周）发病。延迟性发病是本病特征之一，原则上认为服药 2 周之内发病者不属于 DIHS。临床特征为发病急骤，泛发性皮疹伴有内脏受累和血液学异常。最初的主要特点是发热，体温可高达 40℃，随后出现颜面肿胀及急性而弥漫的麻疹样红斑或多形性红斑，此外尚可出现湿疹样或荨麻疹样皮疹及脓疱、紫癜等损害。因毛囊水肿明显，数天后皮疹可发展成浸润性质硬斑块，尤其在四肢末端，具有一定的特征性。皮疹严重者可表现为剥脱性皮炎、StevenS-Johnson 综合征（SJS）或中毒性表皮坏死松解症（TEN）。

内脏损害多迟于皮肤损害 2～3 d 发生。肝脾肿大、肝炎和血液学异常尤为常见，还可伴有发热、淋巴结肿大（＞2 cm）、肌痛和关节痛等，黏膜受累一般较轻微。其中肝损害最常见，表现为转氨酶升高，最高可达正常值的 10～20 倍，黄疸少见，暴发性肝坏死及肝衰竭是主要死亡原因。肾脏损害表现为肌酐升高、蛋白尿、血尿或白细胞尿，可出现急性肾衰竭。肺损害表现为间质性肺炎，也可出现胸腔积液。心脏损害较少见，可出现心肌炎、心包炎等。血液系统损害包括外周血嗜酸性粒细胞和（或）单核细胞明显升高，如有不典型的淋巴细胞（脑回状或单核细胞增多症样）升高则有助于诊断，但需排除 EB 病毒感染或淋巴瘤，此外尚有白细胞减少、溶血性贫血、再生障碍性贫血等表现。此外甲状腺、胰腺、脑损害、脾破裂、致命性小肠结肠炎也时有报道。

与普通的药疹应用致敏药物之后立刻发病，一旦停药则迅速缓解不同，DIHS 的症状于停用致敏药物之后仍持续发展，甚至迁延化，好转常需 1 个月以上。典型 DIHS 临床表现显示双峰性。第 1 次高峰症状与药物过敏相关，而第 2 次高峰症状则与 HHV-6 等病毒再激活密切相关。致敏药物剂量和临床反应严重性间缺乏相互关系，内脏器官受累程度与皮损程度无相关性。致死率 10%～20%，主要死于重症肝炎，与老年、肾累及、黄疸性肝炎和 CMV 再活化有关。

皮肤组织病理为非特异性改变，真皮可见较多的淋巴细胞和嗜酸性粒细胞浸润。肝组织病理示弥漫性肝细胞坏死伴嗜酸性粒细胞浸润，是本病首要致死因素。肾组织病理示肾小管间质性肾炎。近来的病例报道显示有很高比例的患者进展为自身免疫性疾病。如 1 型糖尿病和甲状腺功能减低等。

三、诊断与鉴别诊断

目前尚无统一诊断金标准。

1. 日本诊断标准

（1）主要诊断标准

1）应用某些特定药物之后迟发型发病并迅速扩展为红斑，多数情况下进展为红皮病。

2）停用致敏药物之后，症状仍可迁延 2 周以上。

3）伴发热，体温＞38℃。

4）伴发肝功能损害（转氨酶＞100 U/L）。

5）伴有下列一项以上血液学改变：①WBC ＞11×10^9/L；②出现异型淋巴细胞＞5%；③嗜酸粒细胞＞1.5×10^9/L。

6）淋巴结肿大。

7）HHV-6 再激活。

典型 DIHS 具备上述 7 项；非典型 DIHS 具备 1～5 项，其中第 4 项也可表现为其他脏器重度损害。

（2）参考诊断标准

1）原因药物多为抗惊厥药、氨苯砜、柳氮磺吡啶、别嘌醇、米诺环素及美西律等，多于服用后 2～6 周发病。

2）皮疹在早期表现为红斑丘疹型或多形性红斑型，而后可进展为红皮病。呈现颜面浮肿、口周红丘疹、脓疱、小水疱或有鳞屑等特征。黏膜亦可见发红、点状紫斑及轻度糜烂。

3）临床屡见复燃者。

4）HHV-6 再激活：双份血清 HHV-6-IgG 抗体滴度增 4 倍（2 管）以上。分别于发病后 14 d 以内及 28 d（或 21 d）以后采血检测为可靠；血清（血浆）中检出 HHV-6 DNA；外周血单核细胞或全血中 HHV-6 DNA 定量明显增加。

5）除 HHV-6 之外，亦可检出 CMV 的再激活。

6）多脏器损害可表现为肾损害、脑炎、肺炎、甲状腺炎和心肌炎等。

2. Regi SCAR 研究组诊断标准　符合以下至少 3 项即可诊断为 DRESS。

（1）需要住院治疗的患者。

（2）怀疑药物相关的反应。

（3）急性发疹。

（4）体温＞38℃。

（5）两处以上的淋巴结肿大。

（6）至少有一个内脏器官受累。

（7）血液学异常：①淋巴细胞高于或低于正常值；②嗜酸粒细胞高于正常值（其百分比或绝对值）；③血小板低于正常值。

3. Bocquet DRESS 诊断标准

（1）皮疹。

（2）淋巴结肿大直径≥2 cm 或肝炎（转氨酶为正常值 2 倍以上）或间质性肾炎或间质性肺炎或心肌炎。

（3）血液学异常：嗜酸粒细胞≥1.5×10^9/L 或不典型淋巴细胞。

4. Sontheimer and Houpt 的 DIDMOHS 诊断标准

（1）症状出现于最初药物治疗后的 3～6 周。

（2）皮疹。

（3）面部水肿。

（4）发热。

（5）淋巴结肿大。

（6）内脏损害（肝、肾、肺、甲状腺）。

（7）嗜酸粒细胞增多。

儿童 DIHS 诊断多参考上述标准。在临床上如果患儿发热超过 7 d，且以高热为主；伴持续性全身皮疹，超过 5 d；有明确用药史（尤其抗惊厥药），潜伏期较长，常在用药后 2～8 周出现症状；伴淋巴结肿大及多脏器损害，常见肝损害和血液学异常，皮质类固醇激素治疗有效，并排除其他疾病者，则可诊断儿童 DIHS。

鉴于 HHV-6 DNA 复制只在 DIHS 患者中检测呈阳性，而在药物引起的其他超敏反应中检测呈阴性。因此在日本已把 HHV-6 DNA 复制的检测列为诊断 DIHS 的金标准，而在其他亚洲国家及欧洲 HHV-6 DNA 复制则作为辅助诊断指标。

因为临床表现为多系统受累，DIHS 经常被误诊为其他疾病。诊断时要与丘疹性荨麻疹、麻疹、红皮病及多形红斑、发疹性药疹（尤其是 StevenS-Johnson 综合征和中毒性坏死性表皮松解型药疹）、传染性单核细胞增多症、急性泛发性发疹性脓疱性皮病、红皮病、药物性假性淋巴瘤、嗜酸性粒细胞增多综合征相鉴别。同时需注意排除肿瘤（如淋巴瘤、白血病、副肿瘤综合征等）和自身免疫性疾病或结缔组织病（如成人 Still 病、红斑狼疮和血管炎等）的可能。

四、治　　疗

1. 早期诊断是治疗的关键，密切关系到患者的预后　及时确诊，并且及时停用所有可疑药物，并避免应用与之有交叉反应的药物。多饮水或输液以促进致敏药物的排出。急性期不建议应用抗生素及抗炎药物，因可能会出现难以辨析的药物交叉反应而加重病情。病情轻者仅通过撤除致敏药物及支持治疗即可恢复。

2. 系统性应用糖皮质激素（GC）　由于 GC 有使病毒再激活增强甚至引起播散感染的危险，对伴有免疫功能低下及重症感染的 DIHS 选用时应慎重。

对重要脏器受累、有生命危险的 DIHS 患者可选用 GC 治疗。起始剂量可根据所致敏药物的不同、基础疾病的情况及患者的年龄等多种综合因素决定。儿童一般用量为地塞米松每日 0.50～0.75 mg/kg 或甲泼尼龙 4～6 mg/（kg · d），病情严重者可甲基泼尼松龙冲击给药，可以迅速改善临床症状和实验室指标，但须注意防范增加感染性并发症甚至发生败血症的危险。使用期间需监测血细胞计数、肝功能、淋巴结和其他脏器特异性实验室指标。症状控制后激素逐渐减量。开始应用足量，减量不宜过多过快，持续用药时间要长（一般减药时间应大于 6～8 周），否则可导致病情加重、反复、迁延，甚至造成严重后果。

3. 免疫球蛋白（IVIG）**冲击疗法**　对伴有免疫低下或重症感染而不宜采用激素冲击疗法及激素冲击疗法无效的重症 DIHS 病例，可选用静脉注射人 IVIG 0.2～0.4/（kg · d），共用 3～5 d。必要时可增大剂量。联用糖皮质激素优于单用 IVIG 大剂量冲击疗法。IVIG 可迅速中和致敏抗体、并对抗 HHV-6 感染，具有明显的抗炎和抗毒效应。有病例报道称 N-乙酰半胱氨酸和免疫球蛋白联用有效。

4. 血浆置换与血浆过滤　血浆置换可减少循环血液中的细胞因子水平，促使临床症状改善。本法适用于重症 DIHS 患者，尤其是对伴有免疫低下或重症感染而不宜用糖皮质激素冲击疗法的病例及糖皮质激素冲击疗法无效的重症患者，可以与免疫球蛋白联用。每日或隔日 1 次，3 次为 1 个疗程。

5. 环孢素及其他免疫抑制剂　可作为二线治疗用药，一般 3～5 mg/（kg · d），8～12 d，然后逐渐减量至停药。

6. 抗病毒治疗　针对 HHV-6 再激活，尤其对伴有脑脊髓膜炎的患者，有作者建议应用更昔洛韦（Ganciclovir）进行抗病毒治疗。

7. 如合并感染，需给予抗生素治疗　由于 DIHS 药疹患者常处于高敏状态，容易发生多价过敏或交叉过敏，故选用抗生素应极为慎重，应尽量选择与致敏药物结构不同的抗生素，或选择发生过敏反应少的抗生素，并应结合细菌药物敏感试验结果来筛选。

8. 支持疗法 渗出性皮损可采用硼酸溶液湿敷，干燥脱屑样皮损多给予糖皮质激素外用制剂及润肤剂，而皮损发展为剥脱性皮炎时应注意预防感染。保持室内环境温度及湿度，给予患者高蛋白饮食、补充液体和维持体内环境酸碱、水电解质平衡。密切监测各脏器功能的变化，出现脏器损害时及时予以对症治疗。

五、预　　后

DIHS 临床表现多样，首发症状多为皮损，且内脏器官受累程度与皮损程度无相关性，可能造成误诊或重症病例的漏诊从而延误治疗。由于其发病急骤，病情严重，治疗困难，预后较差。一旦出现严重的肝损害或中毒性表皮坏死松解症，病死率可达 5%～50%。DIHS 具有迟发性、迁延性、伴有重要脏器损害等特点，要及时采取综合治疗的手段，积极防治并发症，在临床抢救中往往需要多科室的协作诊治。早期诊断和及时停用致敏药物是治疗本病和降低死亡率的关键。开展 HHV-6 IgM 及 IgG 的检测对于 DIHS 诊断有指导意义。

六、预　　防

在临床工作中，对于那些应用药物（尤其是抗惊厥药物）后几周出现的发热患者要高度警惕 DIHS 的发生。近年来，药物遗传学研究的结果提示，DIHS 具有明显的遗传易感性与种族差异性，因此有望通过对进行某些特殊治疗药物的个体，进行治疗前的特异性药物基因检测，从而能够预判或者避免使用敏感药物，这或许将成为今后预防 DIHS 发生的一种重要手段。

（曾　抗　李　莉）

第三节　严重过敏反应及过敏性休克

内容提要：

- 一种与致敏物质接触后迅速发作的严重的、潜在致命的全身性过敏反应。
- 通常突然发生且剧烈，若不及时抢救，可危及生命。

过敏性休克是指外界某些抗原性物质进入机体后，通过免疫机制突然发生的多系统器官损伤的强烈过敏反应，可累及并严重损害循环系统、中枢神经、呼吸系统等。通常突然发生而且剧烈，若不及时抢救，患者可因心血管及呼吸系统功能的严重障碍而危及生命。过敏性休克（anaphylactic shock）只是严重过敏反应（anaphylaxis，anaphylactic reaction）的其中一种表现，还有一部分发生严重过敏反应的患者并无休克表现，而是表现为多种脏器及器官的损伤。

一、发病学及流行病学

严重过敏反应发生率近年来显示出逐年增高的趋势，美国的一项调查显示，严重过敏反应发生率（30～950）/10 万，而英国的一项调查显示有诊断记录的严重过敏反应为 75.5/10 万。

严重过敏反应的发生往往与性别、年龄无关。药物、食物及昆虫是常见的致病原因。任何药物均可致变态反应，包括抗过敏药物（如糖皮质激素）。其中常见致病药物有抗生素如青霉素类、血清制剂、局部麻醉药、疫苗、含碘造影剂、花粉浸剂、中药制剂等。在国外的研究中主要致病的食物为花生与坚果，其余包括牛奶和鱼类等。昆虫叮咬主要是膜翅目之昆虫，如蜜蜂、黄蜂、虎头蜂等。另外在输血液及其相关制品的过程中，偶然也可见到速发型的过敏性休克。在药物的致病机制中，给药途径以静脉用药发生率最高，尤其注射青霉素及头孢类抗生素发生者最多。近年来中药及其制剂致过敏性休克的病例报道亦较为常见。随着现代影像技术的发展，显影剂所导致的过敏性休克亦逐年增多，有报道认为其导致的年死亡人数与青霉素过敏性休克所造成的死亡人数相当。

绝大多数过敏性休克是典型的 I 型变态反应，由免疫球蛋白 E（IgE）介导。当变应原初次进入机体后，激发机体产生 IgE。IgE 则结合于组织的肥大细胞与血液嗜碱粒细胞的受体上。IgE 的产量因体质不同而有较大差异。当同一抗原再次进入已致敏的个体时，则与 IgE 发生特异性结合，结合的复合物促使肥大细胞等释放组胺、缓激肽、5-羟色胺、白三烯及前列腺素、血小板激活因子等，它们使血管平滑肌松弛、支气管平滑肌收缩及毛细血管通透性增加，使血浆渗入组织间隙，造成多器官水肿、渗出，从而激发引起广泛的Ⅰ型变态反应。

有部分严重过敏反应并非由免疫介导产生，但可产生类过敏样反应，如阿片类药物及碘显影剂经血管进入体内，直接刺激肥大细胞形成脱颗粒变化而释放组胺，以及阿司匹林这类的 NSAID 通过抑制环氧化酶途径，生成磷脂化炎性介质，造成机体致敏。

另外，输注血制品时所出现的过敏性休克机制可能为如下 3 个方面：①供血者的特异性 IgE 与受者正在接受治疗的药物起反应。②选择性 IgA 缺乏者多次输注含 IgA 血制品后，可产生抗 IgA 的 IgG 类抗体。当再次注射含 IgA 的制品时，产生抗体免疫复合物，从而发生Ⅲ型变态反应。③用于静脉滴注的丙种球蛋白中含有高分子质量的丙球聚合物，可激活补体，产生 C_{3a}、C_{4a}、C_{5a} 等，继而活化肥大的细胞，导致过敏性休克的发生。

二、临床表现

目前认为严重过敏反应是一种与致敏物质接触后迅速发作的严重的、潜在致命的全身性过敏反应。由美国过敏、哮喘和免疫学会（AAAAI）、学院（ACAAI）和联合委员会组成的联合工作组发布的实践参数中将严重过敏反应描述为一种急性、危及生命的由多种机制引发、具有多种临床表现和严重度的全身反应。

本病起病、表现、过程与程度不一，与致敏原的强度、抗原进入量及途径、患儿的健康状况和遗传因素有关。主要病理改变是全身血管扩张、通透性增强，平滑肌痉挛，导致喉头水肿、支气管痉挛、肺水肿。

本病大都突然发生，进展迅速，可在暴露于致敏原后即刻或迟发。由药物引起的过敏性休克 50%发生在用药后 5 min 内，80%～90%发生在用药后 30 min 之内，其中有 10%～20%为迟发性反应。该类迟发反应可分为两种，一种是在连续用药中发生，如输注青霉素时，可在 3 d 后发生迟发性反应，第二种为在停药后发生。用药与发病间期愈短（1～2 min），病情愈危重，可瞬间呼吸心搏骤停。

1. 皮肤黏膜　大多数患儿以皮肤症状开始，往往是过敏性休克最早且最常出现的征兆，包括一过性皮肤潮红、瘙痒，常伴出汗，尤其颜面、手足及腹股沟等处。可出现广泛的荨麻疹和（或）血管性水肿，但一般不超过 24 h，皮肤划痕阳性。皮肤发冷、苍白，严重时可出现发绀。还可出现四肢末梢麻木感、喷嚏、水样鼻涕、声音嘶哑等。

2. 呼吸系统　是本病最多见的表现，也是最主要的致死原因。由于黏膜水肿、卡他样分泌物增加，加上呼吸道平滑肌痉挛，患者可出现呼吸道水肿相关症状。上呼吸道水肿时患儿出现喉头堵塞感、呼吸困难、声音嘶哑，而下呼吸道水肿则可表现为胸闷、气喘、发绀。当两者同时发生时，患者可因窒息而死亡。

3. 循环系统　儿童严重过敏反应的早期较少出现低血压及休克。由于毛细血管渗漏及周围血管的扩张导致有效循环血量不足，患者可表现为低血容量性低血压（严重时对升压剂无反应）。患儿先有心悸、出汗、面色苍白、心率增快、脉速而弱；然后发展为大汗淋漓、肢冷、发绀、血压迅速下降，脉搏消失，最终导致心跳停搏。此外还可表现为心律失常、传导阻滞、心肌缺血、心肌梗死等。心动过速及晕厥常是心搏骤停前的主要症状。

4. 神经系统　低血压常伴随头晕，患儿常感到恐惧、烦躁不安、自觉疲乏无力。随着脑缺氧和脑水肿加剧，可出现意识不清至完全丧失。还可伴发视力减退、一过性失明、抽搐、肢体强直等。此外，患儿还会因暂时脑缺氧出现一些精神症状。

5. 消化系统　胃肠道症状相对少见，胃肠黏膜的水肿及肠液分泌的增多，使患者出现恶心、呕吐、腹绞痛、腹胀、腹泻，其中腹痛常是本病的早期表现。

上述症状和体征既可单独存在也可联合出现。大多数严重过敏反应同时涉及呼吸和心血管反应。通常过敏反应的症状开始越晚，反应的程度越轻。有些患儿呈双向性表现形式，即发作—缓解—再发作，即使是在经过适宜的治疗后。较迟的再发作可出现在首次发作后 8～12 h。

严重过敏反应的主要病理改变为多器官水肿、淤血及多脏器的嗜酸性粒细胞浸润，以及血 IgE 水平增高。

欧洲变态反应学及临床免疫学会针对儿童严重过敏反应所提出的指南中将病情严重程度分级（表 13-1），其评分基于最受影响的器官，严重的面部症状体征是用肾上腺素的绝对指征；低血压定义为：1 个月至 1 岁收缩压＜70 mmHg；1～10 岁＜70 mmHg+2×年龄；11～17 岁＜90 mmHg。这一分级在帮助诊断的同时，可以为肾上腺素的治疗提供依据。

表 13-1　严重过敏反应的分级

分级	皮肤	胃肠道	呼吸系统	心血管	神经系统
轻度		口腔瘙痒、口腔发麻、轻度唇水肿、恶心呕吐、轻微腹痛	鼻充血和（或）喷嚏、流鼻涕、咽痒、喉紧、轻度哮喘	心动过速（心率增加超过 15 次/分）	活动程度改变并有焦虑
中度	突发鼻眼瘙痒、全身荨麻疹、潮红、血管性水肿	任何上述表现、右腹部绞痛、腹泻、反复呕吐	任何上述表现、声音嘶哑、犬吠样咳嗽、吞咽困难、哮鸣、呼吸困难、中度喘憋	同上	头晕、有大祸临头感
重度		同上	任何上述表现、发绀或血氧饱和度＜92%、呼吸暂停	低血压和（或）循环衰竭、心律不齐、严重的心动过缓和（或）心搏骤停	意识模糊、意识丧失

三、诊断与鉴别诊断

欧洲变态反应学及临床免疫学会所提出的指南中，对于儿童严重过敏反应具体诊断标准如表 13-2 所示。

表 13-2　严重过敏反应的临床标准

满足以下三个标准中任何一项时严重过敏反应即为高度可能

1. 急性起病（数分钟至数小时），有皮肤、黏膜或两者受累（如全身风团、瘙痒或潮红、唇-舌-外阴的肿胀）并且有以下至少一个表现。

a. 呼吸系统受累（如呼吸困难、支气管痉挛、哮鸣、低氧血症）。

b. 心血管受累（如低血压、循环衰竭）。

2. 暴露于可疑变应原后迅速（数分钟至数小时）出现以下两个或更多表现。

a. 皮肤或黏膜受累（如全身风团、瘙痒、潮红、肿胀）。

b. 呼吸系统受累（如呼吸困难、支气管痉挛、哮鸣、低氧血症）。

c. 心血管受累（如低血压、循环衰竭）。

d. 持续的胃肠道症状（如腹部绞痛、呕吐）。

暴露于已知变应原后数分钟至数小时出现低血压。

该标准适用于典型的严重过敏反应的诊断，同时还应注意其他的非典型表现形式（如早期表现、全身充血、孤立表现、无过敏原接触史患者突然出现低血压、有典型表现但无过敏原接触史如运动）。

可以看到在该严重过敏反应的诊断标准中，休克或低血压并不是必备条件。但在诊断过敏性休克时，休克则为其中的重要临床表现。

还应注意假阳性症状和体征，与其他临床表现类似疾病相鉴别。如紧张引起的呼吸困难、血管迷走神经反应、严重哮喘、遗传性血管神经性水肿、异物吸入、低血糖性晕厥、过度通气综合征和药物过量等。

四、治 疗

1. 一般治疗 立即去除可疑的过敏原或致病药物。结扎注射或虫咬部位以上的肢体以减缓吸收。立即现场抢救，不宜转诊转院。平卧、高流量给氧，保持呼吸道畅通（如果出现威胁生命的气道阻塞，立即气管插管或者环甲膜穿刺、气管切开），建立静脉通道。

2. 快速治疗是发作期治疗非常关键的因素 首选药物是肾上腺素，这已成为国外的共识，其他药物均为辅助治疗。紧急救治应用肾上腺素的方法：剂量 0.01 mg/kg，肌内注射，成人极量 0.5 mg/次，儿童极量 0.3 mg/次。注射部位：大腿前外侧，即股外侧肌。无效可 5～10 min 重复给药。有研究表明肌内注射肾上腺素的血药浓度达峰值时间较皮下注射及三角肌肌内注射迅速，不良反应（严重心律失常）明显低于静脉给药，静脉注射及静脉滴注仅推荐于肌内注射无反应患者，通常 0.1 μg/（kg · min）。儿童一般没有使用肾上腺素的绝对禁忌证，因为他们通常没有严重的合并症（如冠心病或心律失常），但使用前仍然需要询问有无应用的禁忌证的存在。而且需注意，平时服用 β-受体阻滞剂的患者，肾上腺素医治无效。

3. 糖皮质激素肌内注射或者静脉注射 可选用甲基泼尼松龙、氢化可的松、地塞米松等。糖皮质激素的作用至少延迟到 4～6 h 才奏效，在指南中不建议作为严重过敏反应的一线治疗，主要是防止复发。

4. 液体支持 积极液体复苏，快速扩容，快速输入晶体或胶体溶液，起始量为 10～20 min 内输入 20 ml/kg。必要时可以重复。总量可多达 40～60 ml/kg。在液体复苏基础上，休克仍难以纠正时，可考虑使用血管活性药物（如多巴胺）以提高血压，改善脏器灌注。

5. 抗组胺药物 尽量选用液态快速起效的抗组胺药物，如氯苯那敏 10 mg 或异丙嗪 25～50 mg 肌内注射，苯海拉明或氯苯那敏还可用于静脉途径。静脉注射 10%葡萄糖酸钙 10～20 ml 亦可选用。

6. 支气管痉挛 可选用氨茶碱静脉注射，同时吸入 β_2 受体激动剂。

7. 心跳呼吸骤停 立即行心肺复苏术、快速输液、肾上腺素能药物是治疗成功的重点。

8. 密切观察 在抢救成功后，需要观察，监测生命指征，因有些患儿呈双向性表现形式，因此观察患儿至少 8～12 h，如为严重反应或有哮喘病史，则最少观察 24 h。临床表现严重需住院进一步治疗。

图 13-1 为欧洲变态反应学及临床免疫学会指南中关于儿童严重过敏反应的处理流程。

五、预 后

严重过敏反应是一严重的系统性反应，累及呼吸和（或）循环系统，表现相应的症状和体征，如喉鸣、喘息或低血压。如果得不到治疗，可迅速进展且有潜在致死性。有证据显示，严重过敏反应中 0.65%～2.00%是致命性的，除了积极做好预防工作外，迅速及时的救治极为重要。尤其是肾上腺素及时正确的应用，为抢救成功的重要因素。

六、预 防

（1）对于可疑有严重过敏反应病史的患儿及青少年需要及时去医院识别变应原。

（2）避免接触变应原，避免昆虫蜇咬，以预防再发。必要时行脱敏治疗及药物治疗。

（3）给患儿用药前应详细询问患儿药物过敏史，按要求做皮试，皮试阳性者禁用，凡有明确过敏史者禁忌做该药物的过敏试验。对有过敏史的患儿尽量减少不必要的注射用药，尽量采用口服制剂。对过敏体质患儿在注射用药后，应密切观察，并做好应急抢救措施，防止发生迟发型过敏反应。

（4）阳性患儿应在病史首页、医嘱单、病历夹上注明过敏药物或者过敏食物等名称，床尾挂过敏试验阳性标志，并告知患儿家属。

（5）对于有严重过敏反应的患儿，目前国外推荐自注射肾上腺素笔（EpiPen），简单方便，可用于院外急救。

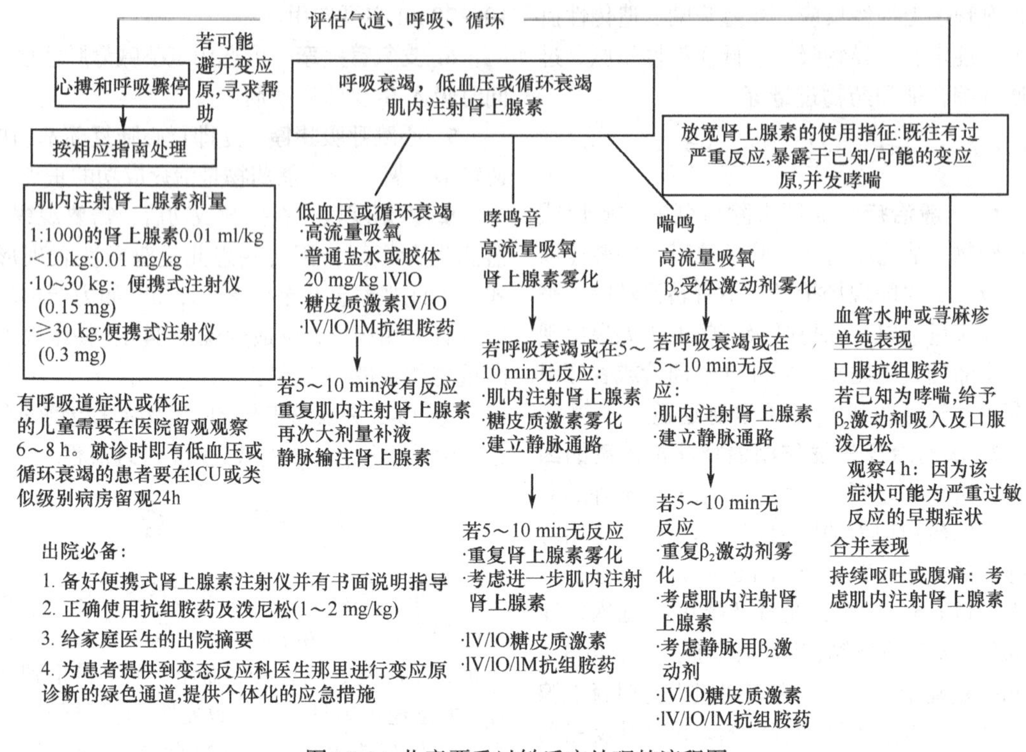

图 13-1 儿童严重过敏反应处理的流程图

（曾 抗 李 莉）

第四节 病 毒 疹

一、麻 疹

内容提要：

- 由麻疹病毒感染引起的急性呼吸道传染病。
- 主要通过呼吸道飞沫传播，以黏膜 Koplik 斑为早期特征，常表现为发热、呼吸道症状及弥漫性斑丘疹。

（一）发病学及流行病学

麻疹是儿童最常见的急性呼吸道病毒传染病之一，其传染性很强，在人口密集而未普种疫苗的地区 2～3 年可出现一次大流行。1954 年，引起麻疹的病毒（Measles virus）首次被分离出来，1963 年起正式使用麻疹疫苗。世界卫生组织（WHO）估计，目前全球仍有每年十几万儿童死于麻疹及其并发症，在疫苗可预防的病毒性疾病中死亡例数最多。

麻疹病毒属副黏液病毒科，直径 100～250 nm，为单股负链 RNA 病毒，6 种结构蛋白，仅 1 种血清型，抗原性稳定。形态为球状，无分节，外层有包膜，上有凝集素（HA）和溶血素（HL），有溶血作用。

麻疹病毒大量存在于发病初期患者的口、鼻、眼、咽分泌物及痰、尿、血中，主要通过呼吸道分泌物飞沫传播，亦可感染眼结膜。另外，麻疹病毒也可经接触被污染的生活用品，作为机械携带工具，在短时间短距离起到传播作用。未患过麻疹、未接种疫苗及接种疫苗失败者，是麻疹的高危人群。本病全年均可发生，但以春、冬为主，流动人口或免疫空白点易造成局部或点状的爆发流行。我国实施计划免疫后，麻疹发病率和病死率已明显降低，麻疹大流行基本上得到控制。麻疹发病无性别差异，在使用麻疹疫苗前发病以＜4 岁儿童为主，使用麻疹疫苗后发病年龄增高，近年来麻疹发病年龄多集中在＜7 岁的小年龄组和＞20 岁的成人组，呈两头大中间小的哑铃形发病趋势。

麻疹病毒侵入人体后，在上呼吸道和眼结膜上皮细胞内大量复制繁殖，并通过局部淋巴组织进入血流（初次病毒血症），病毒被单核-巨噬细胞系统吞噬，在该处广泛繁殖，大量病毒再次进入血流，造成第二次病毒血症，从而出现高热和出疹。其发病机制为麻疹病毒直接侵入细胞引起细胞病变和迟发型超敏免疫反应。

麻疹病毒抵抗力较弱，对干燥、日光、高温均敏感，紫外线、过氧乙酸、甲醛、乳酸和乙醚等对麻疹病毒均有杀灭作用，但在低温中能长期存活。

麻疹感染后产生的循环抗体可有持久免疫力，再次发病者较少。

（二）临床表现

1. 潜伏期　儿童麻疹潜伏期一般为 10～14 d。在潜伏期内可有轻度体温升高。

2. 前驱期　也称发疹前期，一般为 3～4 d。这一期的主要表现类似上呼吸道感染症状。伴发热，多为中度以上。可有咳嗽、流涕、流泪、咽部充血等卡他症状，其中尤以眼部症状为著，出现结膜充血、畏光。部分病例可有一些非特异症状，如皮肤荨麻疹、全身不适、食欲减退、精神不振等。婴儿可有呕吐、腹泻等消化系统症状。黏膜 koplik 斑的出现是麻疹的早期特征。该斑通常在发疹前 24～48 h 出现，为直径 1～3 mm 蓝白色斑点，周围可见红晕，初起于第二臼齿对面的颊黏膜上，但可迅速增多，并蔓延至整个颊黏膜及唇黏膜，在发疹第 2 天开始迅速消退。

3. 出疹期　小儿多在发热后 3～4 d 出现皮疹。体温可突然升高至 40～41℃，皮疹开始为稀疏不规则的红色斑丘疹，疹间皮肤正常，初发于耳后、颈部、发际，之后迅速蔓延，遍及面部、上肢、躯干，最终累及手掌及足底，皮疹压之褪色，但亦有出现瘀点者。一般在 2～5 d 内出齐。病情严重者皮疹常融合，颜面肿胀明显。在该期可出现全身淋巴结肿大和脾肿大，并持续数周。高热时可合并一过性谵妄或者嗜睡。

4. 恢复期　小儿出疹 3～4 d 后皮疹开始消退，消退顺序与出疹时相同。在无合并症发生的情况下，全身中毒症状减轻，体温下降，食欲、精神随之好转。皮疹消退后，留有糠麸状脱屑及棕色色素沉着，病程约 10 d。

5. 其他类型麻疹

（1）轻症麻疹：多由毒力减低型麻疹病毒感染，或小于 8 个月的体内尚有母亲抗体的婴儿。临床症状较轻，麻疹黏膜斑不明显，皮疹稀疏。病程短，约 1 周，通常无并发症。

（2）重症麻疹：全身中毒症状重，发热常高达 40℃以上，可伴中枢神经系统症状如惊厥、昏迷。皮疹少，呈蓝紫色出血性红斑丘疹，并伴有黏膜出血，如鼻出血、呕血、咯血、血尿、血小板减少等。此型患儿病死率高。

（3）无疹型麻疹：如患儿注射过麻疹减毒活疫苗者可无典型黏膜斑和皮疹，甚至整个病程中无皮疹出现。此型临床诊断较难，只有依赖病史、前驱症状和血清中麻疹抗体滴度检测才能确诊。

（4）不典型麻疹：此型麻疹通常由接种灭活疫苗后引起。表现为高热、头痛、肌痛，常伴水肿及肺炎。皮疹最初出现于肢端，无口腔黏膜斑。国内此类型少见。

（5）成人麻疹：近年来，成人麻疹发病率逐渐增加。与儿童麻疹不同处为：临床症状重，高热明显，并发症较多，肝损害发生率高，胃肠道症状多见，如恶心、呕吐、腹泻及腹痛；骨骼肌病，包括关节和背部痛；麻疹黏膜斑存在时间长，可达 7 d，眼部疼痛多见，但畏光少见，还可并发肺炎、脑炎、心功能不全等。

6. 并发症　麻疹病毒可引起间质性肺炎，亦可继发细菌感染而引起支气管肺炎。中耳炎亦常见，在 3 岁以下的幼儿中，还可因并发喉、气管的炎症造成呼吸道阻塞而死亡。心肌炎较少见，但一过性心电图改变常见。神经系统可并发脑炎，病死率达 10%～25%；且存活者中 20%～50%留有运动、智力或精神上的后遗症。亚急性硬化性全脑炎是一种急性感染的迟发性并发症，可在典型麻疹病史 4～8 年后发生，发病率极低。但病情严重，预后差。麻疹还可引起患儿结核的播散。

（三）诊断与鉴别诊断

根据流行期间，有接触史的易感儿童，出现典型临床表现：持续性发热、咽痛、畏光、流泪、眼结膜红肿等上呼吸道卡他症状。发热 4 d 左右全身皮肤出现红色斑丘疹。出诊顺序为耳后、颈部，而后躯干，最后遍及四肢手和足。退疹后皮肤脱屑并有色素沉着，可较易做出诊断。尤其在口腔颊黏膜处见到麻疹黏膜斑可确诊。

实验室检查包括早期鼻咽分泌物找多核巨细胞、尿中检测包涵体细胞。用直接或间接免疫荧光染色法检查脱落细胞中的麻疹病毒抗原。病毒分离。在出疹后第一天或第二天用血凝抑制试验、中和试验及补体结合试验检测血清麻疹抗体，若阳性即可确诊。

（四）治疗

1. 一般治疗 隔离、卧床休息，房内保持适当的温度和湿度，常通风保持空气新鲜；给予易消化、营养丰富的食物；保持皮肤、黏膜清洁，口腔应保持湿润清洁，可用盐水漱口及清洗鼻腔和眼，每天重复几次。密切观察病情。

2. 对症治疗 高热时酌情应用退热剂；烦躁可适当给予苯巴比妥等镇静剂；剧咳时用镇咳祛痰剂；继发细菌感染可给抗生素。体弱病患儿可早期应用丙种球蛋白。

3. 中药治疗

（五）预后

单纯麻疹预后良好。若患儿免疫力低下有并发症可影响预后，重型麻疹病死率较高。

（六）预防

1. 控制传染源、切断传播途径 做到早发现，早隔离。一般患者隔离至出疹后 5 d，合并肺炎者或其他并发症者延长至 10 d。接触麻疹的易感者应检疫观察 3 周。病房通风，易感者流行期尽量少外出，避免去人群密集的公共场所。

2. 被动免疫 在接触麻疹患者后 5 d 内给予免疫球蛋白注射，可预防麻疹发病。超过 6 d 后使用可减轻症状。被动免疫有效期 3～8 周，以后应采取主动免疫措施。

3. 主动免疫 采用麻疹减毒活疫苗是预防麻疹的重要措施，其预防效果可达 90%。少数接种患儿可出现轻微反应如发热、不适、无力等，少数在发热后还会出疹，但不会继发细菌感染，亦无神经系统合并症。国内规定初种年龄为 8 个月，7 岁时复种。

二、风　疹

内容提要：

- 由风疹病毒所致的呼吸道传染病。
- 冬春季发病，主要经空气飞沫传播，多见于 1～5 岁儿童，表现为发热、全身皮疹及淋巴结肿大，病后可获持久免疫力。

（一）发病学及流行病学

风疹（rubella，German measles）又称德国麻疹，是儿童常见的一种呼吸道传染病。

风疹病毒是一种囊膜 RNA 病毒，直径 60～70 nm，呈粗糙球状，由一单股 RNA 基因组及脂质外壳组成，只有 1 个血清型。病毒在体外的生活力弱，不耐热，在 56℃ 30 min，37℃ 1.5 h 灭活，–20℃可短期保存，–70℃可存活 3 个月，在干燥冰冻下可保存 9 个月。对紫外线、乙醚、氯化铯、去氧胆酸等均敏感。

人类是风疹病毒的唯一自然宿主，可通过口、鼻、眼的分泌物或经呼吸道飞沫传染，亦可由母体通过胎盘传给胎儿。发病前 7 d 鼻咽部分泌物中即可发现病毒，亚临床型患者亦具传染性。血、粪、尿中亦有病毒存在。

冬春季发病，多见于 1～5 岁儿童，男女发病率均等。6 个月以内婴儿因有来自母体的抗体获得抵抗力，很少发病。母亲孕期原发感染可通过胎盘导致胎儿宫内感染，其发生率和致畸率与感染时胎龄密切相关，以孕早期为最高。先天性风疹患儿在生后数月内仍有病毒排出，故具有传染性。

感染风疹病毒后可获终身免疫，很少再感染。

（二）临床表现

1. 潜伏期 14～21 d，平均 18 d。

2. 前驱症状 患儿在起病初期可有低热、

全身不适、食欲不振、咳嗽、 咽痛及鼻塞、流涕、结膜充血等卡他症状。部分患儿出现呕吐、腹泻或头痛等。

3. 发疹期　通常于发热 1～2 d 后出疹，皮疹呈稀疏散在的红色斑丘疹，类似麻疹或猩红热样，初起于面颈部，24 h 迅速蔓延到全身，常下肢皮疹方现而面部皮疹已消退。皮疹一般在 3 d 内迅速消退，消退后大多不留痕迹，可有轻度脱屑。部分患者在口腔颊部黏膜、软腭和悬雍垂可见玫瑰色或出血性斑疹（Forcheimer 征），但手掌、足底大都无疹。出疹期的典型伴随临床表现为枕部、耳后及颈后淋巴结肿大，轻度压痛，可持续 1 周以上。出疹期体温不再上升，患儿自觉症状好转。

4. 合并症　孕 3 个月内孕妇感染后，病毒通过胎盘可使胎儿发生先天性风疹。重者可发生死产或早产；轻者使胎儿发育迟缓，出现畸形，如白内障、心血管畸形、生长停滞、小头畸形、智力障碍等。

儿童感染风疹的并发症较为少见，可有关节炎、脑炎、紫癜（血小板减少或正常）、心肌炎、肝肾功能异常等。

（三）诊断与鉴别诊断

1. 流行病学接触史　既往未患过风疹，在发病的 14～21 d 内与确诊的风疹患者有明确接触史。

2. 临床表现　发热，一般为低热或中度发热，1～2d；全身皮肤在起病 1～2 d 内出现淡红色充血性斑丘疹；耳后、枕后、颈部淋巴结肿大或结膜炎或伴有关节痛（关节炎）。

3. 实验室检查　周围血象白细胞总数减少，淋巴细胞增多，并出现异形淋巴细胞及浆细胞。咽拭子或尿液标本分离到风疹病毒，或检测到风疹病毒核酸。血清风疹 IgM 抗体阳性（1 个月内未接种过风疹减毒活疫苗）。恢复期血清风疹 IgG 抗体或风疹血凝抑制抗体滴度较急性期升高≥4 倍。急性期抗体阴性而恢复期抗体阳转。

4. 诊断依据　先天性风疹综合征的患儿诊断依据主要为患儿母亲在妊娠早期有风疹病毒感染史。临床表现为低出生体重、先天性心脏病、白内障、青光眼、视网膜病、神经性耳聋、血小板减少性紫癜、溶血性贫血、再生障碍性贫血、脾大、黄疸、精神发育迟缓、小头畸形、脑膜脑炎、X 线骨质异常。实验室检查包括婴儿咽拭子、鼻咽吸出物、血／淋巴细胞、尿液、脑脊液或脏器活检标本分离到风疹病毒或检测到风疹病毒 RNA。婴儿血清风疹 IgM 抗体阳性。婴儿风疹 IgG 抗体水平持续与母体抗体水平持平或更高。

（四）治疗

（1）患儿应及时隔离治疗，隔离至出疹后 5 d。

（2）卧床休息，加强护理，室内空气保持新鲜，给予维生素及富有营养易消化食物。注意皮肤清洁卫生，防止细菌继发感染。

（3）主要是支持疗法及对症治疗。

（4）风疹并发症很少，一旦发生支气管炎、肺炎、中耳炎或脑膜脑炎等并发症时，应及时治疗。

（五）预后

风疹经过良好，预后佳，并发症少。但孕妇（4 个月内的早期妊娠）感染风疹病毒后，病毒可以通过胎盘传给胎儿引起先天性风疹，发生先天畸形，如失明、先天性心脏病、耳聋和小头畸形等。因此，孕妇在妊娠早期尽可能避免与风疹患者接触，同时接种风疹减毒活疫苗。确诊有风疹病毒感染的早期孕妇，为防止可能产生胎儿先天性畸形，建议及时终止妊娠。

（六）预防

预防风疹有效方法是接种风疹减毒活疫苗，可对易感人群实行接种。风疹流行期间，不带易感儿童去公共场所，避免与风疹患儿接触。保护孕妇，尤其妊娠初期（2～3 个月内），避免接触风疹患者。另外，先天感染风疹的婴儿可能 1 年内在其尿液、粪便及呼吸道分泌物中仍携带风疹病毒，应注意将其与其他婴儿及孕妇隔离。

三、传染性红斑

内容提要：

- 由人细小病毒 B19 所致的轻型发热性传染病。
- 好发于冬春季，典型皮疹为两侧面颊部红斑。

（一）发病学及流行病学

传染性红斑（erythema infectiosum）又称第五病，是由人类细小病毒 B19（parvovirus B19，PVB19）感染引起的一种病毒性皮肤病。

人类细小病毒 B19 是一种 DNA 病毒，是目前已知引起人类疾病的唯一的细小病毒，1985 年经 Anderson 等通过志愿者实验观察证实其与传染性红斑的关系，从而确定为其病因。主要通过呼吸道传播，感染后具有终生免疫力。初次感染此病毒可发生主动性胎盘传播。B19 病毒亦被认为是慢性贫血的原发性病因。

HPV-B19 IgG 检测显示：5～15 岁儿童感染率可达 15%～35%，≤5 岁较低（2%～9%），≥18 岁可达 30%～60%，为儿童感染的重要病种。

传染性红斑常在儿童中集体发生，多在春秋季节发病，可能通过呼吸道传染，在家庭、幼儿园、学校中造成流行。

（二）临床表现

好发于 2～10 岁儿童，春夏潜伏期 5～15 d。起病突然而无全身症状，有时可有低热、咽痛、眼结膜及咽部轻度充血等。皮疹初起表现为数个 3～5 mm 充血斑丘疹，迅速发展为双侧面颊玫瑰红色水肿性红斑，呈蝶形分布，境界清楚，呈特征性“拍红性面颊”，表面皮温升高，表面光滑无鳞屑，偶有瘙痒和烧灼感。皮疹不发生于口唇周围，两者形成鲜明对比。经过 1～2 d 后，在躯干、臀部及四肢出现对称性花边状或网状斑丘疹，境界清楚，掌跖亦可受累，为本病特征。皮疹在受热、运动后较明显。7～10 d 后皮疹逐渐消退，中央部分先消退，成为红色环状损害，消退顺序与按出疹顺序相同，退后不留痕迹。部分患者可有浅表淋巴结肿大，无触痛。病程持续 10 d 左右，可再发。部分儿童及多数成人患者可伴关节痛及游走性关节炎，发疹前后均可发生。

局部组织病理无明显特异性，可见表皮细胞水肿，真皮乳头层血管扩张，内皮细胞肿胀，在血管、毛囊及汗腺周围有慢性炎细胞浸润。外周血白细胞正常或略低，淋巴细胞和嗜酸粒细胞增加。

传染性红斑可引起的并发症包括红细胞再生障碍性贫血、血管性紫癜、关节病、肢端麻木（刺痛）、肝炎综合征等。如果孕妇感染此病，可导致流产、胎儿水肿等。

（三）诊断与鉴别诊断

根据儿童发病、急性病程、面颊部特征性蝶形水肿性红斑、具有流行性、全身症状轻微，常见于春秋季即可诊断。本病需与风疹、猩红热、麻疹、丹毒等鉴别。

溶血性贫血的患者出现再障危象时应考虑本病的可能。确诊必须进行病原学及免疫学检查等。出疹后 1～2 d，IgM 抗体可在多数病例测得（持续 1～2 个月），而 IgG 抗体常在病后 7～10d 出现，并持续终生。

（四）治疗

患病期间，需要隔离至皮疹消退为止。治疗以对症处理为主，无特效的抗病毒药物。瘙痒明显者可口服抗组胺药，局部外用炉甘石洗剂止痒。合并关节炎者口服非甾体抗炎药。

（五）预后

本病多呈自限过程，预后良好。

四、幼儿急疹

内容提要：

- 由人类疱疹病毒 6 型、7 型（HHV-6、HHV-7）感染引起的急性出疹性传染病。
- 常见于婴幼儿，持续高热 3～5 d 后，热退疹出，呈玫瑰色斑丘疹。

（一）发病学及流行病学

幼儿急疹（exanthema subitum）又称婴儿玫瑰疹或第六病，是一种常见于婴幼儿的急性出疹性传染病。目前认为，人疱疹病毒 6 型（HHV-6）是该病的主要病因，但并不是唯一的病原。HHV-7 感染亦可引起本症。

血清学研究显示 HHV-6 的感染非常普遍，从出生至 5 个月婴儿的 HHV-6 抗体阳性率逐渐降低，6 个月以后抗体阳性率开始升高，6 个月至 1 岁的幼儿抗体阳性率高为 80%以上。2 岁以内的幼儿抗体阳性率可达 100%。大多数儿童表现为隐性感染。患儿及无症状的成人是主要传染源。主要是通过呼吸道飞沫传播，传染性并不特别强，但一年四季都可以发生，尤其是冬春两季发病较多，高发于 6 个月至 2 岁的婴幼儿，3 岁以上患此病少见。

（二）临床表现

潜伏期一般为 10～15 d。临床特点是无前驱症状而突然起病，持续高热，体温达 39～40℃，患儿全身症状轻微，精神和食欲尚佳，少数患者可出现惊厥、烦躁、咳嗽、呕吐及腹泻等。经 3～5 d 骤降，可在 24 h 降至正常。同时皮肤出现广泛淡红色粟粒大小斑丘疹、压之褪色，少数皮疹融合成斑片。初起于颈项、躯干上部，然后波及至四肢，但颊部、膝以下及掌跖等部位多不累及。皮疹持续 24～48 h 很快消退，无色素沉着及脱屑。发病期间枕后及颈部淋巴结常肿大，为其早期明显体征。

（三）诊断与鉴别诊断

根据 2 岁以下患儿多见，持续高热＞39℃，但一般情况良好，无明显全身中毒症状。热退疹出，呈玫瑰色斑丘疹，皮疹快速消退，不留痕迹，常伴枕后及颈部淋巴结肿大等即可诊断。外周血白细胞计数正常或减少。

HHV-6 和 HHV-7 的病原学检查包括采集患者的唾液、器官分泌物或外周血单核细胞分离培养病毒、PCR 技术检测病毒 DNA 及 ELISA 法检测血清中特异性 IgM 及 IgG 抗体等。

（四）治疗

一般不需特殊治疗，主要是对症处理。患儿卧床休息，加强水分供给和给予营养丰富易消化饮食。高热时应予以物理降温或退热镇静剂。可服用比较温和的清热解毒的中成药。免疫缺陷患儿可试给予抗病毒药物如阿昔洛韦或更昔洛韦。

（五）预后

大多能自愈，预后良好。

五、小儿丘疹性肢端皮炎

内容提要：

- HBV 阳性型和 HBV 阴性型。
- 四肢、臀部及面部皮肤起特异性皮疹，常伴浅表淋巴结中度肿大和肝大。

（一）发病学及流行病学

小儿丘疹性肢端皮炎（infantile papular acro-dermatitis）被认为是一种与 HBV 感染有关的皮肤病，主要发生于小儿。1955 年意大利米兰大学 Gianotti 首次报告，并提出本症与 HBsAg 有关。其后，世界各地均有报道，该病被作为一独立疾病而被广泛承认。由于此类患者 HBsAg 可阳性，且有肝炎表现，故认为本病是乙肝病毒感染的一种皮肤表现，可能与乙肝病毒的抗原抗体复合物沉积有关。但以后的许多报道中，出现很多临床特点相似但在病因上与乙型肝炎无关的病例，在这些病例中其致病因子以 Epstein-Barr 病毒最为多见，其他有腺病毒、埃可病毒、柯萨奇病毒等。Gianotti 将这一类不伴肝炎的病例归为肢端丘疹水疱综合征。但这一观点未被普遍接受，在学者中尚有争议。近年来，特别是第 5 次世界小儿皮肤病学大会认为两者单从皮损无法鉴别，故将其分为 HBV 阳性型和 HBV 阴性型。有学者认为该病是对所有发生于肢端，以丘疹或丘疹水疱为特征的皮损，由不同病毒感染引起的良性自限性皮肤病。许多文献所述的 Gianotti 病、Gianotti-Crosti 综合征是本病的同义语。

（二）临床表现

本疾病的发病年龄在 6 个月至 12 岁，以 2～6 岁居多，其特征是颜面、四肢及臀部皮肤起特异性皮疹，伴浅表淋巴结肿大和肝大。2～8 周自然消退。

皮疹特点为针头到绿豆大扁平实性丘疹，呈暗红或淡褐色。于四肢末端，尤其是手足背始发，3～4 d 内蔓延至股部、臀部及上肢伸侧，最后累及面颈部，但躯干无明显皮疹，黏膜亦不累及。皮疹可播散性对称分布，互不融合。但易摩擦部位，如肘部、膝部、手足背，皮疹可融合呈线状排列（Koebner 现象）。无前驱症状，发病过程中，患者亦无明显自觉症状。可伴全身浅表淋巴结肿大（尤其是颈部，腋窝、腹股沟等处）及低热。

伴发肝炎的丘疹性肢端皮炎患儿在皮疹出现的同时或 1～2 周后发生急性无黄疸型肝炎，肝脏多肿大无压痛，但亦有迟于发疹 20 d 以后出现肝炎者。皮疹一般持续 2～8 周后自行消退，可遗留轻度脱屑。在皮疹消退时，肝炎亦达极期，但患者一般情况良好，少数可伴低热、倦怠等全身症状。

小儿丘疹性肢端皮炎的病理改变为表皮局限性角化不全，轻度海绵水肿及棘层肥厚，真皮乳头水肿，毛细血管扩张，红细胞外溢，并可见由单核细胞组成的微脓肿，真皮浅层血管周围可见淋巴细胞和组织细胞浸润；淋巴结内弥漫性网织细胞增生。

（三）实验室检查

实验室检查有以下几种：①醛缩酶和碱性磷酸酶升高；②血清转氨酶（SGOT、SGPT）增高，但胆红素不高；③乙肝表面抗原阳性；④白细胞总数正常，亦可稍有增多或降低，单核细胞增加；⑤血清蛋白电泳于急性期 α_2 及 β 球蛋白增加，末期 γ 球蛋白增加。

（四）诊断与鉴别诊断

Gianotti 诊断标准：①面部、四肢无瘙痒的红斑丘疹，持续 20～25 d，不复发。②浅表淋巴结反应性肿大。③急性黄疸性肝炎，至少持续 2 个月，亦可迁延数月或数年。④皮疹发生后数月出现血清 HBsAg 阳性。

在临床上本病需与皮肤癣菌病、接触性皮炎、玫瑰糠疹、药疹、扁平苔藓等相鉴别。

（五）治疗

本病因有自限性，故多以对症处理为主，应积极治疗伴发的乙型肝炎。

（六）预后

该病可自愈，故预后良好，但由乙肝病毒感染引起的患者需较长时间的治疗和随访。

（李　莉　曾　抗）

第十四章　红斑丘疹鳞屑性皮肤病

第一节　银　屑　病

内容提要：

- 反复发作的慢性炎症性疾病。
- 白色鳞屑、发亮薄膜和点状出血现象是本病的基本临床特征。

银屑病（psoriasis）是一种容易反复发作的炎症性疾病，呈慢性病程。其病因不明，与遗传、免疫功能紊乱、感染及精神因素等有关。

一、发病学及流行病学

本病占所有 16 岁以下儿童所见疾病的 4%，可发生于各年龄阶段，婴儿期亦有发病者。有数据显示 33%的银屑病患者 20 岁左右发病，10 岁以前发病的约 10%，1.4%～2.7%的患者初次发病年龄在 2 岁以前，女性多见。

1. 遗传因素　大量的医学遗传学研究认为遗传因素是银屑病患儿的重要发病因素之一。70%以上的患儿都有银屑病家族史，而且同卵双生的发病率是异卵双生的 2～3 倍。2006 年 Schfer 研究发现单卵双生子银屑病发生的一致率高达 75%。流行病学调查发现父母同时患病约有 75%的子女容易发病，父母一人患病约 15%的子女易发病，若父母无银屑病而子女中有一人发病的则其他子女发病率为 20%。有学者发现银屑病患儿一级亲属中 30%～50%患有银屑病，分别有 32%～38%的二级亲属易患本病，而三级亲属有 4%～8%易患此病。另外，HLA-Cw6 抗原与其发病密切相关，有研究表明，早发型患者与 HLA 抗原的 Cw6 有关，而且 73.7%的点滴状银屑病患者检测到 HLA-Cw6 抗原。随后在其他染色体陆续识别出至少 8 个敏感基因位点，可调节 IL-23，NF-κB 信号通路中 TNF-α 的活化及 Th2 型细胞因子。Nanda 等发现银屑病患儿 DR7、HLA-A3 较正常人高，而有银屑病家族史的患儿发病率与 HLA-DR8 密切相关。有研究发现 TNF-α-238 位点启动子多态性与银屑病和银屑病关节炎相关，血管内皮生长因子+405GC 突变、IL-1β 及巨噬细胞迁移抑制因子多态性均与其相关，提示遗传因素具有多样性和复杂性。

2. 感染因素　许多研究显示，感染是儿童银屑病的主要诱发因素，链球菌性扁桃体炎与儿童点滴型银屑病的发病及加重有一定相关性。有学者报道，有 10%～20%的银屑病患儿同时存在急性扁桃体炎或上呼吸道感染，而应用青霉素等抗菌药物治疗后常有较好的疗效。也有学者认为一些脓疱性、斑块性和关节病性银屑病的加重与链球菌感染有关。国外最新的一项研究发现金黄色葡萄球菌可能会引起脓疱型银屑病患儿病情加重为此理论提供了依据。另外，银屑病可能与某些病毒持续感染有关，现已发现腺病毒可感染角质形成细胞，使其长期处于活化状态，导致银屑病迁延不愈。也有报道反转录病毒及人类免疫缺陷病毒与银屑病患儿的发病有关，但缺乏相关的实验学数据。

3. 精神因素　常常诱发此病，有数据表明 30%～40%银屑病患者因精神创伤或过度紧张导致病情加重，儿童可高达 90%。因此适当的安抚患儿的情绪及缓解精神过度焦虑有助于本病的治疗。

4. 微量元素　有研究表明微量元素 Zn^{2+} 含量异常可能与小儿银屑病的发生有关，有学者认为由于儿童存在偏食、挑食等习惯，常可引起体内微量元素 Zn^{2+} 含量异常，从而导致免疫功能的紊乱，间接诱导本病的发生。

5. 免疫功能紊乱　研究发现在银屑病皮损部位的浸润细胞中，主要是 T 细胞，因此人们认为银屑病的发病机制与细胞免疫，尤其是 T 细胞密切相关。当接受刺激后，抗原提呈细胞将抗原呈递给 $CD4^+$T 细胞，活化的 $CD4^+$T 细胞可释放多种细胞因子，如 IL-2、IL-6、IL-8 等，可刺激角质形成细胞增生，引起患儿皮损的肥厚，增生；释放的 IFN-γ 和 IL-1 可诱导血管内皮细胞和角质形成细胞表达细胞间黏附分子-1（ICAM-1）及内皮细胞表达内皮细胞黏附因子-1（ELAM-1）和血管内皮细胞黏附分子-1（VCAM-1），从而引起白细胞的黏附、外渗，引起局部的炎症发生，导致银屑病长期反复发作，迁延不愈。

6. 代谢障碍 国内对 1354 例银屑病患者与健康人进行了病例对照研究发现病例组中的体质量指数（BMI）及并发脂肪肝的比率均高于正常对照组。Dolgiotti 首次报道银屑病患者的肝脏易出现肝纤维化及肝脏局灶性坏死、肝脏脂肪浸润、门静脉周围炎等改变，证明银屑病患者存在明显的脂质代谢紊乱，但作用机制尚不清楚。儿童这方面的研究相对较少。

7. 其他 饮酒、吸烟、药物、外伤等均可诱发本病。

二、临床表现

典型皮损表现为红色丘疹或斑丘疹，可发展为斑块，边界清楚，上覆银白色鳞屑，干燥不易脱落。将鳞屑刮除后可出现一层薄膜，即薄膜现象。再刮除薄膜即可见针尖大出血点，称为点状出血现象（Auspitz 征）（图 14-1）。白色鳞屑、发亮薄膜和点状出血现象是本病的基本临床特征。

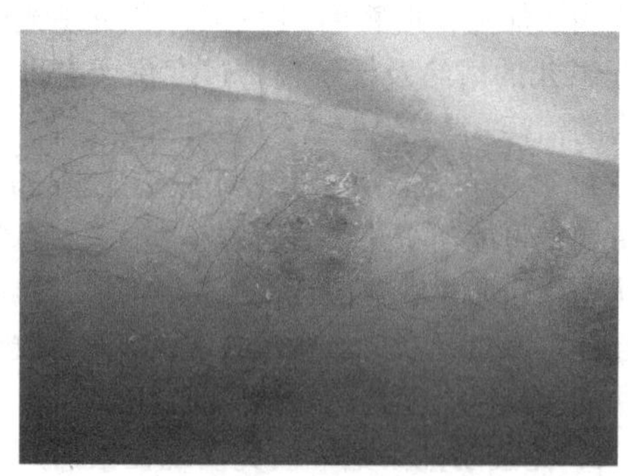

图 14-1 可见点状出血现象

皮损常对称分布于一些典型部位如头皮、肘、膝、腰骶部及肛门生殖器部位。但也有皮损分布于腋窝、腹股沟、会阴、乳房下及脐部等皱褶部位，称为反向银屑病。有 2.8%～6.0%的患者在四肢伸侧可无任何皮损，或仅有 30%的患者皮损比较局限。外围出现边界清楚，0.2～0.5 cm 宽的淡色晕，称为 Woronoff 环，是皮损消退的表现之一。在消退皮损处可出现新的钱币状、环状、回状或弓形的皮损。沿 Blaschko 线走形的线状皮损亦有报告，而且与关节病性银屑病有关。当患者的皮肤受到损伤，常在此处发生皮疹，这种现象称同形反应（koebner phenomenon）（图 14-2）。

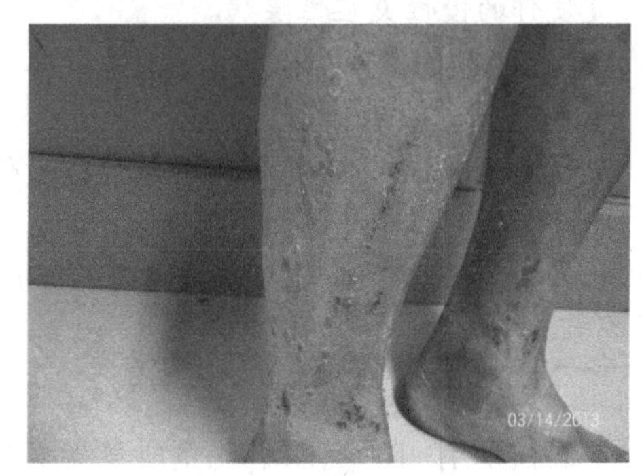

图 14-2 在原有抓痕基础上出现银屑病皮肤损害，显示同形反应阳性

三、滴状银屑病

有 44%以上的患儿可出现点滴状银屑病，且可作为银屑病的第一表现。皮损表现为点滴状，圆形和椭圆形，直径 2～6 mm 的红色丘疹（图 14-3）；可对称分布于躯干和四肢近端，偶尔可分布于面部、头皮、耳部及四肢远端。滴状银屑病可因口咽或肛周感染 A 组溶血性链球菌而触发，2/3 的患儿发病前有上呼吸道急性感染的病史。40%的滴状银屑病可自发转变为寻常性银屑病。

四、头皮银屑病

有 20%～40%的银屑病患者的初发部位在头皮，典型的症状为境界清楚的、覆有厚的银白色鳞屑性红斑，有时融合成片，甚至布满头皮（图 14-4）。本病可单独见于头皮，也可同时见于躯干和四肢。皮损处毛发由于厚积的鳞屑紧缩而成束状，但毛发无脱落。鳞屑表面由于皮脂及灰尘混杂而呈灰黄色，但剥离后其间仍为银白色。一般好发于头皮发际处、眉毛、耳部及耳郭后的皱褶部位。

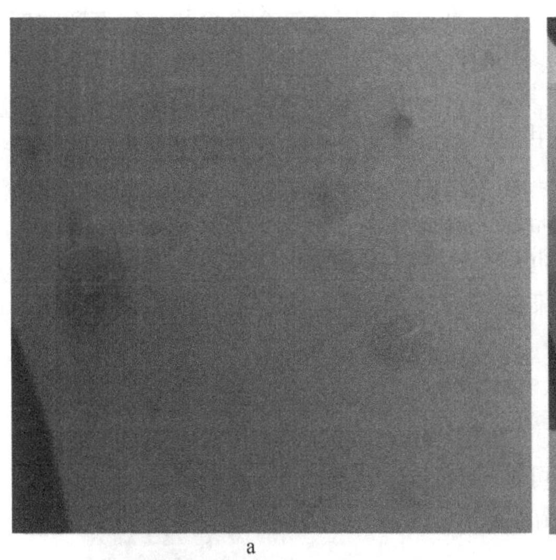

a

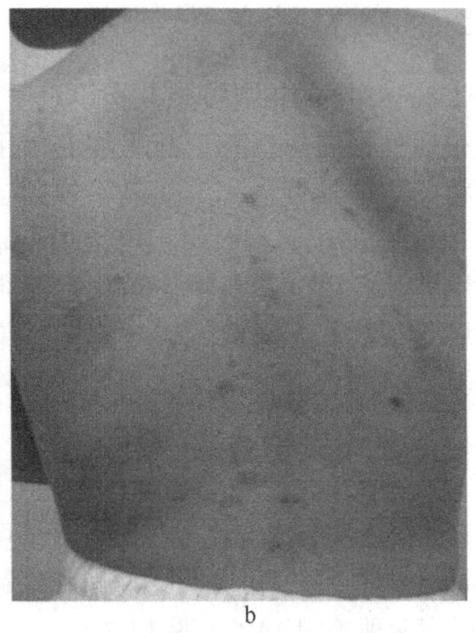

b

图 14-3　a. 前胸；b. 背部可见散在的大小不等的红斑，表面可见白色鳞屑

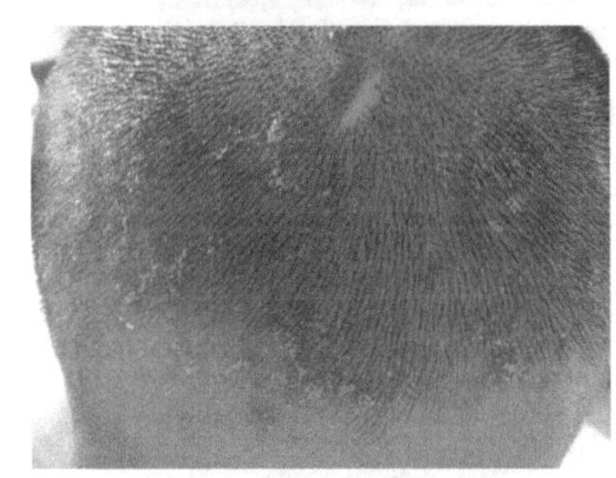

图 14-4　前额发迹处、头顶头皮可见红斑，上覆白色鳞屑

图 14-5　面部银屑病（面部可见红斑，鳞屑）

五、面部银屑病

面部银屑病在儿童很常见，发生率为4%～5%。表现为点滴状或指甲大小的红斑，鳞屑较薄或无鳞屑（图 14-5），出现在眶周的皮损最具特征性，浅淡红斑很容易和特应性皮炎相混淆。瘙痒不明显，斑块界限清，可呈现环形。大约有 5%的银屑病患儿可表现为湿疹与银屑病的重叠，既可以表现为像特异性皮炎和银屑病的典型的皮损，也可以表现为介于两者之间的皮损。几乎所有表现为重叠皮损的患儿都有特异性皮炎和银屑病的家族史。虽然在银屑病中黏膜一般不受累，但仍有许多患儿出现地图舌样改变。

六、尿布银屑病

尿布银屑病又称为婴儿银屑病，因皮疹首先发生于婴儿臀部及腹股沟等尿布覆盖处。有学者认为可能是婴儿具有银屑病素质，尿素分解后产生的氨刺激皮肤引起变态反应所致。好发于婴儿，多在出生后数日至 9 个月内发病，损害为暗红色或红褐色大小不等、边界清楚的斑片，覆有银白色层层堆积的细薄鳞屑，周围有粟粒至绿豆大小的淡红色丘疹。主要分布于臀、股、外生殖器及下腹部接触尿布区域。许多婴儿在身体其他部位也可出现尿布区域的银屑病皮损。由于尿布区域的水分不容易蒸发，鳞屑在临床很难见到，但如果轻轻刮除仍可发现。此区域也可出现同形反应。青春期前的女童生殖器部位的疾病，有 17%为银屑病，特别可包括女阴，会阴和臀沟等部位。多数患儿无自觉症状，一般不影响身体健康。

七、指（趾）甲银屑病

有 25%～50%的银屑病患儿指甲可受累。特别是脓疱性银屑病患者，几乎均有指甲损害。点状凹陷最具特色，为间隔不规则、直径小于 1cm 的凹陷，有时甲板可出现纵嵴或横沟。甲浑浊、甲分离及甲下角化过度也可见到。甲受细菌、念珠菌、表皮癣菌感染的机会增加。

八、脓疱性银屑病

脓疱性银屑病临床上比较少见，最早可在出生 1 周时出现，一般可分为泛发性和掌跖脓疱性银屑病两种（图 14-6，图 14-7）。

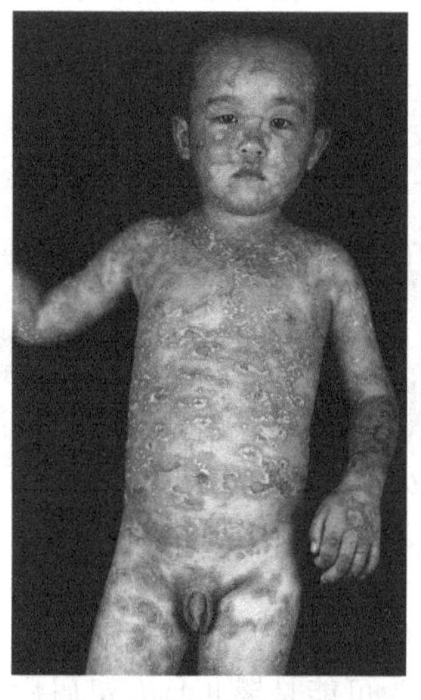

图 14-6　脓疱性银屑病

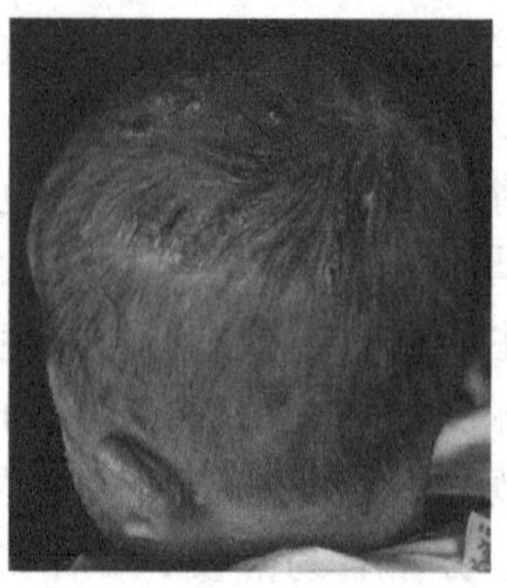

图 14-7　脓疱性银屑病

泛发性脓疱性银屑病通常急性起病，在银屑病的基本损害上出现密集的针头大小至粟粒大小的浅表无菌性小脓疱。常伴有高热、全身不适、厌食等全身症状。红斑和脓疱可分布在皱褶、生殖器，手指腹侧及甲周区域。指甲可增厚或因甲下脓湖而与甲板分离。口腔黏膜很少受累。皮肤炎症可使无菌性的小脓疱表面结痂或进展为剥脱性皮炎。60%的儿童泛发性脓疱性银屑病皮损可呈现环形改变，反复发作，症状严重的提示预后不良。对婴儿及儿童来说，脓疱性银屑病可作为首发症状出现（图 14-8～图 14-10）。

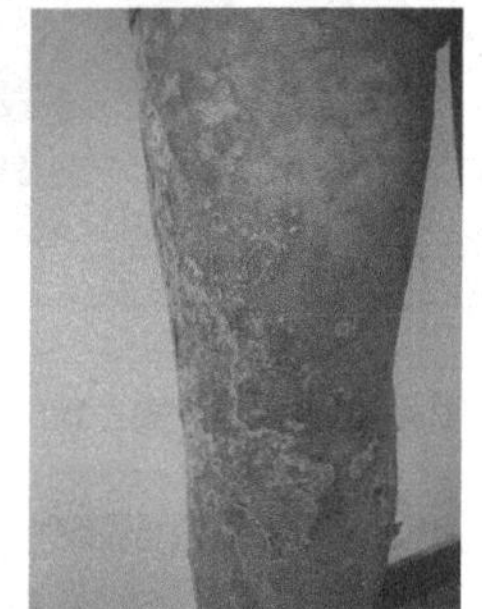

图 14-8　脓疱性银屑病患儿下肢

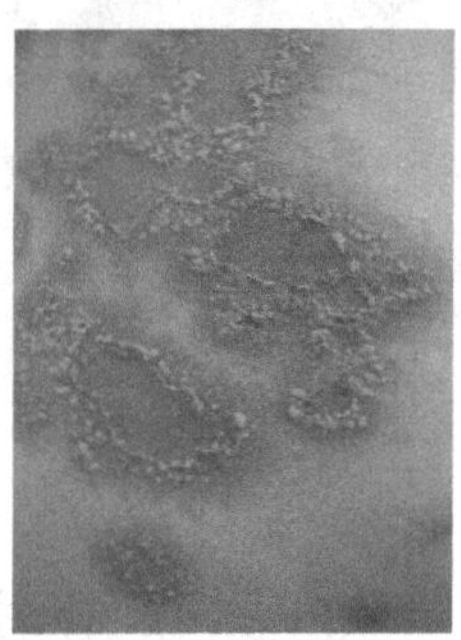

图 14-9　腹部红斑上可见针尖大小的脓疱、脓湖、脓疱、脱屑

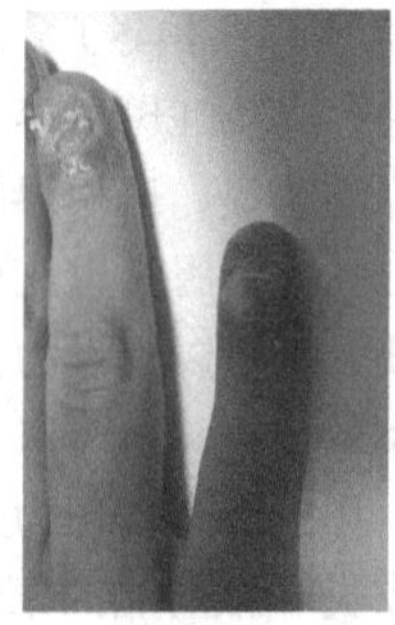

图 14-10　左手小指甲下可见脓疱

掌跖脓疱性银屑病皮损特点是对称分布于手掌、足跖部位，表现为在红斑基础上深在的 2～4mm 大小的无菌性脓疱和脱屑。在几天

之内，脓疱可破裂，留下棕黄色薄膜，1～2周可脱落。在原有皮损处有新脓疱形成，反复发生，出现关节病变累及远端指（趾）间关节。发生在婴儿的掌跖脓疱病最近也有报道，由于治疗的不配合，可进展为更广泛的疾病。

九、红皮病性银屑病

红皮病性银屑是少见的严重型银屑病，发生率小于1%。一般红皮病性或表皮剥脱性银屑病多见于成人，极少出现在儿童。严重的红皮病性银屑病患儿通常需要住院治疗。由于皮肤的感染和细菌败血症使疾病变的极为复杂。90%以上的皮肤可表现为弥漫性红斑，大量的表皮剥脱，出现相应的体温变化，严重影响患儿的成长。

十、皮肤外受累

关节炎和葡萄膜炎是小儿银屑病皮肤外的常见临床特征。应把询问是否有疼痛、关节肿胀或跛行作为常规评估的一部分。

有14%～17%的银屑病关节炎的患儿被发现患有不对称的前葡萄膜炎，对小儿患者的研究表明出现肥胖的风险，心血管并发症是从儿童和青少年开始的。患儿发生高血脂、高血压、糖尿病等概率是正常儿童的2～4倍。这些数据表明，早期干预并改变生活方式，全身的抗炎治疗可以使患儿减少系统疾病的风险。

银屑病性关节炎目前被认为是幼年特发性关节炎的一种形式，小儿银屑病关节炎的发生是双相的，其更容易发生在患有指炎或小关节炎的女性，同时指炎或小关节炎又可以促进疾病的进展。由于肿胀包括临近关节的组织，导致诸如手指或脚趾的一种腊肠样外观，受累关节可出现疼痛、红肿及活动受限。关节炎可同时发生于大小关节，亦可见于脊柱。在疾病长期存在的情况下，弯曲畸形及严重的骨质破坏可导致骨质疏松症，使末节指骨缩短或变细。但皮损的严重程度与关节病的进程无关。

十一、组织病理

表皮角化不全并角化过度，棘层肥厚，角质层下常在角化不全处见到中性粒细胞聚集，即为Munro微脓肿，真皮乳头可见毛细血管扩张，血管周围有中性粒细胞浸润。脓疱型主要特点是表皮内大单房脓疱含有多形核白细胞，少量周围的海绵样水肿或炎症。红皮病性银屑病呈现显著的角化不全，颗粒层变薄或消失，有明显的细胞内和细胞间水肿，但不形成水疱。

十二、诊断和鉴别诊断

根据临床表现，皮疹特点及好发部位可做出诊断，必要时可进行病理组织活检，本病需与以下疾病鉴别。

1. 玫瑰糠疹　有较大的母斑，表面有糠秕状鳞屑，好发于躯干及四肢近端，皮损长轴与皮纹走向一致。

2. 脂溢性皮炎　分布于皮脂溢出部位如头皮、眉间、鼻周等，淡红或鲜红的斑疹，黄色薄的鳞屑，刮除后无点状出血，无束状发。

3. 副银屑病　鳞屑较薄，基底炎症轻微，多无自觉症状。

4. 毛发红糠疹　皮损主要累及手掌，脚掌，手肘和膝盖及臀部，斑片周围多见黄红色毛囊角化性丘疹，表面密集不易剥离的细小鳞屑。

5. 扁平苔藓　紫红色扁平多角形丘疹，表面有蜡样光泽，可见Wickham纹，瘙痒剧烈。

6. 类风湿关节炎　多位大关节损害，无银屑病样皮损，类风湿因子检查阳性。

7. 头癣　头皮灰白色糠状鳞屑斑或炎性丘疹，有断发和脱发，真菌检查阳性。

十三、治　疗

教育是治疗银屑病的关键组成部分。家长和患儿必须了解到疾病是一个慢性过程，约38%的患儿有自发缓解倾向。大多数患者对目前可用的治疗反应良好，但疗程较长，应尽可能简单用药。

皮肤的外伤可使银屑病加重，应积极去除潜在的触发因素，包括药物（类固醇，锂、抗疟药、β-阻断剂等）及感染（特别是链球菌感染）。

（一）局部治疗

在局部治疗中，润肤剂可用于病情非常轻微的患儿，通过止痒和去除鳞屑而达到治疗目的。在药物方面，最常用外用药物包括皮质类固醇、钙调磷酸酶抑制剂、钙泊三醇、骨化三醇、焦油类和蒽林制剂。

1. 皮质类固醇 类固醇激素具有广泛的免疫抑制作用，抑制细胞因子产生，抑制巨噬细胞的激活、活化和花生四烯酸的释放，减少炎症介质，具有使真皮毛细血管收缩及抗细胞有丝分裂的作用。皮质类固醇可在短期内迅速控制症状。因为长期使用可引起毛细血管扩张及皮肤萎缩，使用时间不应超过2周。尿布区，擦烂部位及面部应尽量避免强效刺激性大的激素药物，可选用弱效至中效的激素。角质层较厚部位适用于强效激素。皮质类固醇也可与卡泊三醇/骨化三醇联合用药从而减少激素的用量。一旦急性病变得到控制，治疗可逐渐减量，以降低类固醇的不良反应。

2. 卡泊三醇 是一种维生素 D_3 的类似物，用于斑块型银屑病疗效较好。长期使用不会产生依赖性。对有骨质疾病、钙代谢障碍和肾功能不全的患者应慎用，以免引起高血钙。当与皮质类固醇激素联合使用时，效能最大；也可以单独应用，每天使用两次效果最佳，但起效缓慢，需6～8周。高达20%的患者可出现刺激性皮炎，尤其是在面部和擦烂区域。目前英国推荐6岁以上患儿使用卡泊三醇最大量可至每周50 g，12岁以上可至每周75 g。

3. 焦油 是一个历史悠久且有效的外用治疗药物，具有抗炎和抗增殖的作用。使增厚的表皮变薄，细胞增殖变慢。可与类固醇激素、水杨酸联合使用，或在紫外线照射前外涂。也有使用焦油浴。小儿使用浓度一般为1%～5%，由于焦油容易污染衣物及气味难闻，同时增加患毛囊炎的风险，儿童及青少年常拒绝使用。

4. 他扎罗汀 是维A酸类外用药，有0.05%和0.10%浓度的乳剂和凝胶。可每晚使用一次，治疗1周发挥作用，起效不如外用糖皮质激素迅速，但缓解期长，可与类固醇激素联合使用，但由于刺激性较大，限制了其在儿童中的应用。

5. 钙调磷酸酶抑制剂 为大环内酰胺类免疫调节剂，目前有两种药物：他克莫司（0.03%、0.10%软膏）和吡美莫司（1%乳膏）。它们通过抑制钙调神经磷酸酶活性，从而阻断T细胞核因子（NF-AT）的活化，抑制IL-2、IL-4、IL-13等细胞因子的产生和T淋巴细胞的活化及增殖。他克莫司和吡美莫司局部刺激小，可用于面部、间擦部位或生殖器部位。1%吡美莫司和0.03%他克莫司推荐用于2岁以上儿童，0.1%他克莫司推荐用于15岁以上的儿童。Brune等对11例6～15岁轻至重度斑块状银屑病患者的面部和皱褶部位给予0.1%他克莫司软膏每日2次外用，1个月后1例患者皮损完全消退，其他患者皮损消退90%～99%，且复发后再用药仍有效果，不良反应主要为面部轻度刺激或瘙痒。

6. 蒽林（地蒽酚） 适用于慢性斑块型银屑病，可配成软膏、糊剂和石蜡剂。常用浓度为0.05%～1.00%，从低浓度开始，根据患者的耐受情况逐渐提高。勿用于面部和间擦部，注意保护正常皮肤。皮损通常在2～3周后开始消退。主要不良反应为灼痛、瘙痒、异味等。脓疱性及红皮病性银屑病不推荐使用，儿童外用前需涂抹凡士林保护。Le-man等于用低浓度蒽林（0.10%～0.25%）涂抹皮损处，每日1次，持续30～45 min，1周内增加浓度（2%～3%）至耐受，疗效满意。

（二）头皮银屑病的治疗

头皮的皮损一般比较顽固，可作为初发及唯一的损害出现。鳞屑可通过使用梳子而轻轻去除，或使用油性药物（如用矿物油及橄榄油涂抹）软化去除。可每周用酮康唑洗剂洗头2～3次，去除鳞屑后可使用类固醇激素溶液或卡泊三醇软膏减轻红斑症状。

（三）甲银屑病的治疗

由于局部外用药难以渗透甲板，导致银屑病甲的治疗疗效不高，也非常缓慢。向不正常甲襞内连续4～6周注射曲安奈德混悬液

（30 mg/ml）疗效显著，但注射过程痛苦，患儿难以耐受。除非局部用药无效，一般不用作常规治疗。有资料显示每晚使用 0.05%或 0.10%的他扎罗汀凝胶外包可明显改善症状。

（四）物理治疗

紫外线光疗单用或联合药物治疗，对寻常性银屑病效果较好，不适用于脓疱型和红皮病型银屑病。由于其安全、经济等特点，易被人们接受。当有 15%以上的皮肤受累，且药物治疗无效的顽固性银屑病建议使用。在照射前使用植物油或软膏可显著提高疗效。

窄谱紫外线较宽谱紫外线疗效更为显著，窄谱 UVB[（311±2）nm]对 6 岁以上儿童静止期冬季型寻常型银屑病不良反应小且与 PUVA 疗效相当。与焦油、卡泊三醇等外用药联合治疗时效果更佳。推荐每周照射 3 次。起始剂量在患者的耐受范围之内。同时，紫外线治疗可使皮肤变黑，增加皮肤烧伤的概率，部分患儿可出现瘙痒。长期使用可能有增加皮肤老化和皮肤癌的风险。

PUVA 不推荐用于 12 岁以下儿童，当用于治疗严重的银屑病时，应佩戴护目镜以减少白内障的风险。

（五）系统治疗

口服药物用于治疗银屑病患儿有潜在的危险性，仅用于红皮病性和脓疱性银屑病，或重度斑块性银屑病及对局部药物治疗无效的患儿。一般不宜系统应用糖皮质激素，撤药后有引发脓疱性或红皮病性银屑病的风险。

1. 抗生素　链球菌感染是儿童银屑病最常见的诱发因素，应适当应用抗生素治疗，对于反复发作的扁桃体炎患儿可尝试做扁桃体切除术，但目前尚无明确证据肯定抗生素使用和扁桃体切除在儿童银屑病治疗中的作用。

2. 甲氨蝶呤（MTX）　为抗叶酸类抗肿瘤药，主要通过对二氢叶酸还原酶的抑制而达到阻碍肿瘤细胞的合成，而抑制肿瘤细胞的生长与繁殖。主要用于治疗顽固性，红皮病性、脓疱性及关节性银屑病，对银屑病也有效，但由于其不良反应大，限制了它的应用。在美国已由 FDA 批准应用于治疗儿童特发性关节炎等自身免疫性疾病。经过大量的临床试验，口服剂量推荐从每周 0.3 mg/kg 开始，根据患儿的情况可增加至每周 0.6 mg/kg。一般 3～6 周症状可改善，但需几个月皮损才能完全消退，一旦皮损消退，MTX 在随后的几个月应逐渐减量。常见的不良反应包括恶心、呕吐、食欲下降等消化道症状及头痛，严重的可产生骨髓抑制。补充叶酸后上述症状可减轻。用药期间应定期复查血常规，肝肾功能，观察病情的变化。

3. 环孢素　是一种强效免疫抑制剂，可逆地特异作用于淋巴细胞。阻断 T 细胞的活化，抑制免疫反应。本品适用于极严重的银屑病患儿，常用剂量为 3 mg/（kg · d），维持 3～4 个月，稳定后逐渐减量至停止使用。较常见不良反应主要有厌食、恶心、呕吐等胃肠道症状及肝肾功能损害。恶性肿瘤和淋巴组织增生性疾病在儿童发生少见。在进行环孢素治疗时应避免使用活疫苗。

4. 维 A 酸类药物　主要用于泛发性脓疱性银屑病和红皮病性银屑病，可作为治疗儿童银屑病的二线药物。维 A 酸类药物可抑制细胞增殖、促进细胞分化和抗炎症反应。阿维 A 常用剂量 0.25～0.60 mg/kg，最大量可至 1 mg/（kg · d），病情控制后逐渐减为 0.2 mg/（kg · d）维持治疗，治疗时间可能需要数月。维 A 酸类药物主要的不良反应有口唇、鼻、颊、眼黏膜、皮肤干燥、皲裂，甲脆性增加、皮肤瘙痒、脱发和甲沟炎等。长期应用会使肌腱、韧带骨化、骨肥厚，部分患者的肝酶和血脂会升高，建议 12～18 个月复查一次 X 线（由于其严重的致畸性，应避免在青少年女性使用）。异维 A 酸由于代谢清除率快，可替代治疗青少年女性的脓疱型银屑病，但效果不如阿维 A。

5. 甲砜霉素　链球菌感染是儿童银屑病最常见的诱发因素，同时小儿泛发性脓疱型银屑病易发生感染，重者可危及生命，因此要适当应用抗生素治疗。甲砜霉素为氯霉素的换代产品，具有很高的水溶性和稳定性，其抗菌谱及抗菌作用与氯霉素基本相似，可有效预防感染，具有免疫抑制的作用，可以治疗泛发性脓疱性银屑病，常用剂量为25～50 mg/(kg·d)。甲砜霉素不良反应有恶心、呕吐、腹痛、腹泻，其发生率约10%左右。

6. 生物制剂 目前发现，生物制剂可成功治疗中度至重度成人银屑病。在儿童银屑病的治疗上也有部分应用。

（1）依那西普：在儿童和青少年期使用最广泛，它也是唯一在儿童中做过随机双盲试验的药物。依那西普是TNF受体p75和人IgG1的Fc片段的融合蛋白，能通过抑制TNF-α起到控制炎症的作用。对于儿童银屑病患者，依那西普推荐用量为0.4 mg/kg，最大剂量不超过25 mg，皮下注射，每周2次。在211名儿童中度至重度斑块性银屑病患者的试验中，有57%的患儿在用0.8 mg/kg依那西普治疗12周后得到75%的改善。临床研究证实依那西普对中重度类风湿关节炎、中重度斑块状银屑病、银屑病性关节炎和强直性脊柱炎等风湿免疫疾病有确切疗效。

生物疗法比其他免疫抑制剂更有针对性，感染的风险较低，但其影响免疫系统的发育及在幼儿出现淋巴瘤的危险性也是理论存在的，且患者仍可能存在分枝杆菌和沙门氏菌感染的风险。依那西普已在欧洲获得批准用于治疗8岁以上儿童的银屑病，但FDA未被批准使用。

（2）英夫利昔单抗：是一种人鼠嵌合性单克隆抗体，能特异性地与跨膜抗原CD20结合。最初主要用于治疗成人类风湿关节炎和克罗恩病，FDA于2006年批准英夫利昔单抗可用于治疗慢性重度斑块状银屑病。多个较大规模的临床研究显示英夫利昔单抗对于成人重度银屑病治疗效果显著，而用于治疗儿童银屑病主要为个案报道。Farnsworth等于2005年报道1例对局部用药和糖皮质激素治疗无效的14岁银屑病性红皮病，使用英夫利昔单抗5 mg/kg第0、2、6周给药，以后每8周1次静脉滴注，患儿皮损明显消退，无明显不良反应。英夫利昔单抗主要不良反应是增加机会性感染的危险性，静脉给药可能引起输液反应。此外，英夫利昔单抗可诱导体内产生针对英夫利昔单抗的自身抗体，进而诱发药物性狼疮样反应，有学者建议联用小剂量MTX可减少体内针对英夫利昔自身抗体的产生。

（六）关节病性银屑病的治疗

很多银屑病关节炎患者只需要非甾体抗炎药，维护关节的位置，功能性夹板及物理治疗。甲氨蝶呤和生物制剂的联合使用是目前最常用的治疗顽固性银屑病的方法。有时关节镜下滑膜切除术或关节置换也是有效的。

第二节 副银屑病

内容提要：

- 类银屑病亦可为副银屑病，是一组以持久性鳞屑性炎性皮疹为特征的疾病。
- 临床表现有些类似银屑病，但与银屑病无关。
- 分为斑块状银屑病、急性痘疮样苔藓样糠疹、慢性苔藓性糠疹（滴状银屑病）
- 大斑块状类银屑病，少数可演变成蕈样肉芽肿。

副银屑病（parapsoriasis）是一种较为少见的皮肤病，以红斑、丘疹、浸润、脱屑为临床表现，轻微瘙痒或无自觉症状。临床上分为滴状、斑块状（小斑块型和大斑块型）、苔藓样与痘疮样四种类型，一般好发于青少年，病程长。

一、发病学及流行病学

1902年Brocq命名了小斑块及大斑块副银屑病，并将其归于副银屑病类。在20世纪中叶到20世纪末，学者普遍认为小斑块及大斑块副银屑病是本质不同的两种疾病，大斑块副银屑病及其变型与蕈样肉芽肿斑块期紧密相关。斑块副银屑病主要见于中老年，也可见于儿童。

本病病因不明，部分学者认为由感染性病灶致敏所致，亦有认为与药物致敏有关，均缺乏有力证据。有报道与色氨酸代谢异常有关，但可能为继发现象。但两种疾病都以真皮浅层$CD4^+$T细胞为主的淋巴细胞浸润为特点，推测发病与免疫学有关。现已证实至少部分大斑块副银屑病及其变型等同于蕈样肉芽肿斑块期，这有助于解释大斑块副银屑病每10年就有大约10%的概率进展为淋巴瘤。

苔藓样糠疹包括急性苔藓样糠疹和慢性

苔藓样糠疹，分别在 1894 年和 1925 年首次描述。这类疾病是丘疹性的克隆性 T 细胞紊乱，与蕈样肉芽肿几乎无关。一般多见于儿童，男性多发。占儿童患者的 19%～38%。可与类风湿关节炎，甲状腺功能减退及恶性贫血等自身免疫疾病伴发。过去认为急性痘疮样苔藓样糠疹是一种血管炎，但因无典型血管破坏的组织学特点，而近来发现其皮损中有 T 细胞克隆，因此有学者认为该病可能为一种克隆性 T 细胞皮肤淋巴细胞增生性疾病。也有发现患者血清中的抗 EB 病毒和抗弓形体抗体水平升高，因而怀疑与弓形虫或病毒感染有关，但却未分离出相关抗体。PLC 的发病可能与感染有关。

二、临床表现

1. 急性痘疮样苔藓样糠疹（parapsoriasis lichenoides at varioliformis acute，PLEVA）　又名急性苔藓样糠疹，发病较急，好发于青少年，通常从无症状，迅速发展为对称性圆形或椭圆形的淡红色，红褐色的丘疹或斑丘疹，2～3 mm 大小，伴有瘙痒。丘疹增多且迅速演变成水疱，坏死，有时产生紫色皮疹。可形成位置较深的痘疮样脐凹，钻孔样溃疡。新旧皮损可同时存在。皮疹可泛发全身，以躯干、四肢近端的屈侧多见，偶可累及面、头皮、黏膜和掌跖部位，但症状较轻。可出现短暂的色素沉着或减退。病程长短不一，可持续数周到数月。预后可留有光滑而微凹陷的瘢痕。患儿可出现发热，乏力等全身症状。

2. 滴状副银屑病（parapsoriasis guttata）又称为慢性苔藓样糠疹，此型较多见，好发于青年男性，多在青春期发病。约有 37.5%的患儿患此病。可由 PLEVA 演变而来。基本损害为淡黄色或淡红色针尖至粟粒大小的圆形或椭圆形丘疹，斑丘疹，直径 3～8 mm，轻度浸润，上覆细薄鳞屑（图 14-11）。皮损好发与躯干，会阴区域及股部。无自觉不适，皮损可在数周至数月内消退，也可长期存在，持续 6 个月到数年。可见到新旧皮损同时存在，出现色素异常，但一般不遗留萎缩性瘢痕。

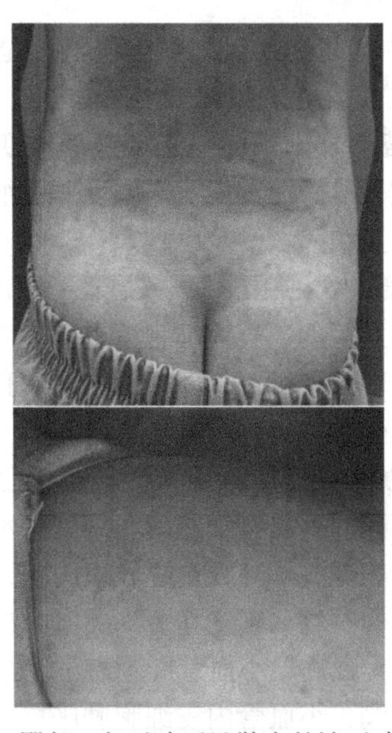

图 14-11　臀部，右下肢可见散在的淡丘疹、斑丘疹及色素减退斑

3. 斑块状副银屑病（parapsoriasis en plaques）　很少发生于儿童。病程慢性，常有季节性，常无症状或有轻微瘙痒。一般不会自行消退，数年后可出现苔藓样肥厚。皮损可广泛分布于躯干和四肢或局限存在。在后期，皮损更多见于非暴露部位，可分为大斑块和小斑块副银屑病。

4. 苔藓样副银屑病（parapsoriasis lichenoides）此型较少见，表现为类似扁平苔藓的红色或棕色粟粒大小扁平丘疹，覆有细薄鳞屑，排列成条索状或丛集成网状斑片。有明显的点状皮肤萎缩与血管萎缩性皮肤异色症样改变。好发于颈部、躯干，病程迁延难愈，有演变为蕈样肉芽肿的趋势，如经数年有剧痒发生，则可能将要演变为蕈样肉芽肿。

三、组织病理学

滴状副银屑病、斑块状副银屑病和苔藓样副银屑病的组织学改变是相似的，皆显示为慢性炎症的表现。

1. 滴状副银屑病主要病理改变　灶状表皮角化不全，轻度棘层肥厚，轻度灶性海绵形成，皮突延长，表皮细胞内及细胞间水肿，部分基底细胞液化变性，真皮浅层血管丛周围稀少淋巴细胞及组织细胞浸润，是一个慢性炎症改变。

2. 苔藓样副银屑病主要病理改变为 除有滴状改变外，在真皮上部偶见淋巴细胞带状浸润，甚至可波及表皮。

3. 斑块状副银屑病 表皮下可出现带状排列的炎症浸润，炎症细胞可进入表皮内，浸润中可出现异形细胞，表皮可出现基底细胞液化和色素失禁。

4. 急性痘疮样糠疹 镜下可见急性炎症和灶性坏死。表皮有细胞内和细胞间水肿、角质形成细胞变性和坏死。部分病例可见表皮的灶性海绵样变性，真皮乳头浅层出血和灶性的角化不全，真皮层小血管周围有淋巴细胞和组织细胞浸润，小血管内皮细胞肿胀，少量纤维蛋白沉积并有红细胞外渗。

四、诊断和鉴别诊断

本病临床特点多样，容易与多种丘疹鳞屑性疾病相混淆，应根据临床特征，结合皮损的组织学改变进行诊断。需与多种疾病鉴别。

1. 银屑病 有典型特征如鳞屑性红斑、薄膜现象及点状出血现象，容易复发。

2. 玫瑰糠疹 皮疹为圆形、椭圆形的淡红斑片，上覆糠秕状鳞屑，其长轴与皮纹走向一致。

3. 梅毒 往往掌趾受累，出现棕红色斑丘疹，斑疹，梅毒血清试验阳性。

4. 扁平苔藓 特征性表现为紫红色多角形扁平的丘疹，好发于四肢屈侧，尤以腕屈侧、踝部周围和股内侧最易受累，剧烈瘙痒。

5. 蕈样肉芽肿 多为较大斑块，浸润明显，常伴有内脏损害及消瘦乏力等症状。病理有特征性改变。

6. 丘疹坏死性结核疹 鲜红色或暗红色绿豆至豌豆大小的丘疹、脓疱、部分皮疹中心有坏死，覆有痂皮。痂皮下形成溃疡，愈后形成瘢痕。本病好发于四肢伸侧。

此外，在疾病的早期阶段，苔藓样糠疹与水痘、蚊虫叮咬、脓疱病、坏死性血管炎和疥疮等很相似。淋巴瘤样丘疹病是慢性良性自限性疾病，在临床上与急性苔藓样糠疹难以区别，但组织病理学的特征为不典型的淋巴组织细胞浸润。

五、治　　疗

（一）系统治疗

70%以上的患儿表现出对系统抗生素治疗有效，特别是红霉素、阿奇霉素及四环素。研究发现口服红霉素 40～50 mg/（kg · d），持续 1～2 个月，对部分患儿有效。症状控制后，抗生素可减量，但需持续一段时间。8 岁以下儿童不推荐使用四环素类，易引起四环素牙。有学者认为此病与病灶致敏有关，可试用抗组胺药配改善症状，同时减轻瘙痒症状；对于病情严重的痘疮样副银屑病可每日口服中等量的皮质类固醇激素，有一定效果；可考虑采用雷公藤总苷片治疗副银屑病。有报道对于皮损广泛和病情顽固的副银屑病，可使用甲氨蝶呤，2.5～5.0 mg，12 h 1 次，每周连服 3 次，但 12 岁以下儿童应慎重使用。

（二）外用治疗

可根据不同的皮损表现酌情使用皮质类固醇激素软膏、焦油类制剂、水杨酸制剂、维 A 酸软膏等。

（三）物理治疗

对于急性痘疮样糠疹可采用日光浴或 UVB 照射，日光浴治疗可采用每次照射 15 min，每周 3 次的方案。UVB 治疗首先要确定最小红斑量，每周 2～3 次治疗，要戴护目镜保护眼睛。对于斑块状副银屑病可外涂角质促成剂或高效糖皮质激素软膏后用 UVB 照射，每周 3 次。照射 UVB 后症状改善解释了本病冬季加重的特点。还有报道 PUVA 对于滴状、斑块状和苔藓样副银屑病均有良效，但 12 岁以下患儿不宜应用。

第三节　玫瑰糠疹

内容提要：

- 急性自限性炎症性疾病。

- 躯干四肢近心端分布为主的椭圆形斑丘疹，其长轴与皮纹平行。

玫瑰糠疹（pityriasis rose）是一种急性炎症性疾病，于1860年由法国Gilbert首先命名，病程呈自限性。

一、发病学及流行病学

玫瑰糠疹的病因和发病机制尚未完全阐明，感染、药物、环境因素、遗传因素均可参与发病，但都未经明确证实。多数学者认为玫瑰糠疹与病毒感染有关，有关玫瑰糠疹的病毒感染学说研究主要集中在人疱疹病毒 HHV-6和HHV-7两型。Broccolo F应用PCR检测了31名玫瑰糠疹患者的皮损，外周血单核细胞，血浆的HHV-7与HHV-6的DNA序列，并运用免疫组化法检测了HHV-7与HHV-6抗原，结果亦证实HHV-7和HHV-6与玫瑰糠疹有关。

本病两性发病率相同（或女性略高），无种族差异，占皮肤科门诊就诊者的 2%。发病年龄3个月至83岁不等，约75%患者在10～30岁发病。研究显示，发病具有季节性差异，可出现聚集发病和小区域流行，春秋季多发。多见于健康的儿童和青年人，大约有50%发生在20岁之前，仅有4%在4岁前发病。

二、临床表现

大约有 5%的患儿会出现头痛、不适、咽炎、淋巴结炎等前驱症状，其典型表现为首先出现母斑，发生率为70%，为一淡红色丘疹或斑疹，逐渐扩大，在数天内变成直径2～10 cm橙红或粉红色的椭圆形斑片（图14-12）。典型者中央色泽鲜艳，绕以淡红色微隆起的边缘，上覆细小鳞屑，母斑中央有痊愈倾向，而边缘有活动性。母斑通常发生于大腿、上臂、躯干或颈部，少数发生于掌跖部。数日至2周左右再出现继发斑，直径通常0.5～4.0 cm大小，边缘领圈样脱屑（图14-13），大约85%的患儿好发于面部、头皮、四肢末端，皮疹走形可沿Langer线（皮纹线）分布。通常无自觉症状。虽然皮损好发于躯干，但也有患者，特别是患儿，可分布于面部、腋窝、腹股沟等部位。儿童的皮疹经常发生于面颈部，约有34%可出现泛发性的丘疹及色素异常。约20%的玫瑰糠疹

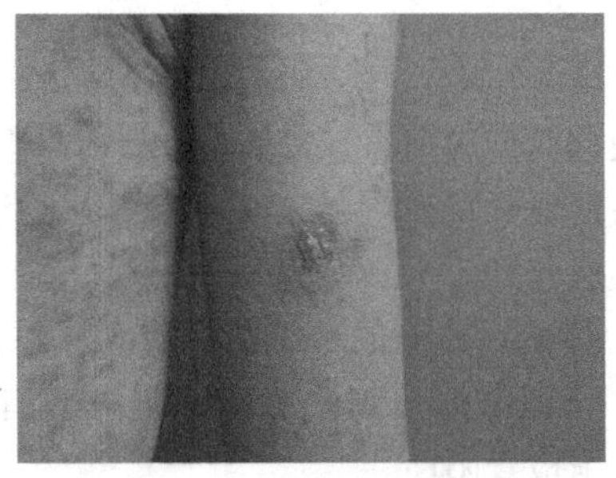

图14-12　左上肢可见母斑

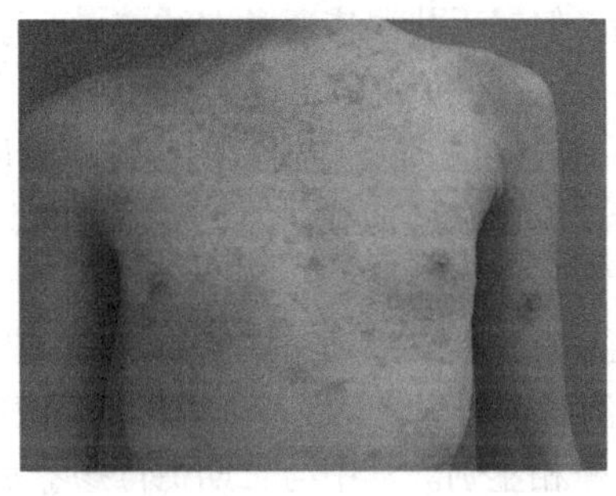

图14-13　躯干可见红色，走向与皮纹走向一致的斑丘疹

临床表现为不典型的异型，包括丘疹型、水疱型、紫癜型、荨麻疹型、反向型等皮疹。母斑有时可作为唯一表现出现或缺如。有16%的患儿口腔黏膜受累，散在或融合性斑片，呈白色改变。可表现为出血、糜烂、溃疡、大疱，与皮疹同时或早于皮疹几天消退。

常在起病后2周左右病情达到顶峰，随后的2～4周皮损缓慢消退，也有病程持续6个月以上未消退的报道。很少复发，有时会出现炎症后色素沉着或色素脱失，可在皮损消退后持续数周到数月。

组织病理为非特应性慢性皮炎的变化，表皮轻度增生，灶性角化不全，海绵形成和细胞内水肿，见单核细胞浸入表皮部位，皮损发展到顶峰时，在表皮可见有小水泡或微脓肿。真皮乳头水肿，可有浅层血管中度扩张，有不等的红细胞外渗及淋巴细胞浸润。有时真皮上部可有伴嗜酸性均质物质的角化不良细胞，多核表皮巨细胞和局灶性棘层松解性角化不良等改变。母斑的组织病理学特征与上述改变相

似，但表皮增生明显，很少有海绵样变，真皮浅层和深层的血管周围均有炎性细胞浸润。

三、诊断与鉴别诊断

根据典型皮损、好发部位，病程呈自限性和不易复发等特征，一般不难诊断。本病需与以下疾病鉴别。

1. 体癣 儿童的母斑中央消退时，易误诊为体癣，但体癣皮损边缘除鳞屑外并有小丘疹，真菌检查阳性。

2. 钱币状湿疹 母斑也易于钱币状湿疹相混淆，但钱币状湿疹通常有结痂，而母斑较干燥。

3. 脂溢性皮炎 皮损发展缓慢，无母斑，好发于皮脂腺旺盛部位，如头皮、眉间、鼻周等，上覆油腻性鳞屑。

此外泛发性皮疹须与二期梅毒疹、药物性皮炎、滴状银屑病、慢性苔藓样糠疹、病毒疹、和花斑癣相鉴别。其中与二期梅毒疹鉴别时，可做梅毒血清学检查以辨别。儿童的反向性丘疹性玫瑰糠疹与小儿丘疹性肢端皮炎很难鉴别。丘疹性玫瑰糠疹可能与疥疮、扁平苔藓相混淆。

四、治　　疗

由于本病有自愈倾向，因此治疗的目的是减轻症状，缩短病程，消除患者的顾虑。若有瘙痒，可使用局部的止痒剂，如炉甘石洗剂、薄荷或樟脑洗剂，很少需要口服抗组胺药，也可外用温和的类固醇激素软膏。紫外线或自然光晒有利于皮损的消退。对皮肤干燥者，可使用润肤剂。因考虑到 HHV-6 和 HHV-7 在发病中的作用，可应用更昔洛韦治疗，但该药昂贵，不良反应多，且目前尚不能证实抗病毒治疗对本病有效，故其应用价值尚难确定。

第四节　扁平苔藓

内容提要：

- 慢性炎症性皮肤黏膜疾病。
- 发亮的、小的、扁平的、多角形微红或紫红色丘疹，多分布在四肢曲侧。

扁平苔藓（lichen planus，LP）又名红色扁平苔藓，是一种原因不明的慢性或亚急性炎症性皮肤病。人群中的患病率为 0.5%～2.0%。

一、发病学及流行病学

本病可发生在所有年龄阶段，虽然 66%～85%发生在 30 岁以上成年人，但也有发生在 3 周龄婴儿的报道。在这些报告病例中，儿童和青少年占 2%～11%。一般认为本病无性别差异。75%以上皮肤扁平苔藓可见黏膜尤其是口腔黏膜损害，但初发口腔扁平苔藓患者，仅有 10%～20%出现皮肤的损害，偶发生家族性扁平苔藓。

本病的病因和发病机制尚未完全明了，有自身免疫、遗传、感染、精神神经因素等学说，而多数认为是一种自身免疫性疾病，自身抗原是基底层角质形成细胞表面已改变的抗原，并造成这些细胞的损伤。

目前许多免疫学的研究认为，扁平苔藓的发病主要是细胞介导的免疫反应。曾用免疫荧光检查发现 80%的扁平苔藓病例中皮损有特异性抗原（LPSA），主要存在于颗粒层或棘层，并在患者血清中查见抗 LPSA 抗体。

扁平苔藓在一个家庭中可有数人发病，其阳性家族史者为 1.5%～10.7%，姐妹同患病最多见，也有单卵双胞胎中发病者，常为急性泛发性，发病较早，约 40%初发病于 20 岁前。Kofoed 通过临床和组织病理方法证实 140 位口腔扁平苔藓（OLP）患者中的 15 位有家族史。

有报道描述了患儿在接种乙肝疫苗后可发生扁平苔藓，可能是由于 HBV 反应性 T 细胞与角质形成细胞的抗原表位发生交叉反应所致。有数据显示在 18 例儿童接种 HBV 疫苗中，有 5 例发生了大疱型扁平苔藓。丙型肝炎病毒感染在成人 OLP 中常见，儿童的扁平苔藓中感染丙型肝炎病毒还未被证实。

本病可能与精神创伤有关，报道有 10%的患者发病时有精神紧张因素，而 60%的患者病情因为慢性精神紧张而加剧。有的病例在精神因素消除后皮损可好转。催眠疗法治疗急性泛发性扁平苔藓有效。

另外，许多药物可能会产生苔藓样药疹，其中最常见的有抗高血压药（卡托普利、依那普利、拉贝洛尔和普萘洛尔），利尿剂（氢氯噻嗪），抗疟药（羟氯喹和奎尼丁），金属（尤其是金盐）和青霉胺，但灰黄霉素、四环素、卡马西平、苯妥英和非甾体抗炎药等常引起儿童和青少年的苔藓样药疹。从摄入药物到出现皮疹需要几个月的潜伏期，约平均为 12 个月。同样，从停药到皮损消退需要数周到数月。其皮疹更类似于湿疹，银屑病及玫瑰糠疹样的病变，此外 Wickham 纹并不常见。组织学特征类似扁平苔藓，但显示更多的嗜酸粒细胞。

二、临床表现

本病典型损害为小、发亮、扁平、多角形微红或紫红色丘疹。丘疹自针尖大小到 1 cm 直径或更大，损害密集成群或散在分布。扁平苔藓一般瘙痒剧烈，但儿童可以不痒。皮损最常见于四肢屈侧，尤以腕屈侧、踝部周围和股内侧最易受累，生殖器及腰部也常出现皮损。可以看到多个表面光滑的丘疹形成白色花边网格状条纹，称为 Wickham 纹，如在表面涂擦少许液体石蜡和酒精后，用放大镜观察显得更清晰。丘疹可融合成较大斑片，可在轻微外伤后出现线状损害（同形反应）。患儿在数周后可出现皮损中央消退，遗留活动性边缘。环形损害以龟头较常见。发生于毛囊者可呈棘刺状，丘疹顶部有角刺，极似毛周角化症。

高达 40%的婴幼儿可出现黏膜受累，但比成人患者（50%～70%）发生率低。可与皮肤损害同时或先后发生，或仅为本病唯一的临床表现。皮损通常表现为针头大小的白色丘疹，形成环形或线性花边状，即 Wickham 纹，好发于颊黏膜。分布在上腭、唇、舌部的皮疹由于缺乏网状外观，临床症状不典型，容易误诊为黏膜白斑。发生在唇部的环形皮损易于红斑狼疮混淆。无糜烂时无自觉症状，有时进食有烧灼感和疼痛，可在舌、口腔、咽、食管、胃肠道、外阴、阴道黏膜发生溃疡。舌损害常有舌乳头萎缩，唇部也可出现糜烂而无渗液。

在一次调查研究中，100 名儿童中有 19%发生了甲改变。但全甲改变罕见。临床表现包括甲表面粗糙、失去光泽、甲板变薄、纵嵴、裂缝、萎缩、重叠的皮肤皱褶（翼状胬肉），可有不规则点状凹陷，褐色色素沉着和匙状指，有时出现甲脱落。少数病例仅有甲损害而无皮肤黏膜病变，因此在甲活检或出现皮肤黏膜损害前，诊断很困难。

一般从损害初发到波及全身需 2～4 周，甚至 4 个月，少数可与数周内消退，偶有持续数年，预后遗留色素沉着，10%～20%的患者可复发。

扁平苔藓皮肤表现有许多类型，根据其皮疹形态、排列、发病情况等有如下分型。

1. 线状扁平苔藓 临床很常见的一型。扁平丘疹呈线状排列，可单独发生，也可为泛发性损害的一部分。损害多分布在一侧肢体，尤以下肢屈侧的扁平丘疹多见，也可见于胸部。搔抓或外伤后的皮肤上出现扁平丘疹，同形反应阳性（图 14-14）。

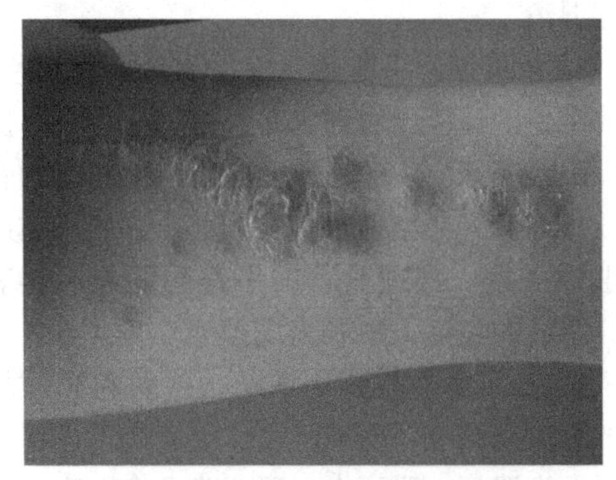

图 14-14 左下肢可见线状排列

2. 环状扁平苔藓 丘疹呈环状排列，或丘疹中心消退呈离心性扩展，皮损边缘隆起，中心凹陷或萎缩，好发于阴茎，尤以龟头部多见，其次为肛门、口腔，四肢也可以发生，躯干部少见。

3. 肥厚性扁平苔藓 也称疣状扁平苔藓。皮损为紫红色或红褐色的疣状增生性的斑块，表面有薄的鳞屑，斑块圆形、椭圆形，周围散在扁平丘疹，好发于胫前。病程长，皮损消退后留下色素沉着或萎缩。

4. 萎缩性扁平苔藓 可由肥厚性扁平苔藓或状环扁平苔藓消退过程中形成，也可以开始即显示出该类型。损害为萎缩性斑片，由边缘隆起中心凹陷的多角形小丘疹组成，有时表面覆有鳞屑，丘疹中央有时有毛囊性小角栓，为紫红色或黄褐色，萎缩明显的丘疹呈淡白色。

5. 大疱性扁平苔藓 较少见。扁平丘疹上或正常皮肤上出现水疱或大疱，尼氏征阳性，发生在口腔黏膜时患者极度不适，不能进食。此型多在急性泛发性扁平苔藓的基础上发病，极少数在足趾发生慢性大疱和溃疡，常伴有瘢痕性秃发和指（趾）甲丧失，影响行走。

6. 毛囊性扁平苔藓 又叫扁平毛发苔藓，较少见。典型的扁平苔藓损害，毛囊性圆顶或坚顶丘疹，丘疹中央有角质栓。本病好发于颈、躯干和四肢外侧。发生于头皮者可形成萎缩性瘢痕，出现永久性脱发，也可有严重的黏膜糜烂。

7. 糜烂和溃疡性扁平苔藓 常见于掌跖和黏膜，发生于黏膜者易与念珠菌感染、天疱疮相混淆。

8. 色素性扁平苔藓 皮损为蓝色或灰色、边界清楚的斑疹，对称分布，好发于面部、胸背、四肢等部位。部分患者会出现毛囊性角化性丘疹或兼有典型扁平苔藓损害，黏膜和掌跖一般不受累。病理显示扁平苔藓的组织学表现，明显的色素失禁和表皮黑素。

9. 掌跖扁平苔藓 掌跖边缘黄色角质增厚的斑块或结节，质地坚实，足底慢性扁平苔藓可发生溃疡，溃疡大、痛、难愈合。有时在头皮出现瘢痕性脱发，口腔黏膜也可受累。甲受累通常拇趾甲首先受累，其他指（趾）甲会相继脱落。甲脱落为永久性的。

10. 扁平苔藓样角化病 孤立损害临床表现为着色斑或稍有脱鞋的斑块，组织病理表现为扁平苔藓。

11. 热带扁平苔藓 也称亚热带扁平苔藓或光化性扁平苔藓，多见于热带、亚热带野外工作的青壮年，也有儿童发病报道。发病部位限于暴露部位，如面部、手背及前臂，自觉症状不明显，以春夏季最多见。

12. 扁平苔藓-红斑狼疮重叠综合征 此型少见，同时具有扁平苔藓和盘状红斑狼疮的皮损，可见甲的病变或甲脱落及瘢痕性脱发，四肢远端为皮损好发部位，有瘙痒感。组织病理表现可符合红斑狼疮，但更多偏向于扁平苔癣。

13. 类天疱疮样扁平苔藓 类天疱疮样扁苔藓是一种罕见的自身免疫性疱病，临床和免疫组织学兼有扁平苔藓和大疱性类天疱疮的特征。紧张性大疱发生在扁平苔藓皮损上，也可发生在外观正常皮肤上。典型的扁平苔藓病变发展成水疱病变平均需 8 周，四肢最常受累，约一半的患儿表现为掌跖病变。直接和间接免疫荧光显示有循环抗基底膜抗体。与典型的扁平苔藓相比，这些患者常无甲，并有轻度的全身症状。

三、组织病理

特征性改变是表皮角化过度，颗粒层增厚，破坏的基底细胞层液化变性，表皮突呈锯齿状和表皮真皮交界处及浅层毛细血管周围淋巴细胞带状浸润，表皮和真皮乳头层有角质形成细胞坏死形成的胶样小体（Civatte 小体）。大疱性扁平苔藓可见表皮下疱；肥大性扁平苔藓可见角化过度，表皮突肥大，真皮乳头内有竖行的条形胶原；毛囊扁平苔藓早期损害在毛皮脂腺周围有淋巴细胞核组织细胞浸润，外毛根鞘液化变性及基底膜局灶性退变，以后毛干也退变，导致纤维化；OLP 病理改变基层液化，Civatte 小体，真皮淋巴细胞带状浸润，角化不全或角化过度，锯齿形表皮突和粒层增厚较少见。表皮可增生或萎缩，也可见有糜烂和溃疡。

四、诊断及鉴别诊断

根据典型的紫红色、多角形、瘙痒性丘疹和斑块，结合组织病理一般不难诊断。

1. 线状扁平苔藓应与线状苔藓、线状痣、线状银屑病相鉴别 ①线状苔藓表现为单侧性线条状排列的平顶多角形丘疹，一般无自觉症状，无 Wickham 纹，病理检查有助于鉴别；②线状痣呈疣状，常有色素沉着，发病较早且持续不退；③银屑病皮损为覆有白色鳞屑的红斑片，刮除鳞屑后可出现一层薄膜，继续刮除薄膜有点状出血点。

2. 环状扁平苔藓应与环状肉芽肿鉴别 环状肉芽肿是由丘疹和小结节组成的环形损害，分布于四肢，无自觉症状，组织病理特异。

3. 萎缩性扁平苔藓与硬化萎缩性苔藓鉴别 硬化萎缩性苔藓好发于外阴和肛周，淡白色扁平丘疹，周围微有红晕，晚期表现为皮肤萎缩似羊皮纸样。

4. 毛囊性扁平苔藓需与毛囊角化病、结核性苔藓鉴别 ①毛囊角化病皮疹为脂溢部位的褐色油腻性毛囊性结痂性丘疹，往往有家族史，日晒后加重，组织病理特征性改变，即颗粒层和角质层的圆体细胞和谷粒细胞；②结核性苔藓为半球形丘疹，粟粒大，散在或密集分布，发好于躯干，无自觉症状。

5. 肥大性扁平苔藓可与神经性皮炎、银屑病等鉴别 神经性皮炎皮疹多位于后颈部、肘部和腘窝等处，呈苔藓样增厚的斑片，但表面无 Wickham 纹，也不伴有口腔病变，瘙痒剧烈。

6. 糜烂性或大疱性 OLP 需与寻常性天疱疮、多形红斑鉴别 寻常性天疱疮的水疱或溃疡除发生于口腔黏膜外，躯干四肢皮肤也可以出现水疱，无 Wickham 纹。多形红斑皮损为多形性损害，好发于四肢远端及面部等部位，皮肤及黏膜都可累及。

五、治　疗

局部外用糖皮质激素和口服抗组胺药可获得较好疗效，能有效控制瘙痒，使皮损消退。外用他克莫司对局部类固醇抵抗病例有效。而严重的泛发性扁平苔藓患儿，可给予泼尼松 1 mg/（kg · d），持续 2～6 周，对减轻瘙痒和皮损消退有效。当传统的治疗无效时，可酌情使用甲硝唑、氨苯砜、沙利度胺、维 A 酸类等。对黏膜及大疱性扁平苔藓可使用灰黄霉素，灰黄霉素对异常表皮的亲和力增加，其作用机制可能是干扰角质形成细胞的核酸代谢，从而影响角化过程来发挥治疗作用，10～15 mg/（kg · d）连用 3～6 个月。

儿童 OLP 的治疗方法尚无定论，大部分网纹型扁平苔藓者没有临床症状，不需要治疗，只需定期观察。有些患儿则需要配合使用氯已定漱口液、局部使用曲安奈德霜控制菌斑措施。口腔糜烂性扁平苔藓可使用适合于黏膜的外用激素或异维 A 酸凝胶，对慢性和复发者使用氨苯砜是安全有效的。

物理治疗如 PUVA 或 UVB 光疗法等亦有一定疗效。

第五节　单纯糠疹

内容提要：

- 多发于儿童面部的皮炎。
- 浅表性鳞屑性色素减退斑。

单纯糠疹（pityriasis alba）又称白色糠疹、虫斑、日晒斑、面部干性糠疹，是一种多发生于儿童及青少年的常见皮肤病。表现为圆形、椭圆形或不规则形浅色斑片。

一、发病学及流行病学

单纯糠疹男女均可发病，但男性略高于女性。任何季节均可发生，但损害在冬春季较为明显。主要见于 3～16 岁的儿童，近 40%的儿童曾患此病，大约 50%以上的皮损发生在面部。深肤色的个体更加明显。

病因至今未明，曾认为与肠道寄生虫感染有关，但缺乏理论依据。此外环境因素如温度变化，相对湿度，海拔高度和过度的阳光照射等可能为诱发因素。曾有文献认为本病是一种非特异性皮炎或湿疹亚型，其发病可能与特异性体质有关。有学者认为微生物如糠秕孢子菌、链球菌、曲霉和金黄色葡萄球菌也与本病发病相关。营养不良或维生素缺乏、皮肤干燥、可能促使本病发生。也有研究发现小儿单纯糠疹发病与锌元素缺乏关系密切。

二、临 床 表 现

皮损可表现为圆形或椭圆形白色斑片，直径为 1cm 或更大，边境清晰；表面附有少量糠秕状鳞屑。开始为小的白色斑片后逐渐扩大融合呈不规则形，一般好发于面部，尤其是口周、下巴、面颊，偶见于躯干、四肢（图 14-15，图 14-16）。早期皮损可呈轻微淡红色，红斑消退后出现白色斑片。一般无自觉症状，偶感瘙痒或烧灼感。皮损常同青春期自行消退。

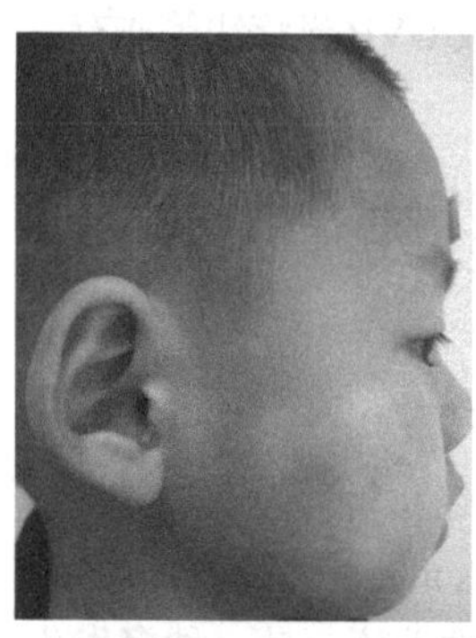
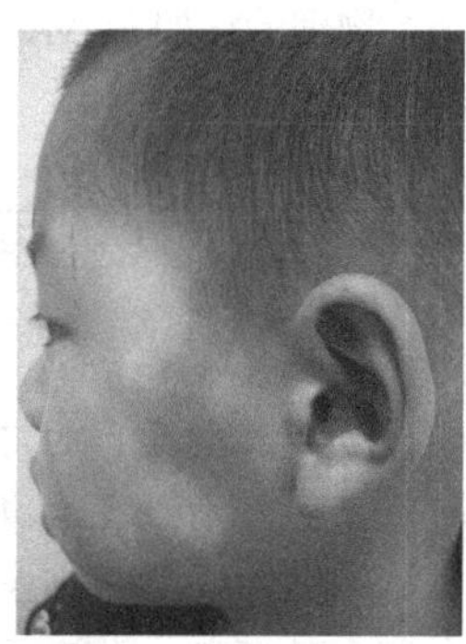

图 14-15　面部可见色素减退斑，边界清楚

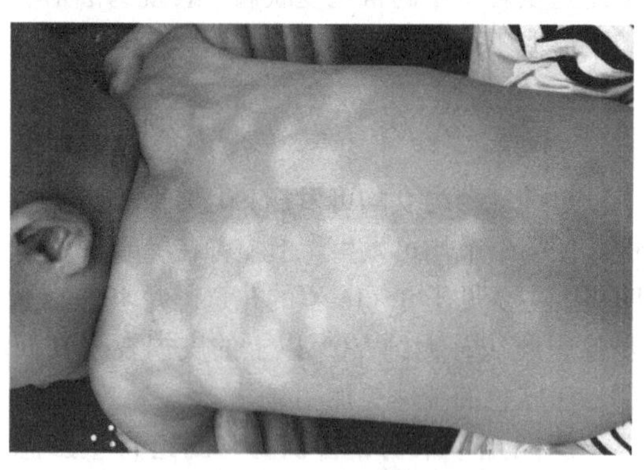

图 14-16　单纯糠疹

三、组 织 病 理

表现为表皮角化过度、棘层水肿、轻度海绵形成，淋巴细胞浸润。

四、诊断与鉴别诊断

根据皮损形态、好发部位、发病年龄可做出诊断。但需与以下疾病鉴别。

1. 花斑癣　好发于颈、肩部等皮脂腺丰富的部位，皮损可呈褐色、淡褐色、淡红色、淡黄色或白色。病程慢性，一般冬轻夏重。

2. 白癜风　表现为明显的色素脱失斑，而单纯糠疹为色素减退斑。

3. 无色素痣　为局限性色素减退斑，单侧性或节段性分布，色素减退斑，周围无色素沉着带，也无明显的感觉变化，不会自行消退。

五、治　　疗

避免搔抓患处和使用刺激性过强的药物。可使用弱效的糖皮质激素、钙调磷酸酶抑制剂或 5%的硫黄霜及抗真菌制剂外涂。紫外线照射可能有效。局部使用润肤霜可防止皮肤过于干燥。有实验研究用联苯苄唑乳膏外用治疗单纯糠疹可取得较好的疗效。Al-Mutairi 等实验发现每周两次使用 308 nm 准分子激光，12 周后可获得满意疗效且无明显的不良反应。

第六节　连圈状糠秕疹

内容提要：

- 轻度角化过渡性皮肤病。
- 好发于腹腰部的淡褐色斑片，表面覆鱼鳞病样鳞屑。

连圈状糠秕疹（pityriasis circinata）是一种罕见的轻度角化异常性皮肤病。

一、发病学及流行病学

1906 年日本学者远山以“一种褐色圆形脱屑性皮肤病”为题首先报告 6 例，同年松浦以正圆形秕糠疹报告 10 例，后有学者以“正圆形后天性假性鱼鳞病”命名。本病主要见于日本和中国，此外南非、埃及也有报道。该病发病年龄 4～76 岁，高峰年龄 25～45 岁，两性均可受累，女性略为多见。常有寻常型鱼鳞病家族史。

本病原因尚不清楚，可能与遗传因素、系统性疾病（如结核、癌肿、心脏病、肝硬化等）、内分泌异常、营养障碍等相关。

二、临 床 表 现

本病好发于中青年，皮损为淡褐色或暗褐

色斑片，直径 3～8 cm，有时可达数十厘米以上。表面覆鱼鳞病样鳞屑，可散在分布，或互相融合成多圆形或花瓣形，单个损害色素一致，但一般损害形状越小，颜色越深。腹部和腰部多发，亦可累及背及臂部，头面部少见。冬季症状加重，一般无自觉症状。

本病呈慢性经过，常存在数年或数十年后自然消退，或终生不愈，亦有治愈后再发者。

三、组 织 病 理

表皮轻度角化过度，颗粒层变薄或消失，棘层变薄，基底层色素增加，真皮浅层小血管扩张，血管周围淋巴细胞浸润。

四、诊断与鉴别诊断

临床症状典型，结合组织病理检查，诊断明确。本病需与以下疾病鉴别。

1. 鱼鳞病　通常幼年发病，皮损分布对称，以四肢伸侧面最为明显。

2. 斑块状副银屑病　病程较长，躯干及四肢均可累及，皮损基底部多呈潮红或有轻度的炎症，有时见萎缩及毛细血管扩张。

3. 花斑癣　皮损多为不规则的色素增加或色素减退斑，真菌镜检多能查见马拉色菌，且夏季加重。

4. 鳞状毛囊角化　与针尖大小与毛囊一直的黑点，周围有圆叶状污秽色鳞屑。

五、治　　疗

本病可在数年后自然消退，但易复发。外用药物可采用硫黄软膏、水杨酸软膏、尿囊素及维 A 酸软膏。紫外线照射可能有效。

第七节　石棉状糠疹

内容提要：

- 头皮对炎症性疾病的一种特殊反应。
- 表现为毛发白鞘，石棉状鳞屑和毛囊口棘状隆起。

石棉状糠疹（pityriasis amiantacea，PA）又叫石棉样癣（tinea amiantacea ）是一种发生于头皮，类似于石棉状的鳞屑性损害。1832 年由 Alibert 描述为“类似云母的发亮银色的鳞屑”，是头皮对感染或外伤的一种特殊反应。

一、发病学及流行病学

本病好发于青少年的头皮，女性多于男性。本病病因未明，可能是头皮对各种炎症性疾病的一种特殊反应，相关疾病以银屑病和脂溢性皮炎最为常见，头癣也可能是原因之一，可能属于毛囊角化异常，毛囊口角质增殖向上移行毛发鞘，脱落形成糠秕状鳞屑。葡萄球菌感染可能参与了其发病机制。

二、临 床 表 现

本病主要表现为毛发白鞘、石棉状鳞屑和毛囊口棘状隆起。毛发白鞘为毛发近端白色无光泽的鞘状物，包围毛发，以毛干为中心，可上下移动。石棉状鳞屑为大量的黏着性鳞屑，石棉状重叠似屋瓦，黏附于头皮和头发。毛囊口棘状隆起呈石棉状纯白色，紧包围毛发。头皮可有轻微红斑，潮湿，或具有银屑病、脂溢性皮炎或单纯糠疹的特征。皮损一般局限，亦可弥漫性累及大片区域或有多数小皮损，毛发本质不受侵犯，偶出现暂时性脱发，治疗后头发能再生。一般无自觉症状，偶有瘙痒。

三、组 织 病 理

表皮海绵形成，角化不全，不同程度的棘层肥厚及淋巴细胞浸润。

四、诊断与鉴别诊断

本病临床表现特点明显，不易于其他疾病混淆，但要与以下疾病鉴别。

1. 头皮银屑病　出现明显的束状发，鳞屑与头皮结合紧密，刮除鳞屑，可发现点状出血。

2. 脂溢性皮炎　发生在皮脂腺分布较多的头面，胸背部位，头皮脂溢性皮炎表现为弥漫性、油腻性糠秕状鳞屑，自觉瘙痒。重者头皮潮红，出现红斑丘疹。

3. 头癣　真菌检查阳性，对抗真菌治疗有效。

五、治　疗

尽量将头发剪短，可用二硫化硒洗头，鳞屑厚者可试用角质剥脱剂如 5%硫黄水杨酸软膏祛除鳞屑。本病预后良好，但容易复发。

第八节　硬化萎缩性苔藓

内容提要：

- 慢性、炎症性皮肤黏膜疾病。
- 界限清楚的瓷白色硬化性斑块。

硬化萎缩性苔藓（lichen sclerosus et atrophicus）又名硬皮病样扁平苔藓、白点病、白色苔藓、萎缩性慢性苔藓样皮炎，是一种慢性、炎症性皮肤病，主要累及生殖器部位。Hallopeau 于 1887 年首报，特征性的组织病理学由 Darier 于 1892 年描述。

一、发病学及流行病学

本病女性较男性多见，多绝经期后发病，女性患者青春期后自然好转。也可发生于青春期前。女性发病有两个高峰，青春期前及绝经后期，青春期前女孩的发病率为 1/900，占所有病例的 10%～15%，平均发病年龄为 7.1 岁，约 50%的女性患儿能自愈。

本病病因不明，可能与免疫、感染及内分泌及外伤有关。同时患有自身免疫性疾病（最常见的是白癜风、斑秃、甲状腺疾病）的患儿约为 20%，约 65%的患儿其父亲或祖父有自身免疫性疾病。在最近的一项前瞻性研究中，相当大比例的患者存在循环基底膜带自身抗体，且所有的自身抗体属于 IgG。遗传易感性有助于本病的发展，很多研究发现 MHC-Ⅱ类抗原 HLA-DQ7 与本病相关。家族性硬化性苔藓已有报道，在一项大型的妇女和女童研究中，11%出现家族性发病，提示有遗传易感性。本病好发于绝经期前后及青春期的女性，提示性激素及其受体减低可能为本病的发病因素之一。有学者认为本病与伯氏疏螺旋体感染有关。也有学者认为硬化萎缩性苔藓是硬斑病的一种较表浅的变异形式。

二、临床表现

硬化萎缩性苔藓是一种可累及生殖器外皮肤及肛门、生殖器的疾病。口腔、手掌及足底较少发生硬化性苔藓。生殖器外部位的皮疹表现为绿豆大至豌豆大小，稍高起，平顶状，粉红色或象牙白色的毛囊性丘疹，可融合成斑片或大斑块。进展期可见毛细血管扩张或毛囊角栓。后期，丘疹和斑片平状，甚至下凹，呈羊皮纸样萎缩，且可融合成界限清楚的白色硬化性斑块（图 14-17）。有时皮损可伴发鲜红色丘疹、瘀斑、溃疡或肥厚增殖性损害。偶尔腋窝和腕屈侧可见角化过渡性斑片，临床类似神经性皮炎。皮损常对称分布于躯干、颈部、上臂、关节屈侧及前额，很少见于掌跖部位、面部、头皮，口腔也可累及。有时皮损沿 Blaschko 线分布或泛发。通常无症状或轻度瘙痒。此外，在手术瘢痕、接种疫苗、局部创伤或刺激等部位可出现同形反应。

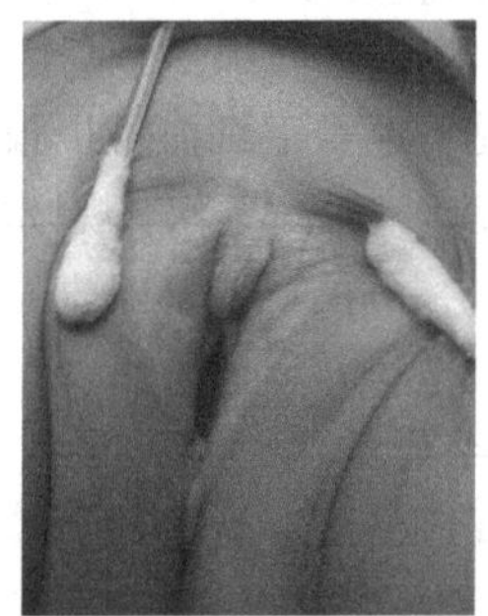

图 14-17　外阴可见白色硬化萎缩性斑片

有 90%的患儿外生殖器部位发生硬化萎缩性苔藓，女性患儿皮损多发生小阴唇、大阴唇、阴蒂和会阴部。初起为轻微隆起的红斑，边界清楚，由于摩擦及潮湿，损害可破溃呈潮红、浸渍和糜烂，有时有水疱、大疱甚至出血，这些表现可能被误诊为性虐待，有报道 14%的硬化性苔藓患儿误诊为性虐待。后期出现色素减退性白色硬化性斑块。患儿常感觉剧烈瘙痒或疼痛，但有时可无自觉症状。女性患儿的肛门生殖器部位的损害可围绕外阴和肛门形成 8 字形，可能会出现排便疼痛、便秘、血便和大便失禁，有时外阴可因大面积皱缩，阴道口常因此而变狭窄。部分病例可继发癌变。

男性患儿常在阴茎出现边界清楚的蓝红色皮损，偶有糜烂，较少累及肛门周围。后期可出现后天包茎或者反复发生的龟头炎，排尿困难或尿道堵塞。

组织病理表现为表皮角化过度，颗粒层增厚，棘层肥厚，基底液化变性，真皮浅层胶原纤维明显水肿和纯一化，弹力纤维减少，真皮浅层个别噬色素细胞增加，真皮中部淋巴细胞浸润，若有疱时可见表皮下水疱。

三、诊断和鉴别诊断

根据瓷白色丘疹及萎缩性斑片，结合好发部位及组织病理特征，可做出诊断。与本病需要鉴别的疾病有以下几种。

1. 硬斑病　表现为境界清楚的斑状或点滴状水肿性硬肿斑，边缘有紫色红晕，中心呈黄白色，但是硬化性苔藓特有的表皮变薄及苔藓样丘疹可以与之区分。

2. 白癜风　表现为境界清楚的色素脱失斑，不萎缩也无硬化。

3. 萎缩性扁平苔藓　初起为紫红色扁平丘疹，以后中央萎缩发白，无羊皮纸样外观，组织病理有特征性。

四、治　　疗

约50%的女性患儿能自愈，有1/3的患儿病情迁延发展，部分患儿症状改善后，可因外伤、妊娠或性激素药物重新诱发本病。成人有4.4%可发生癌变，虽然儿童不易发生癌变，但应在6～12个月内定期监测白斑癌变的可能性。本病治疗重点是控制症状、防止病情加重及监控恶变，同时应加强宣教。

对瘙痒严重者可使用抗组胺药物。外用强效或超强效糖皮质激素仍然是首选治疗药物，每天两次，可在2～4周内迅速缓解症状，后改用中低效糖皮质激素。近期报道外用他克莫司效果较好。有报道用纤维黏合蛋白局部注射加外敷治疗有效。手术切除、冷冻、脉冲染料激光、激光等可用于治疗后遗症及癌变。包茎引起闭塞性干燥性龟头炎者可做环切，尿道口狭窄者月扩张术。近年有学者使用超声聚焦治疗生殖器部位硬化萎缩性苔藓，有效率达90%以上，也有光动力治疗成功的报道。

第九节　线状苔藓

内容提要：

- 自限性线状炎症性皮肤病。
- 针尖至粟粒大小淡红色的丘疹，少量鳞屑，沿肢体长轴呈线状排列。

线状苔藓（lichen striatus）又名带状皮病、线状苔藓样皮病，是一种炎症性、自限性、线状皮肤病，好发于儿童，皮损可沿Blaschko线分布。

一、发病学及流行病学

线状苔藓主要见于5个月到15岁的儿童，平均发病年龄为4岁，成年人也可发病。女孩发病率是男孩的2～3倍。病因不明，认为与脊髓神经的功能障碍有关，或患处的末梢神经对外来刺激的反应性增强所致。

本病好发于春夏季节，可能与环境因素有关，此外，外伤、局部受压、病毒感染，疫苗接种等因素可能诱导本病的发生。虽然本病没有传染性和遗传性，同胞兄弟姐妹中可同患此病。线状苔藓可代表一种具有异常免疫反应的特异性素质。

二、临床表现

线状苔藓发疹通常无自觉症状，进展迅速，可于几周到几月内达最高峰。皮疹常沿四肢单侧的Blaschko线分布，但有6%的患儿可出现多条平行带状分布。皮疹初起为2～4 mm的平顶多角形的丘疹，伴少量细薄鳞屑，后丘疹迅速增多，可融合成单侧性线条状排列，线条宽1～2 cm，可连续或间断。线状苔藓一般分布于四肢（图14-18），面部、颈部、躯干、臀部偶有受累。当四肢皮疹向下发展，可见甲的线状营养不良，表现为甲板条纹、纵嵴、远端甲脱离等。皮损可持续1个月至3年，可自行消退，在肤色较深的患者身上可出现相对的色素减退。完全消退后经过短暂缓解可复发。

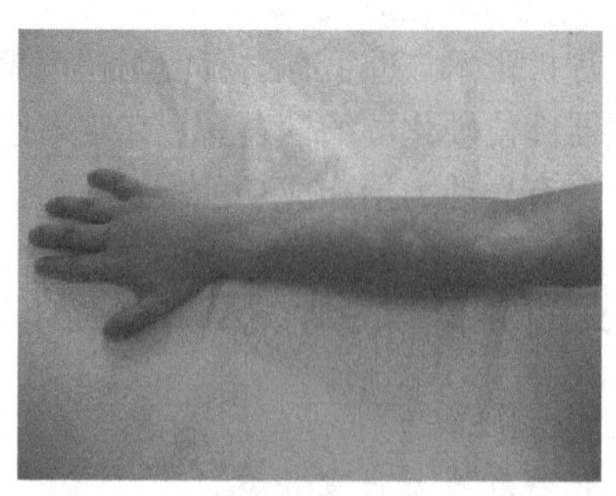

图 14-18 右上肢可见线状排列的平顶多角形丘疹

三、组织病理

组织病理为角化过度，角化不全，少量角质形成细胞坏死，轻度海绵形成和细胞内水肿；基底层的局部或弥散性溶解，真皮浅层带状的淋巴细胞和巨噬细胞浸润，血管周围以淋巴细胞为主的炎症细胞浸润。皮肤附件周围的浸润可导致毛囊或皮脂腺破坏。

四、诊断与鉴别诊断

本病应与线状扁平苔藓、银屑病及神经性皮炎等鉴别。

1. 线状扁平苔藓 好发于成年人，剧痒，皮损为多角性扁平紫红色丘疹，有 Wickham 纹，病理变化有特征性。

2. 银屑病 全身可出现，表现为边境清楚地红斑，表面可见厚的鳞屑，可见薄膜现象及点状出血现象。

3. 神经性皮炎 瘙痒剧烈，可见苔藓样损害。

4. 线状表皮痣 为角质性疣状突起，出现较早而持续不退，病理变化有疣状及乳头瘤样增生。

五、治疗

线状苔藓通常会在 3～24 个月内自行消退，平均为 6 个月。但偶尔也会持续较长时间，可长达 3 年，色素减退斑也随后消失。2%的儿童会复发。一般无须治疗，有症状或持续不退可对症处理，外用皮质类固醇或维 A 酸类可加速皮损消退，然而长期应用糖皮质激素易引起皮肤萎缩。有报道局部使用钙调磷酸酶抑制剂如 0.03%他克莫司软膏外用 3～4 周取得良好疗效；1%吡美莫司乳膏外用 3～6 周，可愈。

第十节 光泽苔藓

内容提要：

- 慢性炎性发疹性疾病。
- 针尖至针头大小、发亮的、坚实的肤色或淡红色丘疹，互不融合。

光泽苔藓（lichen nitidus）是一种少见的良性的丘疹性皮肤病，可发生于任何年龄阶段，最常见于学龄前和学龄期儿童。Pinkus 在 1901 年首先报道。

一、发病学及流行病学

本病的病因及发病机制尚不清楚，以往认为光泽苔藓与结核有关。有学者认为光泽苔藓是扁平苔藓的变异，但也有学者认为是一种独立的疾病。近期有报道称本病是一种过敏原引起细胞介导的免疫反应。本病发生没有明显的种族或性别倾向，大多数病例为儿童和青少年，家族性病例很少出现。

二、临床表现

皮损表现为针尖至针头大小、发亮的、坚实的平顶丘疹，多角形或圆形，可为淡红色或正常肤色，散在或聚集分布（图 14-19～图 14-21）。同形反应常见。一般无自觉症状，可有轻度瘙痒。偶有口腔黏膜损害，表现为微小的灰白色扁平丘疹。甲受累时可见增厚，甲纵嵴，点状凹陷及甲剥离。损害可在几周到几月内自行消退，亦可持续数年，可遗有短暂的炎症后色素改变。

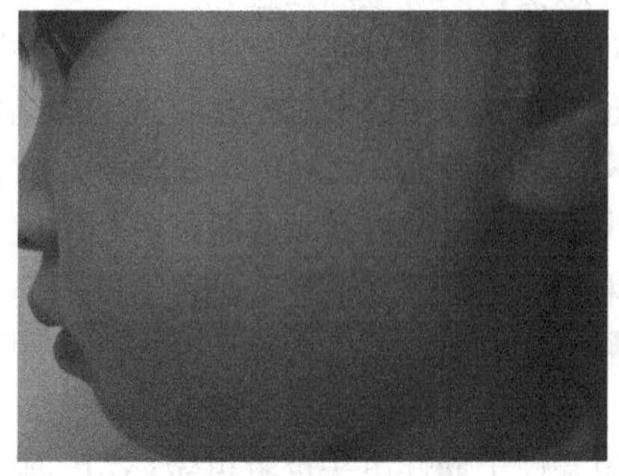

图 14-19 面部聚集的光泽的珍珠色丘疹

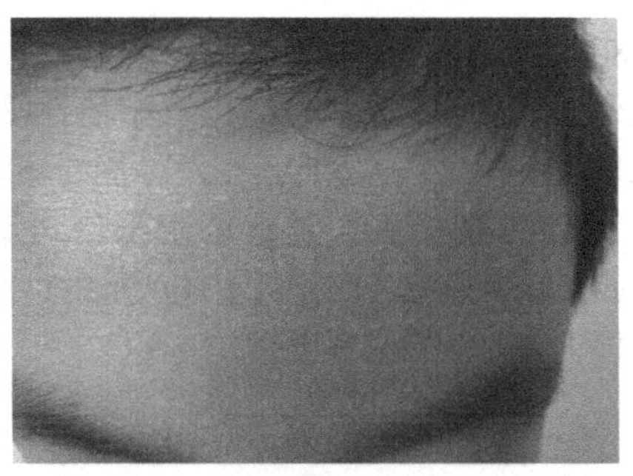

图 14-20　前额散在的粟粒大小的丘疹

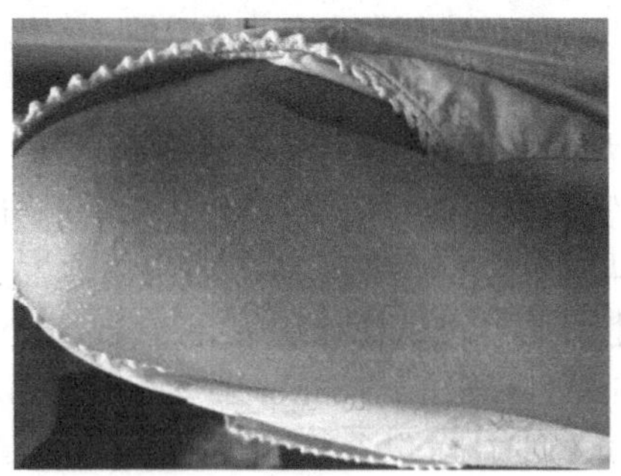

图 14-21　左上臂粟粒大小的白色丘疹

光泽苔藓有较多亚型，除了泛发型光泽苔藓外，尚有掌跖型、穿孔型、棘状囊疱型、水疱型、紫癜型、线状型、光化性等。

三、组 织 病 理

病理表现为角化不全，表皮变薄，基底细胞液化变性，两侧表皮突延长，呈环抱状，真皮乳头内局限性球形浸润灶。大量淋巴细胞、组织细胞、多核巨细胞及噬色素细胞、浆细胞浸润。所有这些亚型组织学上都会出现“抱球样”改变。

四、诊断与鉴别诊断

根据临床表现一般诊断不难，组织病理可明确诊断。本病需与下列疾病鉴别。

1. 瘰疬性苔藓　常有结核病史，丘疹与毛囊口一致，呈圆锥形，有成群倾向，组织学虽也有球形浸润灶，但无毛细血管扩张。

2. 扁平苔藓　丘疹呈紫红色，好发于腕屈面和肢体内侧，自觉瘙痒，组织病理改变有特征性。

3. 阴茎珍珠状丘疹　发于冠状沟边缘，为珍珠状小丘疹，白色，圆形，孤立散在，多见于成人。

此外，本病还需与汗疱疹、湿疹、梅毒的苔藓样疹、鲍温样丘疹病和毛发苔藓等相鉴别。

五、治　　疗

光泽苔藓通常无自觉症状，大多数患者在起病数月至数年内会自然消退，一般不需要治疗。但泛发型往往伴随不同程度的瘙痒，可口服抗组胺药物减轻瘙痒，外用糖皮质激素软膏、维 A 酸，皮损会消退。有报道光疗、Cs-A、雷公藤、异烟肼治疗此病有一定疗效。

第十一节　金黄色苔藓

内容提要：

- 是色素性紫癜性皮肤病的一个亚型。
- 好发于下肢的密集的金黄色或铁锈色苔藓样丘疹组成的斑片。

金黄色苔藓（lichen aureus，LA）又名紫癜性苔藓（lichen purpuric），可表现为突然发生的由密集的金黄色或铁锈色苔藓样丘疹组成的斑片，类似新近挫伤。

一、发病学及流行病学

1958 年 Martin 首先描述，后 Haber 将其命名为紫癜样苔藓，Calnan 在 1960 年命名为金黄色苔藓，Rudolph 首先提出 LA 为 PPD 的一种特殊罕见亚型。本病少见，多见于男性（男女之比为 2∶1），好发于 31～40 岁，偶见于儿童。本病的病因未明，有作者认为毛细血管脆性增加、药物、局灶性感染和 T 淋巴细胞免疫受损等可能与本病发生有关，有人认为本病为色素性紫癜性皮病的一种，属于淋巴细胞围管型毛细血管炎。在一些病例中发现与接触一些食物和食品添加剂或过敏原如钴、过氧化苯甲酰、玻璃丝等有关。手术后受伤部位出现金黄色斑疹，推测发病与外伤有关。

二、临 床 表 现

皮损有苔藓样丘疹组成，密集排列，呈金

黄色或铁锈色斑片，2～3 cm 大小，境界清楚，可呈带状分布，多无自觉症状，罕见剧烈疼痛。病程慢性，少数皮损可自行消退，儿童患者较成人患者有较高的自愈倾向。

三、组 织 病 理

表皮一般无明显变化，但当皮损浸润明显时，可出现表皮轻度海绵形成。真皮浅层有密集的淋巴细胞呈带状浸润，由一正常结缔组织带与表皮隔开，细胞内含相当量的含铁血黄素。

四、诊断与鉴别诊断

根据本病慢性病程、皮损多单侧局限性分布、密集的苔藓样丘疹可诊断。本病需与以下疾病鉴别。

1. 扁平苔藓 典型损害为发亮、小、扁平、多角形的微红或紫红色丘疹，皮损最常见于四肢屈侧，尤以腕屈侧，踝部周围和股内侧最易受累，病理上存在基底层液化变性和胶样小体。

2. 固定型药疹 有明显的用药史，停药后可自行消退，多表现为皮肤黏膜交界处的暗紫红色斑疹。

3. 早期蕈样肉芽肿 表现为扁平、淡红色、鳞屑性斑片，可有瘙痒，可迅速进展为肥厚不规则的斑块。

此外应于其他色素性紫癜性皮肤病及外伤性血肿和负压抽吸损害等鉴别。

五、治 疗

本病无特效的治疗方法，可尝试外用糖皮质激素或1%吡美莫司软膏治疗。

第十二节 多形红斑

内容提要：

- 自限性急性炎症性皮肤病。
- 对称性的环形红斑，靶形损害，伴黏膜损害。

多形红斑（erythema multiforme）是一种常见的自限性的皮肤综合征，最初由 von Hebra 于 1866 年描述，是对外界抗原（包括病毒感染、药物等）的一种高敏反应。一般急性发病，临床表现多样化，典型皮疹是对称性的环形红斑，可伴黏膜损害，重症的多形红斑又称 Steven-Johnson 综合征，可造成严重的内脏和黏膜损害。此病容易反复发作。

一、发病学及流行病学

本病可发生在任何年龄，最常见于年轻人，约 20%的病例发生在儿童时期。春秋季节好发。

大多数多形红斑由病毒感染导致。约 50%由复发性单纯疱疹病毒引起，潜伏期一般为 3～14 d。由 HSV 引起的多形红斑被称为 HSV 相关性多形红斑或 HAEM（herpes simplex virus associated erythema multiforme），一般认为是由细胞介导的针对包含单纯疱疹病毒聚合酶基因（POL）的细胞的免疫反应。在早期的红斑、丘疹及 80%的靶形损害皮损的边缘区可检测到 HSV-DNA。其他病毒，如 EB 病毒、水痘-带状疱疹病毒及其他病原体，如支原体、衣原体感染，药物、疫苗等也可导致多形红斑。有报道持续性的多形红斑可能与炎症性肠病、恶性肿瘤及经常性使用糖皮质激素有关。

二、临 床 表 现

多形红斑一般急性发作，可没有前驱症状。皮损一般为暗红色斑疹，不突出皮面，数天内发展成同心圆样皮疹，可出现丘疹、水疱，旧的皮损变暗、消退，同时有新发皮损，呈多形性损害。若出现表皮坏死，皮疹中央颜色会变暗、皮损扩大，呈同心圆样，皮损颜色鲜艳，可见瘀斑，即虹膜现象，又称为靶形损害（图 14-22）。病变也有可能成为大疱（大疱性多形红斑）。皮损一般对称分布，可发生于任何部位，好发于掌跖、手背、四肢伸侧，一般 72 h 后皮损会扩散至躯干、面部、颈。通常皮损会持续至少 1 周。外伤或紫外灯照射后可出现同形反应。大多无自觉症状，部分患者瘙痒或烧灼感。

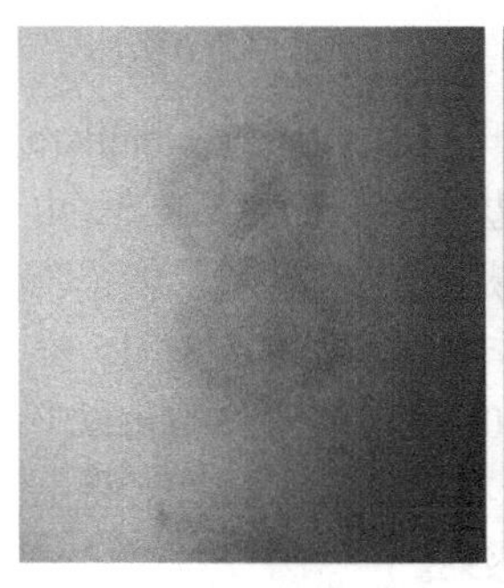
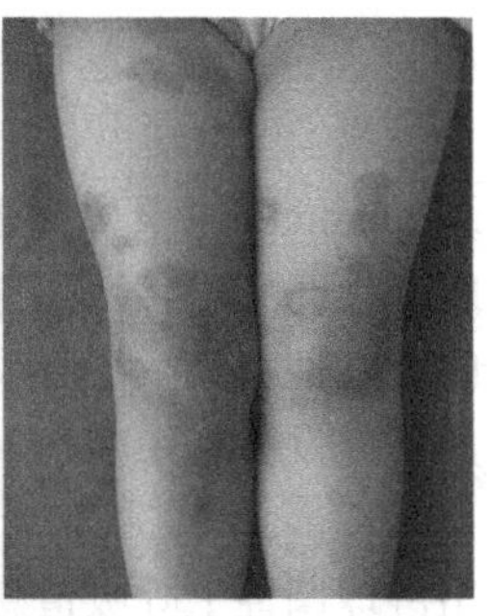

图 14-22 双小腿可见环形红斑，中央靶型损害

多形红斑可累及黏膜，一般出现在口腔。口腔病变见于 25%～50%的儿童，通常伴有皮肤损害，也可单独出现，仅表现为反复的口腔溃疡，此时要与单纯的口腔炎症鉴别。大多数患儿虽黏膜受累，但全身症状一般都很轻微，全身症状一般表现为低热、头痛、全身乏力，肌痛或关节痛少见。然而，若出现嘴唇广泛结痂和大疱性靶形损害，需警惕发展成 Stevens-Johnson 综合征。

三、病 理 变 化

典型的病理表现为基底细胞液化变性，部分角质形成细胞变性、坏死。真皮浅层血管扩张，血管周围淋巴细胞为主的炎症细胞浸润。

四、诊断和鉴别诊断

多形红斑诊断依靠临床表现和典型的皮损，组织病理检查不是必要检查。根据皮损的分布、典型表现，本病主要与以下几种疾病鉴别。

1. 急性荨麻疹 一般伴有感染或有较明确的过敏原接触史，皮疹为风团，24 h 可自行消退，瘙痒明显。若是累及手足肿胀的血管性水肿，不易与多形红斑鉴别。皮下注射肾上腺素可使荨麻疹皮损消退，以资鉴别；或行组织病理检查鉴别。

2. 疱疹性齿龈炎 多形红斑仅累及口腔黏膜时最初表现为大疱破溃，伴有颊黏膜和舌体红肿。牙龈受累罕见。

3. 亚急性红斑狼疮 表现为曝光部位的环状鳞屑性红斑，且抗 Ro 和抗 La 自身抗体为阳性。

另外，还应与川崎病、固定性药疹、Sweet 综合征、多形性日光疹和血管炎等鉴别。

五、治疗和预后

多形红斑大多在 2～3 周内痊愈，一般无后遗症。常规口服抗组胺药即可。系统应用免疫抑制剂、皮质类固醇会导致病程延长或更频繁的发作。若为 HSV 相关性多形红斑，可口服阿昔洛韦/伐昔洛韦，外用阿昔洛韦/喷昔洛韦乳膏可缩短疗程。由于疾病的严重程度和黏膜受累的不同，治疗应针对每个患者，仔细考虑治疗的风险与效益。若患者黏膜受累严重，需住院治疗，口腔黏膜病变导致进食困难及继发电解质紊乱，应及时对症处理。

多形红斑易复发，通常一年复发数次。口服阿昔洛韦 20 mg/（kg·d）或伐昔洛韦治疗 6～12 个月，可有效预防由单纯疱疹病毒感染引起的多形红斑反复发作。

第十三节 离心性环状红斑

内容提要：

- 慢性反复发作的红斑性皮肤病。
- 好发于躯干四肢近端的环状、离心性扩大的红斑。

离心性环状红斑（erythema annulare centrifugum，EAC）由 Darier 于 1916 年最先提出，是一种迁延的多环形红斑、鳞屑性损害，一般发生在成年人，儿童、新生儿发病亦有报道。

一、病因及发病机制

EAC 病因不明，大多数人认为是一种过敏反应。部分学者认为是由感染引起，例如，EB 病毒、水痘-带状疱疹病毒、传染性软疣、念珠菌病、真菌病及蛔虫病等。有报道药物也可引起离心性环状红斑，如依替唑仑、吡罗昔康、阿米替林、羟氯喹、氢氯噻嗪和西咪替丁等。其他相关的全身性疾病有结节病、肝脏疾病、甲状腺疾病和嗜酸性细胞增多综合征、恶性肿瘤如霍奇金病、多发性骨髓瘤、克罗恩病、白血病、前列腺癌、鼻咽癌和鳞状细胞癌均有报道与 EAC 相关。

二、临 床 表 现

起初为单个或多个红色小丘疹，逐渐离心性

扩大为环形、匍行性或同心圆形红斑，生长速度一般为 1～3 mm/d，病变直径可达 10 cm，边缘区常出现新的炎症丘疹（图 14-23）。皮损好发于躯干、臀部和大腿。一般皮损可于数日至数周内自行消退，但新的皮损不断出现，可从躯干发展到四肢远端。一般无自觉症状，偶感轻度瘙痒。

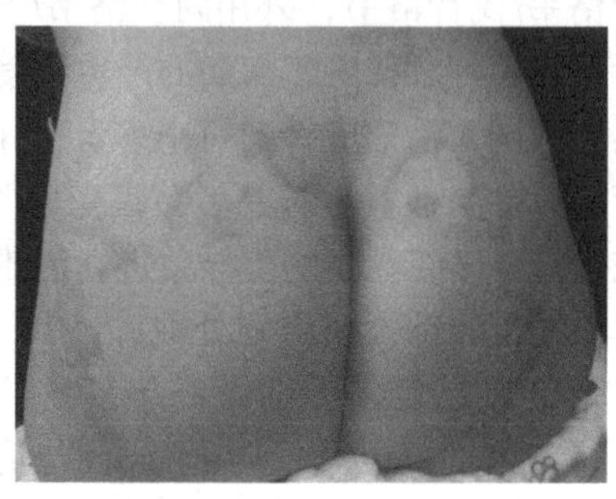

图 14-23 臀部可见环形的红斑，周边可见红色的丘疹（袖套征）

三、病理变化

表皮局灶性海绵水肿，角化不全，真皮血管周围见密集淋巴细胞浸润为其典型的病理改变。

四、诊断和鉴别诊断

依靠典型的离心性扩展性皮损可诊断，必要时组织病理检查真皮血管周围见密集淋巴细胞浸润（袖套征）有助于确立诊断。本病主要与体癣、荨麻疹、白细胞碎裂性血管炎和银屑病鉴别。

五、治疗和预后

抗组胺药和对症治疗可起到缓解作用，外用皮质类固醇往往无效，但一般呈慢性、复发性进程。有报道外用卡泊三醇制剂治疗有一定疗效。伴随其他疾病时，原发病减轻时，该病亦得到缓解。

EAC 一般持续数周或数年，平均存在时间为 11 个月。有报道持续 50 年反复发作的病例，最终可自然消退。若同时伴随其他疾病，其发展可随着相关疾病平行发展。

第十四节 风湿性环状红斑

内容提要：

- 可累及多系统的炎症性疾病。
- 发生于风湿热急性期的边缘性红斑。

风湿性环状红斑（erythema annulare rheumaticum）又称为边缘性红斑伴风湿热，由 Bright 于 1831 年最先提出，是一种累及多系统的炎症性疾病。冬春季发病率最高，5～15 岁儿童高发。有 10%～20%急性风湿热的儿童中会出现。另外 3%患者有未经治疗的前驱性 A 组链球菌性上呼吸道感染。

一、临床表现

边缘性红斑是急性风湿热的特异性表现，常发生在心脏炎症和风湿热的活动高峰期。有报道风湿热病史不超过 5 年的患儿更易出现。起初为无症状的红斑、丘疹或斑块，逐渐蔓延成环状、匍行性斑块，中央皮损消失，无明显鳞屑。一般无自觉症状，好发于躯干和四肢近端，很少发生在面部和手。皮损可迅速扩展，有时 12 h 可增长 10 mm，可持续数小时至数天。数周之内可经常反复。

二、组织病理

表现为真皮上部血管周围渗出，主要由嗜中性粒细胞组成。通过询问病史，本病有既往风湿热史或风湿性心脏瓣膜病、常伴发热、关节痛、白细胞增多、血沉升高或阳性、C-反应蛋白和 PR 间期延长可确诊。本病主要与 Still 病和其他红斑类疾病相鉴别。

三、治疗和预后

边缘性红斑一般不需要治疗，皮损短暂出现，且无自觉症状。当急性风湿热发作时，应系统应用青霉素治疗链球菌感染，同时使用抗炎药物用于治疗心脏和关节炎症。预后取决于心脏受累的程度。

第十五节 持久性色素异常性红斑

内容提要：

- 慢性色素异常性皮肤病。
- 持久性灰色或灰蓝色色素沉着。

持久性色素异常性红斑（erythema dyschromicum perstans），又称为灰皮病。发病原因不明。各种族、各年龄阶段都可发生，但深色人种更常见。临床表现为无症状的蓝灰/棕灰色斑，慢慢扩散并留下持久色素沉着（图14-24）。早期可出现暂时性薄的红斑边界。常出现在躯干和四肢，头皮、黏膜、掌跖很少受累。病变大小不一，几毫米至几厘米。较旧的病灶组织病理显示色素失禁，早期病变表现为水样变性。持久性色素异常性红斑应与炎症后色素沉着相鉴别，如花斑癣、玫瑰糠疹后色素沉着，以及色素沉着性病变，如固定性药疹。一般病变可能是持久性的，亦有儿童发病可自行消退的报道，尚无有效的治疗方法。

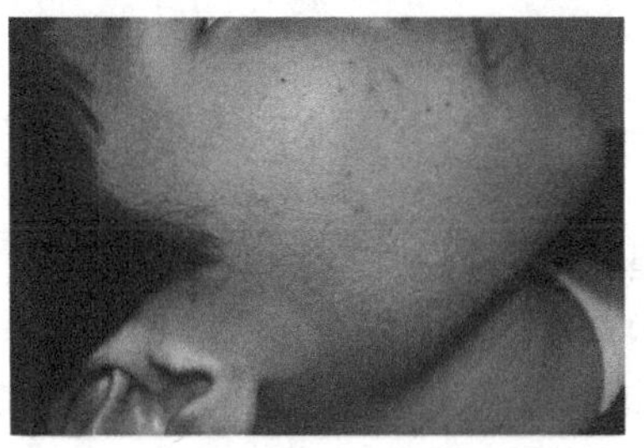

图 14-24　右侧面部可见蓝灰色的斑片

（彭　星　刘玉梅　韩建德　张锡宝　史建强）

第十五章　血管性皮肤病

第一节　色素性紫癜性皮病

内容提要：

- 毛细血管炎的疾病。
- 红棕色瘀点或瘀斑，紫癜性丘疹及铁锈色苔藓样斑块。

色素性紫癜性皮病（pigmented purpuric dermatosis）是一组毛细血管炎的疾病，包括进行性色素性紫癜性皮病、毛细血管扩张性环状紫癜、色素性紫癜性苔藓样皮炎和湿疹样紫癜。

一、流 行 病 学

色素性紫癜性皮病的发生无明显种族差异，男性多于女性，毛细血管扩张性环状紫癜则女性较多见，好发于中年。进行性色素性紫癜性皮病可发生于任何年龄，一般儿童和青少年少见。

二、病因及发病机制

病因不明，下肢静脉曲张或某些药物（如维生素 B_1、卡波麻、非那西丁、阿斯芬林及甲丙氨脂）可导致色素性紫癜性皮病。由于各种原因导致血管通透性增高，红细胞外溢和崩溃以致含铁血黄素沉着而发病。

三、临 床 表 现

1. 进行性色素性紫癜性皮病（progressive pigmented purpuric dematosis）　亦称 Schamberg 病（Schamberg's disease）。本病好发于成年男性，常在双足外侧缘、踝及小腿部有出现对称性不规则色素沉着斑片，其大小、形状不一，边缘多呈锯齿状，玻片压之不褪色；初发皮疹为红棕色瘀点或瘀斑，随着病程发展，陈旧皮损呈淡褐色；一般无自觉症状，偶有瘙痒，病程缓慢发展，数年后可自愈。

2. 色素性紫癜性苔藓样皮病（pigmented purpuric lichenoid dermatosis）　亦称 Gougerot-Blum 病（Gougerot-Blum disease）。本病多见成年男性。皮损为紫癜性丘疹及铁锈色苔藓样斑块，可伴轻度脱屑。一般无自觉症状，有时轻微痒，病变多在小腿，常对称分布，亦可累及大腿、上肢及躯干，病程可延至数月或数年。

3. 毛细血管扩张性环状紫癜（purpura annularis telangiectodes）　亦称 Majocchi 病（Majocchi disease）。本病男女均可发病，以青年及成年女性多见。开始对称发生在下肢，可延及躯干和臀部，上肢少见。皮损以毛细血管扩张、色素沉着和皮肤萎缩为主要表现。开始在紫红色斑疹周围有红色出血点，随之斑片扩大，中心有色素沉着，或出现轻度萎缩，毛细血管扩张多呈多环状或卫星状，本病病程缓慢，可延至数月或数年。

4. 湿疹样紫癜（eczema-like purpura）　亦称瘙痒性紫癜（itching purpura）或播散性瘙痒性血管性皮炎（disseminated pruriginous angiodermatitis），常见于成年男性。损害早期始于踝关节双足背处，为紫癜性斑疹，剧痒，数周内累及下肢、臀、下腹部，甚至整个躯干部，斑疹可互相融合呈橘红色，病程数月后可自行缓解，但易复发。

四、实验室检查

组织病理：各型紫癜性皮肤病的病理改变基本相似，在真皮浅层毛细血管周围有淋巴细胞浸润、红细胞外漏及不同量的含铁血黄素。表皮棘细胞可见轻度海绵形成或角化不全。

五、治　　疗

（1）维生素 C、路丁、抗组胺剂，有一定疗效。

（2）皮疹广泛者使用糖皮质激素 30 mg/d，

停药易复发。

（3）活血化瘀中药：复方丹参片、复方当归针等。

（4）外用药：常用的有皮炎平霜、艾洛松霜、尿素霜等。

六、预　　后

本病病因不明，大多数本病患者身体健康。各型色素性紫癜性皮肤病虽然可持续数月或数年，但大多有自愈倾向。本组疾病容易复发，需长期随访和会诊，诊断不明者应排除蕈样肉芽肿。

第二节　先天性毛细血管扩张性大理石样皮肤

内容提要：

- 先天性血管畸形。
- 青紫色，网状的血管网，泛发或节段性分布。

先天性毛细血管扩张性大理石样皮肤（cutis marmorata telangiectatica congenita，CMTC）是一种罕见的先天性血管畸形，表现为出生时即发生广泛或局限性的青灰色网状斑点。

一、病因及发病机制

病因尚不清楚，包括环境因素、显性遗传及孕期体内 HCG 激素水平的增高都有可能与本病发生相关。

二、临床表现

本病多在出生后不久发生，通常为散发，但也有家族性发病的报道，男女均可发病，女性患者多见。CMTC 皮损分布无特殊规律，多不对称，易累及肢体。皮损特征是青紫色，网状的血管网，泛发或节段性分布，有时发生溃疡。皮损可因哭喊、剧烈活动和寒冷而更加明显，但不会因温度变化而消失。

CMTC 明显相关性异常表现为肢体发育异常和其他皮肤血管异常。此外可伴随的异常包括大脑脊髓发育不良、先天性青光眼、白内障、智力发育迟缓、血管硬化等。

三、组 织 病 理

病理可见明显扩张的毛细血管，血管内皮细胞肿胀，有时也可见静脉扩张或形成静脉湖，但在一些病例中可没有异常发现。

四、治　　疗

本病无须治疗，许多症状随时间推移而变得不明显，多在 2 年内缓解。

第三节　红斑性肢痛症

内容提要：

- 常染色体显性遗传病。
- 肢端间歇性烧灼样疼痛、红斑及温度升高为特征。

红斑性肢痛症（erythromelalgia）是以肢端间歇性烧灼样疼痛、红斑及温度升高为特征。当肢体末端位于低位或者受热时，疼痛会加重，抬高肢体或遇冷时会减轻。红斑性肢痛症有原发性和继发性之分。继发性红斑性肢痛症常伴有多种病变以红细胞增多症、血小板增多症、神经病变和自身免疫性疾病最为常见。

一、病因及发病机制

原发性红斑性肢痛症通常被认为是一种常染色体显性遗传病致病基因，于 2003 年首次被定位于 2 号染色体 2q24.3 的 *SCN9A* 基因。本病的发病原因可能是 *SCN9A* 基因突变所导致的亮氨酸被苯丙氨酸替代而产生的氨基酸改变使得 α 亚单位出现蛋白质构象的变化，并对 α 亚单位的功能产生较大的影响导致钠离子通道活动功能异常，从而使神经元兴奋性产生较大改变，使得产生动作电位的总体阈值降低，最终导致患者对于痛觉的敏感性大大升高。

二、临床表现

本病可发生于任何年龄，男女均可发病，常累及手足，出现发红、发绀、灼热、局部皮温升高（图 15-1）。运动、肢体下垂或高温环境等刺激发病。疼痛可持续数分钟、数小时，以灼痛、刺痛或跳痛为主要表现。受累肢体脉搏有力。继发性红斑肢痛症可因营养性改变出现溃疡和坏死。重者持续多年，甚至丧失劳动能力。

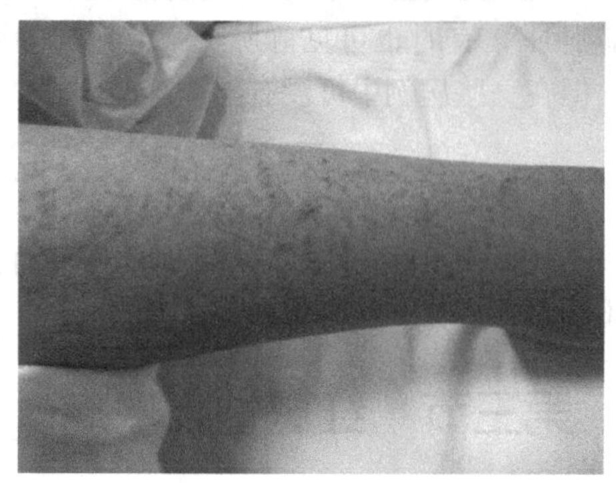

图 15-1 红斑性肢痛症

三、诊 断

现常采用汤姆生诊断标准：①肢端的烧灼样疼痛；②疼痛遇热加重；③疼痛遇冷缓解；④受累皮肤红斑；⑤受累皮肤温度升高。

四、鉴别诊断

1. 雷诺病 本病因情绪紧张或接触冷后引起肢端小动脉痉挛，临床以阵发性肢端皮肤发白、发绀、潮红、伴刺痛和麻木感，温暖后恢复正常，是一种血管功能障碍性疾病。

2. 雷诺现象 其发病早期临床表现和雷诺病基本相同，多继发于结缔组织病，发生率最高为硬皮病，混合性结缔组织病次之，也常见于系统性红斑狼疮及皮肌炎。

3. 肢端青紫症 本病病因不明，常有家族史，多见年轻人女性发病率高，冬季发病。临床表现为遇冷后手足部皮肤呈对称性持续青紫色、湿冷、过暖后逐渐变为红色，症状缓解，常易患冻疮。

五、治 疗

（1）应查明有无原发病，尽可能对潜在疾病加以治疗。

（2）避免诱发因素，发作时要卧床休息，抬高患肢，可用冰块、冷水湿敷缓解症状。

（3）阿司匹林能抑制前列腺素的合成和血小板的黏附，每日 0.3～1.0 g 可使症状显著减轻。加巴喷丁、文法拉辛、地尔硫卓、舍曲林、阿米替林、丙米嗪、帕罗西丁、氟西汀及一些其他的抗阻胺药如苯海拉明、赛庚啶等亦可减缓症状。

（4）局部用药：治疗局部用 10%的辣椒辣素霜曾被报道对本病有效。

（5）侵入性途径：通过硬膜外注射交感神经阻滞剂、交感神经切除术、脊髓背柱刺激及行神经外科手术等。

六、预 后

红斑性肢痛症起病较隐匿，症状较轻者常持续数年，继发性红斑性肢痛症预后取决于原发病，真性红细胞增多症及动脉硬化者预后不佳，严重者可丧失劳动力。

第四节 雷诺现象

内容提要：

- 血管痉挛性疾病。
- 肢端变白和变紫，遇热后潮红和恢复正常肤色。

雷诺现象（Raynaud's phenomenon，RP）是一种血管痉挛性疾病，突出表现为寒冷或情绪诱发后的肢端变白和变紫，遇热后潮红和恢复正常肤色。原发性或无潜在疾病的雷诺现象又称为雷诺病，雷诺现象与多种潜在疾病密切相关，如硬皮病、红斑狼疮，其他因素有药物、神经功能紊乱、周围血管病、创伤。

一、病因及发病机制

RP 的病因尚未明确。难治性 RP 的发病机制可能为血管、血管内及神经异常等多种因素相互作用的结果。血管异常主要是因血管内皮功能障碍，使血管内皮细胞产生的一些血管扩张物质如一氧化氮（NO）减少或缺乏，而其产生的血管收缩介质如内皮素-1、血管紧张素等增加导致血管收缩。此外，脉管结构异常亦可引起血栓形成，甚至堵塞管腔，导致指端缺血缺氧，进一步加剧血管痉挛及灌注损伤。血管内异常机制包括血小板异常活化、氧化应激和纤溶缺陷。

二、临 床 表 现

（1）雷诺现象多见于年轻女性。常于暴露寒冷后，通常为双侧性，最常累及肢端尤其指（趾）尖，冬季加重。

（2）约 2/3 患者有特征性三相性肤色改变。

1）苍白：由于肢端小动脉和细动脉痉挛，局部温度降低、麻木、刺痛及僵硬感。

2）青紫：小动脉和细动脉痉挛解除，但细小静脉仍处于痉挛状态，血流缓慢或淤积。

3）充血：细动脉、毛细血管和细静脉反应性扩张充血，局部有灼热感。

（3）雷诺现象可每天发作或间隔长时间后发作。

（4）可发生坏疽、肢端溃疡。

（5）诊断有疑问时，可将患部浸入 4℃水中 1 min 或降低身体中心温度，常可导致雷诺现象。

（6）本病应与肢端发绀相鉴别，后者无阵发性发作及苍白、青紫、充血等变化。其他尚需与红斑肢痛症、动脉硬化性血管闭塞和冻疮等鉴别。

三、治　　疗

1. 治疗潜在性疾病　注意保暖、禁烟和勿用手拿寒冷的物件。

2. 钙离子通道阻滞剂　可抑制钙离子向细胞内转运，使小动脉扩张，增加周围血流，是治疗本病的首选药。

（1）硝苯地平（Nifedipine，心痛定）：开始 5 mg/次，每日 3 次，可逐渐增至每次 10～20 mg。

（2）硫氮酮：30～60 mg/次，每日 3～4 次。

3. α 受体阻滞剂　能抑制肾上腺素、去甲肾上腺素与血管壁 α 受体结合，使血管扩张。

（1）妥拉唑林（Tolazoline）：常用量为 25 mg，肌内注射；亦可口服，开始 25 mg/次，每日 4～6 次。

（2）酚苄明（Phenoxybenzamine）：开始 10～20 mg，每日 1 次，以后根据病情反应，可逐渐增加（至少间隔 4 天）至 60 mg/d，分 2～4 次服用。

4. 5-羟色胺拮抗剂　萘呋胺（Naftidrofuryl）和酮色林（Ketanserin）能干扰肾上腺素能系统的活性、血管平滑肌和血小板聚集，也可增加组织内 ATP 浓度、降低乳酸浓度和提高细胞氧化能力。可酌情选用。

（李常兴　张锡宝　史建强）

第十六章 儿童皮肤血管炎

原发性血管炎占儿童风湿病门诊中所有儿科疾病的 2%～10%。在原发性血管炎中，以过敏性紫癜和川崎病是最常见。亚洲儿童川崎病的患病率比其他人种高。原发性血管炎可以根据临床表现、受累血管大小或者组织病理中是否存在肉芽肿来进行分类。2005 年欧洲抗风湿联盟（EULAR）和小儿风湿病欧洲协会（PRES）制定了儿童血管炎的第一个分类标准，该分类系统主要是根据受累血管的大小及是否存在肉芽肿来进行分类（表 16-1，图 16-1），至今仍是最常用的分类方法。血管炎是指由于炎症浸润血管壁引起的疾病，病理上表现为血管壁有炎症浸润。临床上，广义血管炎也包括了由于其他组织病变波及至血管，管壁发生肿胀、小量炎症细胞浸润，但缺乏管壁纤维素样变性的疾病，如结节红斑（脂肪间隔炎症波及小静脉）、硬红斑（脂肪小叶炎症波及小血管）等。血管受累的部位、大小、损伤的程度及病理类型决定该病的表型和严重程度。血管炎可以继发于感染、恶性肿瘤、药物使用及其他风湿病如 SLE、幼年皮肌炎。

表 16-1　2005 年 EULAR 和 PRES 分类标准

儿童血管炎分类	
大血管受累	Takayasu 动脉炎
中等血管受累	儿童结节性多动脉炎
	皮肤多动脉炎
	Kawasaki disease
小血管炎	
肉芽肿性	韦格纳肉芽肿
	Churg-Strauss 综合征
非肉芽肿性	显微性多动脉炎
	过敏性紫癜
	孤立的皮肤白血病碎裂性血管炎
	低补体血症性荨麻疹性血管炎
未定类血管	白塞综合征
其他	继发于感染、肿瘤、药物的血管炎
	合并结缔组织病的血管炎
	孤立的中枢神经系统的血管炎
	胶原病
	未分类的血管炎

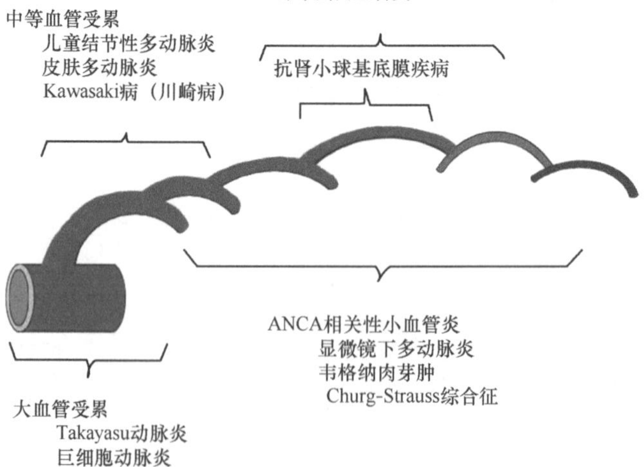

图 16-1　儿童血管炎分类示意图

血管炎的诊断往往具有挑战性，因为其表现症状可以是亚急性、非特异性和不典型的。发热、乏力、弥漫性疼痛、关节痛及急性期炎症反应物（如 CRP、ESR、γ-球蛋白）的实验室检查可能是提示系统性炎症的有意义的早期表现。当血管损伤进展到出现更特异的临床表现如紫癜样皮疹、多脏器受累如肾小球肾炎或者检测到特定抗体如抗中性粒细胞胞质抗体（ANCA）的证据时，应高度怀疑血管炎的可能。表现症状可以变化很大，这取决于受累血管的大小和部位。

临床疑诊血管炎时，要进行详尽的病史咨询及体查。病史应包括诱发因素，如近期急性感染、远期慢性感染、药物使用、劳累情况，以及详细的家族史。系统体格检查应包括四肢血压的检测。多发性大动脉炎（TA）可出现双侧上肢血压差＞10 mmHg 及很多血管炎都会出现的高血压。此外，仔细的杂音听诊（颈部、腋窝、主动脉、肾和髂血管）和周围脉搏触诊是必要的。外周血管搏动的缺如可以帮助确定血管受累区域。仔细地皮肤检查也很重要：如痛性结节、紫癜、溃疡、微梗死或者网状青斑是比较常见的。其他包括神经方面检查应评估周围神经病变：如多动脉炎（PAN）常与多发性单神经炎相关；眼底检查和甲襞的毛细管显微镜检查有助于发现小血管病变。

血管炎的实验室检查应包括血细胞计数和急性期炎症反应物如ESR、CPR和γ-球蛋白，这些可以显著升高。肝酶、血尿素氮、肌酐、和尿液分析可以评估肝脏、肾脏受累情况。特异性抗体检查如 ANA、ANCA 和补体可以根据考虑的血管炎分类进行适当检查。当临床高度怀疑血管炎时，CT 血管造影、MR 血管造影或常规血管造影可以协助检测出异常血管。这些检查可以显示血管受累的特点，如结节性多动脉炎中动脉串珠样改变和大动脉炎中的动脉瘤。通常情况下，当怀疑存在中等或者大血管病变时成像是最有用的。皮肤血管炎诊断的金标准是组织活检。

儿童血管炎是一组复杂的累及多系统的疾病，本章主要讨论常见的儿童皮肤血管炎。

第一节 过敏性紫癜

内容提要：

- 主要累及小血管的儿童原发性血管炎。
- 典型表现包括下肢紫癜，关节炎，腹痛和肾病。

过敏性紫癜又称亨-许紫癜（Henoch-Schonlein purpura，HSP）是最常见的儿童原发性血管炎，主要累及小血管。其临床特点为：主要在下肢和臀部的可触及非血小板减少性紫癜，系统损害常引起腹部绞痛，关节炎/关节痛及肾脏病变。它是一种多系统的 IgA 介导的白细胞破碎性血管炎，呈自限性，可累及皮肤，关节，胃肠道和肾。也可累及其他器官，如肺、脑、泌尿生殖系统。儿童和成人的过敏性紫癜预后良好，但长期预后主要取决于肾脏受累的程度。

HSP 最常发生于 3～10 岁的儿童。约 50% 的患儿发病年龄小于 5 岁，75%患儿发病年龄小于 10 岁。男女比例大约为 2∶1。本病多见于冬春季。HSP 很少发生于婴儿或幼儿。婴幼儿 HSP 比较公认的术语是婴儿期急性出血性水肿（AHEI）（详见本章第十一节），常发生于 4～24 个月的婴儿，出现急性发作的紫癜，瘀斑，以及四肢和脸部与低热相关的炎性水肿，少有报道累及内脏，如胃肠道症状、关节炎、肾炎；然而，皮下水肿较多见。

一、病因和发病机制

HSP 的确切病因及发病机制至今未明，有研究 IgA1 分子起到重要作用。有研究发现部分 HSP 患者存在 IgA 抗中性粒细胞胞质抗体（IgA-ANCA），而其他患者的 IgA 类风湿因子或 IgA-抗心磷脂抗体升高。最近有报道在成人 IgA 肾病和 HSP 患儿中，存在血清 IgA1 铰链区 O-连接聚糖的半乳糖缺失。这些异常糖基化的 IgA1 蛋白形成的免疫复合物，沉积在系膜区，并与肾小球系膜细胞结合，刺激细胞增殖和细胞外基质的过度表达，从而产生 HSP 与 IgA 肾病相关的典型肾脏病变。最近的研究表明，HSP 的血栓调节素和内皮素-1 升高，可能是反映疾病活动性和严重程度的有用标志物；其他细胞因子，如肿瘤坏死因子（TNF）、TNF-诱导的黏附分子和血管内皮生长因子可能在 HSP 的发病中起一定的作用。有流行病学研究发现 HSP 与季节变化相关，且多见于秋冬季支持前驱感染史尤其是上呼吸道感染诱发 HSP，有报道以下病原体可诱发 HSP：A 组 β-溶血性链球菌（高达 20%～50%）、巴尔通体、细小病毒B19、金黄色葡萄球菌、幽门螺旋杆菌、副流感嗜血杆菌和柯萨奇病毒。此外，宿主的易感性和遗传多态性也与HSP有关。

二、临 床 表 现

HSP典型表现包括下肢紫癜，关节炎，腹痛和肾病。Peru等最近观察254例HSP患儿临床表现，发现100%出现皮肤受累，关节炎为66%，胃肠道症状为56%，肾脏为30%。57%～69%患者出现可触及的紫癜，主要在下肢及臀部。

（1）局部血管性水肿可能先于紫癜出现。紫癜性皮疹通常比较局限于下肢但也可见于手臂、面部和耳部。斑丘疹或者荨麻疹样皮疹可出现在紫癜之前，通常在24 h内消失。HSP皮疹还可表现为大疱，坏死性病变或者深在青斑。

（2）关节受累包括对称性关节炎，常累及踝、足和膝关节。

（3）肾脏受累一般表现为血尿，且在发病4周内出现。Hamdan等报道肾炎发生率与年龄相关，不到5岁的发生率为19%，10岁及以上的为67%。

（4）胃肠道最常见的症状是腹痛，可伴发呕吐或出血。0.7%～13.6%患者出现肠套叠。也可出现肠穿孔（通常在回肠），但比较少见。本院曾有1例因急腹症剖腹探查，最后诊断腹型过敏紫癜者。

（5）其他不常见的严重的表现包括脑血管炎、睾丸炎、输尿管炎和肺出血。罕见表现包括浆膜炎、乳糜腹水、急性胰腺炎。

三、病 理

HSP很少需要做皮肤活检。如果临床上不能与变应性血管炎鉴别；或者在非常年幼的儿童（≤2岁），皮疹分布往往不典型，这时通常需要做皮肤活检。在出现肾病蛋白尿或更急进性肾炎的情况下，也可能需要肾脏活检来进行评估。HSP活检可见典型的白细胞破碎性血管炎，累及上、中层真皮的毛细血管和小静脉，直接免疫荧光可见受累血管周围的IgA（主要为IgA1），C3和血管壁的纤维蛋白沉积。

四、诊断和鉴别诊断

依据临床表现，即可触及的紫癜样皮疹和正常的血小板计数。按照2010 EULAR/PRINTO/PRES标准，过敏性紫癜的诊断必须包括可触及的紫癜，以及至少满足以下一个条件：①弥漫性的腹痛；②任何关节的急性炎症或疼痛；③提示肾脏受累的证据：血尿伴或不伴蛋白尿；④活检示IgA沉积为主的白细胞破碎性血管炎。诊断的敏感性和特异性分别为100%和87%。该病还应与下列疾病相鉴别。

1. 血小板减少性紫癜 如免疫性血小板减少性紫癜，通过低血小板计数容易鉴别。

2. 荨麻疹性血管炎，冷球蛋白血症，过敏性血管炎 也可出现皮肤紫癜样皮损，皮肤活检和免疫荧光有助于诊断。

3. 一些风湿性疾病 也可以有皮肤血管炎的表现。临床表现结合异常实验室检查常有助于查出原发病；HSP常出现腹痛，所以必须排除外科急性腹痛。

五、治 疗

HSP是一种自限性疾病，多数患者只需消除诱发因素（如感染等），支持治疗就能恢复。

1. 关节受累和痛性炎症性软组织水肿 加用止痛药，如对乙酰氨基酚和非甾体抗炎药已经足够。HSP的关节炎是短暂的，且不会出现永久性关节疾病。

2. 胃肠道或其他器官严重受累 可使用激素。短期口服激素如泼尼松或甲强龙快速有效，能使疼痛得到早期缓解（24 h内）。对于住院患者，应静脉用激素如甲强龙，病情改善后转换成口服。泼尼松或甲强龙不应超过1～2 mg/（kg · d），2～3周激素逐渐减量。严重肾功能受累时使用大剂量激素有效，可加用或不加免疫抑制剂。

3. 肾病蛋白尿和急进性肾炎 早期应用大剂量甲强龙冲击并加用硫唑嘌呤或环磷酰胺，或甲强龙和尿激酶冲击加用华法林，是非常有效的。但是，也有泼尼松治疗无效的报道。IgA肾病和HSP使用静脉免疫球蛋白有一定的疗效。最近有报道血浆置换加或不加用激素和免疫抑制剂，对于有或无肾炎的重度 HSP 有效。

4. 抗感染治疗　如果病史中存在急、慢性细胞或病毒感染的可能，应做相应充分的抗感染治疗，以减少复发机会。

5. 婴幼儿 HSP　呈自限性，且可在 1～3 周内自行缓解，但可能会出现复发。目前尚无有效的治疗，全身性类固醇的使用不能缩短病程。

六、预　　后

HSP 总体预后好，长期的并发症取决于肾和神经系统的受累情况。HSP 病程一般持续 4～6 周，但可能会出现症状复发。有 1/3 到一半患儿会出现一个或多个症状的复发，通常在 6 周内出现，也可在 3～7 年后出现。复发时与既往症状一样，病情较轻且病程较短。胃肠症状通常会完全恢复正常，极少出现梗死和穿孔，2%～4% HSP 病例可在发病数天至 5 年期间发生肠套叠。中枢神经系统（CNS）症状常是暂时性的，极少出现死亡和永久的后遗症。肾脏症状是儿童 HSP 最严重的远期并发症。肾病综合征，XIII因子活性降低，高血压，发病时就出现肾衰竭，肾小球新月体的出现，肾小球系膜巨噬细胞浸润，肾小管间质的改变，都是不利的危险因素。Narchi 等回顾 1133 例 HSP 患儿的 12 项研究发现，97%尿常规异常者会在 6 个月内出现进一步发展。387 例患者（34%）出现肾脏表现，305 例患者（79%）出现孤立性血尿或蛋白尿，而只有 82 例（20%）有肾炎或肾病综合征。只有孤立性蛋白尿或血尿患者出现长期肾功能损害的风险为 1.6%；但初期表现为肾炎或肾病综合征，出现长期肾功能损害的风险明显升高（19.5%），且女性是男性的 2.5 倍。有报道在终末期肾衰竭患者中，由 HSP 引起的占 5%～15%。在 HSP 的移植患者中，50%出现组织学复发，移植失败和移植肾功能不可逆的丧失的发生率分 12%和 9%。最后也有报道儿童 HSP 的长期后遗症——先兆子痫的发生率增加。

第二节　川　崎　病

内容提要：

- 是第二种最常见的儿童血管炎。
- 临床表现为发热、皮疹、眼结膜充血、口腔充血、手足硬肿、颈淋巴结肿大等。

川崎病又称 Kawasaki disease（KD）、皮肤黏膜淋巴结综合征，是第二种最常见的儿童血管炎，1967 年日本川崎富首先报道。KD 是好发于婴幼儿的一种急性发热性出疹性疾病，90%患儿发病年龄小于 5 岁。表现为发热、皮疹、眼结膜充血、口腔充血、手足硬肿、颈淋巴结肿大等。KD 是累及中、小血管的系统性血管炎，15%～20%未经治疗的患儿可发生冠状动脉瘤（CAA）。本病各族均有发病，亚洲东部的儿童的发病较高。类似 HSP、KD 在男童中更为常见。小于 6 个月儿童的症状常不典型且易出现冠状动脉瘤。

一、病因和发病机制

KD 的病因仍未知，细菌和病毒感染、超抗原、遗传学、免疫和体液因素如抗血管内皮细胞抗体、ANCA 和循环免疫复合物，物理、化学因素和周围环境变化等有关。

1. 病原微生物感染　川崎病的发生具有明显季节性、区域流行性、高发于 6 个月至 5 岁婴幼儿、自限性及低复发率等特点，提示其病因可能是自然界普遍存在的微生物。

2. 免疫反应　目前大多数学者普遍认为，病原微生物感染是一个靶点，其激活大规模免疫反应从而引起发病。争论的焦点是，引起免疫反应的是已知或未知的病原微生物构成的普通抗原还是所谓的超抗原。某些细菌产物可使很高比例的 T 细胞激活，因其具有强大的激活能力，故被称为超抗原，主要包括葡萄球菌肠毒素类的中毒性休克综合征毒素和表皮剥脱性毒素、链球菌致热外毒素、小肠结肠炎耶尔森菌膜蛋白等。

3. 遗传因素　KD 的发病率以亚洲人最高，且亚裔人发病具有特征性临床症状；KD 有家族聚集特点，说明川崎病的发病具有遗传易感性。KD 发病与冠状动脉损害有关的基因多态性包括 C 反应蛋白及肿瘤坏死因子的炎症基因多态性、血管内皮生长因子（VEGF）及其受体基因多态性等密切相关。

4. 非感染因素　物理、化学因素及周围环境改变也可引起川崎病。KD 发病机制也尚不清楚。现在认可的发病机制是在遗传因素基础上，由一种或多种病原进入体内触发，免疫介导的全身性血管炎，免疫活性细胞通过表面受体与病原结合后启动细胞内信号传导（如 NF-κB 活化），引起特殊基因表达，释放大量细胞因子而引起血管内皮细胞受损。细胞因子和炎性介质的级联放大效应，使白细胞募集至血管受损处黏附浸润，导致血管内皮功能障碍和基质金属蛋白酶（MMPs）等表达异常，造成血管炎及血管损伤。

二、临床表现

KD 有 3 个阶段，分别为急性发热期，可长达 14 d；亚急性期，2～4 周；恢复期，可持续数月到数年。急性期的特点如下。

1. 发热　持续性高热（>38.5℃），药物退热效果常不好。发热很可能与高浓度的促炎性细胞因子，特别是白细胞介素-6（IL-6）和肿瘤坏死因子 α（TNF-α）有关。

2. 黏膜　85%患儿有双侧非渗出性结膜炎。其他眼部症状包括前葡萄膜炎、角膜炎、视神经盘水肿、玻璃体混浊和结膜出血。口腔黏膜变化包括口唇干裂（图 16-2）和草莓舌。

3. 淋巴结　颈部淋巴结肿大是诊断标准中最不常见的标准，约在 25%诊断川崎病的患儿中出现。淋巴结肿大通常是单侧，且局限于颈前。弥漫性淋巴结肿大少见。

4. 皮疹　KD 的皮疹常是非瘙痒性，在躯干和四肢可出现斑疹或者靶形皮损。第一周末时常有会阴皮疹的脱屑。早期四肢变化包括手掌、脚掌弥漫性红斑和手、脚背部的肿胀。这些变化通常持续不到 3 d。急性期结束时有手指和脚趾片状脱屑（图 16-3）。

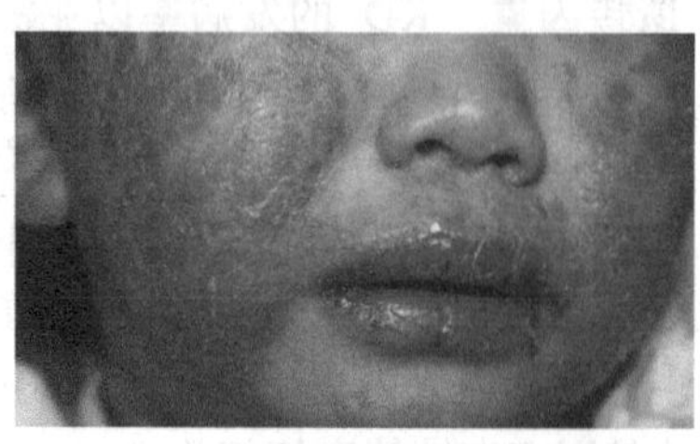

图 16-2　幼儿口唇黏膜干燥

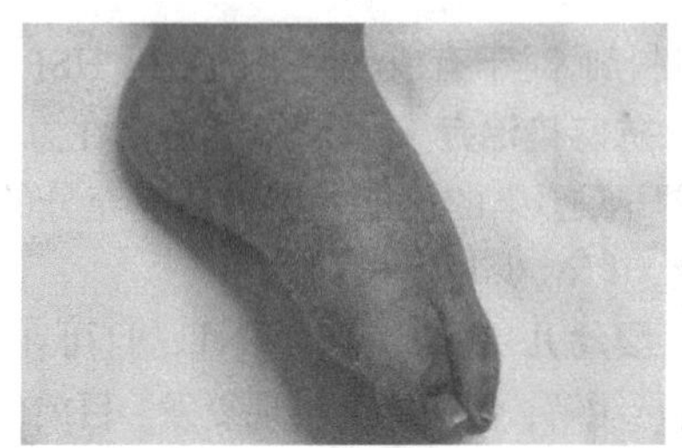

图 16-3　足跖部弥漫性红斑、脱屑

5. 心血管　在急性期心血管疾病包括心脏瓣膜炎、心肌炎、心包炎。冠状动脉扩张和动脉瘤可能在急性期被检测到，但大多数常在恢复期进一步发展。高达 10%儿童出现冠脉病变，但并不完全符合 KD 的诊断标准。多达 20%未经治疗的儿童出现动脉瘤。静脉注射免疫球蛋白（IVIG）可使动脉瘤发生率降低 80%。

6. KD 也有很多症状不属于诊断标准的一部分

（1）胃肠道症状包括腹泻、呕吐、腹痛和胆囊积液。

（2）泌尿生殖系统症状包括阴囊疼痛和肿胀，排尿困难和无菌性脓尿。

（3）25%患儿出现关节炎，最常受累的关节是膝，踝和髋关节。关节炎可以是少关节型或者多关节型，通常是自限性和非破坏性。

（4）多数 KD 患儿都非常烦躁，容易继发无菌性脑膜炎和头痛。

三、诊断和鉴别诊断

1. 诊断　包括至少 5 d 以上的发热，和以下 5 条中至少具备 4 条。

（1）非化脓性结膜炎：球结膜充血，无脓性分泌物。

（2）多形皮疹：躯干四肢出血多形性皮疹，亦可如猩红热或者麻疹样皮疹，不伴水疱或者结痂，皮疹消退后无色素沉着。

（3）口唇或者黏膜的充血：口唇充血、干裂、血痂，口腔及咽部黏膜弥漫性充血，舌乳头突起充血如草莓状。

（4）四肢的变化：病初手背、逐步硬性浮肿，指趾可因肿胀影响活动，掌心、足跖充血，病程 10～14d 指趾甲周龟裂与膜状脱皮，少数可扩大到掌跖称大片状脱皮。

（5）颈部淋巴结肿大：更常见单侧的颈部

淋巴结肿大，触痛，局部不红，热退消散。

2. 鉴别诊断 下面疾病临床表现可模仿KD，包括感染（EB病毒、腺病毒、埃柯病毒、麻疹），毒素介导的疾病（中毒性休克综合征、猩红热），炎症性疾病（全身性幼年特发性关节炎、结节性多动脉炎），过敏反应（水银），和药物反应（Stevens-Johnson syndrome）。

（1）猩红热：多见于学龄前儿童，为溶血性链球菌感染引起。皮疹在发热初1～2 d即出现，皮疹特点为全身充血性密集小丘疹，口周苍白圈，咽拭子行细菌培养为溶血性链球菌阳性，抗生素治疗有效。而无黏膜充血、口唇皲裂、手足硬肿。

（2）全身性幼年特发性关节炎：多有弛张型发热，且皮疹与发热平行。而无口唇干红，草莓舌，眼结膜充血即肢端膜状脱皮的表现。

四、治　　疗

KD的治疗目标是减少炎症和防止冠状动脉瘤的形成。

1. 阿司匹林 美国心脏协会（AHA）建议在发病的10 d内用大剂量阿司匹林80～100 mg/（kg·d）和IVIG（2 g/kg）进行治疗。一旦不出现发热且持续48 h，阿司匹林应调整到抗血小板的剂量3～5 mg/（kg·d）。

2. IVIG 10%～15%的患儿对首次IVIG治疗无反应;治疗失败的指征是IVIG治疗36 h内出现持续发热或发热复发。持续发热或发热复发很可能表明持续的炎症，并与形成冠状动脉瘤的风险增加相关。但是，目前AHA指南建议在IVIG治疗失败的情况下重新IVIG给药至少一次。

3. 糖皮质激素 虽然糖皮质激素是治疗大多数血管炎的基石,其在KD中做主要治疗使用是有争议的。如果两次或更多剂量的免疫球蛋白治疗无效，应考虑予糖皮质激素冲击治疗（30 mg/kg,1～3次）或英夫利昔单抗（5 mg/kg）。

五、预　　后

对于简单的KD,应在诊断时,第2周,6～8周行超声心动图检查，以评估预防动脉瘤形成的治疗效果。

第三节　变应性皮肤血管炎

内容提要：

- 变应性皮肤血管炎为抗原抗体复合物沉积于血管壁引起的疾病。
- 临床分为皮肤型与系统型。

变应性皮肤血管炎亦称皮肤白细胞碎裂性血管炎、皮肤小血管性血管炎、皮肤坏死性小静脉炎、Gougerot结节性真皮变应疹。

一、流 行 病 学

挪威的研究显示变应性皮肤血管炎的发病率为2.7/100万，西班牙的研究显示变应性皮肤血管炎的发病率达29.7/100万。英国研究显示变应性皮肤血管炎的发病率为15.4/100万。男女发病比例大致相当，无季节差异。变应性皮肤血管炎随着年龄增长，发病率逐渐上升，65～74岁达到顶峰。

二、病　因　学

本病的致病因素较多，一般认为主要病因为某些外源性或内源性抗原性物质。①细菌感染：如溶血性链球菌等。②病毒感染：如流感病毒等。③异性蛋白吸收。④药物：如磺胺、碘、青霉素、氯噻嗪类。⑤化学品：如杀虫剂、除草剂及石油产品。⑥恶性肿瘤和自身免疫性疾病。发病机制为多种因素产生的免疫复合物引起真皮上部毛细血管及小血管的病变。在发病的过程中，补体系统、纤维蛋白溶解系统及血小板的凝集作用同样起着重要作用。

发病机制本病的发病的确切机制并不清楚。在抗原过多时，循环抗原抗体复合物最终沉积于血管壁，然后激活补体，产生趋化因子（C_{3a}和C_{5a}）趋化中性粒细胞及嗜碱性粒细胞至炎症部位。活化的中性粒细胞表达黏附分子和细胞因子，释放胶原酶和弹性蛋白酶，伴随氧自由基的增多，导致血管壁破坏。

三、临 床 表 现

本病分为皮肤型与系统型：皮肤型仅表现为皮肤症状；系统型除表现有皮肤症状外，常伴有明显的系统症状。临床为急性发作、慢性经过，常反复发作，使病程迁延。自觉症状：瘙痒或烧灼感，少数有疼痛感，极少无自觉症状。

1. 皮肤表现 皮疹好发于下肢和踝部，但亦可发生于全身各个部位，特别是背、臀部，常呈对称分布。皮疹特征性表现为紫癜性斑丘疹，鲜红色至紫红色，压之不褪色。紫癜及紫癜性斑丘疹上可出现血疱、坏死及溃疡（图 16-4）。侵犯黏膜时，可引起鼻出血、咯血、便血。

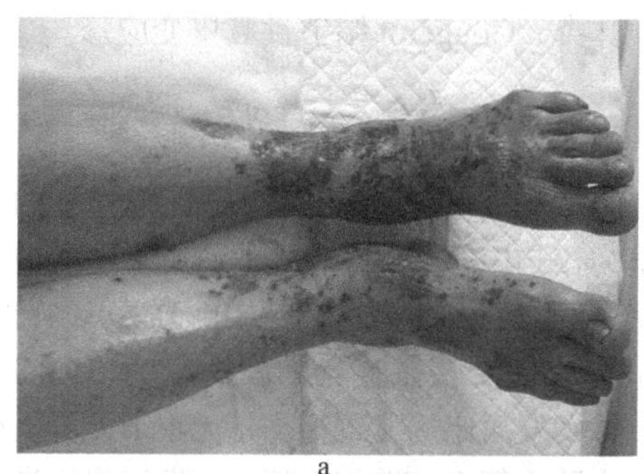

a

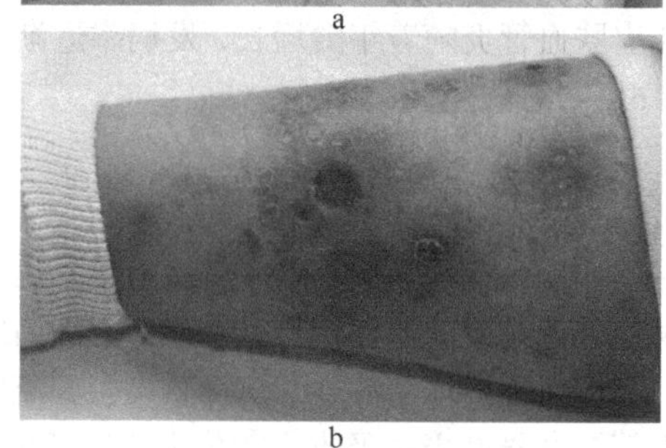

b

图 16-4 变应性皮肤血管炎

a. 踝部皮疹；b. 小腿部皮疹

2. 系统症状 2/3 的病例可有关节痛、发热及关节肿胀。1/3 的病例有肾脏受累。侵犯胃肠道可引起腹痛及便血。部分患者可有肺部弥漫性或结节样浸润性损害。侵犯中枢或周围神经系统时，表现为头痛、复视、出血性视网膜炎、咽下困难、感觉或运动功能障碍等，亦可侵及心、脾、肝脏而表现为多脏器损害。

四、实验室检查

1. 实验室检查 可有血沉增快、循环免疫复合物阳性、补体 C_3 及总补体下降。有的病例贫血、白细胞升高或嗜酸粒细胞升高。有肾脏受累者出现蛋白尿、血尿及管型。

2. 组织病理学 变应性皮肤血管炎受累血管主要包括小动脉、毛细血管及毛细血管后微静脉，核心特征包括在血管及周围中性粒细胞浸润、活化，白细胞破碎，血管内外纤维素性坏死物质沉积及血管壁上皮细胞及血管周围组织损伤，皮疹严重病例可见血栓形成。皮肤活检的阳性发现与皮疹出现的时间与活检时间密切相关。早期表现为点状的毛细血管损害及轻微中性粒细胞浸润和碎裂，后期表现为明显血管壁损害及密集的中性粒细胞浸润和碎裂。随着皮疹的继续发展，淋巴细胞浸润可逐步取代中性粒细胞，且单核细胞也随着皮疹的发展而逐渐出现及变化。

五、治　　疗

（1）祛除病因和治疗原发疾病。

（2）糖皮质激素：对于有系统性表现或有坏死性损害的患者内服糖皮质激素，泼尼松 20～60 mg/d，控制症状后，剂量递减至最小维持量，疗程 3～4 个月。

（3）免疫抑制剂：硫唑嘌呤或环磷酰胺 2～3 mg/（kg · d），服用数周或数月。

（4）其他：氨苯砜，75～150 mg/d；雷公藤总苷片，1.0～1.6 mg/（kg · d），分 2～3 次口服；亦可选用抗组胺药物、硝酸异山梨酯、羟氯喹 0.2～0.4 mg/d；秋水仙碱 0.5 mg，2～3 次/d。

六、预　　后

大部分病例为急性自限性，损害通常在 3～4 周内恢复，部分病例可复发或变成慢性，持续多年。

第四节　结节性多动脉炎

内容提要：

- 结节性多动脉炎为主要累及中等血管的儿童血管炎。
- 临床特征包括发热、痛性皮下结节、紫癜、网状青斑、肌痛、关节痛和非破坏性关节炎等。

结节性多动脉炎（polyarteritis nodosa，PAN）是第三最常见的儿童血管炎，前两者分别是过敏性紫癜和川崎病。主要累及中等血管，占美国所有儿童血管炎的 3%。皮肤 PAN 局限于皮肤和骨骼肌肉系统。临床特征包括发热、痛性皮下结节、紫癜、网状青斑、肌痛、关节痛和非破坏性关节炎。皮肤表现通常局限于下肢。

一、病　　因

儿童期发病 PAN 的分类见表 16-2。类似 HSP，一些报道表明 PAN 与家族性地中海热（FMF）相关。儿童发病高峰年龄是 9 岁。成人 PAN 通常与乙型肝炎相关，但这种相关性在儿童中不常见。儿童皮肤型 PAN 往往与前驱链球菌感染有关。跟成人发病的 PAN 对比，儿童 PAN 更少复发，生存率更高。

二、临 床 表 现

PAN 可以累及所有有血管供应的器官，但肺部通常幸免。患儿可有发热、乏力、体重减轻、肌痛、关节痛等不适。

（1）最常见的是皮肤、肌肉、肾和胃肠道的血管功能不全。小动脉炎症导致的血管炎性皮疹，包括网状青斑、紫癜、坏死，并有可能肢端坏疽。沿着累及血管出现皮下结节也是一个特征。

（2）心脏、外周和中枢神经系统的累及不常见。

（3）因受累血管部位不同，患儿可出现高血压、缺血性心脏疾病、睾丸疼痛、腹痛、血尿或者蛋白尿。

（4）神经系统受累者可有伴发感觉和运动障碍的多发性神经炎。

（5）全身炎症反应实验室指标通常升高较多。

三、诊　　断

儿童PAN的EULAR/PReS分类标准见表16-2。

表 16-2　儿童 PAN 的 EULAR/PReS 分类标准

全身性炎症与坏死性血管炎或中、小动脉造影异常的证据及以下中的至少 1 点：
（1）皮肤受累[网状青斑，结节，梗死（坏疽）]
（2）肌痛
（3）高血压
（4）周围神经病变
（5）肾脏受累（蛋白尿，血尿，或功能受损）

四、治　　疗

目前尚无任何关于儿童系统性 PAN 诱导或维持治疗的随机临床试验，所以，儿童 PAN 的治疗主要是基于临床经验和成人 PAN 的研究结果。

（1）糖皮质激素 1～2 mg/（kg · d），伴或不伴 30mg/kg 初始量的激素冲击治疗是 PAN 的基础治疗。在诱导期可能会需要进一步的治疗如环磷酰胺口服 2 mg/（kg · d）或静注 750 mg/m^2。

（2）出现危及生命或器官的情况时，需要进行血浆置换。

（3）维持治疗的药物包括硫唑嘌呤、甲氨蝶呤、免疫球蛋白和吗替麦考酚酯。

（4）最近已开始研究 PAN 使用生物制剂和利妥昔单抗的疗效，疗效尚未确定。

（5）NSAIDs 和糖皮质激素是治疗皮肤 PAN 的主要手段。在持续性或复发性病例，可使用激素助减剂，如甲氨蝶呤、秋水仙碱和 IVIG。皮肤 PAN 很少演变成系统性的 PAN。

第五节　大 动 脉 炎

内容提要：

- 大动脉炎是一种累及主动脉及其分支的肉芽肿性血管炎。
- 临床主要表现为头痛、头晕、腹痛、四肢跛行、发热及体重减轻。

大动脉炎（takayasu's arteritis，TA）是一种肉芽肿性血管炎，主要累及主动脉及其主要分支。大多数患儿常要在青春期才确诊，平均年龄为 13 岁。土耳其一病例分析报道女性较男性多见（3∶1）。儿童中最常受累的血管是主动脉、肾、锁骨和颈动脉。

一、临 床 表 现

儿童 TA 的早期诊断是比较困难的，因为其表现的症状通常是非特异性。在诊断中最常见的主诉是头痛（84%）、头晕（37%）、腹痛（37%）、四肢跛行（32%）、发热（26%）以及体重减轻（10%）。其他早期指标有盗汗、腰痛、肌肉痛和关节痛。约 90%患儿就诊时出现高血压。如果不进行治疗逐渐会有更多的特异性表现，这些表现取决于受累血管的分布。

（1）累及主动脉弓及其主要分支时，可出现中枢神经系统症状、跛行、外周脉搏缺失和心脏表现等。

（2）中枢神经系统受累时可有头痛、缺血性中风、脑动脉瘤和癫痫发作。

（3）心脏表现可包括心肌病、充血性心脏病、心脏瓣膜疾病。

（4）中期主动脉受累与高血压、腹部疼痛、下肢跛行相关。

（5）雷诺现象：主要是由于上肢的血液供应不足引起。

（6）皮肤黏膜损害：可出现结节性红斑、口腔溃疡、坏疽性脓皮病、颧部红斑、荨麻疹样损害等皮肤黏膜损害，以结节性红斑、口腔溃疡最为常见。

二、实验室检查

一旦怀疑存在 TA 时，影像学检查往往有助于明确诊断。TA 金标准为血管造影术。但是，它具有侵入性和不能检测到增厚的血管壁及炎症的早期征象。CT 和 MR 血管造影的侵入性比传统的血管造影低，且可以检测管腔直径的变化和血管壁的增厚。

三、诊断与鉴别诊断

1. 诊断 EULAR / PReS 关于儿童 TA 标准见表 16-3。

表 16-3 儿童 TA 的 EULAR/PReS 分类的统一标准

主动脉及其主要分支和肺动脉血管造影异常合并以下的一条
（1）周围脉搏缺如或跛行
（2）任何肢体存在血压偏差
（3）锁骨下或主动脉血管杂音
（4）高血压
（5）急性期非特异性反应物（如 ESR 和 CRP）升高

2. 鉴别诊断 动脉粥样硬化性斑块：有时候 TA 的皮损需与动脉粥样硬化性斑块进行鉴别。但后者主要发生与老年患者，长期预后良好。受累的血管分布也不一样。锁骨下动脉受累主要发生于 TA 患者，动脉粥样硬化更常发生于腹主动脉。TA 血管壁比较光滑，而动脉粥样硬化病则为不规则增厚。一般根据以上特点可以将两者鉴别开来。

四、治　　疗

TA 的治疗是具有挑战性的。糖皮质激素可诱导 60%患儿获得缓解，然而，这些患儿有半数会出现复发及出现血管狭窄。有报道使用甲氨蝶呤、硫唑嘌呤和生物制剂，如英夫利昔单抗进行治疗。在危及生命或器官的病例，可以使用环磷酰胺。应用 CTX 治疗大动脉炎的适应证。

（1）大动脉炎活动期，为尽快控制病情进展，可与小剂量泼尼松并用，活动期控制后，可停用。

（2）本病活动期患者用激素难以控制或激素减量时又复发或加重者。

（3）本病的脑动脉炎至脑缺血严重者，可用大剂量冲击，同时在短期内并用大剂量激素静脉给药。病情稳定后停药。

第六节　白塞综合征

内容提要：

- 白塞综合征是一种全身性血管炎症性疾病。
- 主要表现为生殖器溃疡、复发性口腔溃疡，眼炎及皮肤损害。

白塞综合征（behcet's disease，BD）又称贝赫切特病、口-眼-生殖器三联征等，是一种全身性血管炎症性疾病。主要的临床表现为生殖器溃疡、复发性口腔溃疡、眼炎及皮肤损害，本病还可累及血管、神经系统、消化道、关节等器官。多数患者预后良好，但眼、中枢神经系统及大血管受累者预后不佳。

一、流 行 病 学

BD 的发病率为 2/10 000～42/10 000。发病年龄为 20～40 岁，老年人和儿童少见；男性多于女性；病程较长，呈现周期性迁延性病程。世界各地均有白塞综合征的发病报道，但具有较明显的地区性分布，大多数病例集中在日本、韩国、中国、中东和地中海地区。由于该病分布与古丝绸之路非常巧合，故也称之为“丝绸之路病”（silk road disease）。

二、病因学

本病的发病原因尚未明确，可能与感染、微量元素或遗传因素有关。

（1）感染：常见的感染因素有单纯疱疹病毒、丙肝病毒感染、链球菌感染结核菌感染等。

（2）微量元素：本病与有机氯、有机磷和铜离子等有关，这可能由环境或职业所致的发病因素。

（3）遗传因素：本病与HLA-B51密切相关。

三、发病机制

BD是多种因素互相作用的结果：局部血管内皮细胞被外来或自身抗原激活后，分泌趋化因子，后者将外周血循环中的淋巴细胞、单核细胞和中性粒细胞聚集到血管局部。血管内皮细胞表面的黏附分子和人类组织相容性抗原分子表达上调，使之能够向炎症细胞递呈抗原，进一步激活炎症细胞，造成内皮细胞的损伤和激活。过量的超氧化物由局部被趋化外周血多形核细胞产生，形成氧化应激状态，不仅直接损伤内皮细胞，而且可以使蛋白质和脂质产生氧化修饰间接造成内皮细胞的损伤。血管内皮细胞在局部抗原、细胞因子、高半胱氨酸、脂调蛋白的刺激下，表达一氧化氮合酶增加，从而一氧化氮合成增加，过量的一氧化氮作用于血管，导致后者舒缩功能异常。

四、临床表现

本病全身各系统均可受累。

1. 口腔溃疡　几乎所有患儿均发生，为诊断本病的必要条件。为复发性疼痛性溃疡，常为首发症状，可为单发，也可成批出现。溃疡可以发生在口腔的任何部位，边缘清楚，深浅不一，底部有黄色覆盖物，周围为一边缘清晰的红晕，可自行消退而不留瘢痕。

2. 生殖器溃疡　约75%患儿可发生，外阴、阴道、肛周、宫颈、阴囊和阴茎等处可受累。溃疡深大，疼痛剧烈，愈合缓慢。

3. 眼炎　最常见的眼部病变为葡萄膜炎，可伴有或不伴有前房积脓，后葡萄膜炎和视网膜炎可影响视力。约50%患儿有眼炎，双眼各组织均可累及。表现为眼球充血、畏光流泪、视物模糊、视力减退、眼部异物感、头痛等症状，约25%的患儿可致盲，是本病致残的主要原因。

4. 皮肤病变　80%～98%的患儿皮肤可累及。结节红斑样皮损和对微小创伤（针刺）后的炎症反应具有诊断价值。其他皮肤表现为结节性红斑、脓疱疹、丘疹、痤疮样皮疹等。同一患儿可同时出现几种皮疹（图16-5，图16-6）。

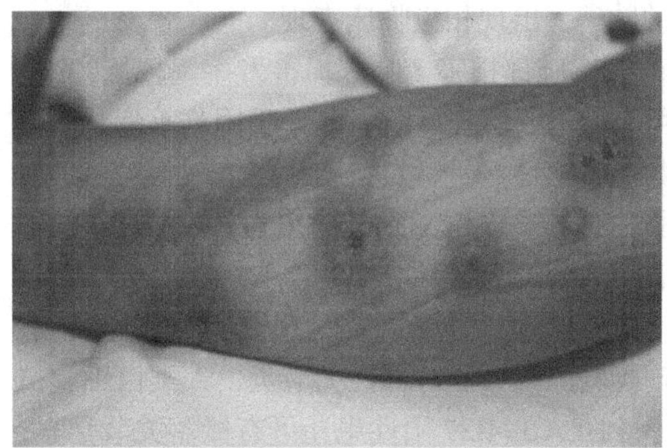

图16-5　上肢红色结节，中央有结痂

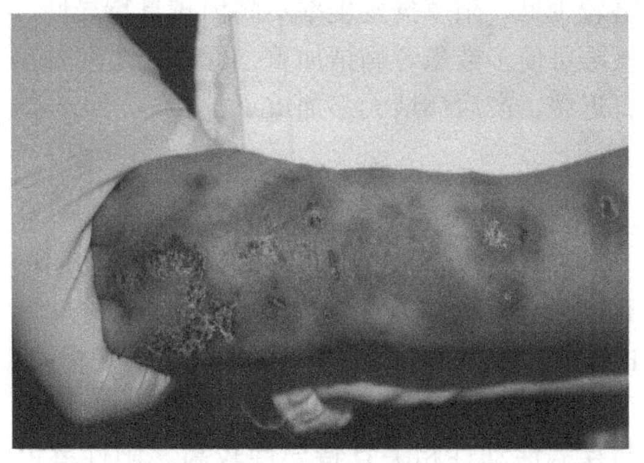

图16-6　手臂及手背大片红色结节，表面有结痂、坏死

5. 神经系统损害　又称神经白塞综合征，可有多部位受累，预后不佳。发病率为5%～50%，少数（5%）可为首发症状，多累及中枢神经系统，表现为Horner综合征、假性延髓性麻痹、癫痫、无菌性脑膜炎、头痛、视盘水肿、

偏瘫、失语、截瘫、感觉障碍、精神异常等。四肢麻木无力、周围型感觉障碍等周围神经受累者比较少见。脑干和脊髓损伤可致残甚至导致死亡。

6. 消化道损害 发生率10%～50%。整个消化道均可受累，溃疡单发或多发，严重者可发生穿孔，甚至可并发大出血而死亡。

7. 血管损害 血管炎为基本病变，可累及全身大小血管，10%～20%患儿合并大中血管炎，是致死致残的主要原因。静脉系统受累较动脉系统受累者多见。约25%的患儿可发生表浅或深部的血栓性静脉炎及静脉血栓形成，造成狭窄与栓塞。动脉壁弹力纤维破坏及动脉管壁内膜纤维增生，引起动脉狭窄、扩张或产生动脉瘤，出现相应临床表现。

8. 肺部损害 肺部损害发生率较低，患者可有咳嗽、胸痛、咯血、呼吸困难等症状。多数患者病情严重，如肺动脉瘤体破裂时可形成肺血管-支气管瘘，致肺内出血；肺静脉血栓形成可致肺梗死。

9. 其他 半数左右的患儿有关节症状，表现为局限性、非对称性关节炎。人类白细胞抗原（HLA）-B27阳性患儿可有骶髂关节受累，出现与强直性脊柱炎相似表现。肾脏、心脏损害较少见。附睾炎发生率不高但较具特异性。妊娠可使多数患者病情加重，可有胎儿宫内发育迟缓，产后病情大多加重。

五、实验室检查

实验室检查无特异性异常。病情活动期可有血沉增快、c反应蛋白升高；部分患者冷球蛋白阳性。HLA-B5阳性与眼、消化道病变相关。

1. 针刺反应试验（pathergy test） 此试验与疾病活动性相关且特异性较高，阳性率占60%～78%。

2. 组织病理 病理特点是发生在不同大小的静脉、动脉和毛细血管的非特异性血管炎。病变血管周围可见中心粒细胞、淋巴细胞和单核细胞浸润。血管内皮细胞肿胀，严重者管壁弹力层破坏、纤维素样坏死和管壁免疫复合物沉积。

六、诊断标准

采用国际白塞综合征研究组1989年制定的诊断标准，见表16-4。诊断本病必须有复发性口腔溃疡，同时伴有复发性生殖器溃疡、眼病变、皮肤病变及针刺反应4项中的2项及2项以上。

表16-4 白塞综合征国际诊断（分类）标准

临床表现	定义
复发性口腔溃疡	由医生或患者观察到的阿弗他溃疡。1年内反复发作至少3次
复发性生殖器溃疡	由医生或患者观察到外阴部有阿弗他溃疡或瘢痕
眼病变	前和（或）后葡萄膜炎、裂隙灯检查时玻璃体内有细胞出现或由眼科医生观察到视网膜血管炎
皮肤病变	由医生观察到或患者诉说的结节性红斑、假性毛囊炎或丘疹性脓疱；或未服用糖皮质激素的非青春期患者出现痤疮样结节
针刺试验阳性	试验后24～48 h由医生看结果

七、治疗

1. 治疗原则 本病目前尚无公认的有效根治办法。多种药物均可能有效，但停药后易复发。治疗的目的在于控制现有症状，防治重要脏器损害，减缓疾病进展。治疗方案依临床表现不同而采取不同的方案。

2. 一般治疗 活动期应卧床休息。发作间歇期需注意预防复发，如控制感染，避免进食刺激性食物。

3. 局部治疗 口腔溃疡可局部用糖皮质激素膏、冰硼散等，生殖器溃疡用硼酸溶液湿敷后加用抗生素软膏；眼结膜炎、角膜炎可应用糖皮质激素眼膏或滴眼液。

4. 系统药物治疗

（1）非甾体抗炎药：吲哚美辛 50～75 mg/d，口服。阿司匹林50～100 mg/d，口服。

（2）秋水仙碱：可抑制中性粒细胞趋化，对关节病变、结节红斑、口腔和生殖器溃疡、眼色素膜炎均有一定的治疗作用，常用剂量为0.5 mg，每日2～3次。应注意肝肾损害、粒细胞减少等不良反应。

（3）沙利度胺：用于治疗口腔、生殖器溃疡及皮肤病变。剂量为 25～50 mg/次，每日 3 次。妊娠妇女禁用，可导致胎儿畸形，另外有引起神经轴索变性的不良反应。

（4）氨苯砜：具有抑菌及免疫抑制作用，抑制中性粒细胞趋化，用于治疗口腔、生殖器溃疡，假性毛囊炎，结节红斑。常用剂量为 100 mg/d。不良反应有血红蛋白降低、肝损害、消化道反应等。

（5）糖皮质激素：常用剂量为 30～40 mg/d，症状缓解后减量，并需维持一段时间。重症患者如严重眼炎、中枢神经系统病变、严重血管炎患者可静脉应用大剂量甲泼尼龙冲击，1 g/d，3～5 d 为一疗程，与免疫抑制剂联合效果更好。

（6）免疫抑制剂：硫唑嘌呤 2.0～2.5 mg/（kg · d），口服。停药后容易复发。应用期间应定期复查血常规和肝功能等。甲氨蝶呤：每周 7.5～15.0 mg，口服或静脉注射。环磷酰胺：可口服或大剂量静脉冲击治疗每次用量 0.5～1.0 g/m^2 体表面积，每 3～4 周 1 次或 0.6 g/次，每 2 周 1 次。使用时嘱患者大量饮水，以避免出血性膀胱炎的发生，此外可有消化道反应及白细胞减少等。环孢素：对秋水仙碱或其他免疫抑制剂疗效不佳的眼 BD 效果较好。剂量为每日 3～5 mg/kg。因其神经毒性可导致中枢神经系统的病变，一般不用于 BD 合并中枢神经系统损害的患者。应用时注意监测血压，肾功能损害是其主要不良反应。柳氮磺吡啶：剂量 3～4 g/d，分 3～4 次口服，可用于肠 BD 或关节炎患者，应注意药物的不良反应。

5. 生物制剂　干扰素 α-2a：对关节损伤及皮肤黏膜病变有效率较高，有治疗难治性葡萄膜炎、视网膜血管炎患者疗效较好的报道。起始治疗为干扰素 α-2a 每日 600 万 U 皮下注射，治疗有效后逐渐减量，维持量为 300 万 U 每周 3 次，部分患儿可停药。不良反应有抑郁和血细胞减少，避免与硫唑嘌呤联用。肿瘤坏死因子（TNF）-α 拮抗剂：英夫利西单抗、依那西普和阿达木单抗均有治疗 BD 有效的报道。

八、预　　后

本病一般呈慢性，缓解与复发可持续数周或数年，甚至长达数十年。在病程中可发生失明、腔静脉阻塞及瘫痪等。本病因中枢神经系统、心血管系统、胃肠道受累偶有致死。

第七节　韦格纳肉芽肿

内容提要：

- 韦格纳肉芽肿病是可以累及多系统的坏死性肉芽肿性血管炎。
- 典型的症状为三联征：上呼吸道、肺和肾病变。

韦格纳肉芽肿病（wegener granulomatosis，WG）是可以累及多系统的坏死性肉芽肿性血管炎。

一、流 行 病 学

该病男性略多于女性，发病年龄在 5～91 岁，40～50 岁是本病的高发年龄。国外资料该病发病率（3～6）/10 万人，该病的病死率为 17%，感染是主要原因。我国发病情况尚无统计资料。

二、病因及发病机制

WG 的原因不明，可能与遗传、感染、抗中性粒细胞质抗体（ANCA）、细胞免疫有关。

三、临 床 表 现

WG 可累及皮肤、呼吸道、肾脏、眼、神经、关节、心脏等系统。WG 典型的症状为三联征：上呼吸道、肺和肾病变。

1. 一般症状　可以起病缓慢，也可迅速进展性发病。初期的症状可表现为发热、乏力、疲劳、食欲缺乏、体重下降、关节痛、盗汗、尿色改变等。

2. 皮肤症状　50%患儿有皮肤表现，可触性紫癜，皮下结节，可发展成溃疡、瘀点性损害，水疱、大疱、脓疱及甲下裂片形出血和指（趾）坏疽也可发生。多发生于四肢，尤其是小腿部，但面、颈和躯干也可受累。

3. 上呼吸道症状　大部分患儿的首发症

状为上呼吸道病变所引起的症状。通常表现是持续性流涕、鼻黏膜溃疡、结痂、鼻出血、鼻中隔穿孔、鼻骨破坏、鞍鼻等。咽鼓管受累可引发中耳炎，导致听力丧失。

4. 下呼吸道症状 约 50%的患儿在起病时即有肺部症状，表现为胸闷、气短、咳嗽、咯血及胸膜炎等，严重者可出血大量肺泡性出血、呼吸困难和呼吸衰竭。

5. 肾脏损害 肾脏受累后出现蛋白尿，红、白细胞及管型尿，高血压和肾病综合征，最终可导致肾衰竭。无肾脏受累者称为局限型 WG，部分患者在起病时无肾脏病变，但随病情进展发展至肾小球肾炎。

6. 眼受累 WG 累及眼表现为眼球突出、视神经及眼肌损伤、结膜炎、角膜溃疡、虹膜炎、视网膜血管炎、巩膜外层炎、视力障碍等。

7. 神经系统 症状以多发性单神经炎最常见，临床表现为对称性的末梢神经病变。

8. 关节病变 较为常见，约有 70%的患者关节受累。多数表现为关节疼痛及肌痛。

9. 其他系统症状 心包炎、心肌炎、胃肠道出血、膀胱炎、睾丸炎、附睾炎等。

四、实验室检查

贫血，白细胞减少、血小板增多，血沉加快，免疫球蛋白 IgG、IgE、IgA 增高，血清补体升高，50%类风湿因子阳性，抗核抗体及抗平滑肌抗体可为阳性，血清蛋白电泳中 γ 球蛋白升高，累及肾脏时有蛋白尿、血尿、管型和肾功能损害。细菌、真菌及病毒培养多无特殊发现。

影像学检查：多表现为肺孤立或多发肿块、斑片状肺泡浸润、多发性结节合并空洞、肺实变、斑片样渗出等改变。

组织病理：病理表现受累组织坏死、肉芽肿性炎症及血管炎。肉芽肿中心常有纤维素样坏死的小血管炎，周围有淋巴细胞、单核细胞浸润，伴有上皮样细胞、多核巨细胞、成纤维细胞增生。

五、诊　　断

参照 1990 年美国风湿病学会的诊断标准。①鼻或口腔症状：痛性或无痛性口腔溃疡，脓性或血性鼻腔分泌物。②X 线胸片异常：胸片示结节、固定浸润病灶或空洞。③尿沉渣异常：镜下血尿（RBC＞5PHP）或出现红细胞管型。④病理：动脉壁或动脉周围血管（动脉或微动脉）外区有肉芽肿性炎性改变。符合以上 2 条或 2 条以上时可诊断为 WG。

六、鉴别诊断

1. 显微镜下多血管炎 是一种主要累及小血管的系统性坏死性血管炎，可侵犯肾脏、皮肤和肺等脏器的小动脉、微动脉、毛细血管和小静脉。实验室检查：ANCA 阳性。

2. 变应性肉芽肿性血管炎 肺和肺外脏器中小动脉、静脉炎及坏死性肉芽肿；外周血嗜酸粒细胞增高；常伴有重度哮喘。WG 与变应性肉芽肿性血管炎均可累及上呼吸道。鉴别点在于 WG 常有上呼吸道溃疡，胸部 X 线片示肺内有破坏性病变，而在变应性肉芽肿性血管炎则不多见。WG 病灶中很少有嗜酸粒细胞浸润，外周血嗜酸粒细胞增高不明显，也无伴哮喘。

3. 淋巴瘤样肉芽肿病 病理表现为多形细胞浸润性血管炎和血管中心性坏死性肉芽肿病，浸润的细胞为小淋巴细胞、浆细胞、组织细胞及非典型淋巴细胞，病变主要累及皮肤、肺、神经系统及肾间质，但不侵犯上呼吸道。

七、治　　疗

（1）口服环磷酰胺 1～3 mg/（kg · d），或口服泼尼松 1 mg/（kg · d），6～9 个月后减量。

（2）对于暴发性病例，用甲基泼尼松龙或环磷酰胺冲击疗法。

（3）硫唑嘌呤、MTX、苯丁酸氮芥和环孢素、雷公藤总苷也可使用。

（4）复方新诺明对局灶型 WG 有效。

（5）吗替麦考酚酯：初始用量 1.5 g/d，分 3 次口服，维持 3 个月，症状控制后维持剂量 1.0 g/d，分 2～3 次口服，维持 6～9 个月。

（6）其他局部清创，治疗继发性细菌感染。

八、预　　后

未经治疗的 WG 病死率可高达 90%以上，约 82%的患者 1 年内死亡，90%以上的患者 2 年内死亡。经规则治疗的患者，生存期明显延长。

第八节　持久性隆起性红斑

内容提要：

- 持久性隆起性红斑是白细胞碎裂性血管炎的顿挫型。
- 本病由免疫复合物沉积所致。

持久性隆起性红斑（erythema elevatum diutinum）是白细胞碎裂性血管炎的顿挫型。个别病例无血管炎的组织学证据，曾称之为细胞外胆固醇沉着症。

一、病因及发病机制

本病可能与链球菌感染有关，也有报告与大肠杆菌感染有关的病例。其发病机制为免疫复合物沉积所致。

二、临 床 表 现

本病多发于成年人，也可累及儿童和青年。初起皮损为群集的丘疹或结节。逐渐扩大融合增大为不规则斑块，表面光滑，呈红色、紫红色或铁锈色。少数损害出现水疱、溃疡，愈后留有色素沉着或色素脱失，溃疡较深者可有瘢痕。皮损好发手背、四肢伸面，以踝、肘、膝、伸面多见，亦可发生于臀、腕、面部，可对称分布。自觉瘙痒或烧灼和疼痛感。少数病例伴有坏疽性脓皮病、软组织巨细胞瘤，有时关节痛，为突出症状。

三、实验室检查

1. 组织病理　典型的白细胞碎裂性血管炎。血管周围较多性粒细胞浸润（部分破碎），少量嗜酸粒细胞和淋巴细胞。真皮浅层血管内皮细胞肿胀，壁内皮周围有纤维蛋白变性。晚期阶段可有纤维化损害，并可见脂沉积。

2. 直接免疫荧光　血管壁周围有 IgG、IgM、IgA、补体、纤维蛋白原、转铁蛋白和 α_2 巨球蛋白沉积。

四、鉴 别 诊 断

1. 变应性皮肤血管炎　可有发热、紫癜、溃疡、皮疹可有疼痛。但以紫癜性斑丘疹为特征性皮疹，下肢、臀、背部多见。实验室检查多无异常。

2. 急性发热性嗜中性皮病　常有发热。皮疹为多发性暗红色隆起斑块或红色结节，表面有假性水疱，皮疹疼痛。好发于面、颈、四肢、分布不对称。实验室检查可有白细胞数和中必细胞增多。

3. 多形红斑　不发热，主要为红斑、水肿性丘疹大疱，特殊皮损为虹膜状水肿性红斑。皮疹无疼痛，好发足背、掌跖部，对称分布。实验室检查无异常。

五、治　　疗

1. 寻找病因　及早除去感染病灶，尤其伴有慢性感染病变者。

2. 氨苯砜　口服 48h 内即有显著疗效。开始每晚 1 次，每次 50 mg，以后逐渐增至每日 4 次，但停药后易复发。

3. 皮质类固醇激素　口服泼尼松 0.5 mg/（kg · d），可较好控制症状，病情稳定后逐渐减至维持量。

4. 烟酰胺　伴大疱的严重病例可选用烟酰胺口服。烟酰胺 0.1 mg，每日 3 次。

5. 外用药　常用的有皮质类固醇激素外用制剂，如氟轻松霜、皮炎平霜、艾洛松霜等。

6. 局部注射　常用皮质类固醇针剂局部皮损内注射，每 3 周 1 次，连用 3～4 次。

六、预　　后

本病是一种少见的局限性皮肤血管炎，除少数伴有慢性感染病者需及早治疗原发病外，一般预后尚好。本病一般持续数年甚至长达 25 年，有时可自行消退。

第九节　结节性红斑

内容提要：

- 结节性红斑是一类免疫反应引起的系统性

疾病。

- 结节性红斑临床表现为分布于小腿伸侧的疼痛性红斑结节、斑块。

结节性红斑是一种伴有疼痛的红斑性结节，可自行消退，皮疹多位于双侧小腿伸侧，该疾病的爆发可能提示一系列的系统性疾病。1798年，结节性红斑首次被 Robert Willan 详细描述在“on cutaneous disease”中，随后 Wilson 及 Hebra 相继有报道。结节性红斑发病率有统计达 2.4/10 000，可发生在任何年龄，好发年龄段是20～30岁的青年女性，相对成人而言，儿童发病很少见，儿童患者中男女发病比例相当，可能与雌激素的水平有关。

一、病　　因

1. 感染　目前在美国及欧洲地区儿童患者中，最常见的原因是上呼吸道 β-链球菌感染，有报道显示在链球菌感染3周后开始出现结节性红斑皮疹，通常伴发血液中 ASO 升高，其次分枝杆菌感染引发结节性红斑也有报道，特别是在希腊等地区；另外在法国及芬兰地区，肠道细菌-耶尔森菌考虑也是病因之一；皮肤真菌感染如头癣等引起结节性红斑在儿童中目前已有12例报道。

2. 系统性疾病　结节性红斑可发生于炎症性肠病中且常与肠病病情活动相关，包括克罗恩肠病及溃疡性结肠炎；也有报道与霍奇金淋巴瘤相关。

3. 其他因素　成人结节性红斑中尚有报道过其他病因：药物如口服避孕药、雌激素、恶性肿瘤（白血病、宫颈癌）、结节病等。

二、发 病 机 制

发病机制不清，基于一些间接的证据，目前广泛认可的是以上各类抗原如细菌、病毒、真菌感染及药物或者一些良性/恶性的系统疾病等刺激引起的免疫反应导致了该疾病的发生及发展。

三、临 床 表 现

本病表现为皮肤上突然发生的对称性分布的红色结节、斑块，自觉疼痛或有压痛，常发生于双侧小腿前侧及两侧面（图16-7），也可发生于大腿及前臂，皮疹多呈1～6 cm大小，通常小腿前侧的皮疹大于两侧面的。数天后，红斑及结节变平，颜色变暗，不发生破溃及瘢痕。结节性红斑在成人中常在3～6周可自行消退，而儿童患者中平均病程较短，仅为11.5 d，部分与霍奇金病、克罗恩肠病及未知原因相关的结节性红斑病程可相对较长，可达20 d以上。这可能是由于成人发病常与慢性潜在性疾病相关，持续的抗原刺激会引起结节性红斑的长时间存在。本病常急性发作，前驱症状有全身不适、咽痛、发热等，可有发热、关节痛等伴随症状。实验室检查中常伴有中性粒细胞及血沉升高。

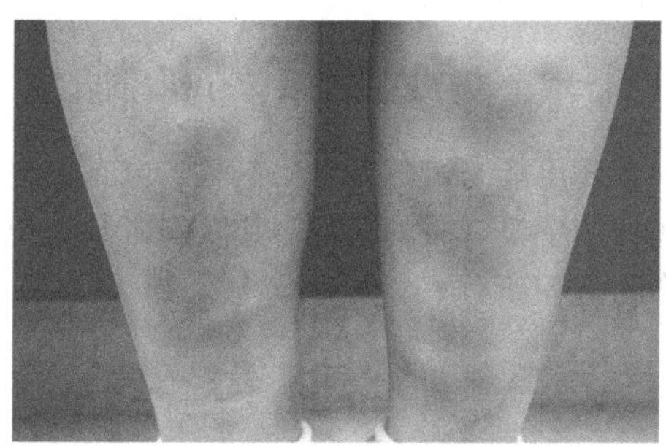

图16-7　下肢对称红肿热痛结节、斑块

四、组 织 病 理

表现为典型的脂肪小叶间隔性脂膜炎。早期皮损表现为脂肪间隔水肿及淋巴组织细胞浸润，中性粒细胞浸润及嗜酸粒细胞浸润也可见到，当皮损中有较多混合性或者中性粒细胞等炎症细胞浸润时，可以见到继发性血管炎的改变。间隔内以淋巴细胞及组织细胞浸润为主，也可见到有泡沫细胞、多核巨细胞形成的噬脂性肉芽肿，Miescher 结节是结节性红斑的特征性病理表现，不过并不是特有的，Miescher 结节是指组织细胞围绕细小静脉或卫星形裂隙周围呈放射状排列。陈旧性的皮损中表现为脂肪间隔增宽及间隔周围纤维化与脂肪萎缩。

五、诊断及鉴别诊断

结节性红斑的诊断主要是结合临床表现

及组织病理。本病需与以下疾病进行鉴别。结节性多动脉炎：累及小、中等大肌性动脉的坏死性血管炎，皮疹多形，结节常沿血管排列。病理是真皮深部的中小动脉受累，管壁有纤维素样坏死、中性粒细胞浸润和核碎裂等坏死性血管炎改变。其次，本病与硬红斑鉴别，其皮疹常位于小腿屈侧，可破溃形成溃疡，常与结核感染有关，病理改变为弥漫性小叶脂膜炎症，部分见结核性肉芽肿样改变，累及脂肪间隔血管继发性炎症。

六、治　　疗

急性期强调卧床休息，抬高患肢；停用一切可疑药物，积极寻找病因，如感染者予抗生素治疗，尤其 ASO 升高的儿童，足量、足疗程青霉素治疗可以收到良好效果。疼痛显著者可口服非甾体类抗炎药及止痛药。碘化钾治疗有效，较大儿童初始口服剂量为 150～300 mg 每天 3 次，常规剂量为 300 mg，婴儿或者较小儿童常规剂量为 150 mg 每天 3 次，可以用水或者饮料稀释以减轻其苦味，该药物在急性期可能会有胃肠道反应及荨麻疹等不良反应，长期可引起甲状腺功能减退及唾液腺、泪腺增大等，故一旦症状得到控制，在 2～3 周内逐渐减量停用。基础病可影响结节性红斑的治疗，如秋水仙碱对继发于白塞综合征的结节性红斑有一定来疗效。治疗炎症性肠病的方法如生物制剂等对结节性红斑亦有疗效。目前推荐用药顺序为非甾体类抗炎药、碘化钾、秋水仙碱、氨苯砜、沙利度胺和泼尼松。

第十节　急性发热性嗜中性皮病

内容提要：

- 急性发热性嗜中性皮病又称为 Sweet 综合征。
- 主要表现为发热、疼痛性斑块、白细胞及中性粒细胞增多。

急性发热性嗜中性皮病又被称为 Sweet 综合征，首次在 1964 年由 Sweet 报道 8 例中年女性患者，其主要表现为急性发热及皮肤红色斑块，组织病理表现为嗜中性粒细胞的浸润，故命名为急性发热性嗜中性皮病。随后在 1968 年由 Whittle 命名为“Sweet 综合征”。该病是一种少见疾病，好发于 30～60 岁中年女性，男女比为 1∶4，也可见于婴儿、儿童及老年人。该病在儿童中很罕见，目前报道不超过 70 例，占总例数的 5%，儿童中男女患病比例相等，但报道显示男孩发病较女孩而言会早大致 3 年，平均发病年龄 5 岁，最年轻的患者出生后 3 d 出现皮疹。

一、病　　因

1. 感染　部分患者发病前可有上呼吸道或胃肠道感染。

2. 药物　粒细胞集落刺激因子、米诺环素、卡马西平及口服避孕药物等，药物引起的 Sweet 综合征多见于女性。

3. 伴发疾病　包括恶性肿瘤及炎症性和自身免疫性疾病。大部分肿瘤为血液系统的肿瘤，如急性髓细胞白血病，亦可见到实体肿瘤。

4. 其他　有报道本病与妊娠亦有关。

先前的研究将 Sweet 综合征基于病因分为五类：经典特发型（包括发病前上呼吸道或胃肠道感染）、炎症性疾病相关型（包括感染及自身免疫性疾病）、恶性肿瘤相关型（包括恶变前与恶变的）、妊娠相关型及药物诱发。儿童大多是属于经典特发型的，在儿童患者中常见的原因主要是发病前的上呼吸道或者胃肠道的感染，其次是伴发的血液系统的恶性肿瘤，药物引起的主要是粒细胞集落刺激因子及全反式维 A 酸。近来的综述有报道过经典特发型，炎症性疾病相关型及恶性肿瘤相关型在儿童 Sweet 综合征患者中分别占 42%、33%、25%。极少数的药物诱导的儿童病例有被报道。

二、发 病 机 制

目前本病的发病机制尚不明，学者有提出过以下假设：免疫复合物即三型变态反应引起的继发性的血管及其周围组织的炎症，亦与中性粒细胞功能的改变有关。有假设提出可能与细胞因子如粒细胞集落因子、白细胞介素-1 等的分泌失调有关。目前已证实血清 IL-α、IL-1β、IL-2 和干扰素 γ 升高，而 IL-4 不升高，提示 Th1 细胞在发病中起到重要作用。

三、临床表现

Sweet 综合征有三联征是发热、疼痛性斑块，白细胞及中性粒细胞增多。典型的皮损变现为突然发生的、边界清楚的红斑、结节及斑块。皮疹发展迅速，表面可见假性水疱（图 16-8），是因真皮乳头高度水肿引起的粗颗粒状的假性水疱；斑块表面可见散在水疱及脓疱，这是由于中性粒细胞移入表皮内形成的。部分斑块中央可消退，周边可远心性扩大形成环状损害。少见皮损表现为增生性斑块、破溃。皮损好发于面颈部、躯干上部及四肢。伴发的系统症状有发热、全身不适、关节痛及关节炎、眼结合膜炎及口腔溃疡等黏膜损害。皮损在 1～2 个月自行消退，一般局部不留瘢痕。伴有潜在的恶性疾病时，皮疹比较泛发，且易复发。在成人的 Sweet 综合征中，黏膜的损害与潜在性的恶性疾病有关。虽然这种关系并没有在儿童患者中显著体现，但儿童 Sweet 综合征伴有黏膜损害只占儿童患者的 5%左右。此外，过敏反应在 Sweet 综合征中并不罕见，据报道成人患者的发生率为 8%，儿童患者则为 20%～30%。除了皮肤黏膜以外，Sweet 综合征常可累及皮肤以外的器官，如出现发热、白细胞升高、关节痛、肌痛及眼睛受累等，在病程中常出现关节炎，其他还包括嗜中性肺泡炎，多中心无菌性骨髓炎，急性肾衰竭和无菌性脑膜炎。

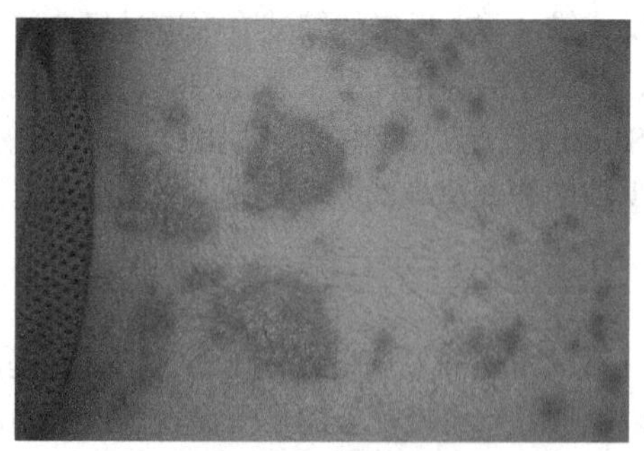

图 16-8　Sweet 综合征（后背部散在红色斑块，边缘假水疱样丘疹）

儿童患者常会有不典型的皮疹表现如脓疱、水疱、口腔溃疡、萎缩性瘢痕及过敏反应的证据。虽然在既往的综述中显示 Sweet 综合征的皮疹一般愈合后不留瘢痕，但近 30%的患儿中有报道形成炎症后萎缩性瘢痕及获得性表皮松解。

本病实验室检查中常伴有白细胞计数升高，中性粒细胞比例增多，或出现白细胞总数不高而中性粒比例增多。贫血及异常的血小板计数在成人中多提示与恶性疾病相关，这些资料对儿童 Sweet 综合征的诊疗一定有帮助，因为贫血及血小板增多症在病例中出现高达 94%及 50%。血沉及 C 反应蛋白常升高。儿童 Sweet 病在排除感染因素以外，都应做骨髓检查以排除血液病。

四、组织病理表现

表皮一般无明显变化，当表皮有水肿时，可有海绵形成，或者偶有中性粒细胞移入表皮，形成角层下脓疱。典型的病理表现为表皮下真皮乳头明显水肿，真皮毛细血管扩张，内皮细胞肿胀，但未见到纤维素样坏死，真皮层弥漫性的嗜中性粒细胞为主的浸润，或浸润细胞分布于血管、汗腺及淋巴管周围，可见核碎裂和核尘，部分病例见淋巴细胞、组织细胞及嗜酸性粒细胞浸润。浸润细胞偶可累及皮下组织，形成脂膜炎。晚期皮损淋巴细胞及组织细胞浸润会相对增多。

五、诊　断

本病结合其典型的临床特点及组织病理学表现，诊断并不困难。诊断可依据 1986 年苏和刘提出的 Sweet 综合征的诊断标准（表 16-5），包括 2 项主要诊断标准及 4 项次要诊断标准。

表 16-5　急性发热性嗜中性皮病诊断标准

满足以下 2 条主要标准和 4 条次要标准中的 2 条标准
1. 主要标准
（1）典型皮损的急性发作：疼痛或触痛性红色斑块或结节、偶有水疱、脓疱或大疱
（2）组织病理学表现：真皮中主要以嗜中粒细胞的浸润，无白细胞碎裂性血管炎的表现
2. 次要标准
（1）有先于本病的非特异性呼吸道或胃肠道感染或预防接种或相关疾病
1）炎症性疾病如慢性自身免疫性疾病、感染

续表

满足以下 2 条主要标准和 4 条次要标准中的 2 条标准
2）血液系统增生性疾病或实体恶性肿瘤
3）妊娠
（2）伴有发热＞38℃或有全身不适
（3）发作时异常的实验室检查结果，需要 4 条中的 3 条：ESR＞20mm/h、白细胞计数＞8×10^9/L、中性粒细胞比例＞70%和 CRP 升高
（4）糖皮质激素或碘化钾治疗效果好

六、鉴别诊断

本病需要与各种嗜中性皮病进行鉴别，如持久性隆起红斑、白塞综合征及肠吻合综合征等。

1. 持久性隆起红斑　皮疹好发于关节伸侧，常不伴发热，皮疹疼痛不定，皮疹持续时间更久，对激素的反应性没有 Sweet 综合征效果好。

2. 白塞综合征　除了皮疹损害以外，还有口腔、生殖器溃疡及眼部症状为特点。

3. 肠吻合综合征　多表现为脓疱性损害，且发病前的胃肠道疾病或者手术的病史尤为重要。

七、治　　疗

（1）积极寻找诱发病因，改善病因后皮疹往往好转。

（2）系统使用糖皮质激素疗效好，常规泼尼松 2 mg/（kg · d），这是治疗的主要方法。20%～30%的患儿在停药或激素减量的过程中会复发。一般数天后发热及皮疹消退便可减量，疗程 4～6 周，低剂量维持治疗 2～3 个月以防复发。

（3）局部或者皮损内注射激素对于少量局限性的皮损是有效的。

（4）病程早期临床虽然有明显感染迹象，但抗生素一般治疗无效，但合并有明确的感染时，如链球菌感染等，应用抗生素治疗潜在的感染是有必要的。

（5）碘化钾（推荐用量 900 mg/d），氨苯砜（100～200 mg/d）及秋水仙碱（1.5 mg/d）均可作为二线用药。

第十一节　血栓性静脉炎

内容提要：

- 血栓性静脉炎是静脉血栓栓塞同时伴有浅表静脉炎症的疾病。
- 临床表现为沿静脉走行的疼痛性条索状红色结节或斑块。

血栓性静脉炎一种常见病，由于静脉内血流缓慢或者淤滞，血管内皮损伤合并机体高凝状态时出现的以疼痛性条索状红色斑块为主的临床表现，是静脉血栓栓塞同时伴有浅表静脉炎症的疾病。本病好发于女性，儿童的发病率远低于成人，造成这种现象的原因可能是儿童的凝血系统较成人而言并未发育成熟，随着年龄的增长，儿童凝血系统逐渐成熟，这种不成熟的保护性也慢慢消失。患儿多由于细菌或真菌感染引起，文献报道急性感染如骨髓炎、支原体肺炎、流行性脑膜炎等是儿童静脉血栓形成的高危因素。

一、病因及发病机制

外伤或者感染引起血管内皮损伤，内皮下胶原纤维暴露，促使血小板聚集，造成血栓形成；故任何造成浅表静脉的感染或外伤，机体血液高凝血状态及血流动力学改变的因素都可以引起血栓性静脉炎。静脉壁的损伤如静脉穿刺、静脉注射、长期插管，外伤特别是骨折等；恶性肿瘤、妊娠、口服避孕药（雌激素）、抗凝血酶Ⅲ缺乏、蛋白 C 和蛋白 S 缺乏都可以造成高凝状态；术后长期卧床制动、感染及下肢静脉曲张引起下肢静脉血流缓慢引起静脉淤滞。发生在儿童的血栓性静脉炎很多是由于细菌感染引起，真菌少见。细菌目前包括金黄色葡萄球菌、大肠杆菌及绿脓杆菌。真菌中最常见的是白色念珠菌。笔者曾诊治 1 例因儿童肺部感染，并连续 24 h 坐长途车后发生下肢血栓性静脉炎的病例。

二、临床表现

本病多累及下肢，特别是大隐静脉及其分支，上肢的静脉也可发生，大多单侧受累，临床症状不明显时，容易被忽略。多表现为患处疼痛，患者常自诉是局部肌肉的渐进性疼痛或肿胀感，可触及沿静脉走行的条索状红色结节（图 16-9）或斑块，有压痛。伴有静脉周围炎症时可触及局部皮温升高，出现周围充血性红斑，局部静脉栓塞严重时可伴有远端肢体的水肿，皮肤呈青紫色，皮温下降（图 16-10），足背或者胫后动脉搏动减弱或消失。经 1～2 周后局部充血减轻，出现色素沉着及浅表静脉扩张，条索状硬结变小并逐渐消失（图 16-11），栓塞部位再通或者出现侧支循环。全身反应不明显，可有发热，白细胞升高等表现。

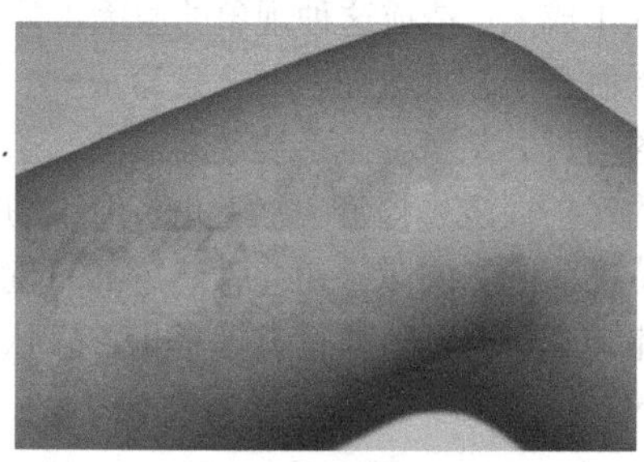

图 16-9　大腿内侧可触及条索状硬结

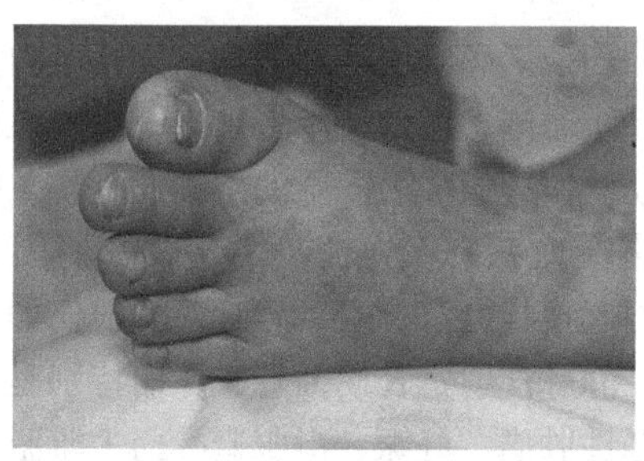

图 16-10　治疗前，双足浮肿，足趾发绀，触痛（+），左足尤甚

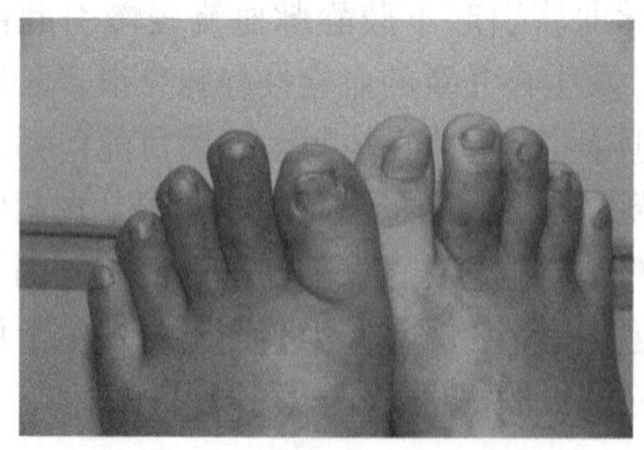

图 16-11　治疗后足趾发绀较前减轻

三、组织病理

该病行组织活检意义不大。典型的表现是血栓形成及炎症细胞，侵犯浅表皮下组织及血管。早期可见到血管壁周围的中性粒细胞为主的浸润，亦可有淋巴细胞及组织细胞，血栓由纤维、红细胞及血小板组成。动脉一般不受累。

四、诊　断

血栓性静脉炎仅通过临床诊断较困难，研究表明误诊率高达 50%，多普勒超声，静脉造影等检查是确诊的主要依据。

五、鉴别诊断

1. 动脉栓塞　有肢体肿胀，肢体皮肤发冷、剧痛，局部动脉搏动消失等局部缺血表现，与本病不同。

2. 深静脉栓塞　虽然都可以扪及沿静脉走向的索条状硬结，但血栓性静脉炎无周围肢体水肿可与之鉴别。

六、预防及治疗

（1）一般处理：卧床休息，避免活动。抬高患肢离平面 20～25 cm，使下肢高于心脏水平面，进一步改善静脉回流，减轻局部水肿及疼痛，必要时穿弹力袜。

（2）积极寻找病因，对病因进行相应的预防或者治疗。如在静脉曲张基础上发病的可考虑行静脉曲张根治术；合并明显感染时，应用大剂量、敏感的抗生素或抗真菌药物及时控制感染。

（3）使用非甾体抗炎药缓解疼痛。

（4）抗凝与溶栓治疗：抗凝、抗血小板凝聚药物及预防肺栓塞的发生，目前推荐使用低分子肝素（克赛），其安全性较好，更适用于儿童患者，由于低分子肝素在新生儿体内的分布较其他年龄段更为广泛，故新生儿所需用量较大，推荐新生儿患者低分子肝素剂量为每 12 h 1.5 mg/kg，大于 30 d 的儿童患者剂量为每 12 h 1.0 mg/kg。注意严密观察治疗过程中可能出现出血等并发症。

第十二节　坏疽性脓皮病

内容提要：

- 坏疽性脓皮病属于非感染性嗜中性皮病。

● 临床分为溃疡型、脓疱型、大疱型及增殖型四种类型。

坏疽性脓皮病（pyoderma gangrenosum，PG）是一种病因不明的少见的慢性复发性疼痛性皮肤溃疡疾病，属于非感染性嗜中性皮病，高达50%的患者常合并系统性疾病，如炎症性肠病，风湿性疾病或肿瘤相关。本病好发于30～50岁的女性，儿童发病少见，研究表明对1930～1982年的180例诊断PG的患者进行统计，只有8例（4%）是儿童患者，目前最新的统计数据显示儿童患者占所有病例的3%～4%。该病典型皮损为边界清楚的坏死性溃疡，基底为脓性肉芽面，儿童PG的临床表现较成人有所不同，皮疹初期多表现为脓疱，发病部位更加常见于头面部，臀部及肛周、外生殖器等部位。本病没有特异性的实验室检查或组织病理学特征，故进行排除性诊断很重要。

一、病因及发病机制

病因尚不明确，PG最初被认为是在宿主免疫功能低下的情况下由细菌感染引起的。目前认为与潜在的免疫异常有关，本病约50%合并有相关的系统疾病，也有认为本病与自身免疫有关。由于炎症性肠病是最常见的潜在性疾病，故肠道及皮肤的交叉抗原可能是导致了继发性的皮肤损害。坏疽性脓皮病患者有不同的免疫学异常，报道主要与体液免疫异常，细胞免疫缺陷，中性粒细胞趋化性降低及单核细胞吞噬功能异常有关。

二、临床表现

本病典型的临床表现为直径较大的坏死性溃疡，但临床症状多样。病程早期为炎症期，皮损多表现为红色丘疹、脓疱和结节，病程后期主要表现为增殖性或者溃疡性皮损。临床分为四个亚型，分别为溃疡型、脓疱型、大疱型及增殖型。四种类型的临床特征、进展速度及组织病理改变均有不同。

（1）溃疡型即为该病典型的皮损表现，可单发或多发，最常见于双下肢，其他部位如躯干、面部、上肢及口腔黏膜等部位亦可受累。皮损起初常为疼痛的炎性丘疹，丘脓疱疹或结节，皮疹发展并发生坏死形成溃疡，疼痛明显，皮损可进一步扩大并向深层发展，溃疡基底不平整，可见坏死组织及脓性分泌物，边缘突起锐利，溃疡周边红肿，呈现紫红色潜行性边缘，皮疹中心可逐渐愈合，但反复发作，常形成萎缩性筛状瘢痕。

（2）脓疱型及大疱型可见散在疼痛性脓疱或者大疱型皮损，多位于上肢部位，患者常伴发有血液系统的恶性肿瘤。

（3）增殖型坏疽性脓疱病常继发于手术及外伤等部位，表现为浅表性溃疡性损害伴有增殖型边缘，溃疡基底较干净，常见于躯干及上肢部位，进展缓慢。

（4）儿童坏疽性脓疱病表现与成人相似，皮疹初期较成人表现为丘疹而言更常表现为脓疱，但皮损更多累及头面颈部，臀部、外生殖器及肛周等部位，其中成人头部及臀部发病率分别为4%及5%，而儿童则为26%及15%。

（5）本病统计约有50%的病例合并有系统性疾病，最常伴发的是炎症性肠病（溃疡性结肠炎和克罗恩病）和关节炎，血液系统恶性疾病，IGA单克隆丙种球蛋白血症及骨髓瘤等，其中关节炎在成人中更加常见，在儿童患者中溃疡性结肠炎最为常见，其次是白血病及克罗恩病。近来有研究提出PAPA综合征，即为无菌性化脓性关节炎，坏疽性脓皮病和痤疮三联征，该病为常染色体显性遗传病。

三、组织病理

本病的组织学改变无特异性，组织病理因皮损的不同而由不同的变现。典型皮损表现为皮损中央表皮及真皮的坏死及溃疡，溃疡周围见密集炎症细胞浸润。皮损中淋巴细胞性或中性粒细胞性的血管炎考虑为继发性血管炎改变。

四、诊断与鉴别诊断

本病组织病理及实验室检查无特异性。PG的诊断是基于潜在疾病史，典型的临床表现，组织病理学表现及排除其他临床表现相近的疾病。根据病程早期的炎性丘疹，脓疱及结节，后期的增殖性或潜行性的溃疡，皮疹疼痛程度、发病年龄及发病部位、有无合并全身疾病等临床特征进行鉴别。

五、诊断与鉴别诊断

1. Sweet 综合征 该病发病急，一般不发生溃疡，愈合后不留瘢痕。

2. 感染性溃疡 行组织培养排除细菌，分枝杆菌及真菌的感染。

3. 血管炎性疾病引发的溃疡 如白塞综合征、Wegener 肉芽肿病，但需要注意的是坏疽性脓皮病无白细胞碎裂性血管炎的改变。

六、治 疗

本病治疗方法依据皮损的严重程度、伴发疾病等方面进行治疗。治疗关键在于积极控制潜在疾病、减轻炎症反应、促进溃疡愈合及缓解疼痛。

1. 积极治疗潜在疾病 合并血液恶性肿瘤及炎症性肠病，控制原发病，可较好的控制皮肤表现。

2. 系统治疗 系统使用激素是本病目前最有效的治疗方法，推荐剂量为≥1 mg/（kg · d），疼痛减轻或消失、红斑减轻、溃疡基底出现肉芽肿常常提示病情被控制。激素单独使用无效时，可适当加用免疫抑制剂，目前多选用小剂量环孢素 5 mg/（kg · d）及他克莫司（FK506）治疗。研究表明环孢素对于慢性难治性的 PG 有效，小剂量治疗疗效出现时间为 1～3 周。FK506 目前也可用于治疗慢性难治性 PG，剂量为 0.15～0.30 mg/（kg · d），其不良反应相对而言更少。系统使用抗生素有利于控制皮损的继发性细菌感染。

3. 局部治疗 目的主要是缓解疼痛、预防或治疗继发性细菌感染，促进溃疡的愈合，可外用抗生素制剂，浓度 1%～4%的色甘酸钠溶液及局部注射激素治疗等证实有效。

4. 其他治疗 包括血浆置换疗法、大剂量丙种球蛋白冲击、高压氧治疗及英夫利昔单抗等治疗。

第十三节 青斑样血管炎

内容提要：

- 青斑样血管炎是由皮肤微循环缺血引起的一种阻塞性疾病。
- 临床表现以星状青斑、溃疡和白色萎缩为特征。

青斑样血管炎也有人称之为节段性透明性血管炎，感染并不是这个疾病的基础。由于青斑样血管炎主要累及下肢，以往以 PPURPLE（下肢网状分布的疼痛性紫癜性溃疡）常在文献中出现。至今的文献仍称它为青斑样血管炎，这是被最初的病理生理提示这种慢性疾病为血管炎改变而误导的，实际上它是由于皮肤微循环障碍导致血栓形成而不是血管炎症引起。另外一个同义词白色萎缩描述的是这个疾病愈合后残留的皮肤表现。

一、流 行 病 学

青斑样病变是一种罕见疾病，每年患病率为 1∶100 000，女性多发，男女比为 1∶3。有文献总结 42 名患者的平均发病年龄为 45 岁，但也有儿童在 10 岁时发病。新加坡一个回顾性研究表明亚洲人发病率较高，女性多发。

二、病因及发病机制

确切的病理生理分子学机制仍在研究。目前认为它是由皮肤微循环缺血引起的一种阻塞性疾病。血栓阻塞常位于真皮浅、中层，可引起皮肤梗死。已有文献发现青斑样血管病变患者中抗凝脂抗体检测阳性，并有人提出青斑样血管病变可能是抗凝脂综合征的一种表现。由于青斑样血管病变主要局限于下肢，提示灌注压和温度的联合作用可能也是发病的重要机制。脂蛋白是一个心脏疾病的独立危险因素，最近有报道指出它导致 1 名儿童及 1 名成人凝血功能障碍。由于它与纤维脂蛋白结构同源，可抑制纤维溶解。因此可通过抑制自然溶栓而增加皮肤梗死的风险。

三、临 床 表 现

青斑样血管病变以星状青斑、溃疡和白色

萎缩三种临床表现为特征的，诊断并不需要所有特征同时出现。

1. 星状青斑　表现为不规则网状分布的青红色斑片（图 16-12），压之可暂时消退。这是由于微循环灌注失衡引起局部缺氧，严重程度取决于环境因素如温度。星状青斑被认为是发展为青斑样血管病变的一个转折点。相反，网状青斑或所谓大理石斑发生在由寒冷诱发的易感人群中，生理学表现为灌注减少。

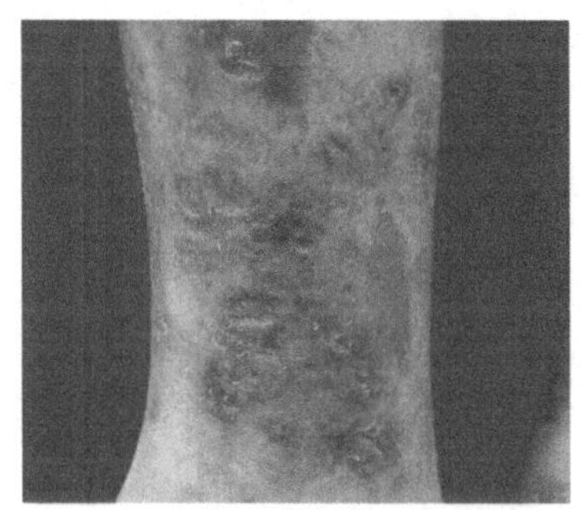

图 16-12　星状青斑

2. 溃疡　这个疾病的急性过程是在皮肤缺血后引起疼痛性溃疡（图 16-13）。动脉微灌注的缺失导致组织坏死。典型的临床特征是溃疡前局部剧烈疼痛，表现为持续性搏动痛。整个进程，从缺血性疼痛到梗死，大约需要 1～3 d，患者描述它为前驱症状期。在此阶段，早期使用治疗也许可以阻止病情发展为溃疡。

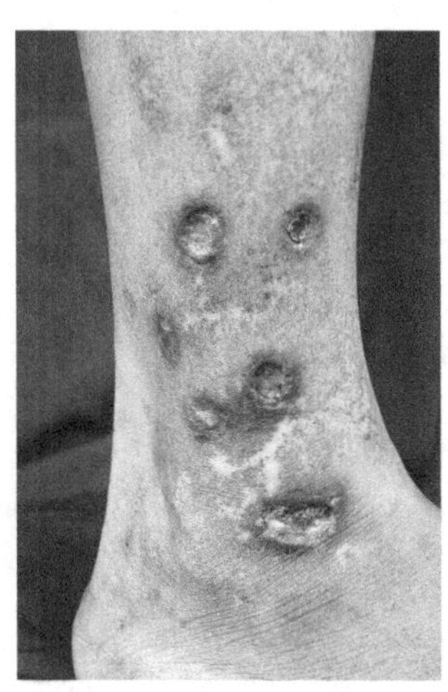

图 16-13　下肢溃疡及萎缩性瘢痕

3. 白色萎缩　这些溃疡皮损缓慢地愈合形成不可逆的瓷白色萎缩瘢痕（图 16-14），也就是所说的白色萎缩，代表着青斑样血管病变的慢性临床表现。然而，白色萎缩并不是青斑样血管病变所特有的，在其他一些疾病如慢性静脉功能不全或系统性红斑狼疮也可见到。

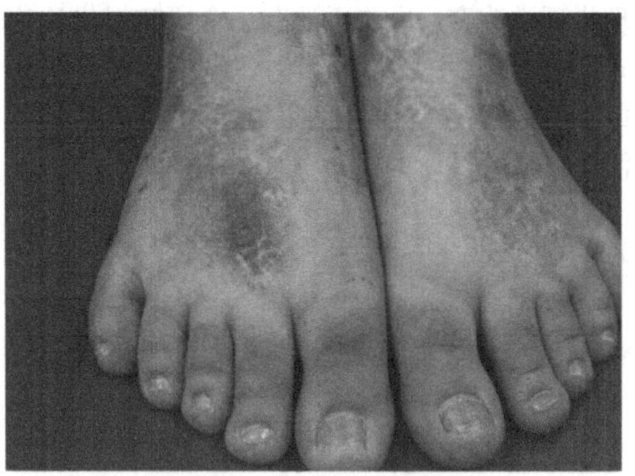

图 16-14　双足背白色萎缩

四、组织学特征

皮肤活检可鉴别青斑样血管病变与其他疾病。因此准确地进行皮损的深部组织活检对诊断很重要。青斑样血管病变的典型组织学特征是真皮浅、中层血管的纤维素样变性和血管壁透明样变性或梗死。如果活检部位为陈旧皮损，可发现继发性的炎症浸润。

五、诊断及鉴别诊断

在青斑样血管病变的急性期，任何可引起小腿溃疡的疾病均需鉴别。只有通过准确回顾病史，提示为复发的，不定期发生的，在急性期进行病理活检才能及时有效地诊断该病。另外一些实验室检查可帮助检测相关危险因素及排除其他诊断。临床上鉴别结节性多动脉炎可能会比较困难，然而深部皮肤组织病理活检可得到正确诊断。

星状青斑也可在 Sneddon 综合征中出现，然而这些患者通常都有大脑血管阻塞引起的中枢神经系统症状，而青斑样血管病变仅局限于皮肤，尚无其他系统受累的报道。

六、治　　疗

青斑样血管病变的早期治疗重点在于防止踝部瘢痕进展。特别是在前驱期治疗可阻止疼痛性梗死。我们发现其他方法对患者也有一定益处，如弹力袜或避免温度变化等。有时，促进局部灌注的方法也可以使用。然而，所有这些方法都没有考虑潜在的微血栓病变的病理生理学改变。目前还没有一个研究提供治疗青斑样血管病变的最佳治疗方案或专家认为的治疗最佳方案或病例报告观察发现的推荐治疗方案。

目前，德语皮肤病学家观察发现每天应用 1 mg/kg 依诺肝素治疗效果最好。如果皮肤缺血性进展，需要使用 1 mg/kg，每天 2 次治疗。其他报道指出预防剂量的伊诺肝素治疗效果也比较好。

（韩建德　张锡宝　史建强）

第十七章　结缔组织病

第一节　儿童系统性红斑狼疮

内容提要：

- 累及多个器官的自身免疫性疾病。
- 蝶形红斑为特征性表现。

系统性红斑狼疮（systemic lupus erythematous，SLE）是累及多个器官的慢性自身免疫性疾病，其中儿童占15%～20%。

一、流行病学

国外儿童发病率报道为（0.36～0.60）/10万人。目前无我国儿童SLE发病率或患病率的报道。有报道显示男女患病比例为1：（3.90～5.93）。白种儿童中，儿童系统性红斑狼疮（SCLE）发病率较其他两种儿童常见的自身免疫性疾病幼年特发性关节炎（JIA）和1型糖尿病低10～15倍，但在亚洲儿童中，SCLE的发病率和JIA相当。平均发病年龄11～12岁，5岁以下罕见，80%发生在女性。

二、病因和发病基础

发病与个体基因背景、环境、两者之间的相互作用等多种因素有关。患儿免疫系统不同程度的异常和失衡，从而影响适应性免疫及固有免疫的不同成分和环节。可能的发病机制为：性别及基因易感等因素加上外界环境刺激，机体产生自身抗体，由于对自身抗体清除异常引起慢性炎症及氧化损伤，从而导致器官功能损伤。

三、临床表现

儿童SLE临床症状与成人有许多相似之处，但儿童起病较成人病更严重，更易累及肾脏、心脏和神经系统等重要器官。

1. 全身一般状况　儿童的全身症状较成人多见，常见的全身症状有发热（60%～100%）、中等到严重的乏力、食欲减退、体重质量减轻、脱发、关节痛，还可出现如淋巴结肿大、肝脾大等泛发全身的炎症反应。

2. 皮肤黏膜表现　蝶形红斑为SLE特征性的表现，在儿童红斑狼疮中的发生率为60%～85%。为鲜红色隆起的红斑，无鳞屑、瘙痒，皮损好发于鼻颊部，成对称性蝶形分布，广泛者可发展至下颌及耳郭，但不侵犯鼻唇沟。约1/3的患者有光敏感。手足尤其甲周多形红斑样损害有特征性。其他皮肤损害包括复发性荨麻疹、血管炎、红色丘疹、结节、瘀点、瘀斑等，部分患儿可有大疱性类天疱疮的损害。盘状红斑在儿童红斑狼疮中不常见，发生率小于10%。红斑表面附有鳞屑，好发于前额和头皮，有时被误诊为真菌感染。儿童系统性红斑狼疮的皮疹可局限在面部，也可以泛发，病理组织活检有助于诊断。非瘢痕性脱发常见，但无特异性。新生儿红斑狼疮的皮损常见于头、颈、眼眶周围曝光部位，为SCLE样的环状鳞屑性红斑，有特异性（图17-1），系统性红斑狼疮患儿的口腔、鼻黏膜可充血水肿，出现无痛性口腔或硬腭溃疡，鼻中隔溃疡，罕见鼻中隔穿孔。由于发生部位隐匿且患儿无自觉症状，临床医生难以察觉。

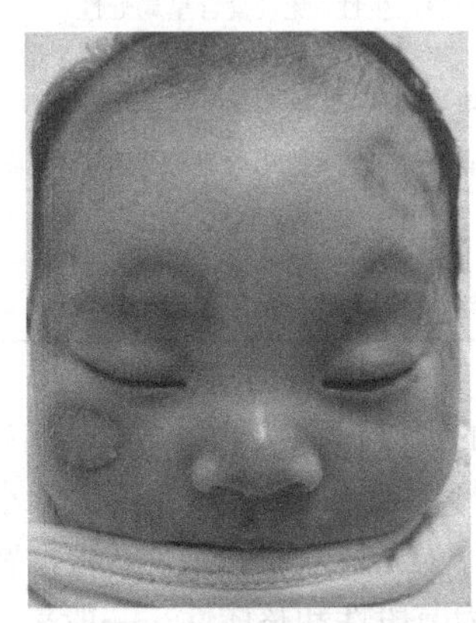

图17-1　红斑狼疮患儿面部SCLE样环状鳞屑性红斑

3. 关节、肌肉和骨骼　包括SLE引起的关节改变，皮质类固醇治疗后的继发改变和

（或）由其他慢性疾病引起。常见的表现有关节痛、关节炎、关节无菌性坏死、骨脆性骨折。80%的SCLE患者可发生关节炎，典型的表现为疼痛性多关节炎，但有相当比例的患者疼痛轻微。关节炎和JIA症状类似，表现为四肢大小关节活动受限，晨僵，但不出现关节畸形。

长期使用皮质类固醇治疗的患者可发生无菌性骨坏死，且其发生率显著高于同样使用类固醇治疗的其他病患者，可能与其特异性体质有关。此外，还可引起骨质疏松，从而好发骨折。

4. 肾脏损害 发生率为50%～70%，90%的SCLE的患者在诊断后的2年内出现肾脏损害。早期肾脏受累可以表现为轻度蛋白尿、显微镜血尿，也可以是肾实质病变引起的蛋白尿、管型尿、严重的高血压、外周性水肿、肾功能不全或者急性肾衰竭。SLE常累及肾小球，肾间质较少受累。任何怀疑为肾小球肾炎或持续性轻度蛋白尿的患者均应行肾组织活检。根据组织上病变广泛程度和病理改变进行分级（表17-1），各级临床表现、治疗和预后有所不同。

表17-1 狼疮性肾炎的分级

分级	名称	组织病理学改变
Ⅰ级	微小病变性	光镜下正常，电镜和荧光可见系膜区免疫复合物沉积
Ⅱ级	系膜增生性	光镜下系膜细胞增生，免疫荧光系膜区免疫复合物沉积
Ⅲ级	局灶节段增生性	免疫复合呈局灶性、节段性分布，病变累及的肾小球个数＜50%
Ⅳ级	弥漫增生性	病变累及的肾小球个数＞50%
Ⅴ级	膜性病变性	肾小球基底膜增厚，鲜有细胞增殖，免疫荧光显示上皮下免疫复合物沉积
Ⅵ级	进行性硬化性	≥90%的肾小球硬化、无活性病变

SLE的肾脏损害从Ⅰ级（微小病变性）到Ⅵ级（进行性硬化性），其中根据肾小球系膜受累程度分为局灶性和弥漫性，根据肾小球受累程度分为节段性和整体性。一般来说，Ⅰ级（微小病变性）和Ⅱ级（系膜增生性）病变肾脏轻度受损，通常很少或无须免疫抑制剂治疗，预后良好。Ⅲ级（局灶性增生）和Ⅳ级（弥漫性增生）病变常见，且较严重，有研究表明SCLE患者肾组织活检这类病变的比例≥80%。肾脏呈增生性病变的患者发生晚期肾病（end stage renal disease，ESRD）的危险性显著增高，需积极使用免疫抑制剂以阻断病情进一步发展。Ⅴ级（膜性病变性）如果作为单一损害出现，极少发展为晚期肾病，然而，Ⅴ级损害常伴有其他损害（Ⅲ级或Ⅴ级常见），需按增生性病变治疗。任何SLE的患者均需监测血压、血清肌酸激酶，以及对其血尿、蛋白尿、管型尿进行监测。

随着免疫抑制剂的使用，确诊SLE后十年内ESRD的发生率为10%～20%，已较十年前显著减少。一旦进展为ESRD后需进行透析治疗，或者肾移植，然而，移植后的患者依然有发展为肾炎的危险性。

5. 神经系统损害 神经精神狼疮（neuro-psychiatric lupus，NPSLE）是指SLE侵犯外周和中枢系统，导致出现相应神经精神症状和体征。1999年美国风湿学会（ACR）对NPSLE归纳总结，将其分为19种不同的临床表现类型（表17-2）。超过65%的SCLE患者可发生神经系统损害，其中85%以上发生于疾病诊断后的前2年内。

表17-2 神经精神狼疮临床表现类型

中枢神经系统	外周神经系统
无菌性脑膜炎	吉兰-巴雷综合征（Guillain-Barre syndrome）
脑血管意外	自主神经系统功能障碍
脱髓鞘综合征	（单一/多发）自主神经功能紊乱
狼疮样头痛	重症肌无力
运动障碍（舞蹈病）	颅神经病变
脊髓病	神经丛病变
癫痫发作	多发性神经病变
急性精神错乱	
焦虑	
认知功能障碍	
情感障碍	
精神障碍	

（1）头痛：发生率为50%～90%，症状从轻度间歇性紧张性头痛到需要服用止痛药的

剧烈头痛。头痛可以是SLE活动的表现，也可以颅内压升高的指针，或者由于颅内病理改变，如窦静脉血栓形成，后者尤其好发于抗磷脂抗体阳性的患者。SLE患者忽然发生的严重头痛值得注意，必要时需进行病情评估。

（2）情感障碍：抑郁是青春期儿童对于慢性病正常反应，是否由于SLE本身引起常需要精神科医生协助诊断。重度抑郁发生率低于10%～20%。

（3）认知功能障碍：表现为学习记忆及思维判断减退，精神心理学测验可帮助诊断。

（4）精神障碍：10%的SCLE患者可出现幻觉，主要是幻视和幻听。精神障碍常和认知功能障碍、急性精神错乱同时发生。即使MRI检查结果正常，仍需积极治疗，治疗后临床症状可缓解。

（5）癫痫发作：在SCLE患者中很少单独发生，常伴有其他精神症状。全身性发作的发生率高于局灶性发作。

相对中枢神经系统受累，外周神经系统受累较罕见。任何SCLE患者出现神经系统症状均应做全面检查，包括腰椎穿、MRI、MR血管造影和静脉造影、脑电图（EEG）及精神心理评估，应排除其他引起神经精神症状的因素，如感染、违禁药物滥用、原发性精神病。患者极少出现某一单独症状，通常是一系列症状同时出现。NPSLE的治疗根据临床症状，表现为精神障碍和急性精神错乱患者需大剂量免疫抑制剂治疗。NPSLE患儿愈后良好，只有5%最终死亡。

6. 胃肠系统损害 常见腹部不适、腹痛。罕见腹部血管伴或不伴肠穿孔。少于10%的患儿出现无菌性腹膜炎，引起腹痛或腹水，亦可发生胸膜炎、心包炎，罕见胰腺炎。腹痛也可由于皮质类固醇和非甾体抗炎药引起。SCLE常伴发乳糜泻。持续性腹痛、腹泻伴有体重减轻的患儿需做适当的检查。25%的患儿出现肝酶升高，可能的原因有药物不良反应、SLE活动期、脂肪肝、血栓形成或者感染。抗肝肾微粒体（anti-LKM）和抗平滑肌抗体阳性者提示自身免疫性肝炎，需进行相应的治疗。

7. 心血管及呼吸系统损害 浆膜炎[心包炎和（或）胸膜炎]的发生率为30%，可伴或不伴有发热。胸膜炎表现有呼吸急促、胸膜炎性胸痛，心包炎表现为心动过速、心前区或胸骨后痛。C反应蛋白显著增高可以作为诊断线索。大量胸腔积液和心包积液胸部X线或超声心动图可发现，但少量胸腔积液仅仅表现为疼痛，血液学检查提示病情活动，X线可发现少量积液前即可出现CRP升高。

8. 血管损害 几乎所有血管均可发生炎症或血栓。临床表现为脚趾可触及的小结节或下肢丘疹样紫癜（白细胞碎裂性血管炎），罕见视网膜血管炎（棉絮状渗出斑）和中枢神经系统小脉管炎。皮肤小动脉血管痉挛引发网状青斑和雷诺症。SLE中血栓性血小板减少性紫癜（TTP）罕见，一旦发生危及生命。TTP是发生于微血管的血栓，临床表现为急性肾衰竭、血小板减少、中枢神经系统受累三联征，与非典型溶血性尿毒症综合征（HUS）类似。治疗包括溶栓、大剂量免疫抑制剂和皮质类固醇。

9. 血液系统损害 血细胞减少常见，超过50%的SCLE患者出现至少一系细胞减少。中度白细胞减少常见（一般低于3000～4000/mm^3），以淋巴细胞为主（＜1500/mm^3）持续性淋巴细胞减少是病情活动的特征，中性粒细胞减少通常由药物引起（如环磷酰胺）。慢性贫血包括正细胞正色素性贫血、缺铁性贫血、Coombs'阳性溶血性贫血，此外还可合并镰状细胞性贫血、地中海贫血。溶血性贫血的发生率为10%～15%，罕见严重者需输血治疗。血小板可从轻度减少（＜150 000）到重度减少（＜10 000）。青少年慢性血小板减少性紫癜（ITP）患者发展为SLE的风险增高，需行抗核抗体检测。

抗磷脂抗体[狼疮抗凝物和（或）抗心磷脂抗体]和高凝状态有关，cSLE患者中发生率为40%，其中少于一半的患者出现血栓或栓塞。常见深静脉血栓形成、脑血栓形成和肺栓塞，脑卒中少见。

四、实验室检查

抗核抗体（ANA）敏感度大于95%，但特异性仅有36%。而且约10%的健康儿童ANA

可阳性。非特异性抗体包括双链 DNA 抗体（dsDNA）、可提取性抗核抗原（ENA），前者在 SLE 中具有高度特异性。Sm 抗体具有高度特异性，但敏感性低。dsDNA 抗体和 Sm 抗体与肾脏受累有关。其他还包括抗 RNP 抗体、抗 Ro/SSA 抗体、抗 La/SSB 抗体。女婴合并抗 Ro/SSA 抗体阳性者有发生新生儿红斑狼疮（NLE）的风险。NLE 多发生先天性心脏房室传导阻滞，因此抗 Ro/SSA 抗体阳性的妇女要严密观察胎儿心脏变化。

其他实验室指标有 C3、C4 减少、血细胞减少、血沉升高。SLE 活动期，CRP 正常或轻度增高，但出现浆膜炎、合并感染或并发巨细胞活化综合征时 CRP 显著升高。转氨酶升高可因为脂肪肝（继发于皮质类固醇治疗后），药物不良反应或 SLE 活动期。尿常规可出现蛋白尿、血尿、管型尿。

五、诊　　断

SCLE 和成人 SLE 诊断标准一致。沿用 1997 年美国风湿病学会修订的 SLE 诊断标准：①颊部红斑：双颊部扁平或高出皮肤的固定性红斑，鼻唇沟常不受累；②盘状红斑：隆起的红斑上覆盖有角质性鳞屑和毛囊栓塞，旧病灶可有萎缩性瘢痕；③光敏感：日光照射引起皮肤过敏；④口腔溃疡：口腔或鼻咽部无痛性溃疡；⑤关节炎：非侵蚀性关节炎，累及 2 个或以上的周围关节以关节肿痛或渗液为特点；⑥浆膜炎，胸膜炎：胸痛、胸膜摩擦音、胸膜渗液，心包炎：心电图异常、心包摩擦音或心包渗液；⑦肾脏病变：持续性蛋白尿[＞0.5 g/d 或＞（+++）]，细胞管型：红细胞、血红蛋白、颗粒管型或混合型管型；⑧神经系统异常：抽搐，非药物或代谢紊乱，如尿毒症、酮症酸中毒或电解质紊乱所致；精神症状，非药物或代谢紊乱（同上）；⑨血液学异常：溶血性贫血伴网织红细胞增多、白细胞减少，至少 2 次测定＜ 4×10^9/L，淋巴细胞减少，至少 2 次测定＜ 1.5×10^9/L，血小板减少，＜ 100×10^9/L（除外药物影响）；⑩免疫学异常：抗 dsDNA 抗体阳性/抗 Sm 抗体阳性/抗磷脂抗体阳性；⑪抗核抗体（ANA）：免疫荧光法或其他相应方法检测 ANA 抗体滴度异常，并排除药物因素。符合其中 4 项或以上者即可诊断 SLE。

六、并　发　症

感染：SLE 患者由于自身免疫功能障碍和大剂量皮质类固醇及免疫抑制剂的使用，多数患者免疫功能受损，常常继发感染。细菌感染发生率高达 60%～80%，高 CRP 可协助诊断。有荚膜的细菌如肺炎球菌、脑膜炎双球菌、嗜血杆菌、沙门菌等容易感染 SLE 患者，多数感染者需静脉注射抗生素治疗。病毒感染时 CRP 通常正常或轻度升高，系统性巨细胞病毒感染免疫受损的 SCLE 患者通常较严重，甚至可致死，可以是原发感染，也可以先前感染的病毒复活。长期使用皮质类固醇治疗者，即使曾经接种过水痘疫苗或患过水痘，依然容易发生带状疱疹。使用环磷酰胺治疗者则容易发生肺囊虫和隐球菌感染。

灭活或者重组疫苗安全有效。推荐每年接种流行性感冒疫苗（灭活注射疫苗而非减活鼻腔喷雾疫苗）。对于特别易感的患者，推荐接种脑膜炎双球菌、肺炎球菌疫苗。曾经未感染过水痘病毒或未接种水痘疫苗的患者，建议开始免疫抑制剂治疗前 4 周接种水痘疫苗。接受系统免疫抑制剂治疗的 SCLE 患儿禁忌用减毒活疫苗（包括麻疹、风疹、腮腺炎疫苗）。

巨噬细胞活化综合征（macrophage activetion syndrome，MAS）：发生于儿童及青少年巨噬细胞活化综合征越来越受到关注，本病不仅继发于 SLE，还继发于其他风湿性和感染性疾病。MAS 的病理生理学基础尚不十分清楚，表现为不受控制的免疫活化，大量巨噬细胞浸润肝、脾、淋巴结、脑等组织器官。临床特征为发热、全血细胞减少、凝血功能异常、肝脾淋巴结肿大、肝功能急剧恶化及中枢神经系统表现异常。严重时甚至发生急性肺损伤及多脏器功能衰竭。实验室检查可有血沉、白蛋白、纤维蛋白原降低、血清铁蛋白、转氨酶、肌酶、血脂增高。骨髓穿刺活检可见吞噬血细胞。治疗包括静脉输注免疫球蛋白（IVIG）、环孢素等免疫抑制剂。SCLE患者出现类似症状要考虑到MAS，需做进一步检查和积极治疗。

七、治　　疗

治疗原则：积极控制狼疮活动，改善和阻止脏器损害，加强长期规律治疗，加强随访，尽可能减少药物不良反应从而改善患儿生活质量。

1. 一般治疗 注意适当的休息和营养；防晒，推荐使用广谱、高SPF遮光剂；防治感染；对于接受免疫抑制剂治疗的患者，预防癌症也是必要的。

2. 药物治疗

（1）非甾体抗炎药和羟氯喹：轻症患儿或者由于严重感染暂不能应用免疫抑制剂的患儿，此两类药物可作为一线药物。羟氯喹可预防SLE复发和延长患者生存期，早期使用可防治不可逆的系统损害、血栓形成和骨质疏松。常用量为4～6 mg/（kg·d）。羟氯喹有眼毒性，建议6～12个月进行一次眼科检查。

（2）糖皮质激素：适用于中、重度活动SLE患者，必要时和免疫抑制剂连用。常用泼尼松1.5～2.0 mg/（kg·d），开始时主张2～3次给药，足量维持3～8周，然后根据病情控制情况（一般活动指标正常后）酌情缓慢减量，至5～10 mg/d维持数年。甲泼尼龙冲击量为15～30 mg（kg·d）（最大量不超过1g/次），连用3 d为1个疗程，每周1个疗程，可连用2～3个疗程，间隔期间和疗程结束后服用足量泼尼松。长期使用皮质类固醇要注意补钾、补钙及使用胃黏膜保护剂。

（3）环磷酰胺（CTX）：用于重症或神经精神狼疮时。8～12 mg/（kg·d），每2周连用2 d为1个疗程，6个疗程后逐渐延长给药时间，维持1～3年。其主要不良反应是出血性膀胱炎，冲击当天应进行水化（增加补液>20 ml/kg）。如患儿有严重感染或WBC<4.0×10^9/L时应慎用。

（4）骁悉（吗替麦考酚酯，MMF）其代谢物是嘌呤合成抑制剂，可抑制T、B淋巴细胞增殖。MMF可联合激素治疗狼疮性肾炎，特别是用于血管炎和增殖期肾炎诱导期的治疗。常用剂量为15～30 mg/（kg·d）。

（5）环孢素（CsA）：常用剂量为4～6 mg/（kg·d）。联合激素治疗较单独糖皮质激素能更好减轻疾病活动。治疗狼疮性肾炎总有效率为83%，高于CTX，但停药后复发率较高。

（6）其他免疫抑制剂：包括FK506、来氟米特、甲氨蝶呤、长春新碱及雷公藤总苷等。

（7）静脉注射丙种免疫球蛋白（IVIG）：联合免疫抑制剂可用于重症SLE的治疗，特别是常规治疗无效的患者，多采用400 mg/（kg·d），连续3～5 d为1个疗程，每月1疗程，依病情可持续数个疗程。

3. 其他治疗

（1）血浆置换：适应证包括活动重症SEL、伴有心脑肾等重要器官受累、药物治疗无效或因药物不良反应不能耐受所需的糖皮质激素及免疫抑制者。

（2）干细胞移植：适用于常规治疗无效；病情进行性发展、预后不良；累及重要脏器危及生命；不能耐受药物毒性作用者。

总之，SLE是一种慢性疾病，恶化与缓解交替出现，所以治疗后的定期规律随访对防止复发和减少并发症非常重要。轻症患者或维持治疗患者应每3个月随访1次，稳定期患者可6～12个月随访1次。

第二节　幼年型皮肌炎

内容摘要：

- 发生于18岁以下青年的自身免疫性炎性肌病，主要累及皮肤和血管。
- 对称性近端肌无力是主要的临床表现。
- 血清中骨骼肌酶升高，肌电图呈肌源性损害。
- 糖皮质激素是治疗的一线药物。

幼年型皮肌炎（juvenile dermatomyositis，JDM）是指发生于18岁以下青少年的自身免疫性炎症性肌病，主要累及皮肤和血管。与成人皮肌炎相比，JDM有其自身特点，组织钙化、血管炎和脂肪营养不良更常见，而雷诺现象及并恶性肿瘤发生率较低。

一、流行病学

幼年型皮肌炎美国的发病率约 3/100 万，女多于男，发病模式呈双峰型，即有两个发病高峰，分别为 2～5 岁、12～13 岁。

二、病因和发病机制

尚不清楚，可能的发病机制为淋巴细胞介导的肌肉损伤和凋亡反应引起的皮肤病变。遗传方面，组织相容性白细胞抗原（HLA）-DQA1 0501 与本病相关，编码 IL-1Ra 的 IL-1RNA1 等位基因上可变数量串联重复（VNTR）与疾病的活动性相关。白细胞介素（IL）-1α、IL-1β、TNF-1β 等细胞因子及外周血淋巴细胞 B 细胞（尤其是抗 $CD19^{+}B$ 细胞）在治疗前后的改变推测此病可能和自身免疫有关。活检肌肉中发现柯萨奇病毒和细小病毒考虑本病可能与感染相关。此外，研究还发现药物、疫苗和骨髓移植等可诱发 JDM。

三、临床表现

1. 全身症状 包括发热、乏力、食欲减退、体重减轻、生长发育迟缓、易怒，在发病初期和进展期表现明显。

2. 骨骼肌肉表现 对称性近端肌无力是皮肌炎的主要临床表现。主要侵犯的肌群为肩甲带肌、四肢近端肌群、颈部肌群、喉部肌群，受累肌肉可表现为疼痛、无力、僵硬，出现相应症状如举手、下蹲、抬头、吞咽困难、声音嘶哑或带鼻音等。胃液经鼻反流发生率为 25%。

关节痛通常轻微而短暂。部分患儿在出生后的 6 个月内发生非侵蚀性关节炎，主要侵犯膝、肘、腕及近端指骨间关节，67%单关节受累，33%多关节受累。皮质类固醇治疗后症状改善，可出现腱鞘炎和屈侧肌肉结节，肌挛缩常见。

幼年型皮肌炎患者可出现骨质减少甚至骨质疏松。患者血清中 NF-KB 受体活化剂配体（RANKL）与骨保护素比率增高，破骨细胞增加，导致大量骨吸收。因此，早期诊断和治疗有助于阻止大量骨质丢失。

3. 皮肤表现 面部以眼睑为中心特殊的水肿性淡紫红色斑为皮肌炎特征性表现。Gottron 疹为指（趾）关节伸侧紫红色斑或扁平隆起丘疹，表面覆有细小鳞屑，亦可出现在肘、膝、踝关节处，具有诊断意义（图 17-2，图 17-3）。肘、膝关节伸侧和上胸三角区可出现红斑鳞屑性皮疹，面部呈皮肤异色症样改变。

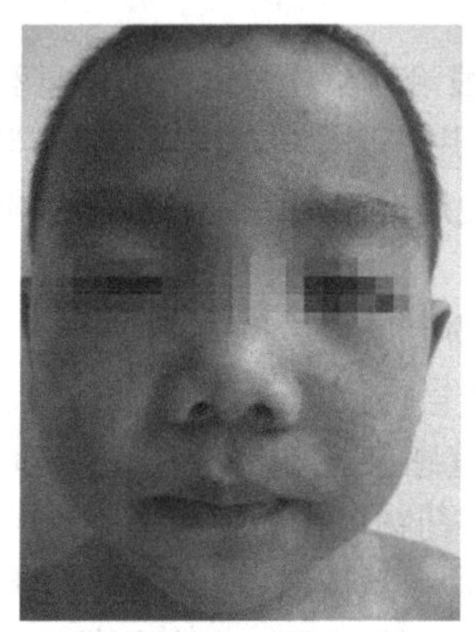

图 17-2 面部弥漫性红斑

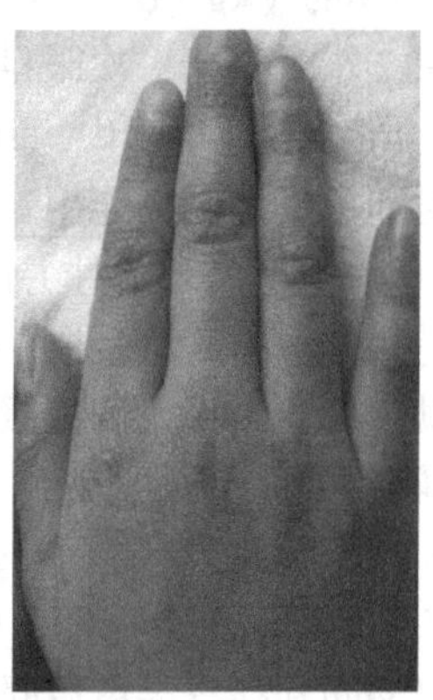

图 17-3 Gottron 疹

甲周皱襞弥漫发红、毛细血管扩张、表皮营养不良亦具有特征性。瘙痒是皮肌炎常见的症状，能显著影响患者生活质量。

钙沉着、血管炎和脂肪营养不良儿童较成人多见，尤好发于携带 *TNF-α308A* 等位基因的患者。钙沉着发生于 30%～70%的患者，主要累及肘和膝，常发生于疾病晚期，平均发病后 3～4 年出现，原因是受损肌肉线粒体钙离子释放使羟磷灰石堆积导致钙化。

脂肪营养不良，对称性缓慢的进行性脂肪

损耗易发生于女性患者，常合并多毛症、黑棘皮病、肝大、脂肪肝、月经紊乱、血清睾酮升高、糖尿病、胰岛素抵抗和高三酰甘油血症。

具有不同的自身抗体和不同的皮肤表现相关。抗 M2 抗体阳性患者易出现紫红色水肿性斑片和 Gottron 疹，病情较轻，预后良好。抗 p140 阳性患者在成人中易表现为无肌病性皮肌炎，在青少年易发生钙沉着。抗 p155/140 阳性患者好发皮肤溃疡、浮肿、红皮病及全身脂肪营养不良。

4. 其他表现 吞咽困难和食管活动不良常见，在 JDM 中的发生率约为 40%。部分患者可有间质性肺炎、肺纤维变导致肺功能低下。心脏受累出现心肌炎、心包炎，心脏压塞罕见。

JDM 分 4 个亚型，分别为经典型、重叠型、血管炎并溃疡型、无肌病型。经典型具有典型的皮疹和近端肌无力，糖皮质激素及抗风湿药物治疗有效；重叠型在面部和肢体远端有硬皮病样改变，多关节痛最具特征性，有时伴有严重的肌无力；血管炎并溃疡型，表现为严重而广泛的皮疹，常有网状青斑和甲周红斑，易发生钙质沉着，肌肉活检提示微血管受累，对治疗抵抗，病情严重；无肌病型皮疹典型，但临床表现及实验室检查均缺乏肌肉受累的证据，部分患儿肌酶可升高。

四、实验室检查

1. 常规检查 可有贫血、白细胞增高、血沉增快和蛋白尿。

2. 血清肌酶谱检查 肌酸激酶（CK）和醛缩酶（ALD）是横纹肌组织含有的酶，特异性高，其他包括门冬氨基酸转换酶（AST）、丙氨酸转移酶（ALT）、乳酸脱氢酶（LDH），都是肌肉损伤的敏感指标。这些血清酶值的增减和肌肉病变的严重程度平行，可反映疾病活动性。

但有例外，一些患者病情活动而血清酶类如 AST 可正常。

3. 尿肌酸排泄 排泄增高 24 h 排泄量大于 200 mg，伴肌酐排泄量减少。但本检查不是常规进行的。

4. 肌电图（EMG） 是一项敏感但非特异性检查，超过 90%的患者有异常 EMG 改变，改变为肌源性萎缩性肌电图。

五、组 织 病 理

肌肉样本最好取肱三头肌。

1. 皮肤病理改变 病理类似 SLE，末期类似硬皮病病理改变。

2. 肌肉病理改变 为局灶性或弥漫性炎症。肌肉纤维萎缩、坏死、再生和肌束中心肌纤维核肥大，淋巴细胞、组织细胞、浆细胞核巨噬细胞环绕于肌纤维和小血管周围。

六、诊断和鉴别诊断

1. 诊断标准

（1）皮肌炎的典型皮疹：眼睑和眶周围水肿性紫红色斑；指关节背侧红斑、丘疹（Gottron 疹）；肘、膝关节伸侧，上胸三角区红斑鳞屑性皮疹和面部皮肤异色症样改变；甲周毛细血管扩张。

（2）近端肌群对称性、进行性肌无力，肌痛、肌压痛，可伴吞咽困难和呼吸肌无力。

（3）血清中骨骼肌酶增高，特别是肌酸激酶、转氨酶、乳酸脱氢酶和醛缩酶。

（4）肌电图呈肌源性损害。

（5）肌肉活检可见受累的肌肉有变性、再生、坏死、吞噬作用和单一核细胞浸润。

上述 5 条标准中包括皮损有 4 条或以上即可确诊皮肌炎，有 3 条为可能诊断皮肌炎。符合 3 条标准，无皮疹则可能为多发性肌炎。若患者有皮肌炎特征性皮损持续 2 年以上，红斑处皮肤病理符合皮肌炎病理改变，无肌力，无吞咽困难，肌酶、肌电图活检均无异常，可诊断为无肌病性皮肌炎。需定期随诊，一旦有临床和（或）实验室肌炎的证据，则确诊为皮肌炎。

2. 鉴别诊断

（1）系统性红斑狼疮：颜面部特征性水肿性红斑和 Gottron 疹是皮肌炎典型的特征，SLE 少见。皮肌炎肌肉症状明显，SLE 轻微或缺如。

皮肌炎血清酶 CK 和 ALD 增高，SLE 中抗 dsDNA 抗体、Sm 抗体阳性。

（2）系统性硬皮病：系统性硬皮病四肢末端、颜面、上胸、上背发生非炎症性浮肿硬化，常有雷诺症。活动受限是由于皮肤或肌肉纤维化，而非肌实质变性。肌电图、肌酶均正常。

（3）变应性接触性皮炎：有接触史，可出现面部浮肿性红斑，严重时糜烂渗出，身体其他部位有皮疹。无肌肉受累、肌酶正常。

（4）重症肌无力：特有的眼睑下垂、患肌活动后迅速疲劳无力，休息后恢复。肌酶不升高、肌肉活检无实质性改变。

（5）旋毛虫病：患者有肌肉疼痛、眶周水肿，但无其他特征。

七、治　　疗

本病有两种临床模式：①发病 2～3 年后永久性缓解；②缓解后复发或缓慢进展。

1. 糖皮质激素（GC）　是治疗本病的一线药物。泼尼松推荐起始剂量 2 mg/（kg · d），分次口用，持续使用直到临床症状和实验室检查恢复正常后缓慢减量，需持续 2 年。有学者认为 JDM 患者常继发肠血管病变，导致口服吸收较差，推荐静脉注射糖皮质激素。

2. 免疫抑制剂　和类固醇连用可以改善症状，增加疗效，减少类固醇用量。①甲氨蝶呤（MTX）可作为免疫抑制剂的首选药物，常规用量每周 15 mg/m^2，口服或静脉注射。MTX 的主要不良反应有骨髓抑制、肝功能受损、口腔炎等。用药期应定期监测血常规和肝功能，同时服用叶酸可避免口腔炎的发生；②环孢素（CsA）报道的有效剂量为 5～8 mg/（kg · d）。在儿童中主要不良反应是高血压和多毛症。其他免疫抑制剂还硫唑嘌呤、他罗利姆、吗替麦考酚酯和环磷酰胺。

3. 丙种球蛋白　对常规类固醇治疗抵抗、同时联合免疫抑制剂治疗效果欠佳或不能耐受其不良反应的患者可静脉注射丙种球蛋白。IVIG 的剂量为 2 g/kg，每月 1 次。

4. 其他治疗　TNF 拮抗剂成人皮肌炎的治疗中取得了一定疗效，并且已被用于治疗儿童其他类风湿性疾病，但未有报道用于 JDM。

5. 皮肤钙沉着的治疗　有一定的困难。局限性皮损可以切除或引流。对于面积较大或弥漫性皮损可试服地尔硫卓、丙磺舒、氢氧化铝、秋水仙碱等治疗。早期、足量的使用糖皮质激素及免疫抑制剂可预防皮肤钙沉着。

JDM 的病死率小于 2%，虽然有 1/3 的患者呈慢性活动性病程，但总体预后良好。一般如果能早期诊断早治疗，部分患者能够长期缓解。

第三节　儿童硬皮病

内容摘要：

- 特点为局限性或弥漫性皮肤及内脏器官组织纤维化或硬化最终萎缩。
- 分为局限性硬皮病和系统性硬皮病。

儿童硬皮病（juvenile sclerosis　JS）是指发生在儿童的一种局限性或弥漫性皮肤及内脏器官组织纤维化或硬化，最后萎缩为特点的一种疾病。JS 分为两种：局限性硬皮病和系统性硬皮病。前者在儿童中较为常见，只累及皮肤，后者儿童罕见，除皮肤之外累及内脏器官。

一、病因和发病机制

本病病因和发病机制尚不明确。肯定与本病的发生有关的因素包括：感染（伯氏疏螺旋体）、外伤、药物、免疫反应和遗传。

本病皮肤与内脏器官主要的改变是微血管功能异常和组织纤维化。在系统性硬皮病早期就有血管功能异常与内皮损伤，后者导致血管渗出和水肿，是硬皮病早期特征性表现。纤维化可由某些细胞因子与生长因子激活成纤维细胞所致，此外免疫活化产生自身抗体、其他细胞外基质蛋白沉积均与硬皮病的发病相关。

二、儿童局限性硬皮病

儿童年局限性硬皮病比系统性硬皮病常

见，比例为 10∶1。人群中发病率约为 1/10 万，男女比例为 1∶2.4，平均发病年龄 7.3 岁，少数患者出生时即可发病，成为“先天性局限性硬皮病”。

1. 临床表现 新的分类标准将儿童局限性硬皮病分为 5 种：①局限性硬斑病：圆形或卵圆形局限性质硬斑块，中央为象牙白色，边缘为紫色，病情发展过程中可出现色素沉着。可只累及表皮和真皮，亦可以累及皮下组织、筋膜甚至肌肉。②线状硬斑病：发生于躯干和四肢的线状质硬斑块。刀劈状硬斑病表现为头皮开始累及前额直到面部垂直性沟状凹陷，可深达皮下软组织和骨骼，导致严重毁容；一侧面部的组织萎缩称为进行性偏侧颜面萎缩，即 Parry Romberg 综合征。③泛发性硬斑病：为至少累及头颈、躯干前侧或后侧、左上肢、右上肢、左下肢、右下肢 7 个部位中 2 处，皮疹≥3 处的质硬斑块，可相互融合。④全硬化性硬斑病：罕见，预后不良，好发于女孩，可导致发生进行性的严重残疾。真皮、皮下脂肪、筋膜、肌肉及骨骼发生炎症和硬化，好发于四肢，特别是伸侧，手、足、肘和膝呈屈曲挛缩，但很少侵犯内，无雷诺现象。⑤混合型硬斑病，上述两种或两种以上亚型共存。

2. 诊断和鉴别诊断 实验室检查无特异性，根据临床表现和病理活检可诊断。新发皮损或进展期皮损边缘活检显示真皮深层甚至皮下组织胶原束或血管周围有淋巴细胞浸润，一些脂肪细胞被新生的胶原所取代。硬化性斑块的晚期可见粗大单一胶原从真表皮交界处延伸到皮下组织，皮肤附属器被胶原包裹，几乎看不到炎症细胞。

本病需与硬化萎缩性苔藓、类脂质渐进性坏死鉴别。

3. 预后和治疗 JLS 大多进展缓慢，预后良好。但是部分病例可以造成严重后果，如运动受限、肢体或面部萎缩、影响生长发育。

（1）局部治疗：适用于较表浅的皮损。炎症期或者局限性硬斑病可局部外用皮质类固醇软膏，亦可以皮损内注射，但不宜长期使用。0.1%的他克莫司软膏也可用于炎症期皮损。有报道卡泊三醇对局限性硬斑病有效；咪喹莫特作为一种 γ-干扰素、TGF-β 诱导剂，5%咪喹莫特乳膏被试用于治疗 LS，临床和组织病理均证实患者的皮损有所改善。其他治疗方法包括 UVA1、窄波 UVB 及 PUVA。当皮损累及关节时可进行物理疗法。

（2）系统性治疗：当出现致残的可能，如线状硬皮病或某些深在的类型，可甲氨蝶呤联合系统皮质类固醇，治疗方案为诱导期治疗：静脉注射甲泼尼龙 20～30 mg/（kg · d），最大剂量 500 mg/d，连用 3 d，7 d 后重复冲击一次。维持阶段治疗：第一个冲击疗程结束后口服泼尼松龙 0.5～1.0 mg/（kg · d）4 d，冲击第二次，后继续口服至少 4 周，然后逐渐减量维持 3～6 个月。第二次甲泼尼龙冲击后加服 MTX（10～15 mg/m^2 每周），当疾病活动性控制后可减量，一般需维持 1 年。其他治疗包括青霉胺、硫唑嘌呤、秋水仙碱、环磷酰胺、吗替麦考酚酯、静脉注射免疫球蛋白、光动力治疗等。

三、儿童系统性硬皮病

本病罕见，发病率每年约为 0.27/ppm。16 岁以下发病者少于 5%，发病高峰为 10～16 岁。女性患者是男性患者的 4 倍。

儿童系统性硬皮病（juvenile systemic sclerosis，JSS）可以是弥漫性或局限性皮肤改变。弥漫性皮肤改变型患者表现为广泛而快速进展的皮肤硬化且侵犯心、肺、肾等内脏器官从而威胁生命。局限性皮肤改变型特征为局限而缓慢的皮肤硬化，常局限于肢端，且伴肺纤维化、动脉高压或吸收障碍。JSS 常与皮肌炎、系统性红斑狼疮重叠，出现重叠综合征，比例高于成人。雷诺氏症是最常见的首发症状占 70%，其中 10%可并发指端梗死，其次是近端皮肤硬结占 40%。和成人不同，CREST 综合征在儿童中罕见。

1. 组织病理 早期表现为表皮基本正常，真皮间质水肿，胶原纤维分离，真皮上层小血管周围少量淋巴细胞浸润；进一步发展胶原纤维肿胀，血管周围淋巴细胞浸润消失，小血管及胶原纤维周围酸性黏蛋白沉积；最后临床上硬化部位特征改变为表皮萎缩，真皮层与皮下组织胶原均质化，胶原过度沉积、汗腺和毛囊皮脂腺萎缩，弹性纤维破坏，真皮硬化纤维内仅见少量血管，血管壁增厚纤维化，管腔狭窄或闭塞。

2. 诊断 早期诊断有一定的困难。小于16岁的患儿可参考表17-3进行诊断，符合主要标准和次要标准中（表17-3）的2项即可诊断。其诊断的敏感性90%，特异性96%。

表17-3 儿童系统性硬皮病的诊断标准

主要标准	
近端（至掌指/趾指关节）皮肤硬化/皮肤硬结	
次要标准	
皮肤	指端硬化
外周血管	雷诺现象
	甲皱襞毛细血管畸形
	指尖溃疡
胃肠道	吞咽困难
	胃食管反流
心脏	心律不齐
	心力衰竭
肾脏	肾危象
	新发动脉高压
呼吸器官	肺纤维化（高分辨率CT/X线检测）
	肺一氧化碳弥散量降低
	肺动脉高压
神经系统	神经病
	腕管综合征
肌肉骨骼	腱摩擦音
	关节炎
	肌炎
血清学改变	ANA阳性
	系统性硬皮病特异性抗体阳性（抗着丝点抗体、抗纤维蛋白抗体、抗Scl-70、抗PM-Scl，抗原纤维蛋白、抗RNA聚合酶Ⅰ或Ⅲ）

3. 治疗

（1）免疫抑制剂：使用时需权衡利弊，主要用于弥漫性硬皮病早期；活动性肌肉受损及肺间质纤维化。常用的药物包括甲氨蝶呤、环磷酰胺、硫唑嘌呤和环孢素。甲氨蝶呤对于早期的皮损有效，常用剂量为5～10 mg/m^{2}每周；环磷酰胺用于肺间质纤维化的患者，静脉冲击治疗（0.5～1.0 mg/m^{2}每月，连用6个月）。体表面积（m^2）=（身高–160+体重）/100+1.0。

（2）系统使用皮质类固醇：出现肌炎、关节炎及腱鞘炎表现时需系统使用皮质类固醇，口服泼尼松 0.3～0.5 mg/（kg · d），但是其在JSS患者中的地位未经证实且可能引起较严重的不良反应，此外，JSS患儿即使适量的皮质类固醇也可能发生高血压肾危象。

（3）其他：UVA1治疗、静脉注射免疫球蛋白、生物制剂（如英夫利昔单抗、依那西普、利妥昔单抗）均可治疗成人系统性硬皮病，但治疗JSS的资料有限。D-青霉胺有一定疗效，由于其有严重的不良反应，其临床使用价值尚有争论。

（4）对症治疗：有雷诺现象的患者要注意保暖，可口服血管扩张剂（钙通道阻滞剂或ACEI），对于严重的雷诺现象，伴或不伴指尖溃疡者静脉注射前列腺素有效。系统性硬皮病患者常有内脏损害，质子泵抑制剂可用于胃食管反流，出现胃动力障碍时可用促胃动力药，抗生素用以预防胃肠道细菌感染。早期规律的物理治疗对于预防肢体挛缩有重要作用。

第四节 干燥综合征

内容摘要：

- 慢性淋巴细胞浸润唾液腺和泪腺。
- 临床表现为口腔干燥和眼干燥。
- 分为原发和继发。

干燥综合征（sjögren's syndrome，SS）是一种慢性淋巴细胞浸润唾液腺和泪腺引起的口腔干燥和眼干燥（干燥性角膜炎）的综合征。临床上分为原发性和继发性，后者常伴有系统性红斑狼疮、类风湿关节炎、硬皮病等结缔组织病。

一、流行病学

本病好发于50岁以上的女性。在儿童中女性的发病率是男性的3倍，平均发病年龄11岁，有报道最小发病年龄30个月。

二、临 床 表 现

由于泪腺减少，眼部表现为干燥性角膜结膜炎的症状，眼异物感、灼热感、干燥及易疲劳。唾液腺减少，自觉口干、口渴，味觉异常，亦可有舌痛，舌面干裂，舌乳头萎缩。出现难以控制发展的龋齿是本病的特征之一，表现为牙齿变黑，小片脱落，最终只留残根，发生率为 50%。复发性腮腺肿大在儿童中比成人中更为普遍，并且常常是其特征性的表现。

SS 还可侵犯肾脏、肝脏、胰脏、中枢神经系统、关节和皮肤，发生腺体外炎症症状如关节炎、皮肤血管炎。皮肤血管炎在成人 SS 中的发生比例为 25%，其典型的表现为四肢末端可触及的紫癜和荨麻疹性血管炎，但在儿童中的发生率目前还没有明确的数据。结节性红斑较为少见，雷诺现象不严重，不引起指端溃疡或组织萎缩。

三、实验室检查

本病实验室检查可出现血沉增快、γ 球蛋白明显增高、白细胞减少、血小板减少、贫血。低血钾见于肾小管酸中毒患者。成人原发性 SS 中抗 Ro/SSA 抗体阳性率达 70%～75%；抗 La/SSB 抗体阳性率达 48%～60%；两者均为阳性者占 50%～60%。80%的儿童 SS 患者抗 Ro/SSA 抗体或抗 La/SSB 抗体阳性。抗 Ro/SSA 抗体阳性患者更易发生腺体外炎症。抗 fodrin 抗体（anti-fodrin antibodies）是 SS 患者涎腺组织中的一种特异性自身抗原，可作为诊断 SS 的标志性抗体。国内研究显示儿童 SS 患者 ANA，RF 抗体阳性率均高于成人。

腮腺造影可见末端腺体造影剂外溢呈点状、球状阴影。唾液腺核素检查、唾液流率阳性（15min 内收集到自然流出唾液≤115ml）。眼干燥诊断需 Schirmer 实验 10mm 以下；Rose Bengal 实验（++）以上或荧光色素实验（+）。

四、组 织 病 理

腮腺活检特异性高，但有损伤面神经的风险，下唇部小唾液腺活检很少发生并发症，现以代替腮腺做组织活检。典型的病理变化为唾液腺中弥漫淋巴细胞浸润，腺泡组织被破坏或消失。50 个以上淋巴细胞聚集在一起成为 1 个病灶，病灶积分高于 1 分（即每 4 mm^2 腺体组织中有一个以上病灶）为本病的特点。

五、诊断和鉴别诊断

2002 年干燥综合征国际分类（诊断）标准：见表 17-4、表 17-5。

表 17-4　干燥综合征分类标准的项目

Ⅰ	口腔症状：3 项中有 1 项或 1 项以上
	（1）每日感口干持续 3 个月以上
	（2）成年后腮腺反复或持续肿大
	（3）吞咽干性食物时需用水帮助
Ⅱ	眼部症状：3 项中有 1 项或 1 项以上
	（1）每日感到不能忍受的眼干持续 3 个月以上
	（2）有反复的砂子进眼或砂磨感觉
	（3）每日需用人工泪液 3 次或 3 次以上
Ⅲ	眼部体征：下述检查任 1 项或 1 项以上阳性
	（1）Schirmer 试验（+）（≤1 mm/ min）
	（2）角膜染色（+）（≥4 van Bijsterveld 计分法）
Ⅳ	组织学检查：下唇腺病理活检示淋巴细胞灶≥1（指 4 mm^2 组织内至少有 50 个淋巴细胞聚集于唇腺间质者为 1 个灶）。
Ⅴ	涎腺受损：下述检查任 1 项或 1 项以上阳性
	（1）唾液流率（+）（≥1.5 ml/15 min）
	（2）腮腺造影（+）
	（3）涎腺同位素检查（+）
Ⅵ	自身抗体：抗 SSA 或抗 SSB（+）（双扩散法）

表 17-5　上述项目的具体分类

1. 原发性干燥综合征：无任何潜在疾病的情况下，符合有下述任 1 条则可诊断
（1）符合表 17-4 中 4 条或 4 条以上，但必须含有条目Ⅳ（组织学检查）或条目Ⅵ（自身抗体）
（2）条目Ⅲ、Ⅳ、Ⅴ、Ⅵ4 条中任 3 条阳性
2. 继发性干燥综合征：患者有潜在的疾病（如任一结缔组织病），而符合表 17-4 的Ⅰ和Ⅱ中任 1 条，同时符合条目Ⅲ、Ⅳ、Ⅴ中任 2 条
3. 必须除外：颈头面部放疗史，丙型肝炎病毒感染，艾滋病（AIDS），淋巴瘤，结节病，移植物抗宿主（GVH）病，抗乙酰胆碱药的应用（如阿托品、莨菪碱、溴丙胺太林、颠茄等）

SS 在儿童中常伴发高 γ 球蛋白血症、幼年

性类风湿关节炎、硬皮病、红斑狼疮、混合结缔组织病（MCTD）、皮肌炎。本病需和幼年复发性腮腺炎、HIV 相关性弥漫性淋巴细胞浸润症、其他病毒和细菌感染引起的腮腺炎、浸润型结节病和麻风、自发性口腔干燥症鉴别。

六、治　疗

无特效治疗方法，主要为对症处理、改善症状，以控制和延缓因免疫反应而引起的组织器官损害和继发感染。

眼干者给予人造泪液（0.5%羧甲基纤维素）；口干给予枸橼酸或柠檬汁解渴；避免使用某些减少唾液腺分泌的药物，如阿托品、利尿剂及某些抗组胺及抗抑郁药物；由于唾液腺减少，易生龋齿，为预防发展，应注意口腔卫生；合并有腺体外损害，如肾小球肾炎、肺间质性病变、神经系统、肝脏损害、以血小板为主的血细胞低下、肌炎等患者则需给予肾上腺皮质激素。

七、预　后

本病预后良好。

第五节　混合结缔组织病

内容摘要：

- 临床上床上具有 SLE、系统性硬皮病和多发性肌炎特征，血清中高滴度 U1RNP 抗体（U1 核糖核蛋白）的自身免疫性疾病。
- 儿童最常见的表现为关节痛和雷诺症。
- 几乎所有患者抗 U1RNP 抗体（+），且高滴度（>1：4 000）。

混合结缔组织病（mixed connective tissue disease，MCTD）1972 年由 Sharp 等首先报道。本病是指临床上具有 SLE、系统性硬皮病和多发性肌炎特征，血清中高滴度 U1RNP 抗体（U1 核糖核蛋白）的自身免疫性疾病。儿童患者约占 23%。

一、临 床 表 现

儿童最常见的表现为关节痛和雷诺症，至少 80%～90%的患儿可出现。肌炎在 MCTD 患儿中很常见，也是此类疾病的一项诊断标准，可表现为近端肌无力和（或）肌痛，伴或不伴肌酶升高及肌电图表现，上肢肌比下肢肌更易受累。其他还包括手指肿胀和硬化、颧部皮疹、肺部炎症性改变、试管功能障碍、淋巴结肿大、脱发及浆膜炎等，此外 SS 在儿童 MCTD 中也是一个常见的表现，表现为反复腮腺肿大和（或）干燥性角结膜炎伴或不伴反复或持续性声嘶。表 17-6 列出了 MCTD 各个系统的临床表现。

表 17-6　MCTD 各系统临床表现

皮肤表现	肺部表现
（1）颧部红斑	（1）肺弥散功能降低
（2）光敏感	（2）肺间质纤维化
（3）甲周毛细血管扩张	心脏表现
（4）色素沉着或色素减退	（1）心包炎/心肌炎
（5）眼睑紫红色斑片	（2）主动脉瓣关闭不全
（6）指端硬化	（3）充血性心力衰竭
（7）脱发	肾脏表现
肌肉骨骼表现	肾小球肾炎
（1）关节痛/关节炎	神经系统表现
（2）近端肌无力	（1）癫痫发作
（3）雷诺症	（2）头痛
胃肠道表现	周围神经病变
食管蠕动降低	

二、实验室检查

几乎 100%的患者抗 U1RNP 抗体（+），且高滴度（>1：4 000）；ANA（+）高滴度斑点型；Ro 抗体（+）；Sm 抗体（–）（一些患儿可有低滴度的 Sm）；dsDNA 有时可阳性；补体正常或增高。其他非特异性表现有贫血、白细胞减少、血沉增快。

三、诊　断

目前尚无国际统一的儿童诊断标准，可参照 Kasukawa 标准（表 17-7），必须符合以上 3 项标准即可确诊。

表 17-7　MCTD Kasukawa 诊断标准

(1)雷诺现象或手指/手肿胀
(2)抗 snRNP 抗体阳性
(3)以下任何两种内各具有一条以上的症状:
1)SLE 样表现(多关节炎;淋巴结病变;面部红斑;心包炎或胸膜炎;白细胞或血小板减少)
2)系统性硬皮病样表现(指端硬化;肺纤维化,限制性通气障碍或弥散功能减低;食管蠕动减少或食管扩张)
3)PM 样表现(肌肉无力;血清肌酶水平升高(CPK);EMG 示肌源性损害)

四、治疗和预后

低剂量皮质类固醇激素合并非甾体抗炎药(NSAID)缓解关节炎;皮肤损害常用羟氯喹;硝苯地平等钙离子通道阻滞剂用于治疗雷诺症。大多数患儿预后较好,有严重肺部受累和有向着硬皮病发展者预后差。

(周　欣　韩建德　张锡宝　史建强)

第十八章　水疱大疱性皮肤病

第一节　天疱疮

内容提要：

- 病理特征为棘层松解和表皮内水疱形成，自身抗体的靶抗原主要为桥粒的组成部分。
- 主要的临床表现为皮肤和（或）黏膜部位松弛的水疱或者糜烂面。
- 直接和间接免疫荧光检测是确诊本病的重要诊断手段。
- 早期规范诊治，使用糖皮质类固醇激素、免疫抑制剂等。

天疱疮（pemphigus）是一类严重慢性的发疱性皮肤病，水疱松弛，可以出现在正常皮肤和黏膜上。本病可以分为寻常型天疱疮、落叶型天疱疮、IgA 天疱疮、药物相关天疱疮和副肿瘤性天疱疮。表皮细胞间水肿，细胞间桥缺失导致棘层松解，表皮细胞不能彼此黏附，从而出现表皮内水疱。本病的自身抗体靶抗原都是桥粒的组分。

本病男女发病率基本相同，发病率为每年百万人中有 0.76～5.00 个新发病例，寻常型天疱疮较其他类型发病率更高。

一、寻常型天疱疮

寻常型天疱疮是一种慢性水疱性皮肤病，表现为松弛大疱和持续存在皮肤糜烂，具有潜在的生命危险。本病一般成人，特别是中老年患者较多，儿童少见罹患本病，预后也较成年人好。寻常型天疱疮好发于脂溢部位（如面、头皮、颈部、胸部正中、腋下、腹股沟和脐周等区域）及足、后背的受压部位。约 95%的患者有口腔黏膜受累，超过一半的患儿初始可以仅表现为反复口炎，数月后才有皮肤改变。但口腔很少能见到完整的水疱，往往都是形成水疱很快破裂，形成疼痛粗糙的糜烂面，愈合缓慢。其他黏膜，如肛门生殖器部位、眼结膜、唇黏膜及咽喉也可以出现类似改变，儿童可以有食管回肠黏膜受累，导致失蛋白肠病。黏膜受累可以是最早出现甚至是唯一受累的部位，因此对有慢性反复发作严重黏膜溃疡的儿童应该进行仔细的询问病史和体检，必要时应该及时黏膜活检。

天疱疮的皮肤表现为红斑或者正常皮肤上的水疱大疱，水疱可以局限发作于初发部位很长时间，才出现其他部位的皮损。皮损发作时伴有瘙痒或者烧灼感。刚出现的水疱小于 1 cm，但很快增大至直径数厘米。对外周正常皮肤施以水平压力可以出现水疱扩大或者皮肤松弛（Nikolsky 征，尼氏征）。这种现象是表皮黏附缺陷所致，但不是天疱疮特有的，其他疾病如大疱表皮松解症、类天疱疮、Stevens–Johnson 综合征和中毒性大疱表皮坏死松解症可以存在尼氏征阳性。天疱疮的水疱很容易破裂，留下难以愈合、疼痛易出血的糜烂面，表面常有痂屑，但愈后不遗留瘢痕。容易误诊为脓疱疮或者感染性脂溢性皮炎。皮肤大面积的受累会导致表皮屏障功能缺失，体液丢失和继发感染。

最早的病理改变为细胞间水肿，棘层松解和基底细胞层上方裂隙形成。基底细胞彼此分离，但仍然附着于真皮上，形成“砖墙”样表现。快速 Tzank 涂片可以发现棘层松解细胞。直接免疫荧光可见 IgG 和补体沉积于表皮细胞间。间接免疫荧光可见患者血清存在可以结合细胞间的 IgG 抗体。循环抗体的滴度和疾病活动性相关。黏膜天疱疮的靶向抗原是桥粒芯糖蛋白 3（desmoglein 3，Dsg3），这是一种桥粒成分，仅在黏膜和表皮下层表达，其抗体可以通过 ELISA 方法检测。Dsg1 在表皮和黏膜全层，但在黏膜中的表达水平较低，若仅存在抗 Dsg1 抗体，水疱出现在表皮浅层，深层的 Dsg3 可以补偿 Dsg1 的缺失，黏膜不受累，即落叶型天疱疮的表现。仅有 Dsg3 抗体，皮肤中可以有 Dsg1 补偿，但黏膜 Dsg1 的表达不足以补偿，一般仅出现黏膜的损害。

若存在针对两种 Dsg 的抗体则可以出现皮肤和黏膜的水疱。

还有一种暂时性的亚型，表现为新生儿和孕妇的寻常型天疱疮，他们存在循环的 IgG 抗体，可以透过胎盘。伴随来自母体的抗体代谢消除，新生儿的水疱可以在数星期之内自动消退，一般仅需要预防继发感染。若母亲为落叶型天疱疮患者，新生儿的表皮 Dsg3 在表皮全层均有分布，新生儿一般没有水疱。

本病需与多种疾病鉴别：疱疹性口炎、阿弗他溃疡、多形红斑、脓疱疮、中毒性表皮松解坏死、类天疱疮、疱疹样皮炎和药疹等。确诊需要进行皮肤组织病理检查和免疫荧光检查，同时应该除外病毒和细菌感染。

在糖皮质激素出现之前，天疱疮是一种致死性的疾病，目前死亡率虽然大大减低，但仍然是一种严重的皮肤病，早期的确诊和规范的治疗可以改善预后。

对轻型患者，一天两次外用曲安西龙或更强效的皮质类固醇激素就足够了。单个皮损可以采取皮质激素皮损内注射的方法。但对大多数患者来说，需要系统使用皮质类固醇激素，剂量根据皮肤黏膜受累范围进行调节，间接免疫荧光检测循环抗体的滴度也可以帮助判断疾病活动性。治疗的目标是用最小的激素量控制疾病。泼尼松龙的起始量可以从 0.5～2.0 mg/（kg · d）开始，控制病情 1～4 周减量，推荐隔日给药。当皮损累及超过 25%体表面积，可以采取静脉给药冲击治疗：甲基泼尼松龙 0.5～1.0 g/d，共 3 d。每月冲击治疗一次，用药间隔需要泼尼松龙 10～20 mg/d 维持。

免疫抑制剂如硫唑嘌呤和环磷酰胺也有效，起效时间一般为 4～8 周。主要的不良反应包括骨髓抑制和肝毒性。硫唑嘌呤所致的急性骨髓抑制一般在硫嘌呤甲基转移酶（thiopurine methyltransferase，TPMT）缺乏的患者中出现，因此用药之前检测 TPMT 活性，并根据活性程度调节硫唑嘌呤剂量可以避免不良反应的发生。环孢酰胺可致生殖系统毒性，因此在儿童患者的使用需慎重，此外还可能出现出血性膀胱炎，当累积使用超过 20g 时发生膀胱肿瘤概率增高。天疱疮一般不使用甲氨蝶呤，因为相关皮肤感染率增高，而且影响皮肤伤口愈合。部分病例报告环孢素有效，但目前缺乏大量的循证医学证据，部分研究表明环孢素的使用和瘢痕发生有相关性。金制剂也是有效的，一般风湿科医生的使用经验更加丰富，可以考虑联合多学科进行治疗。氨苯砜是儿童中最常用的联合治疗药物，安全性较好。治疗前应该检查血常规和 G6PD 水平，之后也应该定期复查血常规。主要的不良反应包括溶血性贫血（G6PD 缺乏症患者需特别注意，是本药的禁忌证）、高铁血红高蛋白血症（表现为面部、黏膜和甲的发蓝）等。吗替麦考酚酯作为较新的抑制 T 细胞和 B 细胞的免疫抑制剂，也可以使用，但目前临床经验缺乏，主要不良反应包括胃肠道反应和骨髓抑制。

其他可以直接减少自身抗体的治疗包括血浆置换和免疫吸附，一般联合皮质类固醇激素使用，但报道效果不一。大剂量静脉注射丙种球蛋白（intravenous immunoglobulin，IVIG）可以很快控制疾病活动性，特别是在前期使用抗组胺药物和氢化可的松后，需要严格控制适应证：对其他治疗反应不佳或出现严重不良反应。利妥昔单抗（抗 CD20 单克隆抗体），可以有效抑制 B 细胞，对成人型和青少年型的天疱疮也有效，但在儿童患者的使用经验不足。

二、增殖型天疱疮

增殖型天疱疮是寻常型天疱疮的一种罕见的亚型，主要表现为间擦部位在伤口修复期形成疣状疼痛性增殖。本病好发于腹股沟和腋下等屈侧。治疗反应不佳的糜烂溃疡也可以出现这种增殖。受累部位可以出现脓疱、渗出和浆液性痂，继发感染，出现异味。这种增殖愈合后常伴有色素沉着。一般认为此种亚型是皮肤对损伤修复的反应。

组织学上除了寻常型天疱疮常见的棘层松解，还可以见到表皮高度增生和真皮乳头层的乳头瘤样变。免疫荧光检查建议对皮损周围外观正常的皮肤取材，表现和寻常型天疱疮一致。

本病病程进展和治疗同寻常型天疱疮。

三、落叶型天疱疮

落叶型天疱疮（浅表型天疱疮）发生在表皮较浅层，好发于中年人，儿童少见，但在儿童发病高于寻常型天疱疮。通常水疱较小而松弛，易于破裂，留下浅表糜烂面。一半的患者初始表现为头皮的慢性红斑和脱屑，进而渗出、结痂和出现水疱，可以伴有疼痛。几周后扩散累及躯干和上肢。另外的患者则始发于躯干四肢。慢性皮损以糜烂和结痂为主，常被误诊为脓疱疮，但对口服抗生素不敏感。皮疹常见环形排列，虽然本病的尼氏征也是阳性的，但临床上很少见到水疱大疱。常见的受累部位包括头皮、面部、上胸部、腹部和背部。发生在下肢的水疱常常是完整的。患者一般情况较好，少部分人有瘙痒、疼痛或烧灼感。偶尔本病可以发展弥漫至全身，呈“红皮病”，病情也相对进展快速严重。但黏膜部位很少受累，或仅见到小而浅表的糜烂面，临床上常被忽视。红斑型天疱疮是落叶型天疱疮的一种亚型，皮损局限于面部“蝴蝶”样部位（颧和鼻部）、头皮、上胸部和背部。部分患者可以检测到抗核抗体。

地方性天疱疮（野火，也称为巴西天疱疮）是一种发生于热带的落叶型天疱疮亚型，但在临床和病理上和散发的落叶型天疱疮类似。病如其名，本病主要发生在巴西和其他一些南美地区，15%的患者是儿童，家庭以务农为主，很多居住在河边，并且有较多的户外活动时间。大多患者和接触黑蝇及一些嗜血昆虫可能有关，推测其可能是本病的传播媒介。但目前没有明确的证据表明本病是经血液或者体液传播，但常常发生在有遗传关联性的家庭中。好发于暴露部位，如头颈部，向肢体蔓延。皮损类似烧伤，进展和愈合缓慢，需要数周到数月的时间，伴有明显疼痛。慢性发作会导致皮肤色素沉着，疣状增生，角化过度和毛发缺失。一些患儿甚至出现发育迟缓和侏儒。*HLA-DR1* 位点和缺乏保护性基因的 *HLA-DQw2* 位点同时存在，可能是本病的遗传学背景。

落叶型天疱疮和巴西天疱疮的组织病理都表现为表皮内水疱和表皮细胞间松解，类似寻常型天疱疮，但松解部位更加表浅，常位于颗粒层或角层下方的部位。水疱内可见到棘层松解细胞和中性粒细胞。真皮部位可见到轻到中度的炎症细胞浸润，以嗜酸粒细胞为主。直接免疫荧光可以见到细胞间 IgG 和 C3 沉积。靶向抗原为 Dsg1，主要分布在基底层上的角质形成细胞中，也是脓疱疮和葡萄球菌脱屑皮肤综合征（staphylococcal scalded skin syndrome，SSSS）的细菌毒素的靶点。间接免疫荧光可以检测到循环的 IgG 抗体，可以和浅层上皮细胞结合。地方性天疱疮与针对 Dsg1 的 IgG4 和 IgM 抗体相关。虽然 Dsg1 在黏膜中也有表达，Dsg3 可以补充其表达，在落叶型天疱疮的患者中一般没有口腔黏膜损害。有报道新生儿天疱疮，与母亲患有散发性落叶型天疱疮相关，具有高滴度的抗 Dsg1 抗体，但目前没有母亲患有地方性天疱疮的报道。

外用皮质类固醇激素（曲安西龙或更强效激素）仅能控制轻度的患者，皮损内注射曲安西龙仅有个例报道有效，但对增殖性皮损效果较好。大部分落叶型天疱疮患者需要长期的系统性皮质类固醇激素的治疗，同时对于巴西天疱疮，皮质激素的使用有助于矫正其生长发育。常用泼尼松龙 1～2 mg/（kg · d），可以增高至 5 mg/（kg · d）。但有报道曲安西龙治疗巴西天疱疮的效果优于泼尼松龙，不良反应也更少。其他免疫抑制剂如硫唑嘌呤和环磷酰胺也有效，但使用应该慎重权衡利弊。氨苯砜对本病效果不佳。磺胺吡啶的临床应用也缺乏较多的经验。利妥昔单抗对数例严重的患者的治疗均表现出效果，使用剂量在 375 mg/m^2。吗替麦考酚酯和 IVIG 作为联合治疗的手段效果仍然不够理想。此外，难治性巴西天疱疮可以联合抗疟药物治疗。

四、药物相关的天疱疮

本病儿童少见。最常见相关药物是青霉胺和卡托普利，存在巯基或者酰胺基，可以和 Dsg1 和 Dsg3 相互作用，改变 Dsg 的抗原性。和其他药物疹不同，药物相关天疱疮从开始用药到发疹可以潜伏数月。

最开始皮疹表现为麻疹样、环形或者荨麻

疹样红斑，经过或长或短的潜伏期，进而发展为水疱。典型皮疹类似落叶型天疱疮，少见寻常型天疱疮。口腔受累少见。

本病治疗以去除病因，停用致病药物为主。药物治疗同寻常型天疱疮，可以快速减量。

五、IgA 天疱疮

IgA 天疱疮顾名思义组织病理上是 IgA 沉积于表皮细胞间，而不是 IgG。组织学根据 IgA 沉积的部位，可以分为角层下脓疱病型和表皮内中性粒细胞 IgA 皮病型。两种类型都有水疱、小疱和脓疱位于边界清楚的红斑上。前者的自身抗体以桥粒胶蛋白 1（desmocollin 1，Dsc1）为靶抗原。表皮内中性粒细胞 IgA 皮病型的患者可以检测到针对 Dsg1 和 Dsg3 的抗体。脓疱型可能与角层下脓疱病是同一种疾病，儿童罕见，但已有报道最小的患者为 7 周。表现类似增殖型天疱疮的也有报道。最年轻的患者仅 1 月龄。

皮疹开始表现为红斑基础上的脓疱或者水疱，群集大量的脓疱很快泛发全身，形成大的环状、匐行排列，主要分布在腹部、腋下和腹股沟区域。单个皮疹可以持续 5 天，脓疱消退后，遗留薄痂屑和浅褐色色素沉着，一般没有萎缩和瘢痕，新的皮疹很快出现，此起彼伏。本病预后良好，但反复发作，可以持续 5～8 年的病程。

组织病理学可以见到角层下裂隙，充满多核中性粒细胞，但免疫荧光一般是阴性的。

本病在儿童的预后一般较好，但很多患儿随访 5 年后病情仍然具有活动性。

本病使用氨苯砜效果最佳，一般 50～100 mg/d，可以联合低剂量的泼尼松龙[0.5 mg/（kg · d）或更少]或外用皮质类固醇激素。维 A 酸类也可以使用，阿维 A 酯和阿维 A 等均报道有效，但也需要缓慢减量，可以用于氨苯砜和皮质类固醇激素治疗抵抗的患者。大环内酯类抗生素有个例报道有效。

六、副肿瘤性天疱疮

副肿瘤性天疱疮是一种少见的和恶性肿瘤相关的自身免疫性疾病。儿童发病也有报道。患儿最常见合并 Castleman 肿瘤，这是一种常发于后腹膜和中膈的淋巴样组织增生性疾病。其他肿瘤如肉瘤、T 细胞淋巴瘤和肌成纤维细胞瘤也可以导致副肿瘤性天疱疮。但少数情况可以完全无法找到原发肿瘤。所有的患者都有难治性口腔炎的表现，主要累及唇黏膜，类似 Stevens–Johnson 综合征的表现。2/3 的患者有结膜损害，部分可以进展为眼球粘连和失明。皮疹表现为水疱和（或）类似扁平苔藓、多形红斑的损害。躯干四肢为好发部位。掌跖和甲的受累常会导致甲脱落。气管支气管黏膜受累，可以引起阻塞性支气管炎，这种并发症是致命的。

组织病理学可以见到表内棘层松解，角化不良细胞和基底细胞液化变性，类似天疱疮和 Stevens–Johnson 综合征的病理特点均可以见到。直接免疫荧光常常是阴性的，但免疫吸附试验可以检测到数种抗表皮结构蛋白的自身抗体，主要的靶抗原是斑蛋白家族成员，包括 Dsg1、Dsg3、大疱性类天疱疮抗原 1（bullous pemphigoid antigen 1，BPAG1）、桥粒斑蛋白、包斑蛋白和周斑蛋白（perip- lakin）。这些抗体可以与单层或者移行上皮反应，如膀胱上皮，可以用于区别副肿瘤性天疱疮和寻常型天疱疮。此外副肿瘤性天疱疮涉及细胞介导的细胞毒作用，类似 Stevens–Johnson 综合征，因此临床表现更为严重，有顽固的口腔受累和多形红斑性的皮疹。

副肿瘤性天疱疮需要和 Stevens-Johnson 综合征、中毒性表皮坏死松解症、寻常型天疱疮、瘢痕性类天疱疮、大疱性扁平苔藓及口腔疱疹/念珠菌感染相鉴别。一旦怀疑本病的诊断，必须及时寻找肿瘤原发灶。需要详细地对肝脏、脾脏和淋巴结进行体检，血常规、血浆蛋白电泳和对胸腹盆腔进行 CT 扫描都是必要的。

副肿瘤性天疱疮患者在去除原发肿瘤，如 Castleman 肿瘤后可以显著缓解，但也有手术后 18 个月仍不能缓解的报道。和恶性肿瘤肿瘤相关的预后更差。大部分患者在诊断明确的数月内死亡，死因多为呼吸系统衰竭或继发感染。除针对原发肿瘤的治疗，其他治疗和寻常型天疱疮相同，但皮质类固醇激素或免疫抑制剂的使用对预后没有明显影响。

第二节 类天疱疮

内容提要：

- 类天疱疮是自身免疫性疾病，主要破坏皮肤基底膜和半桥粒等成分，出现表皮下水疱。
- 临床表现为瘙痒的红斑、风团样皮疹和紧张的水疱。
- 确诊需要皮肤组织活检病理和免疫荧光检测。
- 治疗首选四环素/红霉素和烟酰胺，严重患者需要使用糖皮质类固醇激素和免疫抑制剂。

类天疱疮（pemphigoid）是一组自身免疫性表皮下水疱性疾病，循环的自身 IgG 抗体可以导致皮肤基底膜带透明板和半桥粒破坏，出现水疱。尽管本病多见于老年人，但偶有儿童甚至婴儿的病例报告。

一、大疱性类天疱疮

本病发病时常表现为轻到中度瘙痒，伴有水肿性红斑，类似荨麻疹，数周可以发展为紧张的大疱，偶尔出现血疱。水疱可以发生在正常皮肤或红斑之上，常常出现在环形或多环形红斑的外围。水疱一般直径为 0.25～2.00 cm。好发于下腹部、肛门生殖器部位和四肢屈侧，但面部常常没有水疱。尼氏征阴性。婴儿可以见到掌跖水疱，但儿童和成人很少有掌跖累及。较大的儿童阴茎皮损也很常见。和天疱疮相比，类天疱疮的水疱更加紧张，炎性较为明显，病程也更缓慢。水疱愈后不留瘢痕，但可以遗留色素沉着、色素减退和粟丘疹。1/4 的患儿有口腔累及。不少患者有血中嗜酸粒细胞增多，可以增高至 65%。同时总 IgE 也可以增高，有报道增高至 2934U/ml。结节性类天疱疮表现为瘙痒剧烈的结节和角化过度斑块，类似结节性痒疹，免疫荧光可见线性 C3 沉积，或是 IgG 和 C3 均有沉积。

目前没有儿童患者伴随恶性肿瘤的报道，但其他免疫相关性疾病，如胸腺萎缩、炎症性肠病、感染和药物等诱因均有报道。

本病典型皮肤组织病理为表皮下裂隙形成，一般不伴乳头部位微脓肿，可以和疱疹样皮炎鉴别。组织可以见到嗜酸粒细胞浸润，常见外周血嗜酸粒细胞增高。直接免疫荧光（direct immunofluorescence，DIF）可见到补体 C3 和 IgG 在基底膜透明板处沉积。间接免疫荧光（indirect immunofluorescence，IIF）可以检测到 72%的患儿有抗基底膜带的循环 IgG 抗体，但抗体滴度并不与疾病活动性相关。这种循环免疫沉积物可以和盐裂皮肤的基底部位结合（透明板下）。抗体最常见为抗 BP180 抗原，也可以出现抗 BP230 抗原。ELISA 的结果更为敏感，但特异性与 IIF 相似。

儿童的大疱性类天疱疮一般预后较好，大部分患者可以在 1 年之内缓解。合并其他系统疾病的患儿预后可能不佳。

局限型和轻度受累患者可以外用强效皮质类固醇激素。但系统性皮质类固醇激素仍然是治疗弥漫发作的最常用有效的方法，初始一般使用泼尼松龙每日 1～2 mg/kg，病情可以得到很快控制，也可以使用磺胺吡啶（每日 10～50 mg）、氨苯砜（每日 1～2 mg/kg）和硫唑嘌呤（每日 4 mg/kg）。但一些患者可能在 G6PD 正常的情况下使用氨苯砜仍然出现严重的溶血性贫血。红霉素（每日 50 mg/kg），可以合用烟酰胺（每日 40 mg/kg）对一些患儿有效，一般在 1～3 周之内起效。大于 12 岁的儿童可以使用四环素。大多数患者无须使用硫唑嘌呤、环磷酰胺等免疫抑制剂。大多数患儿可以在一年内治愈，预后良好。一些重症患儿可以使用血浆置换和体外光化学疗法。

二、局限性青少年外阴类天疱疮

本病是黏膜型类天疱疮的一种亚型，好发于 6～12 岁的女童，成年人也有报道，皮损局限于外阴部位，靶抗原是 BP230 和 BP180，但本病的部位特异性发病机制仍然不明确。

本病临床表现为外阴部位的红斑水疱，进展为较大血疱。水疱破裂后形成红斑糜烂的表面，进一步发展为溃疡，甚至引起黏膜粘连。伴有瘙痒和疼痛。愈后不留瘢痕，但有报道可以出现不典型的黑素细胞痣。不伴有其他黏膜（眼、口腔等）损害。

本病病理表现和免疫荧光检查结果和大

疱性类天疱疮一致，沉积的抗体以 IgG 和 C3 为主，IgM 和 IgA 也可以出现。免疫电镜检查可以发现抗体主要结合在透明板部位。间接免疫荧光可以是阴性的，但部分患者抗体滴度可以高至 1∶1280。免疫吸附试验证实靶抗原是 BP230 和 BP180。

本病的确证需要组织病理学检查和免疫荧光检查，鉴别诊断包括多形红斑、固定性药疹、硬化萎缩性苔藓等外因部位疾病。部分患者可以在 2 年后自愈，但很多患者仍然需要持续的治疗。

治疗：外用治疗需要较强效的皮质类固醇激素（如 0.05%丙酸倍他米松），但氢化可的松有时也是足够的，其他外用四环素软膏和他克莫司软膏都是有效的。有效地系统治疗包括红霉素和烟酰胺（均 1 d 3 次，每次 500 mg）。

三、黏膜型类天疱疮

本病主要累及黏膜和其他非鳞状角化上皮，如眼、口腔、鼻咽部、喉部、食管和生殖器部位。这些部位的损害可以引起瘢痕粘连挛缩，最终导致相关功能损害，以往本亚型也被称为瘢痕性类天疱疮。

瘢痕型类天疱疮的好发部位是黏膜，只有 1/4 的患者皮肤受累，主要在面部、颈部、上胸部。复发性水疱常见于口腔黏膜、结膜及其他黏膜，如鼻咽部、食管、咽喉、生殖器肛门等。口腔受累常常表现为脱屑性齿龈炎，很多年后才出现眼部症状。眼部受累常表现为干眼症，有慢性难治的结膜刺激症状。结膜受累会导致睑外翻、内生睫、胬肉、角膜干燥、角膜溃疡，1/4 的患者可以出现失明。食管受累会导致挛缩。喉部受累具有生命危险。生殖器黏膜粘连会导致男性包茎和女性阴道狭窄。

若能取材到新鲜完整的水疱，典型的组织病理表现为表皮下水疱，伴中性粒细胞，真皮乳头层和血管周围有中性粒细胞和淋巴细胞为主的浸润，少见嗜酸粒细胞。部分可以见到真皮的瘢痕形成。直接免疫荧光检测外观正常的皮肤或者黏膜，可以观察到线性排列的 IgG、IgA 或者 C3 沉积在基底膜带。但进行间接免疫荧光检查时，不是所有患者间都能检测到循环的针对基底膜带的自身抗体。黏膜型类天疱疮的主要靶抗原是 BP180 及其 120kDa 的 LAD 胞外域、整合素 α6β4、板层素 332。发病机制包括这些针对基底膜带的自身抗体、特定的 *HLA-DQ* 基因型、细胞免疫、细胞因子和表位扩散等因素。

本病主要和累及黏膜的其他慢性水疱性疾病鉴别，临床表现、组织病理和免疫荧光检查可以确证，但需注意后者阴性并不能排除本病的诊断。可以使用盐裂皮肤进行间接免疫荧光检查，帮助区别获得性大疱表皮松解症和本病。

本病病程很长，可以长期的缓解复发，但目前报道的儿童患者很少。一般预后较好，但累及眼部和黏膜的损害可以导致失明和其他较严重的并发症。

治疗：口腔部的损害可以外用皮质类固醇激素。免疫抑制剂，如氨苯砜、硫唑嘌呤、甲氨蝶呤和吗替麦考酚酯对部分患者也是有效的。但对于进展较快，累及眼部和口腔大范围病变，喉部和食管受累的患者应该及时系统使用皮质类固醇激素[泼尼松起始量 1～2 mg/（kg · d）]，联合环磷酰胺[2 mg/（kg · d）]。一旦病情缓解，泼尼松可以减量。对其他治疗抵抗或者病情危重的患者可以使用 IVIG 和利妥昔单抗治疗。因为多器官可能受累，治疗本病时应该注意请相关科室会诊，协助治疗。

四、妊娠类天疱疮

妊娠类天疱疮十分罕见，病因是母亲在怀孕期间患病，出现剧烈瘙痒的水疱，母亲体内自身抗体（IgG）可以通过胎盘转移，导致新生儿出现一过性的皮疹。皮疹一般在生后 3 d 内出现，表现较轻，常见红斑和丘疹，水疱少见。皮疹一般在 2～4 周自动消退，愈合后可以出现表皮囊肿。常见的靶抗原是基底膜的 BP180，但 BP230 也有报道，此外胎盘和皮肤的交叉免疫也可能是发病原因。

新生儿皮肤的组织病理表现为表皮下水

疱，伴有嗜酸粒细胞为主的混合性炎细胞浸润。直接免疫荧光检查可见线状的 IgG 和 C3 沉积在基底膜带。间接免疫荧光可见 C3 沉积在基底膜带，部分病例同时存在 C3 和 IgG。

本病需要和新生儿天疱疮、新生儿疱疹、SSSS 及其他病毒和细菌感染相鉴别。一旦确诊，无须治疗，注意预防及发感染即可。

第三节　疱疹样皮炎

内容提要：

- 疱疹样皮炎和遗传密切相关，常存在转谷氨酰胺酶抗体，可以合并谷胶敏感性肠病。
- 临床表现为好发于关节伸侧的群集疱疹样分布的水疱。

疱疹样皮炎又称为 Duhring's 病，临床表现为严重瘙痒的丘疱疹或水疱。本病在北欧人发病率高。本病好发年龄为 30～40 岁，但约有 10%的患者在 16 岁之前发病，但 2 岁以前的婴幼儿患者罕见，可能和饮食习惯有关。儿童期女性发病较男性多，但成年患者的男性发病率是女性的 2 倍。本病和遗传密切相关。

疱疹样皮炎好发于关节伸侧，包括膝、肘、臀、骶和肩等，面部、眼睑、发际、颈后和头皮也可以出现皮损，但面部和黏膜少有累及。皮损的分布通常为对称群集（疱疹样）的。水肿性红斑或风团样皮疹伴随剧烈瘙痒或灼热感。典型的皮疹是米粒大小清澈紧张的水疱，直径一般为 0.3～4.0 mm。这些水疱易破，遗留表皮剥脱和色素异常，慢性皮损在反复搔抓刺激后可以形成苔藓样变。本病病程慢性，迁延反复可以长达 5～10 年。

疱疹样皮炎和谷胶敏感性肠病明显相关。所谓谷胶是面粉中冲洗去淀粉类后残余的蛋白质类物质。一些研究认为 75%～90%的患者有小肠功能障碍，组织学表现和腹腔型谷胶敏感性肠病一样，上皮中有大量淋巴细胞浸润。进行无谷胶饮食后，皮肤科和消化道都可以缓解。神经系统症状也很少见，可能出现共济失调。一些学者认为疱疹样皮炎是腹部疾病的皮肤表现。患者早期可以仅表现为乏力和体重减轻的症状。两者都和 *HLA-DR3*、*DQw2* 基因相关联。两种疾病的患者都存在循环抗组织转谷酰胺酶（TG2）抗体和抗肌内膜抗体。但抗表皮转谷酰胺酶（TG3）抗体和疱疹样皮炎的发病更加相关，它更加敏感、特异，和疾病活动性变化一致。

儿童的疱疹样皮炎需要和虫咬皮炎、湿疹、荨麻疹、疥疮和急性痘疮样苔藓样糠疹相鉴别。血清中抗转谷酰胺酶 3 的 IgA 水平可以作为疱疹样皮炎的筛查试验。本病的确诊需要皮肤组织学病理和免疫荧光染色。表皮下微脓肿以中性粒细胞和嗜酸粒细胞为主，分布在真皮乳头处。水疱周围皮肤进行免疫荧光检查，可以看见颗粒状 IgA 分布在真皮乳头处，IgG、IgM 和 C3 也可能存在。这种免疫荧光下的现象可以和线状 IgA 大疱性皮病相区别。部分研究提示这种颗粒状 IgA 结合的蛋白可能是网蛋白。必要时可以进行小肠黏膜活检以确诊谷胶敏感性肠病，同时可以积极地对其他相关疾病，如贫血、共济失调和自身免疫性疾病进行必要的检查。

本病伴随终生，仅有 15%的患者可以自愈。氨苯砜和磺胺吡啶可以有效缓解症状，减少发作，但对肠病无效。用药后 24～48 h 可以很快见效，这对诊断性治疗也有帮助。推荐的初始剂量是氨苯砜每日 1～2 mg/kg。一旦皮损得到控制，剂量可以减少至最小（一般是 12.5～50.0 mg/d），停药可能在 48h 之内引起皮疹复发。治疗前应该检查血常规和 G6PD 水平，之后也应该定期复查血常规，一般是第 1 个月每周 1 次，之后 5 个月每月 1 次。主要的不良反应包括溶血性贫血（G6PD 缺乏症患者需特别注意，是本药的禁忌证）、高铁血红高蛋白血症（表现为面部、黏膜和甲的发蓝）、恶心呕吐、头痛、眩晕、心动过速、精神病、贫血、白细胞减少、发热、剥脱性皮炎、肝坏死、淋巴结炎和外周神经病变。不能耐受氨苯砜的患者可以选用磺胺吡啶，初始剂量一般是 250 mg/d，同时应该摄入足够液体，同时使尿液碱化，降低结石的发生。

患儿可以考虑进行无谷胶饮食（如玉米、粳米和燕麦），但皮疹仍需 11 个月左右才能缓解。氨苯砜最好同时使用。但需要注意的是很少有人能坚持无谷胶饮食。

第四节 线性 IgA 大疱性皮病

内容提要：

- 好发于儿童，病理为表皮下水疱，免疫荧光表现为特异性的沿基底膜带 IgA 的线状沉积。
- 临床特点为皮肤和黏膜部位的瘙痒性水疱，排列成为特征性的环形或者多环形。

线性 IgA 大疱性皮病（linear IgA associated bullous disease）也称为儿童慢性大疱性皮病，表现为表皮下水疱，在临床和组织病理上和大疱性类天疱疮不能区分，但免疫荧光是特异的：沿基底膜带 IgA 的线状沉积。本病临床表现可以多样，但目前没有公认的诊断标准。一般认为，以黏膜损害为主诊断为“黏膜型类天疱疮”（mucous membrane pemphigoid）；当IgA 主要沉积于盐裂皮肤的真皮侧时既往命名为“IgA 介导的获得性大疱表皮松解症”。组织学上除了 IgA 沉积，偶会伴有其他免疫球蛋白沉积，最近报道临床上表现类似线性 IgA 大疱性皮病，但组织学和血循环中同时存在 IgA 和 IgG 抗体，提出命名为“儿童期混合性免疫性大疱病”。

本病的发病和自身免疫相关，但具体发病机制不详。基底膜带的自身抗体沉积，免疫损伤导致这个部位水疱裂隙形成。在多数患者体内可以检测到抗基底膜带的循环 IgA 自身抗体。尽管这种抗体的具体免疫原性不清楚，但被动转移试验中，IgA 抗体可以使小鼠动物模型上的人类皮肤移植区出现中性粒细胞浸润和基底膜带水疱形成。同时人类遗传学研究发现，人类白细胞抗原（human leucocyte antigen，HLA）1 和 2 型与本病的发病相关。

本病诱因可以是药物，特别是非甾体类抗炎药和抗生素，如万古霉素、阿莫西林克拉维酸和复方新诺明等；其他诱因包括前驱疾病，如上呼吸道感染、麻疹、伤寒、尿道感染、胃肠炎，甚至包括注射破伤风疫苗等。此外溃疡性结肠炎、克罗恩病、关节炎、IgA 肾病和淋巴细胞增生性疾病等慢性疾病可能和本病的发病相关。

10 岁之前是好发年龄，特别是学龄前儿童较多。一般数月到 3 年可以自行消退，青春期前可以消退。IgA 肾病是较少见的并发症。皮疹发作，表现为大的、紧张、清亮或出血性大疱，直径 1～2 cm，基底可以是红斑，也可以是正常皮肤。典型皮损始发于会阴部位，很快蔓延至躯干、大腿，进一步发展到面部、四肢。可以全身泛发，面部、头皮、躯干下部（包括阴阜和生殖器）、臀部、大腿内侧、小腿和足背是好发区域。水疱可以排列成为特征性的环形或者多环形，类似珠链围绕着中央的痂屑，即“珍珠串”征。黏膜并不少见，口腔、眼、鼻和生殖器均可以受累，偶可继发瘢痕。瘙痒的程度不一，从完全无瘙痒到轻微、中度、重度甚至剧烈瘙痒都会出现。水疱愈合较少发生粟丘疹，但色素沉着和色素减退都不少见。

组织病理学可以见到表皮下水疱伴真皮乳头水肿和真皮内多核中性粒细胞、嗜酸粒细胞和单个核细胞浸润。免疫荧光可以在皮损外正常皮肤取材，可以发现 IgA 沉积于表真皮交界处透明板处，部分患儿可以同时存在 IgA 和 IgG 抗体。间接免疫荧光检测可以发现 80%的患者有针对基底膜的循环 IgA 抗体，可以和盐裂皮肤的表皮侧结合。电镜检查可以发现裂隙位于透明板和致密板，免疫电镜检查可以证实抗体在这些部位沉积。这些抗体靶抗原是 BP180 的 97 kDa 肽和（或）120 kDa 肽的部分。后者是 BP180 经解聚素金属蛋白酶（disintegrins metalloproteinases，ADAMs）水解后生成，前者是 120 kDa 肽经纤溶酶进一步水解生成。一些临床上典型的患儿表现为“混合性免疫性大疱病”，同时可以检测到 IgA 和 IgG 自身抗体。

遗传学研究发现 *HLA-B8*，*HLA-DR3* 和 *HLA-DQw2* 在患儿的发病相关性较成人高，特别是部分患儿是 *B8*、*DR3* 和 *DQw2* 位点的纯合子，临床表现为发病年龄更早。此外 *DR2*、*CW7* 及 *TNF-2* 基因等位点也有一定相关性。

超过一半的患者可以自愈，但也有病程迁延至 20～30 年。本病治疗效果较好，外用强效皮质类固醇激素对轻症或黏膜累及的患者有效，后者往往系统治疗效果不佳。氨苯砜是最常用的系统性药物，可以单用或者联合其他治疗。儿童一般初始使用 1 mg/（kg · d），缓慢加量至可以控制病情，常用 10～50 mg/d。氨苯砜最常见的不良反应是溶血，通常在第一个月内出现，导致减量或者中断治疗。高铁血红蛋白血症发生更加隐匿，一般在用药至最大量的 3 周左右出现。同时使用西咪替丁（1 d 3 次，每次 400 mg）在成人中是有效减少不良反应发生的方法，但在儿科的应用经验不足。G6-PD 缺乏症的儿童禁用氨苯砜。同时在氨苯砜的使用中应该定期检测血常规和肝肾功能。磺胺类药物，如磺胺甲氧哒嗪也可以使用，初始剂量为 125 mg/d，缓慢增量，一般成人常用量为 500～1 500 mg/d，儿童根据年龄和体型减量。但需要监测不良反应如中性粒细胞减少或者缺乏，以及药物性肝炎等的发生。红霉素、双氯西林也有效。但抗生素的效果常是暂时的。必要时可以系统使用皮质类固醇激素和吗替麦考酚酯等，但由于其长期使用的不良反应，一般联合氨苯砜或者磺胺类药物使用。秋水仙碱也是安全有效的治疗药物，对 G6PD 缺乏症的患儿可以使用。治疗的原则是当病情控制后，在数月的时间内缓慢减量，用最小量维持。

第五节 获得性大疱表皮松解症

内容提要：

- 获得性大疱表皮松解症为表皮下水疱，存在针对Ⅶ型胶原的自身抗体。
- 临床表现为皮肤脆性增加，出现水疱，愈后遗留瘢痕和粟丘疹。
- 确诊可以使用盐裂皮肤进行免疫荧光试验。

获得性大疱表皮松解症（epidermolysis bullosa acquisita，EBA）表现为表皮下水疱，有泛发型和肢端型两种。前者炎症明显，临床上类似大疱性类天疱疮，后者无明显炎症，愈后遗留瘢痕和粟丘疹，类似遗传性大疱表皮松解症。本病儿童不多，但目前已有新生儿因为经胎盘抗体患病的报道。

本病的临床表现在不同患者之间可以差异很大，分为炎症型和非炎症型。大部分患者以前者为主，表现类似类天疱疮或者线性 IgA 大疱性皮病。临床表现为风团样红斑、水疱、糜烂和结痂，愈合后一般没有瘢痕和粟丘疹，瘙痒明显。少数患者表现为非炎症型，类似营养不良型大疱表皮松解症，皮肤脆性增加。水疱可以是出血性或者浆液性，可以局限于易受摩擦和压力的部位，主要是四肢伸侧。常见口咽部黏膜糜烂，结膜、食管和肛门生殖器部位也可以受累。可以伴有甲营养不良和瘢痕性秃发。肢端皮疹甚至可以是毁灭性的，导致掌指挛缩和并指等畸形。

本病发病机制是针对Ⅶ型胶原的自身抗体，主要是 IgG，也有报道 IgA 沉积。Ⅶ型胶原是锚纤维的结构蛋白，也是遗传性营养不良型大疱表皮松解症缺失或者异常的蛋白。DIF 可以见到线性的 IgG 和 C3 沉积在致密板或者致密板下。IIF 可见 IgG 和盐裂皮肤的真皮侧结合。免疫吸附可检测到抗体和 290kDa 的蛋白结合，后者是Ⅶ型胶原的 NC1 非胶原域。儿童可以出现针对其他区域的抗体，特别是在一些炎症亚型，年龄小于 10 岁的患儿。据报道，某些 *HLAII* 等位基因在 EBA 中更为普遍。

主要的鉴别诊断包括遗传性大疱表皮松解症，可以通过免疫荧光检测结果阴性区分；迟发性皮肤卟啉病，可以检测血尿中卟啉区别；仅通过直接免疫荧光检测很难区别本病和类天疱疮，可以通过在盐裂皮肤上进行间接免疫荧光鉴别。

EBA 病程慢性，可有反复，但儿童预后较成人好，可能获得自然缓解，一般是 2～4 年。一般治疗包括减少创伤和注意口腔卫生等，特别是非炎症型的 EBA，需要格外注意手足的保护，避免出现残疾，影响功能。氨苯砜[1～10 mg/（kg · d）]和皮质类固醇激素[泼尼松 1～2 mg/（kg · d）]是一线治疗选择，可以单独使用或者联合使用，一般可在两年的疗程内获得缓解。外用强效皮质类固醇激素也有作用，可以联合系统用药，但单独使用效果不佳。

第六节 其他水疱脓疱性疾病

内容提要：

- 婴儿肢端脓疱病：发生率低，常见于生后 3～6 个月，表现为成批出现的水疱和脓疱，反复发作，可以自愈。

- 新生儿暂时性脓疱性黑变病：好发于深肤色的新生儿，表现为水疱脓疱，愈后遗留色素沉着，良性自限性疾病。
- 新生儿中毒性红斑：常见于足月的新生儿，出现红斑水疱脓疱，很快消退，不遗留脱屑和瘢痕。

一、婴儿肢端脓疱病

本病最早 1979 年被报道描述，发生率低，常在生后 3～6 个月发病，偶有新生儿患病的报道。瘙痒剧烈的水疱脓疱成批出现，好发于肢端，头皮、躯干也可以累及。皮疹可以持续 1～2 周，1 个月左右可以反复发作，但随着复发增加，其严重程度和发作频率降低，常在 3 岁左右自愈。

本病病因不清楚。一些学者认为是特应性体质患者的非特异性反应性皮肤病，诱因可能是感染，目前很多报道发现本病继发于疥疮后，可能是机体针对疥螨的超敏反应，但证据不足。

本病在各个人种均有发病报道，无性别差异，发病年龄从出生后到 9.5 岁，高发于 10 月左右的婴儿，自愈年龄一般在 2.0～3.5 岁。本病一般伴有剧烈的瘙痒，对生活睡眠影响十分明显。皮疹最开始表现为针尖大小的红色丘疹，可以在 24 h 内发展为直径 1～4 mm 的水疱，甚至脓疱。手背、指背和足侧可以出现糜烂结痂。一般在 1 周之内消退，遗留有鳞屑的色素沉着斑。皮疹成批出现，间隔 2～4 周。随着时间推移，皮疹消退更快，发疹间隔时间延长至 4～8 周。典型皮损分布在手足，但手腕、足踝、前臂、躯干、前额、头皮和黏膜也有报道发病，一般严重程度较轻。实验室检查对本病诊断意义不大，主要用于排除病毒、细菌、真菌和寄生虫感染。一部分患者有血中嗜酸粒细胞增高，但增高程度和疾病活动性无明显相关。部分患者伴有总 IgE 增高，但特异性 IgE 检测往往是阴性的。

本病诊断主要依据临床表现，发病部位和自限性是其主要特征，一般来说大部分患儿可以在 3 岁之前缓解，但发病越早，病程可能越长。此外临床上本病主要需和疥疮鉴别，汗疱疹、掌跖脓疱病、念珠菌感染也需要除外。早期丘疹性皮损表现为局灶性表皮增生伴棘层增厚，表皮细胞海绵变性和液化变性甚至坏死，严重可以出现表皮内坏死溶解性水疱形成。其中表皮细胞坏死可能是导致脓疱形成的初始事件。成熟的脓疱是角层下中性粒细胞和（或）嗜酸粒细胞脓疱，伴有坏死细胞核尘。随着脓疱的成熟，中性粒细胞会增多，晚期以中性粒细胞为主。真皮乳头层水肿，浅层血管周围有单核细胞和少量嗜酸粒细胞浸润。同时本病可以伴有外周血嗜酸粒细胞增多，渗出液涂片可见嗜酸粒细胞。皮损部位、皮损周围和正常皮肤的直接间接地免疫荧光均为阴性，间接免疫荧光也检测不到循环抗体。

抗组胺药物可以缓解瘙痒，但对病程无改善。外用弱效到中效的糖皮质激素对本病无效；发病早期短期（1～2 d）外用强效皮质激素可以缓解发病的严重程度；超强效激素效果很好，可以在肢端皮肤短期间断使用，安全性好。1 d 3 次外用 0.1%哈西奈德，夜间封包丙酸氯倍他索油膏，1 d 2 次外用糠酸莫米松油膏后进行湿纱布封包都是非常有效可以控制急性发作的方法，但需要注意的是以上都不能改变本病长期反复的病程。氨苯砜也可以用于控制发作，起始量 1～2 mg/（kg · d），分两次服用，可以在 24h 内缓解瘙痒，并有效加速脓疱和瘙痒的消退。少数情况可以加量至 3 mg/（kg · d）以控制病情，但控制病情需要缓慢减量至 0.5 mg/（kg · d）维持。停药可能导致快速严重的反跳，因此使用必须谨慎，并监测其不良反应。

二、新生儿暂时性脓疱性黑变病

有人认为本病是新生儿中毒性红斑的亚型，一般好发于深肤色的新生儿。出生时初发皮疹为 2～10 mm 的水疱脓疱，下颏、额、颈后、下背部和胫前为好发部位，但这种小疱临床上不易发觉，往往在洗浴中破裂。皮疹破裂后出现轻度色素沉着斑，伴有环形鳞屑，斑点状的色素沉着可以持续数月。

组织病理为角层内或角层下的脓疱，包含中性粒细胞和纤维素，少见嗜酸粒细胞。色素沉着期可以见到基底细胞黑素增加。

本病良性自限，无须治疗。

三、新生儿中毒性红斑

这是一种常见的良性疾病，半数足月儿会发生，无明显的性别差异，但早产儿和低体重儿少见。本病发病机制尚不明确，可能与超敏反应有关。

多数发生在生后 2 d之内，偶有迟发至生后两周的报道。可以表现为红斑、风团、水疱、脓疱和丘疹。摩擦等可以诱发皮疹产生。初始好发于面部，逐渐扩散至躯干四肢近端，掌跖不受累。皮疹很快消退，不伴脱屑和瘢痕。脓液可以发现多数嗜酸粒细胞。组织病理毛囊周围和角层下嗜酸粒细胞脓疱，真皮浅层和血管周围嗜酸粒细胞浸润。

本病需要和其他脓疱性皮肤病鉴别，包括新生儿暂时性脓疱性黑变病、单纯疱疹、念珠菌感染、葡萄球菌感染等，快速涂片镜检可以区分。本病无须治疗。

（陈　荃　陈嵘祎　韩建德　曾　抗　张锡宝）

第十九章　皮下脂肪组织疾病

皮下脂肪组织又称脂膜，位于真皮下方与深部筋膜之间，除眼睑和男性外生殖器皮肤外几乎遍及全身。皮下脂肪组织疾病可分为两大类：一类为皮下脂肪炎症型疾病称为脂膜炎（panniculitis），另一类为皮下脂肪营养不良和萎缩。皮下脂肪组织疾病病因及发病机制尚未完全明了。脂膜炎临床种类很多，表现各异，病理改变细微的差别而导致不同的临床诊断。

脂膜炎的分类是非常复杂，有些甚至相互重叠。根据病因脂膜炎也可分为原发性脂膜炎和继发性脂膜炎。根据其累及范围，病变反复发作未累及内脏系统者，称为皮肤型，累及内脏系统者称系统型。儿童群体由于群体的特殊性，儿童脂膜炎可分为：儿童特发性脂膜炎和发生于儿童的成人型脂膜炎（表 19-1）。

Black 和 Cunliffe 按组织病理将脂膜炎分为 4 种类型：间隔性、小叶性、混合性及脂膜炎伴血管炎等类型（表 19-1）。Patterson 将脂膜炎分为脂肪小叶间隔型和脂肪小叶型，再根据是否存在血管炎分为 4 种亚型：有血管炎的小叶型脂膜炎；无血管炎的小叶型脂膜炎；有血管炎的小叶间隔型脂膜炎；无血管炎的小叶间隔型脂膜炎。

脂膜炎最常见的临床表现为皮下结节/红斑和发热，皮下结节多见于四肢和腹部，发热多为高热，常伴畏寒、寒战，关节痛、皮肤破溃、乏力、咳嗽、胸闷憋气、肌肉酸痛、腹痛等。脂膜炎不仅可以累及皮肤，内脏器官受累也较常见。最常见的受累脏器是肝脏，表现为脂肪肝，肝脏弥漫性增大、肝内多发低密度影、肝被膜钙化等，肝脏病理显示肝细胞脂肪变性及点灶状坏死，脂肪组织异常代谢及免疫损伤是造成肝脏病变的主要原因。一些患者可以出现肾脏受累，急性期多表现为血尿、蛋白尿，但治疗后一般均可消失。其他系统受累包括肺部、心脏、淋巴结肿大、多浆膜腔积液等。实验室检查多无特异性，可出现贫血，但血小板减少相对少见，肝脏受累者可以出现转氨酶升高和血脂代谢异常；ESR、CRP、补体、免疫球蛋白可增高。

脂膜炎组织病理：炎症原发于皮下脂肪间隔者称间隔脂膜炎（septal panniculitis），炎症原发于脂肪小叶者称小叶性脂膜炎（lobular panniculitis）。小叶型脂膜炎显著特点就是脂肪性肉芽肿。早期表现为脂肪细胞变性、坏死和炎细胞浸润，初为中性粒细胞，之后出现淋巴细胞、组织细胞、泡沫细胞、巨细胞、成纤维细胞和血管增生，形成脂肪性肉芽肿，后期发生纤维化、皮下脂肪萎缩，有时产生皮下脂肪的纤维性结节和钙盐沉着。

另一类皮下脂肪疾病为皮下脂肪营养不良和萎缩，是一组少见疾病。脂肪营养不良根据发生时间可分为先天性和获得性，根据损害范围和程度又可分为全身性、部分性和局限性。有些可以是家族性的。部分性脂肪萎缩往往合并非萎缩部位脂肪组织的异常增生或堆积。按不同病因及受累部位可分为先天性全身脂肪营养不良（congenital generalized lipodystrophy，CGL），获得性全身脂肪营养不良（acquired generalized lipodystrophy，AGL），家族性部分脂肪营养不良（familial penial lipodystrophy，FPLD），获得性部分脂肪营养不良（acquired partial lipodystrophy，APL）及获得性局部性脂肪营养不良（acquired localized lipodystrophy，ALL）。病理上共同表现为脂肪的萎缩和消失，炎症反应较轻或缺如。

本章讨论部分原发性脂膜炎、皮下脂肪营养不良和萎缩。此外，新生儿水肿虽非脂肪性疾病，但临床症状与新生儿硬化症相似，故在本章内讨论。

表 19-1　儿童脂膜炎的分型

儿童特发性脂膜炎（specific panniculitis of children）
寒冷性脂膜炎（cold panniculitis）[1]
新生儿皮下脂肪坏死（subcutaneous fat necrosis of the newborn）[1]
新生儿硬化症（sclerema neonatorum）[1]

续表

激素后脂膜炎（post-steroid panniculitis）[1]
发生于儿童的成人型脂膜炎（adult-type panniculitis appearing in children）
结节性红斑（erythema nodosum）[2]
酶脂膜炎（enzymic panniculitis）[1]
α1-抗胰蛋白酶缺陷性脂膜炎（α1-antitrypsin-deficiency panniculitis）[1]
胰腺疾病的脂膜炎（pancreatic disease）[1]
感染性脂膜炎（infections panniculitis）
细菌性 Bacteria[3]
分枝杆菌 Mycobacteria[3]
真菌性 Fungal[3]
结缔组织性脂膜炎（connective tissue panniculitis）
狼疮性脂膜炎（lupus panniculitis）[3]
深在性硬斑病（deep morphea）[3]
皮肌炎（panniculitis in dermatomyositis）[3]
结节性动脉周围炎（polyarteritis nodosa ）[4]
肉芽肿性脂膜炎（granulomatous panniculitis）
皮下型环形肉芽肿（subcutaneous granuloma annulare）[3]
深结节病（deep sarcoidosis）[3]
物理性脂膜炎（physical panniculitis）
注射、医源性、人工性（injection，iatrogenic，factitial）[3]
溢出物（extravasation）[3]
钝伤（blunt trauma）[3]
恶性脂膜炎（malignant panniculitis）
组织细胞吞噬性脂膜炎（cytophagic histiocytic panniculitis CHP）[1]
皮下脂膜炎样 T 细胞淋巴瘤（subcutaneous panniculitis T-cell lymphoma）[5]
水肿性瘢痕形成血管炎性脂膜炎（edematous，scarring vasculitic panniculitis）[4]
非特异性脂膜炎（idiopathic panniculitis）
特发性脂肪萎缩性脂膜炎（idiopathic lipoatrophic panniculitis）[1]
嗜酸性脂膜炎（eosinphilic panniculitis）[2]

1 小叶性脂膜炎；2 间隔性脂膜炎；3 混合性脂膜炎；4 伴血管炎脂膜炎；5 不是真的脂膜炎

第一节 皮下脂肪炎症性疾病

一、儿童特发性脂膜炎

内容提要：

- 新生儿皮下脂肪中不饱和脂肪酸含量较成人低，饱和脂肪酸与不饱和脂肪酸比例相对较高。在寒冷、低氧、感染、激素治疗等情况下容易发生凝固结晶。
- 儿童特发性脂膜炎：寒冷性脂膜炎、新生儿皮下脂肪坏死、激素后脂膜炎和新生儿硬化症。

（一）新生儿脂肪坏死（Fat Necrosis of the Newborn）

本病少见，是指新生儿期皮下脂肪组织的一种肉芽肿性炎症。一般能自行吸收逐渐消退，预后良好。

1. 病因及发病机制 病因不明，可能与围产期并发症、围生儿 Rh 因子不合、胎粪吸入、脐带脱垂、窒息、挤压、先天性心脏病、肠穿孔、体温过低、败血症、贫血症、母体妊娠糖尿病、先兆子痫或母亲滥用药物等有关。个别病例报道产道分娩或助产外伤可引起，但不是导致该病的主要原因。围生期窒息和胎粪吸入是该病主要原因。与新生儿皮下脂肪的合成有关。相对于成年人，新生儿具有高浓度的饱和脂肪酸，在 64℃时具有较高的熔点，在冷的压力下容易发生凝固结晶，最终导致脂肪细胞坏死。其他原因包括脂肪酸代谢中不成熟的酶代谢系统，低氧等均可损伤皮下脂肪。

2. 临床表现 可以发生在整个新生儿时期。皮下出现多发性、质地坚硬、非凹陷性、红或不发红的斑块或结节，分布于面部、臀部、大腿或四肢（图 19-1）。皮损多散发于躯干前侧，融合性斑块背部多见。皮损呈红色、紫红色或正常肤色，有活动性。经数周或数月后，结节变软，不留痕迹或呈轻度萎缩，偶有破溃，流出油样液体，形成溃疡，愈合后遗留瘢痕，有钙盐沉着。全身情况良好，体温正常，哺乳好，体重增加同正常婴儿。极少数病例有低血糖症、血小板减少症、高三酰甘油症、贫血和高钙血症。低血糖症、血小板减少症发生率较其他稍高，高钙血症是最持久的并发症，可导致死亡。高钙血症与肉芽肿中巨噬细胞分泌高水平 1,25-羟基维生素 D，促进肠道钙吸收。前列腺素等炎症介质活性增强而导致破骨细胞活性增加，坏死脂肪细胞释放出钙有关。

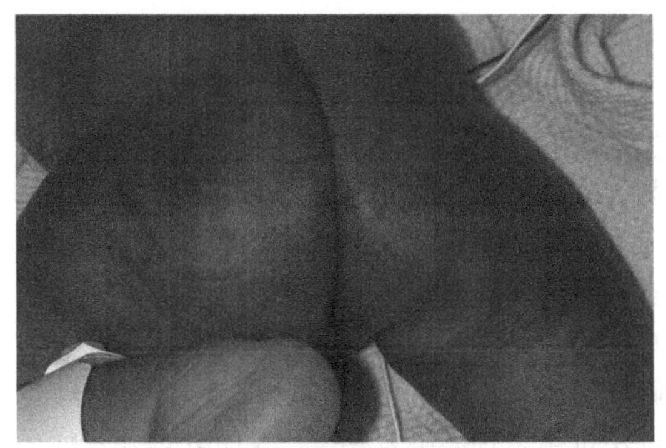

图 19-1　新生儿脂肪坏死

3. 组织病理　小叶性脂膜炎，病变区域有显著的炎症细胞浸润，包括淋巴细胞、组织细胞、噬脂细胞、多核巨细胞、嗜酸粒细胞形成肉芽肿。脂肪细胞变性、坏死，脂肪细胞和巨细胞内出现针状结晶是该病特征性改变（图 19-2）。晚期发生纤维化，坏死区内可见散在性钙盐沉着。

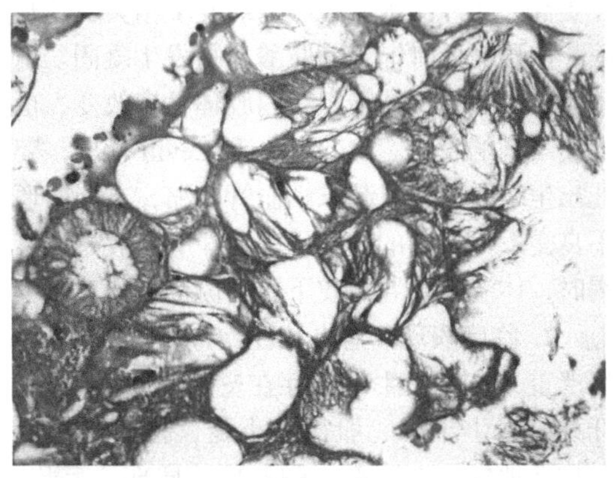

图 19-2　针状结晶在脂肪细胞内呈放射状排列

4. 诊断及鉴别诊断　新生儿皮下脂肪坏死与新生儿硬化症、新生儿水肿的鉴别参见表 19-2。

表 19-2　新生儿皮下脂肪坏死与新生儿硬化症、新生儿水肿的鉴别

	新生儿皮下脂肪坏死	新生儿硬化症	新生儿水肿
妊娠	足月产或过期产	常为早产儿、未成熟儿	常为早产儿、未成熟儿
分娩	异常分娩	正常	正常
发病年龄	总个新生儿时期	数日到 1 周	数日到 1 周
全身状态	良好	差，常有并发症	差，常有并发症
部位	全身各个部位，常见面部、臀部、大腿、背部	臀、股、小腿背侧发展至背部到全身，但外生殖器、掌跖不受侵犯。	背部、肩部、小腿发展至全身，以下半身显著外生殖器、掌跖亦受侵犯。
皮损	深在性结节，坚硬，红色、紫红色或正常肤色	硬肿，压之无凹陷，黄白色，蜡样光泽，发展迅速	浮肿，可凹性，苍白或青紫色
组织病理	坏死，脂肪肉芽肿改变，脂肪细胞内可见针状结晶	脂肪细胞增大及间隔增宽，无脂肪坏死及炎性细胞浸润，脂肪细胞内可见针状结晶	皮下组织水肿，淋巴管、血管扩张，无脂肪坏死，有炎性细胞浸润
预后	良好	差	差

5. 治疗　本病属自限性疾病，无须特殊治疗，数周或数月可自行消退，保暖与热浴有助于恢复，可给予维生素 E 口服，重者可用糖皮质激素治疗，有助于缩短病程。严重高钙者可予降钙素治疗，一般不需应用抗生素。

（二）新生儿硬化症

新生儿硬化症（scleredema neonatal）是一种少见的严重的新生儿小叶脂膜炎，是多种原因引起的以皮肤皮下脂肪组织硬化、水肿为特征，器官功能受损的临床综合征，特征性组织学表现为脂肪细胞内有针状结晶，多见于早产儿或虚弱婴儿，发生于产后一周或稍后，常合并其他疾病，冬季发病。由于皮下脂肪发生凝固，使皮肤变硬，本病预后较差，死亡率高。

1. 病因及发病机制　病因不明。可能与寒冷、血液循环功能不全、严重的致命性的原发内脏疾患（严重感染、先天性心脏病及其他严重的发育缺陷）等因素有关。新生儿体表面积与体重的比例比成年人大，Kallum 指出，新生儿皮下脂肪中不饱和脂肪酸含量较成人低，饱和脂肪酸与不饱和脂肪酸比例相对较高，早产儿更高。这种比例增高可能继发于相关酶的缺陷，体温降低时饱和脂肪酸容易发生凝固。由于水分的丧失，结缔组织内胶体发生改变，也促使本病的发生。Milunsky 和 Levin 指出，婴儿出生时受冷，引起末梢血管收缩，末梢循环不良是发生本病的主要因素。外周血液循环衰竭时，体温下降导致皮下脂肪凝固。

2. 临床表现　患儿出生 1 周发病，常病情严重，亦有出生即已存在皮肤木质样硬化。开始常发生于臀、股部或小腿，很快进行性对称性地发展至腹部、胸背部、肩部、上肢，严重时波及全身皮肤，但掌跖和外生殖器不受侵犯。受累部位皮肤增厚、干燥、黄白色，蜡样外观，间有青紫色，触之硬而冷，不能捏起，指压无凹陷，肢体活动受限，面具脸，全身皮肤呈半冰冻状态，少数病例累及内脏脂肪。患儿低体温、脉搏微弱，常合并严重并发症，如肺炎、腹泻、黄疸、出血和败血症而死亡。

3. 组织病理　大部分病例真皮结缔组织增生，皮下脂肪层增厚，主要由于脂肪细胞增大和脂肪小叶间结缔组织水肿增宽。增大的脂肪细胞内可见放射状排列的针状结晶，偏振光显微镜下呈双折光，组织细胞或多核巨细胞内很少有针形结晶。少数病例脂肪小叶或间隔有坏死和轻度炎症反应。

4. 诊断及鉴别诊断　本病常见于合并其他疾患的早产儿。出生时受冷，皮肤变硬，黄白色如蜡样，严重者呈半冰冻状态，体温低、脉弱、全身情况差，常死于合并症。本病与新生儿水肿和新生儿皮下脂肪坏死的鉴别诊断见表 19-2。

（1）Turner 综合征：常出生时即有，为发生于女婴手背和足背的坚实性非凹陷性水肿，出生时低体重，颈部皮肤无皱褶。

（2）原发性淋巴水肿：发生于新生儿，出生时即有水肿存在，首先发生于腿部，尤其小腿，发展缓慢，有家族史。

5. 治疗　保暖、防止体温散失，低温者可进行复温，复温时体温要缓慢上升防止突然死亡。给予足够热量，丰富的维生素，保持水电解质平衡，少量多次喂母乳，必要是进行鼻饲。选用抗生素预防继发感染，及时处理并发症。有出血倾向者注射维生素 K，重症病例应用糖皮质激素静脉滴注，反复换血可降低死亡率。本病预后差，严重致命性原发性内脏疾患和严重并发症常导致死亡，极少数病例可缓解，在硬化缓解后，皮肤恢复正常。

（三）糖皮质激素后脂膜炎

本病也称类固醇后小叶脂膜炎，临床少见，所有报道病例均为儿童。Smith 和 Good（1956 年）报道患有风湿热、白血病和肾炎儿童应用泼尼松治疗过程中，由于激素减量或停用，出现结节性皮下脂膜炎。Spagnuolo（1961 年）亦报道相似病例，并命名为“糖皮质激素后脂膜炎”。本病也被归属于伴结晶沉着脂膜炎（panniculitis associated with crystal deposition），组织病理表现为脂肪细胞内有针状裂隙（这种特征性病理变化亦可见于新生儿皮下脂肪坏死和新生儿硬化症，见表 19-3）。成人发病的病例陆续报道，1972 年 Hirokawa 首次报道，肾病综合征长期在使用激素治疗过程中出现结节性脂膜炎，2008 年 Kim 报道 60 岁慢性阻塞性肺炎急性加剧时使用激素过程中出现脂膜炎，2011 年 Ana 报道应用大剂量地塞米松减轻少突神经胶质瘤的占位效应和脑水肿的过程中，由于激素减量，患者出现脂膜炎。

表 19-3　新生儿皮下脂肪坏死、新生儿硬化症和激素减退后脂膜炎发病特点

	新生儿硬化症	新生儿皮下脂肪坏死	激素减退后脂膜炎
病理变化	针状结晶在脂肪细胞内，真皮水肿	针状结晶在脂肪细胞内，脂肪坏死	针状结晶在脂肪细胞和组织细胞内
炎症浸润	炎症浸润是散在甚至缺失	致密的小叶性炎症浸润	小叶性炎症浸润
发病年龄	出生 1 周的早产儿或低体重儿	新生儿或整个婴儿时期	儿童或成人
预后	非常严重的疾病，预后不佳	自行消退	无一般症状
发病原因	寒冷或者感染	低氧损伤等	激素治疗

1. 病因及发病机制　发病机制不明，大多数学者认为是系统性使用激素后的一种罕见并发症。该病常见于儿童，好发于脂肪明显积聚部位。儿童体内饱和脂肪酸与不饱和脂肪酸的比例高于成人，易于形成结晶，而同时快速减量糖皮质激素同样可以升高这一构成比，这可能与儿童快速减量后易于发病有关。还有人认为是脂肪细胞内脂酶一过性障碍所引起脂肪细胞变性和结晶化。

2. 临床表现　本病好发于儿童及青少年。在激素停用或快速减量后发病。皮肤损害为类似结节性红斑的皮下结节，质地韧而有弹性，边界清，压痛。本病通常好发于颌面部，但也可见于躯干、四肢脂肪异常堆积处。

3. 组织病理　不伴有血管炎的小叶性脂膜炎，伴淋巴细胞、泡沫细胞、中性粒细胞和巨细胞混合性浸润，针状结晶形成为其特异性表现。

4. 诊断及鉴别诊断　本病多见于儿童，在长期应用大剂量糖皮质激素中骤然减量或停用后发生。结节好发于脂肪异常沉着部位，再用激素或激素加量后，结节很快消退。鉴别诊断见表 19-3。

5. 治疗　本病预防是避免长期、大剂量使用皮质类固醇激素，不能突然停药或减药。本病通常可以自愈，重症病例可以将激素加量治疗。该病缓解后通常无皮损及瘢痕残留。

（四）寒冷性脂膜炎

1902 年 Hoch singer 最早描述，1963 年由 Solomon 命名。有冰棒脂膜炎（popsicle panniculitis）、哈克斯特豪森病（Haxthausens disease）、儿童冷膜炎（cold panniculitis in children）、马术寒冷性脂膜炎（equestrian cold panniculitis）等命名的报道。

1. 病因及发病机制　发病机制尚不完全清楚，可能是寒冷直接损伤脂肪组织引起的一种物理性脂膜。Henry 等认为因脂肪细胞中的脂肪在寒冷作用下结晶而引起本病。Duncan 等通过不同时间点观察婴儿皮肤冰块刺激后真表皮变化，发现 48～72 h 可见到典型脂肪坏死的改变，认为促发这种反应的机制是迟发性超敏反应。同时发现脂肪坏死与患者的年龄成反比，即年龄越大，发病率越低。本病只发生于部分儿童，不同饮食结构导致脂肪的构成不同，可能对寒冷的敏感度亦不同。

2. 临床表现　本病好发于婴幼儿和儿童，好发部位为大腿、臀部及面颊部。本病冬季发病，在受冷部位出现红色或紫红色斑块或结节（图 19-3），皮疹界限清楚，伴有轻度瘙痒或疼痛，重者可有浅表溃疡。

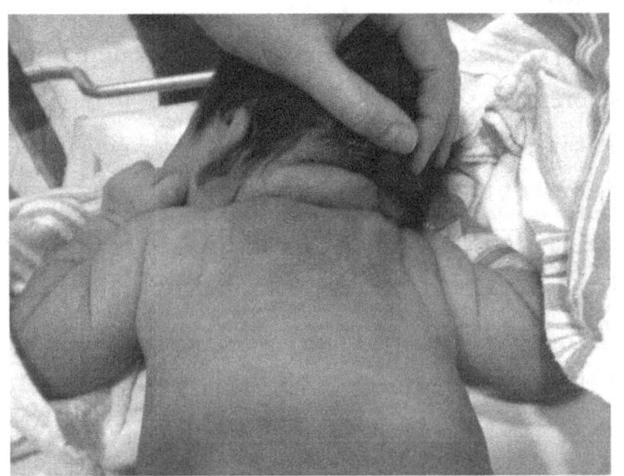

图 19-3　冰块降温处理异常的心动过速，3d 后上背部、后颈部出现红色的硬斑块

3. 组织病理　初期，真皮和皮下交界处血管周围有淋巴细胞和组织细胞浸润。后期，脂肪细胞破裂融合成囊样结构，周围除有淋巴细胞和组织细胞外，还有少数中性粒细胞、嗜酸粒细胞和泡沫细胞，形成小叶性脂膜炎改变（图 19-4）。

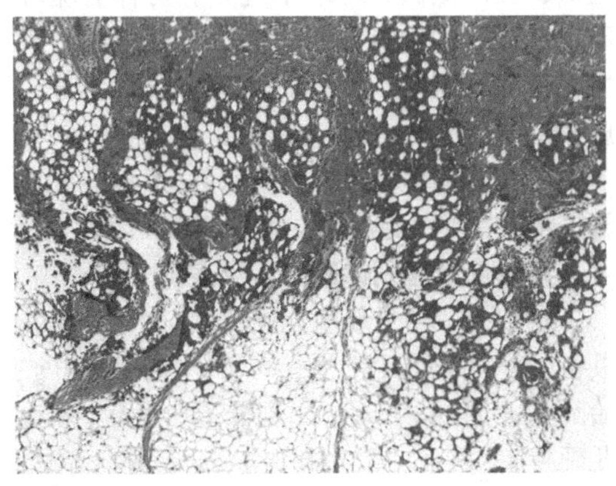

图 19-4　小叶性脂膜炎，淋巴细胞和组织细胞浸润

4. 诊断及鉴别诊断 临床表现类同于其他型脂膜炎，尤其是硬红斑，鉴别诊断可根据临床表现、发生部位、有寒冷暴露史。

5. 治疗 本病皮疹一般可自行消退。急性期应加强局部护理，防止局部合并感染，同时给予足够的热量及丰富的维生素。预防是本病治疗的关键，应注意保暖，避免皮肤长期暴露于寒冷的环境中。

（五）新生儿水肿（edema neonatorum）

本病又名水肿性硬化症（edematous sclerema）。本病虽非皮下脂肪疾病，但临床症状与新生儿硬化症相似，亦发生于早产儿和营养不良婴儿，病死率高。

1. 病因及发病机制 病因不明。摄入水量过多，母体的雌激素有水钠滞留同时，新生儿肾脏排钠、氯功能暂时不足。亦与新生儿代谢不稳定有关。本病可能与窒息、电解质紊乱、缺氧缺血性脑病、先天性心脏病、新生儿溶血症、肺炎、心功能不全、甲状腺功能减低、肾上腺皮质功能亢进、垂体后叶抗利尿激素障碍等，以及糖尿病母亲等多种因素有关。

2. 临床表现 出生数日内发病，皮肤肿胀、发硬，压诊有凹陷，肿胀局部温度降低，呈苍白色或青紫色。初起于背部、肩部、小腿伸侧，以后可累及全身，水肿以下半身显著，外阴部、手掌、足跖均可发生，患儿体温低，哭声低微，呼吸不规则，可伴有循环不良、四肢运动障碍、腹泻、昏迷死亡。病情轻者可望恢复，恢复时排泄多量的水分，皮肤松弛皱缩。

3. 组织病理 皮下组织水肿，淋巴管和血管扩张，有炎细胞浸润，表皮萎缩。

4. 诊断及鉴别诊断 参见表 19-2。

5. 治疗 参见新生儿硬化症。对于新生儿具备以下的高危因素之一者，如体重＜1500 g、胎龄＜34 周的早产儿，出现低蛋白血症、新生儿硬肿症、贫血、肾功能不全、低钙血症等时，应加强监护和防治。

二、发生于儿童的成人型脂膜炎

内容提要：

- 多病因导致的脂膜炎，包括结节性红斑、酶性脂膜炎、感染性脂膜炎、结缔组织性脂膜炎、肉芽肿性脂膜炎、物理性脂膜炎和恶性脂膜炎。
- 结节性红斑是儿童最常见脂膜炎。
- 儿童脂膜炎复发率很低，没有性别差异。儿童脂膜炎患者病因中无明确诱因占一半以上。

（一）结节性红斑

结节性红斑（erythema nodosum）是儿童和成人最常见的脂膜炎，2 岁以下患儿罕见。

1. 病因及发病机制 儿童与成人的病因一致。与链球菌和胃肠道感染（耶尔森氏杆菌小肠结肠炎）是主要病因，但结核杆菌感染引起该病在儿童很少见，这与成人发病情况相比有明显不同。成年人药物和自身慢性病状态有关（结节病和炎症性肠道疾病），儿童患者少见。特发性脂膜炎在儿童中占 40%，但很多有非特异性的上呼吸道感染的前驱症状。结节性红斑也可以是系统性疾病的表现之一，系统性疾病尤以炎症性肠病和风湿性疾病多见，而成年人原发性的结节性红斑多见（表 19-4）。有些与原发性免疫缺陷为遗传性和先天性疾病有关，发病机制为免疫系统对微生物抗原清除缺陷，这种抗原持续存在所产生慢性、无效的和损伤性的免疫应答致自身免疫性疾病。

2. 临床表现 儿童脂膜炎和成人临床表现类似。关节的症状在儿童少见。皮肤上对称出现疼痛性红斑、结节，局部皮温高，常发生于以大腿的伸侧、上肢、躯干、面部多见。结节多少不定，2～50 个或以上，直径 1～10 cm，可相互融合形成斑块。第 2 周表面颜色由鲜红色变为紫蓝色，呈瘀斑样，类似于深部瘀伤，似挫伤性红斑（图 19-5），随之变为黄色，这种瘀斑样的临床特征具有诊断价值，春秋好发，有自限性。每个结节平均 3～6 周缓慢消退，不发生破溃、萎缩和瘢痕。除结节性红斑外，或伴有口腔溃疡、关节炎症和虹膜睫状体炎，或伴有肝功能损害、黄疸、肝脾大、血象变化、胸膜炎和肺间质性变。

表 19-4　儿童和成人结节性红斑差异

	儿童	成年人
性别	无性别差异	女性多见
发病部位	上肢、大腿伸侧、臀部、面部	双小腿
发病原因	结核杆菌少见	结核杆菌多见
	非特异性多见	药物和慢性疾病（结节病和炎症性肠炎）

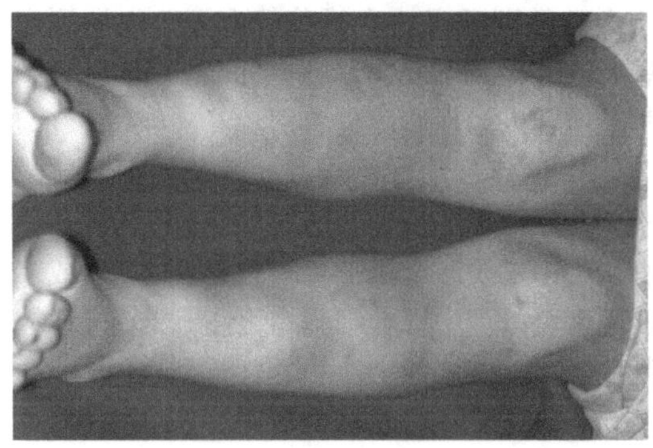

图 19-5　双下肢伸侧有大小不一的红斑、结节

3. 组织病理　为脂肪小叶间隔型脂膜炎。脂肪间隔水肿，有淋巴细胞浸润，伴有数量不等的中性粒细胞和少数组织细胞，偶可见嗜酸粒细胞。脂肪间隔内的中小血管，管壁不同程度水肿，内膜增生，管腔可部分闭塞，有出血。位于脂肪周边的炎症可进入邻近脂肪细胞内。间隔内浸润细胞以淋巴细胞、组织细胞为主，可有泡沫细胞、多核巨细胞，形成嗜脂性肉芽肿，可见 Miescher's 结节，后者组织细胞围绕细小静脉或卫星形裂隙周围呈放射状排列（图 19-6），是结节性红斑病理上的特征性表现。陈旧性损害为脂肪间隔增宽及间隔周围纤维化和脂肪萎缩。

4. 诊断及鉴别诊断　主要是临床表现结合组织病理学检查。患儿应进行包括眼科检眼镜、裂隙灯检查在内的全面体检，各系统特别是消化系统和血液系统功能评估，抗链“O”、血清免疫球蛋白水平测定和梅毒血清学检查等，以排除无炎症性肠病和风湿性疾病、链球菌感染、原发性免疫缺陷病和梅毒。与复发性发热性结节性脂膜炎鉴别，后者好发

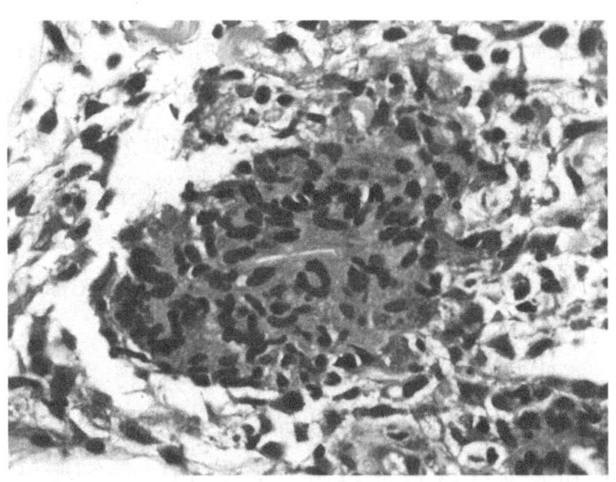

图 19-6　Miescher 结节

于青壮年女性，皮下结节成批发作，结节疼痛显著，有发热等全身症状，结节消退后局部皮肤发生凹陷。

5. 治疗　本病可自行消退。卧床休息，抬高患肢，减轻水肿。非甾体抗炎剂，如吲哚美辛等。寻找潜在病因，如有明显感染者，可用抗生素。严重者可用糖皮质激素治疗。出现结节性红斑小儿患者的相关处方药物和非处方药物：头孢菌素类、青霉素类和大环内酯类。

（二）α1-抗胰蛋白酶缺陷性脂膜炎

α1-抗胰蛋白酶（alpha-1-antitrypsin，α1-AT）缺陷性脂膜炎是罕见疾病，自 1972 年以来，有很多复发性特发性有破溃的小叶脂膜炎与 α1-抗胰蛋白酶缺陷有关。本病类似 Weber-Christian 综合征，主要与 α1-抗胰蛋白酶抑制剂缺乏相关。儿童发病更少见，见于 7～16 岁儿童。前期有外伤史，皮损从外伤发展，红斑和硬结迅速发展，氨苯砜治疗有效，多西环素对少年有效，儿童时期患病，成年后可能反复发作。

1. 病因及发病机制　α1-抗胰蛋白酶抑制剂系统，简称 PI 系统（protease inhibitor system）。血清 α1-AT 通过抑制各种蛋白酶，保护组织免受蛋白酶破坏，从而维持机体内环境的稳定。突变的 α1-AT 的分子特征是单一核苷酸的取代，导致了其分子中第 342 位的 GLu 突 u 变为 Lys。这种单一氨基酸替代足以引起细胞缺陷突变的 α1-AT 分子由于发生异常折叠而不能顺利完成分泌过程，所带来的异常表现

为选择性的 α1-AT 分泌减少，同时异常蛋白在肝细胞内质网中积聚。从而导致 α1-AT 缺乏症患者肝损害的发生，也可发生于肝外合成部位，巨噬细胞、肺泡细胞、上皮细胞等。α1-AT 缺乏症患者中性粒细胞释放的弹力组织蛋白酶降解减少，肺结缔组织骨架蛋白受到无法抑制的水解破坏，从而导致肺气肿。

脂膜炎的真正发病机制还不明确，推测胰蛋白酶抑制剂活性降低导致不能抑制免疫反应和炎症反应，促进淋巴细胞和巨噬细胞活化，产生严重的炎症和继发于蛋白酶作用的组织坏死。

2. 临床表现 皮损发生于外伤后，躯干或四肢近期发生疼痛性直径 1～5 cm 的结节，并逐渐破溃排出液体，可融合成大的斑块，并有多个排出窦道。早期皮损可类似于蜂窝织炎，Marshall 综合征，有报道该综合征也与 α1-抗胰蛋白酶缺乏有关。本病可因外科清创术或冷冻治疗后加重。

抗胰蛋白酶原在肝脏合成，但大部分抗胰蛋白酶缺陷患者该酶原不能排出肝脏，患者有肝病，包括肝大、新生儿胆汁淤积性黄疸和儿童肝硬化。由于缺乏抗胰蛋白酶，在肺部炎症时，中性粒细胞弹力蛋白酶不能被抑制，造成肺气肿，肺部病变常发生在青年到中年期加重。大部分脂膜炎发生于有严重的纯合子缺陷患者也有杂合子型。严重的 α1-抗胰蛋白酶缺陷还有肺气肿、肝炎、肝硬化、血管炎、荨麻疹、获得性血管性水肿、严重银屑病和胰腺炎有关，α1-抗胰蛋白酶缺乏症最常见为肺气肿和肝病。

3. 组织病理 特征性改变为严重累及脂肪小叶及间隔，引起坏死性和化脓性炎症。早期损害为中性粒细胞浸润于真皮网状层胶原束间和脂肪间隔、脂肪小叶。发育成熟的损害脂肪间隔溶解，使正常脂肪岛漂浮于破坏的间隙中，该特征有诊断意义。虽有广泛的脂肪小叶，间隔及真皮液化性坏死和显著的中性粒细胞的浸润，但邻近部位仍可见大片正常脂肪组织。病变部位弹力组织减少，严重炎症区域可见血管炎，出血或血栓性静脉炎。后期损害混合有组织细胞、淋巴细胞和多量泡沫细胞，并有纤维化，有组织细胞吞噬中性粒细胞的碎片和红细胞外溢现象。

4. 诊断及鉴别诊断 临床有复发性溃疡脂膜炎表现，主要发生于躯干和四肢近端，结节常由于外伤促发，组织病理表现为以小叶为主的坏死性脂膜炎。血清 α1-抗胰蛋白酶水平降低。测定血清 α1-AT 浓度有利于本病诊断，但并非金标准，肝组织活检在肝细胞内均可见到很多小球体，该特征显示膨胀的内质网膜内充满了 α1-AT 变异的蛋白 Z 聚合体。美国胸科协会和欧洲呼吸协会推荐等电聚焦电泳测定患者 α1-AT 的表型为诊断金标准。临床及组织学上应与人为性脂膜炎鉴别。

5. 治疗 治疗困难，系统使用糖皮质激素、抗疟药和免疫抑制剂的疗效报道不一致，有认为糖皮质激素可加重脂膜炎。氨苯砜或多西环素可减少中性粒细胞趋化性，能较好地控制脂膜炎。有的病例采用氨苯砜[1～2 mg/（kg · d）]和泼尼松联合治疗疗效更好，对 DDS 不耐受者可试用秋水仙碱较重病例可用胰蛋白酶抑制剂替代治疗，但价格昂贵。有报道患者接受来自供体的 α1-蛋白酶抑制剂后取得临床良好疗效。患者应避免皮肤损伤，忌烟酒。病变仅限皮肤者预后较好，经适当治疗后，皮损可缓解，但停止治疗可复发，累及其他脏器者预后不定。

（三）感染性脂膜炎

细菌和真菌引起的小叶性脂膜炎为主要临床表现，这些感染性脂膜炎包括酿脓链球菌、金黄色葡萄球菌、假单胞菌、克雷白杆菌、脑膜炎奈瑟球菌、诺卡菌属、非结核性分枝杆菌、结核分枝杆菌、念珠菌、荚膜组织胞质菌、新型隐球菌、申氏孢子丝菌、烟曲霉、广色霉菌、镰刀菌病等（图 19-7）。这些感染性脂膜炎发生于免疫功能抑制的患者，脂膜炎是细菌感染的并发症，很少发生于儿童时期，分为原发性和继发性，原发性由疫苗接种病原体进入皮下脂肪组织类似贯通伤，或继发于血原性播散，继发性的皮肤症状不如原发性的明显。Bazin 病是这类脂膜炎中最典型的一种，以前被认为是一种结核疹，现在多认为是直接感染结核分枝杆菌。儿童的硬红斑不常见。有报道在注射 BCG 后短期内出现脂膜炎。

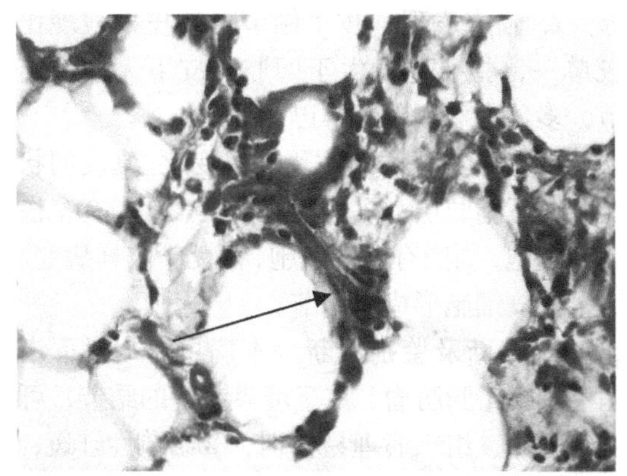

图 19-7　PAS 染色显示真菌结构，真菌培养证实为镰刀菌

（四）结缔组织性脂膜炎

本病称为脂肪萎缩性脂膜炎、自身免疫性脂膜炎，发生于儿童或成人，为少见脂膜炎。

1. 病因及发病机制　病因不明，伴有自身免疫病包括糖尿病、类风湿关节炎、桥本甲状腺炎、皮肌炎、深在性硬斑病等。本病也见于有染色体异常的幼童。在不同时期，可查到循环抗核抗体和（或）SSB 抗体阳性。脂膜内有大量淋巴细胞浸润，导致脂肪萎缩。在一些儿童狼疮性脂膜炎与 C2、C4 缺陷相关。

2. 临床表现　深在性脂膜炎或狼疮性脂膜炎，为介于 DLE 和 SLE 间的中间型，发生率占 LE 的 2%以上，大多为 40～50 岁的成年人，少数亦可见于儿童。17 例儿童狼疮性脂膜炎，揭示女童多发，炎症性皮下结节或斑块可发生于面部、肩、上肢，消退后遗留萎缩性瘢痕。结缔组织脂膜炎或可表现为多灶性脂肪萎缩。其特征在脂膜炎痊愈后有萎缩。与皮肌炎相关的脂膜炎很少见。青少年的皮肌炎，脂膜炎发生在诊断皮肌炎后数月至 1 年，大约 10%皮肌炎患者存在亚临床脂膜炎。局灶性和部分性脂肪萎缩发生在皮肌炎患者中，临床上未见脂膜炎发生，脂肪萎缩可能是亚临床脂膜炎最后阶段。钙化也是青少年皮肌炎常见的特征。皮肌炎中与肌肉及深部组织的钙化有关的脂膜炎比单纯脂膜炎发生率更高。患者有自身免疫证据，包括抗核抗体阳性、桥本甲状腺炎、幼年类风湿关节等。本病为急性良性经过，亦可慢性复发性致残。

3. 组织病理　早期为小叶性淋巴细胞脂膜炎，有时可见淋巴样结节。后期脂肪组织被泡沫细胞替代，形成肉芽肿，有明显脂肪萎缩，纤维间隔增宽，有淋巴细胞性血管炎表现。

4. 治疗　系统应用糖皮质激素治疗有效，但需要大剂量，其次有抗疟药（羟氯喹或氯喹）。对皮肌炎相关脂膜炎可用小剂量甲氨蝶呤和泼尼松联合治疗或静脉滴注大剂量免疫球蛋白。严重病例可用外科修复、血管皮瓣或异体移植方法治疗。

（五）肉芽肿性脂膜炎

皮下型环形肉芽肿（subcutaneous granulomas annulare）大多数在儿童期发病，又称儿童假类风湿样结节和深在型环状肉芽肿。春、秋季是本病的高发季节。

1. 病因及发病机制　本病的发病理机制不明。用直接免疫荧光技术可在部分患者血管壁上发现 IgM 和补体沉积及血液中循环免疫复合物水平升高，认为免疫复合物性血管病和细胞介导的迟发过敏反应起主要作用。本病可能属于结核疹，或由链球菌、EB 病毒、水痘-带状疱疹病毒感染所致，也可能与甲状腺疾患、胶原异常和糖尿病等相关。此外还有研究认为遗传因素（*HLA-A29* 等）、骨桥蛋白及基质金属蛋白酶高表达均参与其中。局部外伤、虫咬、光照、药物、急性静脉炎和手术后脓毒血症等可加重病情。

2. 临床表现　病变可以在刚发病时就表现为皮下型，也可以发生在丘疹基础上。临床表现为坚实、肤色或粉红色结节（图 19-8），无自觉症状。病变可单独出现，也可与其他型皮损同时发生。脂肪比较薄的地方好发，好发于下肢，特别是胫骨、足部、臀部、双手和头部，可累及骨膜，还可发生于阴茎或双眼睑，损害部位在发病前常有外伤史。偶尔结节中样发生坏死，形成溃疡。本病患儿无类风湿关节炎或风湿热。皮疹可在数年内消退，常有复发。

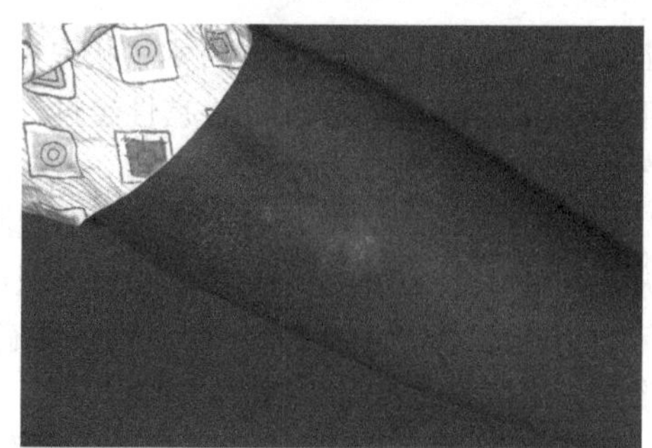

图 19-8　右手肘不对称、坚实、肤色结节

3. 组织病理　真皮内见栅栏状肉芽肿，表皮多正常。常常由多个结节构成。皮下型肉芽肿浸润达真皮全层及皮下组织，可见大量的渐进性坏死和丰富的黏液物质，有时可见脂滴。经常可见多核巨细胞和嗜酸粒细胞，且周围组织纤维化明显。

4. 诊断及鉴别诊断　临床容易误诊为皮下结节病、Sweet 病。皮下结节病的皮损表现比较单一，主要是发生于四肢的皮下无痛性结节。Sweet 病患者通常伴有发热，浸润性斑块伴有疼痛，不发生糜烂或溃疡，外周血白细胞总数及中性粒细胞比例增加。组织病理检查示真皮浅层和中层血管周围以中性粒细胞为主的密集细胞浸润和核碎裂伴血管壁纤维蛋白样物质沉积。

5. 治疗　本病有自限性。偶见活检后皮疹消退，可能与机体发生应激反应后，导致体内免疫复合物清除及 T 细胞应答被抑制。有关环状肉芽肿的治疗方法很多。但在停药后均有复发的可能。液氮冷冻、外科手术切除、他克莫司软膏及糖皮质激素外用或皮损内注射均有帮助，皮损可在原部位或远端复发。

（六）深结节病

皮下型结节病，皮下型又称深在型结节病。皮下结节病是结节病中相对罕见的一种类型。Iw anaga T 认为，皮下结节病是系统性结节病的一个亚急性型，皮下结节病亦可伴发白癜风、溶血性贫血、自身免疫性甲状腺炎等。

1. 病因及发病机制　发病机制不明，通常认为皮下结节病的肉瘤样反应是结核杆菌的一种特殊的免疫反应形式，结核杆菌感染后刺激单核-巨噬细胞聚集形成上皮样细胞肉芽肿。可能与遗传、环境因素、结核杆菌感染、化学物质和药物刺激等引发的免疫反应有关。

2. 临床表现　皮下结节病的皮损表现比较单一，主要是发生于四肢的皮下无痛性结节，多伴有双侧肺门淋巴结增大。

3. 组织病理　表皮无明显变化。真皮网状层及皮下脂肪层上皮样细胞聚集，其中有多核巨噬细胞，周围有淋巴细胞，而无干酪样病变。大量上皮细胞形成裸结节。

4. 诊断及鉴别诊断　本病主要与以下疾病鉴别：①脂肪瘤，皮下境界清楚的结节，可有轻触痛，组织病理易鉴别。②结节性红斑，结节有明显疼痛，组织病理改变为脂肪小叶间隔内淋巴细胞等炎性细胞浸润。本例患者结节表面皮肤略红，但疼痛不明显，组织病理表现也易区分。③脂膜炎，有触痛或自发性疼痛，组织病理表现为脂肪细胞变性、坏死，周围有中性粒细胞、淋巴细胞和组织细胞浸润。本例皮损与组织病理改变均不符合。另外，本病还需与皮肤结核、深部真菌病、瘤型麻风、皮下结节型环状肉芽肿、肿瘤皮肤转移等疾病鉴别。

5. 治疗　皮质类固醇类药物仍然是治疗结节病的首选药物。其他用于结节病治疗的药物包括己酮可可碱、沙利度胺、烟非西布、羟氯喹等，其作用主要是抑制肿瘤坏死因子（TNF）的作用。

（七）物理性脂膜炎

1. 人为性脂膜炎　临床报道不多，实际上并不少见。原因有机械性、物理性、化学性等因素。机械性有各种形式的外伤，如压迫、敲打、注射器、针灸。物理性因素有寒冷、热拔火罐等，化学性因素包括各种化合物（酸、碱、颜料）、有机物质、各种油类（矿物油、棉籽油、菜籽油）、硅化物（液体硅）、芥末、牛奶、粪便和药物。化学性因素引起的人为性脂膜炎，临床上不易识别，最常见是局部注射药物和硅酮物质。注射物质的性质决定了临床及组织学反应。有时引起液化性脂膜炎，导致油性物质溢出。在诊断任何脂膜炎前，均应考虑到人为性因素的可能。

出现皮下结节，表面皮肤轻度潮红或无改

变。由于病因不同，皮下脂肪损伤类型也不同。钝器对皮下脂肪的损伤，常位于前臂及手部。注射药物可引起药物性脂膜炎常发生于臀部。

2. 外伤性脂膜炎　由于外伤引起皮下脂肪坏死，坏死组织可通过破口排出体外，轻微外伤即可发病，潜伏期长短不一。外伤可能损伤血管，毛细血管破裂，引起脂肪细胞坏死。形成坚实的硬性结节或斑块，触痛，离心性扩大并与深部组织粘连，表面皮肤水肿呈橘皮样外观，颇似癌肿。

（八）恶性脂膜炎

组织细胞吞噬性脂膜炎（cytophagic histiocytic panniculitis，CHP）1980 年首先描述 CHP 是结节性脂膜炎（Weber-Christian 综合征）的一种特殊类型，但本病有多脏器受累、病情危重，治疗及预后与 Weber-Christian 综合征有所不同。Winkelmamn 和 Bowie 提出 CHP 是指组织细胞增生浸润脂肪组织，并吞噬白细胞、红细胞和血小板的一类炎症性疾病。临床上有泛发性红斑、疼痛性皮下结节，有发热、全血细胞减少、血三酰甘油升高和多脏器出血，可出现噬血细胞综合征（hemophagocytic syndrome，HPS）。Ito 等 1999 年分析 37 例 CHP 临床资料，发现所有患者均出现慢性、复发性、疼痛性皮下结节，主要分布于肢端。80%以上的患者伴发热、全血细胞减少、肝功能异常；超过半数的患者会有肝大、脾大、凝血功能异常；皮损组织病理学检查均有组织细胞浸润，并见特征性的“豆袋细胞”，部分可浸润骨髓、淋巴结。

1. 病因及发病机制　本病为一种谱系疾病，目前大多数学者认为 CHP 是皮下脂膜炎样 T 细胞淋巴（subcutaneous panniculitis-like T-cell lymphoma，SPTCL）自然病程的一个阶段，即致死性 CHP 和 SPTCL 是同一疾病发展过程中的不同阶段，并且认为致死性 CHP 就是一种低度恶性的 SPTCL 细胞淋巴瘤，随着时间的进展，本病很可能发展成为恶性度很高的 SPTCL。也有一种观点则认为致死性 CHP 也就是 SPTCL。推测 CHP 的发病机制是组织细胞和 T 淋巴细胞浸润脂肪组织的反应过程，它可能继发于病毒感染、与细菌、真菌及寄生虫等多种微生物感染，或者淋巴瘤引起的各种紊乱中，而最初的异常可能就是 T 淋巴细胞克隆增生。有报道骨髓同种异体移植后出现组织细胞吞噬性脂膜炎。

2. 临床表现　急性或慢性发病，可反复发热、体重减轻，皮损为多发的炎症性皮下结节和斑块，红色有触痛，直径可达 2～20cm，可发生于身体各处，好发四肢，偶见于躯干及面部。结节可发展为紫癜性或青肿样外观，自然破溃，可侵犯口腔、阴道等处黏膜形成多数溃疡，有肝、脾、淋巴结肿大，进行性肝功能减退，出现黄疸、凝血机制障碍、浆膜炎及肾衰竭。可死于肝、肾衰竭、肺炎和胃肠、泌尿、呼吸道出血。亦可发展为 T 细胞淋巴瘤、B 细胞淋巴瘤、组织细胞性淋巴瘤或窦性组织增生症伴巨大淋巴结病。

3. 实验室检查　白细胞、血小板减少，贫血，血浆白蛋白降低，低血钙，γ 球蛋白升高，类风湿因子阳性，AST 升高，γGTP、碱性磷酸酶、淀粉酶和脂酶值均升高，纤维蛋白原减少，纤维蛋白分解产物增加及凝血机制异常。

4. 组织病理　皮肤损害的病理学表现为小叶脂膜炎和灶性脂肪坏死，可见分化良好的组织细胞，其胞质内有吞噬的红细胞、白细胞、血小板及核碎片等成分，形成特征性的“豆袋状”细胞。免疫组化检查发现组织细胞为良性，淋巴样细胞成分中主要由 T 细胞组成。骨髓、肝、脾和淋巴结被累及时也可见到相似的浸润。

5. 诊断及鉴别诊断　除发热、皮下结节外，肝脾大、进行性肝功能受损、血细胞减少均提示 CHP 的可能。皮肤、骨髓病理检查对 CHP 的诊断意义重大。CHP 与 Weber-Christian 综合征的区别在于后者组织细胞吞噬脂质形成泡沫细胞；而与恶性脂膜炎的区别为病程较长，且浸润的组织细胞为良性。

6. 治疗　严密随访，警惕其发展为恶性肿瘤，特别是皮下脂膜炎样 T 细胞淋巴瘤的可能。CHP 治疗一般系统使用激素。甲强龙冲击疗法已得到公认。并交替使用免疫抑制剂，如环孢素已经成为一线药物。CHOP 方案（环磷酰胺、柔红霉素、长春新碱、泼尼松龙），或包括环孢素的联合化疗方案逐步成为 CHP 的治疗首选。化疗联合自体外周血干细胞移植是治疗 CHP 最有效的方法，针对 T 细胞克隆性增生强化治疗的非常有必要。口服他克莫司也取得一定效果。

（九）皮下脂膜炎样 T 细胞淋巴瘤

皮下脂膜炎样 T 细胞淋巴瘤（subcutaneous panniculitis-like T-cell lymphoma，SPTCL），不是真正意义上的脂膜炎，是一种少见的侵犯皮下脂肪组织的皮肤 T 细胞淋巴瘤，原发于皮肤的外周 T 细胞淋巴瘤。

1. 病因及发病机制 淋巴瘤细胞产生的淋巴因子吞噬诱导因子激活骨髓、肝、脾和淋巴结等处的巨噬细胞，导致这些巨噬细胞吞噬血细胞。

2. 临床表现 SPTCL 发病年龄跨度大（18～60 岁），无明显的性别差异。SPTCL 的皮肤损害好发于肢体，其次躯干，也可累及面、颈、踝、腋窝、腹股沟和臀部，多发，表现为黄褐至红色的皮下结节或斑块，无压痛，早期无明显淋巴结受累。疾病初期容易被误诊为结节性红斑或非特异性的急性或慢性小叶性脂膜炎。病程中部分病例始终以皮肤损害为主，病情较为稳定。然而，约 33%病例可出现 HPS，可累及骨髓、淋巴结、肝、肾、肺等组织。表现为发热，肝脾大，红细胞、粒细胞或血小板减少甚至全血细胞减少，凝血功能异常，病情进展迅速，预后不佳。

3. 组织病理 肿瘤细胞通常局限于皮下组织，呈小叶性脂膜炎样或弥漫性脂膜炎样浸润。肿瘤细胞围绕单个脂肪细胞，形成具有特征性的“花环状排列”。淋巴瘤细胞具有异型性，可见核碎裂小体。肿瘤组织中可有豆袋细胞（组织细胞吞噬红细胞和坏死碎屑后形成）及反应性组织细胞，常可合并有脂肪坏死、凝固性坏死，尤其损害较大时，可以有广泛脂肪坏死。脂肪坏死常导致组织细胞反应，包括多核巨细胞或肉芽肿样增生。患者的骨髓、肝或脾会出现噬红细胞现象。

4. 诊断及鉴别诊断 根据临床表现、病理检查和免疫组化结果，SPTCL 不难诊断。SPTCL 多为无痛性结节，病理检查可以发现有异型细胞浸润，多浸润脂肪小叶，脂肪小叶间隔很少累及，免疫表型为单克隆 T 细胞性。本病需与良性脂膜炎鉴别，特别是结节性脂膜炎，虽然临床表现相类似，但其病灶中不出现异形淋巴细胞，其淋巴细胞和浆细胞浸润主要分布在脂肪小叶间隔内，免疫表型为多克隆性，主要为 B 淋巴细胞、组织细胞和浆细胞，其间混杂有 T 细胞。

5. 治疗 目前多采用联合化疗、单药治疗、局部放疗或局部放疗联合化疗。预后不佳。

（十）水肿性瘢痕形成血管炎性脂膜炎

本病发生于儿童，是一种新的多系统疾病，死亡率达 35.7%。皮肤损害开始类似于种痘样水疱病，但以后累及非暴露部位。皮损发展为深部溃疡及水痘样瘢痕。组织学上有明显的结节性淋巴组织细胞浸润，脂膜炎和血管炎可同时存在。系统受累病例有全身不适，发热、发育停滞、白细胞减少、血小板减少及肝脾大。有些病例经 5～8 年后发展成皮肤淋巴瘤。目前对于该病是否为一个独立疾病，是否与种痘样水疱病相关或为儿童恶性淋巴瘤发展过程中的演变过程，尚不清楚。

三、非特异性脂膜炎

（一）结节性发热性非化脓性脂膜炎

本症是一种原发于脂肪层的急性或亚急性炎症。1892 年首由 Pfeifer 提出结节性脂膜炎的命名。1925 年 Weber 报道 3 例，称为复发性非化脓性结节性脂膜炎。1928 年 Christian 报道 1 例，并强调了发热的表现，此后这种脂膜炎被称为结节性发热性非化脓性脂膜炎，即韦伯病（Weber-Christian disease，WCD）。

1. 病因及发病机制 病因不明，可能与下列因素相关。

（1）脂肪代谢障碍或影响脂肪代谢的酶异常：本病具有与 α1-AT 缺陷所致脂膜炎的相似性，提示炎症反应调节失调可能在病因学中起到重要作用。

（2）变态反应：本病常合并有细菌感染，推测本病为感染性变态反应，部分病例病理上可见纤维素性坏死性血管炎变化，可能是对不同抗原刺激导致的免疫反应，有的病例伴有循环免疫复合物升高。甲型肝炎和伯氏疏螺旋体感染也可能结节性脂膜炎的病因有关。

（3）自身免疫反应：认为是对自身脂肪组织的一种免疫反应，临床上常合并风湿热、SLE、硬皮病、皮肌炎和血管炎等自身免疫性疾病。干燥综合征可出现小叶性浆细胞脂膜炎，溃疡性结肠炎与结节性脂膜炎有关联。

（4）药物因素：碘、溴等卤素化合物，奎宁、磺胺、锑剂等可诱发本病。有报道结节性脂膜炎发生于局部注射IL-2部位，静脉用IL-2可加重结节性脂膜炎皮损。

（5）其他：食用人工成的低热量甜味品亦可能为结节性脂膜炎病因。

2. 临床表现 30～50岁女性多见，以反复皮下结节、全身不适、关节痛、发热为特征。临床上呈急性或亚急性经过，根据内脏是否受累，可分为皮肤型和系统型。皮肤型多数患者可在3～5年内逐渐缓解，预后良好。内脏症状可先于皮肤症状，无皮肤症状时本病诊断困难。有明显内脏累及者预后差。

（1）皮下结节：皮肤型只侵犯皮下脂肪组织，以皮下结节为特征，结节大小不等，成批出现，对称分布，股部与小腿好发，亦可累及上臂，偶见于躯干和面部。结节表面皮肤呈暗红色，带有水肿，亦可呈正常皮肤色，皮下结节略高出皮面，质地较坚实，可有自发痛或触痛。结节消退后，局部皮肤出现程度不等的凹陷和色素沉着。有的结节可自行破溃，流出黄色油样液体。

（2）发热：皮下结节出现数日后开始发热，有低热，不规则热或高热，持续时间不定，可伴乏力、肌肉酸痛、食欲减退、关节疼痛。发热并非必发的症状，有10%～15%的患者无发热，仅出现皮肤结节。

（3）系统型：除上述皮肤型表现外，还累及内脏，如肝脏、肾脏、小肠、肠系膜、大网膜、腹膜后脂肪组织等。国内报道儿童患者肝、脾损害的发生率较成人高。骨髓受侵犯出现骨髓抑制、白细胞减少、贫血、血小板减少或白细胞增多、骨痛等。其他可出现肾上腺病变、关节炎、肺门阴影、胸腺炎、胸痛、精神障碍、意识不清、痉挛、脑膜炎、心肌肉芽肿性炎症和淋巴结肿大等。伴有严重内脏损害者预后较差，可死于循环衰竭、出血、败血症和肝、肾衰竭。内脏症状可先于皮肤症状，无皮肤症状时本病诊断困难。

（4）实验室检查：白细胞总数增多或偏低，中性粒细胞左移，血沉增快。血清及尿中淀粉酶正常，这可区别于胰腺相关的脂膜炎。当内脏受累时，出现相应的实验室异常。贫血，肝、肾受损时有蛋白尿、血尿和肝、肾功能异常，人血白蛋白与球蛋白比例降低或倒置，免疫球蛋白升高。发作期血清补体值降低，淋巴细胞转化率降低，显示体液和细胞免疫功能异常。亦有报道发生肾上腺皮质功能减退和出现冷球蛋白血症。

3. 组织病理 分为3期：①急性炎症期，小叶内脂肪组织变性、坏死，可见中性粒细胞、淋巴细胞和组织细胞浸润。部分伴有血管炎改变。②吞噬期，在变性坏死的脂肪组织中有大量巨噬细胞浸润，吞噬变性的脂肪细胞，形成具有特征性的泡沫细胞。③纤维化期，泡沫细胞大量减少或消失，被成纤维细胞取代，炎症反应消失，纤维组织形成。其中以第二期最具诊断意义，结合成批反复发生的痛性皮下结节，并大多数发作时伴发热进行诊断。病理早期表现小叶内脂肪组织变性坏死，有中性粒细胞、淋巴细胞和组织细胞浸润，部分伴有血管炎改变，晚期形成具有特征性的泡沫细胞和纤维化表现。

4. 诊断及鉴别诊断

（1）结节性红斑：对称性分布的皮下结节，皮损局限于小腿伸侧，不破溃，3～4周后自行消退，愈后无萎缩性瘢痕。全身症状轻微。无内脏损害。继发于其他系统性疾病者，则伴有相关疾病的症状。病理表现为间隔性脂膜炎伴血管炎。

（2）组织细胞吞噬性脂膜炎：皮下结节、反复发热、肝肾功能损害，全血细胞减少及出血倾向等，但一般病情危重，进行性加剧，最终死于出血。组织病理学变化可出现吞噬各种血细胞及其碎片的所谓“豆袋状”组织细胞可与本病鉴别。

（3）硬红斑：结节暗红色，位于小腿屈侧中下部，破溃后形成穿凿性溃疡。组织病理为结核性肉芽肿。

（4）RA：患者亦可出现皮下结节和关节疼痛。但这种皮下结节为一种较硬的、圆形或椭圆形的、无痛性小结，常位于易受摩擦部位，如肘部伸侧、跟腱、头皮、坐骨结节或关节周围，通常可活动，且脂膜炎的关节受累一般不引起关节破坏，亦可与之鉴别。

（5）其他疾病：需同皮下脂质肉芽肿病、皮下脂膜样T细胞淋巴瘤、胰腺性脂膜炎、胰腺炎和胰腺癌、麻风、外伤或异物所致的皮下脂肪坏死等相鉴别。确诊主要靠病变组织的活检，尤其是皮肤结节。其组织学改变是以脂肪细胞的变性和坏死为特征的，其中第二期具有诊断意义，可见组织细胞吞噬溶解的脂肪滴和噬脂性巨细胞。另外本病也可同其他免疫性疾病合并存在，可在出现原发病后。或在结节性脂膜炎出现后逐渐出现原发病的临床表现，因此临床上需小心鉴别。

5. 治疗 目前尚无特效治疗，首先应去除可疑病因，糖皮质激素为治疗本病首选，泼尼松（0.5～1.0mg/d），对大部分患者疗效良好，可使体温下降，结节消失，但减量或停药后部分病例症状可再发；非甾体抗炎药（NSAID）可使发热、关节痛和全身不适减轻；氯喹或羟氯喹、硫唑嘌呤、沙利度胺、环磷酰胺、四环素、肝素、来氟米特与吗替麦考酚酯等治疗难治性脂膜炎取得明显疗效，并且可降低本病的复发率。

（二）嗜酸性脂膜炎

嗜酸性脂膜炎是一种临床较少见疾病，病因不明。此病是1985年Burbet首先报道，认为其病因可能与链球菌感染相关，病理表现类似于嗜酸性蜂窝织炎又名Wells综合征。Winkelmann等报道18例患者，认为本病为病理性诊断，多数有原发疾病，如特应性皮炎、恶性肿瘤、血管炎及免疫反应性疾病等；有时与局部昆虫叮咬及注射药物相关。有文献认为嗜酸性脂膜炎是皮肤局部的一种过敏反应。

1. 临床表现 EP皮损特点具有多形性，可表现为丘疹、斑块，此外亦可出现紫癜、脓疱及溃疡，但以皮下结节最常见。

2. 组织病理 脂肪小叶及间隔有特征性的弥漫嗜酸粒细胞浸润，可伴有数量不等的其他炎性细胞浸润，包括中性粒细胞、淋巴细胞，嗜酸粒细胞可占浸润细胞的95%。有时W可见到脂肪组织坏死，偶尔也可见到嗜酸性蜂窝织炎表现的“火焰现象”。嗜酸粒细胞浸润可扩展至真皮网状层，也可累及脂肪组织下方的筋膜。

3. 鉴别诊断 EP应与嗜酸性蜂窝织炎、嗜酸性粒细胞增多症、嗜酸性筋膜炎和结节性红斑鉴别。

嗜酸性蜂窝织炎：病变部位主要在真皮，表现为弥漫的嗜酸粒细胞浸润，可有淋巴细胞和浆细胞，常伴有真皮浅层水肿或表皮水肿，甚至形成表皮内或表皮下水疱。嗜酸粒细胞脱颗粒和变性后可在胶原纤维上形成“火焰现象”。病情较重时嗜酸粒细胞可浸润至皮下脂肪组织。

嗜酸性筋膜炎：嗜酸性筋膜炎的病变部位主要在筋膜，真皮一般不受累，表现为浅筋膜明显的增厚、纤维化，筋膜内可见炎性细胞浸润，以嗜酸粒细胞为主，弥漫或散在分布，可累及皮下脂肪，但是一般炎症较轻。

4. 治疗 EP预后较好，治疗上可应用糖皮质激素。Winkelmann等推荐足量糖皮质激素至少治疗6个月。部分病例可合并抗生素治疗。

四、其他脂膜炎

（一）补体缺陷性脂膜炎

补体缺陷除可并发部分脂肪萎缩综合征

也有报道补体缺陷可发生小叶脂膜炎。Pascual（1987年）报道2例复发性发热性脂膜炎，有获得性补体缺陷（获得性C1抑制剂缺乏）和副蛋白血症（IgG Kappa型）。Kondo-Oestreicher（2000年）报道1例伴有副蛋白血症的低补体血症性脂膜炎，临床上有严重脂膜炎和发热症状，并指出副蛋白血症可直接活化补体。Taieb（1986年）报道1例7岁儿童，有淋巴结病并发现有特异性IgM，开始诊断为弓形虫病，患者有白细胞减少和低补体血症（C2、C4降低）。后经组织学直接免疫荧光检查诊断为红斑狼疮性脂膜炎。系统应用糖皮质激素治疗数月，发生萎缩和皮肤异色症改变，改用氯喹治疗后未再复发。

（二）跖部疼痛性红斑

近年来有报道疼痛性跖部红斑发生于跖部，多见于儿童，常反复发作，有自限性，保护性治疗有效。组织病理跖部结节显示为间隔性和小叶性脂膜炎伴有血管炎改变，指出疼痛性跖部红斑可以是某些类型脂膜炎（结节性红斑、外伤性脂膜炎、寒冷性脂膜炎）及血管炎、荨麻疹，或嗜中性小汗腺炎的主要临床表现。过程是急性的，数周后自发消退。不同于外伤跖部荨麻疹和特发性跖部汗腺炎。

据报道1例13岁慢性粒细胞白血病女童，粒细胞克隆刺激因子治疗后出现嗜中性脂膜炎，其腿部、臀部出现结节（病理显示混合性间隔和小叶性脂膜炎）。据报道1例15岁男孩肾移植后出现钙化性脂膜炎。

第二节 脂肪营养不良

内容提要：

- 脂肪营养不良根据发生时间可分为先天性和获得性，根据损害范围和程度又可分为全身性、部分性和局限性。有些可以是家族性的。病理上共同表现为脂肪的萎缩和消失，炎症反应较轻或缺如。
- HIV相关性脂肪营养不良是目前最常见的脂肪营养不良类型。

脂肪组织对人体内分泌代谢系统起重要作用，不仅脂肪细胞数量的改变可以影响内分泌代谢系统的平衡，而且脂肪细胞分布的异常也会导致多种代谢紊乱的发生。脂肪营养不良患者通常会合并多种的代谢紊乱，如胰岛素抵抗、糖耐量受损、糖尿病、脂肪肝、血脂代谢紊乱、基础代谢率增高，血清瘦素、脂联素水平下降等。特征性的表现为全身性或部分性的脂肪丢失（萎缩），可同时合并非萎缩部位脂肪的异常堆积或肥大。脂肪营养不良可以是遗传性的，也可以是获得性的，但先天遗传性的脂肪营养不良发病率较低，目前最常见的脂肪营养不良见于HIV感染患者应用高效的抗反转录病毒治疗时发生的脂肪萎缩。

一、全身性营养不良

（一）先天性全身性脂肪营养不良

先天性全身性脂肪营养不良（congenal generalized lipodystrophy，CGL）又称贝拉迪内利-塞普综合征（Berardinelli-Seip syndrome），由Berardineli于1954年首先报道，为系统性疾病，极为罕见。

1. 病因及发病机制 多数学者认为本病是一种常染色体隐性遗传病，多发生在父母近亲结婚的后代。现已发现的致病基因至少有3种，临床上分为3个亚型：CGL1、CGL2、CGL3。95%的CGL为前2个亚型，与*AGPAT2*和*BSCL2*基因突变相关。CGL3型为CAV1的纯合突变所致。Antuna-Puente等发现CGL患者的瘦素水平有显著的降低，脂联素大于1.6 mg/L对遗传性脂肪代谢障碍的AGPAT2突变有100%的阴性预测价值。也有学者认为本病与下丘脑—垂体功能紊乱有关。

2. 临床表现 本病临床特征为生后不久即出现全身皮下脂肪消失，皮下静脉显露，皮肤多毛，色素沉着，头发浓密卷曲。四肢肌肉发达，面容粗犷如男性，具有男性体貌。外生殖器增大，伴阴蒂或阴茎增大，多囊卵巢，易被误诊为性早熟。肝脾大使腹部明显膨隆，脐疝，肝脾大，肾增大。心肌肥大，肺动脉高压。生长加速，骨龄提前，约50%患儿有智能发育迟缓。青春期前后发生胰岛素抵抗性糖尿病，出现糖尿病性肾病、视网膜、神经病变。成年期身高超过预测高度。患者基础代谢率高，食欲亢进，全身性多汗。虽全身脂肪消失，但皮肤仍保持弹性，坐立、走路均正常。有高三酰甘油血症，可发生皮肤发疹性黄瘤。有泛发性多毛症，甚至出生时就有，头发多而弯曲，前发际几乎长到眉毛部位。有轻至中度精神发育迟缓、间歇性精神分裂症、偏瘫等。所有患者因面部脂肪缺损均有憔悴面容。大部分头颅长，关节特别是手和足关节变大。有广泛性色素沉着，尤其腋下和腹股沟褶皱部位，可伴有线状表皮增厚，有黑棘皮病样外观。部分病例有肥厚性心肌病、周围性肺动脉狭窄、肾脏病变如非低补体性肾病综合征、肾肥大，患者不易怀孕，成人常死于糖尿病并发症或肝、心脏病变。CGL1 型的保护性脂肪组织如眶周、口腔、舌、手掌、足底、头皮、会阴、关节周围的脂肪组织正常。而 CGL2 型保护性脂肪也消失，发病更早，症状较重，早产儿病死率和智力低下及心肌病的发生率较高。CGL3 型症状严重程度介于前两者之间。

实验室检查：三酰甘油增高，胰岛素抵抗，肾上腺雄酮增加，瘦素下降，而生长激素、甲状腺功能一般正常。

3. 组织病理 皮下和内脏脂肪萎缩、消失。

4. 诊断及鉴别诊断

（1）它的主要诊断标准包括：躯干及四肢脂肪于运动肌肉肥厚处萎缩，空脸颊，脂肪肝，肝大，肝硬化，高三酰甘油血症，低高密度脂蛋白水平，胰岛素抵抗性糖尿病，腋下、颈部和腹股沟黑棘皮病存在。脂肪营养不良性巨人症（Lawrence-Seip syndrome）：又称劳伦斯-塞普综合征，病因不明，10 岁左右发病，表现为全身性完全性脂肪萎缩，骨骼肌、肌腱、皮下静脉显露，伴有胰岛素抵抗性糖尿病、高脂血症、肝脾大、脂肪肝、基础代谢率高，可有精神症状、色素沉着、多毛、黑棘皮病。

（2）获得性全身性脂肪营养不良（acquired generalized lipodystrophy）：发病罕见，与自身免疫有关，如皮肌炎、脂膜炎，亦可见于 HIV 感染，发生于儿童期或青春期，躯体选择性脂肪消失，存在高三酰甘油血症、高胰岛素血症、胰岛素抵抗、糖尿病、肝脾大、基础代谢率增高。

（3）早老症：除了全身皮下脂肪消失，皮下静脉显露，三酰甘油增高外，常无多毛、四肢肌肉发达及面容粗犷。而获得性全身性脂肪营养不良是青春期或成人早期起病，女性多见，与感染及免疫变态反应有关，并发症多，预后差。

5. 治疗 目前对本病无特殊治疗。低脂、低热量饮食、增加中链三酰甘油和鱼油的摄入，有助于改善肝功能和降低血脂，延缓糖尿病的发生，已经发生糖尿病者可应用胰岛素治疗。Beltrand 等报道瘦素可用于治疗 CGL，应用瘦素治疗，可以降低血脂，减少心、肝脂肪沉积，改善胰岛素敏感性，但可产生瘦素抵抗。该病预后不佳，患儿最后多死于肝硬化引起食道静脉曲张破裂，肝衰竭及肾脏疾病、心脏猝死。

（二）获得性全身性脂肪营养不良

Lawrance 在 1946 年首先对 1 例 26 岁女性患者的临床表现及尸检结果进行报道，故获得性全身性脂肪营养不良（acquired generalized lipodystrophy，AGL）又称为 Lawrance 综合征。

1. 病因及发病机制 发病机制不明。常先有发热，约 1/3 病例在出现全身性脂肪营养不良前已有明确的相关疾病，包括感染、自身免疫性或结缔组织疾病、HIV 感染等。

2. 临床表现 与先天性全身性脂肪营养不良有很多相同特征，但脂肪营养不良发生于出生后，大部分病例发生于 15 岁前。脂肪萎缩开始于局部，然后泛发全身，或开始即为泛发性，合成代谢增强的特征不如先天性明显，也可发生颅骨增生、手足指端肥大、黑棘皮病、皮肤增厚可先于糖尿病出现。成年发病者，其身材超高、肌肉发达和腹部突出不明显。糖尿病发生较早，肝损害较严重，常死于肝衰竭或咯血。AGL 还分为 3 型：1 型为 AGL 伴脂膜炎，2 型为 AGL 伴自身免疫性疾病，3 型为特发性 AGL，其发生率分别为 25%、25%及 50%。

3. 诊断及鉴别诊断　特征为胰岛素抵抗性糖尿病，其胰岛素抵抗不仅表现在降糖胰岛素需要量大，而且血糖难以控制，多数患者还表现为空腹胰岛素水平明显增高。由于脂肪缺乏故不出现酮症。本病应与矮妖综合征鉴别，后者也有泛发性皮下脂肪减少或缺失，皮肤有皱纹、松弛，黑棘皮病、多毛、腔口部位皮肤褶皱、角化过度、甲营养不良、良唇及牙龈增生，也有胰岛素抵抗，但无性器官肥大。有肌肉失用性萎缩、骨龄推迟、生长迟缓，常早年死亡。

4. 治疗　治疗困难。选择性多巴胺阻滞剂匹莫齐特有助于脂肪恢复和降低下丘脑释放因子水平。糖尿病饮食可控制葡萄糖水平。降血脂药和血浆去除术可改进高脂血症。严重臀部畸形可用两侧臀大肌瓣前移修补得到改善。

二、部分脂肪营养不良

部分性脂肪营养不良又称部分性脂肪萎缩（partial lipotropy），包括家族性部分脂肪营养不良（familial partiallipodystrophy，FPLD）和获得性部分脂肪营养不良（acquired panialli-podystmphy，APL），表现为区域性的脂肪萎缩，常合并身体非萎缩部位的脂肪细胞异常增生或肥大。

（一）家族性部分脂肪营养不良

表现为发生在儿童、青少年或成年早期的对称部位的脂肪缺失，可合并胰岛素抵抗、高脂血症等代谢异常，部分有肥厚性心肌病及充血性心力衰竭表现。

FPLD1 型（Kobberling's syndrome）常染色体显性遗传，基因缺陷位于 C1 的长臂或 C1q21-22 上。只有少数几例女性患者报道，患者出生时及幼儿期脂肪分布正常，到青春期皮下脂肪组织从四肢、臀部和躯干部消失，通常面、颈部受累，或同时有面、颈部脂肪的堆积，以及腹部、腋下、背部和大阴唇有脂肪堆积。其他表现有黑棘皮病、多毛症、月经异常和多囊卵巢。20 岁以后出现胰岛素依赖性糖尿病、高三酰甘油血症、高密度脂蛋白胆固醇血症和胰腺炎。

FPLD2 型（Dunnigan’s syndrome）遗传方式为 X 连锁显性遗传或常染色体显性遗传，大多为错义突变 *LMNA* 基因编码核纤层蛋白（lamins）A/C，基因定位在 *1q21-22*。是最常见的类型，估计人群发病率 1∶15 000 000。患者在儿童期脂肪分布正常，青春期发病，表现为四肢、胸腔、下腹部脂肪组织的逐渐丢失，肌肉组织突出，而下巴、锁骨上、腹腔脂肪堆积，出现类库欣综合征面容。FPLD2 可合并多种代谢紊乱，包括糖尿病、高三酰甘油（TG）、低高密度脂蛋白胆固醇（HDL-C）、高游离脂肪酸（FFA）血症，女性症状较男性更严重，而且女性大多合并月经不规律、多囊卵巢综合征（PCOS）、不育及妊娠期糖尿病等。FPLD2 患者心脏及骨骼肌的肥大、畸形多见，可出现神经卡他表现及严重的肌痛症状。和其他类型的脂肪萎缩相比，FPLD2 血清瘦素及脂联素水平下降不明显，可能与脂肪萎缩程度相对轻有关。

FPLD3 型、*AKT2* 基因突变和 *CAV1* 基因突变，三型均有部分性脂肪萎缩，不同程度代谢紊乱合并症。

下颌末端发育不良 MAD 合并部分性脂肪萎缩，MAD 是非常罕见的常染色体隐性遗传病。与 *LMNA*、*ZMPSTE24* 基因突变有关。MAD 的脂肪萎缩发生在儿童或青春期早期，女性多见，可合并生长迟滞，颅面骨畸形，包括下颌、锁骨发育不良、颅缝延迟闭合、肢端骨质溶解、关节痉挛、鸟样面容及牙齿异常；皮肤病变，包括皮肤萎缩、脱发、色素沉着斑等，出现类早老表现，智力发育一般正常。代谢方面异常有高胰岛素血症、胰岛素抵抗、糖耐量异常、糖尿病、高脂血症，血清瘦素水平可偏低或正常。

（二）进行性脂肪营养不良

本病是获得性部分脂肪营养不良（acquired partial lipodystrophy，APL），又称巴拉克尔-西蒙斯综合征（Barraquer-Simons syndrome）、巴拉克尔-西蒙斯综合病（Barraquer-

Simons disease）、西蒙斯综合征（Simons sydrome）。1907年Barraquer报道25岁女性，流行性感冒后面部、上胸部出现脂肪萎缩，1911年Simon报道21岁女性从11岁开始面部、上肢、躯干脂肪萎缩，将此病命名为进行性脂肪营养不良，活检受累皮肤，脂肪组织完全缺失。Gellis、Senior等发现APL合并肾病，膜性增生性肾小球性肾炎为主。发病年龄从1岁至中年，大部分发生于儿童，女性发病率为男性的4～5倍。有时有家族性发病。

1. 病因及发病机制 病因不明，常发生于发热性病毒感染后，最常见有麻疹感染，或非特异性发热后，亦可发生于中脑或间脑损伤，使垂体前叶激素分泌增加或由于中胚叶间质紊乱。也有报道与病毒性脑膜炎、脑膜炎球菌性败血症、猩红热、肠胃炎、水痘病毒、扁桃体周脓肿、风湿热与本病相关。注射破伤风抗毒素疫苗、拔牙、扁桃腺切除术、腺体摘除、光损伤、心理压力有关。Anoop Misra分析35例APL患者发现27例有自身免疫性疾病，系统性红斑狼疮、皮肌炎最为常见，血管炎，其他包括盘状红斑狼疮、风湿性关节炎、局限性硬皮病和自身免疫性甲状腺炎等。说明部分与免疫机制相关。另外有研究发现APL患者伴有膜性增生性肾小球性肾炎（22%）和低补体血症（C3降低，67%以上），血清检测到C3NeF降低（83%）。脂肪组织的异常分布机制不明，将脂肪组织移植到部分性脂肪萎缩部位，脂肪仍然消失，而将萎缩的脂肪组织自体移植到脂肪正常的部位，脂肪能在此处堆积，说明局部因素决定脂肪分布的部位。局部因素可能为神经元介导，所以临床上病变呈对称性、节段性，或线状限定区域分布。Jensen报道1例其肾上腺素活性增强，并提示上半身脂肪细胞对肾上腺素的溶脂肪作用敏感而下半身的脂肪细胞不敏感。

2. 临床表现 欧洲人后裔多发，女性发病率高于男性，多数在儿童或青春期发病，脂肪丢失最早发生于面部，然后扩展至颈部、上肢、胸部、腹部，下半身脂肪可正常或异常堆积。身体上半部因皮下脂肪消失而显得异常瘦弱，两颊凹陷，形成僵尸样外观。下半身（臀部及下肢）皮下脂肪可增生或过度肥胖，因此身体上下部显得极不对称。有下半身过度肥胖者称为Laignel-Lavastineo&Viard型，无下半身皮下脂肪增生者称为Weir-Mithechell型。脂肪丢失可在数月或数年内发生，可合并其他自身免疫病，如皮肌炎、甲状腺炎等，一些患者可有黑棘皮及卵巢高雄激素表现，一部分患者可检出抗核抗体和抗双链DNA抗体。

3. 组织病理 受累部位皮下脂肪几乎完全消失。

4. 治疗 无有效治疗方法。治疗肾脏疾病和控制血糖，整形外科手术可改善面部萎缩，抽脂术可改善下半身过度肥胖。

（三）局部脂肪营养不良

本病可见于胰岛素依赖性糖尿病，由胰岛素引起，也可发生于某些炎症性疾病后，如脂膜炎、硬斑病，或可以是原发性特发性脂肪萎缩。只是在病变早期未进行活检。本组疾病包括局限性特发性脂肪营养不良、胰岛素性脂肪营养不良和环状脂肪萎缩等。

（四）局限性特发性脂肪萎缩

这一组疾病主要累及股部、踝部或腹部，包括半环形脂肪萎缩、踝部环状萎缩性结缔组织脂膜炎和婴儿腹部离心性脂肪营养不良。它们可能是同一疾病的异型。组织病理有两种变化，即退化性和炎症性。60%的病例为退化性，脂肪细胞小，埋藏于含血管丰富的玻璃样变结缔组织中。其中1/3有免疫反应物，表皮正常。

本病属局限性特发性脂肪营养不良。

1. 病因及发病机制 可能与人机工程学因素和局部压力（紧身衣服或依靠比较尖的办公桌等）、局部外伤、疾病、室内污染和室内气候条件（湿度和气温）、热能量损失及电刺激（使用电脑或电子产品产生的能量交换、静电放电或其他电现象）有关。有报道7例在同一办公室工作，他们股部因在办公室工作而反复受到损伤。

2. 临床表现 主要侵犯成年女性，皮损位于股部近端前外侧面，单个或多个物症状对称性带状半环形凹陷，凹陷宽2～4 cm（图

19-9）。脂肪消失快，在数周迅速发展，大部分病例经数年消退，也可发生踝部环状萎缩性结缔组织脂膜炎（annular atrophic connective tissue panniculitis of the ankles），累及双侧踝部，并从踝部向上延伸，见于儿童及青年，萎缩环直径约10 cm，几乎无炎症反应，无症状，脂肪萎缩上方皮肤正常，有报道伴有手足骨营养不良。

3. 组织病理　皮下脂肪减少，伴有真皮下部及皮下脂肪炎症浸润，可有噬脂性脂膜炎改变。

4. 治疗　无特殊治疗方法，多数病例口服或局部外用糖皮质激素治疗后皮损有改善。本病可自然好转，75%的病例脂肪可以再生。

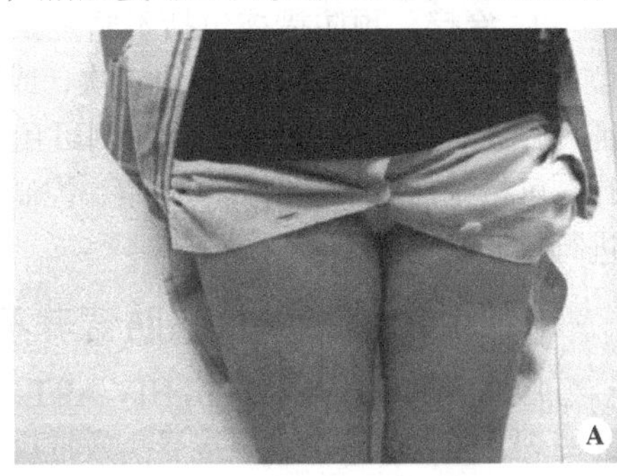

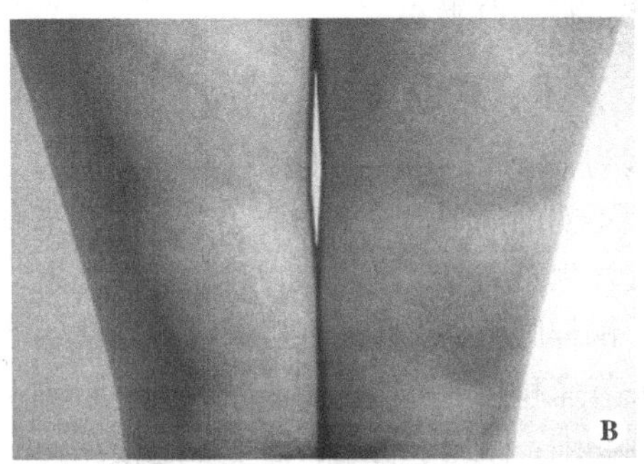

图19-9　股部出现环状萎缩

A：女性；B：男性

（五）婴儿腹部离心性脂肪营养不良

本病临床少见，为局限性特发性脂肪营养不良，亦称离心性脂肪营养不良（centrifugal lipodystrophy），多见于儿童发病。90%的病例发病年龄在5岁内。报道较多病例是日本儿童。Imamuras等（1917年）首次报道5例，均为日本儿童。Lee（1982年）报道8例为朝鲜儿童。本病为一种特殊类型皮肤和皮下脂肪萎缩。国内张红（1989年）报道3例，其后陆续有病例报道。本病皮损可不发生于腹部，也可在其他年龄发生。故有学者提出本病应称为腹部离心性脂肪营养不良（LCA）。

1. 病因及发病机制　病因不明，免疫组化研究有与脂肪组织变性相关的凋亡机制参与。

2. 临床表现　本病典型皮损表现为皮下脂肪消失，初起淡蓝色，境界清楚，以后转为暗红色，并发生萎缩，凹陷萎缩斑缓慢地离心性向周围扩展。部分患者皮损周围可发红并脱屑，可见皮下血管。皮损可单侧性分布，主要分布在腹部、腹股沟、腰、臀部、大腿。皮肤萎缩和皮肤变色是最常见的2个首发症状，还有少数患者并发皮肤硬化及皮肤溃疡，部分患者淋巴结肿大。无明显自觉症状，或仅有轻度的不适及压痛。本病无家族史，发病年龄不限于婴儿，患者首次发病年龄大多在4岁以内，13岁前病情趋于稳定，但也有例外的情况，目前报道的1例患者直到46岁病情才停止发展。

3. 组织病理　表皮变薄，真皮胶原纤维减少，但无变性，弹力纤维正常，皮下脂肪可减少或完全消失，少量淋巴细胞浸润，凹陷区脂肪组织完全消失，有轻度炎症反应。

4. 诊断及鉴别诊断　典型皮损为离心性淡褐色或淡蓝色萎缩性斑片，好发于腹部及腹股沟。皮肤组织病理特征性表现为表皮变薄，真皮胶原纤维减少，但无变性，弹性纤维正常，皮下脂肪可减少或完全消失，少量淋巴细胞浸润等特点，LCA的诊断并不困难，本病需与进行性特发性皮肤萎缩、局限性硬皮病等相鉴别。

（1）进行性特发性皮肤萎缩：青少年发病，为多发性皮肤萎缩凹陷，周围无炎症，病理变化为胶原纤维均质化，凹陷区真皮变薄，皮下脂肪通常无显著改变。

（2）局限性硬皮病：局限性皮肤象牙水肿硬化，病变活动其周围有淡红色晕可初步诊断为硬皮病，病理变化为胶原纤维均质化，胶原纤维数量明显增多，弹力纤维破坏，皮下脂肪组织减少或消失。

5. 治疗 多数观点认为本病有自限性疾病，无须特殊治疗。萎缩性皮损是本病需要改善的主要症状，口服维生素 E、活血化瘀中药，如复方当归液口服。局部应用钙调磷酸酶抑制剂和类肝素软膏等治疗有效。光化学疗法可使皮疹软化，症状改善。

（六）环状脂肪萎缩

本病为 Ferreira-Marque（1953 年）报道的一种原因不明的局限性皮下脂肪萎缩，多见于女性，常发生于上肢，呈环状，对称性。先是局部有手镯样肿胀，皮肤发红脱屑，有异常感觉，有关节痛和整个肢体疼痛，以后皮下脂肪很快发生萎缩，像绳子勒过后留下一道很深的凹陷，手镯样凹陷带约 1 cm 宽和 2 cm 深，凹陷持续最长达 20 年。有家族史，可合并糖尿病、多毛症、色素沉着、肝大、肾病、智力发育不全和中枢神经系统异常，Shelley（1970 年）报道 1 例 6 岁女孩合并胫骨增生。组织病理皮下脂肪消失，胶原纤维和弹力纤维受损，有血管炎。

（七）胰岛素性脂肪营养不良

本病属于局限性脂肪营养不良，又称胰岛素性脂肪萎缩（insulin fat atrophy），皮下注射胰岛素后，注射局部皮肤发生萎缩，皮下脂肪消失，局部皮肤凹陷，或脂肪增生，有时非注射部位亦发生类似情况。发生于糖尿病或非糖尿病患者，胰岛素依赖性糖尿病患者发生率可达 73%，常见于女性及儿童，男性少见。

1. 病因及发病机制 发病机制不明，可能对胰岛素或不纯胰岛素产生抗体，造成局部脂肪病变。胰岛素抗体与损伤的脂肪细胞发生交叉反应可导致进一步损害。用高纯度胰岛素可降低皮下脂肪损伤，改善临床症状，减少本病发生。

2. 临床表现 为局限性皮肤凹陷，少数患者皮下脂肪萎缩，可见皮下脂肪增生，或两者同时存在。大部分病例脂肪萎缩发生于用胰岛素后半年到 2 年，损害可从 1 个小的浅凹陷到广泛的多个凹陷区域，出现很多灶性脂肪缺失或坚实的脂肪硬结。常发生于注射部位，但也可泛发于非注射部位，更换注射部位或改用纯化胰岛素，症状可消失。

3. 组织病理 脂肪组织消失，无炎症改变。脂肪增生可能是由于真皮中部的胶原纤维被增生的脂肪细胞替代。

4. 治疗 预防措施包括不断更换注射部位，同一部位 1 个月内不注射 2 次，或换用高纯度胰岛素。对于脂肪增生病例可用吸脂治疗。可持续性皮下注射人胰岛素，控制顽固的进行性脂肪萎缩。

（八）HIV 相关性脂肪营养不良

1998 年第一次明确提出 HIV/ART 相关 LD 的概念，HIV 感染患者在接受高效抗反转录病毒治疗时，尤其是应用 HIV-1 蛋白酶抑制剂时可发生脂肪营养不良（HIV/HAART-associated lipodystrophy syndrome，HALS），及其继发的代谢紊乱已经成为 AIDs 治疗过程中最重要的不良反应，患病率为 18%～83%。是目前最常见的脂肪营养不良类型，包括血脂异常，胰岛素抵抗，葡萄糖不耐受，以及异常的体内脂肪再分配。

1. 病因及发病机制 脂肪萎缩主要是由于核苷酸反转录类（NRTI），齐多夫定 D4T 比 AZT 更容易诱导脂肪萎缩。D4T 和其他 NRTI 类药物的线粒体毒性对 LD 的发展起关键的作用密切相关。D4T 通过与正常核苷酸竞争结合 γ 聚合酶，从而影响 γ 聚合酶的合成和校正功能导致线粒体 DNA 改变。蛋白酶抑制剂（PI）参与脂肪细胞分化成熟受阻的分子机制可能与固醇调节因子连接-1（sterol regulatory element binding protein-1，SREBP-1）的受抑制有关。PI 和 NRTI 可能对脂肪萎缩单独或协同起作用。HIV 病毒、$CD4^+$、病毒载量、AIDS 诊断时间、AIDS 分期等均可能是 LD 的影响因素。宿主方面：与患者年龄、性别、BMI、种族和基因相关因素有关。

2. 临床表现 HALS 一般表现为面部、四肢、臀部脂肪萎缩，而下腹部、颈背部脂肪堆积。尤其颈部、上背部（水牛背）和腹部。表现为外周皮下脂肪营养不良伴向心性肥胖。特别是年龄 40 岁及以上者。女性发展为中央肥胖，男性发展为外周脂肪萎缩，可能与性激素分泌调节有关。

3. 诊断及鉴别诊断　HIV 患者，接受高效抗反转录病毒治疗过程中，出现血脂异常、胰岛素抵抗等，体内脂肪再分配。

4. 治疗　使用代替药物治疗可以降低脂肪萎缩患病率。选择性使用抗病毒药物，尤其 NRTI，以其他方案替代含 D4T 和 AZT 的方案在恢复四肢脂肪。如替诺福韦和阿巴卡韦的应用，可部分恢复周围性皮下脂肪减少的症状。在儿童的研究中发现使用齐多夫定（ZDV）代替 D4T 具有逆转脂肪营养不良的作用。脂肪堆积比脂肪萎缩少见，可能与药物治疗所导致的脂肪含量变化有关系。任何形式的联合抗病毒治疗含核苷酸反转录类 NNRTI 伴或不伴 NRTIs 的治疗方案均可以导致脂肪堆积，替代治疗可能不是很有效，膳食营养干预、单独使用或联合运动疗法改善脂肪堆积有意义。整形美容手术可改善面部脂肪萎缩。“水牛背”脂肪切除术可能是降低脂肪重新积累的风险。

（李　薇　韩建德　张锡宝　史建强）

第二十章　痤疮与痤疮样发疹性皮肤病

第一节　儿童期痤疮

内容摘要：

- 慢性炎症性毛囊皮脂腺疾病。
- 与雄激素代谢、遗传、环境等多因素相关。
- 儿童期痤疮分为新生儿痤疮、婴儿痤疮、学龄前儿童痤疮、青春期前痤疮及其他痤疮。

痤疮（acne）是皮肤科最常见的慢性炎症性毛囊皮脂腺疾病，其发生与体内雄激素代谢、遗传、接触的环境等多种因素相关。儿童雄激素代谢与成人不同，儿童受环境影响与青春期也明显不同。因此，儿童期痤疮在发病机制、临床表现、鉴别诊断及治疗方面与青春期痤疮有一定的差异。儿童期痤疮分为新生儿痤疮、婴儿痤疮、学龄前儿童痤疮、青春期前痤疮及其他痤疮。

一、病因及发病机制

（一）新生儿痤疮

新生儿痤疮发病率约为25%，可能与妊娠过程中对母体雄激素的反应相关，第一次发病出现在新生儿出生后 2～4 周，男婴多见，持续到4～6个月，超过12个月应怀疑内分泌异常。新生儿的肾上腺相对较大，所产生的β羟化激素能刺激皮脂腺增生。新生儿痤疮与新生儿体内的激素变化有一定的关系，部分新生儿的睾丸能使雄激素的生成增加。部分新生儿头部脓疱感染与马拉色菌的感染有关。

（二）婴儿痤疮

婴儿痤疮大多发生在1～12个月的男孩，部分患儿伴黄体生成素、尿促卵泡素和睾酮水平升高，婴儿痤疮可能与下丘脑功能异常有关。有研究发现肾上腺源性的雄激素增高可导致女婴痤疮。雄激素可刺激皮脂腺分泌皮脂，若婴儿在6个月内产生的肾上腺雄激素逐渐减少，则婴儿痤疮可好转。

（三）儿童期痤疮

儿童期痤疮发生在1～7岁，比较在少见，一般这个年龄不再产生大量的雄激素，出现痤疮应该首先排除肾上腺肿瘤，应注意患儿是否有高雄激素血症或者其他内分泌异常所导致。鉴别诊断包括库欣综合征、性腺或肾上腺肿瘤、先天性肾上腺增生、青春期提前、类固醇-21羟化酶缺乏症，临床上应测定骨龄、生长图及性激素水平等，并征求儿童内分泌科专家的意见。

（四）青春期前痤疮

青春期痤疮是一种在青春期第二性体征出现以前发生的痤疮，具有明显的遗传倾向。痤疮是青春期成熟的第一个体征，肾上腺功能和睾丸及卵巢功能的成熟是青春期发育的两个因素，两种因素的异常导致青春期提前发育，青春期体征出现、青春期前痤疮生成。研究显示青春期前女性痤疮患者血中硫酸脱氢表雄甾酮水平较高，青春期前痤疮可以预测青春期痤疮的严重程度，女性黑头粉刺可预测痤疮炎症的严重程度。同时痤疮的严重程度也与月经初潮的年龄相关，青春期中严重的痤疮女患者在月经初潮前 3 年即可出现大量粉刺，并且早期血中硫酸脱氢表雄甾酮、总睾酮和游离睾酮水平较高，皮脂分泌也高。同时青春期前痤疮的发病也与痤疮丙酸杆菌有关。目前也有研究认为出生时低体重和胰岛素抵抗，以及多囊卵巢综合征也与青春期前痤疮的发病有关。好发部位常是前额中部、鼻部和颏部，表现以粉刺性损害为主，进入青春期后皮损增多，可出现炎性丘疹和脓疱。发生于女性的重度痤疮，如果出现雄激素过高表现或者对治疗无明显反应，应警惕多囊卵巢综合征。

部分痤疮与遗传相关，染色体变异、人类细胞色素 P4501A1 的多态性、*MUC1* 基因与痤疮的发病机制相关。

另外，大量的化妆品和外用药物也可以导致痤疮的发生，主要包括乳膏、油膏、矿物油和润发剂等，母亲在给婴儿外用这些时应注意导致婴儿中毒性痤疮发生的可能性。儿童局部或系统应用糖皮质激素，均可导致激素性痤疮的发生，人体接触或者摄入含有氯基团的芳香烃后，可以导致痤疮的发生，这种痤疮称为氯痤疮。文献报道在意大利、西班牙、日本和中国台湾均有此类痤疮的流行。氯化芳香烃是一种强的促粉刺生成物质，它可以污染土壤、庄稼、空气和水。人的接触方式包括皮肤直接接触、吸入或食入。儿童和成人均可发病。

二、临床表现

新生儿痤疮发病于新生儿出生后2～4周，以男婴多见，病变主要好发于面部（图20-1），以颊部和额部为主，也可发生于胸部、背部及腹股沟，皮损表现为少量的闭合性粉刺和开放性粉刺，偶见丘疹和脓疱，发病一般较轻，经数周和数月后可自行消退。

婴儿痤疮发生在 6～16 个月大的婴儿，多发生于6～9个月，男婴多见。当婴儿体内激素变化刺激皮脂腺分泌时易发生婴儿痤疮。皮损常局限于面部，以面颊、下颌及前额最明显，皮损可在红斑的基础上出现粉刺（图20-2），也可伴有丘疹、脓疱、结节和囊肿，愈后可遗留瘢痕，当婴儿出现哭闹或者情绪烦躁时皮损则可加重。皮损一般会在数周内消退，若痤疮炎症明显，则持续时间较长。部分患儿可于1～2 岁后痤疮消失，但多数患儿则持续到6～9岁，极少数患儿痤疮可持续至青春期。根据痤疮分级法对婴儿痤疮分级显示，62%的患儿属于中度痤疮，轻度痤疮占 24%，重度痤疮占 17%。父母也可能有重度痤疮的病史的患者，或者婴儿时期曾患过婴儿痤疮的患儿一般在青春期时痤疮比较严重。青春期前痤疮最常侵犯部位是前额中部、鼻部和颏部（图 20-3），胸部及背部少见，表现以开放性或闭合性粉刺性损害为主，进入青春期后皮损增多，炎症后色素沉着或者瘢痕，多形成重度寻常痤疮。

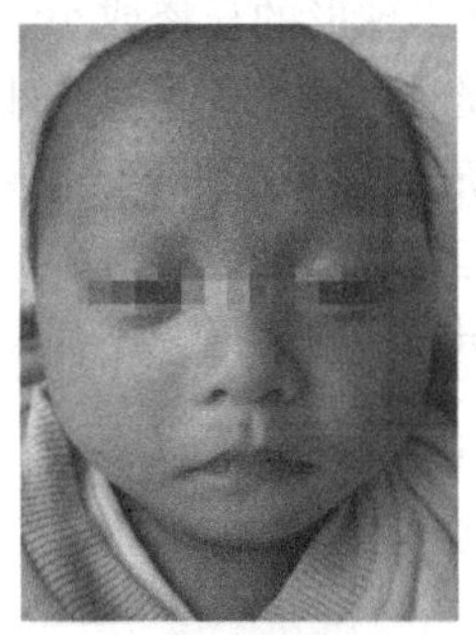

图 20-1　新生儿痤疮

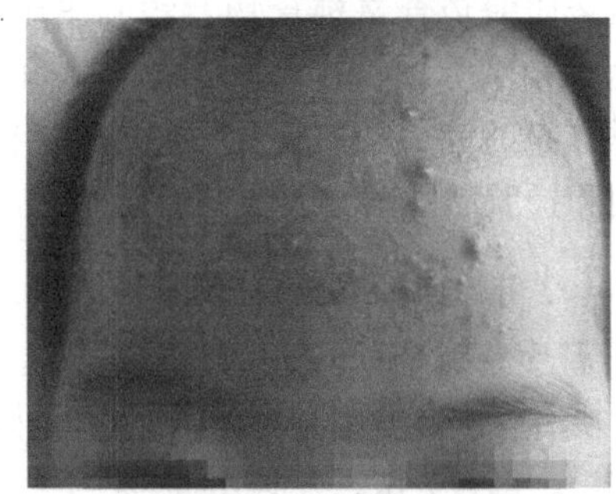

图 20-2　婴儿痤疮

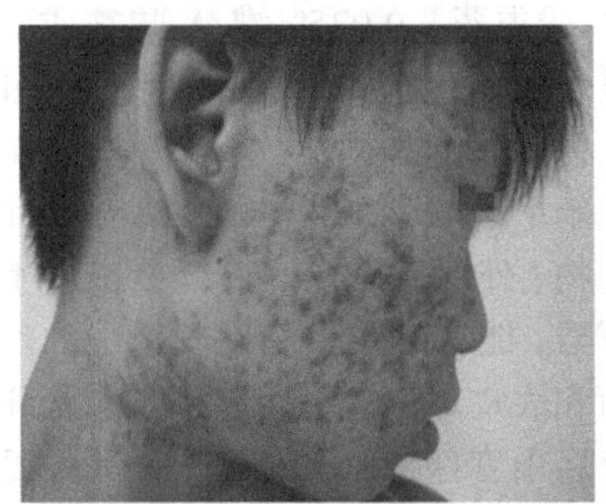

图 20-3　青春期前痤疮

三、诊断及鉴别诊断

痤疮好发于新生儿、婴儿、青春前期儿童，皮损好发于颜面部及胸背部，以粉刺、丘疹、脓疱、结节为主，易于诊断。本病需与以下疾病相鉴别。

1. 痤疮样疹　因口服或外用糖皮质激素所致的皮疹，典型的皮疹为炎症性丘疹而不是粉刺，皮疹分布多以躯干上部和上臂为主，较长时间外用糖皮质激素，尤其是含氟的制剂，通常为毛囊性炎症性丘疹。

2. 颜面播散性粟粒狼疮　多分布于下眼

睑及鼻周，皮损表现为呈暗红色或褐色、质地柔软、扁平或半球形的丘疹或小结节。用玻片按压典型皮损时，可见苹果酱色小点。

3. 脓疱疮 多见于面部、小腿等暴露部位，脓疱初起为米粒至黄豆大小的水疱，而后呈半月状沉积的松弛水疱，伴有糜烂面和蜜黄色结痂。

四、治　　疗

（一）预防

患者应避免食辛辣食物，控制脂肪、甜食、油炸及酒类食物，多吃蔬菜、水果，合理安排作息时间，纠正便秘，适当使用面部清洁剂和护肤品。

（二）治疗的具体方案

1. 新生儿痤疮 一般病情较轻，有自愈性，无须治疗，当皮疹炎症较明显时可外用红霉素软膏，每天 2 次，疗程 1 周。

2. 婴儿痤疮 轻度的婴儿痤疮选择外用维 A 酸类药，0.025%维 A 酸霜或凝胶，可促进粉刺的溶解和排除，每晚使用 1 次，症状改善后每周外用 1 次，疗程 2～4 周；过氧化苯甲酰软膏，是一种强氧化剂和抗微生物药物，外用后可以缓慢释放出新生态氧和苯甲酸，能有效减少痤疮皮损中的痤疮丙酸杆菌和表皮球菌，从而起到抗炎作用，用于治疗轻中度痤疮；抗生素软膏其主要作用是抗炎，具有抑制酯酶的产生及活性，减少表面脂质的游离脂肪酸，抑制局部白细胞的趋化。常见的用于儿童的有红霉素软膏、克林霉素凝胶等。这些外用药的主要不良反应为局部刺激性皮炎，抗炎通过减少用药频率来缓解。

中至重度的婴儿痤疮为炎性痤疮，可能为外用药物治疗失败或不能耐受，皮损广泛，累及肩部、胸部、背部，且易留下瘢痕者，可以考虑使用口服抗生素。红霉素作为首选抗生素，对婴儿不建议使用四环素类药物，因为该年龄段的儿童牙齿处于发育阶段，以避免对损害发育中的牙齿，用法 125 mg，每天 2 次，其不良反应主要为胃部不适。严重痤疮或留下严重瘢痕的患者可以早期使用异维 A 酸，0.2～2.0 mg/（kg · d）分 2 次服用，将药物放在食物或牛奶中服用，4～14 个月为 1 个疗程，在用药的同时检测肝肾功能、血脂、胆固醇等指标，由于异维 A 酸均为胶囊，儿童用药时可以将胶囊冷冻后按剂量分切后保存使用。

3. 学龄前儿童痤疮 这个年龄段一般很少发生痤疮，如果有首先应考虑内分泌异常的疾病，在局部用药和口服用药同婴儿痤疮。

4. 青春期前痤疮 在局部及口服治疗上同婴儿期痤疮治疗，在局部用药过程中，可以使用 0.04%复方维 A 酸霜，不良反应是出现皮肤干燥和刺激性皮炎，可以接受用药频率，或短程治疗（在用药 30～60 min 后洗掉药物）。对于 8～12 岁儿童牙齿已经发育完好，可以口服四环素类药物，0.5 g，每日 2 次，6 周为 1 个疗程。常见的不良反应为胃肠道反应，以及光敏反应，应注意防晒。对于严重的瘢痕应积极治疗，早期使用异维 A 酸口服可以有效预防瘢痕的产生。

持续性难治性患者的治疗应关注潜在的内分泌异常，需测定血中各激素水平，积极查找病因。对于肾上腺源性的患者可口服糖皮质激素，多囊卵巢综合征的患者可口服如醋酸环丙孕酮等避孕药，或者口服螺内酯，但口服避孕药可能引起骨钙的吸收，应及时检测骨密度及骨龄。

（三）光疗

红光（660 nm）和蓝光（415 nm）混合光照射疗法具有抗炎和消炎作用，能治疗轻至中度痤疮，无不良反应。光动力疗法基于痤疮丙酸杆菌中包含内源性卟啉，光源照射痤疮丙酸杆菌可激活细菌内源性卟啉，产生单线态氧，破坏细胞膜和菌体。主要不良反应为疼痛、红斑、结痂和色素沉着。

（四）痤疮瘢痕

萎缩性瘢痕行铒激光或超脉冲二氧化碳激光磨削术，激光发挥热效应，刺激胶原增生，并进行重塑，增生性瘢痕可以用泼尼松龙混悬液局部注射治疗。

第二节　暴发性痤疮

内容提要：

- 与雄激素和自身免疫相关，具有遗传易感性。
- 抗生素疗效不佳，而皮质类固醇疗效显著。

暴发性痤疮（acne fulminans，AF）是临床上较罕见的皮肤病，是一种与雄激素和自身免疫相关的疾病，具有遗传易感性。以前 AF 被称为急性发热性溃疡性，也被称为粉刺痣。至今全世界仅报道 100 例左右，其发病突然，往往出现不伴囊肿性皮损的较严重溃疡，伴有发热和关节疼痛等全身症状，对抗生素治疗效果不佳，皮质类固醇治疗有显著疗效。正常的重度寻常痤疮是囊肿性痤疮。当囊肿性痤疮的病程迁延和（或）恶化时，则形成聚合性痤疮。AF 是痤疮更严重的形式，它往往是由聚合性痤疮治疗失败后发展而来。

一、病因与发病机制

该病的确切病因和发病机制尚不十分清楚。为寻找发热原因，除外菌血症的存在，常对患者做血液细菌学培养，但结果往往是阴性。AF 患者的抗生素疗效不佳，而皮质类固醇疗效显著，因此，该病可能是患者对痤疮丙酸杆菌产生的Ⅲ型或Ⅳ型变态反应，目前认为本病是一种罕见的由痤疮丙酸杆菌导致的高免疫反应一种疾病。体内雄激素水平增加，导致皮脂腺产生更多的皮脂，皮脂是痤疮丙酸杆菌理想的生长环境，丙酸痤疮杆菌释放的抗原，触发免疫系统的抗体反应。因此。一些专家认为暴发性痤疮是一种自身免疫性疾病。并且以患者对通常的寄生菌有免疫障碍为假说，则可以解释患者出现的发热、关节痛及骨病变等全身性症状。这一学说目前较为人们所接受。已有报道患者可出现补体降低、C 反应蛋白增高、免疫复合物增多等免疫指标的异常。暴发性痤疮也具有遗传性，对于几例暴发性痤疮的研究中，虽然确切的遗传标记仍未知，但双胞胎具有相同的症状及与暴发性痤疮相同的病程。此外，异维 A 酸可通过痤疮杆菌抗原增加免疫反应来引发暴发性痤疮。

二、临床表现与特点

该病多见于 13～22 岁的青少年，以患有痤疮病史的男性居多。本病有突然发作的特点，皮损以胸背部严重的炎症反应和溃疡性痤疮结节和囊肿为其特征，可伴波状热和多发性关节炎，亦可出现于面颈部，皮损呈痤疮样、多发且簇集成片，多为毛囊性炎症性丘疹、脓疱，局部疼痛明显，易形成糜烂、溃疡，愈后易留有广泛的浅表性瘢痕。

发病中常伴有高热、关节痛，通常为多关节性痛及骨病变，以胸骨和胸锁关节为好发部位，有骨扫描和 X 线摄片的阳性所见。患者常伴全身症状如困倦、食欲不振、肌痛和头痛等。亦可伴有体重减轻、贫血、肝脾大等症状，和（或）合并结节性红斑、关节炎、强直性脊柱炎、炎症性肌病（inflammatorymyopathy）、坏疽性脓皮病等疾病。SAPHO 综合征（滑膜炎、痤疮、脓疱病、骨质增生和骨炎）可能是暴发性痤疮的严重并发症。

三、组 织 病 理

毛囊壁、毛囊内及其周围通常可见以中性粒细胞为主的浸润、部分囊壁被破坏。多核细胞及组织细胞等细胞浸润可深达脂肪层。严重者可见表皮坏死。虽无血管炎改变，但血管周围可见中粒细胞、嗜酸粒细胞及淋巴细胞等浸润，尚可见角层下脓疱形成，表皮内及皮脂腺周围炎症性细胞浸润等。

四、实验室检查

由于 AF 涉及免疫反应，外周血中白细胞计数持续升高（95%）、红细胞沉积、贫血，血沉加快（83%）及 C 反应蛋白增高，尿液中的蛋白质沉积，镜下血尿。血液循环中免疫复合物增多，补体降低、γ 球蛋白增多、肝酶升高，甚至末梢血中髓细胞出现。但未发现白细胞的运动、吞噬及游走功能异常。血液细菌培养常呈阴性。骨显像也有助于 AF 的诊断。半数的患者通过骨扫描发现骨病变，25%的患者可观察到骨性炎症。

五、诊断与鉴别诊断

诊断线索：易发生痤疮的少年和年轻男性，突然出现有融合倾向的痤疮样脓疱，主要分布于面部和躯干，丘疹脓疱性皮损易形成糜烂、溃疡。愈后留有浅表瘢痕，常伴有发热及关节痛等全身症状，抗生素治疗效果不佳，皮质类固醇类药物治疗显著有效，常伴有白细胞增多和血沉加快。Karvonen 诊断标准标准：①严重溃疡性结节囊肿性痤疮，急性发病；②关节痛，严重的肌肉疼痛或两者兼有，至少 1 周；③发热≥38℃，至少 1 周；④白细胞总数＞10×10^9/L 或血沉 50 mm/h 或 C 反应蛋白 50 mg/L；⑤疼痛部位的骨 X 线摄片发现骨溶解性损害或骨扫描发现摄入量增加。确认有①和②条，加上③、④、⑤中的任意 2 条，可确诊为 AF。

本病主要与聚合性痤疮、坏死性痤疮、坏疽性脓皮病相鉴别。聚合性痤疮主要分布与面颈及胸背部，主要皮损特点是以多头性囊肿性皮损为主，可伴丘疹、结节和脓肿，囊肿间可通过窦道相互融合形成大的脓肿，伴脓血混合的脓性分泌物。愈合后留有凹陷性或增生性瘢痕。坏死性痤疮常发生于青中年男性，常伴皮脂溢出，好发于前额及发际边缘，面部其他部位及躯干亦可发生。皮损为与毛囊一致的红色丘疹，此后中央坏死，愈后留有痘疮样瘢痕，皮损通常无压痛且不伴有全身性症状。坏疽性脓皮病是一种非感染性嗜中性粒细胞性皮肤病，好发于臀部及双下肢，其皮损呈多形性，包括炎性丘疹、脓疱、潜行性溃疡，以复发性疼痛性坏死性溃疡为其特点，一般多伴有潜在的系统疾病。与嗜酸粒细胞性脓疱性毛囊炎、艾滋病相关综合征移行时的葡萄球菌性毛囊炎相鉴别。根据病史、体征和 AF 的诊断要点，通常不难鉴别。

六、治疗与预后

专家建议异维 A 酸结合类固醇药物口服作为治疗暴发性痤疮的一线药物。治疗过程中，低剂量异维 A 酸和高剂量的类固醇作为开始治疗。可在治疗一段时间后可减少类固醇的剂量而增加异维 A 酸的剂量。

治疗初期，泼尼松的用量为 0.5～1 mg/(kg · d)，症状控制后再逐渐减量，2～4 个月后逐渐减量至停药，减量过快可导致复发。复发时皮损并不一定恶化，但发热及关节痛等症状可再度出现。通常在愈后 1 年以上即不易再复发。对复发者如皮质类固醇疗效不佳，可同时使用硫唑嘌呤，或环孢素，剂量为 300 mg/d [5 mg/(kg · d)]，使用 1 个月左右，并将皮质类固醇逐渐减量。另外，非甾体抗炎止痛剂对 AF 的发热、肌肉疼痛、关节及骨病变也有效，部分报道用多种抗生素、氯法齐明、氨苯砜、左旋咪唑及睾酮等进行治疗，但疗效欠佳。可以使用异维 A 酸治疗 AF 患者，剂量为 0.5～1.0 mg/(kg · d)，目前倾向于异维 A 酸与抗生素、皮质类固醇及非甾体抗炎剂联合应用，这可能有利于 AF 的长期治疗。

脉冲染料激光治疗及光动力治疗也已成功地用于暴发性痤疮的治疗。暴发性痤疮完全治愈后，一般很少发生复发。然而，对于极少数出现复发的患者，在第 2 个疗程中可用稍高剂量异维 A 酸。但对于丙酸痤疮杆菌所导致的免疫反应型的患者来说异维 A 酸本身可加重暴发性痤疮，使用时应注意。该病愈后可在局部留有色素沉着和浅表性瘢痕，但预后良好，留有骨病变后遗症者罕见。

第三节 酒 糟 鼻

内容摘要：

- 与精神因素、嗜酒、辛辣食物、高温及寒冷刺激、颜面血管神经失调、胃肠功能紊乱、内分泌失调有关。
- 分为红斑毛细血管扩张型、丘疹脓疱型、鼻赘型、眼酒糟鼻 4 型。

酒糟鼻（rosacea）又称玫瑰痤疮（acne rosacea），多见于 30～50 岁的中年人，女性多于男性，是一种发生于鼻及鼻周的慢性炎症性疾病。

一、病因及发病机制

酒糟鼻的发病机制尚不十分清楚，可能与

精神因素、嗜酒、辛辣食物、高温及寒冷刺激、颜面血管神经失调、胃肠功能紊乱、内分泌失调及毛囊蠕形螨感染有关。研究表明酒糟鼻患者具有明显的易感性，血管舒缩神经系统及天然免疫系统失调是发病的主要机制之一。皮肤血管早期过度舒张充血，随之感觉神经受外界环境的温度，辛辣刺激的食物等因素影响，诱发神经性的炎症；在皮损周围发现过度增殖 $CD4^{+}T$ 细胞、巨噬细胞、肥大细胞，表明先天性免疫反应过度增强；介导血管内皮增生的细胞因子如VEGF-A、CD31、D2-40 及 VEGF 受体在皮损的皮下组织均过度表达，感觉神经、角质形成细胞及肥大细胞过度释放神经肽，UV 照射使皮肤老化退变，UV 可能诱导 TLR2、TLR4 表达而启动天然免疫，皮肤砖墙结构与屏障功能受损等均是引起持久红斑、毛细血管扩张的原因。毛囊虫及局部反复感染也是发病的诱因之一。

二、临床表现

临床分为四型，但四型之间无明显界限。

1. 红斑毛细血管扩张型　分布在鼻及鼻周的面中部，也可累及面颊、前额及下颌。表现为红斑，并逐渐出现毛细血管扩张，呈树枝状，伴有毛囊孔扩大及皮脂腺分泌增加。

鼻部红斑毛细血管扩张，伴有皮脂腺肥大、鼻部结缔组织增殖。

2. 丘疹脓疱型　在红斑和毛细血管扩张的基础上，反复出现痤疮样毛囊性丘疹、脓疱，但无粉刺形成，有时也伴有深在炎症性结节、疖肿或囊肿。

3. 鼻赘型　鼻部由于反复充血、感染，鼻部结缔组织增殖、皮脂腺增大，形成大小不等的结节，导致鼻尖部外观肥大、畸形如赘生物。

4. 眼酒糟鼻　有部分女性患者在绝经期前后，有眼部受累，而鼻赘型的男性也有发生，表现为眼睑炎、结膜炎，偶尔表现为角膜炎和巩膜炎。患者可出现眼睛干燥、异物感、流泪、畏光、视力模糊等症状。

三、儿童酒糟鼻

儿童酒糟鼻相比成人而言比较少见，主要表现为发生在面中部一过性的皮肤潮红，持久性的红斑，毛细血管扩张，丘疹脓疱，很少有结节鼻赘的增生，但是约 58%的儿童酒糟鼻伴有眼部表现，如睑板腺囊肿、睑缘炎、球结膜炎、角膜炎及角膜溃疡等，并可能伴有不同程度的视力减退、畏光，有些眼部的症状出现甚至早于皮肤症状，因此对于儿童酒糟鼻一定要注意其眼部的改变。

儿童酒糟鼻推荐诊断标准为：①面部反复潮红及持久红斑；②无其他原因的毛细血管扩张；③丘疹脓疱不伴粉刺；④皮损沿面中部分布；⑤眼科表现（以下之一）：反复睑板腺囊肿、眼部充血、角膜炎。

四、诊断与鉴别诊断

根据发病年龄、分布部位、典型的各型皮损表现，易于诊断，本病与寻常型痤疮、脂溢性皮炎、口周皮炎亦不难鉴别。

五、治　　疗

1. 一般治疗　去除病灶，纠正胃肠功能紊乱，调整内分泌，避免过冷过热刺激及精神紧张，忌食辛辣食物。生活规律，避免日晒。

2. 外用药物治疗　避免使用糖皮质激素制剂，可以使用复方硫黄制剂、二硫化硒洗剂，每日 2 次；外用 1%甲硝唑霜可以灭毛囊虫；有脓疱时使用抗生素制剂（2%～4%红霉素酊）。

3. 系统药物治疗　可口服维生素 B 族药物，对于自主神经功能紊乱，尤其是女性，可内服谷维素或地西泮等。对于有毛囊虫感染的患者，可以口服甲硝唑 0.6 mg/d，连服 2 周后改为 0.4 mg/d，共 1 个月。炎症明显者可用四环素 1.0 mg/d，共 1 个月，也可选用红霉素或米诺环素。羟氯喹 0.2 mg，每天 2 次；对抗生素无效者，改用异维 A 酸，10 mg 每天或隔天 1 次；对绝经期严重酒糟鼻患者，用雌激素治疗具有一定的疗效。

4. 其他　对于红斑及毛细血管扩张，可以用 α 肾上腺受体兴奋剂 0.05%羟氧唑啉溶液、0.05%丁氧唑啉及 0.1%或 0.15%酒石酸溴莫尼定治疗，可以明显改善红斑，但是也容易复发，同时对高血压、心脏病、青光眼的患者慎用。采用强脉冲光、脉冲染料激光、Nd-YAG 激光治疗持久的毛细血管扩张取得一定的疗效。

5. 儿童酒糟鼻治疗 甲硝唑为首选用药，推荐剂量 20 mg/（kg · d），疗效和持久性远优于四环素类，对于 8 岁以下牙齿处于发育阶段的儿童，不建议使用四环素，为避免肾毒性，建议采用间歇疗法，眼部可以使用红霉素或甲硝唑眼膏，皮肤以甲硝唑制剂、壬二酸霜剂等外用。在治疗皮肤酒糟鼻的同时一定要注意眼部症状以免出现角膜溃疡。

第四节 鼻红粒病

内容摘要：

- 儿童鼻部少见遗传性疾病。
- 局部红斑、粒状小丘疹，伴有局部多汗。

鼻红粒病（granulosis rubra nasi）是发生于儿童鼻部的少见遗传性疾病，为局限性红斑及粒状小丘疹，伴有局部多汗。

一、病　　因

鼻红粒病病因不明，患者往往有家族史，遗传机制尚不清楚。目前认为本病是血管舒缩神经紊乱所致的局限性多汗症。

二、临床表现

本病多见于儿童，最初仅鼻部多汗，数年后鼻部出现红斑，可累及鼻翼、面颊、上唇及额部。红斑基础上出现针头大淡红至暗红色、圆形尖顶丘疹，皮疹互不融合，无鳞屑、不破溃，无自觉症状，偶见脓疱。皮疹区多汗、红斑或毛细血管扩张。患者可伴有周围循环不良和手足多汗。

三、组织病理

组织学变化可见真皮内血管扩张，汗管周围有炎症细胞浸润，可伴有汗管受压、阻塞、扩张和微囊肿形成。

四、诊断与鉴别诊断

根据本病幼年发病、皮疹大多见于鼻部，且伴有局部红斑与多汗，不难诊断。本病应与酒糟鼻鉴别，后者多见于中年人，伴有皮脂溢出，局部毛细血管扩张明显，无局部多汗现象。

五、治　　疗

由于皮损大多数至青春期自然消退，通常不需治疗。局部使用止汗剂，如 25%氯化铝溶液、0.5%醋酸铝溶液，以及非甾体抗炎剂如吲哚美辛洗剂，有助于缓解症状。禁忌损伤性局部治疗。

（龚业青　陈嵘祎　张锡宝）

第二十一章　汗腺疾病

第一节　多汗症

内容提要

- *局部或全身皮肤出汗量异常增多。*

多汗症（hyperhidrosis）是指局部或全身皮肤出汗量异常增多的现象。根据出汗部位可分为全身性多汗和局灶性多汗；根据机体本身是否存在原发疾病可分为原发性多汗症与继发性多汗症。儿童期多见原发性局灶性多汗，表现为腋窝、手掌、足底、头面部等不明原因的大量出汗。多汗症的发病率近年来呈上升趋势。

一、发病学与流行病学

根据患者是否有原发疾病可分为原发性多汗症与继发性多汗症。原发性多汗症的发病机制至今仍尚未明确，有研究推测原发性多汗症的发病可能与中枢神经对正常情绪的异常或过度反应有关。继发性多汗症多与某些疾病如糖尿病、结核、手足口病、甲状腺功能亢进症相关，或与某些特定药物如抗癫痫及抗呕吐等药物的应用有关。在中国，多汗症的发病率上升至4.6%，约65%的患者有多汗症家族史，其中约 58%的人群其父母与子女两代均患有多汗症，而13%的人群三代人均患有多汗症；世界范围内多汗症的发病率为0.6%～1.0%。

二、临床表现

1. 局限性多汗症　局灶性多汗常见于健康人群，患儿无明显性别差异，往往有家族史。以掌跖、腋窝、会阴部为好发部位，其次为鼻尖、前额和胸部。多汗可呈短暂或持续性，情绪波动时更明显，无明显季节性。掌跖多汗伴有手足潮冷或发绀现象，跖部多汗常因汗液分解而产生特殊的臭味。

2. 全身性多汗症　全身性多汗症患儿表现为全身皮肤表面经常湿润，多为继发性多汗，常与某些疾病有关，原发疾病得到治疗，多汗症状也会相应减轻或消失。

三、诊　　断

2004年由美国皮肤病协会建议，原发性局灶性多汗症诊断标准为无明显诱因的肉眼可见的汗腺分泌亢进持续6个月以上，且伴有以下至少两项者即可确诊：双侧出汗部位对称；发病年龄<25岁；有阳性家族史；每周至少发作1次；睡眠时无多汗；日常工作和生活受到影响。目前临床上多汗症的诊断主要还是依据多汗者的病史和体征。

四、治　　疗

1. 内服药　对全身性多汗症主要是治疗相关的原发疾病。精神因素所致的可根据精神因素持续时间长短，选择时效不同的镇静剂。汗腺中含有毒蕈碱样胆碱受体，应用抗胆碱能药物可抑制交感神经对汗腺的支配作用，减少汗液的分泌。口服抗胆碱能药物奥昔布宁（2.5 mg/d）及胃肠宁片（2 mg/d）均可使患儿多汗症状得到明显改善。治疗儿童多汗症的中药疗法也有很多，如桂枝汤、牡蛎散、当归六黄汤、玉屏风散、针灸法、脐贴法等。

2. 外用药　局部应用止汗剂可有效减轻腋窝、手掌、足底等部位的多汗症状，治疗腋窝多汗的疗效优于掌心多汗，目前常用的止汗剂为氯化铝制剂。锌盐也可用于止汗，但鉴于它对皮肤的强烈刺激，不推荐对瘢痕体质的患儿使用。

3. 肉毒杆菌A毒素　局部注射法于1992年引入皮肤科，除用于除皱外，多用于治疗掌、跖及腋部多汗症。美国注射剂协会推荐在传统保守疗法对腋窝多汗治疗无效时可选用肉毒杆菌毒素A注射治疗。Heckmann等报道1例对照皮内注射 Dysport（英国 Maidenhead，speywood公司生产的一种肉毒杆菌A毒素，每瓶含冻干粉500U）治疗一例12岁顽固性腋部多汗症患者。Dysport 500 U 用 2 ml 生理盐水稀释。根据碘-淀粉方法确定出汗范围，标出 10 个注射点，每点注射 0.1 ml，即每侧注射 250 U。注射后用塑料圆筒，盖上不透水的布，压迫腋部（夹紧）1 min。注射侧治疗前出汗量由 150～890 mg/min，降到 50 mg/min，而对照侧出汗未见减少。可见皮内注射 BTA 治疗顽固性腋部多汗症是快捷、安全、有效、易于被患者接受的治疗方法。该法最大的缺点为注射部位疼痛，此外还有出血一过性肌无力，甚至呼吸困难等不良反应。目前局部外用肉毒杆菌毒素 A 在儿童中的安全性和有效性需进一步得到证实与推广。

4. 外科治疗　包括破坏汗腺的刮除术、吸脂术和交感神经切除术刮除术和吸脂术可缓解 70%～90%多汗患者的症状且安全性好。交感神经切除术的目的是通过切除或切断交感神经链来阻断信号向其支配汗腺的传递，以减少汗液的分泌，该疗法主要适用于其他疗法无效的患者。

第二节　汗　疱　疹

内容提要：

- 手掌、足跖部的水疱性疾病。

汗疱疹（pompholyx）又称为出汗不良或出汗不良性湿疹，为一种手掌、足跖部的水疱性疾病。过去认为，汗疱疹系汗管闭塞引起汗液潴留和汗腺导管破裂所致。后来研究发现，汗疱疹无明显小汗腺受累和汗液潴留现象。目前认为本病系一种皮肤湿疹样反应。

一、发病学及流行病学

汗疱疹发病大多散发，少数呈家族聚集发病，遗传方式为常染色体显性遗传，其致病基因定位于染色体 *18q22.1～18q22.3* 区域内。近期研究发现对硫酸镍、重铬酸钾、联苯胺、呋喃西林和香料的系统过敏和汗疱疹的发病相关。其他发病原因还包括真菌感染（主要为红色毛癣菌）、日光中的 UVA 及心理精神因素。

二、临　床　表　现

一般于春末夏初开始发病，夏季加重，冬季自愈。常见位于表皮深处小水疱，呈半球形米粒大小，微高出皮肤表面，成群或散发于手掌、手指侧面及指端，常对称分布。水疱疱液清凉，偶为混浊，一般不自行破裂，干涸后脱屑，露出红色新生表皮，常感疼痛，周围皮肤正常，有一定瘙痒及灼热感。

三、诊断与鉴别诊断

诊断常依据临床症状。本病常需与以下疾病鉴别。

（1）汗疱型癣菌疹水疱较浅，疱壁较薄，癣菌试验阳性。

（2）水疱型手癣多为单侧发生，常继发于足癣，真菌检查呈阳性。

（3）剥脱性角质松解症主要表现为表皮剥脱，无明显深在小水疱。

四、治　　疗

1. 外用药　一线药物为糖皮质激素类软膏，但长期外用糖皮质激素类会引起皮肤萎缩、毛细血管扩张等不良反应。局部用免疫抑制剂如他克莫司或吡美莫司该类药可抑 T 细胞和肥大细胞释放炎性介质，对汗疱疹亦有效，且与糖皮质激素相比，外用免疫抑制剂复发率较低。可通过选择不同剂型或采取封包以促进其渗透。

2. 内服药　内服糖皮质激素和（或）免疫抑制剂可治疗顽固性汗疱疹。内服糖皮质激素对于重症汗疱疹疗效显著，初始剂量依据皮损范围和严重程度而定。

3. 放射治疗　Stambaugh 等用 4 mV 的医用直线加速器平行对穿照射汗疱疹患者，每次照射剂量 150 cGy，每周 2 次，连续 3 周，总照射量 900 cGy，1 个月后手足汗疱疹基本痊愈，无复发。

4. 光化学疗法（PUVA）　局部 8-MOP 法治疗汗疱疹有效，且无光毒性反应。外用 3% 呋喃凯林凝胶 1 h 后照射午间日光，初始每天照射 3 min，逐渐增加至每天 30 min，治疗汗疱疹亦疗效显著。

5. 皮内注射肉毒杆菌毒素 A(BTXA) 近年来发现皮内注射 BTXA 治疗汗疱疹有效，特别是治疗伴有多汗症状的汗疱疹患者。Wollina 等发现糖皮质激素联合 100U BTXA 皮内注射治疗汗疱疹后其汗疱疹受累面积和严重度指数(DASI)明显减少，瘙痒和小水疱等均明显好转。

第三节 无 汗 症

内容提要：

- 汗腺功能障碍或神经功能紊乱而出现的人体皮肤表面少汗或完全无汗。

无汗症（anhidrosis）又称少汗症（hypohidrosis）是由于汗腺功能障碍或神经功能紊乱而出现的人体皮肤表面少汗或完全无汗。根据无汗症发病原因的不同，将其分为 3 种类型：神经性无汗、汗腺功能障碍性无汗和特发性无汗；按无汗部位的不同，将其分为局部性无汗和全身性无汗。

一、发病学及流行病学

1. 全身性无汗 通常由先天性因素或全身性疾病所致。其产生的原因有以下几方面因素。

（1）先天性因素：主要为汗腺发育不良所致。常见于先天性外胚叶发育不良，患儿除汗腺发育不全外，往往合并毛发、甲和皮脂腺等各方面的发育不良或缺失。国内外亦报道 HSAN Ⅳ型先天性无痛症常合并无汗症。此病呈常染色体隐性遗传，与 *TRKA* 基因第 4 个外显子点突变（*G1247A*）有关，导致神经生长因子减少，进而造成有髓神经减少或消失。无汗症因缺乏汗腺的交感神经支配，所以无法流汗，从而不能排除体内过多的热量，造成反复性且无法解释的周期性高烧，呼吸困难及致命性高热症，尤易发生在小婴儿及年龄较小幼儿身上。发汗定性试验是本病诊断的依据。

（2）全身性疾病：主要由汗腺萎缩所致，可见于干燥综合征、黏液性水肿、糖尿病神经损害、系统性硬皮病、尿毒症、尿崩症、网状细胞增多症及多发性骨髓瘤等疾病。

（3）药物因素：主要见于大剂量抗胆碱能药物的应用。有报道三环类抗抑郁药丙咪嗪偶可导致全身性无汗。

2. 局限性无汗症 局部性无汗的患儿多表现肢体某个部位的皮肤出现无汗症状和发热、瘙痒等不适；通常是继发性或症状性的，常见于某些皮肤病如特应性皮炎、维生素 A 缺乏症、放射性皮炎及局限性硬皮病等。也可见于某些神经系统疾病如脊髓空洞症、小儿麻痹症、横贯性脊髓炎、进行性选择性发汗功能失神经支配(ROSS)综合征及交感神经节切除等。

二、临 床 表 现

全身或局部皮肤无可见汗液，患儿常感全身不适，极度疲劳，在运动时最明显，特别在天热季节中往往体温升高，心率加快，全身皮肤潮红。局限性无汗症皮损部位无汗或少汗。可出现干燥、粗糙、皲裂或鱼鳞病样外观。

三、治 疗

积极治疗原发性疾病，局部外用保湿剂和润肤剂，指导患者避免高温和剧烈运动。中医血府逐瘀汤加味治疗无汗症，取得了满意的疗效。

第四节 色 汗 症

内容提要：

- 色汗症是由于某些原因造成汗液被着色。

一、发病学及流行病学

色汗症(chromhidrosis)是一种少见疾病，约 10%的正常大汗腺可分泌少量色素，多为黄色。其发病机制不十分清楚，目前认为可能是大汗腺的功能紊乱，色汗的分泌是肾上腺素刺激使大汗腺肌上皮收缩，分泌大量脂褐素所致，也可能由于细菌产生色素引起。

二、临 床 表 现

色汗大都由罕见的顶泌汗腺功能失调造成的有色汗液。顶泌汗腺产生色汗是由于一种或多种色素脂褐质的过度分泌或过氧化造成的。通常局限于腋窝，也可见于会阴部及腹股沟。色汗以黄色最多见，也可为蓝、绿、棕色、紫及黑色，可合并腋臭。小汗腺产生的色汗少见，可由系统摄入、接触染料色素或金属将正常汗液着色所致；真正的小汗腺色汗主要与药物或疾病有关，如注射亚甲蓝可使汗液呈青色，口服氯法齐明的患儿的血液为棕红色，褐黄病患儿的汗液为褐色，肝衰竭和明显高胆红素血症患儿的胆汁可经汗液排泄，呈褐色或深绿色。因局部的细菌、真菌或染料导致汗液着色可形成假性色汗或外源性色汗。

三、治　　疗

色汗症的治疗主要对症治疗原发疾病或可能接触的物质或药物。辣椒素或肉毒素 A 治疗有效，中医可应用健脾除湿汤或龙胆泻肝汤加减。

（杨　艳　罗　权　张锡宝　史建强）

第二十二章　神经精神障碍相关皮肤病

第一节　瘙痒症

内容提要：

- 无原发性皮肤损害而以瘙痒为主的皮肤病。
- 根据皮肤瘙痒的范围及部位不同，分为全身性瘙痒症和局限性瘙痒症两种类型。

瘙痒症（pruritus）指临床上无原发性皮肤损害而以瘙痒为主的皮肤病。

一、发病学及流行病学

瘙痒是一种能引起搔抓欲望的不愉快的感觉，介导瘙痒的受体位于真皮乳头及表皮的无髓C纤维游离神经末梢上。这些感受器可以特异结合致痒因子（瘙痒的传导介质），当被致痒因子刺激后，一种特异的C纤维将冲动传至脊髓的背侧角，然后通过脊髓丘脑束至丘脑的板层核，最后到达大脑皮质（躯体感觉区）。

瘙痒的介质有：①组胺、组胺释放因子（吗啡、可待因、混合物48/80）、5-羟色胺；②脂类：前列腺素、血小板激活因子；③蛋白质/多肽：血管舒缓素、细胞因子（IL-2）、蛋白水解酶（胰蛋白酶、番木瓜酶、黏液酶）、过速激肽（P物质、降钙素相关因子肽、作用于血管的肠多肽）、类鸦片肽（β内啡肽、亮氨酸脑磷脂、蛋氨酸脑磷脂）。这些物质表达于不同的皮肤细胞中，如角质形成细胞、上皮细胞、内皮细胞、不同的痒觉感受器与来源不同的配体特异结合后，传递冲动导致瘙痒。

全身性瘙痒症可能为系统性疾病所致，如阻塞性肝胆疾病、尿毒症、血液病、内分泌疾病、恶性肿瘤、神经精神因素等。小儿患者多由外因所致，如卫生习惯不良、洗澡过多、摩擦过度、用劣质肥皂、有刺激性的扑粉、消毒剂和外用药等，或衣物纤维、植物、虫毛等机械性刺激。局限性瘙痒症的病因有时与全身性瘙痒症相同，如糖尿病，既能引起全身性瘙痒也可引起局限性瘙痒，而肛门瘙痒症多与蛲虫病、痔核及肛瘘等有关。

二、临床表现

根据皮肤瘙痒的范围及部位的不同，可将本病分为全身性和局限性两种类型。

1. 全身性瘙痒症　瘙痒初期局限于某一部位，然后扩展至身体的大部或全身。瘙痒程度不定，常为阵发性，尤以夜间为重。虽无原发皮疹，但因经常搔抓，造成表皮剥脱、血痂、脱屑，亦可有湿疹样变、苔藓样变及色素沉着等继发皮损，抓伤的皮肤也容易引起继发感染，如脓疱疮、毛囊炎、疖、淋巴管炎及淋巴结炎等。患儿常伴有食欲不振、精神萎靡等神经症状。

2. 局限性瘙痒症　患儿最常见为背部瘙痒，阵发性发作，夜间加重，偶见手掌、面部、头皮、阴囊或肛门瘙痒。肛门瘙痒多由蛲虫病所致，久抓可造成显著的苔藓样变，若处理不当或滥用刺激性药物，可引起湿疹样变，有渗液与皲裂等。

三、诊　　断

依据病史，初发时仅有瘙痒而无皮疹，即可诊断。应详细询问病史，寻找可能的病因，做全面系统检查和必要的实验室检查。

四、鉴别诊断

瘙痒是皮肤病最常见的症状，因此需与其他瘙痒性皮肤病鉴别。如有继发性损害应与虱病、慢性湿疹、慢性单纯性苔藓鉴别。虱病可见虱及卵；慢性湿疹常由急性或亚急性湿疹演变而来；慢性单纯性苔藓有明显苔藓样变，且出现较早。

五、治　　疗

目前尚无满意的选择性瘙痒治疗方法。了解疾病瘙痒的主要机制对瘙痒的治疗有重要意义。避免外界的各种刺激，如改善潮湿或干燥的环境，不要用碱性强的肥皂，穿丝织或棉织品内衣，戒掉搔抓习惯等。少吃刺激性食品。对情绪紧张或焦虑不安者可通过安抚、休息减轻症状。

口服抗组胺药有效，苯二氮䓬类抗焦虑药可缓解患儿焦虑情绪，改善睡眠和休息，减轻瘙痒症状。可局部外用皮质类固醇或薄荷脑、辣椒素等。

第二节　慢性单纯性苔藓

内容提要：

- *局部剧烈瘙痒诱发的反复搔抓和摩擦的结果。*
- *以阵发性剧痒和皮肤苔藓样变为特征。*

慢性单纯性苔藓（lichen simplex chronicus）又称神经性皮炎，是由于反复搔抓和摩擦造成的反应性皮肤改变，以阵发性剧痒和皮肤苔藓样变为特征。

一、发病学及流行病学

慢性单纯性苔藓病因不明，是局部剧烈瘙痒诱发的反复搔抓和摩擦的结果。常累及患儿不由自主进行搔抓的部位，且瘙痒和搔抓在精神紧张和注意力集中时最强烈。皮损的诱因可能为昆虫叮咬或皮肤基础疾病（如特应性皮炎、脂溢性皮炎或接触性皮炎），其被认为是特应性皮炎的局限型或各种湿疹性疾病的终末阶段，但也可能发生于非特应性素质者的正常皮肤处。有研究表明：当有微小或中等刺激时，慢性单纯性苔藓患者较正常对照更易进行搔抓。

二、临床表现

尽管可发生于任何年龄，但儿童少见。常始发于青少年或年轻人，发生率有随年龄增长的趋势。特征性皮损为单个或多个苔藓化斑块，为弥散性、伴皮纹加深和皮嵴隆起的增厚性红斑或留色素沉着，表面有细小鳞屑，常见抓痕（图 22-1）。几乎任何部位均可累及，但最常见于颈后部，其次为足背、膝、腕和踝部。自觉阵发性瘙痒。

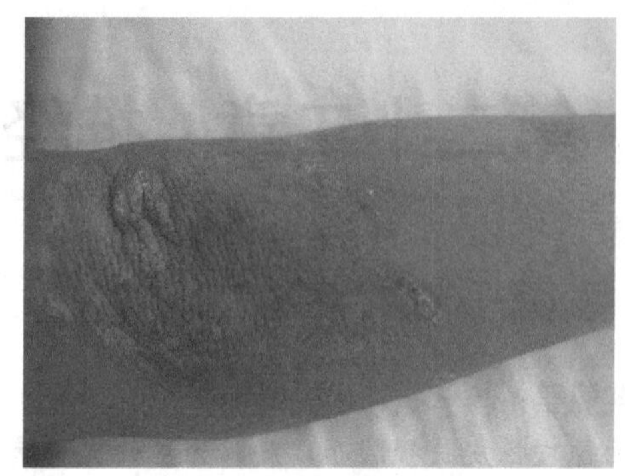

图 22-1　慢性单纯性苔藓

三、组织病理学

角化过度伴小范围角化不全，也可见棘层肥厚、表皮突延长和海绵形成。真皮乳头增宽及血管周围慢性炎性浸润，银染技术显示：浸润细胞以施万细胞占绝大多数。真皮成纤维细胞增生和纤维化。

四、诊　　断

根据典型的皮肤苔藓样变，好发部位，阵发性剧痒，易于诊断。

五、鉴别诊断

1. 慢性湿疹　由急性或亚急性湿疹演变而来，无一定好发部位，病程中有渗出倾向，苔藓样变不显著，但浸润肥厚较慢性单纯性苔藓显著，边界也多不清楚。

2. 特应性皮炎　为遗传过敏性疾病，患儿及其家族中常有哮喘、过敏性皮炎、花粉症或荨麻疹等病史。患儿幼儿期常有婴儿湿疹史，血清中 IgE 及血中嗜酸粒细胞常增高，皮肤划痕试验及对乙酰胆碱呈迟发苍白反应。儿童期皮损多累及肘窝、膝窝和两小腿伸侧。

3. 扁平苔藓　可发生于儿童，呈现苔藓化斑块或肥厚性皮损，但其他部位的典型紫红色、多角形扁平丘疹及 Wickham 纹可见。组织病理变化有特异性。

六、治　　疗

治疗主要针对瘙痒原因消除瘙痒——搔抓环。局部应用弱效类固醇制剂可控制瘙痒，减轻炎症。对顽固病例，推荐短期应用强效类固醇制剂。他克莫司和吡美莫司是治疗特应性皮炎的有效药物，尽管对慢性单纯性苔藓的疗效尚未明确，但可作为类固醇制剂的局部替代治疗。口服抗组胺药有助于减轻瘙痒。合并细菌感染时，可局部或系统应用抗生素。其他治疗方法包括局部用阿司匹林溶液和皮内用卡尼汀。若存在潜在的精神病理学因素，包括注意力不集中或过度紧张，可向儿童心理学家和精神病专家请教。

七、预　　后

本病为慢性病程，加重与缓解交替，取决于瘙痒程度及相应的搔抓和摩擦程度。

八、预　　防

消除本病的诱发因素，避免搔抓和摩擦。

第三节　痒　　疹

内容提要：

- 针对剧烈瘙痒的丘疹、结节性反应。
- 由于集中搔抓导致出现从丘疹到结节的一系列临床表现。

痒疹（prurigo）是针对剧烈瘙痒的丘疹、结节性反应，由于集中搔抓导致出现从丘疹（丘疹性痒疹）到结节（结节性痒疹）的一系列临床表现，在特应性素质者中尤其显著。Hyde 在 1909 年首次描述了本病。本节主要介绍结节性痒疹、Sutton 夏季痒疹和色素性痒疹。

一、结节性痒疹

（一）发病学及流行病学

结节性痒疹常见于成人，但也可累及儿童和青少年。初始病因不明，可能继发于昆虫叮咬或其他局部炎症，由于剧烈瘙痒，形成搔抓、机械性损伤、反应性肥大、感染、瘢痕和趋向愈合的恶性循环。其他诱因包括光敏感（光化性痒疹）、心理因素和少见的恶性肿瘤（通常为霍奇金淋巴瘤）。特应性素质被认为是结节性痒疹进展的促成因素。

皮损真皮层神经细胞和 Merkel 细胞增多，据此认为 Merkel 细胞—轴突复合体数量增加可能与结节性痒疹的发病机制直接相关。显然，Merkel 细胞增多并不见于慢性单纯性苔藓。相较于正常皮肤和慢性单纯性苔藓，降钙素基因相关肽和 P 物质样免疫反应神经元数量增多仅见于结节性痒疹的皮损中，推断这些神经肽直接或间接通过肥大细胞释放组胺引起严重瘙痒。

结节性痒疹的皮损中存在分枝杆菌，抗结核治疗可使皮损全部或部分消退，但分枝杆菌是致病原还是继发性定植者尚不明确。结节性痒疹患者丙肝病毒抗体增多。

结节性痒疹也可能来源于潜在系统性疾病引起的瘙痒：胆管阻塞性疾病、贫血、慢性肾衰竭、白血病、霍奇金病、寄生虫感染、真性红细胞增多症、实体瘤、类癌综合征、甲状腺功能减退或亢进、糖尿病、药物反应、麦谷蛋白性肠病和其他形式的吸收不良，其中与儿童结节性痒疹最密切相关的是霍奇金淋巴瘤。

慢性搔抓也可能是对压力或严重心理困扰的反应。

（二）临床表现

结节性痒疹多表现为直径 0.5～3.0 cm 的不规则结节，结节表面角化或凹陷。皮损初为红斑或荨麻疹样，逐渐出现色素沉着，新抓伤的皮损表面可覆盖痂皮和鳞屑，有时在结节周围可见到不规则色沉环，也可出现色素减退或活动性瘢痕形成。由于反复搔抓，结节可感染。

皮损好发于四肢，尤于小腿伸侧为著，躯干、面部甚至手掌也可受累。通常呈簇集分布，数目数个至数百个不等，旧皮损未消退且仍瘙痒时，新皮损陆续发生。有些可自行消退，遗留瘢痕和色素沉着，与周围正常皮肤界限明显。当痒疹合并特应性皮炎时，皮肤可能干燥、苔藓化。

（三）组织病理学

明显角化过度、棘层肥厚、假上皮瘤样增生。真皮内多种炎性细胞浸润，主要为组织细胞、淋巴细胞、肥大细胞和嗜酸粒细胞。神经组织明显增生是痒疹的特征，皮损中可见神经生长因子增多，嗜酸粒细胞及其与皮肤神经的紧密关联可能影响疾病的慢性炎症过程。施万细胞增多，偶见施万细胞瘤形成，也可见血管增生。

（四）诊断

根据疣状结节性损害，好发于四肢伸侧，剧烈瘙痒等特点进行诊断。

（五）鉴别诊断

1. 肥厚性扁平苔藓　身体其他部位会出现扁平苔藓的典型紫红色扁平丘疹，组织病理检查可鉴别。

2. 丘疹性荨麻疹　主要临床表现为风团样丘疹，中央可有小水疱形成，病程较短。

（六）治疗

治疗目标是减轻瘙痒症状，口服抗组胺药是重要的治疗方法，尤其适用于夜间，此时由于日间活动的注意力分散导致瘙痒加重。若无妊娠禁忌，沙利度胺最有效，但要注意其周围神经炎损伤。皮质类固醇局部封包或皮损内注射有效。有些患儿需抗生素辅助治疗。由于干燥会加重瘙痒，可使用润肤剂。其他方法有冷冻术或局部使用辣椒素等。

（七）预后

本病为困扰儿童和家庭的慢性疾病。仅通过搔抓缓解其剧烈瘙痒可造成极度情绪低落，积极处理伴发的潜在疾病可改善症状。

二、Sutton 夏季痒疹

1956 年由 Sutton 首次描述，以夏季肘、膝部出现糠疹为特征。之后文献中多描述为“儿童肘部夏季苔藓样皮炎”、“肘部 Sutton 夏季痒疹”、“特应性皮炎的丘疹性苔藓样变”等。

（一）发病学及流行病学

潜在的特应性倾向对发疹至关重要。多项研究证实患者有特应性个人或家族史，血清 IgE 水平升高，对多种变应原过敏，现多认为是特应性皮炎的形态学变异。

（二）临床特征

Sutton 夏季痒疹皮损为季节性轻度瘙痒性丘疹，初为直径 1～2 mm 的红斑或红色丘疹，好发于肘部，亦可累及膝、手背和胸部。6～10 周后可自行缓解，但通常春季再次复发，多累及 3～13 岁儿童。

（三）组织病理学

轻至中度角化不全、海绵形成、浅表血管丛周围淋巴细胞、单核细胞和组织细胞浸润。直接免疫荧光检查 IgA、IgG、IgM 阴性及纤维蛋白原沉积。

（四）诊断

根据夏季肘膝部出现的轻度瘙痒性丘疹，可自行缓解，每年春季易复发且持续数年，结合组织病理检查诊断。

（五）鉴别诊断

1. 毛周角化病　多累及上臂、股外侧及面颊部，不随季节变化。

2. 多形日光疹　为日光激发性皮损，皮疹多形性，多累及面部和其他日晒部位。

3. 青少年春季疹　丘疹性水疱可持续数日，主要累及耳郭，手背有时可见。

4. 儿童丘疹性肢端皮炎　丘疹颜色更深、更大、范围更广，伴淋巴结肿大和病毒感染。

（六）治疗

局部皮质类固醇效果好，局部治疗即可缓解瘙痒，无须应用口服抗组胺药。

三、色素性痒疹

色素性痒疹为罕见炎症性皮炎，最常见于日本，西方报道少。以累及躯干和颈部的瘙痒性红斑、丘疹为特征，愈后遗留网状及斑状色素沉着，主要累及成年女性，但也可累及青少年。

（一）发病学及流行病学

色素性痒疹病因不明。1971 年首次在长岛被描述，认为或许是对日本环境因素的特异性反应。物理创伤和衣服摩擦可能为诱因。也有人认为是针对各种接触性变应原的接触性皮炎，但几乎所有变应原均未鉴定成功。铋复合物的摄入和皮肤应用三氯化物也可能诱发，但斑贴试验阴性。对氨苯砜治疗的良好反应推测其可能为疱疹样皮炎的变异型，但这种可能性已通过免疫荧光法和组织病理学研究被排除。此外，神经衰弱、酮症、酮血症和糖尿病多汗症也可能与色素性痒疹相关。

（二）临床表现

色素性痒疹是一种复发性、瘙痒性、丘疹性发疹，以红斑性丘疹为特征，典型皮损融合成网状。丘疹可能发展成荨麻疹样斑块，表面覆有鳞屑。皮损通常发生在夏季，好发于年轻女性，尤其是青少年，偶发于男性和年长者。皮疹通常对称发生于躯干和颈后部，也可累及肘窝、腰骶部、乳房、四肢、腹部、面部和前额，不累及黏膜。原发皮损数天内消退，遗留网状或斑状色素沉着（图 22-2）。即便是慢性患者也不会发生苔藓化。

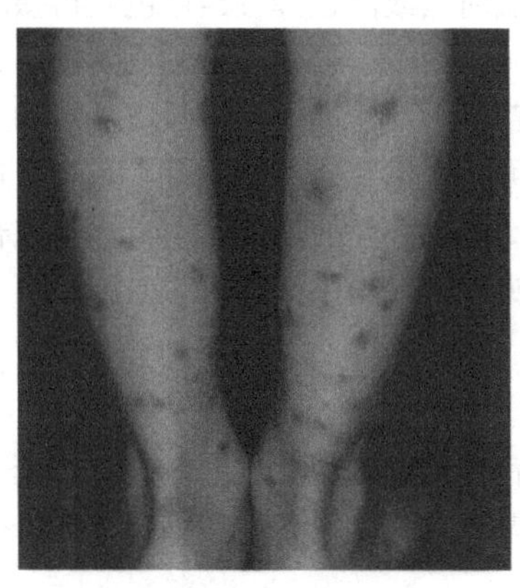

图 22-2　痒疹

（三）组织病理学

表皮细胞内或细胞间水肿、棘层肥厚、角化不全、角化不良，表皮–真皮连接处密集的带状淋巴细胞浸润，可见基底细胞液化变性。偶见特异性表现如真皮乳头水肿，浅表血管扩张和血管周围淋巴细胞浸润伴一过性嗜酸粒细胞增多，可见轻至重度色素失禁。直接免疫荧光示 IgG、IgA、IgM、C3 及纤维蛋白原阴性。

（四）鉴别诊断

1. 色素性扁平苔藓　为灰蓝色色素沉着斑片，或褐黑色斑疹。多数为弥漫性，但网状、斑状及毛囊周围性色素斑亦可见。皮损组织变化具特征性。

2. 持久性色素异常性红斑　为少见的慢性色素异常性皮肤病。皮肤呈持久性灰色或灰蓝色色素沉着，无自觉症状或活动期有轻度瘙痒。

3. 摩擦黑变病　由于长期反复机械性刺激致局部皮肤色素沉着。色素沉着多局限于锁骨、肋弓、肩胛、脊柱、肘、膝及胫前等易受摩擦的骨隆起处。

（五）治疗

局部皮质类固醇疗效好，局部用药疗效好，无需用口服抗组胺药。

第四节　拔　毛　癖

内容提要：

- 自限性、自我诱导的牵引性脱发。
- 美国精神病协会将其归为冲动控制障碍。
- 受累斑片出现不规则的角形轮廓但从不全秃，脱发区头发可再生。

拔毛癖（trichotillomania）是一种自限性、自我诱导的牵引性脱发，患儿以奇异的方式有意识或习惯性地拔、拉或剪发，导致脱发或毛干断裂。

一、发病学及流行病学

这种习惯通常发生在患儿上床入睡前（此时家长并没有注意到这个习惯）或阅读、写作、看电视时。在较小的个体，这种情况经常与他们吸吮手指或拇指的习惯有关。在年龄较大的儿童，可同时有其他强迫行为，如咬指甲（咬甲癖）、抠抓皮肤、挑痤疮、挖鼻子、咬嘴唇和咀嚼等。拔毛癖被美国精神病协会归为冲动控制障碍。冲动控制障碍与强迫性精神障碍不同，前者患者拔发时是愉悦的（以应对焦虑）并且是微意识的；后者患者拔毛发时是不愉快的、有充分意识的，目的是为了避免焦虑。据报道，

50%～75%的患儿有精神障碍，尽管精神症状通常是轻微的，但大约 5%的拔毛癖患儿有严重的精神障碍，最常见于年龄较大的儿童和青少年。

二、临 床 表 现

拔毛癖男女均可发生，但通常发生在 5 岁以上的儿童和青少年，学龄前儿童较青少年发病率低。头皮是最常累及的部位（图 22-3），但眉毛和睫毛也可累及。

拔毛癖常始于不易察觉的不规则的直线或矩形局部脱发区。累及区域一般都是单一的，通常发生在额头、额颞部和额顶，经常发生在左利手或右利手的对侧。受累斑片出现不规则的角形轮廓但从不全秃。受累区域头发短而硬，并在不同长度折断。

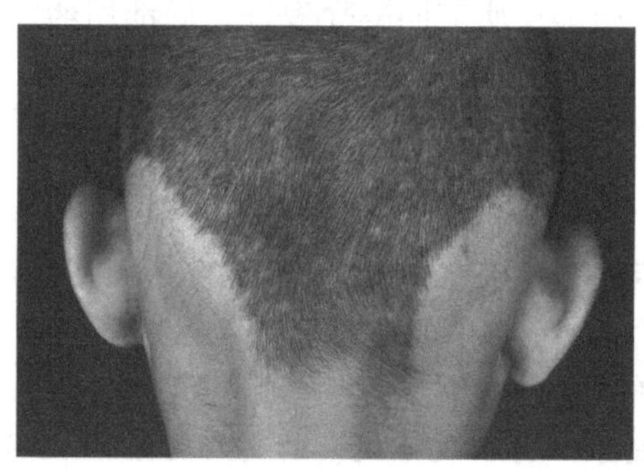

图 22-3　拔毛癖

三、组织病理学

病理有其特征性，早期毛囊严重损伤，退行期毛囊增多，即非正常性毛干脱失造成外毛根鞘出现广泛性凋亡，而呈现深红色染色，为退行期毛囊。毛干正常或有脆发，而后许多毛囊萎缩，只产生软的、扭曲的毛发。

四、诊　　断

如果有高度怀疑，可以通过其特有的形态和分布将拔毛癖和其他形式的脱发区分开来。有时通过发现枕头下或床下有大把的头发或通过由家长、教师、医生观察其习惯来明确诊断。当对诊断怀疑时，若脱发区头发再生可明确诊断。

五、鉴 别 诊 断

1. 斑秃　两种病可在同一个体身上同时发生（通常是斑秃触发了拔毛癖）。鉴别通常根据拔毛癖奇异的形态、不规则的轮廓和短的断茬头发的存在。

2. 头癣　拔毛癖的断发深深扎根于头皮，头皮表面正常并有断发，而头癣可有红斑或鳞屑。头癣的断发行真菌培养和镜检阳性。受累部位的活检也可能有助于鉴别。

六、治　　疗

拔毛癖的治疗通常困难，需要医生、患儿和家长密切联系。虽然患儿偶尔会承认接触受累区域，但他们通常会否认存在拔发、摩擦或过度处理。直接谴责通常无益，但温和的建议使双方沟通对治疗相当重要。

假如患儿被安抚，给他们一个表达情感需求的机会，并提供合理的治疗方案，如温和的香波，温和的局部类固醇（如 1%氢化可的松）洗液和行为矫正技术，这种习惯常常会消失。若患儿有持续或严重的强迫或情感问题，应考虑给以氯丙嗪或高选择性5-羟色胺再摄取抑制剂（如氟伏沙明、氟西汀、帕罗西汀、舍曲林或西酞普兰）及精神干预。预防复发的认知行为治疗可减轻拔毛癖的严重性。对有习惯性拔毛癖的幼儿，替代治疗（如用软标签或长发娃娃轻敲头皮）和提供奖励有效。

七、预　　后

本病容易复发，少数患者病情迁延、反复难治，需要长期监视病情和强化治疗。

第五节　咬　甲　癖

内容提要：

- 为一种经常咬甲的不良习惯。
- 指甲不整齐，甲的游离缘常呈锯齿状。

咬甲癖（onychophagia）为一种经常咬甲的不良习惯，多见于儿童和青春期青少年。

一、发病学和流行病学

咬甲癖的常见原因为焦虑、压力、孤独、遗传、模仿家庭成员及从吸吮拇指习惯转化而来，也可能是精神或情绪障碍的一种表现。

二、临床表现

指甲不整齐，指甲的游离端被咬的机会较多，甲板缩短，甲的游离缘常呈锯齿状。有时整个指甲被啃咬，甲表面常无光泽，有横沟或嵴，亦可有甲下出现、匙形甲、甲软化、甲萎缩或伴发甲沟炎。同时影响牙齿和上颌面的生长和发育，可表现为牙齿咬合不全。

三、治　疗

及时发现患儿在学校和家庭中有无促使他紧张不安的因素，如有则加以消除。养成良好的生活习惯，参加有趣的文体活动，以分散患者的注意力。进行卫生宣教，纠正不良习惯。进行暗示疗法等心理治疗有良效。氯丙嗪治疗有效，亦可在甲部及甲周皮肤涂抹氯喹及黄连等药物，使其畏苦而渐停止咬甲，但治疗成功的关键在于取得患儿的同意和配合。

第六节　人工皮炎

内容提要：

- 把皮肤作为自己故意伤害目标的一种疾病。
- 患者无法告知病变演化的细节被称为“空心史”，是人工皮炎的典型特征。

人工皮炎（dermatitis factitia）是因为内在的心理压力，由自主或不自主的行为驱动引起的、把皮肤作为自己故意伤害目标的一种疾病，目的是为了满足心理需求（患儿通常没有意识到）。与继发性获益无关。

一、发病学及流行病学

人工皮炎主要发生于女性，女男比率为（3∶1）～（20∶1）本病可始于任何年龄，最常发生于青少年和年轻的成人。几种情况可共存：边缘型人格障碍、易冲动、抑郁、焦虑、强迫症，精神分裂。也可能是由于对近期社会心理压力的暂时性不适应。常见过去和（或）现在有遭受性侵史。约33%的贪食症和厌食症患者罹患此病。患者常与医疗保健领域有密切联系（自学或通过亲密的家庭成员），很多可掌握医学知识和（或）术语。

二、临床表现

人工皮炎的临床表现多样。皮肤表现往往只是一部分，重要的是，这些患者常有其他器官系统疾病并且由于奇异的或不明原因的症状拜访过许多医学专家。皮损可能包括紫癜、抓痕、擦伤、结痂、坏死、水疱、溃疡、红斑、结节或瘢痕。皮损通常缺乏特异性。显著特征包括线性、几何排列、同周围正常皮肤分界明显。最常累及面部、躯干上部和上肢，不易触及的部位有明显空缺（如背部中间）。通常有一侧非常明显，取决于患者用左右手的习惯。嘴唇也可能受累，通常表现为持续性出血和结痂。所有皮损通常在相似的发展阶段形成，患者无法告知病变演化的细节被称为“空心史”，是人工皮炎的典型特征。报道的损害模式包括摩擦、搔抓、掘、刨、捏、箍、穿刺、咬、吮、吸、应用染料或腐蚀性物质、注射腐蚀性物质或身体排泄物。

三、诊　断

诊断线索是患者对损伤漠不关心或缺乏关注，尽管已产生明显的身体表现，但通常会否认疼痛或不适。

四、鉴别诊断

人工皮炎需与多种疾病鉴别，主要取决于损害的特征。诈病可能出现类似人工皮炎的皮损，但这是患者有意识的自我伤害，这些患者可能表现出“淡然漠视”，这种态度给人一种似乎患者并不关注自身躯体功能的恢复而是想保留症状从中获取某种社会利益（继发性获益）的印象。

五、治疗和预防

首先治疗皮肤损伤，认真分析其精神状况，进行耐心的说服、教育和心理疏导，以纠正患儿的心理及精神异常状态。家庭成员还要给予患儿足够的宽容，避免患儿情绪上出现波动。对精神性疾病应积极治疗。必要时可用绷带包扎，保护皮损免受患儿再次伤害。通常，最好不要向患儿透露对病因的怀疑，诊断也不让患儿知晓。已证明抗精神病药物匹莫齐特（Pimozide）有部分疗效，抗抑郁药，如氟西汀（Fluoxetine）也有效。

六、预　　后

人工皮炎的预后常难以估计。

第七节　虐待和忽视儿童

内容提要：

- 包括一系列儿童虐待，如身体虐待、性侵和忽视儿童。
- 详细询问病史对诊断至关重要。

虐待和忽视儿童（child abuse and neglect）过去常用来描述一组累及儿童的非偶然性创伤，Kempe等在1962年首次用“受虐儿童综合征”强调了这一情况的盛行和重要性。这一“综合征”后来扩展到包括一系列儿童虐待，如身体虐待、性侵和忽视儿童。

一、发病学及流行病学

虐待儿童已成为美国最严重的导致儿童患病和死亡的原因之一。美国5岁以下儿童遭受虐待率占所有钝器伤的10.6%，尤其以3岁以下儿童最多见。高危儿童包括：有早熟史、身体缺陷及行为障碍。在紧急医护过程中，由于医务人员的认知失误，导致高达75%的虐待可能被忽略，因此丧失了干预时机。

虐待家庭存在的常见问题有：父母本身有自虐或情感困扰，家庭压力（如失业或经济压力）、家人间缺乏亲密感。对虐待的认知很重要，因为虐待可重复，高于50%的受虐儿童可再次被虐，导致远期损害或死亡的风险高。

二、临 床 表 现

（一）身体虐待

皮肤损害包括瘀斑、烧伤、撕裂伤、咬痕、擦伤、皮下血肿、色素沉着和瘢痕。其中瘀斑最常见，常分布于双手、面部、口唇、臀部和大腿内侧，各种处于不同愈合阶段的瘀斑共存更有提示意义。烧伤是由香烟、火柴、沸腾的液体等对皮肤和皮下组织的热损伤造成的，香烟烧伤多呈现8～10 mm深在、覆有圆痂的溃疡，愈后留瘢痕和色素沉着。成人咬痕的拱形面积＞4 m^2。口腔损伤常见唇和舌系带被撕裂，可由殴打、强迫喂食和强迫口交所致。

（二）性侵

性侵包括“任何成人和小孩之间的掠夺性性活动”或“孩子无法理解、同意或违反法律和社会禁忌的性活动”。研究表明，1%儿童每年经历某种形式的性虐待。男孩同女孩一样也可能遭受性侵，由于不易被发现而可能被低估、未被确认和治疗不足。在性侵案件中，青少年肇事的比例高达20%。高达1/5青少年经常通过互联网被陌生人征求性活动。

儿童性侵的实施者往往是受害人认识或有联系的。虐待活动包括通过或对孩子口交、生殖器接触或肛门接触，以及非身体接触虐待，如偷窥狂、暴露狂或涉及孩子的色情文学。性侵应与“性游戏”及适龄者的探索行为区分开来。曾遭受性侵的孩子可能呈现多种特征，包括行为改变、上学困难、抑郁、进食障碍、性行为外露等，症状涉及泌尿生殖道或胃肠道、妊娠，各种身体不适或性传播疾病。

（三）忽视儿童

疏忽可以是身体上的、情感上的或两者兼有，是由于家长或照顾者未能提供生活必需品（如食品）、适当的监督庇护、衣物或医疗保健等造成的。被疏忽的儿童可表现为缺乏免疫接种、营养和发育不良、发展或行为问题。潜在的皮肤表现包括卫生条件差、受伤未经治疗、感染和寄生虫。尽管许多条件和药物均可能使儿童对紫外线更敏感，但严重或广泛的晒伤仍可能是遭父母忽视的迹象。身体忽视也可以表现为牙齿忽视，它被定义为“父母或监护人故意不寻求和遵循必要的治疗，以确保一定程度的口腔健康保证其免受疼痛和感染”。表现可能包括龋齿、牙周病及其他口腔疾病。这些问题如果不处理可导致显著疼痛、感染和功能丧失。

三、诊　　断

存在以下情况应高度怀疑虐待的存在：发生损害就诊延迟、损害的程度和类型与提供的病史不符、父母对损害原因推诿或态度模棱两可。详细询问病史对诊断至关重要，包括损害的发生机制、儿童发育史、既往病史及损伤史、社会史和家族史，应行完整的体格检查，必要时行影像学检查。

四、鉴别诊断

偶然性外伤：后者多见于会走动的儿童，好发于骨隆突部位，如前额和小腿。

民间疗法：压印、拔罐、艾灸、放血、针灸等民间疗法造成的皮肤损伤。

五、干　　预

提高社会对虐待和忽视儿童问题的认识，反对虐待和忽视儿童的行为，保护儿童的合法权益。对虐待儿童的家庭进行直接干预和家庭治疗，缓和家庭矛盾冲突，增进亲子之间的正常情感交流，对施虐者存在的病态人格和情绪异常等进行必要的心理治疗，从根本上消除虐待行为。

（王焕丽　曾　抗　张锡宝）

第二十三章　甲　　病

第一节　先天性厚甲症

内容提要：

- 属于常染色体显性遗传性疾病，与 *K6a*、*K6b*、*K16*、*K17* 基因突变有关。
- 表现为甲板腹层明显增厚，呈凸圆状，临床可分为四型。

先天性厚甲症（pachyonychia congenial）是一种先天甲畸形，常发生于出生或婴儿期，由于甲下角质增生使甲板腹层明显增厚，呈凸圆状，特别是游离缘。

一、病因及发病机制

先天性厚甲症属于常染色体显性遗传，为罕见的外胚层发育缺陷所致。近年来通过分子生物学技术，目前发现其与 *K6a*、*K6b*、*K16*、*K17* 基因突变有关，其中Ⅰ型先天性厚甲症是编码 *K6a*、*K16* 的基因点突变，而Ⅱ型先天性厚甲症则是由 *K6b*、*K17* 基因突变引起。

二、临床表现

先天性厚甲症典型表现为出生后不久甲增厚呈楔形，掌跖角化过度，掌跖痛性水疱、声音嘶哑并伴发口腔白斑等。甲的异常主要表现为 3 个方面：甲床角化过度、甲板增厚和甲板弯曲变形。

目前临床上分为四型，Ⅰ型：称杰达斯索恩-列文道斯基综合征（Jadassohn- Lewandowsky syndrome），最为常见，①出生时或出生后不久所有指（趾）甲变厚、变色，常见甲板脱落；②掌跖角化，呈小片状，少数可完全角化；③大疱，易发生在胼胝下；④口腔黏膜白斑；⑤声音嘶哑；⑥毛发异常，如多毛、扭曲发及其他毛发营养不良的表现等；⑦掌跖多汗。Ⅱ型：又称杰克逊-劳勒综合征（Jackson-Lawler syndrome），除Ⅰ型症状外，尚有胎生牙及多发性囊肿。一般无口腔黏膜白斑。Ⅲ型：罕见，厚甲及掌跖角化较轻，有角膜白斑、白内障等。Ⅳ型：除Ⅲ型症状外，还有咽喉损害、智力障碍及色素沉着等。

三、诊断鉴别诊断

1. 诊断　临床根据黄色楔形指甲及他临床特征改变可考虑本病，有家族史有助于确诊。

2. 鉴别诊断　萎缩性大疱性表皮松解症：无家族病史，无口腔及舌黏膜等病变。

四、治　　疗

目前尚无有效的治疗方法，可考虑口服维 A 酸类药物，基因治疗仍处于探索阶段。

五、预　　防

向患者及家属解释先天性厚甲症是由于基因变异所致，需定期随访观察。

第二节　后天性甲肥厚

内容提要：

- 继发于其他皮肤病引起甲母质功能异常或甲床病理改变。
- 表现为甲板的异常增厚。

后天性甲肥厚（acquired onychauxis）甲母质功能异常或甲床病理改变均可导致甲肥厚。

一、临床表现

多数患者的厚甲是由银屑病、斑秃、扁平苔藓、特发性糙甲引起的。在银屑病中，增厚开始于甲远端，与远端甲分离有关，指甲呈黄色，整个甲板被累及，表面可有针尖样凹陷。在扁平苔藓中，常见厚甲表面出现褶皱、中央嵴和粘连。在特发性糙甲中，儿童厚甲有超常纵嵴。20 个甲均累及的糙甲可能是斑秃、扁平苔藓、银屑病的主要体征。

二、诊断和鉴别诊断

1. 诊断 根据甲板增厚，结合临床其他表现容易诊断。

2. 鉴别诊断 银屑病、扁平苔藓、特发性糙甲、甲癣、外胚叶发育不良、掌跖角化病等均导致不同程度的厚甲。

三、治 疗

目前所有的厚甲都没有一个满意的治疗方案。除他扎罗汀治疗银屑病甲可选用有效，真菌感染所致的厚甲用伊曲康唑、特比萘芬有效外。

第三节 儿童期二十甲营养不良

内容提要：

- 分为先天性和获得性两种，先天性为常染色体显性遗传，获得性病因不明。
- 甲板混浊、变黄、变薄，出现纵嵴，表面粗糙，无光泽；甲变脆易碎。

儿童期二十甲营养不良（twenty-nail dystrophy）为发生于学龄期儿童的所有指（趾）甲出现营养不良改变，亦称二十甲营养不良。本病分为先天性和获得性两种。

一、病因及发病机制

先天性儿童期二十甲营养不良为常染色体显性遗传，获得性病因不明，可能与多种因素造成的甲损害有关。获得性儿童期二十甲营养不良为后天如扁平苔藓、银屑病、斑秃、真菌感染等所引起。也有文献报道缺锌缺铁的儿童，也可发生此种疾病。

二、临 床 表 现

本病最常见于儿童，甲板混浊、变黄、变薄，出现纵嵴，表面粗糙，无光泽；甲变脆易碎，甲游离缘易发生分离；但不累及甲下及甲周。获得性甲营养不良可能要到其他皮肤表现出现，才能诊断。

三、组 织 病 理

类似银屑病、扁平苔藓和甲母质海绵样炎症，真皮浅层炎症细胞浸润。

四、诊断和鉴别诊断

根据临床表现全部指（趾）甲的典型改变可明确诊断。

五、治 疗

寻找病因，积极治疗原发病，病因明确的真菌感染，可针对病原体采用抗菌药物。

第四节 钩 甲

内容提要：

- 病因不明。
- 甲增厚延长弯曲成钩状。

钩甲（onychogryphosis）也称甲弯曲，是由于甲增厚延长弯曲成钩状。

一、临 床 表 现

指（趾）甲肥厚，其切面呈圆形，不断沿指、趾尖向腹侧增厚延长呈鸟爪状、鹰嘴状、羊角状或钩状。甲板表面凹凸不平，无光泽，呈黑褐色。常单发，最常易累及拇趾甲或小趾甲。

二、诊断和鉴别诊断

1. 诊断 临床表现比较有特征性，易于诊断。

2. 鉴别诊断 与甲肥大症鉴别，后者仅有甲增厚肥大，而无延长弯曲成钩状。

三、治 疗

积极治疗原发病，可采用腐蚀剂、外科手术或二氧化碳激光治疗。

第五节 甲 萎 缩

内容提要：

- 病因不明，分为先天性和获得性。
- 表现为甲板变薄变小。

甲萎缩（onychatrophia）甲萎缩是由于甲营养不良所致甲板变薄变小。

一、病因及发病机制

病因尚不明确，部分或全部甲发育不良，甲板变薄、变小，可发生甲碎裂，最后形成瘢痕，甚至无甲。甲萎缩分为先天性甲萎缩和获得性甲萎缩。先天性甲萎缩见于Cronkhite-Canada综合征和色素性先天性外胚层发育不良等。获得性甲萎缩常见于血管性疾病（如肢端动脉痉挛症）、大疱性表皮松解症、扁平苔藓、毛囊角化病、脊髓空洞症和麻风等。外伤、烧伤和瘢痕也可引起甲萎缩。有报道阿维A或异维A酸治疗过程中也可发生甲萎缩。

二、临床表现

开始为一个、数个甚至全部指、趾甲停止生长，甲板变薄、变短，呈萎缩状态。有时部分形成软甲和无甲。

三、诊断和鉴别诊断

临床有特征性，不易与其他疾病混淆。

四、治　疗

积极治疗原发病，病因明确的细菌感染，可针对病原菌采用抗菌药物。对先天性甲萎缩目前没有有效药物。

第六节　反　甲

内容提要：

- 病因不明，分为遗传性、症状性和特发性。
- 甲板中间凹陷，四周翘起，形成匙状。

反甲（koilonychia）甲板中间凹陷，四周翘起，形成匙状，又称匙状甲（spoon nails），是一种常见的畸形。

一、病因及发病机制

病因不明，多见于缺铁性贫血的患者。反甲有遗传性、症状性和特发性不同类型。后者是由于职业因素长期接触碱性物质或矿物油等引起。另外，缺铁性贫血、雷诺病、冠心病、风湿热和甲状腺功能亢进或低下的患者也常见反甲。

二、临床表现

本病甲板变薄、变平，四周可隆起呈匙状。重者中央凹陷，四周外翻、翘起，游离缘容易撕裂。

三、诊断和鉴别诊断

本病比较有特征性，不易与其他疾病混淆。

四、治　疗

积极治疗原发病。可尝试用维生素A、维生素D、维生素B及铁剂等。

第七节　杵状甲

内容提要：

- 常继发于其他疾病，可分为特发性和获得性两型。
- 指趾末节肥大呈鼓槌状。

杵状甲（hippocratic nail）是指（趾）末节肥大呈鼓槌状，也称鼓槌状指（drumstick fingers），可分为特发性和获得性两型。

一、病因及发病机制

杵状甲常见于慢性心肺疾病、雷诺病、肥大性骨关节病等，也可为先天性，往往有家族史。患者伴有指（趾）末节肥大呈鼓槌状，甲板增厚，横向弯曲度增加。

二、临床表现

杵状甲表现为指（趾）末节肥大呈鼓槌状。临床上遇见杵状指时，应进行全身检查，及早发现有无肺部、心血管疾病。

三、组织病理

杵状甲表现为水肿、细胞浸润、成纤维细胞增多和肥大性骨关节病。

四、诊断和鉴别诊断

本病在临床上根据指（趾）末节肥大呈鼓槌状等容易诊断。

五、治 疗

本病尚无满意疗效，主要是积极治疗原发病。

第八节 软 甲

内容提要：

- 分为先天性和获得性。
- 表现为甲变软变薄，颜色逐渐变淡，变透明。

软甲（soft nail）亦称为甲软化，是指甲变软变薄。

一、病因及发病机制

软甲分先天性和获得性两种，前者常见于先天性甲母质缺陷，后者常由全身性疾病包括恶病质、周围循环疾病、职业性接触水和化学物质（汽油、碱等）等引起甲板变软。在治疗某些甲病时，应用各种软化剂（如高浓度的尿素）会使甲板软化。

二、临 床 表 现

软甲表现为甲板变软变薄，颜色逐渐变淡，变透明。

三、诊断和鉴别诊断

根据临床甲板变软变薄等容易诊断。

四、治 疗

积极治疗原发病；也可应用各种软化剂将病甲去除；可试服维生素 B 及明胶食物等。

第九节 脆 甲

内容提要：

- 病因尚不明确，甲的慢性炎症和角化异常性皮肤病可导致脆甲的发生。
- 表现为甲板菲薄、变脆，好像被砂纸磨过一样，易脆裂。

一、病因及发病机制

脆甲（onychorrhexis）病因尚不明确。甲母质的慢性疾病，经常接触酸、碱、有机溶剂或洗涤剂等均引起脆甲。慢性炎症性和角化异常性皮肤病，如银屑病、慢性湿疹、扁平苔藓、鱼鳞病、Darier 病和寻常性天疱疮等也可以脆甲。另外周围循环紊乱、低色素性贫血、黏液性水肿和甲状旁腺功能低下等也可引起脆甲。脆甲发生率随年龄增加而增加。

二、临 床 表 现

脆甲表现为甲板菲薄、变脆，好像被砂纸磨过一样，易脆裂。在游离缘可发生孤立或多数裂片，部分呈层状。甲板也可见纵形裂纹。严重者可造成甲板松解和破坏。目前可分为以下 4 型。

Ⅰ型：甲游离缘单个裂开，有的近端扩展或伴有甲面浅沟。

Ⅱ型：甲游离缘多发类似城堡的城垛裂口，易从游离缘撕去三角形碎片。

Ⅲ型：甲游离缘板层状裂开，单独发生或与其他型同时存在。

Ⅳ型：甲远端、甲侧缘有横裂或破裂，表面粗糙有时黏有灰尘。

三、诊断和鉴别诊断

1. 诊断 根据临床表现，真菌镜检阴性等，可做出诊断。

2. 鉴别诊断 应与远端侧缘甲下型真菌病相鉴别，后者有手足癣病史，一般在夏季加重，冬季减轻。真菌镜检阳性。

四、治 疗

积极治疗原发病。

第十节 甲 横 沟

内容提要：

- 甲板蛋白形成过程中暂时性受阻所致。

- 表现为甲板上出现横形凹陷沟线。

甲横沟（transverse grooves of nail）又称博氏线（beau's lines），即甲板上出现横形凹陷沟线。

一、病因及发病机制

由于甲板蛋白形成过程中暂时性受阻所致，见于全身或局限因素影响甲母质活动数天后；急性传染病、Stevens-Johnson综合征或用免疫抑制剂治疗时；甲沟炎、肠病性肢端皮炎、外伤、过度修剪指甲和 X 线损伤也可造成。甲横沟也可有习惯性抽搐畸形引起，多发生于拇指甲，患者经常习惯性用其他手指损伤拇指甲上皮及甲板，造成甲上皮脱落，甲板中部纵形凹陷及其旁很多横形沟嵴，或只见横嵴。如果甲母质受抑制较长，甲横沟可使甲板完全分开。现发现锌缺乏、甲状腺功能亢进时也可出现甲横沟。

二、临床表现

部分开始出现在甲半月，随着甲的生长向前移动成为一条横沟；也可开始于甲板，形成横行凹陷的沟线，跨过全甲的宽度。

三、诊断和鉴别诊断

根据甲板上出现横行沟纹，容易诊断。

四、治疗

积极治疗原发病，可试服维生素 A、维生素 B 或烟酰胺等治疗。

第十一节 甲纵裂

内容提要：

- 外伤、长期接触水、潮湿与干燥交替及脆甲、一些系统性疾病和皮肤病引起甲纵裂。
- 甲板纵向裂开的甲损害。

甲纵裂（longitudinal split of nail）是甲板纵向裂开的甲损害。

一、病因及发病机制

外伤、长期接触水、潮湿与干燥交替及脆甲等均可引起甲纵裂。另外一些系统性疾病和皮肤病也可引起甲纵裂。如雷诺病、肝病、缺铁性贫血、维生素缺乏、糖尿病、硬皮病、斑秃、先天性梅毒、银屑病、扁平苔藓、甲髌骨综合征等。

二、临床表现

甲板纵向裂开，可伴有薄甲或脆甲，常见于拇指甲，也可见于其他指甲。甲纵裂的方向为由前向后，有的纵裂前宽后窄，呈楔形，纵裂可与甲纵沟或甲纵嵴同时存在。除偶有疼痛外，一般无自觉症状。

三、诊断和鉴别诊断

根据甲板上的纵向裂开，容易诊断。

四、治疗

积极治疗原发病，可试服维生素 A、维生素 B、烟酰胺等治疗。

第十二节 甲纵嵴

内容提要：

- 由于维生素或钙的吸收不良、某些色素、溶剂和促渗剂损伤甲板造成。

甲纵嵴（longitudinal crista of nail）是指甲板上出现的一种甲纵向细纹，常为甲营养不良的表现。

一、病因及发病机制

甲纵嵴部分由于维生素或钙的吸收不良引起；见于扁平苔藓、慢性湿疹、斑秃、甲状腺功能减退和末梢循环障碍等疾病；指甲油中的某些色素、溶剂和促渗剂，如乙醇、苯类、酮类等，长期使用会损伤甲板，导致脆甲、甲纵嵴、黄甲和甲营养不良等损害。

二、临床表现

甲板上沿甲长轴出现深浅不等的线状纵行条纹，1 条或多条，从近端甲皱襞一直到游离缘，甲板变薄、变脆，甲远端常破裂和分离。

主要发生于大拇指和示指。甲纵嵴与甲纵沟可同时存在，有的嵴顶凹陷为一浅沟。轻度甲纵嵴常见于正常情况下，随着年龄增长变得更为明显。

三、诊断和鉴别诊断

根据甲板上的纵向细纹，容易诊断。

四、治　疗

积极治疗原发病，可试服维生素 A、维生素 B 或烟酰胺等治疗。

第十三节　甲　凹　点

内容提要：

- 常继发于其他皮肤病，如银屑病、手癣等。
- 甲板上出现小凹点。

甲凹点（pitted nail）亦称为点彩甲，是指在甲板上出现小凹点。它被认为是甲母质的甲形成缺陷的结果。

一、病因及发病机制

甲凹点常继发于其他皮肤病，最常见于银屑病患者，也可见于手癣、手部湿疹、扁平苔藓、斑秃等；也可见于正常人。

二、临 床 表 现

甲板表面出现点状凹陷，一般如针头大小，正常人偶尔出现。甲凹点深度和宽度取决于甲母质受损的程度，长度取决于甲母质受损时间的长短。深的顶针状凹陷最常见于银屑病，是该病的典型甲改变；斑秃的甲凹点较少见，凹点往往规则地排列成横形或竖形。不规则的较大甲凹点可见于手部湿疹、手癣及扁平苔藓。

三、鉴别和鉴别诊断

甲凹点比较有特征性，不易与其他疾病混淆。

四、治　疗

积极治疗原发病。

第十四节　甲中线营养不良

内容提要：

- 病因不明，可能由外伤引起。
- 指甲中部纵形裂开，或甲中线形成条形沟。

甲中线营养不良（median nail dystrophy）也称沟状甲中线营养不良。

一、病因及发病机制

目前病因不明，可能由外伤引起。

二、临 床 表 现

指甲中部纵行裂开，或甲中线形成条形沟，纵裂发生在甲上皮，随指甲生长向外发展，以拇指最常见。

三、诊断和鉴别诊断

根据甲中部纵行裂开形成条形沟纹，易于诊断。

四、治　疗

防止外伤，无须治疗，指甲尽量剪短。

第十五节　甲　脱　落

内容提要：

- 病因不明。
- 甲母质损伤或甲床的损伤造成甲脱落。

甲脱落（nail loss）可由甲母质损伤或甲床的损伤造成甲脱落。

一、病因及发病机制

甲脱落病因不明，可能是由内外因素造成。

二、临 床 表 现

若甲板从甲根部松动，此类甲脱落通常可以恢复。一些全身性疾病、细菌性甲沟炎、甲母质炎症或大疱性皮肤病时，甲母质暂时停止生长，甲板出现一横向断裂，近端甲板脱失，但远端甲板仍连接甲床。

三、诊断和鉴别诊断

根据临床甲板缺失，容易诊断。

四、治　　疗

去除诱因，积极治疗原发病。可考虑试服维生素类药物治疗。

第十六节　球拍状甲

内容提要：

- 病因不明，分为先天性和家族性。
- 一侧或双侧拇指甲扁平而宽短，甲板上可见有交叉线状纹，类似于网球拍上的网线。

一、病因及发病机制

球拍状甲病因不明。本病为先天性、家族性。

二、临床表现

球拍状甲多见于女性，一侧或双侧拇指甲扁平而宽短，甲板上可见有交叉线状纹，类似于网球拍上的网线。同时末节指骨可能正常，也可能变宽、变短。

三、诊断和鉴别诊断

本病比较有特征性，不易与其他疾病混淆。

四、治　　疗

目前无有效治疗方法，可使用铁剂、维生素 A 等治疗。

第十七节　甲分离

内容提要：

- 病因复杂，诱因常为继发其他皮肤病、甲下肿瘤、外伤及某些药物等。
- 表现为甲板游离缘处，甲板向后与甲床分离。

甲分离（onycholysis）亦称为甲剥离，是甲板从甲床的分离。

一、病因及发病机制

甲分离的常见诱因为皮肤病（引起甲下角化过度的皮肤病、化脓性肉芽肿、卟啉病、天疱疮、大疱性表皮松解症）、甲下肿瘤、外伤（如慢性职业性损伤、急性意外损伤、甲下血肿、修甲、剔甲癖）及某些药物（如应用地美环素或四环素治疗中发生日光性甲分离），或在光化学疗法中服补骨脂素衍生物而引起甲分离。局部外用化学制剂，如溶剂、杀虫剂和含有酚或甲醛的假化妆品（甲硬化剂），也可引起甲分离。

二、临床表现

甲分离为单个指甲的分离，在甲板游离缘处，甲板向后与甲床分离，可以清晰地看到甲板与甲床分离的分离线，当分离处空气进入时，甲板呈白色。银屑病和甲真菌病发生甲分离时，甲床处可有许多角质及污秽物。

三、诊断和鉴别诊断

1. 诊断　根据甲板与甲床从甲游离缘发生分离，甲下颜色发生改变等，易于诊断。

2. 鉴别诊断　与先天性脱甲等相鉴别，后者甲改变是在甲半月部开始，而前者甲分离是从甲游离缘开始的。

四、治　　疗

避免引起甲损伤，保持甲床干燥；尽量去除各种诱因，将脱离部分的指甲剪去，涂以杀菌剂。

第十八节　无　　甲

内容提要：

- 分为先天性和获得性，先天性无甲与遗传发育缺陷有关，获得性无甲可继发于其他疾病。

无甲（anonychia）指各种类型的甲板缺如。临床可分为先天性无甲和获得性无甲。

一、病因及发病机制

先天性无甲为遗传发育缺陷引起，常见于先天性外胚叶发育不全者，可能与 Wnt 信号通路的 *R-spondin 4*（*RSPO4*）基因突变有关，出生时即缺少指趾甲，为一种罕见的先天性畸形，常缺少1个或数个指趾甲，极少数全部缺失者。获得性无甲是由于甲母质受到严重的外伤或炎症，影响其分裂，甚至停止分裂，如营养不良性大疱性表皮松解症、扁平苔藓和严重外伤等。

二、临 床 表 现

无甲可表现为数个或全部甲缺如，先天性发育缺陷者，可伴有小头畸形，牙齿稀疏或Cooks综合征（双手1～3指甲发育不良，双手第4、5指甲缺如，所有趾甲缺如或指（趾）末端发育不良）。

三、诊断和鉴别诊断

根据甲板缺失，容易诊断疾病。但应注意区分先天性和获得性无甲。

四、治 疗

先天性无甲不需要治疗；获得性无甲则需要积极治疗原发病。

第十九节 甲 变 色

内容提要：

- 病因复杂，与外部染色、甲形成异常、甲的退休性变、甲的部分被破坏、色素掺入等有关。
- 甲半月、甲板、甲床的颜色变化。

甲变色（nail discoloration）是指甲半月、甲板、甲床的颜色变化。

一、病因及发病机制

1. 病因

（1）外部染色：抽烟、植物性染发剂、局部外用药（如蒽林、间苯二酚、高锰酸钾等）。

（2）甲形成异常：严重的银屑病最常见甲呈黄色或褐色。

（3）甲形成后发生退变：黄甲综合征、先天性外胚叶缺陷和老年人甲，均由于甲生长极度缓慢所致，呈黄色或淡绿色。

（4）甲形成后部分破坏：真菌感染可使甲呈褐色，偶或白色。慢性甲沟炎甲边缘可呈褐色或黑色。

（5）色素在甲形成时掺入：如长期服用四环素也使甲黄染。

（6）其他：交界痣、Addison病、皮下出血、Kinnier-Willson病等也引起甲变色。

2. 甲半月变色 包括红色甲半月、天蓝甲半月、棕色甲半月、灰色甲半月。

（1）红色甲半月（red half-moon）：见于类风湿关节炎、系统性红斑狼疮、斑秃和硬化萎缩性苔藓等疾病。

（2）天蓝甲半月（azure half-moon）：见于肝豆状核变性和银质沉着病。

（3）棕色甲半月：呈棕色可以是弥漫性的，在局部用氟尿嘧啶后出现。也可以是点状的，如在家族性先天性色素痣中。

（4）灰色甲半月：可能是银质沉着病的早期征象。

3. 甲板变色

（1）白甲（leukonychia）：是最常见的甲板变色，从病因角度分类，白甲可分为真性白甲（甲物质本身结构的变化）、白斑（甲床病理性改变）和假性白甲（真菌浅表性侵袭和播散）。白甲可分为弥漫性、点状、纵形和横形白带。

1）弥漫性白甲：可分为先天性和获得性。先天性白甲为常染色体显性遗传，在出生时或出生后出现，可能伴有几种其他先天性异常。如匙状甲、耳聋、多发性皮脂腺囊肿和扭发曲。获得性弥漫性白甲由于系统性疾病或外因，如麻风、血红蛋白沉积病、低钙血症、黑棘皮病、肝硬化、溃疡性结肠炎等。

2）点状白甲：可发生在正常人，限于指甲，也可由局部微小外伤所致。甲板上散在分布从珍珠色至象牙色不等的白斑。

3）线状白甲：可为遗传性，或因不适当或过多修剪甲致近端甲周及甲母质外伤造成。所有甲出现规则的白色横线是砷或铊中毒的特点。类似的横线也见于烟酸缺乏病。甲板或甲床的纵白线为Darier病的典型表现。

4）特里甲（terry's nail）：肝硬化患者的白甲又名Terry甲，认为与血白蛋白减少有关。

5）马克尔线：本病常为血红白蛋白严重

减少的特征性表现，与甲弧度平行的成对白带或白纹，横贯于甲板。因由甲床病变所致，白带或白纹不随甲的生长而移动。但并非所有马克尔线的患者都有血红白蛋白减少，免疫抑制剂治疗也可引起本病。

6）米斯线（mees's lines）：为甲上的横形白纹或色素带，见于砷中毒、肾衰竭、心力衰竭、霍奇金病、镰刀状红细胞贫血、疟疾等。

（2）黄甲（yellow nail）：见于黄甲综合征，病因不明，为对称性甲生长缓慢、变黄。一般始于拇指及示指甲，表现为甲肥大、横向弯曲增加，有明显的甲分离倾向。黄甲也常见于银屑病、甲真菌病、先天性厚甲及老年人。黄疸是甲床变黄也可以导致黄甲。碘仿、氢醌可引起外源性甲黄色变。黄甲综合征（yellow nail syndrome）以甲板显著变黄为特征的综合征，可伴有淋巴水肿、胸腔积液、甲状腺疾病、类风湿关节炎、鼻窦炎、支气管扩张、肾病综合征、恶性肿瘤、艾滋病。黄甲综合征的甲生长速度为正常甲的 1/4 或更低。

（3）黑甲：主要原因是甲下恶性黑素瘤，常位于拇指或拇趾，特别是白种人发生黑褐色甲线是肿瘤的警报。但在开始阶段或无黑素的肿瘤诊断可能困难。交界痣和甲下恶性黑子也可能会引起单个的色素线。多数纵线见于多发痣细胞痣、Peutz-Jeghers 综合征和 Addison 病。

（4）褐甲：由于应用免疫抑制剂（环磷酰胺、氟尿嘧啶和博莱霉素），色素沉着呈弥漫或横带状。褐色变色见于 X 线治疗和 8-甲氧沙林口服光化学疗法之后。

（5）红甲：多发生在使用伊红、蒽林、红汞之后，而红—蓝纵形线可合并盘状红斑狼疮。先天性红细胞增多性卟啉病患者的甲板，在伍氏灯下呈现红色荧光。

4. 甲床变色

（1）红色：真性红细胞增多症患者甲床呈樱桃红色，而远端白带不超过整个甲板的 20%。红色甲床 25%见于正常个体，另外 75%与肝硬化、心力衰竭、关节炎、系统性硬化症有关。甲床红点见于血管瘤、血管球瘤、出血。

甲下线状出血为一细线样结构，通常长度不超过 2～3 mm，与甲纵轴平行，与类风湿关节炎、白塞综合征等有关。

（2）蓝色：见于发绀、银质沉着病、遗传性肢端唇毛细血管扩张、抗疟药。

二、诊断和鉴别诊断

根据临床表现，配合系统检查和实验室检查。

三、治　　疗

积极治疗原发病，明确病原菌感染者，选用针对病原菌的抗菌药物。

第二十节　嵌　　甲

内容提要：

- 与遗传、修甲过短过深、穿鞋不当、机械损伤、继发其他疾病等有关。
- 表现为指（趾）甲的侧缘嵌入甲皱襞。

嵌甲（unguis incarnatus）也称为内生甲，为指（趾）甲的侧缘嵌入甲皱襞。

一、病因及发病机制

（1）遗传因素：甲的曲度和轴向与嵌甲的发生有关。

（2）修甲过短过深为最常见的病因。甲侧缘没有剪齐，剪得过短、过深，使趾甲像硬刺般地刺向甲沟里的软组织。

（3）穿鞋不当，穿鞋过紧，多由穿尖头高跟鞋挤压足趾引起，趾甲侧缘受压迫而向甲沟软组织内生长，并摩擦软组织使之肿胀，使嵌甲加重。

（4）机械性损伤、碰撞、挤压等，使甲板侧缘更接近甲沟软组织而形成嵌甲，多见于青年学生。

（5）某些疾病引起的畸形甲，如先天性拇指外翻、甲营养不良、厚甲症或甲真菌病等。

（6）嵌甲与职业有一定关系，多见于站立工作的人群。

二、临 床 表 现

发生于足拇趾甲，以外侧多见（约为内侧

的 3 倍），甲板侧缘长入附近的软组织中，像异物似的插入甲沟而引起疼痛。部分患者足拇趾双侧嵌甲或双拇趾双侧嵌甲。

三、诊断和鉴别诊断

1. 诊断 根据甲板侧缘嵌入甲皱襞内导致炎症性改变，可明确诊断。

2. 鉴别诊断 与钩甲鉴别，前者是甲侧缘嵌入甲沟软组织内，后者是甲过长呈弯曲改变。

四、治 疗

避免修甲过短、过深和甲外伤，穿比较宽松的鞋。及时纠正甲畸形，尽量避免长久站立。对于炎症轻、病程短者，可用碘酊涂搽或用乙醇湿敷甲沟部位，或外用银粉散、芙蓉膏、鱼石脂软膏后包扎。对局部已化脓者，可适当口服抗生素。保守治疗效果欠佳者，可选择手术疗法，如部分或全部切除或拔除甲板。

第二十一节 钳形甲综合征

内容提要：

- 无明显病因或继发于银屑病。
- 甲沿长轴横向过度弯曲。

钳形甲综合征（pincer nail syndrome）又称为甲过度弯曲，无明显原因或见于银屑病。

一、临 床 表 现

本病表现为甲沿长轴横向过度弯曲，使甲两侧边缘像钳子一样深压入甲皱，造成疼痛，甲周可有炎症反应。常为拇指或拇趾，部分伴有足趾外翻等畸形。

二、诊断和鉴别诊断

本病比较有特征性，不易与其他疾病混淆。应与先天性管状甲鉴别。

三、治 疗

及时修剪指甲，避免指甲过度生长。炎症较轻、病程较短者，用碘酊涂搽或乙醇湿敷甲周部位，或外用银粉散、芙蓉膏、鱼石脂软膏后包扎；局部已化脓者，可适当口服抗生素；保守治疗效果欠佳者，可选择手术疗法，如部分、全部切除，或拔除甲板。

第二十二节 甲 胬 肉

内容提要：

- 分为先天性和后天性。
- 甲床与甲皱襞粘连形成瘢痕，造成甲部分或全部缺如。

甲胬肉（pterygium unguis）也称为甲翼状胬肉，是甲床与甲皱襞粘连形成瘢痕，造成甲部分或全部缺如的甲病。

一、病因及发病机制

先天性甲胬肉病因不明，无家族史。获得性甲胬肉可见于外周血液循环障碍（雷诺病）、瘢痕性类天疱疮、重症扁平苔藓、系统性硬化症和 X 线损伤等。

二、临 床 表 现

甲上皮不正常地向前生长，覆盖萎缩或缺如的甲板，可与甲床互相融合，多见于指甲，常开始于 1 个指甲，后逐渐扩展至其他指甲。

三、鉴别和鉴别诊断

根据甲床与甲皱襞粘连形成瘢痕，造成甲部分或全部缺如等可做出诊断。必要时进行组织病理帮助诊断。

四、治 疗

目前无满意疗效，主要是积极治疗原发病，必要时手术治疗。

第二十三节 甲反向胬肉

内容提要：

- 可分为先天性、获得性和自发性。
- 甲床远端与甲板腹侧粘连而使甲游离缘不从甲床中分离。

甲反向胬肉（pterygium inverse unguis）又

称为甲下胬肉，是甲床远端与甲板腹侧粘连而使甲游离缘不从甲床中分离，可分为先天性、获得性和自发性。

一、病因及发病机制

先天性者常有家族史。在甲生长时，甲床牢固附着在远端甲板的腹面，机械性地被拉伸，而向远端移行。获得性者多见，常继发于结缔组织病，特别是活动性的系统性红斑狼疮、系统性硬皮病和皮肌炎等，是因指（趾）周围血液循环异常所致。

二、临 床 表 现

甲反向胬肉多见于女性，与甲的异常发育有关。甲床远端部分与甲板腹面相连，游离缘不分离，可有多个甲受累，一般甲板是正常的。剪甲时会引起疼痛与出血。

三、诊断和鉴别诊断

根据甲床远端与甲板腹侧粘连而使甲游离缘不从甲床中分离，但甲板无变化等可做出诊断，必要时进行组织病理帮助诊断。

四、治 疗

目前无满意疗效，主要积极治疗原发病和改善周围的血液循环，必要时进行手术。

第二十四节 甲 沟 炎

内容提要：

- 细菌、真菌和酵母菌等所致的感染性疾病。
- 分为急性甲沟炎和慢性甲沟炎。

甲沟炎（paronychia）是指由细菌、真菌和酵母菌等所致甲周组织感染性疾病，分为急性甲沟炎和慢性甲沟炎两种。

一、病因及发病机制

角质层全层的改变，如浸渍、外伤使皮肤屏障功能的下降，导致微生物的入侵。急性甲沟炎最常见于金黄色葡萄球菌，偶与革兰阴性菌感染有关，如假单孢子菌和变性杆菌。慢性甲沟炎为慢性或复发性皮肤病所致，如念珠菌感染或银屑病、湿疹等继发感染，也可见于吮指癖、咬甲癖、拔甲癖儿童及1型糖尿病患者。

二、临 床 表 现

急性甲沟炎表现为红肿热痛的甲沟感染，有甲周化脓性渗出。单纯疱疹病毒的感染也发生在甲沟炎区域（疱疹样化脓性指头炎），因成群红斑上出现水疱而鉴别。

慢性甲沟炎表现为红色、隆起、质硬，角质层的边界消失。通常甲板从甲床近端分离，甲表面发生改变。

三、鉴别和鉴别诊断

根据甲周红肿疼痛等炎性表现，可明确诊断。本病病原学检查可与其他甲周疾病进行鉴别。

四、治 疗

切口引流和系统性使用抗生素是急性甲沟炎的治疗方法，如口服阿莫西林或红霉素，外用莫罗匹星或夫西地酸。顽固性甲沟炎可采用改良部分拔甲术治疗。如有真菌感染，局部应用抗真菌药如特比萘芬乳膏或联苯苄唑等。

第二十五节 逆 剥

内容提要：

- 由职业性损伤或神经质习惯（咬甲癖）造成。
- 甲皱襞近端或侧缘开裂而翘起的小块长三角形表皮，时有疼痛出血。

逆剥（hang nails）又称为倒刺，从甲皱襞近端或侧缘开裂而翘起的小块长三角形表皮，时有疼痛出血。

一、病因及发病机制

本病可由职业性损伤或神经质习惯（咬甲癖）引起。

二、临 床 表 现

逆剥好发于儿童、妇女，是从甲皱襞近端或侧缘开裂而翘起的小块长三角形表皮，深达真皮时则出现疼痛。

三、鉴别和鉴别诊断

从甲皱襞近端或侧缘开裂而翘起的小块长三角形表皮，时有疼痛出血，易于诊断。不易与其他甲周疾病混淆。

四、治　　疗

尽量避免用手进一步撕裂，宜用剪刀齐根剪出，并涂抹抗生素预防感染。

第二十六节　甲髌骨综合征

内容提要：

- 常染色体显性遗传性疾病。
- 先天性无甲或甲发育异常、骨发育不良，可伴有肾小球肾炎、虹膜异色症、圆锥形角膜炎和白内障等。

甲髌骨综合征（nail-patella syndrome）罕见，为常染色体显性遗传性疾病，由于外胚叶和中胚叶发育异常所导致，也叫 Tumer-Kister 综合征。

一、病因及发病机制

目前文献表明，其病因定位在第 9 对染色体上，并与 ABO 血型紧密连锁，从而推测可能与 ABO 血型有一定联系。

二、临床表现

（1）先天性无甲或甲发育异常：表现为甲萎缩，甲板不超过正常长度，甲板面积不超正常面积的 1/3～1/2。

（2）骨发育不良，髌骨缺如或较正常小。X 线检查显示髌骨后侧可见有骨刺。

（3）小部分患者可伴有肾小球肾炎，但通常不致命，也有文献报道可合并有虹膜异色症、圆锥形角膜炎和白内障。

三、诊断与鉴别诊断

根据临床表现及骨变化，结合家族遗传可诊断。但本病需与 Alport 综合征相鉴别，肾脏检查有助于确诊。

四、治　　疗

主要对症治疗，如有骨骼畸形，可考虑采用手术治疗。如有肾脏损害者，则按肾炎治疗。

（丘文苑　刘炜钰　罗　权　张锡宝　史建强）

第二十四章　毛 发 疾 病

第一节　概　　述

一、毛发的发生和生理

毛发发生和类型

毛发发生在胚胎第 8 周末，眼睑、唇与颏等处开始有毛囊发生，是有的表皮下陷生成的一种上皮性结构，形成一向下突入间充质的上皮细胞柱，称为毛胚芽（hair bud or hair germ）。毛胚芽最深部细胞形成一膨大部，称为毛球。4～5 个月期间，毛球下方的间充质突入毛球，称为毛乳头。围绕毛乳头四周的毛球上皮称为毛母质（hair matrix）。毛母质增生所形成的毛锥细胞在第 5 个月时变扁并角化，分化成毛的皮质、髓质和最表面的毛小皮。在眼眉区及上唇处，早在第 3 个月末时即可出现毛发。人一生中毛囊的数量是恒定的，但毛囊的大小和类型会受诸多因素（尤其是雄激素）的影响。人类头发平均在 10 万根以上，而每个人究竟能长多少毛发是由其遗传因素决定的。

毛发可分为胎毛或毳毛（细、软、无色素）、毫毛（短、毛色）和终毛（长、粗、有或少量色素）。

（1）胎毛或毳毛（lanugo）：多呈白色、纤细、柔软、密集，约在胚胎第 6 个月末或 7 个月初，遍布于胎儿体表，因生长速度一致，故长度相同。正常情况下，它们在胎儿出生前 4 周会自然脱落，尔后被毫毛或终毛所取代。在部分早产儿和内脏有恶性肿瘤的成人患者中可见到。

（2）毫毛（villus hair）：毫毛的出现，代替了脱落的胎毛，通常无髓，这类毛仍较细，毫毛无色、柔软而短，长度常小于 2 cm，毫毛有的含有黑色素，有的只含有极少量黑色素。生长毫毛的毛囊是没有皮脂腺的，也不能产生任何其他类型的毛发。毫毛几乎存在于除手掌、脚趾、嘴唇、乳头和会阴黏膜外的所有皮肤上。毫毛在儿童期内也会周期性地脱落与新生。

（3）终毛（terminal hair）：是出生后全身带有的一种又长又黑又粗的毛发。终毛有色，粗大，长短不等。头发、眉毛和睫毛在出生时即为终毛。同一毛囊在一生中可间歇性产生毫毛或终毛。它含有大量的黑色素，有髓质。在躯干的一些部位，如手臂和下肢也会生长终毛，它们是由毛囊皮脂腺产生的。有雄激素性脱发遗传倾向的人，头发会随着年龄的增长逐渐变细变少，直到看上去像毳毛。直到青春期时，在性激素的影响下，男女两性在特殊部位上各自出现粗大的毛发，亦为终毛，如男性唇部、上肢伸侧、躯干腹侧及两性腋窝与外阴部，而身体其余部位仍保留毫毛状态。

二、毛囊生长与分化

人头部大约平均有 100 000 个毛囊，多的可达 150 000 个。不同年龄头部毛囊的密度不同，头部面积按每平方厘米算，其毛囊个数：婴儿是 500～700 个；新生儿约为 1135 个；3 月～1 岁约为 795 个；20～30 岁约为 615 个；30～50 岁约为 485 个；50～70 岁约为 465 个；70～80 岁约为 465 个；秃头 45～70 岁约为 330 个；70～85 岁约为 280 个。随着头部发育长大，毛囊的密度逐渐减少。每根新发可以生长 2～7 年，到休止期时，其长度可达 1 m 以上。

1. 儿童头发特征　足月新生儿身上有两种毛发，头皮和眉部的为终毛，其他部位都是毳毛。当婴儿长到 2～3 个月时，第一批头发自然地从枕部开始脱落，这种现象常常被人们误以为是因为头部的摩擦所引起。事实上，摩擦只会引起头发的断裂。到了 1 岁时，所有头发的生长速度就趋于基本一致，这时就出现了满头头发，每根头发开始以各自不同的速度、不同的毛发周期独立生长，此时称为“马赛克”生长。儿童头发难梳理，头发可笔直向上竖起，亦可自然卷曲。初为无黑色素头发，随着生长、发育会逐渐变黑。

2. 成人头发特征　青春期前，毛发及整个头皮上的头发是由短的毳毛样头发、长的终毛及介于这两者之间的中间类型头发混合组成。到了青春期后，绝大多数头发都是终毛。此时，终毛也开始出现在腋窝、外阴部和四肢，以及男性的下颌、胸前和前臂上。

3. 老年人头发特征　每个人的情况均不同，有些老人的头发仍然长得很快、很粗壮，即使在 80 岁时，头发还像 50 岁一样多。而大多数老人随着年龄增大，头发会变得越来越稀疏，80 岁时，仅存着几缕头发。其退化首先是终毛变小为毫毛，头发变得细、短而色泽变淡。灰发是部分或全部丧失成熟的黑素小体，而白发则是全无黑素细胞。

4. 毛发生长的生物学　毛发生长是一种周期性重复的毛囊非同步再生，称为毛囊生长的镶嵌模式。人类毛囊的生长周期为 2～6 年，平均为 1000d，每日脱落约 100 根。不同部位的毛发生长期存在一定的差异（详见表 24-1）。头发每日生长 0.3～0.4 mm，1 年大约生长 6 cm。毛发生长周期可分期生长期（anagen phase）、退行期（catagen phase）、休止期（telogen phase）和外生期（exogen phase）。

（1）生长期（anagen）：为正常活跃生长阶段，毛球及真皮毛乳头有丝分裂能力的恢复是毛发生长期的开始。生长期毛发的平均生长速度是每日 0.35 mm，即每 28 日长 1 cm，这一速度随着年龄增长而逐渐下降。在任一时刻 90%～95%的头发处于生长期。

（2）退行期（catagen）（出生期与休止期之间）：暂时过渡期，此间毛发停止生长。通过大量的凋亡使 2/3 的毛囊退化。退行期毛囊横切面有大量凋亡细胞，而有丝分裂消失。毛囊下部的有丝分裂最后停止，内毛根鞘分解和消失。随着毛囊的缩短，真皮乳头向上移动。杵状毛发由部分角化的囊所包绕，此时即进入休止期。退行期是退化的过程，在这一阶段毛囊快速退化，标志着生长期的结束。这一过渡阶段持续 2～3 周，在任意时刻，少于 1%的头发处于退行期。

（3）休止期（telogen）：休止期中毛囊所有的活动停止，处于休眠状态。头发的毛囊休眠 2～3 个月，然后重新进入生长期，开始新的毛发生长周期。

（4）外生期/毛干脱落期（exogen）：毛干脱落，毛发脱落期（取决于终期毛囊干部和基底部之间的关系）。

表 24-1　不同部位毛发生长周期的时间

毛的部位	生长期	休止期
头皮	2～7 年	3～4 个月
眉	4～8 周	3 个月
耳	4～8 周	3 个月
胡须	1 年	10 周
腋	几个月	3 个月
阴部	几个月	2 周
手	10 周	7 周

三、毛囊生长与调控

毛囊生长周期主要受皮内的“毛发周期钟”所调控，同时，生长周期也受大量毛囊外调节刺激（如内分泌、神经、血管、营养），并与影响皮肤整体（如免疫功能、皮肤结构、屏障功能和细胞增殖）的神经和血管的重塑有关。在正常毛囊的发育和生长周期中，多个生长因子的调节作用至关重要，没有一个生长因子能控制毛发周期的整个过程。

1. 雄激素　在终毛和皮脂腺的发育中必不可少，它调节毛囊皮脂腺单位分化为终毛毛囊或皮脂腺。在终毛毛囊中，雄激素使毫毛变为终毛；在皮脂腺中，雄激素使皮脂腺部位增生。雄激素（同样还有类似黄醇、钙三醇主、雌激素和甲状腺素）主要通过改变脑源性神经营养因子、NGF=神经生长因子、GDNF=胶质细胞来源的神经营养因子、NT3=神经营养因子（BDNF）、干扰素-γ（IFN-γ）、维 A 酸类 X 受体 α（RXR-α）、胰岛素样生长因子 1（IG-1）、白细胞介素 1（IL-1）、维生素 D 受体（VDR）、催乳素受体（PRT-R）、促肾上腺皮质激素（ACTH）、干扰素（IFN），角质形成细胞生长因子（KGF）等一系列重要调节剂的毛囊内信号发送环境来改变毛发生长和周期。雄激素可能是人类毛发生长的主要调节剂。雄激素调节在不同躯体部位毛发的生长起了重要作用。例如，眉毛、睫毛、毫毛对雄激素不敏感；腋毛和阴毛区域对低水平雄激素敏感；面部、胸部、上腹部、背部毛发生长需要高水平雄激素。因此，男性有更多典型的毛发特征。女性如有高水平雄激素会使雄激素敏感部位毛发增生，但雄激素会使头发生长初期缩短，因此头发反而减少。男性和女性头皮毛囊在对雌激素刺激反应所表现出的本质区别是很重要的，这反映了不仅雌激素受体分布存在差异，并且在基因调控上也存在不同。

（1）雄激素的种类：毛囊和皮脂腺能合成少量的雄激素，不同部位的毛囊皮脂腺结构含有数量不一的雄激素合成酶，如 δ-5-3β-羟类固醇脱氢酶、17β-羟类固醇脱氢酶和 5α-还原酶，可将脱氢表雄酮和 4-雄烯二酮转化为睾酮和二氢睾酮（DHT）。类固醇拮抗Ⅱ型还原酶的活性。Ⅰ型 5α-还原酶基因（SRD5A1）编码一种具有最佳碱性 pH 的同工酶，Ⅱ型基因（SRD5A2）则编码一种具有最佳酸性 pH 的同工酶，其突变伴有 DHT 的合成减少。许多抗雄激素化合物治疗雄激素相关性皮肤病（如毛发脱落或痤疮）效果不佳，是由于其对Ⅱ型酶的特异性较高所致。

（2）雄激素分布与差异：雄激素在男女两性的血液中皆存在，但水平不同。雌激素男女均有，在生长期它会使头发生长速度降低，但会使生长周期延长。女性在怀孕时因血液中含有的雌激素大大地超过了平时的水平，故头发的生长状态与平时的不同。青春期后雄激素还继续长期地发挥作用。来源于全身不同部位毛囊的毛乳头细胞均含有饱和浓度的雄激素受体，其中胡须和阴毛中毛乳头细胞的雄激素受体较枕部的高。此外，培养的人毛囊毛乳头细胞也表达有活性的 5α-还原酶，而且胡须处毛乳头细胞的 5α-还原酶水平要较头发处高。但亦因人而异，一些男性的胡子到 30 岁时才开始变硬。不同部位毛囊对雄激素的敏感程度不同，阴毛和腋毛毛囊对雄激素的反应明显，最早开始生长。

（3）雄激素作用机制：雄激素影响毛囊生长去氢表雄酮能够代谢成雄烯二酮，而后者能够进一步代谢成睾酮，这一过程是可逆的。在许多雄激素敏感的部位如毛囊中，睾酮经 5α-还原酶的作用是代谢成 DHT 这一步十分关键。调节毛囊生长周期 雄激素不仅能够改变毛囊的大小和毛干的粗细，而且还能够调节毛囊的生长周期。研究提示雄激素可以通过作用于毛乳头来调节毛发的生长。青春期第二性征腋毛和阴毛的毛囊对雄激素的反应并不依赖于 DHT，但 5α-还原酶对具备第二性征的体表毛发、胡须及头发的生长是必不可少的。青春期雄激素对诱导雄激素依赖毛囊（即胡须、腋毛、阴毛）从毫毛-终毛转化起着重要作用。临床意义：①雄激素对毛囊和毛干的作用，男性如果缺少 5α-还原酶。尽管仍然具有睾丸，睾酮的水平也正常或者升高，但是其外生殖器却呈现出假两性畸形，青春期以后表现为男性型的骨骼肌和女性型的腋毛及阴毛，胡须也比较稀疏，前额发际也不后移，不出现雄激素性脱发。②毛囊的大小受雄性激素的影响，后者可以增大位于须部、胸部、小腿、手臂的毛囊，而缩小颞部的毛囊，这种作用的结果决定了多数男性和女性发际的形状。对睾酮和二氢睾酮（DHT）的反应遗传控制，DHT 可促进前列腺和终末毛的生长，还能引起雄激素性脱发和痤疮。睾酮可以引起腋窝毛发和耻骨下方阴毛的生长，提高性欲，促进阴茎、阴囊的生长和精子发生。③雄激素在多毛症和雄性激素源性脱发中的关键作用。

2. 甲状腺激素 能加速休止期头发的生长。低甲状腺激素血症的患者毛发直径可变细，表现类似于女性的雄激素性脱发。甲状腺激素缺乏可使头发和体表的毛发稀疏。甲状腺激素水平低下患者枕部和顶部头发，其休止期毛发的比例明显增加。而应用甲状腺激素替代治疗 8 周后，休止期毛囊的比例恢复正常。

3. 基因调控 对有明显毛发生长周期异常的小鼠突变体（如 *Msx2* 突变体）的系统分析展示了结果。在 *Fuzzy*（*fz*）基因座有可大大加速毛囊生长周期的常染色体隐性突变的小鼠可能会为毛发周期钟的理论提供分子线索，遗传基因也决定了头发的粗细。

从形态学上看，毛囊转化从休止期，经过生长期的6个阶段退化期（Ⅰ～Ⅵ）和8个特殊的退化期（Ⅰ～Ⅷ），回到休止期，遵从一条服从基因编码设计的特征性毛囊表型变化的节律性重复序列。

4. 免疫机制 免疫调控毛发生长。①毛囊内不同部位MHC-I类抗原的表达并不一致。毛囊上段恒定区的外毛根鞘与表皮一样，能够高效地表达MHC-I类抗原。②毛囊下段不表达MHC-I类抗原，使其易受自然杀伤细胞的攻击，但是富含蛋白聚糖的结缔组织鞘和毛乳头能够作为强有力的免疫防御屏障。③两个强有力的免疫抑制剂-糖皮质激素（降低头发生长速度）和环孢素，能够刺激毛发的生长。④肥大细胞和巨噬细胞具有显著的毛发生长调节特性，在鼠类尤其明显，但也可能在秃发人类的头皮终毛-毫毛转化过程中发挥作用。

5. 营养 严重贫血和饥饿会影响头发生长。严格节食的人会在6～10个星期后开始脱落头发。饮食中缺锌，头发会变细、变疏和脱落。

6. 化学药物 抗肿瘤化学药物会引起头发脱落。这是因为在杀死肿瘤细胞时，也杀死其他生长快的细胞，包括了毛囊细胞，停止了化疗后头发可以重新恢复正常生长。但由于毛球的敏感性细胞仍受到药物的影响，所以新长的头发与老头发仍有差别。

四、毛发疾病的诊断

（一）毛发疾病的诊断

1. 病史 应询问有关全身疾病史（特别是内分泌疾病）、家族史、用药史（尤其是有无摄入甲状腺药物）及饮食情况等，注意脱发的模式、开始及持续时间。

2. 体格检查 检查毛发色泽、密度及末端特点，毛干直径。当临床上有明显的毛发稀少时，毛发密度可能已经减少了50%。

3. 每日脱发计数 正常成人的毛发有90%～95%处于生长期，5%～10%处于休止期。因此，每日脱发100根是正常的。在用香波洗头时每日脱发200～250根也是正常的，如果每日都用，正常的脱发数目应在100根以内。

4. 拉毛试验 可以比较准确地估计脱发患者正在脱落的毛发数量。在正常情况下，轻拉时脱落的毛发不超过2～3根，并且都处于休止期。如果每次轻拉都能得到3根以上或一些生长期毛囊，常提示有某种毛发疾病。

5. 拔毛试验 可标出确定脱落的毛发，计算出长期——休止期脱发比例（图24-1），方法是在头皮处用持针器拔除50根或更多的毛发，计数生长期毛发（有长的包绕的发鞘）或休止期毛发（杵状发、棒状有一个内毛根鞘，毛根在基底部最大）。正常情况下，80%～90%为生长期毛发。1961年Kligman提出，休止期毛发计数＞25%是休止期秃发的诊断指标，＞20%可能存在异常。

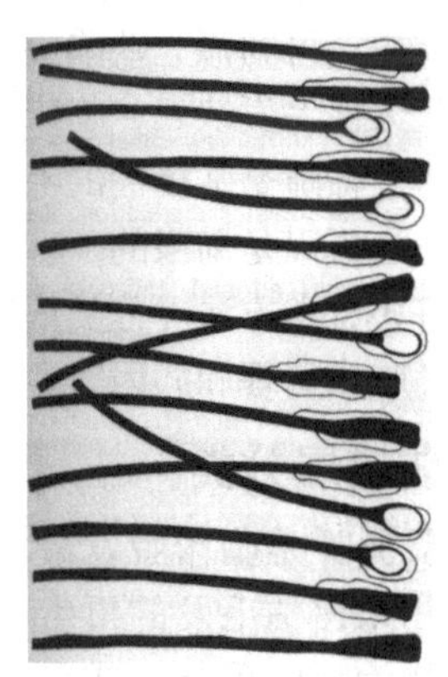

图24-1 生长期、休止期头发

（二）毛囊病理检查

可疑的瘢痕性脱发、有疑问的斑秃和拔毛癖；无法解释的弥散性脱发和严重的脱发；对毛发再生的可能性有怀疑者，应做毛囊病理检查。毛发活检报告应包括毛囊单位中的活检中毛囊的总数、终毛毛囊的数量、毳毛毛囊的数量、生长期终毛毛囊的数量、休止期终毛毛囊的数量、退行期终毛毛囊的数量、生长期/休止期的比值、色素管型的出现和缺失。

头皮活检纵向切片可以清楚地分辨皮肤的所有组成部分，尤其是真皮表皮交界；横断面可以看到活检标本中的所有毛囊，并可在连续切片中进行定性和定量分析。

（三）血清生化检查

该方法主要对肾上腺和性腺、睾酮、4-雄烯二酮、硫酸脱氢异雄酮进行检测。

（四）甲状腺功能的检测

三碘甲腺原氨酸（T_3）、四碘甲腺素原氨酸（T_4），比T_3、T_4更可靠。

（五）其他检查

血液中血糖水平、硫、铁、铜、锌、铁蛋白水平、血清铁饱和度等。

（六）头皮活检

头皮活检用于研究秃发的发病机制。

五、脱　　发

先天性脱发是由于发育缺陷所致的毛发完全或部分缺失，可为孤立缺陷或合并其他畸形。无毛是先天性毛发缺乏，临床上极少有真正的无毛。毛发稀疏是弥漫性的毛发减少，可以是泛发的，也可以是局限的。

脱发有许多分类方法。分类依据有疾病进展、毛发学、临床病理和病因等。

（一）依进展分类

根据进展分类是临床脱发最常用的分类方法，可以用来评估毛发的再生、阻止毛发的脱落，药物治疗的可行性或采用外科治疗的可能性等。其分为非瘢痕性脱发和瘢痕性脱发两类。

1. 瘢痕性秃发　瘢痕性脱发的特征是永久性毛发脱落伴有毛囊的破坏，是一种不可逆转的脱发。根据毛囊的破坏方式不同，又可分为原发性和继发性。原发性主要累及毛囊疾病，如毛发扁平苔藓、盘状红斑狼疮。继发性毛囊不是炎症过程的主要靶位，而是继发地被破坏，如放射、头皮被肿瘤浸润、硬斑病等炎症和真菌感染。

2. 非瘢痕性秃发　非瘢痕性秃发或可逆性秃发缺乏毛囊破坏，如能去除诱因和予以适当治疗，有治愈的可能。斑秃和弥漫性秃发是可逆性秃发中最常见的，病因常为休止期毛发脱落；白癣，二期梅毒；雄激素性秃发；颞部三角形脱发；斑秃；药物性脱发；甲状腺功能亢进/低下脱发；拔毛癖；老年性脱发；生长期脱发；生长期发疏松综合征；休止期脱发；梅毒性脱发。

（二）依毛发学分类

根据毛发学、拔毛实验和毛发图进行分类。就诊前洗过头发的人，正常情况，拔毛实验应该阴性。如果是阳性，行拔毛试验分析。因此根据（拔毛试验中生长期、休止期各占的比例，以此分类为生长期秃发和休止期秃发）毛发学可分为普通斑秃、生长期脱发、休止期脱发和全秃。

1. 生长期　肿瘤化疗药物，中毒（铊、鼠药、砷），放疗，SLE 脱发，慢性病性脱发，营养缺乏性脱发。

2. 休止期　新生儿脱发，产后脱发，手术后脱发，药物（维 A 酸、β 受体阻滞剂、抗惊厥药物、抗甲状腺药物）秃发。

（三）临床病理学分类

1. 先天性脱发　包括先天性非瘢痕性脱发（无毛或毛发稀少如甲老症、出汗性外胚叶发育不良），先天性瘢痕性脱发，包括弥漫性先天性瘢痕性脱发（如瘢痕性毛囊角化病），局限性先天性瘢痕性脱发（如先天性皮肤发育不良、进行性面部偏侧萎缩、局限性囊皮发育不良、皮脂腺痣、表皮痣）

2. 获得性脱发　斑秃、雄激素性秃发、瘢痕性秃发、牵拉性秃发、产后秃发、药物性秃发、脱发性毛囊炎秃发、扁平苔藓秃发、盘状红斑狼疮秃发等。

3. 肿瘤性脱发　头皮转移癌、头皮硬化型基底细胞癌、头布瘤秃发、头皮皮脂腺瘤秃发、头皮基底细胞癌秃发及其他头皮肿瘤性秃发。

（四）病因分类

①毛囊发育不全（先天性）；②毛囊破坏（外伤、感染、肿瘤）；③弥漫性休止期脱发（先天性：瘢痕性秃发；少毛症）；④雄激素性脱发；⑤斑秃；⑥弥漫性生长期脱发。

（五）依据范围分类（此法可包含97%的脱发）

（1）弥漫性脱发（非瘢痕性）：休止期脱发，弥漫斑秃，雄激素性脱发（男性），雄激素性脱发（女性），系统性疾病。

（2）斑片状脱发（瘢痕性）：毛发扁平苔藓，盘状红斑狼疮，脱发性毛囊炎，假性斑秃，毛囊退化综合征。

（3）斑片状脱发（非瘢痕性）：斑秃，头癣（白癣），牵拉性脱发，黄癣，拔毛癖，梅毒，头发断裂。

六、先天性秃发和少毛症

先天性秃发是指发育缺陷所致的毛发完全或部分缺失，可为孤立缺陷或合并其他畸形。由于本病较少见，无详细的组织学和遗传研究来进行分类，故暂时以临床分类代替之。

（一）先天性全秃

先天性全秃（congenital total alopecia）亦称为先天性无毛症（atrichia congenita），明显作为孤立缺陷的全秃常为常染色体隐性遗传，一些家系已追踪到19世纪早期；但部分家族中可发生显性或无规律的显性遗传。这两种遗传类型在表型上难以区分，但详细的调查可能显示其差异。全秃是相对的，如果有毛发存在，其数量极少。

患儿在出生时常有正常头发，1～6个月内脱落，此后无毛发生长；部分病例出生时即无头发。眉毛、睫毛和体毛亦可缺乏，但一般有少数零乱的阴毛、腋毛和稀疏的眉毛、睫毛。牙、甲正常，一般状况、智力和期望寿命无影响。

组织病理示成年期缺乏毛囊，皮脂腺小于正常，少许幸存的零乱毛发，毛干结构似为正常。

全秃伴发的缺陷有下述五种，遗传综合征中很少伴有全秃或近全秃（almost total alopecia）。

1. 早老病（progeria）　头发和体毛完全缺乏。

2. 出汗性外胚叶发育不良（hidrofic ectoderma dysplasia）　全秃或近全秃伴有掌跖角化及甲增厚；残余的毛发结构正常，但一般较细。

3. Moynahan综合征（Moynahan's syndrome）　亦称为Moynahan脱发、癫痫、精神幼稚综合征（alopecia，epilepsy，oligophrenia syndrome of Moynahan），由Moynahan于1962年报道。常染色体隐性遗传，出生时无发，2～4岁时出现稀疏的绒毛状头发和睫毛；其他的表现有智力迟钝、癫痫、侏儒、生殖器发育不全、先天性二尖瓣狭窄、泛发性对称性雀斑和异常脑电图。组织病理示头皮毛囊微小、稀少，有的仅出现角蛋白而无毛发。

4. 无毛症伴角蛋白囊肿（atrichia with keratincysts）　这种罕见综合征仅发生于女孩，遗传方式不明，1950年由Ffiedefich报道。毛发脱落后发生永久性全秃；5～18岁期间出现大量的小角化性丘疹，首先发生于面、颈和头皮，然后逐渐扩展至四肢和躯干。组织病理示丘疹为厚壁的角蛋白囊肿。

5. Baraitser综合征（Bamitseds syndrome）常染色体隐性遗传，出生时存在的绒毛状头发脱落后即发生近全秃，1983年由Baraitser等报道。一个近亲结婚的家族中有3例患者，均出现近全秃（包括眉毛和睫毛），仅有极少数孤立毛发；伴有精神及身体发育迟缓。

（二）少毛症

先天性少毛症（hypotriehosis）可为常染色体显性遗传，但一些病例为散发性。其是许多遗传综合征的较常见特征，常伴有其他外胚层缺陷。组织学检查示毛囊稀少、变小，毛干质脆和色素缺乏；角化障碍的本质未明。

作为孤立畸形的少毛症，头发在出生时有正常的质地和数量，但在6个月内脱落和无适当的再生。头发稀少、纤细、干燥、质脆，长度很少超过10cm；眉毛、睫毛和毫毛可缺乏、稀少或正常。病变一般为永久性，但有极少数病例在青春期改善或恢复正常。此外，在一些家族中，毛发在5岁以后才出现异常，此时发生生长迟缓和头发进行性脱落，致使在25岁之前出现近全秃。

以少毛症为常见或恒定特征的遗传综合征见表24-2。大多数疾病中，毛发稀少、纤细、质脆和常有色素减少，毛干一般有缺陷，但不一定出现恒定特征的结构异常。此外，尚有下述六种研究较少的综合征出现少毛症和其他缺陷。

表 24-2　伴有秃发或少毛症的遗传综合征

疾病	主要特征	毛发特征
出汗性外胚叶发育不良	甲增厚、变色、甲纹，掌跖角化	头发稀少、纤细，可完全缺乏
早老病	1 岁内正常，此后明显身体发育	
	迟缓，老年貌，皮肤薄、干燥、皱纹，鸟样面容	全秃
念珠形毛发	毛周角化病，特别是枕和项部	出生时正常，以后变脆，1～2cm 长的念珠形毛发
扭曲发	毛发缺陷是主要表现	常在 2～3 岁发病，毛发稀少、质脆，折射光线有闪光
无汗性外胚叶发育不良	男性多见，出汗减少，鼻梁凹陷，圆锥形牙，皮肤光滑、细皱纹	头发和睫毛稀少、干燥、纤细、短，毛发有时正常
Rothmund-Thomson 综合征	3～6 个月开始出现颊、手、足红斑，随后发生皮肤异色病变，光敏性	头发稀少，眉、睫和体毛极少
Werner 综合征	面、四肢硬皮病样改变，白内障	14～18 岁出现灰发，青少年期开始进行性秃发
Hallermann-Streiff 综合征 Marinesco-Sjogren 综合征	颅骨畸形，下颌骨发育不全，对称性侏儒共济失调，精神发育迟缓，白内障，身材矮小	出生时正常，以后出现头发稀少伴斑状秃发，常在颅缝头发纤细、稀少、短、色素缺乏
Netherton 综合征	湿疹	稀少、脆，竹节状毛发，套叠或结节性脆发
软骨—毛发发育不良	侏儒，骨骼畸形	稀少、脆、纤细，色淡，可为正常
毛发、鼻、指（趾）综合征	梨形鼻，指（趾）骨弯曲、变短、圆锥形骨骺	稀少、纤细，质脆或正常
AEC 综合征	睑缘粘连，外胚叶发育不良，唇、腭裂	稀少、粗大、金属丝样
EEC 综合征	缺指（趾），外胚叶发育不良，唇和（或）腭裂	稀少
毛囊性皮萎缩	毛囊口凹陷，基底细胞痣	稀少、纤细
Menkes 综合征	生长迟缓，大脑和小脑变性症状	稀少、脆、色素沉着减少

1. 少毛症伴毛周角化病（hypotrichosis with keratosis pilaris）　出生时毛发正常，2～6个月内脱落之后不能恢复，头发稀少、质脆、色素沉着减少和较短；眉毛和睫毛可正常或稀少。毛周角化病损害位于枕和颈部，有时出现于躯干和四肢；甲、牙、身体发育正常。毛发无串珠或其他结构异常。苏士雄等报道一个家系15个人中有5人发生本病，出生时眉毛稀少、纤细，头发卷曲、干燥、易折断，部分头发末端纵裂或呈羽毛状，睫毛和体毛稀少或缺乏；额、颊部有边界清楚的红斑，其上有针头大小的暗红色或棕红色毛囊性丘疹，腰背、臀、上肢伸侧和下肢外侧均有密集的淡褐色毛囊性角化丘疹；遗传方式为常染色体显性。

2. 少毛症伴毛周角化病和雀斑样痣（hypotrichosis with keratosis pilaris and lentiginosis）一个家族16个人（三代，男、女分别为3人、13人）中有7例女性在青春期或之后不久发生少毛症，呈进行性发展直至绝经期。腋毛和阴毛完全缺乏，毛囊性角化丘疹位于头皮和腋窝，甲出现纵纹和脆性增加，面中部有雀斑样痣。

3. 肢体发育不全、少毛症、面部血管瘤综合征（hypomelia，hypotrichosis，facial hemangioma syndrome）　这种“假性反应停”综合征系常染色体隐性遗传，出现明显的肢体缺陷、面中部毛细血管痣和稀少的银白色毛发，1972rh 由Hall等报道。

4. Marie-Unna型少毛症（hypotrichosis of Marie-Unna type） 为常染色体显性遗传。患儿在出生时正常或完全、近全缺乏毛发，约3岁之前毛发稀少或缺乏；此后出现粗大、扁平、无规律扭曲的毛发，接近青春期时开始逐渐脱落，以头皮边缘和顶部最明显，亦可呈斑片状秃发。眉毛、睫毛和体毛稀少，最后常完全缺乏。身体和智力发育正常。组织病理示毛囊在青春期时有进行性破坏和瘢痕形成；扫描电镜观察示毛干增粗、无规律扭曲和出现沟槽（flute）。

5. 少毛症伴浅色毛发及面部粟丘疹（hypotrichosis with light-colored hair and facial milia） 毛发稀少、色淡，伴面部粟丘疹，随年龄增长病情逐渐减轻，为常染色体显性遗传。

6. 氨基酸代谢异常的少毛症（hypotrichosis in disorders of amino acid metabolism） 在许多伴有氨基酸尿的疾病中，除毛发色素沉着减少之外，一般有毛发纤细、质脆，有时出现毛发稀少。苯酮尿症、精氨琥珀酸尿症和高赖氨酸血症（hyperlysinaemia）可出现毛发纤细和稀少。

（三）先天性局限性秃发（congenital circumscribed alopecia）

表皮痣、皮肤发育不全、非瘢痕性局限性秃发（circumscribed non-cicatricial alopecia）和先天性假性斑秃均是引起本病的原因，但以前者最常见。非瘢痕性局限性秃发是一组毛囊发育不良或发育不全的结果，头皮外观正常；组织学检查仅有毛囊数量减少，毛囊常变小，产生毫毛而非终毛；出生时毛发正常，3～6个月发生斑状秃发。

此外，本病还可有其他几种临床类型。①顶部秃发（vertical alopecia）：出生时在顶部有一小块不规则的秃发斑，皮肤除缺乏附属器之外，余无异常。②颅缝秃发（sutural alopecia）：颅缝上有多发性秃发斑，是Hallermann-Streiff综合征的表现之一。③三角形秃发（triangular alopecia）：秃发区呈卵圆形、三角形，一般位于额颞缝上，正好在前发际的内侧，基底朝前，常累及双侧，完全缺乏头发或为稀少的毫毛所覆盖。项部偶尔出现类似的三角形斑。活检可见毫毛囊，无瘢痕形成。

第二节 常见毛发疾病

一、毛增多病

内容提要：

- 非激素敏感部位的毛发生长。
- 全身性或局限性，包括毳毛、毫毛或终毛增多。

毛增多症（hypertrichosis）是指非激素敏感部位的毛发生长，即身体任何部位、各类型毛发的数量过度增长，其毛发密度增加、毛发变粗、变长。毛增多症与雄激素无关，无性别分布差异，可有家族史，可为皮肤遗传病，与错构瘤和反复损伤有关，也可继发于药物或系统性疾病，可为全身性或局限性，毛增多症分类（详见表24-3）。

表24-3 毛增多症分类表（Camacho，1997年）

全身性毛增多症	局部毛增多症	症状性毛增多症
先天性胎毛增多症	先天性局部毛增多症	先天性遗传性疾病毛增多症
后天性胎毛增多症	后天性局部毛增多症	获得性疾病毛增多症
获得性泛发性毛增多症		医源性毛增多症

（一）临床表现

1. 全身性毛增多症

（1）先天性胎毛增多症（congenital hypertrichosis lanuginosa）：为常染色体显性或隐性遗传病，胎儿期毛发持续存在，不被毫毛或终毛取代。

（2）获得性毳毛增多症（hypertrichosis lanuginosa acquisita）：临床表现为面部长出丝绸状柔软的胎毛，继续生长可遍及全身（掌跖例外）。大部分病例伴有内脏恶性肿瘤。

（3）获得性泛发性毛增多症：最常与药物摄入有关，药物引起的多毛一般在应用药物后6个月至1年才开始出现，亦有少数可在较短的时间内出现（苯妥英钠即可在服药2～3个月后出现多毛症）。医源性多毛常呈暂时性，停药后可逐渐恢复，但有些药物所致者亦可持久存在。

2. 局部毛增多症

（1）先天性局部毛增多症

1）先天性黑素细胞性毛痣：与后天色素痣不同，存在较高的恶变倾向，本病无遗传倾向。

2）痣样多毛症（naevoid hypertrichosis）：出生时即有或幼年发病，可单独或与痣共存。

3）隐性脊柱裂局限性多毛痣（circumscribed hypertrichosis with spinal dysraphism）：属于一种先天性畸形，多在出生后即已发病。到 5～6 岁后腰部正中有境界清晰的局限性多毛。此种患者绝大多数伴有隐性脊柱裂。

（2）后天性局部多毛症：获得性局限性多毛可有直接外伤、重复擦伤、外界刺激、炎症反应、全身用药等引起，去除病因后可逐渐恢复。

3. 症状性毛增多症

（1）先天性遗传性疾病毛增多症：如营养不良性大疱表皮松解症、卟啉症、骨软骨发育不良、斑驳病、Ito 型色素失禁症。

（2）获得性疾病毛增多症：如迟发性皮肤卟啉症、大脑紊乱、皮肌炎、甲状腺功能减退症、胫前黏液性水肿。

（3）医源性多毛症（Iatrogenic hypertrichosis）：医源性多毛症指药物引起的躯干、四肢或面部毛发生长，此种毛发的直径介于胎毛和终毛之间，可长达 3 cm，一般停药后 6 个月至 1 年可恢复正常。

（二）病因/基础疾病治疗

如局限性获得或先天性。有皮肤肿瘤、Becker 痣均可伴发多毛症。进行相应治疗。若系外用糖皮质激素所致局限毛发增多者，应停止使用该药，如孕妇一直服用米诺地尔引起胎儿多毛症。获得性毳毛增多症则需查找和治疗内脏恶性肿瘤，可用脱毛霜脱毛，点解和激光脱毛如红宝石，ND：YAG，半导体和翠绿宝石激光。

二、多　毛　症

内容提要：

- 指女性雄激素依赖区域的多毛。
- 正常雄激素性多毛症。
- 多囊卵巢综合征。
- 雄性化特征。

多毛症（hirsutism）是指女性在典型的雄激素依赖区域如下颏、唇上、胸背部及腹部的体毛过度生长。多毛症与体内雄激素水平增高密切相关。多囊卵巢综合征、先天性肾上腺增生伴有雄激素增高，多毛症的皮肤通常伴有痤疮和男性型脱发。女性化是指女性出现声音低沉、乳房萎缩、肌肉增多、阴蒂增大、性欲增强等高雄激素引起的体征和症状。女性男性化可能卵巢或肾上腺肿瘤的先兆。多毛症常常是特发性的，雄激素水平正常，而终末器官对雄激素的敏感性过高。

（一）发病机制

1. 雄激素依赖性多毛症

（1）睾酮/二氢睾酮：睾酮是循环中的主要雄激素，需经 5α-还原酶转化为二氢睾酮才能对皮肤起作用。活化的激素刺激毛囊细胞增殖，导致终毛生长。过剩的雄激素可以将这些区域的毳毛转化为终毛，导致多毛症。多毛症女性患者皮肤 5α-还原酶活力比无多毛症的妇女高。

（2）雄性素分泌升高：多毛症女性患者的肾上腺和卵巢产生的雄激素可能也是增多的。分泌的可能是睾酮本身，也可能是雄激素前体如雄烯二酮（androstenedione），再在皮肤或肝内转化为活性雄激素。因为 99%的睾酮会与运载分子相结合，但只有不结合的睾酮才有活性，所以游离睾酮而非总睾酮才能作为雄激素过量的临床证据。因此血浆睾酮水平，不能准确地反映睾酮的产生率，血浆游离睾酮水平较总睾酮水平更敏感。

2. 正常雄激素性多毛症　即特发性妇女多毛症，占 20%，目前认为本病的发生主要是由于毛囊和皮脂腺对雄激素敏感性增高或局部 5α 还原酶活性升高使 DHT 增多所致。患者无其他内分泌异常，月经正常、循环中雄激素水平正常。

雄激素依赖性多毛症女性患者体内的雄激素受体数目可能增多，采取抗雄激素治疗或 5α 还原酶抑制剂（非那雄胺）治疗有一定效果。

（二）临床表现

1. 多毛症的特征

（1）多囊卵巢综合征：大多数医学上显著的女性多毛与多囊卵巢综合征（PCOS 有关，胰岛素增多的雄激素过多和不排卵）。

（2）卵巢肿瘤性多毛症：卵巢肿瘤包括单侧良性微腺瘤、卵巢雄性细胞瘤。

（3）卵巢卵泡膜细胞增殖症：它与多囊卵巢综合征相似，患者表现为明显男性化，发音为男性声调、阴蒂增大、肌肉强度增加、多毛症，甚至是雄激素源性秃发。乳房和侧面部多毛，血清 LH 和 FSH 正常。

（4）先天性肾上腺皮质增生症：先天性肾上腺增生症（CAH）是一种常见的染色体显性遗传病，该病通常于童年发病，有两性外生殖器、早熟和男性化体征。非典型 CAH（成年时发病）的女性患者可有多毛。

2. 雄性化特征 多毛症可伴有或不伴有其他男性化体征，包括男性型脱发、男性体型、肌肉发育明显，声音低沉、阴蒂肥大和闭经。痤疮是雄激素过多的另一征象。

雄激素诱导的良性多毛症一般始于少年时期，随着时间的推移而渐加剧。患者常有阳性家族史，多毛情况轻重不一，毛发生长一般始发于下腹、乳房和上唇，遍及上背、上腹、乳房和上唇（提示来源于卵巢或肾上腺分泌的雄激素高度增多）。

（三）实验室检查

测定尿 17-羟孕酮、血睾酮、脱氢表雄酮和雄烯二酮浓度，可筛选出一半的高雄激素性多毛症。其中游离睾酮是判断女性雄激素分泌的最好指标。其中游离睾酮是判断女性雄激素分泌的最好指标。睾酮＞6.9 nmol/L 和硫酸脱氢表雄酮＞18.9 nmol/L 提示肾上腺或卵巢存在分泌雄激素的肿瘤。肾上腺产生的雄激素易被小剂量糖皮质激素抑制，因此常用地塞米松抑制试验来区分卵巢来源和肾上腺来源的雄激素过多，方法：口服地塞米松 0.5 mg/6h，4d，测定给药前后的激素水平。游离睾酮能被抑制到正常水平提示为肾上腺来源，不完全抑制则提示卵巢来源。在疑有 P-COS、卵巢功能低下时，应同时测定黄体生成素（LH）、卵巢刺激素（FSH）及月经周期第 20～22 日的黄体酮水平，PCOS 常以 LH 升高、FSH 降低、LH 与 FSH 比值为 3∶1 有诊断意义，超声检查，有 8 个以上直径小于 10 mm 的卵泡。

（四）诊断与鉴别诊断

依据病史、临床表现和实验室检查可以确诊。

对多毛症评价的方法多采用改良的 Ferriman-Gallwey 分级法，此法观察患者的上唇、颏部、前胸、上/下背部、上/下腹部、上臂和大腿这 9 个部位，每个部位根据终毛的范围及密度评分：浓密分布 4 分、中度 3 分、轻度 2 分、没有为 1 分。累计积分超过 8 分就可认为存在多毛症。始发于儿童或青春期后的发展迅速的严重多毛症，提示体内有分泌雄激素的肿瘤。这类肿瘤能引起男性化征，阴蒂显著增大。重度多毛症女性患者多为多囊卵巢综合征所致，少数为单独多毛症。

轻至中度的多毛症常见于肾上腺增生、边缘性肾上腺功能障碍，中至重度者则以卵巢和肾上腺肿瘤、肾上腺增生及 Cushing 综合征多见。

应对雄激素过多症和内分泌异常做出诊断，并区分药物或肿瘤诱发的多毛症。需排除卵巢、肾上腺及垂体肿瘤。特发性多毛症需排除引起卵巢异常、高雄激素血症的其他疾病及卵巢功能正常、雄激素水平升高疾病。

表 24-4 多毛症的鉴别诊断

多毛症继发于	药物治疗（环孢素，米诺地尔），恶性肿瘤，代谢性疾病（卟啉病，甲状腺功能减退症，黏多糖增多症，神经性厌食症，饥饿）
有男性征的女性多毛症	多囊卵巢综合征，卵巢肿瘤，库欣综合征，肢端巨大症，高催乳素血症，先天性肾上腺增生症：（21-羟化酶不足，11β-羟化酶不足），肾上腺赘生物，药物治疗（雄激素，促同化激素类，二氮嗪，苯妥英钠，达那唑，黄体酮）

（五）治疗

对由基础医学疾病引起的多毛症或妇女多毛症必须治疗，否则可不处理或采用相应的美容措施物理脱毛即可。

推荐治疗 一线治疗有：对病因明确的应相应的措施治疗特殊原发疾病（B），如患肥胖的多囊卵巢综合征者应减轻体重（B）、暂时性除去毛发、电解脱毛、激光治疗（翠绿宝石，Nd：YAG 和二极管）（B）、15%依氟鸟氨酸霜（A）。二线治疗有口服避孕药（B）、螺内酯（A）、环丙孕酮（B）。三线治疗有氟他胺（A）、促性腺激素释放激素激动剂类药物（B）、非那雄胺（A）、西咪替丁（D）。

三、斑　　秃

内容提要：

- T 细胞相关的自身免疫疾病。
- 圆形秃发，头发全部脱落为全秃，头皮及躯体毛发完全脱落为普秃。

斑秃（alopecia areata）是一种由 T 细胞介导的针对毛囊组织的自身免疫性疾病，表现为突然发生于任何长毛部位的局限性斑状脱发，脱发区周边毛发呈“感叹号”外观。局部皮肤正常，脱发为非瘢痕性。全秃是指头发全部脱落，普秃则为全身毛发均脱落。目前的临床资料多倾向支持本病为一种自身免疫性疾病，而易感基因、免疫系统紊乱和外界环境因素互相作用决定斑秃的发生。

（一）病因与发病机制

斑秃是由多基因和环境因素相互作用引起的疾病，T 细胞介导的细胞免疫反应是其发病机制。斑秃是一种细胞免疫介导的疾病同时又有继发性自身抗体产生。自身抗体包括平滑肌细胞、胃壁细胞、甲状腺细胞和生长期毛囊的成分。

发病机制包括：①生长期毛囊不能维持其免疫耐受，导致抗原表位暴露，启动免疫反应。②抗原呈递、淋巴细胞活化和对抗原呈递细胞的应答。③活化的炎症细胞迁移和毛囊浸润。④炎症细胞浸润损伤了毛囊。

本病与遗传有关。斑秃是多基因相互作用的结果，其中主要基因决定本病的易感性，而其他次要基因决定疾病的表型。因自身免疫倾向（predisposition）与 *HLA-D* 等位基因有关，研究表明 *HLA-DR4*、*DRw11* 和 *DQw84* 易患斑秃，而 *DQw52a* 对斑秃有抵抗力，呈负相关。精神紧张可以诱发斑秃，但不是斑秃的主要诱发因素。

（二）临床表现

1. 一般特征 表现为非瘢痕性秃发，最常见圆形秃发区域，可导致头发全部脱落（全秃）或头皮及躯体毛发完全脱落（普秃）。儿童和年轻人中比较常见。患者诉头部有 1 片或数片直径 1～4 cm 秃发脱发区，基本损害为圆形或椭圆形斑片状脱发，脱发区皮肤光滑、正常。其边缘毛发松动，很易拔出（轻拉试验阳性），并在近头皮处折断，留下短的残端，拔下这些残端后可见向一端逐渐变细变尖的毛球，称为“感叹号发”。秃斑多发生于头发，但斑秃可累及所有的长毛部位，如眉毛、胡须等。斑秃一般无自觉症状。多数病例数月后自行缓解。

2. 秃发分期 可分为活动静止期和恢复期，少数病例在活动静止期可有轻微痒或灼热、刺痛感，秃发边缘，甚至全部头发轻拉毛（拨发）试验阳性，静止期轻拉试验阴性，但没有毛发生长或秃斑处仅有毳毛；恢复期秃斑开始长发，毛发从白色或黄白色的细小毳毛渐变成粗而黑的终毛，毛发恢复正常。初发秃发斑可在数月内再生毛发，或在间隔 3～6 周后周期性出现更多的秃发斑。毛发再生开始常为无色纤细的毛发，一般 3～6 个月可逐渐恢复至其正常的口径和色泽。但皮损区或其他区可能还会出现新的脱发。

3. 秃发类型　病情进展，新的脱发斑不断出现，可出现：①重型斑秃（severe alopecia arata）秃发面积超过头皮 1/3 或病程超过一年以上的为重型斑秃。②全秃（alopecia totalis）：斑秃严重可使整个头皮头发脱落。③普秃（alopecia universalis）：斑秃可致全身毳毛、眉毛、睫毛、胡须、腋毛、阴毛均脱落。

4. 匐行性秃发和秃顶　脱发可发生在颞部与枕部头发，并汇合（匐行性脱发），一般呈横行，匐行性脱发（ophiasis）好发于儿童，但也可见于成人，好发于发际处，特别是颞部或侧枕部，也可能发生头顶部（图 24-2），尤其是后顶部。呈横行，很少呈纵行，呈条状、带状。它可单独发生，也可伴有斑秃，脱发呈蜿蜒、蛇形故也称为蛇行性斑秃（alopecia serpiginosa）或发生于除枕部以外的整个头发（称为秃顶）。本型应注意与拔毛癖、假性斑秃相鉴别。

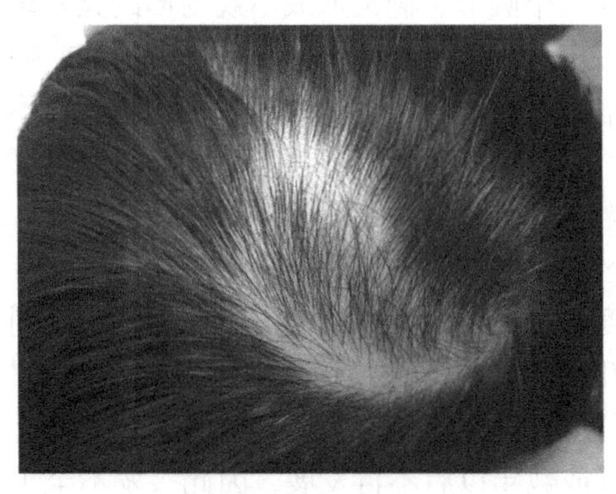

图 24-2　斑秃

5. 病因分型　①遗传过敏型：发病年龄早，易发展成全秃；②自身过敏型：40 岁以后发病，不易成全秃；③高血压前型：青年期发病，高血压家族史，易成全秃；④寻常型：不易成全秃，可自然缓解。

（三）诊断

本病临床诊断为：①无意中发现的圆形或椭圆形斑状脱发；②脱发区边缘头发拔发试验结果可为阳性；④皮损边缘毛发显微镜下观察呈上粗下细的“！”样。③脱发区内皮肤外观正常。

（四）鉴别诊断

斑秃与假性斑秃、拔毛癖、头癣、梅毒、休止期秃发、雄激素性秃发、雄激素性秃发的鉴别参照表 24-5。

表 24-5　斑秃的鉴别诊断

疾病	临床特征	组织病理	血清学检查	其他
斑秃	斑状或弥漫性，感叹号形发，牵拉试验常阳性，休止期毛发多见	毛囊变小，毛球周围和毛球内炎症	可有自身抗体	早期发病和严重病情者常有遗传过敏性
假性斑秃	患处头皮萎缩，秃发区边缘毛发不松动	毛囊口消失、毛囊皮脂腺均萎缩	—	—
拔毛发癖	斑状，长度不等的断发，牵拉试验阴性，毛囊炎	退化和休止期毛囊增多，毛囊炎，黑素管型和颗粒，软发	—	病史可能有帮助
头癣	斑状	化脓性和肉芽肿性毛囊炎，毛干内及其周围菌丝	荧光螺旋体抗原阳性，RPR 阳性	KOH 标本和培养阳性
梅毒	斑状或弥漫性	真皮表层密集的浆细胞和组织细胞带状浸润	—	可能有相关病史
休止期秃发	弥漫性，牵拉试验常阳性，休止期毛发，超过 25%。可能有弥漫性早期再生	不定	—	相关因素的病史
雄激素性秃发	男子型、女子型或弥漫性，牵拉试验常阳性，休止期毛发	休止期毫毛囊增多，生长期终毛囊减少，休止期生发单位增多，晚期毛囊密度减少		阳性家族史

（五）治疗

治疗应遵循个体化的原则，以调整免疫，

阻断和抑制异常细胞介导的免疫因子和毛小球周围辅助T淋巴细胞为主的炎性细胞浸润，恢复正常神经功能，改善微循环，刺激毛发生长为主，同时中西医结合治疗有助于改善临床症状，方法见表24-6。

表 24-6 斑秃的治疗

方法选择	①毛发脱落＜50%，依次选用皮损内注射糖皮质激素、米诺地尔、蒽林、米诺地尔+蒽林、米诺地尔+强效糖皮质激素霜、其他接触性皮炎诱导剂；②毛发脱落＞50%，可选用接触性皮炎诱导剂、PUVA、米诺地尔、高效糖皮质激素霜、糖皮质激素口服等
治疗疗程	疗程须不少于3个月
循证治疗	外用或皮损内应用糖皮质激素（A）、局部免疫治疗（B）
一线治疗	外用米诺地尔（B）、外用免疫治疗（二苯莎莫酮、邻酞酸二丁酯）（A）；局部使用糖皮质激素（B）、他扎罗汀（B）、
二线治疗	PVVA、口服糖皮质激素（A）、口服环孢素（C）、局部环孢素（E）
三线治疗	口服米诺地尔（B）、异丙肌苷（B）、氮芥（C）、准分子激光（C）、光动力治疗（E）、皮肤摩擦法（B）、芳香疗法（外用洋葱汁、精油如百里香、薰衣草）（B）

四、假性斑秃

内容提要：

- 进行性、特发性脱发，毛囊萎缩、秃发为永久性。
- 独立的疾病，应排除扁平苔藓、盘状红斑狼疮、局限性硬皮病。

假性斑秃（pseudopelade of Brocq，PB）又称为萎缩性秃发，为一种进行性、特发性、非炎性瘢痕形成脱发，其毛囊萎缩，为永久性秃发。特征为散在非对称性分布的图形或椭圆形光滑皮色脱发斑。这是一种存在争论的疾病，现在认为系一独立疾病，分类上属瘢痕形成性脱发。

（一）病因与发病机制

1. 独立疾病

（1）Brocq 假性斑秃的概念：经过临床、组织学检查及相关实验室检查后除外了所有其他瘢痕形成性脱发如排除扁平苔藓、盘状红斑狼疮、局限性硬皮病、秃发性毛囊炎等所致的秃发者。

（2）自身免疫：本病可能涉及一种局限性自身免疫机制，本病可能通过免疫损害诱导干细胞凋亡而引发永久性脱发。研究表明过氧化物酶体增殖物活化受体（PPAR）-γ 在瘢痕性脱发毛囊皮脂腺单位的表达降低，下调脂质代谢，产生脂毒性物质，促使炎性细胞因子表达增加，诱导隆突部位干细胞凋亡，从而导致毛发永久性脱失。免疫组化染色显示皮损边缘毛囊结构近似正常处 $CD8^{+}$T 细胞于皮脂腺周围及小叶间隔浸润，提示经典型PB早期杀伤性T细胞首先攻击皮脂腺，通过诱导干细胞凋亡引发永久性脱发。

（3）其他：有许多患者的瘢痕斑块中发现伯氏疏螺旋体。

（二）临床表现

本病秃发斑数目多而小，初起于头皮有一个或数个圆形、椭圆形或不规则形的秃发斑，以后扩展和增多。秃发区头皮发亮萎缩，略显凹陷，毛囊口不清，境界清楚，边缘头发不松动。已脱掉的毛发永不再生。病情稳定时可见到融合的脱发斑块，表面瓷白色、有光泽。脱发区中毛囊口消失，仅有少数毛囊残存，可见轻度红斑，一般无炎症浸润。皮损常不规则，呈几何图形样，被描述为“雪地上的脚印”。部分皮损处可有色素减退甚至凹陷。病情延续数月或数年以后不再发展，因此头发不至于全部脱光。

（三）组织病理

PB 的特征是在毛囊漏斗水平有轻度的单核炎症细胞浸润，皮脂腺减少或消失，毛囊上皮萎缩，可以减至 1～2 层细胞。在晚期出现广泛的纤维化，毛囊被含弹性纤维的纤维组织所替代。

（四）诊断标准

其他的瘢痕形成性脱发也可以有相同的临床表现，因此假性斑秃的诊断是一种排除性诊断。一般炎症浸润轻微的，如果炎症浸润显著，就不像假性斑秃。其诊断是有瘢痕形成性脱发表现的同时缺乏其他可行特异性诊断的特征。

Braun-Falco 等 1986 提出 PB 的诊断标准（表 24-7）。

表 24-7 PB 的诊断标准

临床标准	组织学标准
边界不规则和融合的脱发斑	缺乏明显的炎症
轻度萎缩（晚期）	缺乏广泛的瘢痕形成(最好在弹性纤维染色中观察)
轻度毛囊周围红斑（早期）	缺乏明显的毛囊栓
男女之比为 1∶3	皮脂腺缺乏（至少有所减少）
病程长（>2 年）	表皮正常（仅偶有轻度萎缩）
进展缓慢，自发终止可能	真皮纤维束 直接免疫荧光：阴性（或仅有曝光部位极少量 IgM 沉积）

（五）鉴别诊断

本病与斑秃鉴别，后者为突发性的斑状秃发，头皮不萎缩，能逐渐恢复，秃发区边缘头发松动。其他需鉴别的有盘状红斑狼疮、扁平苔藓、秃发性毛囊炎。

（六）治疗

假性斑秃与斑秃的治疗及预后是不同的。本病毛囊破坏萎缩，永久性秃发，不能恢复，因而尚无确切治疗方法。治疗主要目的是延缓脱发。可进行心理治疗，有学者于脱发区外用或皮损内注射糖皮质激素，10%松节油可能有效。同时长期服用抗炎剂量的四环素，但并不常有效。若患者曾用过热梳（用热梳拉直头发），则应停止使用。对已经形成的秃发，而病情稳定者，可考虑植发。

（七）病程与预后

本病多在 2～18 年后停止发展，常趋向于稳定状态。

五、生长期脱发

内容提要：

- 累及大多数生长期毛囊的急性严重病变。
- 肿瘤化疗药物，中毒（铊、鼠药、砷），放疗脱发为代表。
- 绝大多数急性生长期秃发可完全恢复。

生长期脱发（anagen effluvium）或称中毒性脱发由于生长期毛发遭到损伤或生长受到迅速抑制，毛发越过中期和休止期直接脱落。

（一）病因与发病机制

生长期脱发常由于外源性毒性物质 [肿瘤化疗药物，中毒（铊、鼠药、砷），放疗]引起发干断裂。化疗药物暂时抑制毛母质，导致发干变细，然后断裂，仅及生长期发。停用这类药物后，毛囊可在数周内恢复正常，因有丝分裂抑制剂仅仅阻止毛母质细胞分裂而不会永久性破坏头发。生长期脱发常见疾病/病因有垂体功能减退症秃发，全垂体功能减退症、西蒙病、席汉综合征、甲状腺功能减退脱发、肿瘤脱发、SLE 脱发、抗肿瘤制剂秃发，可分为以下 6 类。

（1）抗肿瘤制剂性生长期脱发。

（2）药物和毒性制剂性生长期脱发；如铊、维生素 A 过量、砷、铋、铅、硼酸和硼酸盐等。

（3）内分泌代谢病性脱发：①体重功能减退性脱发，②甲状腺病性脱发。

（4）机械外伤性脱发。

（5）慢性病性脱发。

（6）营养缺乏性脱发。

（二）临床表现

生长期脱发经常泛发，伴头发、眉毛、睫毛和胡须等广泛脱落，是一种累及大多数生长期毛囊的急性严重病变，可导致 80%～90%以上的头发急性脱落，常引起毛发营养不良，如感叹号形发。因连续多次化疗，头皮处折断或脱落，可见甲横带或嵴，化疗停止后毛发迅速再生。

（三）实验室检查

本病实验室检查同休止期秃发。

（四）诊断

本病主要脱落的头发为生长期头发，生长期秃发脱落的毛干近端无毛球，休止期秃发脱落的毛发为棒状发。

（五）鉴别诊断

生长期秃发与休止期秃发鉴别可参考表24-8。

表 24-8　生长期秃发与休止期秃发鉴别

临床表现	生长期秃发	休止期秃发
损伤后脱发发生时间	1～4 周	2～4 个月
秃发百分比	80%～90%	20%～50%
脱落头发类型	生长期头发（含色素毛球）	正常杵状发（白色毛球）
毛干	变细或破碎	正常

（六）治疗

本病治疗同休止期脱发。停用常致脱发的药物，如抗代谢药、烷化剂和有丝分裂抑制剂。

（七）病程与预后

绝大多数急性生长期秃发可完全恢复。大剂量放射引起广泛的真皮改变则为例外，秃发不易恢复。

六、休止期脱发

内容提要：

- 休止期毛发数增加，比例超过 20%。
- 新生儿脱发（生理性）、产后（生理性）脱发为代表。
- 大多数病例可在数月内自行停止脱发，头发重新生长。

休止期脱发（telogen effluvium），指较多的休止期头发同步性脂溢为反应，常继发于生长期毛发加速向中期和休止期转化，每日脱发量增加，严重者头部头发弥漫稀疏。

（一）病因与发病机制

病因有急性失血、分娩、节食（蛋白不足）、药物（香豆素类、肝素、普萘洛尔、维生素 A）、高热、甲状腺功能减退和甲状腺功能亢进、躯体应激（如外科手术）、生理性（如新生儿）、精神应激、严重疾病（如系统性红斑狼疮）（表 24-9）。

表 24-9　休止期脱发的病因

病因
内分泌
甲状腺功能低下或甲状腺功能亢进
产后
月经前后
营养
生物素缺乏
热量丢失
原发性脂肪的缺乏
缺铁
蛋白丢失
缺锌
药物（发生率>1%）
血管紧张素转换酶抑制剂
抗凝剂
抗有丝分裂剂（剂量依赖性）
苯丙咪唑
β 阻滞剂
干扰素
锂
口服避孕药
维 A 酸
维生素 A 过量
物理性因素
贫血
外科手术
全身性疾病
心理压力

生长期毛囊过早地进入休止期而导致正常的杵状发随后脱落，产后秃发是常见的类型。

（二）临床表现

头发弥漫脱落，轻轻牵拉毛发会有数根至很多根杵状（休止期）毛发脱落。脱发可发生在整个头皮，包括两侧和后部。如果脱发非常显著以至于出现头发变稀，秃发会弥漫整个头皮。

1. 生理性休止期脱发　主要有婴儿和妇

女产后脱发。婴儿产后休止期脱发可发生在刚出生至4个月龄时，通常6个月龄时毛发可重新长出。产后脱发因妊娠后期雌激素生理性增加引起毛囊的性激素失衡，产后脱发于分娩后1～6个月后停止，有时可持续1年。

2. 病理性休止期脱发 见于精神紧张、压抑等因素。尚有毛发牙齿综合征、发热性疾病脱发、甲状腺功能减退性脱发、低能量饮食性脱发、炎症性皮肤病性脱发等。

（三）实验室检查

休止期秃发时，生长期毛发显著减少，程度随着脱发的轻重而变化。

1. 毛发牵拉试验 是用拇指及示指夹住约20根头发，轻微用力牵拉，每次牵拉拔出休止期头发（杵状发）<2根为正常，>2根则可能有异常休止期头发脱落；如拔出生长期头发，应做进一步检查；患者在近期梳头或洗头后，此试验可出现假阴性。

拔毛试验可精确计算生长期—休止期比例，但常导致生长期毛发的明显变形；休止期毛发计数在正常成人占4%～37%（平均13%～15%），这种差异主要是性别和年龄的不同所致；Kligman（1961）提出，休止期毛发计数>25%是休止期秃发的诊断指标，>20%可能存在异常；此试验能引起不适，一般并无必要施行。

2. 休止期秃发诊断 排除其他原因导致脱发：①脱落的休止期秃发（杵状发）计数>25%；②休止期秃发活动期毛发轻拉试验阳性，根据病因、临床表现、毛发牵拉试验及相应的活检即可进行诊断。常见疾病/病因：婴儿期脱发、产后脱发、甲状腺功能减退脱发、红皮病、湿疹、银屑病脱发、霍奇金病和其他淋巴增生性疾病脱发，药物引起脱发。

（四）鉴别诊断

1. 梅毒 梅毒性脱发呈斑状或弥漫性，有不洁性生活史，可能伴有梅毒的其他皮疹，梅毒血清学阳性。

2. 雄激素源性脱发 渐进性脱发，无明显诱因，但多有遗传因素，主要侵犯男性额顶部，而非弥漫性毛发稀疏。

3. 斑秃 为斑状脱发，非弥漫性脱发，脱落的头发呈“感叹号”样。

4. 假性斑秃 假性斑秃脱发部位皮肤萎缩凹陷，毛发不能再生。

5. 头癣 为断发所构成的不完全性脱发或瘢痕性秃斑，真菌镜检和培养为阳性。

6. 拔毛癖 断发参差不齐，脱发区边缘清楚，非弥漫性脱发，拔发试验阴性。

（五）治疗

1. 病因治疗 是本病最佳的治疗方案，可结合心理治疗，同时停止和避免致病因素。化疗时，保持头皮低温，戴加压帽可起一定的保护作用。将刺激如手术、分娩、发热、药物或牵拉等因素的影响减到最低限度。停止导致的休止期脱发药物，解除重金属中毒，已知与苯丙胺、氨基水杨酸、溴隐亭、卡托普利、香豆素、卡马西平、西咪替丁、达那唑、依那普利、异维A酸、碳酸锂、左旋多巴等。

2. 系统治疗 支持疗法，适当补充氨基酸。绝经期前女性可用5%米诺地尔，并在月经周期第5～15日时口服50 mg环丙孕酮醋酸酯，同时服用炔雌醇0.035 mg/d；绝经后女性（大部分人属于此类）可单用环丙孕酮醋酸酯50 mg/d。也可用螺内酯50～100 mg/d，或氟他胺125～150 mg/d来代替环丙孕酮醋酸酯。

（六）病程与预后

大多数病例可在数月内自行停止脱发，且头发会重新长出。

七、早年白发

早年白发（premature canities）未到老年即出现白发称为早年白发，常有家族史，表现为常染色体显性遗传，可伴有器官特异性自身免疫疾病或出现于某些综合征中，如早老症、Rothmund综合征、Wemex综合征、Waardenberg综合征、肌强直性营养不良和Book综合征；白发数目不等，局限于头发，20岁之前发病，25～30岁时头发全部变白。恶性贫血、甲状腺功能亢进、心血管疾病、严重头痛和高度精神紧张等均可诱发白发。

八、先天性白发

先天性白发（congenital poliosis）白化病患者的全身毛发均为白色。Waardenburg 综合征为额部白发；Vogt-Koy-arIagi 综合征为头发、眉毛、睫毛和体毛变白；Alezza-ndrini 综合征的白发为偏侧性，伴有同侧面部白癜风和视网膜炎。

第三节　毛干异常或缺陷

内容提要：

- 非遗传性先天性缺陷，如分叉发、假性念珠形毛发。
- 获得性缺陷：如小棘状毛壅病、软发症、泡沫状发。
- 毛发破裂：如发纵裂症、裂发症、脆发症。
- 特异性发育不良：如念珠形毛发、结节性脆发病、套叠性脆发病、扭曲发、毛发硫营养不良。
- 不伴有发干脆性的缺陷：如蓬发综合征，羊毛状发，反屈发，钱德综合征，毛发、牙、骨综合征，内弯曲发。
- 其他缺陷：如头皮螺环、毛盘瘤、管型毛发。

一、结节性脆发病

结节性脆发病（trichorrhexis nodosa）又称为结节性脆皮症，先天性结节性脆发病可能为常染色体隐性遗传，后天性者可分为伴有其他毛发营养不良和代谢性疾病，以及源于物理和化学损伤。表现为：沿毛干发生小结节，该处毛干皮质破裂，镜下似一对扫帚相对嵌接而形成结节（图 24-3），毛干可在此处断裂。毛干上出现一个或数个灰白色或灰褐色小结节，呈球形或梭形，多发于毛发的末梢部位，主要累及头发，但其他部位的毛发亦可受累。其分 3 种类型：近端结节性脆皮症、远端结节性脆皮症和局限性结节性脆皮症。

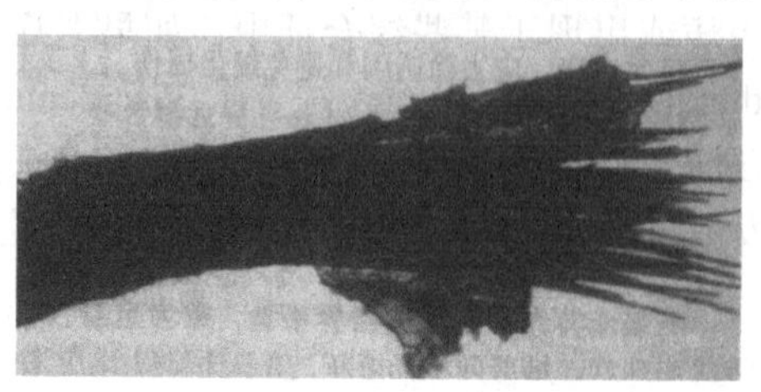

图 24-3　结节性脆发病

二、念珠状毛发

念珠形毛发（monilethrix，beaded hairs）也称为串珠状发，为常染色体显性遗传的先天性毛干角化异常（图 24-4）。念珠状发的基因位于 12q11～q13 的上皮角蛋白基因簇，并已发现在毛发皮质特异性角蛋白基因 *KPT86* 和 *KPT81* 的点突变。表现为毛干干燥，无光泽，粗细不均，发脆、稀少，毛干呈串珠状，狭窄部分和椭圆形结节部分交替出现。结节间毛干中间萎缩狭窄变细，头发易在此处折断，因而毛发显得短，病发累及全头或一部分，眉毛、睫毛、阴毛及身体毳毛也可受侵犯。常伴有伸侧面皮肤、颞部、颈后部毛发角化。患者可伴有甲及齿畸形、白内障和精神发育迟缓。一些病例在儿童期病情逐渐加重，青年期或妊娠期有自发缓解的趋势。显微镜观察结节处毛发正常，结节间狭窄。

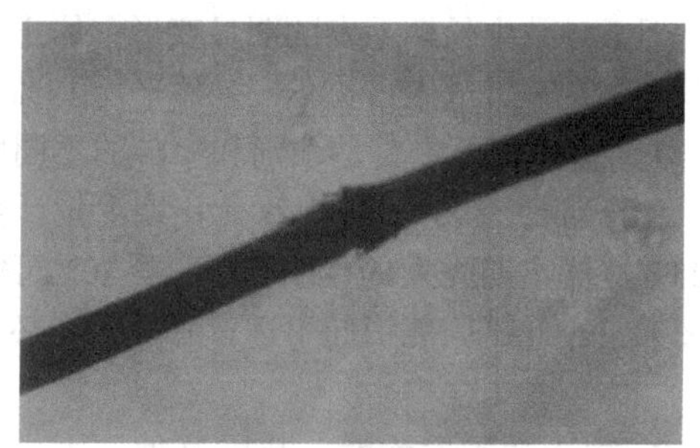

图 24-4　念珠形毛发

三、假性念珠状发

假性念珠形毛发为常染色体显性遗传，见于青少年，伴有脱发。毛干有不规则的肿胀，长 0.75～1.00 mm，结节性肿胀表示异常区（电镜下结节处实为凹陷，其边缘突起），而结节间区则为正常（图 24-5），此与念珠形毛发者相反，通过结节处发生横折，与结节性脆发病者类似。

四、扭　曲　发

扭曲发（pili torti）也称为捻转发，为一种头发变形，特征为毛干沿自身纵轴扭曲。本病

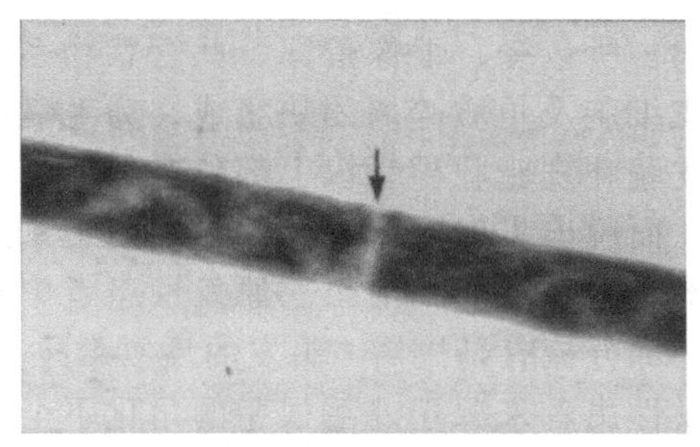
图 24-5 假性念珠形毛发

为常染色体亦可能是一种后天性疾病，如炎性皮肤病用维A酸治疗后可产生扭曲发。扭曲发在婴儿时期开始发病，临床表现为发干燥，失去光泽，由于毛囊弯曲，毛干沿纵轴扭转成螺旋状。表现为折断的短发（4～5 cm长）或秃发（枕部多见），眉、睫和体毛亦可受累。典型的扭曲是狭窄的，以3～10圈螺旋为一组，使毛发纤维看起来闪烁发光。大部分患者至青春期可恢复正常。光镜检查显示扁平毛发的成簇扭曲。相关综合征：本病如合并先天性耳聋，则为扭发综合征，也见于 Menkes 卷发综合征（图 24-6）。Bjornstad 综合征是由于 *BCS1L* 基因突变所致的常染色体隐性遗传病，可出现扭曲发伴感音神经性耳聋，具有双螺旋的粗黑发成螺旋钻形发（Corkscrew hair），亦为扭曲发的一型，曾有报告本症并发于先天性脱发、齿裂宽和手足并指（趾）症患者。本病其应与卷发、羊毛状发、念珠形毛发和引起毛发软化的其他毛发营养不良相鉴别。

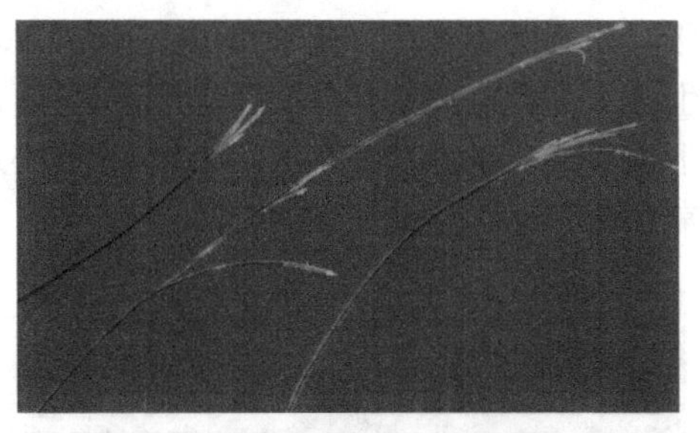
图 24-6 Menkes 扭曲发综合征

五、毛发硫营养不良

毛发硫营养不良（trichothiodystrophy）为常染色体隐性遗传疾病，Pollit 1968 年描述本病是由基因缺陷所致，如 *XPB* 或 *XPD* 基因突变，包括 *TFIIH/XPB* 复合体。患者毛发含硫量低、硫和氨基酸减少而脆弱，容易断裂形成脆发结节。临床表现差异大，可以从单纯的毛发异常到一个大症候群。所有类型的毛发硫营养不良的共同特征是短而杂乱脆弱的头发、眉毛和睫毛。本病可与多种疾病相关，如 Tay 综合征（鱼鳞病样红皮病、毛干异常、智力和身材发育迟缓）、BIDS（脆性硫缺乏性毛发、智能缺陷、生殖能力减弱和身材矮小）、IBIDS（鱼鳞病和 BIDS）、PIBIDS（光敏感和 IBIDS）、SIBIDS（骨硬化和 IBIDS）PIBIDS 指表型包括：P（光敏）、I（鱼鳞病）、B（脆发）、I（智力障碍伴低智商）、D（生育能力下降）和 S（身材矮小），PIBIDS 常在出生或新生儿期就出现红皮病和泛发的脱屑，先天性鱼鳞病样红皮病相似。用偏振光镜检查可见毛干有深浅带交替（图 24-7）。

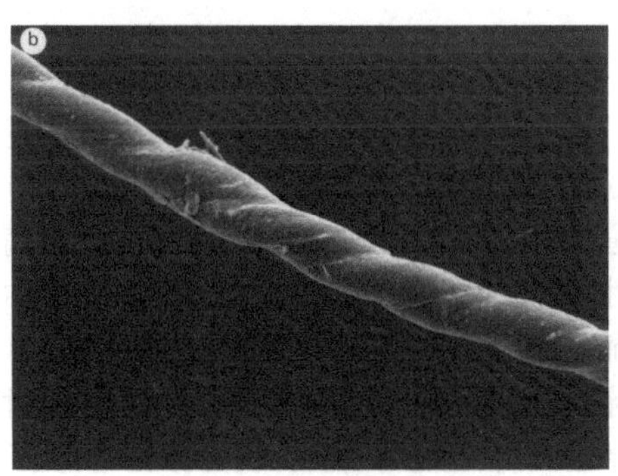

图 24-7 毛发硫营养不良

六、羊毛状发

羊毛状发（woolly hair）非黑种人出现类似于黑种人的卷发，呈羊毛状外观，表现为头发呈椭圆–卵圆形卷曲或纠缠和自身扭转（图 24-8），Gottlieb 于 1919 年首次报道。通常在儿童期最严重，常无法梳理。成年时常有不同程度的改善。本病分为 3 型，即常染色体显性遗传、常染色体隐性遗传及局限（痣样）型，前两型出生时即发生，表现为全头发松软、螺旋状卷曲，毛干断面为椭圆形；发纤细而脆弱，特别是伴有结节性脆发症时，更易断裂；头发一般不长，有时生长到 2～3cm 时，即发生断裂。有的病例在其家族中有发生扭曲发、环纹发或结节性脆发症者。局限型为羊毛状发痣（woolly hair naevus），只有部分头皮上的发为羊毛状。本病无须进行治疗，一些病例年长后，发质可有改善。

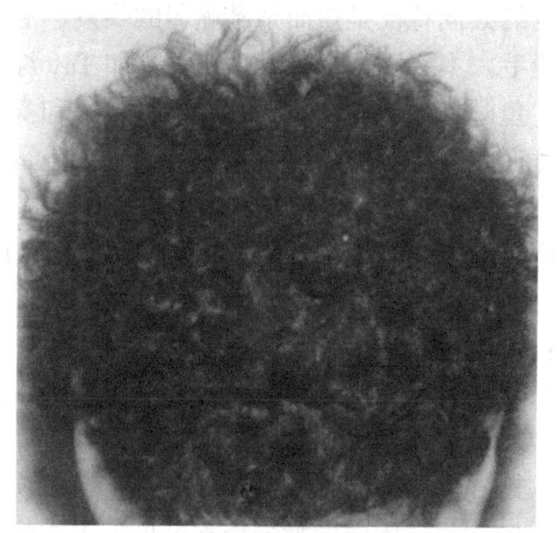

图 24-8 羊毛状发

七、玻璃丝发

玻璃丝发（spun glass hair），又称为蓬松发，不可梳理发，1973 年 Stroud 和 Dupre 首先报道，本综合征可以是常染色体显性遗传病、隐性遗传和散在性病例。幼年发病，头发弥漫性稀疏，发干扭曲，生长方向紊乱，僵硬，无法梳理。头发干燥，呈淡黄色，在日光照射下呈半透明玻璃丝状，脆弱而易折断。头发形状不规则，呈三角形、肾形、扁平或不规则形。发干形状不规则是由毛根鞘角化异常所致，扫描电镜下容易观察到纵沟。这些凹陷有时也见于正常人，检测到 50%的毛发出现异常才能诊断本病。本病可伴有指（趾）骨骨骺发育不良、视网膜萎缩、青少年白内障和短指（趾）。报道患者使用维生素 H 治疗有效，有些患者随着年龄增大而改善。

八、管型毛发

管型毛发（hair cast）也称为毛周角质管型，本病指毛发上有数毫米长的白色半透明聚积物环绕，可沿毛干自由移动，由 Kligman 首次报道（图 24-9）。临床可见毛干为黄白色管状物所包绕，很像蚤卵，此管状物系由上皮细胞及角质碎屑团块组成，为毛囊内表皮鞘在皮脂腺导管以上部位未与毛干分离，而脱出头皮以上 1～3 cm，沿毛干上下滑动，可从发梢滑出。原发性患者中相当一部分梳有马尾辫（头发的反复牵拉）。继发性患者来源于外毛根鞘的角化不全碎屑组成，很可能起源于毛囊漏斗部。本病需与虱病相鉴别。

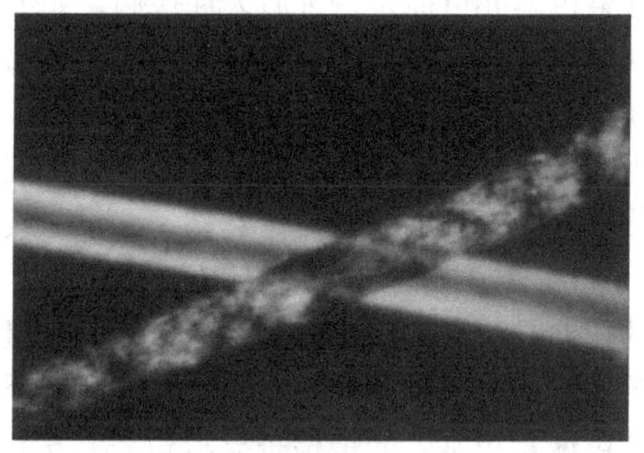

图 24-9 管型毛发

九、泡沫状发

泡沫状发（bubble hair），1986 年 Brown 等描述其主要原因是发定型时加热处理，如用烫发钳、热卷发器、热吹风或其他直接加热。使毛发中因角蛋白变软，部分毛发结构形成泡状发。受累头发脆性增加，可以弯曲或很直，僵硬。在光镜下，可见毛干含有发的、不规则间隔分布的“泡沫”（图 24-10），扩张并压扁毛发皮质。较大的泡沫处毛发可发生断裂。但在显微镜下观察时发现脱落的毛干中有成排的小气泡，没有明显的毛小皮异常。

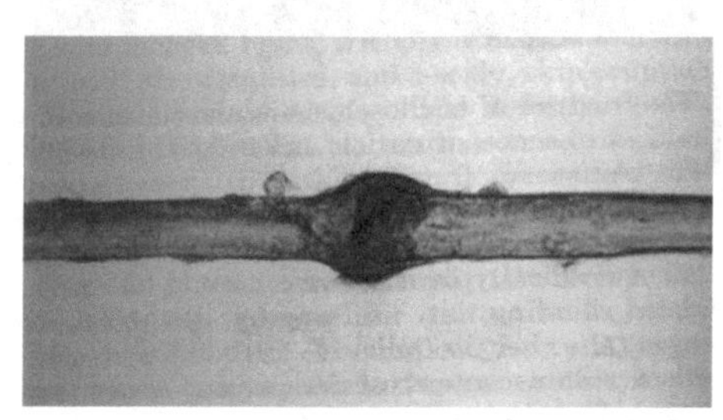

图 24-10 泡沫状发

十、结　毛　症

结毛症（trichonodosis）又称为打结发（图 24-11）。毛干波及末端，呈单个打结或双结，此处毛小皮及毛皮质受损轻拉可使断裂，可有毛发干燥、纵裂和脆性增加，结毛症发生于头部，常于两颞侧，顶部及前额，也波及耻骨部或其他部位的体毛。电镜示小皮内有纵向裂隙和断裂。

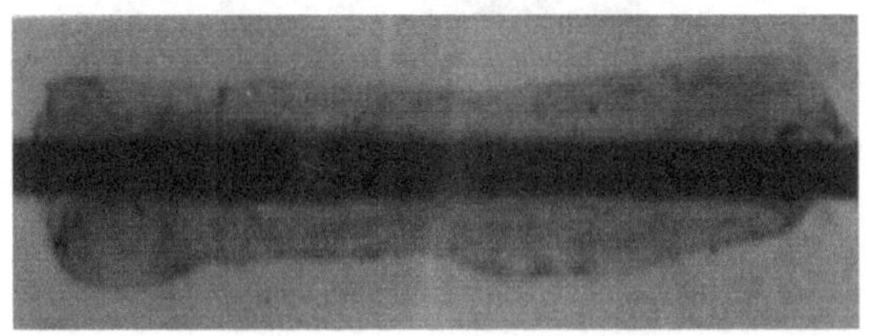

图 24-11　结毛症扭曲发

十一、套叠性脆发症

套叠性脆发症（trichorrhexis invaginata）也称为竹节状毛发，为常染色体隐性遗传。Netherton 于 1958 年首次描述该病由 *SPINK5* 基因的致病性突变导致，其编码称为 LEKTI 的丝氨酸蛋白酶抑制物，很可能是由于皮质和内毛根鞘内角化缺陷，最常见于女性婴儿和儿童。临床上表现为毛干皮质变软而形成套叠（图 24-12），沿毛干发生多处结节（由球状部分和凹陷畸形组成），呈竹节状；凹陷在近端，球状部分在远端。本病与先天性鱼鳞病性红皮病或回旋状线形鱼鳞病组成 Netherton 综合征，竹节发可于数年内恢复正常。

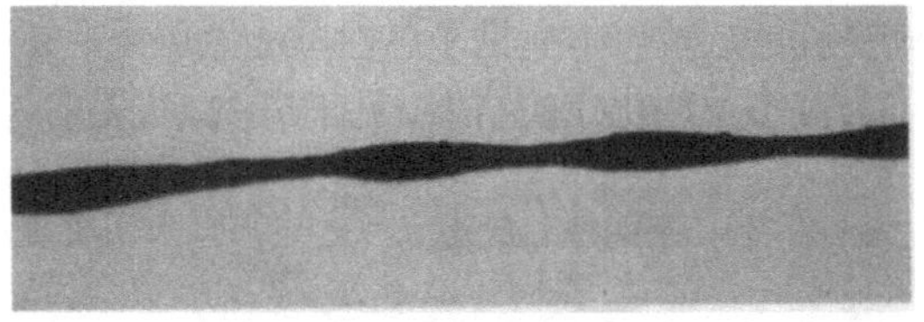

图 24-12　套叠性脆发病

十二、羽样脆发病

羽样脆发病（plume trichoclasis），又称为发纵裂症，其特征是毛发末端的纵向裂开，似羽毛样（图 24-13）。发病机制是毛干远端部分的小皮细胞由于磨损而脱失，使其下方的皮质暴露最终导致分叉，延伸 2.0～3.0 cm 或更长，主要见于青年妇女的头发和儿童，偶尔发生于胡须、眉毛、腋毛和阴毛。毛发常干燥、质脆，易于折断。本病应与分叉发进行鉴别。后者的每根头发都分裂成 2 个独立平行的分支，随后又融合形成 1 根发干，前者分叉发中每个分支都有毛小皮覆盖。治疗采用剪去裂发端，外搽发油。

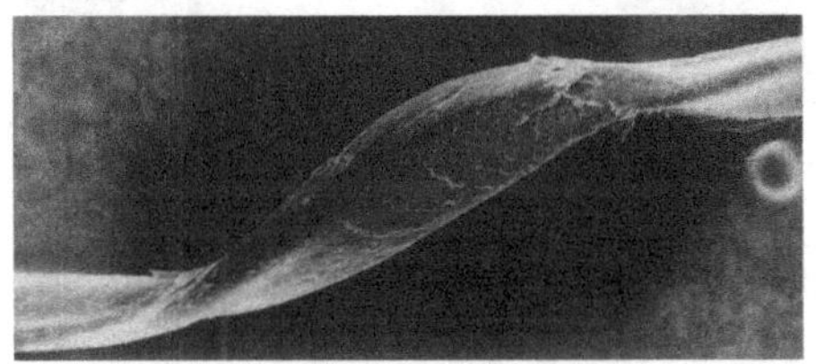

图 24-13　羽状脆发病

十三、裂发症和脆发症

裂发症（trichaschisis）指的是横贯小皮和皮质的整齐的横向断裂，是小皮细胞缺失的结果。本病由 Brown 等于 1970 年首次报道，头发极脆，易于横断（图 24-14），导致明显秃发，显微镜下有异常的双折射现象。发干中硫含量和胱氨酸、半胱氨酸浓度降低。脆发症（trichoclasis）是指毛干的青枝断裂，是一斜行或横向的不完全断裂，累及皮质但小皮完整。小皮和皮质中的硫含量正常。很多毛干疾病中出现。

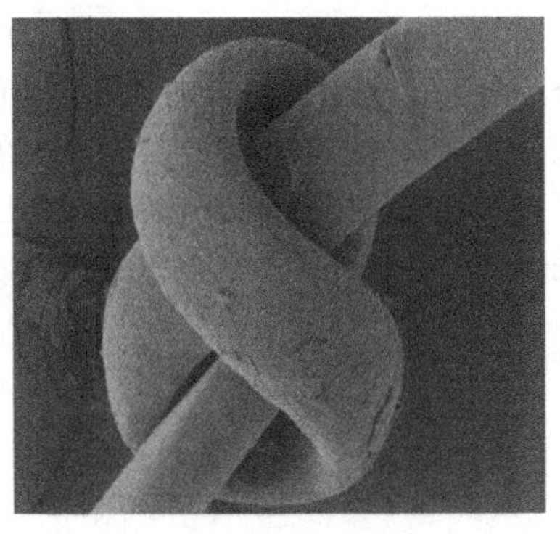

图 24-14　裂发病、脆发病

十四、多 子 发

多子发（pili multigemini）是一种毛干发育异常，表现为多根毛干从同一个毛囊口中出现（图 24-15）。多根毛发仍然共用同一外根鞘，可见于头皮和胡须区。在某些病例中该异常表现沿着 Blaschko 线分布。本病需与小棘状毛壅病（图 24-16）、丛状毛囊炎相鉴别。

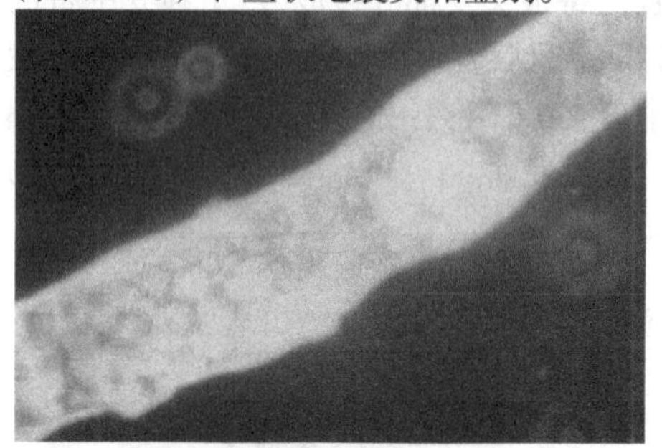

图 24-15　多子发

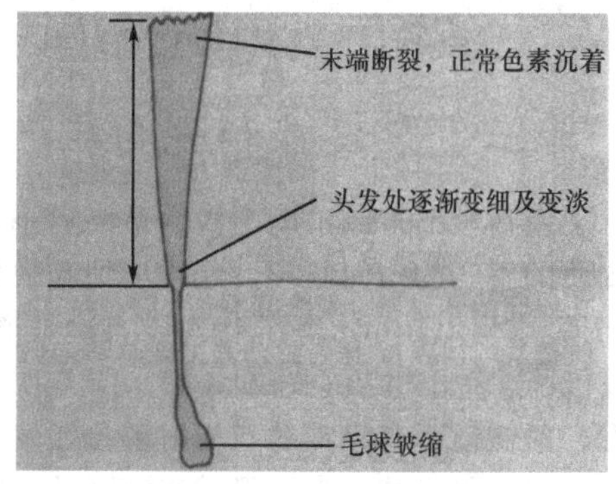

图 24-16　小棘状毛壅病

十五、分 干 叉 发

分干叉发（pili bifiacati）其特征是毛干局限性分叉（图 24-17），在很短距离后又相互融合形成一根毛干，可为先天性、后天性和散发性。毛干分叉由 Weary 于 1973 年首先描述。毛干分叉一般发生在头发，而不发生在胡须。在毛发内多个接界处，毛发分叉或分离而形成互相平行的毛发支，每个分叉有独立的毛小皮，各沿其护膜排列，可再融合。后天性者可能继发于毛发的理化性损伤。毛发纵裂病的特征是发远端分叉，但从不围绕完整的角质层。三体性 8 嵌合体综合征中可见分叉毛。

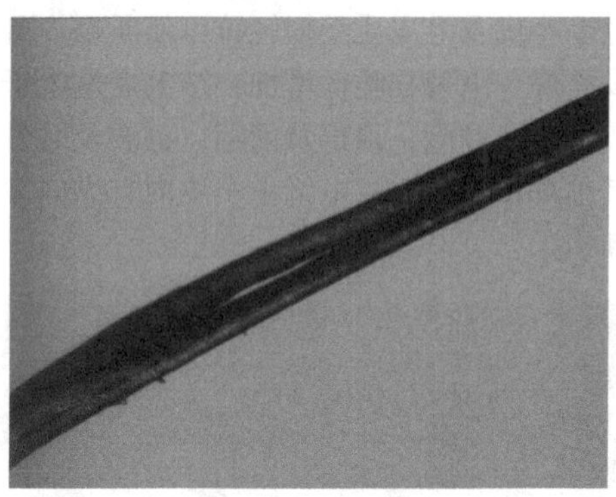

图 24-17　分干叉发

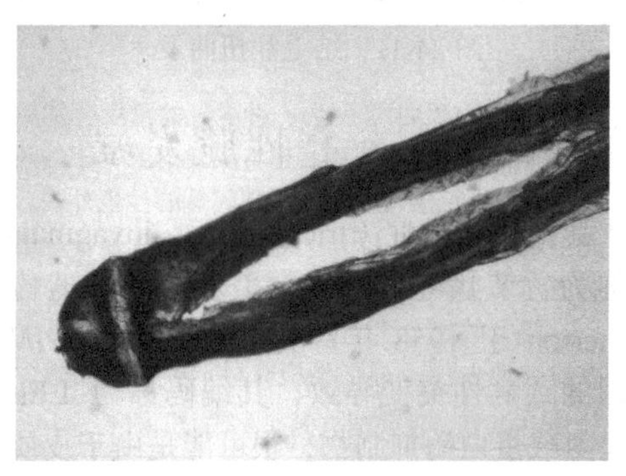

图 24-18　感叹号形发

十六、感叹号形发

感叹号形发（exclamatory pointed hair）是毛发的近侧狭窄，远端较近端更宽，毛发呈感叹号形发（图 24-18）。源自生长期毛球内的急性或渐进性角化中断。拔出的毛发有长的逐渐变细的近端。本病见于急性广泛性斑秃，亦可为许多类型化疗的结果，见于斑秃、拔毛癖。

（马萍萍　陈嵘祎　张锡宝　史建强　朱团员）

第二十五章　黏 膜 疾 病

黏膜的组织结构与皮肤基本相同，由一层扁平鳞状上皮细胞和固有层组成，无角化层或角化层很薄，也无皮肤附属器如毛发、汗腺和皮脂腺。皮肤病变可发生在皮肤-黏膜交界处，如眼结膜、鼻黏膜、唇、口腔黏膜、外阴黏膜和肛门等处。一些黏膜病变由皮肤损害蔓延所致或皮肤病同时伴有黏膜损害。本章主要叙述一些发生在黏膜及黏膜皮肤交界处的疾病。

第一节　口 角 唇 炎

内容提要：

- 口角炎与维生素 B_2 缺乏，感染、特应性有关。
- 口角红斑、红肿、结痂和皲裂。
- 治疗：对症补充维生素 B_2、抗真菌，抗细菌。

口角唇炎（angular cheilitis）是口角部位的皮肤及其邻近黏膜的急性或慢性炎症，常为维生素 B_2 缺乏，由白色念珠菌和（或）金黄色葡萄球菌感染引起。

一、流 行 病 学

本病好发于婴幼儿。

二、病因与发病机制

儿童口角唇炎的病因主要有如下几方面：①营养缺乏，维生素 B_2、铁和蛋白质缺乏；②某些皮肤病，如特应性皮炎、脂溢性皮炎等合并口角唇炎；③感染因素，如口腔念珠菌感染、儿童葡萄球菌或链球菌感染；④其他原因，如唾液分泌过多浸渍口角等。

三、临 床 表 现

1. 皮损特点　两侧口角部位红斑、水肿、渗液、结痂和皲裂，慢性期可能呈皮肤粗糙、浸润、皲裂、脱屑，可见口角向外向下的辐射状皱纹。患者自觉症状轻微，可有张口裂痛感及干燥感。异位性皮炎或脂溢性皮炎引起者除口角唇炎外，具有异位性皮炎、脂溢性皮炎的其他表现。口腔念珠菌感染、儿童葡萄球菌或链球菌感染可检查到相应病原体。

2. 临床分型　①维生素缺乏或营养不良性口角炎，如同时有舌炎、阴囊炎，应考虑维生素 B_2 缺乏病；②细菌性口角炎；③真菌性口角炎；④皱褶性口角炎（颌间垂直距离过短性口角炎）；⑤创伤性口角炎；⑥变态反应性口角炎。

四、诊　　断

依据临床病损特点，可以明确诊断。亦可进行细菌、真菌检查。

五、治　　疗

治疗原则为针对病因进行治疗。局部使用皮质类固醇或抗生素软膏常能改变局部症状。治疗有时需要较长时间。外用或内服抗真菌药物对念珠菌性口角唇炎有效，莫匹罗星可用于细菌性口角唇炎，消炎防腐药如 0.1%氯己定、1∶5 000 呋喃西林湿敷。铁、维生素缺乏者应补充相应微量元素。同时联合局部使用制霉菌素。胶原注射或植入 Softform 移植物使口角皱褶消失，可能对本病有好处。严重时可选用局部切除，然后皮瓣移植治疗。

第二节　慢性接触性唇炎

内容提要：

- 指化学物质刺激或致敏所致的唇部炎症反应。
- 病变部位与接触面积大小一致，可见口唇肿胀、浸润、肥厚、干燥、皲裂。

慢性接触性唇炎（chronic contact cheilitis）指化学物质刺激或致敏所致的唇部炎症反应。

一、病因与发病机制

口红、唇膏、牙膏、牙粉、食物与水果（如杧果、坚果、菠萝等）、指甲油、金属发夹等均可引起本病，以口红和唇膏多见。

二、临 床 表 现

本病病变部位与接触面积大小一致，可见口唇肿胀、浸润、肥厚、弹性差、干燥、皲裂。亦可发生疣状结痂，有癌变可能。

三、治　疗

去除病因，避免刺激物接触，局部涂皮质类固醇制剂。

第三节　复发性阿弗他口炎

内容提要：

- 分轻型阿弗他溃疡，重型阿弗他溃疡，疱疹型溃疡。
- 病因不清，易感因素包括内分泌变化、免疫功能异常。本病10岁以下儿童少见，10岁以后发病率逐渐增加，女性稍多。
- 局部对症治疗或糖皮质激素和秋水仙碱、氨苯砜或沙利度胺。

复发性阿弗他口炎（recurrent aphthous stomatitis，RAS）为口腔黏膜疼痛性、复发性、单发或多发的浅表溃疡，伴有剧烈的烧灼痛，病程自限，一般1～4周可自愈。

一、病因与发病机制

病因不清，易感因素包括感染、创伤、应激、消化道疾病、营养不良、内分泌变化、免疫功能异常。其中细胞免疫及体液免疫在发病中具有病理意义。本病 10 岁以下儿童少见，10岁以后发病率逐渐增加，女性稍多。

二、临 床 表 现

1. 皮损特点　本病好发于黏膜角化较差的组织，常见于唇内侧、颊黏膜、舌尖、舌缘、舌腹、软腭、腭弓等部位，而角化良好的龈和硬腭相对较少发生。

病损经历斑疹、丘疹、丘疱疹、溃疡，其上有淡黄色纤维膜覆盖，边缘红晕，常伴比较剧烈的烧灼痛。

2. 临床类型　①轻型阿弗他溃疡：直径为2～10 mm，最常见，可能有一个或多个病损，7～10 d后愈合。②重型阿弗他溃疡：其直径大于10 mm，10～30 d愈合，愈合后常留瘢痕。③疱疹型溃疡：类似单纯疱疹性口炎，直径1～2 mm，7～30 d愈合。

3. 病理改变　①非特异性溃疡，表面有纤维素性渗出；②有明显的炎细胞浸润及毛细血管增生、扩张、充血，血管内皮细胞肿胀，管壁可被破坏或管腔狭窄，甚至闭塞。

4. 鉴别诊断　包括唇单纯疱疹、复发性单纯疱疹性口炎、疱疹性咽峡炎、手足口病。

三、治　疗

避免激发因素，口腔创伤、化学物质刺激、精神紧张或病毒感染因素。多数局部用药糖皮质激素可以缓解、减轻疼痛和临床痊愈，而发作频繁，重症者需系统用秋水仙碱、氨苯砜及沙利度胺治疗。

四、病程与预后

本病一般轻症经7～10 d愈合，而重症则可长达1个月。多种治疗有效，可加速愈合，甚至可延长复发的间隔时间，但均不能阻止其复发。

第四节　黏 膜 白 斑

内容提要：

- 可分无不典型增生型白斑和有不典型增生型白斑。
- 口腔黏膜白斑是常见的癌前病变。
- 必要是应行病变组织做组织学检查，排除癌变。

口腔黏膜白斑（leukoplakia）是指口唇和口腔黏膜的角化性白色病变。可分为无不典型增生型白斑和有不典型增生型白斑。多见于中年以上男性，男女比例为2∶1。儿童发病少见。

一、临 床 表 现

黏膜白斑主要发生在颊、唇和舌黏膜，其次为硬腭、齿龈等处。损害为白色斑片，单发或多发，境界不清楚，边缘稍隆起。晚期白斑增厚，可产生浅裂口和小溃疡。通常无自觉症状，可有针刺感或轻度疼痛。

二、组织病理

（1）黏膜上皮发育不良，显示角化过度，角质层排列紧密，有时角化过度。

（2）颗粒层轻至中度增厚，而在角化不良处变薄或消失。

（3）棘层不规则肥厚，表皮突轻度伸长变宽，核多形性，有丝分裂活跃。

（4）真皮上部较密集淋巴细胞核组织细胞浸润，其中混有较多的浆细胞。

（5）约 20%病例有不同程度的改变。

三、鉴别诊断

儿童如出现口腔黏膜白斑样损坏，需与以下疾病鉴别：①口腔念珠菌感染，临床上难以鉴别，组织学无不典型增生，找到念珠菌假菌丝，另外口腔真菌涂片及培养能找着念珠菌；②白色海绵痣，是一种罕见的遗传性疾病，好发于婴儿，少数发于青春期。病变累及整个口腔黏膜，白色损害较厚，呈海绵状；③口腔扁平苔藓，上皮细胞无不典型增生，基底细胞液化变性，固有层上部有以淋巴细胞为主的致密带状浸润。

四、治疗

去除局部刺激因素，如改善口腔卫生、治疗病牙，少吃过冷过热的饮料等。治疗伴发的全身性疾病。局部瘙痒明显者可予以抗组胺药物及对症支持治疗。若去除刺激因素白色损害仍持续存在，应行病变组织做组织学检查，如为原位癌或浸润癌，则按恶性肿瘤的治疗原则治疗。大面积的白斑可在切除后行游离皮片移植，覆盖创面。或采取激光或冷冻的方法治疗。

五、病程与预后

本病治疗易于复发，预后取决于基础疾病，如 HIV 感染，预后不良。此外，在免疫抑制宿主，EB 病毒（EBV）可造成淋巴组织增生性疾病，且可能是致命的。在免疫功能正常宿主，EBV 与淋巴瘤相关。在霍奇金病患者中，特别是混合细胞型，常可发生 EBV。因此要注意密切随访。

第五节 白色海绵痣

内容提要：

- 口腔阴道直肠黏膜海绵状白色增生。
- 是黏膜部位遗传角化性疾病。
- 四环素和青霉素可改善本病。

白色海绵痣（white sponge nevus）又称家族性白色黏膜皱襞发育不良，是黏膜部位遗传角化性疾病。婴幼儿期即可发病，至青春期达到高峰，以后不再发展，常为家族发病，呈常染色体显性遗传，为良性病变。

一、临床表现

白色海绵痣好发于颊黏膜、唇、口底、舌、牙龈，也见于阴道、阴唇、直肠等处。为珍珠样白色或灰白色，高起于黏膜，发生于颊黏膜者为色白、厚、柔软的海绵状皱襞。

二、组织病理

组织病理：①角化不全，偶见角化不良；②黏膜上皮增厚，棘细胞水肿并形成空泡；③核周及核内有嗜酸性物质沉积；④胶原纤维水肿、断裂，有少量炎细胞浸润。

三、鉴别诊断

鉴别诊断：①白色水肿，为发生在唇、颊黏膜上的乳白色或灰白色，弥漫且边界不清的水肿样病变，颊黏膜增厚、发暗。晚期出现许多皱褶，无恶变倾向，该病无遗传倾向，儿童及成人均发病；②先天性角化不良症，又称 Zinsser Engman Cole 综合征，是一种罕见的 X 连锁遗传疾病，主要表现为外胚叶发育不良，以皮肤网状色素沉着、黏膜白斑、甲营养不良为典型特征。从 2～3 岁时即发病，几乎所有的病例均为男性。

四、治疗

目前尚无较好的治疗方法，四环素和青霉

素可改善本病的临床症状。

第六节 沟 纹 舌

内容提要：

- 本病为发育上的缺陷，呈常染色体显性遗传。
- 舌背有许多放射状皱褶及深沟或裂纹，Melkersson-Rosenthal 综合征，B 族维生素缺乏。
- 治疗潜在疾病症状，对症处理。

沟纹舌（fissured tongue）又名阴囊舌（scrotal tongue），本病为发育上的缺陷，常发生于婴儿，也可以发生于成人。某些家族病例显示本病呈常染色体显性遗传。本病亦可为先天性，也可继发于营养不良、感染、创伤。

一、临 床 表 现

1. 皮损特点 舌背有许多放射状皱褶及深沟或裂纹，使舌面呈脑回状或不规则状，外形如阴囊的皱襞。常无症状，偶因食物碎屑潴留于沟中使细菌和真菌过度增长，产生刺激、炎症和口臭。

2. 伴发疾病 阴囊舌见于 Melkersson-Rosenthal 综合征和大多数的 Down 综合征患者。有时维生素 B 族缺乏或黏液性水肿患者可引起典型的皱襞舌。

3. 诊断 根据患者舌部沟纹及无自觉症状即可诊断，但应注意与肉芽肿性舌炎相鉴别。

二、治 疗

应向患者解释，消除恐癌的思想顾虑。治疗潜在疾病症状，对症处理。

三、病程与预后

该病不会引起不良后果，除了用漱口水含漱以保持深沟纹清洁外，一般无须治疗。

第七节 坏疽性口炎

内容提要：

- 颊黏膜上出现溃疡，很快出现坏疽性。
- 全身使用抗生素。
- 发生于抵抗力低和营养不良的儿童。
- 必要时静脉滴注免疫球蛋白。
- 溃疡涂片有大量梭状杆菌和螺旋体。

坏疽性口炎（gangrenous stomatitis）又称走马疳（noma），或称奋森口炎（vincent stomatitis），梭螺菌性坏疽性口炎，病灶可检出梭螺菌［梭状杆菌（bacteroides fusiformis）］和奋森包柔螺旋体（borrelia vincentii）及其他微生物。在口内前两菌共生，单独一般不易感染致病。局部或全身抵抗力下降时，则可使这两种细菌大量繁殖而发病。本病发生于抵抗力低和营养不良的儿童，青少年亦可发病。目前我国的发病率很低，多发生在贫困地区。

一、临 床 表 现

1. 皮损特点 为坏疽，颊黏膜上出现溃疡，很快出现坏疽性，并扩散累及皮肤和骨，并引起坏死。可致患者死亡。病损多发生在牙龈边缘或牙龈乳头之间，病情常很快蔓延，并破坏牙龈软组织或骨质。坏死部位覆盖由坏死组织形成的黄白色假膜，伴顽固性疼痛和反复出血。

2. 发病特征 本病见于抵抗力低和营养不良的儿童。病程长短不定，症状有轻有重，重者可伴发热等全身症状，急性期进一步发展时可扩散到口腔黏膜的其他部位。

3. 诊断 牙龈坏死溃疡，牙间乳头消失，有特殊腐败臭味，唇、颊、舌、腭、咽、口底等处黏膜，可有不规则形状坏死性溃疡。涂片有大量梭状杆菌和螺旋体。

4. 鉴别诊断

（1）急性疱疹性口炎：病原为单纯疱疹病毒，口腔黏膜表现有散在或成簇小疱疹，疱破裂呈小圆形溃疡。

（2）球菌性口炎：口腔黏膜广泛充血，牙龈也可充血，但龈缘无坏死，可见表浅平坦的糜烂面，上覆黄色假膜。

二、治 疗

提高免疫功能，治疗潜在疾病，加强营养，应用有效抗生素。具体治疗措施如下。

1. 支持疗法 包括小量多次输新鲜血。

2. 治疗潜在疾病 全身极度衰弱的小儿（如在患麻疹、猩红热、黑热病及流行性斑疹伤寒后期），成人的重症消耗性疾病（如白血病、糖尿病、结核病等）及 HIV 感染均要积极处理。

3. 全身使用抗生素 青霉素、头孢类抗生素、红霉素、甲硝唑 0.2 g，4 次/日口服或 0.2%溶液 250 ml（5～150 mg/kg），每日 1 次静脉滴注。如确定 HIV 感染则应用抗反转录病毒药物。

4. 补充维生素 大剂量口服或静脉滴注维生素 B、维生素 C。必要时静脉滴注免疫球蛋白。

5. 局部治疗 改善牙及口腔卫生，应用 3%过氧化氢漱口，行局部清创术。

三、病程与预后

本病可导致死亡，应积极救治。预后取决于潜在疾病的转归。

第八节 皮脂腺异位症

内容提要：

- 黏膜的皮脂腺发育的生理性变异。
- 皮损为针头大小的黄色或淡白色丘疹。
- 一般不需治疗。

皮脂腺异位症（ectopic sebaceous gland）又称 Fordyce 病（Fordyce disease），是唇和口腔黏膜的皮脂腺发育的生理性变异，这些皮脂腺与皮肤皮脂腺相似，但与毛囊无关。普通人群发病率约为 80%，儿童罕见，青春期前后发疹，以后逐渐增多，至成年期不再发展，男性多见。

一、临床表现

皮脂腺异位症好发于唇、颊黏膜，乳晕、包皮、小阴唇少见。皮损为针头大小的黄色或淡白色丘疹，有时需将黏膜拉紧时才能看得；单发或多发，可密集或融合成较大的黄白色斑块，常无自觉症状。

二、组织病理

丘疹为正常皮脂腺，单个或成簇分布于开口到口腔黏膜的皮脂腺管周围。

三、治疗

症状轻微一般不需要治疗，必要时行电灼或液氮冷冻治疗，用异维 A 酸治疗有一定效果。

第九节 假性湿疣

内容提要：

- 本病属于女阴黏膜的异常增生。
- 分布在小阴唇内侧面或阴道前庭。
- 形似鱼子状或绒毛状，触之有颗粒样，淡红色丘疹，群集不融合。
- 不必治疗。

假性湿疣（pseudo condyloma of vulvae）又名绒毛状小阴唇，假性湿疣多见于青年妇女，未婚或已婚均可发生；发病年龄主要为 18～41 岁，发病率为 16%～18%。

一、临床表现

典型损害为 1～2 mm 直径的淡红色或白色丘疹，表面光滑，排列密集而不融合，对称分布于小阴唇内侧，呈绒毛状或鱼子状外观，触之有颗粒样感有时可见息肉状小丘疹，尿道口、处女膜、阴道口、小阴唇内侧面或阴道前庭亦可累及。一般没有什么自觉症状或仅有轻度瘙痒感。

二、组织病理

本病可见表皮乳头瘤样增生，真皮血管扩张，周围有以淋巴细胞为主的炎症细胞浸润。

三、鉴别诊断

本病主要与尖锐湿疣相鉴别，后者多有不洁性交史，典型丘疹为菜花状、鸡冠状。

四、治疗

本病为女阴黏膜的异常增生，一般不必治疗。仅注意保持女阴清洁卫生即可，有瘙痒者可外用止痒消炎剂。如合并有念珠菌感染，治疗外阴念珠菌病，若患者坚持治疗可试用激光。

五、预　　后

假性湿疣预后良好。

第十节　阴茎珍珠状丘疹

内容提要：
- 是一种生理性变异。
- 为冠状沟处成串排列的丘疹。
- 良性经过，不需要治疗。

阴茎珍珠状丘疹（pearly penile papules）是发生在龟头近端的一种生理性变异，表现为冠状沟处成串排列的丘疹。青春期后发病，多见于 20～50 岁青壮年。在成年男性中，国外的发病率为 8%～50%，国内则为 20%～40%。

一、临床表现

皮损为白色、肉色或淡红色半透明小丘疹，形似小珍珠，直径 1～3 mm，表面光滑，不融合，在冠状沟排列成一行或多行，可部分或完全环绕冠状沟，累及龟头和包皮系带。无自觉症状。皮损大小可长期无变化，病程可长达十余年。

二、组织病理

表皮正常，角质层稍薄，基底细胞含有色素。病变部位含丰富的毛细血管网及成纤维细胞，四周绕以致密结缔组织，并有数量不等的淋巴细胞浸润。

三、鉴别诊断

本病主要与尖锐湿疣、皮脂腺异位相鉴别，尖锐湿疣多有不洁性交史，典型为菜花状、鸡冠状，病理上表皮呈增生性改变，可见角化过度、棘层肥厚、细胞空泡化和假上皮瘤状增生。

四、治　　疗

本病为良性经过，一般不需要特殊治疗。

（李芳谷　陈嵘祎　罗　权　张锡宝）

第二十六章　营养内分泌与代谢性皮肤病

本组疾病包括营养缺乏性和代谢障碍性皮肤病，种类较多，其中营养缺乏性皮肤病现已少见。营养与代谢障碍性皮肤病常伴有系统性病变，皮肤病变仅是这些疾病的特异性表现之一，疾病的确诊需做相应的实验室检查。

第一节　黄　瘤　病

内容提要：

- 脂质的组织细胞和巨噬细胞局限性聚集。
- 分为结节性黄瘤、扁平黄瘤、发疹性黄瘤。
- 本病的防治主要为低脂、低糖饮食，禁酒，局部皮损可以采用冷冻、激光，或手术切除。

黄瘤病（xanthomatosis）是由于含有脂质的组织细胞和巨噬细胞局限性聚集于皮肤或肌腱，表现为黄色斑片、丘疹或结节的一组皮肤病，常伴有全身性脂质代谢紊乱。本病在儿童中极为罕见，在国内外文献少有报道。

一、病因与发病机制

目前考虑黄瘤病发病机制为：成纤维细胞膜上 LDL 受体欠缺，使细胞内摄入 LDL 出现障碍，产生高胆固醇血症，血中过多 LDL 代偿性启动其他清除系统，处理过剩的 LDL，使大量含有脂蛋白的细胞聚集而产生黄瘤病的临床表现。

二、临 床 表 现

根据黄瘤的形态、部位和数目，黄瘤病可分为以下类型。

1. 结节性黄瘤（tuberous xanthoma）　早期皮损为柔软的黄色丘疹，逐渐增大、融合，形成黄色或橙色结节或斑块，质地坚实，常有红晕，发展缓慢；好发于受压部位（图 26-1），如四肢伸侧（特别是肘、膝）和臀部。常伴有家族性高胆固醇血症、家族性异常 β 脂蛋白血症和继发性高脂血症。

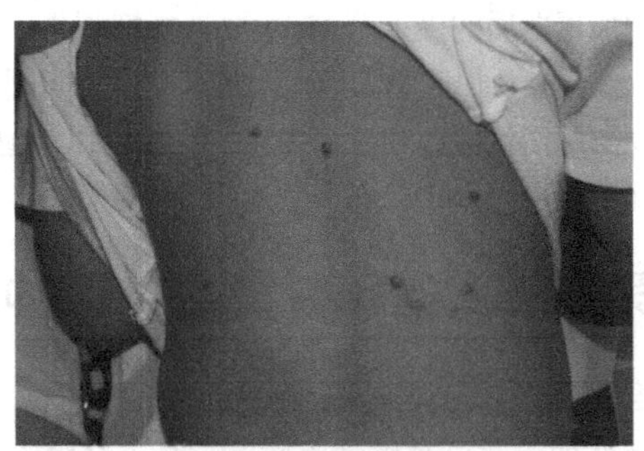

图 26-1　黄瘤病

2. 扁平黄瘤（plane xanthoma）　皮损为扁平的淡黄或棕黄色斑块，质地柔软，略高出皮面，大小不一，局限或泛发；发生于上睑内眦者称为睑黄瘤（xanthelasma palpebrarum），手掌者称为掌纹黄瘤（xanthoma striatum palmare），泛发于面、颈、躯干等处者称为泛发性扁平黄瘤（diffuse plane xanthoma）。可伴发家族性高胆固醇血症、家族性异常 β 脂蛋白血症和继发性高脂血症等。

3. 发疹性黄瘤（eruptive xanthoma）　突然成批出现的黄色、棕黄色或褐色丘疹，直径 1～4 mm，基底有红晕，好发于臀、肩和四肢伸侧。初发时可有瘙痒，数周后皮损自行消退。多见于高三酰甘油血症者，IV 型高脂蛋白血症和继发性高脂血症少见。

三、组 织 病 理

各型黄瘤病的组织病理学表现基本相同：真皮内有大量充满脂肪的组织细胞，即泡沫细胞，有时可见 Touton 巨细胞；早期损害中有炎症细胞浸润，陈旧性损害中有成纤维细胞增生。

四、诊断与鉴别诊断

根据皮损特点和组织病理检查，一般诊断不难，关键在于明确有无伴发的脂质代谢紊乱和潜在性疾病。需与组织细胞增生症、幼年黄色肉芽肿、进行性结节性组织细胞瘤等鉴别。

五、治　　疗

本病的防治主要为低脂、低糖饮食，禁酒，并增加蛋白质的摄入。治疗主要选择抑制蛋白质吸收、合成及加速胆固醇代谢的药物。高胆固醇血症需用洛伐他汀和考来烯胺，皮损可以消退，局部皮损可以采用冷冻、激光或手术切除。

第二节　幼年性黄色肉芽肿

内容提要：

- 婴儿的良性、自限性疾病，皮肤、黏膜上出现淡黄色丘疹、结节，伴有其他器官受累。
- 病因不明，无明显的代谢紊乱。
- 皮肤幼年黄色肉芽肿分为两种类型：丘疹型和结节型。
- 系统性幼年黄色肉芽肿损害包括皮下组织、中枢神经系统、肝、脾、肺和肾等。
- 皮疹无须处理，脏器有症状时需治疗。皮疹都能自行消失，不需治疗。

幼年性黄色肉芽肿（juvenile xanthogranuloma，JXG）发生于婴儿和儿童，约 20%的病例在出生时就有皮肤结节，2～5 岁时消失。皮肤和眼是好发部位，头、颈和四肢近端皮肤常受到病变的侵犯，皮肤病变常为圆形高起，橘黄色、褐色或红蓝色结节。眼睑皮肤结节可能是孤立的，也可能是面部皮肤结节的一部分，约 1/4 患者出现多个结节，一般不会超过 10 个，不会发生溃疡。该病很少侵犯内脏，但可累及肺、心包、纵隔、胃肠、腹膜后组织、横纹肌和睾丸。

一、病因与发病机制

学者多认为该病是组织细胞对感染或外伤的一种反应性皮肤改变。虽然大多数患者可出现血浆中脂蛋白增高，血管壁通透性异常，血清脂蛋白透过血管壁，沉积在血管周围结缔组织，血管外膜细胞摄入和处理脂蛋白，形成巨噬细胞聚集。然而，目前对本病在没有高脂血症的条件下出现组织细胞进行脂化的机制仍未阐明。也有学者认为泛发性发疹性组织细胞瘤、头部组织细胞增生症和幼年性黄色肉芽肿是同一疾病不同表现。

二、临 床 表 现

典型的幼年性黄色肉芽肿皮疹形态为圆形或卵圆形丘疹或结节，高出皮肤表面，境界清楚，呈橘红色到黄棕色，质软，结节常多发，可以从一个到数十个，成批出现，不规则地分布在头部、面部、躯干和四肢（图 26-2，图 26-3），也可发生于口腔。皮疹可能在刚出生时出现，数年后自行消退。幼年性黄色肉芽肿在虹膜的损害可能会误认为视网膜母细胞瘤，并会导致失明。少数患者结节可发生在睾丸、肺、肝、脾和心包膜，可有内脏受累的系统症状。部分并发神经纤维瘤者可发生髓性增殖，甚至发展为白血病。

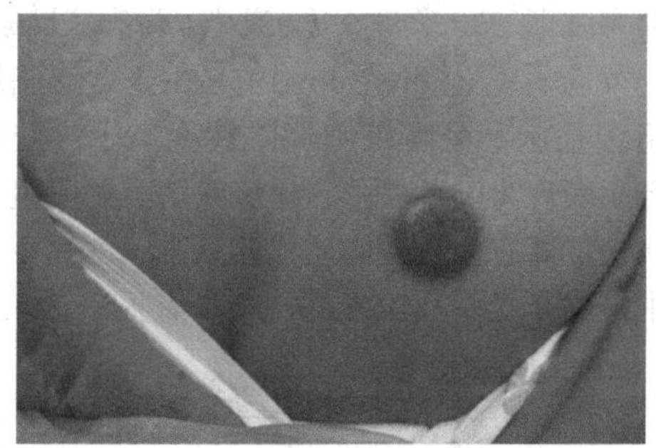

图 26-2　幼年性黄色肉芽肿

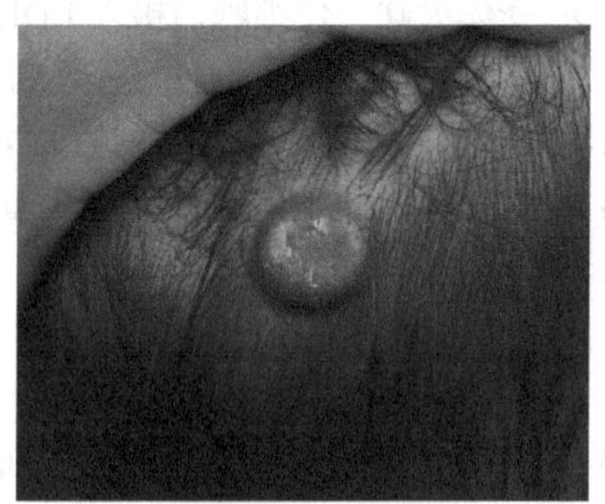

图 26-3　幼年性黄色肉芽肿

三、组 织 病 理

大量的巨噬细胞聚集在真皮中。这类巨噬细胞的胞质中逐渐充满脂质。这种特殊的巨大的巨噬细胞称作“Touton 巨细胞”。退化的皮肤损害显示纤维增生。在幼年性黄色肉芽肿和其他脂质代谢异常及恶性组织细胞增生症之间没有明显的关系。

四、诊断与鉴别诊断

皮肤结节组织病理学检查示：病变内能发现大量的组织细胞和散在的 Touton 多核巨细胞，需与组织细胞增生症、黄瘤、肥大细胞瘤、梭形和上皮样黑素细胞痣等鉴别。

五、治　　疗

单独的皮肤损害无须进行治疗。注意需请眼科医师检查眼部是否有损害，如果有损害可以评估并进行治疗。眼部的损害一般极少发生，但在 2 岁以下的伴有多发皮肤损害的儿童中较多见。幼年性黄色肉芽肿的病例如果同时伴有多发性咖啡牛奶斑，则患粒细胞性白血病的风险增加。也有报道有严重皮肤和内脏损害的患儿不经任何特殊治疗，病情自然消退。

第三节　皮肤卟啉病

内容提要：

- 是一组由卟啉代谢异常引起的疾病。
- 红细胞生成性原卟啉病为常染色体显性遗传，系亚铁螯合酶缺乏所致。
- 曝光 5～30 min 后，曝光部位出现烧灼感、瘙痒，红斑、水肿，长期反复发作可能会出现皮肤增厚呈蜡样、瘢痕形成。
- 迟发性皮肤卟啉病为一种光敏性皮肤病，水疱、大疱、多毛和色素沉着是本病的特征。
- 本病系尿卟啉原脱羧酶的代谢性缺陷所致。

皮肤卟啉病（porphyria）又名紫血症，是血红素生物合成中间产物积聚引起的一组以光敏性皮肤损害为主要表现的疾病，一般为遗传性，也可以后天形成。先天性红细胞生成性卟啉病（congenital erythropoietic porphyria，CEP）是一种罕见的常染色体隐性遗传病，是卟啉病中最严重也是最罕见的类型。由 Gunther 于 1911 年首先报道，国内报道较少。

一、病因与发病机制

卟啉系血红素合成过程中的中间产物，由于血红素合成途径的第 4 种酶——尿卟啉原Ⅲ辅合成酶减少或缺乏，导致胆色素原向尿卟啉原Ⅲ的合成发生障碍引起尿卟啉原Ⅰ和粪卟啉原Ⅰ的合成大量增加。大量的卟啉原不仅沉积在幼稚红细胞内，而且随血液循环分布在各组织中。在波长为 400 nm 左右的紫外线照射下可放出能量，产生荧光和有破坏性的化学反应，造成皮肤损害、牙齿和骨髓呈棕红色、溶血性贫血和红色尿等主要症状。

二、临 床 表 现

1. 红细胞生成性原卟啉病　多于 3～5 岁内发病，男性多见。表现为曝光 5～30 min 后，曝光部位出现烧灼感、针刺感或感到瘙痒，数小时后出现红斑、水肿，偶尔发生水疱、血疱和紫癜；发病后若能避光，皮肤损害可以在数天内消退，如长期反复发作可能会出现皮肤增厚呈蜡样、瘢痕形成及色素沉着或减退斑，口周出现发射状萎缩性纹理。

2. 迟发性皮肤卟啉病　分为遗传性和获得性，好发于成人曝光部位。特征性皮损为皮肤脆性增加、表皮下水疱、多毛以及色素沉着，手和腕部等处因为脆性增加，轻微外伤即可导致多发性无痛性红色糜烂。

三、组 织 病 理

光暴露部位的皮肤活检显示真皮乳头小血管的管壁增厚，血管周围有 PAS 阳性物质沉积，直接免疫荧光证实真皮浅层血管周围的沉积物为以 IgG 为主的免疫球蛋白。

四、诊断与鉴别诊断

皮肤卟啉病的临床表现变化多端，因此诊断主要依靠医生的细心观察及对本病的认识，一般根据光敏感性皮肤损害的特征和分布，结合患者的发病年龄和家族遗传史可以做出初步诊断，如在婴儿期发病的严重光敏性损害应考虑 CEP，童年发病的则多为 EPP，成年后出现光敏性损害并同时有多毛，色素沉着者应考虑为 PCT。确诊本病可进行红细胞内原卟啉的定量检查，主要测定血浆、红细胞，尿液和粪便中的各种卟啉（尿卟啉、粪卟啉和原卟啉）以及卟啉前体（PBG 和 ALA），临床上常采用对尿液和红细胞的简易筛选法，基本上可以诊断和鉴别较常见的 3 种皮肤卟啉病——EPP、PCT 和 CEP。需与多形性日光疹、LE、晒伤和药物诱发的光敏感等鉴别。

五、治　疗

本病尚无特殊治疗，尽可能避免阳光照射，如穿着保护服，局部涂用乳膏和保护剂。较有效的是局部涂用二羟基丙酮和指甲花醌，它能通过皮肤内的化学感应产生阳光屏障作用。口服β胡萝卜素对本病有一定效果，最初 3 个月每日口服 15～180 mg，能提高对光的耐受性，未见严重不良反应。溶血可以使卟啉产生增加而增强了光敏感性，脾切除可使溶血减轻，卟啉产生减少，骨髓红细胞增生减低；同样间断大量输血可以使红细胞的生成减少从而减少卟啉的生成，改善临床症状。有研究表明，长期口服活性炭能螯合肠道内卟啉，使血浆和皮肤中卟啉减少，从而减轻光敏性皮损的发生，并且患者耐受性好，无明显毒不良反应。迄今已有报道数例行骨髓干细胞移植治疗取得成功。干细胞来源于组织相容的同胞骨髓或脐带血，也可来源于非相关的人类白细胞抗原相匹配的骨髓。骨髓移植后能明显降低患儿卟啉水平并改善光敏所致的皮肤损害。由造血干细胞介导的基因治疗正在研究中。

第四节　原发性皮肤淀粉样变

内容提要：

- 分为苔藓样淀粉样变性、斑疹性淀粉样变性、双相型淀粉样变性、结节性淀粉样变性、皮肤异色病样型淀粉样变、系统性皮肤淀粉样变。
- 淀粉样蛋白沉积于真皮乳头层，MA，表皮萎缩，乳头层有很少的淀粉样蛋白沉积。
- 对于原发性皮肤淀粉样变病的治疗通常不令人满意。一般采用磨皮术、秋水仙碱、光疗、激光、维A酸。

淀粉样变是指淀粉样物质沉积于组织或器官导致的疾病，均匀无结构的淀粉样蛋白沉积于组织或器官，并导致所沉积的组织及器官有不同程度功能障碍的疾患。淀粉样蛋白是一种淀粉样蛋白P球蛋白和黏多糖的复合物，其化学反应类似淀粉（如与碘反应）故名，但实际与淀粉无关。本病一般分为原发性和继发性，前者淀粉样蛋白主要沉积在间质组织，又可分为局限性及系统性；后者常继发于慢性炎症性疾患如结核病、类风湿关节炎、骨髓炎等。皮肤淀粉样变（cutaneous amyloidosis）。

一、病因与发病机制

病因不明。推测本病患者可能存在对真皮乳头内胶样小体的特异性免疫耐受，使巨噬细胞或成纤维细胞有机会将其转变为淀粉样蛋白（两种说法宜取其一：局部表皮损伤引起角质形成细胞的丝状变性，随后发生凋亡，胶样小体在真皮乳头内转化为淀粉样蛋白）。目前尚不清楚为何其他皮肤病（如扁平苔藓）产生的胶样小体不转变为淀粉样蛋白。而在扁平苔藓中，活跃的免疫反应使其迅速被清除。

二、临 床 表 现

根据临床表现可分为多种类型，其中以苔藓样和斑状淀粉样变多见。

1. 苔藓样淀粉样变（lichen amyloidosis）好发于中年男性。皮损常对称分布于胫前，可扩展至小腿屈侧、踝部、足背和大腿，偶尔累及前臂伸侧、腹部或胸壁。初为针头大小的褐色斑疹，逐渐增大为芝麻至绿豆大小的半球形、圆锥形或多角形丘疹，正常肤色、淡红色或褐色，质硬，表面角化、粗糙，可有少许鳞屑，密集成片，常沿皮纹呈串珠状排列；有时可融合成肥厚斑块，表面呈疣状，类似于肥厚性扁平苔藓或神经性皮炎，但斑块表面及其边缘仍有褐色丘疹。患者自觉剧烈瘙痒。

2. 斑状淀粉样变（macular amyloidosis）好发于中年妇女。皮损可局限于肩胛间区，但一般广泛分布于背部或胸部。初为灰色、蓝色或褐色斑疹，直径 2～3 mm，逐渐增大、融合，形成网状或波纹状色素沉着。患者常无自觉症状或仅有轻度瘙痒。

上述二型可同时存在或互相转变，称为双相型淀粉样变（biphasic amyloidosis）。病程慢性，可迁延数年或数十年，少数可自行消退。

三、组 织 病 理

淀粉样蛋白沉积于真皮乳头，不累及血管和附属器，刚果红、结晶紫或硫代黄素T染色可显示淀粉样蛋白。苔藓样和斑状淀粉样变的主要差别在于表皮病变，前者的表皮有不规则的棘层肥厚和角化过度，后者的表皮厚度一般正常，但色素失禁较显著。

四、诊断与鉴别诊断

根据典型皮损和组织病理检查即可确诊，需与神经性皮炎、结节性痒疹、肥厚性扁平苔藓、炎症后色素沉着鉴别。

五、治　　疗

尚无特效疗法。瘙痒明显者可口服抗组胺药，阿维A酸、环磷酰胺、环孢素对部分病例有效。糖皮质激素制剂封包或皮损内注射有一定疗效，也可选用0.1%维A酸软膏、二甲亚砜外用或皮肤磨削术。

第五节　维生素缺乏症

内容提要：

- 表现有眼干燥：夜盲、结膜干燥、角膜干燥、角膜软化。
- 全身皮肤干燥。
- 毛囊角化性丘疹密集或疏散分布，尤其肢体伸侧及外侧。

一、维生素A缺乏症

维生素A缺乏症（vitamin A deficiency）又称蟾皮病（phrynoderma），是维生素A缺乏所致的营养不良性疾病，主要表现为皮肤干燥、毛囊性角化丘疹和眼干燥。

（一）病因与发病机制

维生素A又称视黄醇（retinol），参与上皮分化、骨骼生长、生殖功能和视觉形成。维生素A属于脂溶性维生素，仅存在于动物性食品中（如蛋黄、奶油、肝、鱼油等），吸收后通过乳糜微粒转运至肝脏，以视黄酯方式储存，在血浆中运输时需与维生素A结合蛋白结合。水果、胡萝卜和绿、黄、红叶蔬菜中的β胡萝卜素（carotene）可在体内转化为维生素A。成人每日维生素A推荐量为0.5万IU(1 IU=0.3 μg维生素A)，相当于β胡萝卜素（0.6～1.2）万IU。正常成人血浆维生素A水平为1.00～7.65 μmol/L，婴儿为0.68～1.70 μmol/L。引起维生素A缺乏的原因主要有摄入不足、吸收障碍（慢性腹泻、肝胆疾病）、需要量增加等，常伴有其他脂溶性维生素缺乏。

（二）临床表现

维生素A缺乏症的好发年龄为6个月至6岁。早期为皮肤干燥、脱屑，以后在躯干和四肢伸侧出现散在或密集的毛囊性角化丘疹，暗红色或褐色，半球形或圆锥形，中心有棘状角质栓，去除角质栓后形成小凹窝，皮损密集时呈蟾皮状。常无自觉症状。毛发变灰，干枯易脱落；甲变薄，呈蛋壳状，伴纵嵴、横沟或小凹点。

夜盲是最早出现的症状，表现为暗适应力减退。逐渐出现结膜、角膜干燥、毕脱斑，严重者发生角膜混浊、软化、溃疡、穿孔终至失明。毕脱斑（Bito's spots）指角膜侧缘的球结膜上银白色泡沫状或干酪样三角形斑块，底朝向角膜，泪液不能湿润，表面物质易刮除，镜检为角蛋白和腐生杆菌积聚。

此外，患儿生长发育迟缓，免疫功能受损、上皮异常角化导致反复呼吸道和泌尿道感染。

（三）诊断与鉴别诊断

根据维生素A缺乏病史；眼干燥、夜盲、皮肤干燥、毛囊性角化丘疹等临床表现；实验室检查血浆维生素A水平降低和维生素A补充治疗有效可确诊。需与毛周角化病、小棘苔藓等鉴别。

（四）治疗

去除病因，摄入富含维生素A和胡萝卜素

的食物。口服维生素 A 胶丸 10 万～30 万 IU/d，连用 2d，1～2 周后重复。吸收障碍者采用肌内注射，同时补充其他脂溶性维生素。皮损外用 0.1%维 A 酸软膏或 10%尿素霜，盐酸林可霉素眼药水（一个月以内的婴儿禁用）点眼以防治眼感染。

二、维生素 B_2 缺乏症

内容提要：

- 主要表现为阴囊炎、舌炎、唇炎、口角炎和结膜炎。
- 眉间、鼻唇沟、耳周出现淡红色斑，皮肤油腻，上覆糠状鳞屑，类似脂溢性皮炎。
- 摄入富有维生素 B_2 的食物。维生素 B_2 15～45 mg/d，直至症状消失。

维生素 B_2 缺乏症（vitamin B_2 deficiency）又称核黄素缺乏症（ariboflavinosis）、口眼生殖器综合征（oro-oculo-genital syndrome），是维生素 B_2 缺乏所致的营养不良性疾病，主要表现为阴囊炎、舌炎、唇炎、口角炎和结膜炎。

（一）病因

维生素 B_2 为黄酶类辅酶（FMN、FAD）的重要组成部分，黄酶系统是正常细胞内氧化还原系统之一，参与糖类、蛋白质和脂肪代谢。成人维生素 B_2 每日需要量为 1～2 mg，肠道细菌可合成少量维生素 B_2。维生素 B_2 缺乏常继发于酒精性肝硬化、慢性疾病（特别是胃酸缺乏的老年妇女）和营养不良。

（二）临床表现

临床症状常在不适当饮食后 3～5 个月才发生。

1. 口腔病变 ①舌炎（glossitis）：舌乳头初期肥大，后变扁平，舌面平滑或有裂隙，呈紫红色，伴有疼痛；②口角炎（angular stomatitis）：口角发白、浸渍、糜烂、皲裂、疼痛，易继发念珠菌或细菌感染；③唇炎（cheilitis）：唇黏膜红肿、糜烂或干燥、脱屑、皲裂，多见于下唇。

2. 阴囊炎（scrotitis） 可累及一侧或两侧，可扩展至阴茎或股内侧，但中缝常不受累，伴有不同程度的瘙痒；初发皮损为淡红色斑，常覆以灰白或褐色鳞屑，也可出现针头至黄豆大小的鳞屑性扁平丘疹；久之发生阴囊皮肤浸润、肥厚，皱褶加深，可有糜烂、渗出、结痂、皲裂。女性的外阴也可发生类似的病变。

3. 其他 眉间、鼻唇沟、耳周出现淡红色斑，皮肤油腻，上覆糠状鳞屑，类似脂溢性皮炎。眼病变主要为结膜炎和畏光。儿童可发生智力障碍、脑电图异常。

（三）诊断与鉴别诊断

根据病史、临床特点、血清维生素 B_2 水平降低（正常值 15～60 μg/dl）、24h 尿排泄维生素 B_2 减少（正常 24 h 尿排泄量 0.5～1.0 mg）等易于诊断。需与阴囊湿疹、神经性皮炎、脂溢性皮炎鉴别，后三种疾病不伴有舌炎、口角炎，维生素 B_2 治疗无明显疗效。

（四）治疗

去除病因，摄入富有维生素 B_2 的食物。维生素 B_2 15～45 mg/d，直至症状消失，同时服用复合维生素 B。口角炎涂 1%硝酸银，阴囊炎行对症处理。

三、烟酸缺乏症

内容提要：

- 表现为皮炎、腹泻、痴呆三联征。
- 局限于曝光和受压部位，如面、颈、手背、前臂和足。双手背对称性红斑、边界清楚；面部损害对称，呈"蝴蝶样"红斑；Casal 颈圈。
- 去除和治疗各种病因，补充烟酰胺等。

烟酸缺乏症（pellagra）是由于饮食内烟酸和色氨酸供给不足所致的营养不良性疾病，主要表现为皮炎、腹泻、痴呆三联征。

（一）病因

烟酸可从饮食中获取或在体内由色氨酸合成，正常成人每日烟酸需要量为 15～20 mg 或色氨酸 0.9～1.2 g。烟酸在体内转变为烟酰胺，后者是辅酶Ⅰ和辅酶Ⅱ的重要组成成分，参与糖类、蛋白质和脂肪的代谢。另外，烟酸还参与神经酰胺和角质层脂质的生物合成。烟酸缺乏主要见于饮食不平衡（如长期酗酒）、胃肠道疾病和严重的精神障碍者，少数源于类癌和Hartnup病，但长期应用异烟肼（化学结构与烟酸相似）、6-巯嘌呤和氟尿嘧啶亦可引起本病。

（二）临床表现

早期症状无特异性，表现为乏力、消瘦、食欲下降、兴奋等，以后逐渐出现特征性表现。皮炎（dermatitis）、腹泻（diarrhea）、痴呆（dementia）为典型三联征，可简称“三D”，其中以皮炎最有诊断价值；三者可同时或单独出现，常见皮肤和胃肠道症状，也有仅见神经精神症状而无皮损者。

1. 皮肤黏膜损害　皮损对称分布于曝光和摩擦受压部位，如手足背、前臂、面、颈、上胸等。早期为境界清楚的鲜红色水肿性斑，酷似日晒伤，重者发生水疱和瘀斑，自觉瘙痒或灼痛。以后皮损肿胀减轻，色泽变成暗红、红褐或黑褐色，晚期皮肤粗糙、脱屑、发硬、脆性增加，最后变薄似萎缩性瘢痕，常有皲裂或出血，表面覆以黑痂，愈后遗留色素沉着或减退。Casal颈圈（Casal's necklace）指颈部红斑、脱屑和色素沉着带，呈衣领状环绕颈部。皮损常在夏季加剧，冬季减轻或消退。

2. 消化系统症状　在皮炎发病前1～2个月出现口腔病变（黏膜溃疡、口角炎、舌炎）、食欲减退、恶心、呕吐、腹痛、腹泻、胀气、便血等症状，其中以腹泻最为突出。

3. 神经精神症状　常有神经衰弱症状，也可出现周围神经炎症状（如感觉异常、肢体麻木等），重者出现慢性器质性精神症状（如痴呆、智力减退、幻觉、妄想），严重者发生谵妄、昏迷。

（三）诊断与鉴别诊断

根据病史和皮肤、消化道及神经精神症状诊断不难，血清烟酸水平降低（正常值0.1～0.3 mg/dl）、尿N′-甲基烟酰胺和2-吡啶酮排出减少可确诊。需与卟啉病、光敏性皮炎、红斑狼疮等鉴别。

（四）治疗

去除病因，避免日晒，纠正偏食，给予富含烟酸和B族维生素的食物。口服烟酰胺0.5 g/d，严重者肌内注射或静脉滴注烟酰胺50～100 mg，同时补充B族维生素。皮损用温和保护剂，舌炎、口炎、腹泻等给予相应处理。

第六节　蛋白质营养不良

内容提要：

- 因蛋白质严重缺乏引起典型的皮肤和毛发变化、生长迟滞、智力发育障碍、低蛋白血症
- 临床分型：消瘦型、浮肿型、混合型。
- 应缓慢进行，总热量、各种维生素逐渐补充到位。营养可以口服、肠胃（胃管）、静脉补充，少量输全血、血浆或人血浆白蛋白。

蛋白质营养不良又称蛋白质缺乏病、Kwashiorkor（意指“断奶病”），主要发生于断奶儿童，因蛋白质严重缺乏引起典型的皮肤和毛发变化、生长迟滞、智力发育障碍、低蛋白血症、肌肉消瘦、水肿、脂肪肝和腹部膨隆等。

一、病因与发病机制

病因未确定，最早由非洲报道，但多见于热带和亚热带的一些发展中国家。发病机制似乎是由于缺乏芳香类氨基酸或饮食中缺乏蛋白质，致使酶的活性丧失而发病。蛋白质缺乏可因饮食中供给不足，如亚洲、非洲、拉丁美洲某些国家的人民以木薯和芭蕉为主食，其蛋白质含量只有1%左右；因胃肠道、胰腺和肝病，蛋白质消化、吸收和合成障碍。

二、临床表现

本病好发于6个月至5岁之间的儿童，尤其是断奶时及断奶前后的婴儿，成年人和老人少见。轻型病例大多发生在60岁左右的人。患者因低蛋白血症于面和足部出现水肿，甚者波及全身。白皙皮肤儿童有特异性皮损，开始为红斑，压之能消退，随之发生小的暗紫色斑，边界清，高于周边皮肤，压之不褪色，表面发亮，触之有蜡样感，尔后变成干燥、棕色或黑

色斑，上有裂纹。好发于受压部位，如粗隆、膝、踝、肩、肘和躯干受压处，亦可发生在潮湿部位，如尿布区，以后不规则布于全身，呈剥脱性皮炎样表现。轻型病例仅于胫前、大腿外侧、背部等处出现沿皮肤切线排列的龟裂（称“马赛克”皮肤）和脱屑。严重病例有大面积糜烂和表皮缺失，愈后留有色素沉着，特别在前额、臀、骶尾和足背等处。因皮肤变薄、膨胀和色素减退而变苍白，以黑肤色种族患者为甚，常首发于口周，亦可位于小腿，也可因摩擦、创伤和溃疡而继发脱色斑。偶尔在足背、臀及与压力无关的部位形成大疱，或浅或深的溃疡、坏死。于背、下腹和下肢偶见瘀点。晚期病例在耳郭周围、膝上、肘前、腋、趾间、包皮和唇中部出现线状皲裂。

黏膜损害有口角炎，应与维生素 B_2 缺乏症相鉴别，其他还有眼干燥、唇炎、口腔炎和口腔溃疡、舌乳头萎缩，并可累及肛门和女性阴道。

患儿指（趾）甲变薄、变软，有正常新甲生长时，出现新旧甲分离。毛发脱色，棕色发变成淡黄色，黑发可变成棕色、淡红色或因营养不良而变白，因营养好坏，在一根头发上出现黑白相间的交替节段。毛发稀疏，易脱落，颞和枕部脱发与婴儿躺卧时受压有关，晚期广泛脱落，毛发细软变直，干燥无光泽。

患儿有骨骼和智力发育迟缓，精神障碍，表情冷淡或激动，面无笑容。肌肉萎缩，皮下脂肪消失，体重低于正常，常有腹泻和腹部膨胀。在罕见的严重病例，可有低血糖、低体温、昏迷、严重的细菌或寄生虫感染，这些都是严重致死的并发症。

三、组 织 病 理

早期皮肤改变有角化不全，棘细胞层变薄，基底细胞呈不规则和空泡变性。超微结构显示桥粒体比正常者短，故表皮脆性增加。肝脏广泛脂肪变性。胰腺和小肠壁的腺体可萎缩。

四、诊断与鉴别诊断

根据病史和皮肤、黏膜、指甲、骨骼和精神等症状诊断不难，黏膜损害如口角炎，应与维生素 B_2 缺乏症相鉴别。

五、治　　疗

预防和治疗在于供给充足的营养，增加供给动物蛋白、植物蛋白和新鲜蔬菜，其他为对症处理，如监测和纠正水、电解质紊乱，皮肤护理等。

第七节　肠病性肢端皮炎

内容提要：

- 本病为常染色体隐性遗传，血清锌水平≤9 μmol/L。
- 典型的三联征为肢端皮炎、脱发和腹泻。
- 提倡母乳喂养，硫酸锌或葡萄糖酸锌 2 mg/（kg · d）口服。

肠病性肢端皮炎（acrodermatitis enteropathica）是一种罕见的常染色体隐性遗传性锌缺乏症，典型的三联征为肢端皮炎、脱发和腹泻。

一、病因与发病机制

本病为常染色体隐性遗传，血清锌水平≤9 μmol/L。引起血锌水平降低的机制尚未阐明，可能与肠道转运蛋白或锌结合蛋白缺乏或功能障碍有关，从而引起锌吸收障碍。成人每日锌推荐量为 15 mg，体内锌总量为 2～3 g。

二、临 床 表 现

肠病性肢端皮炎多见于牛奶喂养或断奶后的婴幼儿，平均发病年龄为 9 个月，主要有 3 个方面症状。

1. 皮肤病变　皮损好发于口、鼻、肛门、女阴等腔口周围及四肢末端骨突起部位，常对称分布。初起时为湿疹样红斑，很快发生水疱、大疱或脓疱，尼氏征阴性，破裂后形成糜烂、结痂，继而融合成境界清楚的结痂性或鳞屑性暗红斑，周围有红晕，酷似银屑病。口角炎常为早期表现，口腔表浅的阿弗他样溃疡也可发生。常伴有白念珠菌和细菌感染，愈后无瘢痕和萎缩。

2. 腹泻　90%病例有腹泻，大便呈水样或泡沫状，伴有恶臭。

3. 毛发和甲损害　毛发稀疏、细黄、无光泽，片状或弥漫性脱发。眉毛、睫毛亦可脱落，严重者全秃。指（趾）甲肥厚、变形或萎缩。

4. 其他　如畏光、生长发育迟缓、贫血、瘦弱、情绪和精神异常等。

三、诊断与鉴别诊断

根据肢端皮炎、脱发和腹泻三联征，结合血清锌水平（正常值为 9～20 μmol/L）降低可作出诊断。需与尿布皮炎、念珠菌性间擦疹、大疱性表皮松解症、掌跖脓疱病鉴别。

四、治　　疗

提倡母乳喂养，补充维生素，纠正水、电解质紊乱。硫酸锌或葡萄糖酸锌 2 mg/（kg·d）口服，一般用药 24 h 后显效，腹泻减轻，3～4 周后即有满意疗效，至少需持续至成年期。双碘喹啉 10～15 mg/kg，每日 3 次，可促进锌吸收，但该药有严重的不良反应，现已少用。皮损行对症处理。

第八节　叶酸缺乏症

内容提要：

- 摄入不足，吸收障碍，治疗药物干扰叶酸代谢，需要量增加引起相对缺乏。
- 引起巨幼红细胞贫血，营养性巨幼细胞性贫血，引起胎儿神经管畸形，宫内生长迟缓。
- 治疗：根据《中国居民膳食营养素参考摄入量》提出的叶酸参考摄入量治疗。

叶酸缺乏症是指由于叶酸摄入不足或吸收不良引起的以巨幼红细胞性贫血为特征的临床综合征。

一、病　　因

（1）摄入不足：常见于营养不良、偏食、挑食或喂养不当的婴幼儿。叶酸衍生物不耐热，食物烹煮时间过长或重复加热都可使其破坏引起摄入不足。

（2）吸收障碍：影响空肠黏膜吸收的各类疾病如短肠综合征、热带口炎性腹泻和某些先天性疾病时的酶缺乏使小肠吸收叶酸受影响。

（3）治疗药物干扰叶酸代谢：如抗惊厥药、磺胺嘧啶在部分人群中可引起叶酸吸收障碍。甲氨蝶呤等抑制二氢叶酸还原酶使二氢叶酸不能转化成有生物活性的四氢叶酸。口服避孕药、氟尿嘧啶、阿糖胞苷、异烟肼、乙胺嘧啶、环丝氨酸等药物可影响叶酸的吸收和代谢。乙醇也影响叶酸代谢。

（4）需要量增加引起相对缺乏：妊娠时尤其是最初 3 个月，叶酸需要量可增加 5～10 倍；此外，母乳、婴幼儿，感染、发热、甲状腺功能亢进、白血病、溶血性贫血、恶性肿瘤患者和行血液透析时叶酸需要量也增高，若不增加叶酸的摄入量则引起缺乏。

二、发 病 机 制

天然食物中的叶酸以多谷氨酸形式存在，由空肠微绒毛黏膜上皮细胞的 rL-谷氨酰羧肽酶催化，将其水解成双谷氨酸和单谷氨酸，通过被动（高浓度时）和主动（低浓度时）吸收，进入肠细胞后单谷氨酸被还原和甲基化成 N5-甲基四氢叶酸进入血浆与血浆中白蛋白松散结合，转运到肝脏和其他组织，并与对叶酸有高度亲和力的叶酸受体结合。在这些组织细胞内 N5-甲基四氢叶酸在维生素 B_{12} 的作用下脱去甲基重新结合成聚谷氨酸盐，储存在细胞内或起辅酶作用。胆汁中的单谷氨酸可经重新循环被小肠重吸收。叶酸在尿中降解和排泄。

食物中叶酸进入人体后被还原成具有生理作用的活性形式——四氢叶酸（tetr-ahydrofolic acid，THFA），它是体内生化反应中一碳基团的传递体。叶酸携带一碳基团形成 N5-甲基四氢叶酸、亚甲基四氢叶酸等参与嘌呤和胸腺嘧啶的合成，进一步合成 DNA 和 RNA 参与甘氨酸和丝氨酸之间，组氨酸和谷氨酸之间，半胱氨酸和蛋氨酸之间的相互转化等。参与许多重要物质的合成，如血红蛋白、肾上腺素、胆碱、肌酸等。

三、临床表现

1. 引起巨幼红细胞贫血 维生素 B_{12} 和叶酸缺乏的临床表现基本相似，都可引起巨幼细胞性贫血，白细胞和血小板减少，以及消化道症状如食欲减退、腹胀、腹泻及舌炎等，以舌炎最为突出，舌质红、舌乳头萎缩、表面光滑，俗称“牛肉舌”，伴疼痛，维生素 B_{12} 缺乏时常伴神经系统表现，如乏力、手足麻木、感觉障碍、行走困难等周围神经炎，亚急性或慢性脊髓后侧索联合变性表现，后者多见于恶性贫血，小儿和老年患者常出现精神症状，如无欲、嗜睡或精神错乱。叶酸缺乏可引起情感改变，补充叶酸即可消失。维生素 B_{12} 缺乏尚可影响中性粒细胞的功能。主要的临床类型有：

（1）营养性巨幼细胞性贫血：以叶酸缺乏为主，我国以西北地区较多见，主要见于山西、陕西、河南诸省，常有营养缺乏病史，新鲜蔬菜摄入少又极少荤食，加上饮食和烹调习惯不良，因此常伴有复合性营养不良表现，如缺铁、缺乏维生素 B_1、维生素 B_2、维生素 C 及蛋白质。婴儿期营养不良性巨幼细胞性贫血好发于 6 个月至 2 岁的婴幼儿，尤其是应用山羊乳及煮沸后的牛奶喂养者，母亲有营养不良患儿并发感染及维生素 C 缺乏易发生叶酸缺乏症。维生素 C 有保护叶酸免受破坏的作用。

（2）恶性贫血：系胃壁细胞自身免疫性（毒性 T 淋巴细胞）破坏，胃黏膜萎缩导致内因子缺乏，维生素 B_{12} 吸收障碍。好发于北欧斯堪的纳维亚人。多数病例发生在 40 岁以上，发病率随年龄而增高，但也有少数幼年型恶性贫血，后者可能和内因子先天性缺乏或异常，以及回肠黏膜受体缺陷有关。90%左右的患者血清中有壁细胞抗体，60%的患者血清及胃液中找到内因子抗体，有的可找到甲状腺抗体，恶性贫血可见于甲状腺功能亢进、慢性淋巴细胞性甲状腺炎、类风湿关节炎等胃镜检查可见胃黏膜显著萎缩，有大量淋巴细胞、浆细胞的炎性浸润。叶酸缺乏症和遗传也有一定关系，患者家族中患病率比一般人群高 20 倍。脊髓后侧索联合变性和周围神经病变发生于 70%～95%的病例，也可先于贫血出现。胃酸缺乏显著者注射组胺后仍无游离酸。

（3）药物性巨幼细胞性贫血：这组药物包括前述干扰叶酸或维生素 B_{12} 吸收和利用的药物及抗代谢药等。药物性巨幼细胞性贫血可分两大组：一组是用叶酸或维生素 B_{12} 治疗有效者，另一组是应用上述药物无效者。

2. 引起胎儿神经管畸形 一项随机对照的临床试验表明，在受孕前给予含叶酸的营养补充剂进行干预，能有效和明显地降低婴儿神经管畸形（脊柱裂和无脑儿）的发生率，另一项随机和有对照的试验也表明，如果以前生过患神经管畸形孩子的妇女，再次怀孕前给以大剂量叶酸（4 mg/d），能有效地预防下一个孩子发生神经管畸形。增加叶酸摄入量预防神经管畸形的机制至今还不明确，但可以肯定神经管畸形是复杂的基因和营养因素相互作用的结果。

3. 叶酸与宫内生长迟缓的关系 妊娠妇女体内的叶酸水平和婴儿的出生体重有显著正相关。有报道妊娠妇女第 3 个月时血清和红细胞叶酸的水平（尤其是红细胞叶酸水平）可以作为新生儿出生体重的预测指标，同时孕妇的叶酸水平和流产、早产的发生率相关，叶酸水平高，发生率则低。

4. 叶酸和心血管疾病 叶酸形成 N5-甲基四氢叶酸后将甲基转移至同型半胱氨酸上合成蛋氨酸叶酸缺乏时蛋氨酸合成受阻，血中同型半胱氨酸增高，高浓度同型半胱氨酸对血管内皮细胞产生损害，并可激活血小板的黏附和聚集，成为心血管病的危险因素。充足的叶酸摄入对心血管病发生有一定的预防作用。

四、实验室检查

1. 血清叶酸含量 反映近期膳食叶酸摄入情况。小于 6.8 nmoL/L（3 ng/ml）为缺乏。

2. 红细胞叶酸含量 反映体内叶酸储存情况。小于 318 nmoL/L（140 ng/ml）为缺乏。

3. 组氨酸负荷试验 在口服组氨酸负荷剂量 8h 或 24h 后，尿中亚胺甲基谷氨酸排出量增加，但此指标特异性差，应用不普遍。

4. 血浆同型半胱氨酸测定 当受试者维

生素 B_6 和维生素 B_{12} 营养适宜而叶酸缺乏时，同型半胱氨酸水平增高。

五、诊断与鉴别诊断

根据临床表现及实验室检查，即可确诊。

六、治　　疗

根据中国营养学会 2000 年出版的《中国居民膳食营养素参考摄入量》一书中提出的叶酸参考摄入量为：大于 6 个月 65 μg DFE；6～12 个月，80 μg DFE；1～3 岁，150 μg DFE；4～10 岁，200 μg DFE；11～13 岁，300 μg DFE；14 岁后为 400 μg DFE；乳母和孕妇为 500～600 μg DFE。

注：DFE（膳食叶酸当量，dietary fola equivalent）=[膳食叶酸 μg+（1.7×叶酸补充剂 μg）]。

治疗：补充叶酸 5～10 mg/d，口服，视病情确定治疗时间和剂量。

第九节　胡萝卜素血症

内容提要：

- 因血内胡萝卜素含量过高引起。
- 表现为皮肤发黄，先从手掌和足掌开始，但巩膜和黏膜不黄染。伴有恶心、呕吐、食欲减退、倦怠乏力等症状。
- 治疗：停食富含胡萝卜素的食物或使用胡萝卜素制剂，黄染即可自然消退。

胡萝卜素血症是一种因血内胡萝卜素含量过高引起的肤色黄染症。胡萝卜素为一种脂色素，可使正常皮肤呈现黄色。进食富含过量胡萝卜素的胡萝卜、橘子、南瓜、红棕榈油、木瓜等后可使血中胡萝卜素含量明显增高。高脂血症、甲状腺功能低下、糖尿病或其他使胡萝卜素转化为维生素 A 的先天性缺陷或肝病等情况下，也可使血中胡萝卜素升高。胡萝卜素血症唯一体征为皮肤呈黄色或橙黄色，无自觉症状，但巩膜不黄染。本病多发于手掌和足跖，有时颜面、口周、眼睑也可以出现，严重者全身皮肤皆呈橙黄色，血浆中胡萝卜素含量超过 250 μg%。

一、病因与发病机制

因血内胡萝卜素含量过高引起。胡萝卜素被吸收后，一部分在肠黏膜内裂解为维生素 A，未转变者直接进入血流，有一部分在肝脏或其他组织中进行转变，脂肪和胆盐是胡萝卜素被肠道吸收的必要条件，胆盐能乳化脂肪，加强胡萝卜素裂解酶的活力，促进胡萝卜素转变为维生素 A，有利于其吸收、运转和代谢。

过量进食胡萝卜素含量丰富的食物和水果，如胡萝卜和橘子，用提取的胡萝卜素大量长期治疗某些疾病（如卟啉病和光感疾病），糖尿病、血脂增高、肾炎、甲状腺功能减退、肝炎及其他患有胡萝卜素转变为维生素 A 的先天性代谢障碍，影响胡萝卜素的转变及男性受阉后均可出现血胡萝卜素含量增高。

二、临 床 表 现

临床表现为皮肤发黄，伴有恶心、呕吐、食欲减退、倦怠乏力等症状。常被误诊为肝炎，但仔细观察，两者的黄疸是有区别的，胡萝卜素血症的黄疸先从手掌和足掌开始，其次是鼻唇沟、额、颏、耳后、指关节处，严重者可累及全身皮肤，但巩膜和黏膜不黄染，若无基础疾病，患者一般情况良好。肝炎引起的黄疸以巩膜最为显著，且伴有肝大和肝功能损害。

三、诊断与鉴别诊断

本症诊断主要依据病史、症状和实验室检查。患者血浆中胡萝卜素量超过正常，尿中排泄过量胡萝卜素。取等份血清、乙醇、石油醚，经混合震荡后，见脂色素溶于石油醚内，此法可帮助诊断。

应与肝胆系统疾病的黄疸鉴别，后者巩膜黄染，血胆红素升高；服用阿的平引起皮肤黄染者有服药史。

四、治　　疗

该病无须特殊治疗，只要给患者做好解释工作，停食富含胡萝卜素的食物或停用胡萝卜素制剂，黄染即可自然消退。若无基础疾病，患者预后良好。由于胡萝卜素属于脂溶性营养素，排泄较慢，其消退需要一定的时间。

第十节 婴儿皮肤黏蛋白病

内容提要：

- 本病婴儿出生时即发皮疹，大小不等的硬化性丘疹，呈白色、乳白色或褐色。
- 病理于真皮乳头层显黏蛋白沉积为特征。
- 局部皮损可以采用冷冻、激光或手术切除。

婴儿皮肤黏蛋白病又称黏蛋白痣，由 Lum（1980）首次报道。临床以皮肤出现白色硬化小丘疹，病理于真皮乳头层显黏蛋白沉积为特征。患儿出生时即发病，故于 1993 年 Bellon 命名为黏蛋白痣。

一、病因与发病机制

病因未明，可能为先天性皮肤黏蛋白病。

二、临床表现

婴儿出生时即发直径 0.5～3.0 mm、大小不等的硬化性丘疹，呈白色、乳白色或褐色，有的丘疹中心可见一突起，丘疹散在或聚集成片。丘疹数量随年龄而逐渐增多，经过慢性，以后停止发展，但皮疹持续不消退。丘疹分布散在或局限呈带状、斑片状。肩胛间、指背、手背及上臂等处好发。

三、组织病理

真皮乳头层水肿，血管周围单核细胞浸润。胶性铁或阿新蓝染色于真皮乳头层可见大量黏蛋白聚集。表皮正常。

四、诊断与鉴别诊断

根据出生发疹，组织病理于真皮上层大量黏蛋白沉积即可确诊。临床应与光泽苔藓、扁平苔藓、摩擦性苔藓样丘疹、小儿丘疹性肢端皮炎、错构瘤和结缔组织痣相鉴别。此外，尚应与其他黏蛋白病如肢端黏蛋白病、自愈性幼年皮肤黏蛋白病、灶性皮肤黏蛋白病和黏液水肿性苔藓等相鉴别。

五、治　疗

局部皮损可以采用冷冻、激光，或手术切除。

第十一节 类脂蛋白沉积症

内容提要：

- 皮肤黏膜及内脏有无定形物质沉积。
- 主要为眼睑部串珠样丘疹，声音嘶哑，膝肘黄瘤样改变。
- 治疗：对症处理，酶补充疗法有一定疗效但仍在试验阶段。

类脂蛋白沉积症（lipoid proteinosis，LP）又称为皮肤黏膜透明变性，是一种罕见的常染色体隐性遗传病，由 Urbach 和 Wiethe 于 1929 年首次描述，因此又名 Urbach-Wiethe 病。本病为常染色体隐性遗传病，主要在皮肤黏膜及内脏有无定形物质沉积，常发生于婴儿，临床表现主要为眼睑部串珠样丘疹，声音嘶哑，膝肘黄瘤样改变，轻微的炎症刺激，皮肤易形成瘢痕，伴系统性损害。

一、病因与发病机制

本病的病因是 X 染色体携带的伴性隐性遗传。它是由于α-半乳糖苷酶缺乏，导致酰基鞘氨醇己三糖苷积存，因而引起全身皮肤、内脏发生血管角质瘤，出现发作性疼痛、感觉异常及全身症状，如蛋白尿、水肿、肾衰竭和血管异常等。

二、临床表现

本病最初的临床表现是皮肤损害，常发生于 2 岁以内，包括面部四肢蜡样半透明的丘疹，随后在口角、眼睑和皮肤褶皱部位形成丘疹，特别是在睑缘形成特征性的串珠样的蜡样丘疹。可伴有斑秃、少汗症和甲发育不良。所有患者的黏膜均受累，声带浸润导致的声音嘶哑出生时即可存在，并可波及软腭、悬雍垂和扁桃体，病情持续进展可导致呼吸困难，伴有多种多样的智力缺损。在成人期，内脏受累明显而皮肤损害缺乏或很少。脑部 CT 可显示高度特异性的颞叶钙化。透明沉积物偶可在其他器官内发现，但可不产生症状，通常在尸检时发现。

三、组织病理

表皮角化过度，棘层不规则增厚或萎缩，特征性改变为真皮增厚，整个真皮血管汗腺周围均质性嗜伊红透明蛋白外套包绕，真皮下部透明蛋白灶性分布，毛细血管壁呈透明蛋白样增厚。透明蛋白样物质HE染色为淡红色，PAS染色强阳性，结晶紫染色弱阳性或阴性。均质性嗜伊红透明蛋白认为是糖蛋白，由成纤维细胞分泌，其内的脂类为继发性改变。有人认为均质物质为Ⅳ型胶原为主，也有Ⅲ型胶原。

四、实验室检查

1. 血常规及血沉　周围血象可有轻度正细胞性正色素性贫血及血沉增速。

2. 尿常规　多有蛋白尿、血尿和管型尿，还可伴有低比重尿。

3. 生物化学检查　当肾衰竭时，可有BUN及尿酸升高。

4. 骨髓象　骨髓涂片检查可见大巨噬细胞，其内有脂质颗粒。

五、辅助检查

1. X线检查　胸片常见有高血压心脏病、心脏扩大和心力衰竭征象。肾盂造影显示肾功能不良。肠道受侵犯可导致肠黏膜增厚、结肠袋消失。

2. 心电图检查　心电图改变为心肌缺血和心律失常，如间歇性窦房阻滞、室上性逸搏等。

六、诊断与鉴别诊断

该病临床表现具有一定特征性，根据患者声音嘶哑，眼睑部损害，皮肤表现及病理特殊染色，可明确诊断，但需与原发性系统性淀粉样变及红细胞生成性原卟啉病相鉴别。

七、治　　疗

关节痛和周围神经痛可用苯妥英钠缓解症状。对于心力衰竭和肾衰竭者，可予对症处理。酶补充疗法有一定疗效但仍在试验阶段，尚难广泛应用于临床。

（杨艳平　陈嵘祎　罗　权　张锡宝　史建强）

第二十七章 遗传与角化性皮肤病

第一节 神经纤维瘤病

内容提要：

- 常染色体显性遗传，成人外显率几乎为100%。
- 咖啡牛奶斑、神经纤维瘤、腋下和腹股沟雀斑、Lisch结节和骨损害。
- 可有各种内部肿瘤：视神经胶质瘤、恶性周围神经鞘膜瘤、嗜铬细胞瘤、中枢神经系统肿瘤。
- NF1和NF2有严格的诊断标准。
- 需要多学科的综合治疗。

神经纤维瘤病（neurofibromatosis，NF）是以神经系统、骨骼和皮肤的发育异常为主要特征的一种常染色体显性遗传病。1982年，Riccardi将NF分为7型，即NF1（von Recklinghausen病）、NF2（听神经鞘瘤）、NF3（混合型）、NF4（变异型）、NF5（节段型或皮节型）、NF6（仅有咖啡牛奶斑，无神经纤维瘤）、NF7（迟发型，20岁以后发病）。一般所述的神经纤维瘤病意指NF1，它是7个类型中最为典型的，亦是所占比例最高的（约占85%），故在本节为重点内容。

一、流行病学

NF1在世界各地均有报道，目前普遍认为其在新生儿中的发病率约为1/3000。

二、病因及发病机制

NF1是常染色体显性遗传，成人外显率几乎为100%。30%～50%患者为自发突变，无阳性家族史。NF1致病基因为*NF1*基因，该基因位于染色体17q11.2，跨距350kb长的基因组DNA，至少包含59个外显子，编码2818个氨基酸组成的、大小327kDa的蛋白——神经纤维瘤蛋白，该蛋白在人体多个组织和器官均有表达，其主要功能区与GTP酶激活蛋白序列相似，能激活体内的Ras-GTP酶，使GTP水解为GDP，终止Ras信号传导，负向调控Ras分裂原活化蛋白激酶通路（MAPK），抑制细胞增殖、失活，属于肿瘤抑制因子。因此，*NF1*基因突变会干扰Ras信号通路，对肿瘤发生起作用。

三、临床表现

本病男性多见，常自青少年时期发病。

（一）皮肤损害

1. 神经纤维瘤 可分为皮肤型、皮下型和丛状型。①皮肤型为粉红色、皮色、棕色或黄褐色的有蒂或无蒂肿瘤、质软或略呈橡胶样韧性，数个至1000个以上，直径可从数mm至数cm，或更大（平均0.5～1.0 cm），轻压肿瘤，易于疝入真皮内，放开手指后恢复原状；身体各部均可受累，但累及龟头罕见，女性的乳晕和乳头神经纤维瘤对NF1有诊断意义。②皮下神经纤维瘤可硬如橡皮，近1/5 NF1患者至少有一个皮下神经纤维瘤。皮肤和皮下型在儿童期开始发生，青春期和妊娠时数量增多，在整个成年期持续缓慢地变大和增多。③丛状神经纤维瘤为皮下组织中沿神经分布的有触痛、坚实的结节或肿块，可以广泛侵入皮肤各层组织、筋膜、肌肉甚至更深层的组织结构。约1/4 NF1患者会出现丛状型，且常导致软组织增生及骨肥大，导致头、颈、四肢末端变形。丛状型为先天性，在4～5岁时表现明显，对NF1具有诊断意义；丛状型皮损上可同时出现色素沉着与毛发增多，可被误诊为先天性黑色细胞痣。

这些肿瘤一般无症状，有时出现疼痛或瘙痒，偶可发生恶变，如3%～15% NF1患者的丛状型神经纤维瘤可发展为恶性周围神经鞘瘤。用细胞标志物（如S-100蛋白，Ⅰ、Ⅲ、Ⅳ型胶原单克隆抗体，纤维连接素）染色可发现不同患者的神经纤维瘤之间存在明显的细胞异质性。

2. 咖啡牛奶斑　呈均一的淡褐至深褐色斑，表面光滑，边界清楚，常为椭圆形，直径数 mm 至数 cm 不等；除头皮、眉、掌、跖之外，其余部位均可发生；一般在出生时即有，可不明显，1 岁内逐渐清楚，常在 10 岁内增多和变大。

3. 间擦性雀斑　由 1～3 mm 大小的深褐色斑组成，亦称 Crowe 征。NF1 的雀斑可为广泛性，但腋窝或腹股沟区的雀斑才有诊断价值，因此处的雀斑不易与日光性雀斑混淆。雀斑不是缩小的咖啡牛奶斑，常在 4～5 岁时出现，晚于咖啡牛奶斑，整个成年期中持续发生，特别是摩擦部位，如腰带处、乳房下等。

（二）皮肤外损害

1. 神经病变　神经缺陷可为局限性或弥漫性、中枢性或周围性。颅神经中最常受累的是听神经，双侧听神经瘤可引起感觉神经性耳聋。视神经胶质瘤的发生率约占 NF1 病例的 15%，出现于儿童期，80%患者无症状，大多数病例为非进行性，可引起突眼、视力下降或眼球活动受限。其他中枢神经系统病变包括脑积水、脑异位、神经胶质小结、神经管闭合疾病、脊髓脊膜膨出、脑和脊髓肿瘤，以及神经鞘瘤、室管膜瘤、星形细胞瘤和脑膜瘤。

周围神经损害可引起感觉异常、神经根痛或臂丛麻痹；而中枢神经系统损害则出现颅内压增高、脑神经麻痹、癫痫、智力障碍、共济失调等，约 3%受累患儿可出现性早熟。

2. 眼病变　虹膜色素错构瘤，或称 Lisch 小结，是 NF1 最常见的表现，呈半透明褐色斑点，平均每只眼有 25 个，常为双侧性，不影响视力；大多数病例需用裂隙灯检查才能见到；在儿童期开始出现，非 NF1 患者极为罕见。有研究表明，3 岁以内幼儿仅 5%出现 Lisch 小结，3～4 岁和 5～6 岁时则分别增加至 42%和 55%。其他眼部损害包括脉络膜错构瘤、眼睑神经纤维瘤、双侧视神经萎缩和青光眼等。

3. 骨损害　蝶骨翼发育不全和长骨假关节（尤其是胫骨）是 NF1 的特异性损害，但不常见。胫骨假关节的发生率仅为 NF1 患者的 0.5%，表现为胫骨的先天性弯曲，半数先天性假关节病例系 NF1 所致。巨头、身材矮小、脊柱侧凸是常见的骨损害，但无诊断价值。

4. 内分泌异常　本病可伴发肢端肥大症、黏液性水肿、性早熟或延迟、Addison 病和生长迟缓等内分泌异常，一般认为其是非特异性表现，可能系下丘脑和垂体病变所致。此外，甲状腺髓样癌和嗜铬细胞瘤亦可伴发出现，后者常为双侧性，发生率为 5%～10%。

5. 其他　肺囊性变和蜂窝状病变、肾动脉狭窄、肠系膜和结肠神经纤维瘤、巨舌，以及酷似偏侧肥大的局限性增生病变亦可出现。

四、组织病理

1. 皮肤神经纤维瘤　界线清楚，无包膜，可扩展至皮下组织，由神经鞘细胞和神经内膜组成；无弹力纤维，肥大细胞较多见，常有细长神经纤维穿插其中。

2. 丛状神经纤维瘤　累及深部大神经，可见不规则形神经束；增生的神经鞘细胞和胶原纤维形成弯曲的条索，周围为黏液样无定形间质。

3. 咖啡牛奶斑　黑素细胞和基底细胞内可见巨黑素体，直径可达 5 μm，多巴反应示黑素细胞密度和活性增加。

五、诊　　断

病史和体检应集中在皮肤和中枢神经系统，头围、身高、血压、脊柱侧凸、眼科检查尤为重要；常规实验室检查帮助不大。MRI 能证实 NF1 的诊断和排除高危人群的可疑诊断。

NF1 和 NF2 的诊断标准见表 27-1。在一组 160 例 6 岁以内高危 NF1 儿童中，诊断率为 94%；咖啡牛奶斑、雀斑、Liseh 小结和神经纤维瘤依次出现，故年幼儿中缺乏神经纤维瘤不能排除 NFl。

表 27-1　NF1 和 NF2 的诊断标准

NF1：具备下述两项即可明确诊断，一项为可疑诊断	
（1）	咖啡牛奶斑≥6 个，最大直径＞5 mm（青春期前个体）或＞15 mm（青春期后个体）
（2）	腋窝或腹股沟区雀斑

续表

NF1：具备下述两项即可明确诊断，一项为可疑诊断	
（3）	任何类型神经纤维瘤≥2个或1个丛状神经纤维瘤
（4）	Lisch 小结≥2个
（5）	视神经胶质瘤
（6）	显著的骨损害，如蝶骨翼发育不良或长骨皮质变薄，伴有或不伴有假关节
（7）	NF1 的一级亲属罹患此病
NF2：具备下述一项即可明确诊断	
（1）	CT 或 MRI 检查见到双侧听神经瘤
（2）	有 NF2 的一级亲属和下述任何一项 1）单侧听神经瘤 2）有下述 2 种病变：神经纤维瘤、脑膜瘤、神经胶质瘤、神经鞘瘤、青少年型后囊下晶体混浊

六、鉴别诊断

1. 脂肪瘤 好发于颈部、躯干，以中年人多见，损害为单发或多发柔软的皮下肿块，界线清楚，圆形或分叶状，可移动，一般不伴有面积较大的牛奶咖啡斑，按压肿块无疝囊感。组织病理示瘤体为位于皮下有结缔组织包膜的脂肪组织。

2. 皮肤纤维瘤 好发于四肢，为单发或多发质硬、稍隆起于皮面的球形或扁球形结节，与皮肤粘连，与深部组织不粘连。

3. 先天性黑素细胞痣 丛状神经纤维瘤需与此病鉴别。

七、治疗

本病无特殊疗法，处理方法包括遗传咨询、随访和对症治疗。

1. 皮肤神经纤维瘤 手术方法依赖于肿瘤数量、大小和患者的动机。手术切除后很少复发，但邻近组织可发生新皮损；切除深度达皮下组织，伤口分层关闭。较小皮损用环钻切除，每次可切除数十个，伤口缝合或敞开。电干燥法或激光（CO_2、Nd：YAG）每次可治疗100个以上皮损；面部皮损还可用磨削术治疗，但较深层损害可复发。

2. 丛状神经纤维瘤 须由经验丰富的外科医生来施行手术。

3. 咖啡牛奶斑 手术切除、皮肤磨削和激光（脉冲染料、YAG、红宝石）均可选用，由于复发率至少达 50%，故应优先选择激光治疗。

4. 酮替芬 由于神经纤维瘤常有丰富的肥大细胞，而肥大细胞分泌物可能促进肿瘤生长，故用酮替芬（肥大细胞阻滞剂）1 mg/次，每日 1～3 次治疗可使瘙痒和（或）疼痛减轻、肿瘤生长速度减慢，全身状况好转。

八、病程与预后

NF1 是一种进行性疾病，随年龄增长而恶化是一种家族性癌易感综合征（familial cancer prone syndrome）。癌症的终生危险性约比普通人群高 5%。神经纤维肉瘤是成人的 NF1 特异性原型癌（prototypical cancer），可发生于丛状型神经纤维瘤或大神经内，很少伴有典型的皮肤或皮下型神经纤维瘤。嗜铬细胞瘤、恶性黑素瘤和胚胎性肿瘤（如 Wilms 瘤、横纹肌肉瘤）亦较常见。此外，幼年黄色肉芽肿、白血病、Ⅲ型多发性内分泌瘤亦有报道。

2/3 的 NF1 患者病变轻微，余者病变严重，其中仅半数可以治疗。5%NF1 患者有颅面丛状神经纤维瘤，可引起毁容、突眼、视力障碍和呼吸困难。可伴随其他非特异性并发症，包括慢性瘙痒、高血压、便秘和头痛等。凡发病早而增长快者或广泛波及泌尿道、胃肠道或中枢神经系统者均提示预后不良。妊娠有时可加重损害。

第二节 鱼鳞病

鱼鳞病（ichthyoses）一词来源于希腊语词根“ichthy”，意指鱼，是一组以皮肤干燥伴非炎性鱼鳞状鳞屑为特征的疾病。鱼鳞病样皮肤病可分为三组类型：一是以皮肤表现为主要特征的先天性疾病；二是皮肤损害仅是系统性疾病的一个表现；三是皮肤损害为获得性的，详见表 27-2。

表 27-2　部分鱼鳞病的特点

病名	遗传方式	基因	染色体定位	患病率	发病年龄	临床特征	ECTT	组织病理	伴发特征
寻常性鱼鳞病	常染色体显性	*FLG*	1q21.3	1/250	婴儿/儿童	四肢躯干细小、白色黏着性鳞屑，屈侧部受累；掌跖角化过度、线状皲裂、掌纹加深；常有毛周角化	正常	轻至中度角化过度，颗粒层变薄或缺如	遗传过敏性
X 连锁隐性鱼鳞病	X 连锁隐性	*STS*	Xp22.31	1/2 000～1/6 000（男孩/男性）	出生时至 4 月	四肢、躯干、颈面部粗大褐色鳞屑；掌跖常不受累；角膜混浊可见	正常	角化过度	性腺功能减退；嗅觉丧失；点状软骨发育不良
板层状鱼鳞病	常染色体隐性	*TGM1* *ABCA12* *CYP4F22*	14q12 2q35 19p13.12	1/20 万～1/30 万	出生时	出生时火棉胶婴儿；粗大黑色板样鳞屑；掌跖受累；严重睑、唇外翻	降低或正常	明显角化过度；灶性角化不全	毛发硫营养不良
非大疱性先天性鱼鳞病样红皮病	常染色体隐性	*TGM1* *ALOXE3* *ALOXE 128* *NIPAL4* *PNPLA1*	14q12 17q13.1 17q13.1 5q33.3 6p21.31	1/10 万～1/20 万	出生时	出生时火棉胶婴儿；细小白色鳞屑；掌跖受累；明显红皮病；睑外翻	降低	角层轻度增厚；灶性角化不全	
表皮松解性角化过度症	常染色体显性	*KRT1* *KRT10*	12q13.13 17q21.2	1/30 万	出生时	出生时红皮病样，水疱、糜烂；棕色疣状厚鳞屑；掌跖角化	降低	致密的角化过度；表皮上部网状间隙；透明角质颗粒增多	
可变性红斑角化病	常染色体显性	*GJB3* *GJB4*	1p34.3 1p34.3	罕见	出生时/婴儿期	红斑区域不定，持久性角化过度斑块，头皮和面部不受累	正常	角化过度；轻度乳头瘤样增生；棘层肥厚	神经病变
丑胎	常染色体隐性	*ABCA12*	2q35	极罕见	出生时	非常厚的、黄棕色板状鳞 - 屑似铠甲包被体表；深皲裂；严重睑、唇外翻		致密角化过度	早产儿；发展为严重的板层状鱼鳞病

注：ECTT 指基底层至角质层的表皮细胞通过时间。

一、寻常型鱼鳞病

内容提要：

- 最常见的角化性疾病，估计患病率为 1/250，以半显性遗传方式遗传。发生于婴儿。
- 典型临床表现为四肢伸侧白色细薄糠状鳞屑，在腹股沟和屈侧由于潮湿而无皮损。发生在小腿，鳞屑常较大。
- 毛周角化，特异性素质，掌纹增粗。
- 临床表现：颗粒层变薄或消失，分子生物学检测。
- 治疗目的是通过润肤剂和软化剂的持续应用使鳞屑减少。最近发现含有神经酰胺的脂质乳膏已证实有效。

寻常性鱼鳞病（ichthyosis vulgaris）亦名常染色体显性遗传寻常性鱼鳞病（autosomal dominant ichthyosis vulgaris）、单纯性鱼鳞病（ichthyosis simplex）、光泽鱼鳞病（ichthyosis nitida）或干皮病（xeroderma），是一种较常见的常染色体显性遗传病。

（一）流行病学

本病患病率估计为 1/250，常以半显性遗传方式遗传。1/4～1/2 的患者伴发特应性皮炎。

（二）病因与发病机制

目前许多研究表明 *FLG* 基因突变导致本

病发生，该基因定位于染色体 1q21，包含 3 个外显子，其中外显子 1 不编码，编码的蛋白为丝聚蛋白，分子质量约 300kDa。丝聚蛋白的前体丝聚蛋白原在角质形成细胞终末分化阶段，被分解为丝聚合蛋白多肽、丝聚合蛋白及角蛋白中间丝等交叉连接到角质细胞包膜，形成表皮屏障。丝聚合蛋白还参与角化包膜的形成，后者是一个高度特异性的结构，由几种结构蛋白和角质形成细胞衍生的脂质构成，具有维持表皮屏障功能。丝聚蛋白半衰期很短，生成 6h 后，在肽基精氨酸亚氨基酶的催化下，亚氨基形成中性瓜氨酸，产生中性及酸性异构体，而酸性异构体与角蛋白亲和力很弱，使丝聚合蛋白从角质细丝中释放出来，被逐步降解为高度保湿的氨基酸和其他衍生物，以维持皮肤正常 pH、调节蛋白酶活性、表皮屏障的通透性及对微生物的防御功能起关键作用，对维持角质层水合作用具有重要作用。*FLG* 基因突变会导致表皮丝聚合蛋白减少或缺如，使角质层黏附增加、鳞屑形成。

（三）临床表现

本病出生时并无症状，常在婴幼儿期发病，5 岁后发病少见。纤细的淡色菱形或多角形鳞屑分布于背及四肢伸面（图 27-1），下肢尤甚，屈侧常不受累，其边缘轻度游离，对称分布；幼儿可累及前额及面部。头皮可有纤细的糠状脱屑，臀及四肢伸面出现毛囊性角化丘疹，掌跖常见线状皲裂和掌纹加深。损害轻重不等，一般无自觉症状，但与季节关系密切，在夏季和湿度增加时减轻，在干燥和寒冷环境下加重。轻症患者仅在冬季表现皮肤干燥；严重者出现明显的鳞屑和足跟的角化过度，类似于板层样鱼鳞病，但极为少见。部分患者有遗传过敏性疾病的个人史和家族史，如湿疹、鼻炎和哮喘。随着年龄的增长，一些患者的病情可以改善，而甲状腺功能低下可加重轻型患者的病情。

（四）组织病理

轻度至中度角化过度，颗粒层减少或缺乏。板层样或致密的角化过度常堵塞毛囊口，特别是毛周角化者。真皮正常或血管周围有散在性淋巴细胞浸润，汗腺与皮脂腺减少。电镜下透明角质颗粒异常，并伴有丝聚合蛋白缺乏。

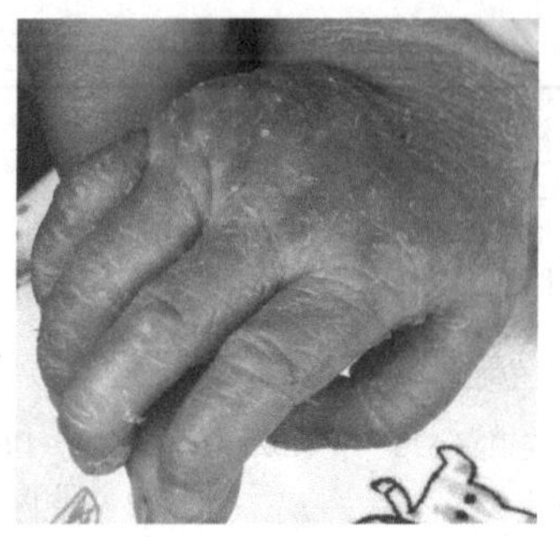

图 27-1　寻常型鱼鳞病

（五）诊断与鉴别诊断

依据皮疹形态、分布特征，较易诊断。需与其他型鱼鳞病及获得性鱼鳞病相鉴别（获得性鱼鳞病发病晚，可伴有营养不良、感染性疾病、肿瘤、炎症性疾病，无家族史，较易鉴别）。

（六）治疗

目前无法根治，治疗目的主要是减少鳞屑，改善症状。每日应用润肤剂如 10%尿素软膏、α-羟酸或 40%～60%丙二醇溶液封包过夜（每周 2～3 次）可获良好的效果，但必须小心防止水杨酸中毒。局部应用维 A 酸霜或软膏有效，但可引起皮肤刺激。维生素 D 类药物无效。系统应用维生素 A 或维 A 酸类药物（如阿维 A、异维 A 酸）有一定作用。

（七）预后

病情良性，部分患者随着年龄的增长，病情可以改善。

二、X-连锁鱼鳞病

内容提要：

- 全世界男性的发病率为 1/6000～1/2000，由女性携带者遗传给下一代。
- 所有的患者均在 1 岁之前发病。
- 四肢、躯干、颈部和面部侧面幼小的至大片的黑色黏着性鳞屑，偶尔累及掌跖。
- 治疗：润肤剂，特别是丙二醇，局部角质松解剂和维 A 酸类药物单独或联合应用。

X-连锁鱼鳞病（X-linked Ichthyosis），又名X-连锁隐性遗传鱼鳞病，是一种累及男性的较严重的鳞屑性疾病。

（一）流行病学

全世界男性的发病率为1/6000～1/2000，由女性携带者遗传给下一代，呈X-连锁隐性遗传模式，只有男性发病，女性杂合子者可出现轻度的鳞屑形成，但极为罕见。

（二）病因与发病机制

本病缺乏微粒体类固醇硫酸酯酶（microsomal steroidal sulfatase）——芳基硫酸酯酶C（arylsulfatase c），其可水解硫酸胆固醇和硫酸类固醇。类固醇硫酸酯酶基因位于X染色体短臂二区二带三亚带上（Xp22.3），约90%的患者有酶基因缺失。正常女性所含的活性类固醇硫酸酯酶量约二倍于正常男性，女性携带者的酶活性类似于正常男性，而男性患者的酶活性缺乏。此酶的缺乏使硫酸胆固醇酯和脱氢表雄酮硫酸酯水解异常，继而3-硫酸胆固醇在表皮中聚集，角质层细胞紧密结合，影响正常脱落而形成鳞屑。在怀有患儿的孕妇中，受累胎儿的胎盘不能水解硫酸雌激素前体，使母体雌激素减少，从而导致延迟发作和产程延长，有时需行剖宫产。本病是一种潴留性角化病，表皮增生速度正常而有角质层潴留。

（三）临床表现

所有的患者均在1岁之前发病，轻度的全身性鳞屑形成可在出生时存在或在生后立即出现。在儿童早期，四肢、颈、躯干和臀部常出现明显的鳞屑，其中以颈、躯干受累最重，除耳前区外，面、掌跖常不受累，具有特征性；皱褶部位可中度受累。鳞屑常为褐色，黏性较大，间隔以表面正常的狭窄皮肤区。在温暖、潮湿的气候中，皮损可明显消退，但不会随年龄增长而减轻。

类固醇硫酸酯酶缺乏的皮肤外表现包括角膜混浊、胎盘硫酸酯酶缺乏综合征（placental sulfatase deficiency syndrome）、血清硫酸类固醇浓度增高、隐睾和睾丸癌。部分患者行裂隙灯检查可见明显的角膜后弹力层（vitreous membrane）混浊，这种混浊不影响视力；阴性结果不能排除本病的诊断，故眼科检查对女性携带者的检出并不可靠。胎盘硫酸酯酶缺乏综合征可致延迟发作或产程延长的发生率增加，胎儿和胎盘健康而母亲的尿雌三醇浓度极低是其特征；大多数其他疾病中，妊娠晚期出现的尿雌三醇水平低下表明有严重的胎儿或胎盘病变。约20%的患者有隐睾，数例患者发生与隐睾无关的睾丸癌。其他伴随症状非常罕见，如癫痫样发作、反应性心理障碍、幽门肥大、腹壁先天性缺陷等。

（四）伴发疾病

本病可伴发下列疾病：①Kallmann综合征（Kallmann syndrome）：常为X连锁方式遗传，促性腺激素分泌不足性性腺功能减退（hypogonadotropic hypogonadism）和嗅觉丧失是其特征；X连锁遗传鱼鳞病和Kallmann综合征均有类固醇硫酸酯酶基因的缺失，二者可能是邻接基因综合征（contiguous gene syndrome），其共存可能系一个以上的基因跨越性缺失所致。②点状软骨发育不良（chondrodysplasia punctata）：在两个家庭中发现Xp22.32的缺失伴发点状软骨发育不良和类固醇硫酸酯酶位点的缺失，患儿亦有鱼鳞病、鼻发育不全和发育迟缓的表现。③Conradi-Hünermann综合征：典型的综合征常为显性遗传，点状软骨发育不良是其特征，部分患者出现鱼鳞病皮肤和鼻发育不全，但临床表现和X线检查结果不同于上述综合征者。④Rud综合征：部分患者亦有类固醇硫酸酯酶缺乏。

（五）组织病理

表皮轻度增生，颗粒层正常、增厚或略变薄；致密的板层样角化过度亦可出现并能堵塞附属器的开口。

（六）诊断与鉴别诊断

根据发病年龄、临床表现和组织学变化，一般可明确诊断。同时，应仔细检查角膜、嗅觉和睾丸。皮肤、白细胞或培养的成纤维细胞内酶活性测定、角层或血浆硫酸胆固醇含量测定可证实诊断。

临床上常与寻常型鱼鳞病鉴别，后者肢体屈侧、颈部常不受累，常伴掌跖皮纹增多及毛周角化症，随年龄增长病情可改善。

（七）治疗

润肤剂和温暖、潮湿的大气环境可改善角层水合，有益于治疗。外用40%～60%丙二醇，聚乙烯薄膜封包过夜，每周数次可获良好的疗效；可选用α-羟酸或口服维A酸。

三、板层状鱼鳞病

内容提要：

- 患者在出生时就明显地表现出严重症状，而且一直持续终生。
- 出生时火胶棉样膜，广泛分布的大片状，碟状厚鳞屑；下肢有较大的鳞屑；没有或者轻度的红皮病。
- 热不耐受；瘢痕性脱发，睑外翻；唇外翻。
- 局部应用维生素D_3的衍生物和他扎罗汀（一种受体选择性维A酸），以及在基质中含乳酸和丙二醇成分的乳膏均有疗效。
- 重症患儿常常需要从幼童时期即开始以维A酸类药物进行系统治疗。

板层状鱼鳞病（lamellar ichthyosis，LI）又名2型先天性鱼鳞病（ichthyosis congenital type 2）、非红皮病型常染色体遗传性板层状鱼鳞病（nonerthrodermic autosomal recessive lamellar ichthyosis），是一种常染色体隐性遗传的非大疱性鱼鳞病样皮肤病。

（一）流行病学

LI遍布全世界，成活新生儿患病率估计为1/300 000～1/200 000，具有遗传异质性，大部分呈常染色体隐性遗传，偶有家系常染色体显性遗传特征。

（二）病因与发病机制

半数LI患者被发现转谷氨酰酶-1活性降低或缺失。位于染色体14q12的*TGM1*发生突变可导致谷氨酰酶-1功能缺陷，使表皮上部大量结构蛋白如表皮蛋白、兜甲蛋白等相互交联形成非水溶性蛋白质包膜发生障碍，不利于脂质分子膜形成，破坏了角化和脱落的复杂过程。本病有遗传异质性，其致病基因还包括2q35的ATP结合转运蛋白基因（*ABCA12*）和19p13.12的细胞色素P450家族4中亚家族F的多肽22基因（*CYP4F22*）。

（三）临床表现

患儿出生时即有一层由增厚的角质层形成的火棉胶膜包裹全身，此称火棉胶婴儿。该膜光亮紧张，无弹性，常使下睑和唇外翻。火棉胶婴儿不是一种疾病，而是许多不同疾病的临床表现，如LI、非大疱性先天性鱼鳞病样红皮病、新生儿板层状表皮剥脱和Ⅱ型Gaucher病等，其中以前二者最常见。火棉胶婴儿除早产率增加之外，还可出现眼干燥（睑外翻引起泪液流动异常）、皮肤感染、败血症、瘢痕性秃发、高渗性脱水和体温不稳定。

火棉胶薄膜在婴儿出生后数周左右开始逐渐变为大片鳞屑、脱落，膜下为表皮深层，潮湿、高低不平，呈红斑样。脱屑由皲裂部位开始，于15～30 d内累及全身，头颅和肢端脱屑最晚。鳞屑和红斑累及全身，皱褶处亦不例外，严重者出现睑外翻和耳、鼻软组织发育不全。LI的典型特征是粗大的黑色板样鳞屑，中央黏着、边缘游离，中度至密集的红斑不如鳞屑显著，明显的面部受累可导致睑外翻、唇外翻及鼻部、耳郭软骨发育不全，严重睑外翻会引起睫毛脱落、结膜炎、眼睑闭合不全、角膜溃疡，甚至致盲；但在较轻的病例可缺乏睑外翻和明显的红斑。掌跖可见角化过度，手足见裂纹，关节周围皮肤可呈棘状突起。甲受累，出现甲板增厚、点状凹陷、甲营养不良、甲纵嵴、甲皱襞炎。头皮受累可出现瘢痕性秃发。表皮内汗腺管的收缩可引发耐热不良，鳞屑聚集可导致外耳道闭塞，继发细菌感染出现反复耳部感染。

（四）组织病理

明显的角化过度，颗粒层存在，表皮常有银屑病样增生伴表皮突增宽。

（五）诊断与鉴别诊断

（1）虽然大多数火棉胶婴儿发展为LI和

NCIE，但余者可完全消退或成为 X 连锁遗传鱼鳞病、常染色体显性遗传鱼鳞病；此外，毛发硫营养不良、毛囊鱼鳞病、Siogren-Larsson 综合征、Netherton 综合征、Ⅱ型 Gaucher 病和 Neu-Laxova 综合征亦偶有火棉胶婴儿表现。因此，在全部临床表现出现之前，不可能做出火棉胶婴儿的病因诊断。

（2）新生儿板层状表皮剥脱（lamellar exfoliation of the newborn）或自身消退性火棉胶婴儿（self-resolving collodion baby）是一种易于混淆的独立疾病，为常染色体隐性遗传，具有火棉胶婴儿的表现。其特点是在生后数天内永久性脱去鳞屑，此后出现正常外观的皮肤。

（六）治疗

外用维 A 酸可减少鳞屑，联合应用糖皮质激素可减轻刺激和加强疗效。丙酮酸和 α-羟酸亦是有效的局部脱屑剂。维生素 D_3 衍生物如钙泊三醇软膏、卡泊三醇软膏，各种保湿剂亦有效。口服异维 A 酸 1～2 mg/（kg · d）或阿维 A 酯 1 mg/（kg · d）可显著减少鳞屑。

四、非大疱性先天性鱼鳞病样红皮病

内容提要：

- NCIE 较 LI 常见，其发病率约为 1/200 000，呈常染色体隐性遗传特征，偶有常染色体显性遗传。
- 出生时火胶棉样膜；广泛分布小、白色鳞屑；程度不等的红皮病和掌跖受累。
- 热不耐受；瘢痕性脱发；可有睑外翻。
- 大部分 NCIE 患者的生长发育都是正常的，但严重的剥脱性红皮病可能影响生长期患儿，导致慢性发育不良。

非大疱性先天性鱼鳞病样红皮病（nonbullous congenital ichthyosiform erythroderma，NCIE）又名 1 型先天性鱼鳞病（ichthyosis congenita type 1）、红皮病型常染色体隐性遗传性板层状鱼鳞病（erythrodermic autosomal recessive lamellar ichthyosis）。

（一）流行病学

NCIE 较 LI 常见，其发病率约为 1/200 000，呈常染色体隐性遗传特征，偶有个别报道呈常染色体显性遗传。

（二）病因与发病机制

NCIE 具有很大的遗传异质性，目前报道了 4 个致病基因位点：14q12、17p13.1、5q33.3 和 19p13.1—p13.2，明确的致病基因 *TGM1*、油脂氧化酶 3（*ALOXE3*）、脂氧合酶 12（R）（*ALOX12B*）和磷蛋白基因。与 LI 患者相比，只有很少数NCIE 患者 *TGM1* 基因出现突变而发病（具体见 LI 章节）。*ALOX12B*、*ALOXE3* 分别编码酶 12R-LOX 和 eLOX，参与表层环氧乙醇代谢，对表皮类脂屏障的形成具有重要作用。磷蛋白基因定位于 5q33.3，最近在一些家系被证实是部分 NCIE 患者的致病基因，其功能目前仅知与运载体、G 蛋白偶联受体的功能相似。

（三）临床表现

出生时呈火棉胶婴儿，活动受限，伴有睑外翻；24 h 内出现裂纹和剥脱；10～14 d 后出现大片角质剥脱，随着膜的剥脱，可见其下红斑、鳞屑呈红皮病样。NCIE 的临床表现差异较大，可从极轻微的病变至密集的红斑（最显著的特征）和明显的睑外翻，鳞屑细小、均一，色较淡，但在下肢可出现粗大的黑色板样鳞屑，常伴有重度弥漫性皲裂性掌跖角化，可有耐热不良、甲营养不良、甲癣等并发症，严重者可引起患儿发育不良。

（四）组织病理

角化过度较不明显，灶性角化不全，颗粒层变薄；角化不全灶内有时出现少数中性粒细胞，酷似银屑病。

（五）诊断及鉴别诊断

本病需与 X 连锁遗传鱼鳞病、常染色体显性遗传鱼鳞病、Siogren-Larsson 综合征、Netherton 综合征、Ⅱ型 Gaucher 病和 Neu-Laxova 综合征、新生儿板层状表皮剥脱和中性脂质沉积病相鉴别。

（六）治疗

可参考 LI 一节有关治疗方案的叙述。

五、表皮松解性角化过度症

内容提要：

- 一种常染色体显性遗传的先天性疾病。
- 全世界该病的患病率为 1/30 000～1/20 000。
- 出生时红皮病，水疱和糜烂，鹅钫石样分布的角化过度，关节伸侧、皱褶皮嵴处最显著。
- 治疗：主要是对症。新生儿阶段应将患儿安置于加强监护婴儿室，用护垫和润肤油可以使皮肤糜烂和缺失快愈合。儿童和成人，治疗的目的为减少角化过度的形成，去除痂皮和软化皮肤。

表皮松解性角化过度症（epidermolytic hyperkeratosis）亦名大疱性鱼鳞病（bullous ichthyosis）、Brocq 先天性大疱性鱼鳞病样红皮病（bullous congenital ichthyosiform erythroderma Brocq），系一种常染色体显性遗传的先天性疾病。

（一）流行病学

全世界该病的患病率为 1/30 000～1/20 000，为完全外显的常染色体显性遗传，男女患病概率相等，约 50%的病例为散发，提示新发突变。

（二）病因与发病机制

本病系 12q13.3 和 17q21.2 上编码角蛋白 1（K1）和角蛋白 10（K10）的基因突变所致，Kl 和 K10 角蛋白在分化的基层上角质形成细胞（suprabasilar keratinocyte）内配对表达。这些突变可能影响正常细胞骨架的形成，导致张力细丝异常聚集，损害表皮的机械强度和细胞的完整性，引起细胞溶解和水疱。本病的角化过度直至生后才发生，可能是为了适应宫外生活而必然产生的活性屏障。细胞骨架网的破坏可损害板层小体分泌，导致水分丧失增多，随后发生过度增生性 K6 和 K16 角蛋白表达而引起表皮增生。这些替代角蛋白（alternate keratin）的表达可能是新生儿期之后水疱表现改善的原因。研究表明 12 号染色体上的 K2e 角蛋白基因突变引起轻微的临床和组织病理类型（Siemens 型）。

（三）临床表现

出生时即有皮肤发红、湿润、触痛和表皮剥脱，与泛发性水疱病的皮损相似，数天内可形成厚的疣状鳞屑。水疱浅表、松弛、体积较大，常有疼痛，易于糜烂，常伴恶臭。疱液内常可分离出化脓性病原菌，预防性抗生素的使用可减少水疱。随年龄增长，皮肤脆性、水疱及红皮症减轻或减少，而以皮肤角化过度为主。全身均有明显的角化过度，屈侧易于受累并可出现浸渍，掌跖有轻至中度增厚，而面部鳞屑较不明显。甲可发生营养不良性改变。头皮受累可致毛干被包埋、毛发脱落。败血症和水、电解质失衡是新生儿死亡的原因。已有报道患者出现多发性基底细胞和鳞状细胞癌。

嵌合体大疱性先天性鱼鳞病样红皮病（mosaic bullous congenital ichthyosiform erythroderma）：表现为沿 Blaschko 线单侧或双侧分布的角化过度性皮纹。

豪猪状鱼鳞病：全身突出的豪猪棘样皮损，由胚胎早期 K1 或 K10 体细胞突变引起，突变可累及生殖细胞，可遗传。

（四）组织病理

组织学改变：致密的角化过度、中度的棘层肥厚和增厚的颗粒层内含有粗大颗粒、基底层上和颗粒层细胞溶解出现表皮内水疱。电镜观察示核周区张力细丝和细胞器数目增多，可见许多有丝分裂象，特征性表现为不规则的大透明角质颗粒。

（五）其他检查

应用分子基因方法对早在妊娠第 10 周的胎儿进行 K1 和 K10 突变筛选进行产前诊断。

（六）诊断与鉴别诊断

根据发病年龄、临床表现和组织学变化，一般可明确诊断。婴儿期需要与非大疱性先天性鱼鳞病、大疱性表皮松解症、金黄色葡萄球菌烫伤样皮肤综合征和中毒性表皮坏死松解症相鉴别。

（七）治疗

治疗方法类似于板层样鱼鳞病，可以应用角质剥离剂，但应注意本病的表皮易于剥脱，局部应用易吸收而产生系统性毒性并发症。口服维A酸可改善病情，但能增加皮肤脆性。皮肤细菌感染很常见，并可引起大疱，需局部或系统应用抗生素。糖皮质激素外用可减轻临床症状，但不能久用。

六、丑　胎

内容提要：

- 先天性鱼鳞病中最严重、最特殊的一种类型。
- 紧密包裹新生儿全身的厚的、黄棕色板状鳞屑；伴有大的、皮肤裂口和皲裂；严重的睑外翻，唇外翻和耳部畸形。
- 大多数患儿为死产或生后数天至数周内死亡。
- 已证实，早期给予维A酸药物尤其是阿昔曲丁进行系统治疗，改善症状，并过渡为先天性鱼鳞病样红皮病重型表现，病死率非常高。

丑胎（harlequin fetus）亦称胎儿鱼鳞病（ichthyosis fetalis）、花斑儿（harlequin baby）、先天性高起性鱼鳞病（ichthyosis congenital gravior），是先天性鱼鳞病中最严重、最特殊的一种类型。

（一）流行病学

本病是一种极罕见的常染色体隐性遗传病，具体发病率不清。

（二）病因与发病机制

关于本病的遗传学和分子学基础，近年来的研究发现，常染色体2q25上ABC的转运基因*ABCA12*发生致病性突变。该基因编码表皮板层小体上的膜蛋白，而该膜蛋白参与能量依赖性脂质运输。*ABCA12*基因突变导致板层小体形成不良，表皮中重要的脂类物质合成异常、分泌不全或根本不分泌至细胞间隙，阻碍角质层中脂质双分子层的形成导致角化过度和屏障功能异常。

（三）临床表现

患儿在出生时有奇异的外貌，僵硬的铠甲包被体表使面部变形、呼吸和喂养受限，连指、手套样皮肤使手变形，可有严重的睑、唇外翻，以及耳郭缺乏和末节指（趾）骨坏疽。铠甲由2～5 cm大小的黄褐色角化性斑块组成，黏着牢固；其在生后不久破裂，形成深达真皮的裂隙；这种皮肤表现酷似丑角的服装（harlequin's costume）。羊水中的鳞屑减少，其有致密的角化过度。大多数患儿为死产或在生后数天至数周内死亡，新生儿期存活者的厚实鳞屑为严重的表皮剥脱性红皮病所取代，类似于火棉胶婴儿向NCIE的转变。

根据表皮蛋白质的不同表达可将本病分为三种独特的类型：Ⅰ型表达正常的角蛋白和前细丝聚集素，无细丝聚集素的表达；Ⅱ型表达K6及K16角蛋白和前细丝聚集素，无细丝聚集素的表达；Ⅲ型表达K6和K16角蛋白，前细丝聚集素的表达局限于表皮内汗管细胞中。

（四）组织病理

粗大的板层样致密角化过度，明显的角蛋白同心环堵塞毛囊开口和散布于整个角层内。部分标本有表皮增生伴核周空泡和粒层变薄，余者粒层完整。超微病理检查常见脂质包涵体。

（五）治疗

维A酸促进异常鳞屑的松动和脱落，异维A酸或阿维A酯1 mg/（kg·d）均可应用。长期存活者的智力发育似正常，但存在生长迟缓，这可能与过度增生表皮的能量需求较大有关。

（六）预后

本病病死率较高，患儿多半胎死腹中，即使出生，亦因不能吸吮、呼吸和喂养困难及大量体液丢失而死亡。

第三节　小棘苔藓

内容提要：

- 病因尚不清楚，少见，可能与遗传有关，属常染色体显性遗传，亦可能与维生素 A 缺乏有关。好发于四肢伸侧、背部、胸部、臀部、面部和颈部。
- 皮损为 1～3 mm 突出皮肤的棘状毛囊性丘疹群集。
- 本病特征为毛囊漏斗部扩张和角栓。
- 可选用果酸和水杨酸换肤，CO_2 激光。

小棘苔藓（lichen spinulosus）亦名小棘角化病（keratosis spinulosa）、小棘毛发苔藓（lichen pilaris spinulosus）或小棘毛囊角化病（keratosis follicularis spinulosus），是一种少见的特发性疾病，聚集成大斑片的毛囊性角化丘疹为其特征。

一、病因与发病机制

病因尚不清楚，可能与遗传有关，属常染色体显性遗传。有报道 HIV 感染者出现小棘苔藓样皮损。因部分患者用维生素 A 治疗有效，推测该病可能与维生素 A 缺乏有关。

二、临床表现

本病常在 10～20 岁发病，男性多于女性。淡红色或正常皮色的毛囊性丘疹，针头大小，中央有细丝状角质小棘，群集成圆形至卵圆形斑片，直径达 2～5 cm。皮损常对称分布，好发于颈、躯干、上臂伸侧、腘窝和臀部。一般无自觉症状，可有轻微瘙痒。

三、组织病理

扩张的毛囊内有角栓形成，毛囊周围单一核细胞浸润比毛周角化病多见，但在组织学上二者一般难以鉴别。

四、诊断及鉴别诊断

虽然本病的皮损具有特征性，但下述疾病亦可产生类似的皮损：扁平苔藓、脂溢性皮炎、瘰疬性苔藓、点状汗管角化症、毛发红糠疹、多发性骨髓瘤的毛囊性角化过度和癣菌疹。

五、治疗

外用润肤剂和角质剥离剂（0.1%维 A 酸软膏、5%～10%水杨酸软膏）是传统的主要治疗方法，瘙痒或炎症明显者可外搽糖皮质激素制剂。6%水杨酸凝胶每晚外涂（封包或不封包），2 周后可使皮损完全或基本消失。口服维生素 A 可改善皮肤角化过度，儿童（2.5～5.0）万 U/d，婴幼儿（0.5～2.5）万 U/d，新生儿（0.10～0.15）万 U/d。

六、预后

发病迅速，常于数月后消退，少数可持续 1 年以上，亦有持续终身者。

第四节 先天性角化不良综合征

内容提要：
- 少见，X 链锁隐性遗传，约 90%为男性患者，常染色体显性遗传和隐性遗传。
- 严重的系统性疾病，预后差，病死率高，主要病变包括皮肤、甲、黏膜及血液学改变，恶性肿瘤发生率增高。
- 为网状色素沉着，甲萎缩（翼状胬肉）和黏膜白斑的三联征。
- 肿瘤与系统损害，口腔及肛门的癌前期鳞状细胞癌，再生障碍性贫血，骨髓发育不良及急性髓细胞样白细胞。

先天性角化不良综合征（dyskeratosis congenital syndrome）亦名 Zinsser-Cole-Engman 综合征（Zinsser-Cole-Engman syndrome），是以皮肤萎缩伴色素沉着、色素减退、甲营养不良、黏膜白斑及伴有外胚叶和中胚叶变化为特征的多系统受累的一种罕见先天性综合征。

一、流行病学

迄今为止，全世界文献报道此病 200 余例，我国仅报道 20 余例，为 X 连锁隐性遗传，约 90%为男性患者。该病已报道有常染色体显性遗传和常染色体隐性遗传病例。

二、病因与发病机制

致病基因 *DKC1* 位于 Xq28，编码蛋白为角化不良蛋白，该蛋白具有多种功能，参与

rRNA 的生物合成、核糖体亚单位的装配等。编码端粒酶亚单位人端粒酶 RNA 成分（hTR）和人端粒酶反转录酶（hTERT）的基因突变可以导致常染色体显性遗传的先天性角化不良综合征。编码 hTERT 和核仁蛋白家族 A 成员 3（NOLA3 或 NOP10）基因纯合子的突变可能是常染色体隐性遗传的先天性角化不良综合征的发病基础。

三、临床表现

10 岁前发病，表现为纤细的网状和花斑状褐色色素沉着伴毛细血管扩张，常见于面下部、颈部、肩胛带和躯干上部；其间可散布色素减退斑和皮肤萎缩斑，类似于血管萎缩性皮肤异色病。其他皮肤特征包括掌跖角化过度、多汗症，摩擦性大疱，手足发绀，四肢、外生殖器出现皱纹，秃发等。

甲改变一般在 5 岁以后出现，最初为甲纵嵴和甲纵裂，伴胬肉；严重者甲萎缩变薄、尖细弯曲并脱落等甲营养不良改变，可为本病的主要表现，先于其他特征发生。黏膜白斑最常见于口腔，尤其是舌的外侧，眼、肛门、尿道、阴道亦可受累，常发生于 30 岁之后，可恶变为鳞癌。

除皮肤病变之外，本病还可出现 Fanconi 贫血（约 50%）、反复感染、白内障、泪管闭塞、睑外翻、手足肌萎缩、齿营养不良、肝脾大、轻度身体和智力发育迟缓。恶性肿瘤发生于 30～40 岁，最常见于白斑或皮肤萎缩处的鳞癌，食管癌、淋巴瘤和血液恶性肿瘤等风险增加，贫血、感染和恶性肿瘤是早期死亡的原因。

四、组织病理

网状色素增生区真皮上部可见噬色素细胞，毛细血管扩张、表皮萎缩，基底层灶性色素增加。

五、诊断与鉴别诊断

根据血管萎缩性皮肤异色病样变性、黏膜白斑、甲营养不良等可做出诊断。需与以下疾病鉴别。

1. Fanconi 综合征 可出现皮肤异色病样改变、全血细胞减少、易患肿瘤风险增加，但无甲改变和黏膜白斑。

2. 先天性皮肤异色病 女性多见，有明显光敏现象，先出现红斑，继以皮肤异色，无甲及黏膜白斑改变。

3. 血管萎缩性皮肤异色症 无甲及黏膜白斑改变。

4. 皮肌炎 晚期可见皮肤异色症，但有以眼睑为中心的水肿性紫红色斑、Gottron 征、近端肌肉乏力和压痛症状，血清肌酶升高等。

5. 无汗性外胚叶发育不良 有牙齿改变，头发少或不全，一般无甲改变。

六、治疗

对症治疗。黏膜白斑用液氮冷冻治疗，阿维 A 酯口服可改善皮肤症状。

七、预后

黏膜白斑可发生癌变，应定期检查。全血细胞减少易并发感染，消化道、血液系统肿瘤风险增加，应定期检查。

第五节 遗传性大疱性表皮松解症

内容提要：

- 皮肤或黏膜受到轻微外伤即可引起水疱的一组异质或多相的遗传病。
- 表皮松解性 EB（EBS），交界型 EB，真皮松解性 EB（DEB）。
  单纯型（分离部位在基底层细胞内）。
  交界型（分离部位在透明板内）。
  营养不良型（分离部位在致密板）。
- 编码角蛋白 5 和 14、网络蛋白、BP180、$\alpha6\beta_4$ 整合素亚单位、层粘连蛋白-5 和Ⅶ型胶原的基因突变可解释 EB 不同亚型的形成机制。
- 机械性脆性皮肤、张力性大疱和糜烂结痂是各型遗传性 EB 患者共有的特点。很小的侧向或扭转牵引力就可以使皮肤在某个特定的超微结构部位发生分离，数分钟内这些部位可出现大疱。

- 各型EB或亚型都可形成瘢痕（几乎都是萎缩性瘢痕）。一些皮肤改变具有明显的诊断价值，如斑驳色素沉着型EBS。
- 通过免疫组化或超微结构检查很容易得出诊断。
- 皮肤外的表现，包括眼、口腔、消化道（胃例外）和泌尿生殖道。
- 皮肤多发鳞癌是EB，尤其是RDEB主要的合并症。
- 治疗：各型遗传性EB尚无特异的治疗方法。基因疗法也许能治疗某些类型或亚型的EB。系统使用四环素治疗单纯型EB取得一定疗效。沙利度胺可以改善痒疹样EB患者的症状。大多数皮肤外合并症可以通过手术或药物治疗。

遗传性大疱性表皮松解症（inherited epidermolysis bullosa）是一组典型的机械性大疱病，至少包括23种不同的疾病，有三种共同特征：①皮肤脆性增加；②自发性或轻微创伤后，发生水疱及糜烂；③具有遗传性。一些类型的遗传性表皮松解（EB）仅有皮肤病变，而余者还可能累及多种其他器官或组织，特别是上皮衬里器官或组织。Koebner于1886年首次应用遗传性大疱性表皮松解症（epidermolysis bullosa hereditaria）这一名称。

一、分　类

根据自发性或机械性创伤后水疱形成的部位，目前将遗传性EB分为三大类：

（1）单纯性EB（EB simplex）亦名表皮松解性EB（epidermolytic EB），水疱在表皮内形成。

（2）交界性EB（junctional EB）亦名透明板松解性EB（larIlim lucidolytic EB），水疱在透明板内形成。

（3）营养不良性EB（dystrophic EB）亦名真皮溶解性EB（dermal dissolved EB），水疱在致密板下方形成。

遗传性EB的分型及其水疱形成部位光镜与电镜下的表现详见表27-3。此外，Fine等（1989）报道了一种亚型，皮肤裂隙位于粒层内或正好在粒层上方，称为表浅性单纯性EB（EB simplex superficialis，EBSS）。

根据皮肤受累范围、皮损分布、遗传方式、疾病的活动性、病程、特殊皮肤表现和皮肤外病变的情况，可将本病进一步分类，美国国立大疱性表皮松解症登记处（NEBR）采用的分类方法见表27-4。

表27-3　遗传性EB的分型及其水疱形成部位

EB类型	水疱形成部位	
	光镜	电镜
单纯性EB	棘层下部（EBSS在角层下方）	基层内（EBSS在粒层水平）
交界性EB	表皮下	透明板内
营养不良性EB	表皮下	致密板下方

表27-4　遗传性EB的当代分类（Fine等，1991）

EB类型及亚型	遗传方式
1. 单纯性EB（EBS）	
（1）局限性（localized）	
手足EBS（EBS of hands and feet）——Weber- Cockayne型	AD（AR罕见）
无牙或牙发育不全性EBS（EBS with anodontia/hypodontia）——Kallin综合征	AR
（2）泛发性（generalized）	
Koebner型EBS（EBS，Koebner variant）	AD
疱疹样EBS（EBS herpetiformis）——Dowling- Meara型	AD（AR罕见）
伴有或不伴有角皮病的花斑状色素沉着性EBS（EBS with mottled pigmentation with/without keratoderma）	AD
表浅性EBS（EBS supeffidalis）	AD
Ogna型EBS（EBS，Ogna）	AD
伴有或不伴有神经肌肉疾病的EBS（EBS with or without associated neuromuscular disease）——致死性EBS（EBs letalis）	AR
Mendes da Costa型EBS（EBS，Mendes da Costa variant）	XR
2. 交界性EB（JEB）	
（1）局限性（localized）	
反向性JEB（JEB，inversa）	AR
肢端型JEB（JEB，acral）——最轻型JEB（JEB，minimus）	AR
进行性JEB（JEB，progressiva）——神经营养性JEB（JEB，neurotrophica）	AR
（2）泛发性（generalized）	

续表

EB 类型及亚型	遗传方式
重型 JEB（JEB，gravis）——Herlitz 型	AR
轻型 JEB（JEB，mitis）——非 Herlitz 型、良性泛发性萎缩性 EB（generalized atrophic benign EB）	AR
瘢痕性 JEB（cicatricial JEB）	AR
3．营养不良性 EB（DEB）	
（1）局限性（localized）	
隐性遗传性反向性 DEB（RDEB，inversa）	AR
显性遗传性肢端型 DEB（DDEB，acral） 显性遗传性最轻型 DEB（DDEB，mininais）	AR
显性遗传性胫前型 DEB（DDEB，pretibial）	AR
隐性遗传性向心性 DEB（RDEB，centripetalism）	AR
（2）泛发性（generalized）	AD
① 常染色体显性遗传型 DEB（DEB，autosomal dominant forms）	AD
显性遗传性白色丘疹样 DEB（DDEB，albopapuloidea）——Pasini 型	AD
显性遗传性增生性 DEB（DDEB，hyperplasique）——Cockayne-Touraine 型	AR
新生儿暂时性大疱性皮肤松解症（transient bullous dermolysis of the newborn）	AR
② 常染色体隐性遗传型 DEB（DEB，autosomal recessive forms）	
隐性遗传性重型 DEB（RDEB，gratis）——Hallopeau-Siemens 型	
隐性遗传性轻型 DEB（RDEB，miffs）	

注：AD：常染色体显性遗传；AR：常染色体隐性遗传；XR：X 连锁隐性遗传。

二、流行病学

大多数遗传性 EB 亚型的流行病学资料很少，隐性遗传型 DEB 在 5 万个活产婴儿中发生 1 例。单纯性 EB 是最常见的遗传性 EB，约占所有病例的 75%。

三、病因与发病机制

（一）单纯性大疱性表皮松解症（EBS）

分子生物学研究表明，大多数 EBS 亚型系特殊角蛋白基因突变所致，K5 或 K14 角蛋白基因的特殊点突变是 Weber-Cockayne 型、Koebner 型和 Dowling-Meara 型的潜在分子基础，转基因小鼠模型已能精确复制 Weber-Cockayne 型和 Dowling-Meara 型的全部皮肤及超微结构病变。不同 EBS 亚型的数个血统族的基因定位研究提示，EBS 的分子突变部位与皮肤及皮肤外病变的严重性有关，即较严重亚型出现对机械不稳定性最敏感的角蛋白分子区域突变，导致角蛋白细丝脆性增加，从而使其在机械性创伤或热暴露（炎热气候）之后容易发生破裂。特殊角蛋白异常，以及皮肤表面剪力和（或）热力作用可能是角质形成细胞溶解及表皮内水疱形成的原因。

（二）营养不良性大疱性表皮松解症（DEB）

许多体外研究提示，隐性遗传型 DEB（RDEB）的水疱形成可能系突变组织胶原酶合成及释放之故，此酶常优先降解Ⅶ型胶原（锚原纤维的主要成分）；真皮胶原溶解、锚原纤维破坏或减少，以及部分 RDEB 患者对苯妥因治疗有明显的临床疗效支持这种假说。然而，Hovnanian 等（1992）发现胶原酶基因与泛发性 RDEB 表型之间并无连锁，提示此酶的异常可能不是 RDEB 的主要缺陷。

抗Ⅶ型胶原单克隆抗体、基因连锁分析和基因系列测定研究证实显性及隐性遗传型 DEB 存在Ⅶ型胶原基因突变，单个氨基酸替代至提前终止密码子（premature stop codon）的产生均可出现，后者导致缩短型Ⅶ型胶原分子的合成。由于锚原纤维在基底膜带与真皮黏附的维持中可能起着关键作用，故Ⅶ型胶原分子结构的任何改变都将导致表皮真皮交界处的机械性不稳定和皮肤松解性分离，最终发生明显的表皮下水疱形成。

在新生儿暂时性大疱性皮肤松解症中，病变活动时出现基层角质形成细胞胞质内Ⅶ型胶原沉积，但当水疱形成停止或明显减少时，表皮内不出现Ⅶ型胶原，此时的Ⅶ型胶原仅沿着表皮真皮交界处分布，其数量与其他类型的 DDEB 无差异。这些结果表明，本病患儿可能存在蛋白质转运的遗传缺陷，这种缺陷可随着年龄增长而矫正。

（三）交界性大疱性表皮松解症（JEB）

kalinin（nicein，epiligrin，GB3，BM-600）和 uncein（19-DEJ-1）为锚细丝相关性蛋白质（anchoring filament-associated protein），其中一种蛋白质的基因突变可能是 JEB 的分子基础；目前常用两种单克隆抗体（GB3 及 19-DEJ-1）研究这些蛋白质，各种亚型的 JEB 均缺乏 19-DEJ-l 染色，而 GB3 染色缺乏主要是 Herlitz 型的特征。

kalinin 和 uncein 均由大小相似的三个亚单位组成，二者可能存在明显的同源性，但前者的生化性质较为活泼。目前已知 kalinin 是板层素（laminin）的一种同型体（isoform），其编码基因序列测定和基因克隆业已完成。一些 JEB 患者存在 kalinin 的 β3 及 γ2 链编码基因突变，而轻型 JEB 患者的角质形成细胞在体外出现 uncein 的明显异常表达。这些结果不仅表明锚细丝相关性蛋白质的表达或结构异常在 JEB 的发病中起重要作用，而且解释了水疱为何在透明板内（锚细丝所在处）形成。

四、临 床 表 现

各型遗传性 EB 的原发性损害为大小不等的紧张性水疱，继发性损害则包括糜烂、结痂、炎症后色素沉着、粟丘疹、萎缩、瘢痕、瘀斑和甲营养不良。各型遗传性 EB 均有皮肤机械性脆性增加，但 Nikolsky 征可能仅见于最严重的亚型，如泛发性 JEB 和隐性遗传型 DEB。此外，部分亚型还可出现明显的皮肤外病变，其中尤以口腔受累常见。

（一）单纯性大疱性表皮松解症（epidermolysis bullosa simplex，EBS）

EBS 包括 9 种亚型，一般分为局限性和泛发性两类。EBS 的临床特征包括：①具有大小不等的紧张性水疱、糜烂和结痂；②一般缺乏明显的萎缩、瘢痕、粟丘疹或甲营养不良，皮肤瘢痕及粟丘疹的发生率分别约为 25%、10%，泛发性或轻严重的 EBS 亚型患者容易出现这些皮损及其他不典型的皮损；③EBS 患者发生皮肤癌的危险性不增加。

1. 手足单纯性大疱性表皮松解症（epidermolysis bullosa simplex of hands and feet） 亦名 Weber-Cock-avne 型 EBS（Weber-Cockayne variant of EBS），是最常见的 EBS 亚型，水疱主要局限于掌跖为其特征；基本上为常染色体显性遗传，隐性遗传者罕见。大多数病例在新生儿期或婴儿早期发生水疱。少数病例在出生时即有或直至青少年期、成年期才发病。局限性 EBS 患者的其他部位如有足够的机械性创伤，亦可发生水疱；如手足 EBS 患者在长期卧床后，整个背部皮肤可发生广泛性水疱。一些手足 EBS 患者在成年早期即可发生掌跖广泛性胼胝，表面有复发性、疼痛性表皮内水疱。水疱活动性常增加，热（如夏季）或摩擦使其加重。绝大多数患者不能参加体育活动、耐受长期站立或行走，以及进行轻微的手工操作。仅少数病例发生瘢痕形成、粟丘疹和（或）甲营养不良。明显的皮肤外病变缺乏为本型的特征，但约 1/3 病例出现口腔内局限性糜烂；其常系奶瓶喂养所致，一般无自觉症状，随时间的延长可自行消退。

2. 无牙或牙发育不全性单纯性大疱性表皮松解症（epidermolysis bullosa simplex with anodontia/hypodontia） 亦名 Kallin 综合征（Kallin syndrome），为常染色体隐性遗传，罕见；除了局限性水疱形成之外，还可伴有脆发、部分秃发和牙发育不全或无牙。

3. Koebner 型单纯性大疱性表皮松解症（koebner variant of epidermolysis bullosa simplex）是最常见的泛发性 EBS，出生时或生后立即发病。皮损好发于四肢，但掌跖常无明显的水疱形成；甲营养不良、粟丘疹和瘢痕比手足 EBS 多见。缺乏皮肤外病变。

4. 疱疹样单纯性大疱性表皮松解症（epidermolysis bullosa simplex herpetiformis） 亦名 Dowling-Meara 型 EBS（Dowling-Meara variant of EBS），较常见；主要为常染色体显性遗传，隐性遗传者罕见。一般在出生时即有水疱，疾病的活动性与季节的变化关系较小；虽然病变在成年期可略有减轻，一些患者的病变在发热性疾病期间出现部分缓解，但本型可伴有婴儿期或儿童早期死亡率增加。躯干和四肢近端自发性出现成群的水疱（疱疹样）或弓形分布水疱，这种特征有时缺乏，因而酷似 Koebner 型。一般在 6～7 岁后，掌跖发生明显的角化过度，表现为融合性胼胝。甲营养不良、粟丘疹或瘢痕较常见，而皮肤外病变少见，少数病例伴有食管受累。

5. 伴有或不伴有角皮病的花斑状色素沉着性单纯性大疱性表皮松解症（epidermolysis bullosa simplex with mottled pigmentation with/without keratoderma）　病变轻微，但常为泛发性，花斑状、网状或皮肤异色病样色素沉着为其特征；这种局限性或较广泛的色素沉着似在缺乏水疱的部位上发生，部分患者的色素沉着程度可随年龄增长而消退。皮肤外病变缺乏。

6. 表浅性单纯性大疱性表皮松解症（epidermolysis bullosa simplex superficialis，EBSS）　表皮最上部形成水疱，组织象类似于蜕皮综合征（peeling skin syndrome）。糜烂、结痂和炎症后色素变化比水疱常见，类似于浅表型天疱疮；伴有或不伴有点状皮肤角化病。皮肤外病变缺乏。

7. Ogna 型单纯性大疱性表皮松解症（Ogna variant of epidermolysis bullosa simplex）　最初在斯堪的纳维亚人中发现，常染色体显性遗传，婴儿期发病。出血性或浆液性小水疱主要发生于四肢，无瘢痕形成。真皮内挫伤样出血、钩甲、其他皮肤外病变缺乏是其特征，患者的止血功能无明显异常。

8. 伴有或不伴有神经肌肉疾病的单纯性大疱性表皮松解症（epidermolysis bullosa bullosa simplex with or without associated neuromuscular disease）　以前称为致死性 EBS（EBS letalis），是一种严重的泛发性 EBS，罕见；可伴有肌肉营养不良或先天性重症肌无力，以及婴儿期或儿童早期死亡率增加。萎缩性瘢痕、炎症后色素变化和甲营养不良常见，明显的皮肤外病变可导致贫血、生长迟缓或喂养困难。

9. Mendes da Costa 型单纯性大疱性表皮松解症（Mendes da Costa variam of epidermolysis bullosa simplex）　是一种泛发性 EBS，为 X 连锁隐性遗传。

（二）JEB

JEB 至少有 6 种亚型，均为常染色体隐性遗传。除了进行性 JEB 可延迟至儿童晚期发病之外，余者常在出生时即有水疱。JEB 患者一般均出现水疱、糜烂、结痂、萎缩性瘢痕、釉质发育不全和甲营养不良或无甲，粟丘疹常缺乏，约 5%病例发生部分指（趾）的假性并指（趾）；婴儿期的皮肤病变可能难以与其他类型 EB 鉴别，如病程早期的萎缩性瘢痕可能不明显；釉质发育不全常累及全部牙齿，表现为牙齿表面大小不等的凹陷点，不予治疗将导致龋齿，最终常早期脱落。JEB 患者发生皮肤癌的危险性似未增加。

1. 反向性交界性大疱性表皮松解症（junctional epidermolysis bullosa inversa）　是最特殊的局限性 JEB。水疱、糜烂和萎缩性瘢痕主要发生在皱褶部位，如腋窝、腹股沟和颈部，常呈对称性分布；但在婴儿早期可有较广泛分布的损害。皮肤外病变主要局限于口腔和食管，病变可较严重。

2. 肢端型交界性大疱性表皮松解症（acral junctional epidermolysis bullosa）　亦名最轻型 JEB（JEB，minimus），病变仅累及肢端部位，分布极为局限。

3. 进行性交界性大疱性表皮松解症（junctional epidermolysis bullosa progressiva）　亦名神经营养性 JEB（JEB，neurotrophic），罕见；至少在儿童中期才会出现水疱，迄今尚未发现其有 JEB 相关性基底膜抗原的表达。鉴于其有不典型的发病年龄，目前认为至少部分病例可能代表了其他疾病，如免疫荧光阴性的获得性 EB；进行性 JEB 性质的确定有待于基因水平的研究。

4. 重型交界性大疱性表皮松解症（junctional epidermolysis bullosa gravis）　亦名 Heditz 型 JEB（Helrlitz variant of JEB）、致死性 EB（EB letalis）、重型泛发性萎缩性 EB（EB atrophicans generalisata gravis），是最严重的 JEB，丰富的肉芽组织形成为其显著特征。肉芽组织常对称分布于口腔和鼻孔周围，以及后颈部、腋窝、

手指的甲周皱褶和背部的中、上部，其他部位的皮肤亦可受累，少数发生于结膜、口腔内和（或）上呼吸道；大多数病例在 1 岁内即有肉芽组织形成。这种肉芽组织可导致血液和蛋白质的慢性丧失，数十年后可能自行消退，遗留萎缩性瘢痕。皮肤脆性明显增加，部分或完全性瘢痕性秃发常见；甲营养不良是较早期表现，晚期常出现甲脱落，甲床内遗留残余瘢痕。睑外翻较多见，系下睑皮肤明显挛缩之故；其他近中央部位的挛缩偶见，如腋窝，可伴有或不伴有肉芽组织形成。

皮肤外病变严重，常为播散性，可累及任何上皮衬里器官或组织；常见部位包括口腔（数量不等的水疱、糜烂和瘢痕，导致明显的小口及舌系带短缩）、食管（导致狭窄）和小肠（引起生长迟缓或喂养困难），而气管喉部、肛门、肾、尿道、阴道、眼部（包括角膜损伤）亦可受累。严重的气管喉部闭塞系反复水疱形成和进行性瘢痕所致，发生率约 30%，一般在 2 岁内出现，哭声嘶哑为其首发症状，气管切开是紧急抢救措施。其他伴发病变有釉质发育不全、重度多因素性贫血（铁吸收不良和血液长期从皮肤或胃肠道丢失等）、败血症、心律失常和先天性幽门闭锁（发病率为 3%～15%）。死亡原因包括气道梗阻、暴发性败血症或急性心律失常（水、电解质丧失过多所致）。

5. 轻型交界性大疱性表皮松解症（junctional epidermolysis bullosa mitis） 又名非 Heditz 型 JEB（non-Herlitz variant of JEB）、轻型泛发性萎缩性 EB（EB atrophicans generalisata mitis）、良性泛发性萎缩性 EB（generalized atrophic benign EB），皮肤病变类似于其他类型的 EB，无肉芽组织增生，但粟丘疹常见。除了食管和（或）气管喉部受累，以及釉质发育不全之外，常缺乏明显的皮肤外病变；有时出现轻度贫血，体格发育一般正常。

6. 瘢痕性交界性大疱性表皮松解症（cicatricial junctional epidermolysis bullosa） 特征是出现肢端肌肉骨骼畸形，如连指畸形（mitten deformity），形态上不能与隐性遗传性重型 DEB 鉴别。

（三）营养不良性大疱性表皮松解症

根据皮肤病变范围和遗传方式，营养不良性大疱性表皮松解症（dystrophic epidermolysis bullosa，DEB）分为 9 种亚型。一般在出生时即发病，常见表现包括水疱、糜烂、结痂、萎缩性瘢痕、粟丘疹、甲营养不良或无甲。显性遗传型 DEB（dominant DEB，DDEB）的皮肤病变常为泛发性，大多数病例无明显的皮肤外受累，仅部分患者出现食管狭窄；泛发性 DDEB 患者似有正常寿命，目前认为鳞状细胞癌的发生率并无增加。而隐性遗传型 DEB（recessive DEB，RDEB）亦常为泛发性，皮肤外病变严重，寿命缩短，皮肤癌的发生率明显增加。

1. Pasini 型 DDEB（Pasini variant of DDEB） 亦名显性遗传性白色丘疹样 DEB（DDEB albopapuloidea），白色丘疹样损害为其特征。水疱常在出生时即有，分布比增生性 DDEB 广泛；年龄较大者的水疱主要局限在手、足、肘和膝部，偶尔呈泛发性；愈后遗留萎缩性瘢痕和粟丘疹。甲营养不良或无甲常见，黏膜损害轻微，牙无异常。白色丘疹样损害常在儿童期或青少年期自发性出现，一般位于躯干中部，表现为白色或肉色小丘疹，酷似小瘢痕、结缔组织痣或扁平苔藓。

2. 显性遗传性增生性 DEB（DDEB hyperplasique） 亦名 Cockayne-Touraine 型 DDEB（Cockayne-Touraine variant of DDEB），婴儿期和儿童早期发病，水疱一般局限于四肢，泛发者罕见；愈后遗留粟丘疹和增生性或肥大性瘢痕，偶有角化性损害。甲营养不良或无甲常见，口腔受累罕见，牙无异常。

3. 新生儿暂时性大疱性皮肤松解症（transient bullous dermolysis of the newborn） 系常染色体显性遗传，水疱一般在 1 岁左右完全消退，此后不再复发。

4. 显性遗传性胫前型 DEB（pretibial DDEB） 皮肤病变局限于小腿前方，可伴有剧烈瘙痒；组织象酷似扁平苔藓。甲营养不良常见。

5. 隐性遗传性重型 DEB（RDEB gravis）

亦名 Hollopeau-Siemens 型 RDEB（Hollopeau-Siemens variant of RDEB），是一种严重的 RDEB 亚型，皮肤脆性明显增加、播散性水疱、萎缩性瘢痕、粟丘疹和明显的甲营养不良或无甲，以及多器官系统受累和皮肤癌发病率增加为其特征。患儿在出生时即有明显的泛发性病变，婴儿死亡率增加，败血症和喂养困难为主要的死亡原因。幸存者的寿命亦缩短。在长期存活的病例中，25 岁及 35 岁之前发生侵袭性皮肤鳞状细胞癌者约分别为 25%和 50%。多种原发性肿瘤亦常见于这些患者，其中许多发生局部和远隔部位转移，从而导致死亡。此外，少数病例在青春期之前发生恶性黑素瘤，初步估计本病患者在 12 岁之前发生恶性黑素瘤的累积危险性约为 4%。然而，基底细胞癌和内脏恶性肿瘤的发生率无明显增加。1994 年 Fine 等报道，约 25%患者在 25 岁前死亡，72%患者在 40 岁之前死亡。

几乎所有的上皮衬里器官均可发生水疱。口腔病变表现为水疱、糜烂、瘢痕形成，以及严重的小口、舌系带短缩和龋齿；牙因继发性破坏而早期脱落，其邻近组织的完整性进一步遭受损害。食管狭窄（约 50%病例在 15 岁之前发生）、严重的生长迟缓（口腔、食管和小肠病变所致）和重度多因素性贫血是常见的表现，少数病例出现角膜、结膜、泌尿生殖道和下消化道病变。

假性并指（趾）（pseudosyndactyly），亦名连指畸形（mitten deformity）或爪形畸形（claw deformity），可发生于多个指（趾），1、2、4 及 25 岁时发生假性并指（趾）者分别为 17%、28%、54%及 93%以上，如果不予治疗，部分患者的指（趾）最终将会由瘢痕组织鞘完全包绕，并出现指（趾）肌肉萎缩和部分骨质吸收。膝、肘部亦偶可发生挛缩，导致关节功能丧失（图 25-12）。

6. 隐性遗传性轻型 DEB（RDEB mitis）　临床表现类似于显性遗传性增生性 DEB，皮肤外病变少见，但常有轻度的口腔黏膜病变；寿命正常，皮肤癌危险性无明显增加。

7. 隐性遗传性反向性 DEB（RDEB inversa）　皮肤病变主要局限于颈侧、腋窝、腹股沟和腰骶部，其他病变包括部分性假性并指（趾）及严重的口腔和（或）食管受累。

五、组织病理

遗传性 EB 的水疱仅有极少数或缺乏炎症细胞；JEB 和 DEB 均为表皮下水疱，普通病理检查不能鉴别，需用免疫荧光抗原定位法（immunofluorescence antigen mapping）和透射电镜检查才能鉴别。

（一）EBS

EBS 的裂隙平面位于表皮内，基层角质形成细胞胞质内空泡形成是最早期变化（表浅型例外），空泡融合使基层内或基层正上方出现裂隙，活检标本最好采用诱发的水疱。Ⅳ型胶原、板层素或大疱性类天疱疮抗血清的免疫组化染色可证实裂隙平面位于表皮最下部，这种技术称为免疫荧光抗原定位法。人类皮肤基底膜抗原在遗传性 EB 中的表达结果见表 27-5。在疱疹样 EBS 中，皮损的电镜观察显示基层角质形成细胞内有张力细丝聚集，但非损害皮肤标本的阳性率仅约 70%。

表 27-5　人类皮肤基底膜抗原在遗传性 EB 中的表达结果

基底膜抗原	EBS	JEB	DDEB	RDEB
Ⅶ型胶原	正常	正常	正常	减少（轻型）或缺乏（重型）
Kalinin	正常	缺乏（多数重型） 正常～缺乏（轻型）	正常	正常
uncein	正常	缺乏	正常	25%病例缺乏
AA3 抗原	正常	减少或缺乏	正常	正常
6-硫酸软骨素蛋白多糖	正常	正常	减少或缺乏	缺乏
KF-1	正常	正常	减少	缺乏
AF1/AF2	正常	正常	正常	正常

（二）JEB

裂隙平面位于透明板内。半桥粒和致密板常在重型中缺乏，而在其他亚型中其外观正常或在部分标本内有大小及数量的减少；

锚细丝亦可在较严重的亚型中缺乏。免疫荧光抗原定位法显示Ⅳ型胶原及板层素位于水疱底部，而大疱性类天疱疮抗原位于水疱顶部表面下方。

（三）DEB

裂隙平面在致密板下方。锚原纤维常在重型 RDEB 中缺乏，而在其他 RDEB 亚型中可正常或减少。既往文献报道 DDEB 皮肤内含有正常数量的锚原纤维，但近期研究发现其在 DDEB 皮肤中的含量仅为正常皮肤的一半左右。McGrath 等（1993）报道，DEB 的普通临床严重性与锚原纤维的平均横截面直径呈负相关。DEB 皮肤中还可出现真皮乳头的胶原溶解，这可能反映了组织源性胶原酶的继发性降解。在新生儿暂时性大疱性皮肤松解症中，基层角质形成细胞核周排列着无定形星状小体（stellate body），其内含有Ⅶ型胶原。免疫荧光抗原定位法显示，Ⅳ型胶原、板层素和大疱性类天疱疮抗原均位于水疱顶部表面下方。

六、实验室检查

重型 JEB、重型 RDEB 和致死性 EBS 均有严重的多因素性贫血，前二者常伴有血清锌水平降低，其他类型的遗传性 EB 偶见轻度贫血。

常规 X 线检查可显示食管狭窄的范围、幽门闭锁或狭窄、巨结肠和指（趾）骨吸收的程度。

七、诊断及鉴别诊断

有阳性家族史的遗传性 EB 易于诊断，但皮肤裂隙平面需用透射电镜和（或）免疫组化方法证实。所有类型的遗传性 EB 的产前或产后诊断最终将可能采用生物化学或分子生物学技术，特别是先证者有基因异常时。

新生儿和幼儿病例（特别是缺乏家族史者）应与下述疾病鉴别：单纯疱疹、先天性卟啉病、色素失禁症、其他水疱性疾病和获得性大疱性表皮松解症。

八、治　　疗

本病无特效疗法，仅能行对症及支持治疗。

（一）一般疗法

保护皮肤，防止摩擦和压迫，长期外用非粘连性合成敷料、无菌纱布和广谱抗生素可预防感染。

（二）营养支持

病情严重患儿的营养支持是治疗的关键，口服困难者应留置软质胃管进行喂养，必要时行胃造瘘术治疗。

（三）药物治疗

维生素 E 100mg，每日 3 次；重组生长因子外用可能促进伤口愈合，但迄今尚未证实；苯妥英钠 100mg，每日 3 次；氟尿嘧啶对 EB 可能有一定疗效。维 A 酸对胶原酶活性有影响，但其不良反应（如皮肤干燥）较大，WEB 患者不能耐受。

（四）手术治疗

食管狭窄和尿道狭窄需行扩张术，气管喉部病变应做气管切开术，软组织挛缩和假性并指（趾）可行组织松解术，长期不愈的糜烂或溃疡应行分层皮片移植或采用同种或自体角质形成细胞培养移植物覆盖，牙釉质发育不全应在儿童早期进行牙修复术，任何证实的皮肤癌均应立即切除。

九、病程及预后

（1）除了新生儿暂时性大疱性皮肤松解症之外，其余类型的遗传性 EB 患者均在一生中反复出现水疱和糜烂（愈合缓慢）。

（2）局限性 EB 或病情轻微者需注意到疾病活动与季节变化有关，如夏季加重、冬季减轻，部分病例（特别是局限性 EB 者）自觉在中年期或之后出现病变减轻。

（3）各型 EB 在理论上均可引起婴儿或儿童死亡率增加，特别是泛发性 EB，但 Fine 等（1994）发现儿童早期死亡的高危性主要局限于泛发性 EB 患儿。

（4）特殊 EB 亚型发生一定的并发症似与年龄有关，如 EB 患者主要在 2 岁内发生气管喉狭窄，重型 WEB 患者的鳞状细胞癌发病率在 20 岁之后迅速增加，而其他皮肤外病变（如食管狭窄）的发生率或严重性随着年龄增长而持续增加。

第六节 色素沉着息肉综合征

内容提要：

- 常染色体显性遗传病，发病率约为 1/25 000。发病与丝氨酸/苏氨酸激酶 *STK11* 基因突变有关。
- 黑素斑：黑子常位于口周、口周黏膜及双手，纵行黑甲。多发性错构瘤性胃肠道息肉。胰腺癌、卵巢恶性腺瘤、睾丸肿瘤有恶变倾向。

色素沉着息肉综合征（pigmentation- polyposis syndrome）亦称 Peutz-Jeghers 综合征（Peutz-Jeghers syndrome），是以指趾末端、口唇周围和黏膜处有色素沉着及胃肠道多发息肉为特征的一种少见的常染色体显性遗传病。该病由 1921 年 Peutz 首先描述，1949 年 Jeghers 对本病进行了详细的系统介绍。

一、流行病学

色素沉着息肉综合征（PJS）是一种常染色体显性遗传病，发病率约为 1/25 000，其发病率可能与生存的地理环境有关，发病率无性别及种族差异。儿童常在 10 岁前起病。

二、病因及发病机制

PJS 是一种常染色体显性遗传病，其发病与丝氨酸/苏氨酸激酶 *STK11* 基因突变有关，息肉分布的广泛性与遗传并不一定有直接的关系，但黑斑的发生部位常较一致。

三、临床表现

1. 黑素斑 是本病主要体征之一。黑素斑最常出现在口唇周围和颊部，唇部色素斑较易观察到，此外还可见于舌、腭、鼻唇沟、鼻前庭、眼睑、眼结膜、手指、足趾，少数在会阴部、腹壁、小肠或直肠黏膜上。出生后数月即可出现，损害呈黑色、棕黑色、褐色或蓝黑色，扁平不隆起，散在或群集分布，大小不一，常为 1～5 mm，外形为圆形、椭圆形，可互相融合，有时还左右对称，通常口周唇红部色素沉着较皮肤先出现。随年龄增长色素斑可增大，数目增加，色泽加深，到成年后有时黑斑变浅或消失，而口腔黏膜色素沉着仍清晰可辨。肠息肉的严重程度与黏膜、皮肤色素斑的大小、数目和深度并无关联。

2. 胃肠道息肉 胃肠道多发性息肉是本病的重要特点，消化道息肉多见于小肠、结肠，也可发生于胃、十二指肠。息肉一般为多发性，大小不等（小如针尖，大如鹅卵，一般如黄豆大），多有蒂，圆形或卵圆形，表面多呈分叶状，较大息肉表面可呈脑纹样，可分散或群集。本综合征的主要症状和并发症由息肉所致，患者常有慢性腹痛、呕吐、腹泻、贫血和黑便等症状，严重者可出现肠梗阻和肠套叠等并发症。本病息肉有恶变倾向。

四、组织病理

表皮基底层、棘细胞层色素增加。基底层黑素细胞数目增多，有人发现黑素细胞集中在真皮乳头之上方。真皮上层载黑素细胞数目亦增加。息肉常为腺瘤性。小肠之息肉在组织学上可以有恶变。

五、诊断与鉴别诊断

1. 诊断 根据口腔黏膜、口周色素沉着斑，有腹痛、便血等临床症状和家族史时应考虑本病。消化道钡剂 X 线造影、消化道纤维内镜和腹部超声检查均有助于诊断，并可全面了解胃肠道息肉的分布、数目与大小。

2. 需与下列疾病鉴别

（1）雀斑：棕黄色斑点主要分布于面颊而非口周，黏膜不受累，其颜色冬重夏轻，胃肠道 X 线检查无息肉。

（2）雀斑样痣：色素性斑点稀疏散在或融合分布于全身各处，胃肠道 X 线检查无息肉。

（3）Cronkhite-Canada 综合征（Cronkhite-Canada syndrome）：又称息肉-色素沉着-脱发-

爪甲营养不良综合征，虽也有皮肤色素斑及胃肠道息肉，但色素斑一般不累及黏膜，有脱发、指（趾）甲萎缩等改变。

六、治疗

口周及口腔色素沉着斑：一般不需治疗，也可行冷冻、激光治疗，以减轻患者精神负担。

胃肠道息肉的治疗：①对息肉较小无症状者，以内科保守治疗为主，并定期随访，每隔1～2年做纤维结肠镜检查1次，但应告知患者，胃肠息肉随时有并发出血、肠套叠及肠梗阻的可能，一旦发作，应及时诊治；②有蒂息肉在1.0 cm左右者，可经内镜行电凝切除，1次可摘除多个息肉；③息肉较大（2.0 cm以上）且有症状者应尽早手术，可行肠切开单纯息肉摘除术，以免发生肠套叠、肠梗阻；④并发肠套叠、肠梗阻者，应行急诊手术，具体术式应根据当时情况而定；⑤结肠、直肠内息肉较大且密集分布无法逐个摘除者，可行全结肠切除术，保留部分直肠，行回肠直肠吻合，保存良好的肛门功能。直肠残留息肉，可经内镜做电凝或冷冻切除。

第七节　着色性干皮病

内容提要：

- 一组常染色体隐性遗传疾病，由于核苷酸切除修复基因（NER）的遗传性缺陷导致。患者暴露于强光下，紫外线诱导基因组DNA损伤。将显著增加非黑素瘤性皮肤癌和黑素瘤的发病率。患者在青年时发生皮肤癌的概率较正常人增高1000倍。
- 所有着色性干皮病组的基因缺陷均已鉴定，所有细胞对紫外线杀伤作用高度敏感。
- 光敏感，早发黑子（典型者2岁前）。日光暴露部位基底细胞癌、鳞状细胞癌、黑素瘤。畏光、角膜炎、角膜混浊和血管增生。
- 治疗：包括极其严格的光防护。外用细菌DNA修复酶T4核酸内切酶V脂质体（T4N5）可减少曝光性角化和基底细胞癌的发生。

着色性干皮病（xeroderma pigmentosum，XP）是罕见的常染色体隐性遗传病，皮肤对290～340 nm的光线极为敏感、易于发生光损伤和日光诱发的皮肤癌为其特征，由Hebra和Kaposi于1874年首次描述。

一、流行病学

XP是一种与DNA损伤修复缺陷有关的人类疾病，可累及各种族人群，以日本和中东人发病率最高[达 1：（1万～10万）]，欧美国家的发病率约为1：100万。

二、病因与发病机制

日光中的UVB是皮肤癌的主要致病因素。鳞癌的作用光谱表明DNA是靶分子，DNA的吸收光谱与致死率、突变诱导和光产物形成高度相关。DNA吸收能量后产生分子变化，其中最重要的是相邻嘧啶之间的二聚体光产物（dimerized photoproduct）。这些光产物通过核苷酸切除修复来修补，即用新合成的片段来置换之。XP有7个互补型（XpA、XpB、XpC、XpD、XpE、XpF、XpG）和1个变异型，多个互补型的存在表明切除的开始步骤涉及多种蛋白质之间的协同作用；这些蛋白质结合于损伤部位，在核酸内切酶裂解之前解链并修饰损伤部位，随后由解旋酶（helicase）和多聚酶置换之。互补型与核酸切除修复缺陷有关，变异型与跨损伤合成缺陷有关。由于基因的缺陷，不能修复被紫外线损伤皮肤的DNA，而导致皮肤光损伤炎症、皮肤癌发生。

至少有两种途径引起XP及其相关病——Cockayne综合征和毛发硫营养不良的复杂临床症状。由于脑和神经元组织的氧化性损伤不能修复，故包括活性转录区（A型XP和大多数D型XP患者）在内的基因组修复缺陷多能导致神经元逐渐消耗；C型XP保持着转录基因修复，故缺乏中枢神经系统症状。骨、中枢神经系统和视网膜（Cockayne综合征、B型XP和少数D型XP患者）的发育畸形可能系具有控制转录及修复双重功能的蛋白质区域突变所致，这些转录因子对发育组织中的许多基因可有多效性作用，特别是神经元组织。通过运用新的基因置换技术和转基因动物，不久将解决这些问题。

三、临床表现

1. 皮肤病变　出生时皮肤正常，一般在6月至3岁时才首次见到皮肤损害。初期的皮损为曝光处皮肤日光性雀斑样痣和干燥及色素沉着，随着病程的进展而发生毛细血管扩张、血管瘤、脱色性萎缩斑、结痂、溃疡、疣状物和光化性角化病，有时尚可出现水疱大疱性损害。严重的慢性光化性损伤使皮肤呈异色病样外观，可引起各种类型的皮肤癌，如基癌、鳞癌、恶性黑素瘤、纤维肉瘤和血管肉瘤。

皮肤肿瘤可在严重晒伤后不久出现，角化棘皮瘤常见，可在1岁内发生。在大多数报道的病例中，恶性肿瘤在5岁之前已经出现。Kraemer等收集了1874～1982年报道的830例XP病例，发现45%病例有基癌或鳞癌，黑素瘤仅占5%。恶性黑素瘤累及面、头和颈部者明显低于基癌和鳞癌。

2. 光敏性　对日光暴露的异常急性反应常为本病患者的最早期皮肤异常，包括加重的晒斑反应、延迟的红斑表现和（或）高峰、过度持久的红斑、持续数月的毛细血管扩张和色素沉着，以及单次UVB暴露后出现的慢性日光损伤（光镜和电镜证实）。作用光谱似主要为UVB，Cripps和Ramsay用单色光源证实XP患者对293 nm光辐射最为敏感，但直至340 nm（UVA范围）光辐射仍有红斑反应。本病患者对UVB辐射的最小红斑量一般正常，部分患者在晒黑时不出现急性光敏性反应。XP细胞的触酶活性有明显降低，患者的免疫功能亦受损。

3. 眼病变　约40%患者有眼睛损害，日光诱发的病变似主要位于眼睑、结膜和角膜，畏光可能是最早期症状，睑痉挛和非感染性结膜炎常见。在角膜血管化、云翳、角膜炎和溃疡之后发生角膜混浊，黄斑色素沉着、结膜粘连、毛细血管扩张、结膜黄斑和结膜胬肉形成亦可出现。眼睑发生与邻近皮肤同样的变化，如眼睑萎缩、睫毛脱落、睑外翻或内翻，以及曝光处的眼组织和睑缘的鳞癌、基癌和黑素瘤。

4. 神经异常　神经病变是本病的重要并发症，可累及18%患者，其严重性似与细胞的光敏性程度一致，包括小头、智力障碍、舞蹈手足徐动症、小脑性共济失调和感觉神经性耳聋等。

5. 其他　口腔组织的严重萎缩和癌症亦可能系日光暴露所致，舌尖部可出现毛细血管扩张和其他病变（如鳞癌）。内脏恶性肿瘤的危险性比正常人群高10～20倍。身材矮小及性腺发育不全较常见于伴有神经异常的患者。

四、XP相关疾病和互补型

Cockayne综合征是一种与皮肤光敏性相关的疾病，可伴有其他发育异常和神经病变，但日光诱发的皮肤癌并不常见（表27-6）。少数XP患者可伴发Cockayne综合征或毛发硫营养不良。互补（细胞杂交）技术研究表明，这三种疾病均有分子水平上的遗传异质性。根据DNA修复合成的减少而将XP分为7种类型（A～G）；第8型称为XP变型，其有复制后修复缺陷。Cockayne综合征有2种类型（A、B），而毛发硫营养不良有数种不同类型。

表27-6　着色性干皮病（XP）和Cockayne综合征（CS）的临床特征

临床特征	XP	CS
日光敏感	+	+
光化性皮肤损害（特别是基癌、鳞癌和黑素瘤）	+	−
眼病变	+−	−
视神经萎缩	+	+
结膜炎	−	−
白内障	+	+
睑萎缩和肿瘤	+	−
角膜溃疡和瘢痕	−	−
色素性视网膜病或变性		+
脑异常（影像学显示）	+	
皮质萎缩	−	+
小脑萎缩	+	+
橄榄体脑桥小脑萎缩	−	−
脱髓鞘	+	+
基底核钙化		+
周围神经异常（活检显示）	−	
斑状或泛发性脱髓鞘	+	+

续表

临床特征	XP	CS
神经元变性	+	−
轴突退化		−
其他*	+	
智力障碍	+	+
癫痫发作	+	−
感觉神经性耳聋	+	+
小头	+	+
反射减弱	△	−
线性生长不良	+	+
恶液质性侏儒	−	+
骨骼发育不全	−	−
大耳、钩形鼻、长肢		+

*XP 的神经病变主要局限于 A、B、D、G 型，变型可能出现；△呈进行性。

五、组织病理

皮肤肿瘤与散发性发病者不能区别。恶性黑素瘤偶尔发生在日光性雀斑样痣附近，推测雀斑样痣可能为黑素瘤的前体病变。

非肿瘤性皮肤显示严重的慢性光老化病变，如真皮弹力纤维病、毛细血管扩张症、日光性雀斑样痣、基层色素沉着减退和增多，以及噬黑素细胞增多。小灶性致密角化过度常见，散在的角质形成细胞核无异型性。

六、诊断及鉴别诊断

本病的诊断主要根据患者的临床表现。临床诊断确立后，可用下述实验室检查方法来证实。

（1）UV 敏感性的确定：可证实 A～G 型 XP 和 Cockayne 综合征（A、B 型）。

（2）DNA 修复缺陷的测定可鉴定出 A～G 型 XP。

（3）UV 辐射后 RNA 延迟恢复（DNA 修复正常）的测定可鉴定出 A、B 型 Cockayne 综合征。

七、治疗

（1）尽量避免日晒并使用遮光剂，如 25% 二氧化钛霜和 5% PABA 液。

（2）尽早切除皮肤癌症，磨削术、手术切除和氟尿嘧啶外用均可选择。

（3）异维 A 酸（2mg/（kg·d））口服可有效地减少皮肤癌形成，但其不良反应妨碍了长期应用。

（4）目前新的治疗方法是将一种细菌 DNA 修复酶，即 T4 核酸内切酶包裹在 V 脂质体（T4N5）上来促进 DNA 修复。这种制剂使 UV 辐射后的正常人成纤维细胞的 DNA 修复合成增加了 30%，而在 XP12BE 细胞上则 DNA 修复增加了 80%；同时，其亦明显增加了辐射细胞的培养成活率。小鼠实验发现，局部应用 T4N5 脂质体制剂减少了 UV 诱发的皮肤癌和防止了 UV 诱导的迟发性及接触性过敏反应的抑制。目前正在检验这种制剂对 XP 患者皮肤的潜在治疗效果。

八、预后

大量的病例研究表明，仅 5%的 XP 患者存活至 45 岁以上；我国（1975）的平均病死年龄比美国小 30 岁，少数患者有正常寿命。癌症、感染和其他各种并发症是死亡的原因，其中以癌症最常见。

第八节 家族性良性慢性天疱疮

内容提要：

- 常染色体显性遗传病，尽管病程慢性，但可有完全缓解期，据报道大约 5%的患者可有 5 年或更长时间的缓解。
- 周期性复发和完全缓解，病程可长达 40 年以上。
- 基层上裂隙形成，表皮内出现棘层松解呈塌砖墙样外观。
- 局部对症治疗，目前已被更浅表外科剥蚀技术代替，系统用免疫抑制剂。

家族性良性慢性天疱疮（familial benign chronic pemphigus）亦名 Hailey-Hailey 病，系一种罕见的常染色体显性遗传病，以反复发生于皱褶部位的水疱、糜烂和结痂为特征。

一、流 行 病 学

本病由 Howard Hailey 和 Hugh Hailey 兄弟于 1939 年首次报道，目前尚无其发病率确切数据，Hailey-Hailey 病系一种外显完全的常染色体显性遗传病，发病无性别种族差异，约 2/3 有家族史。

二、病因与发病机制

致病基因定位于 3q21—q24，与编码一种新型钙离子泵的 *atp2c1* 基因突变有关。新型钙离子泵在维持高尔基体的钙离子浓度中起重要作用，高尔基体内的钙离子衰竭可以使连接蛋白的完整加工受损，*atp2c1* 基因突变将导致棘层细胞间黏附障碍，最终在表皮摩擦或感染后发生棘层松解。

三、临 床 表 现

一般在 20～30 岁发病，儿童早期或 50 岁后发病者罕见。损害好发于颈侧、项部、腋窝和腹股沟，肛周、乳房下、肘窝和躯干较少见；一般局限于少数区域，但少数病例仅发生一个部位（如肛周）受累或出现广泛性损害。口腔、喉、外阴及阴道黏膜受累罕见。

原发性损害为正常皮肤表面或红斑基底上出现的松弛性水疱，常在一个部位有多发性水疱，水疱容易破裂，遗留结痂和糜烂。损害常向周围扩展，匐行性边缘上一般有水疱和结痂，中央愈合伴色素沉着或出现湿润的颗粒状赘生物。损害一般在数月后完全愈合，不遗留瘢痕。Nikolsky 征阳性。此后反复发作，复发性损害一般位于同一部位。瘙痒和烧灼感是常见的症状，间擦部位的浸渍及皲裂常引起活动性疼痛；患者的一般健康状况不受影响。

周期性复发和完全缓解是本病的特征，缓解时间可达数月至数年；夏季和受累部位的继发性感染常使病情加重。病变不随时间的延长而改善，病程可长达 40 年以上。

四、组 织 病 理

基层上裂隙形成和大部分表皮内出现部分性或完全性棘层松解为本病的特征，后者呈塌砖墙样（dilapidated brick wall）外观。较成熟损害内有水疱和大疱形成，真皮乳头上仅有单层线样排列的基底细胞的乳突（绒毛）向上突入水疱腔或裂隙内。直接免疫荧光检查阴性。电镜检查示张力细丝与桥粒分离，核周电子致密物质聚集，角质形成细胞周围形成许多延长和分支的微绒毛，桥粒减少。

五、诊断及鉴别诊断

常规病理检查、免疫病理检查和遗传方式的确定可证实本病的诊断。

主要的鉴别诊断包括：

（1）增殖性天疱疮：本病无家族史，皮损主要位于腋下、腹股沟、乳房下及外阴等部位，为正常皮肤上的松弛性大疱，愈合过程中皮损呈乳头瘤样增生。组织病理示大疱位于表皮中下部，棘层肥厚，乳头瘤样增生显著。

（2）毛囊角化病（Darier 病）：皮损主要发生于皮脂腺丰富部位，为褐色的毛囊角化性丘疹伴油腻性痂或糠秕样鳞屑，祛除角化物后可见漏斗状小凹，皮疹群集病趋于融合，日光暴晒后加重，患者指甲甲板末梢游离缘有 V 形切迹。组织病理示基底层与棘层间更多表现为裂隙而不是水疱，伴角化不良，表皮内可见圆体及谷粒细胞。

六、治　　疗

（一）全身治疗

1. 抗生素　系统性应用抗生素有一定疗效，最好采用药敏试验来选择，可选青霉素、红霉素。

2. 氨苯砜　100～200 mg/d，分次口服，维持量为 50 mg/d，部分病例有效。

3. 泼尼松　30 mg/d，分次口服或顿服，仅用于严重的病例，应缓慢减量以免反跳。

4. 甲氨蝶呤　每周 7.5～15.0 mg，顽固性病例可试用。

（二）局部治疗

（1）抗生素或抗真菌制剂：部分病例外用

有一定的疗效。

（2）糖皮质激素外用无效时可以采用皮内激素注射治疗。

（3）境界线局部照射：10kV，300R，每周 3 次。

（4）受累的间擦部位切除、分层皮片移植对顽固性病例有效，但移植部位偶可出现复发。

（三）物理疗法

目前最广泛接受的是皮肤消磨术。二氧化碳、饵、YAG 激光等可祛除病变表皮及真皮中层成纤维细胞的环境。在 7～14 d 内完好皮肤附属结构可有表皮形成。

第九节　皮肤松弛症

内容提要：

- 皮肤松弛、下垂，整形外科手术治疗。内脏系统损伤，需要多学科协作制订合适的治疗方案。
- 皮肤松弛、过度伸展伴弹性下降。部分患者肺、胃肠道的弹性纤维的断裂和丢失。
- 可分遗传型、获得型、局限性皮肤松弛。

皮肤松弛症（cutis laxa）又名泛发性皮肤松垂（generalized dermatochalasis）、弹力纤维松解症（generalized elastolysis），是以全身皮肤松弛下垂和内脏受累为主要表现的遗传性疾病。

一、病因与发病机制

1. 遗传性/基因突变　常染色体显性遗传性皮肤松弛在一部分患者与弹性蛋白基因的突变有关。常染色体隐性遗传性皮肤松弛症由 *fibulin-5* 基因（*FBLN-5*）突变引起。X 连锁型由 *ATP7A* 基因突变所致。

2. 获得性/弹性蛋白酶增加　获得性的发病机制尚不清楚，但似乎与局部弹性蛋白酶增加有关，尤其是炎症后出现症状的患者。也有报道由于缺乏抑制剂如 α_1-抗胰蛋白酶所致。

二、临床表现

皮肤临床表现：皱褶处皮肤松垂，外观苍老，皮肤弹性差；主要特征是无弹性的松弛的多余皮肤，眼睑周围、面颊、颈部皮肤下垂，呈猎狗样面容（早老外观）。全身临床表现：肺气肿，胃肠道与泌尿道憩室，直肠疝或子宫脱垂，主动脉扩张或其他血管异常。本病可分 3 型，即常染色体显性型、常染色体隐性型和获得型。先天型属常染色体隐性遗传，血缘关系常见，获得型无遗传背景。除发病时间不同外，三者基本相似。本病应分清疾病类型，获得型应治疗处理潜在疾病。

1. 遗传型　至少有 5 种遗传性皮肤松弛症。从婴儿时起即出现皮肤改变，常见有皮肤松弛、多发性疝、憩室及肺气肿。患者皮肤松弛、皱褶，以面部及眼周最易发生，下颏皮肤松散下垂。因皱褶较多，呈早衰容貌。上唇及耳壳均较长，下唇松弛，易流涎；腹部皮肤下垂，可遮盖外阴部。皮肤拉紧后再放松，不易退缩或恢复原状，身高一般正常，不影响寿命。常染色体显性遗传型者症状比遗传型轻，皮肤损害为美容问题，有正常寿命，并发症少，预后好；常染色体隐性遗传型者全身内脏器官受累严重，包括疝、憩室、肺气肿、肺心病、主动脉瘤、右心衰。缓慢发展的常染色体隐性遗传皮肤松弛症亦称为 De Barsy 综合征，表现为皮肤松垂，严重智力减退，发育不良，手足多动症，前囟未闭，角膜混浊，眼距过宽。

2. 获得型　通常在青春期发病，临床表现有皮肤松弛、肺气肿、憩室和心血管改变。皮肤松弛与先天型相似。可出现湿疹、荨麻疹、多形红斑、水疱、红斑疹，也可伴有多发性骨髓瘤、肾病综合征、淀粉样变性和药物反应。皮肤病理检查，弹性纤维与胶原纤维均有改变，常发生真皮乳头的弹性纤维缺如，弹性纤维很短，直径不一，形同球状。

获得型分型：炎症后弹性纤维溶解及皮肤松弛（Marshall 综合征），成人获得性泛发性松弛（继发于红斑荨麻疹，湿疹，多形红斑）。

3. 局限性皮肤松弛　常在出生后不久发生，病变于腹胸部，伴腹部肌肉发育不良、胸部畸形和纵隔疝。亦可继发于梅毒、结节病。

三、组 织 病 理

地衣红染色可较好地显示皮损组织变化，主要为真皮弹力纤维碎裂数量减少，纤维变粗、变短和粗细不均，部分呈颗粒退行性变以致溶解，与周围组织界线不清，但表皮正常，免疫组化弹性纤维中弹性蛋白沉积减少、真皮内纤维数目减少。

四、诊断与鉴别诊断

依据皮肤松弛、肌肉松弛、组织病理真皮弹力纤维缺失，形态呈片状或颗粒状变性和断裂易于诊断。主要与皮肤弹性过度、肉芽肿性皮肤松弛症、神经纤维瘤、弹性假黄瘤等鉴别。

五、治　　疗

本病应分清疾病类型，获得型应治疗处理潜在疾病。本病无特殊治疗，有报告用氨苯砜用于获得性皮肤松弛症中的皮肤急性肿胀。而松弛皮肤可行美容治疗，如手术纠正外貌；改善功能，如子宫脱垂及疝修补；内科治疗，如肺气肿、主动脉扩张及其他对症处理等。

六、预　　后

1. 显性遗传型　主要是皮肤损害，为美容问题，预后好。

2. 隐性遗传型　伴有重要内脏器官累及，受累者于年轻时死亡。

第十节　掌跖角化病

内容提要：

- 可以是遗传（常染色体显性或隐性遗传）或者是获得性的。主要分为弥漫型、局限型和点状型。
- 一组以手掌和跖部皮肤角化过度为特征的疾病，其特征是局灶性或泛发性掌部、跖部皮肤增厚，并可能伴发系统性症状。

（一）流行病学

乌纳-托斯特型（Unna-Thost）最常见，据统计北爱尔兰的发病率在4.4/10万以上。

（二）病因与发病机制

该病属常染色体显性遗传，与定位在12q11—q13上的Ⅱ型角蛋白基因缺陷有关。突变对角蛋白微丝装配有很大的破坏性，可使微丝聚集和溶解。

（三）临床表现

本病主要表现为掌跖部散在的丘疹和斑块，最初掌跖部皮肤变红，然后出现较厚的黄色角化过度，皮损扩展至手足侧面，表面光滑呈蜡状。局限型可呈规则形或疣状。可合并神经性耳聋、食管癌及周围神经病变。表27-7比较了六种遗传性掌跖角化病（hereditary hyperkeratosis of the palms and soles）。

表27-7　遗传性掌跖角化病

疾病	遗传方式	发病年龄	临床表现	伴发病变
Unna-Thost综合征	显性	1岁内	弥漫性，一致	箍指病罕见
Howd-Evans综合征	显性	5～15岁	弥漫性	大多数病例发生食管癌
斑点状掌跖角化病	显性	10岁后	斑点常在皱折处，有时剧痛	膀胱癌、肺癌和胃肠道恶性肿瘤发生率增高
Vohwinkd综合征	显性	儿童期	弥漫性伴星状模式	常见箍指病
Meleda病	隐性	婴儿期	皮损亦在手足背、肘、膝，皲裂明显，恶臭	甲极增厚、湿疹、多汗常见，假箍指病、沟纹舌、并指（趾）、短指（趾）、掌毛亦可出现
Papillon-Lefevre综合征	隐性	1～5岁	肘、膝和跟腱上银屑病样皮损	大脑镰钙化、牙周病和牙脱落常见

1. 遗传性

（1）弥漫型：非表皮松解性掌跖角化病（PPK），表皮松解性PPK，Meleda角化病。

弥漫型和伴随疾病：Vohwinkel综合征（残毁性PPK）、Huriez综合征（PPK伴硬化萎缩）、出汗性外胚层发育不良。

（2）局限型：条纹状/斑状型 PPK。

局限型和伴随疾病：Howel-Evans 综合征（非表皮松解性 PPK 伴食管癌，胼胝-食管癌）。

点状类型：点状掌跖角皮病（PPPK），掌跖点状汗孔角化。

2. 获得性

（1）绝经期角皮病：棘状角皮病。

（2）角皮病和黏液性水肿。

（3）角皮病和癌症：水源性 PPK。

（4）药物引起的角皮病（如锂、维拉帕米、文拉法辛、尿嘧啶、伊马替尼、葡聚糖、卡培他滨）。

（四）组织病理

表皮松解伴角化过度，张力微丝聚集成块导致核周空泡形成，棘突层及颗粒层出现角质透明颗粒和细胞变性。

（五）诊断与鉴别诊断

根据需要与 Olmsted 综合征及银屑病出现掌跖角化的症状相鉴别，银屑病可出现角质层松解及皮疹周围皮肤炎症较明显。

（六）治疗

本病无特效治疗方法，可润滑皮肤、较少角质层增厚、防止皲裂，局部可外用 10%水杨酸软膏角质松解剂或 20%尿素软膏。可用 0.1%维 A 酸软膏晚间封包治疗。症状严重者可口服阿维 A 脂 0.6 mg/（kg ·d），维持量为 5～35 mg/（kg · d）。

（七）预后

该病预后取决于症状及角化的严重程度，残毁型 PPK 及合并神经性耳聋、食管癌者预后较差。

一、梅 勒 达 病

内容提要：

- 常染色体隐性遗传性掌跖角化病。
- 发生于南斯拉夫 Meleda 岛和世界其他地区。
- 皮损可在出生时存在或生后立即发生。
- 掌跖鳞屑并增厚，弥漫，有时呈岛屿状，呈手套样分布。半数病例可累及腕、踝、膝、肘和小腿伸面。

梅勒达病（Meleda 病）是一种罕见的常染色体隐性遗传性掌跖角化病，发生于南斯拉夫达尔马提亚（Dalmatia）沿海的 Meleda 岛和世界其他地区。皮损可在出生时存在或生后立即发生，厚鳞屑和红斑不仅位于掌跖，还可扩散至手、足背，呈手套样分布，角化过度区的近侧边缘有明显的分界，常有恶臭；身体其他部位，如胫部、膝、肘、肩和口周区可发生鳞屑性斑块；鳞屑随着年龄的增长而增多。常伴发多汗、湿疹、甲板增厚或反甲，假箍指病、沟纹舌、短指（趾）和掌毛亦可伴发。组织病理示角化过度、角化不全、棘层肥厚和淋巴细胞及组织细胞浸润。阿维 A 酯和异维 A 酸可改善角化过程，但对红斑无效。

二、弥漫性非表皮松解和表皮松解性掌跖角皮病

内容提要：

- EPPK 和 NEPPK 的临床特征相同。
- 呈蜡状或者呈不规则状和疣状。角化过度的边缘为红色。
- 在 NEPPK 中比在 EPPK 中能更多地观察到多汗症、继发皮肤癣菌感染及窝状角化松解。

弥漫性非表皮松解和表皮松解性掌跖角皮病，同名 Unna-Thost 和 Voimer 型掌跖角皮病（Unna-Thost and Voimer forms of palmoplantar keratoderma）。常染色体显性遗传的弥漫性掌跖角皮病按组织学特征分为两型：Unna-Thost 型——正常角化过度和 Vorner 型——表皮松解性角化过度，以后者多见。近期发现 Vorner 型有 K9 角蛋白基因突变，此种角蛋白在正常情况下仅在掌跖表达。

常在婴儿期发病，亦可迟至儿童期。两型的临床表现相同，初期病变为局灶性，位于受压部分，仅在后期才为弥漫性，边界清楚的坚硬角化斑块呈黄色、蜡样外观，边缘常呈淡红色，掌、跖可单独或同时受累。指节垫和少见的肘、膝角化斑块可见，但不扩散至背面。多汗常见，但水疱罕见。

血清生物素水平低下者补充生物素后可改善病情，维A酸口服或0.1%维A酸软膏、5%水杨酸软膏或钙泊三醇软膏外用亦有一定疗效。

三、残毁型掌跖角皮病

残毁型掌跖角皮病（mutilating forms of palmoplantar keratoderma）分为以下两型。

（一）Vohwinkel 残毁型角皮病

Vohwinkel 残毁型角皮病（mutilating keratoderma of Vohwinkel）亦名 Vohwinkle 综合征（Vohwinkle syndrome），为常染色体显性遗传。婴儿期发病，弥漫性掌跖角化过度呈蜂窝状，星状角化过度常发生于指（趾）背、肘和膝。4～5岁后出现指（趾）纤维性缩窄（假箍指病）和自截，以小指（趾）多见，最终可有多个指（趾）受累。可伴发指节垫、鱼鳞病、瘢痕性秃发、高频性耳聋、智力低下、并趾、网状色素沉着、角膜营养不良，骨质疏松和脂肪瘤病等。维A酸治疗可防止病变进展。

（二）Olmsted 综合征

Olmsted 综合征（Olmsteds syndrome）为常染色体显性遗传，亦名先天性掌跖及口周角皮病（congenital palmoplantar and verioral keratoderma）。5～6个月时发病，掌跖弥漫性角化过度、甲重度营养不良，以及口、鼻、肛门周围边界清楚的角化过度斑块是其特征。屈侧可出现疣状斑块，部分病例尚可发生线状或星状角化过度。可伴发秃发、毛囊角化病、口腔白斑、精神运动性迟缓、身材矮小和关节活动过度。

残毁型角皮病亦可为常染色体隐性遗传。Pujol 等（1989年）报道残毁型角皮病伴全身性鱼鳞病样皮病（生后出现全身性白色细鳞屑）和对称性分布的长索状角化丘疹。另一种伴有听力丧失、瘢痕性秃发和肛周角化过度的隐性遗传型亦有报道。

四、硬化萎缩型掌跖角皮病

内容提要：

- 与 Huriez 综合征相关的基因定位于4q23。
- Huriez 综合征（即掌跖角皮病伴硬化萎缩）罕见。
- 出生时，手足的背面皮肤出现红斑萎缩。
- 随后指端硬化和甲改变出现，包括脊皱、匙状甲、裂隙和发育不全。
- 萎缩皮肤上可发生鳞状细胞癌。

硬化萎缩型掌跖角皮病（scleroatrophic forms of palmoplantar keratodermma）分为以上3种类型。

（一）Huriez 综合征

Huriez 综合征（Huriez syndrome）为常染色体显性遗传，致病基因与 MSO 血型系统位点连锁，可能均位于2号染色体上。婴儿或儿童期发病，常有较轻的弥漫性掌跖角化过度，手背的硬化性萎缩呈进行性发展。虽然指（趾）硬皮病表现是最显著的特征，但不发生 Raynaud 现象。甲发育不良，短小、质脆，甲嵴或杵状指。30～40岁时在萎缩皮肤上可发生鳞状细胞癌。

（二）Kindler-Weary 综合征

Kindler-Weary 综合征（Kindler-Weary syndrome）系常染色体显性遗传，可出现掌跖角化过度、指（趾）硬皮病、硬化性萎缩、肢端水疱、泛发性皮肤异色病和网状色素沉着。

（三）先天性角化不良症

先天性角化不良症（dyskeratosis congenita）见本章第四节。

五、斑点状角化病

内容提要：

- 可分为二型：斑点状掌跖角化病和掌褶角化凹点。
- 角化凹点表现为掌褶上线形排列的散在性凹陷，疼痛。
- 斑点状角化病为1～3 mm 角化性丘疹分布于掌跖上。
- 本型可伴有膀胱癌、肺癌和胃肠道恶性肿瘤。

斑点状角化病（punctate hyperkeratosis）为常染色体显性遗传，大多数病例为散发性，可能涉及环境因素，遗传过敏性发生率增高。

可分为两型：斑点状掌跖角化病（punctate keratosis of the palms and soles）和掌褶角化凹点（keratotic pits of the palmar creases），均极为常见，各占皮肤病患者的 11%和 3%，好发于男性和黑色人种。

角化凹点表现为掌褶上线形排列的散在性凹陷，疼痛明显，可能需要手术治疗。

斑点状角化病为 1～3 mm 角化性丘疹分布于掌跖上；跖部损害可能较大，单发或多发，位于受压部位，可有疼痛。本型可伴有膀胱癌、肺癌和胃肠道恶性肿瘤发生率增高。可有汗管角化症的全部组织学特征或仅有一堆角化不全细胞。外用氟尿嘧啶疗效良好。

六、斑状或纹状掌跖角化病

内容提要：

- 掌跖红斑，随后发生岛状或线状角化性损害。
- 有长带状的角化过度。
- 跖损害可呈钱币状。

斑状或纹状掌跖角化病（keratosis palmoplantaris areata/striata）又名 Siemens 综合征（Siemens syndrome），为常染色体显性遗传，致病基因位于 18 号染色体长臂上，表现度不一。常在青少年期发病。首先出现掌跖红斑，随后发生岛状或线状角化性损害。一个或多个指的中线上有长带状的角化过度，常以线状继续穿过掌部；跖损害可呈钱币状，集中在受压部位。口服阿维 A 酯和依曲替酸疗效良好。

七、进行性掌跖角皮病

内容提要：

- 发病年龄较晚。
- 掌跖角化过度通常较轻。
- “进行性”是指病变可扩展至掌跖之外。
- 病情可随年龄增长而逐渐改善。

进行性掌跖角皮病（progressive palmoplantar keratoderma）又称 Greither 综合征（Greither syndrome），为表现度不一的常染色体显性遗传病，一般在 8～10 岁发病。有时可一直发展到 30 余岁。损害从掌和跖部伸展至手和足的侧缘和背部。掌跖角化过度通常较轻。弥漫性掌跖角化过度伴有多汗为其特征，可向手背、跟腱、肘、膝扩展，角化斑块边缘呈淡红色，部分病例可有 Raynaud 现象。“进行性”是指病变可扩展至掌跖之外，而非指疾病呈进行性发展；相反，本病的病情可随年龄增长而逐渐改善。

八、遗传性掌跖角化病的其他原因

内容提要：

- 外胚叶来源的两种或多种组织的结构性或功能性异常的遗传性疾病。
- 受累器官包括头发、牙齿、甲、汗腺、黏液腺及皮脂腺。
- 小汗腺和皮脂腺基本缺乏、皮肤变薄和干燥、毛发稀少。
- 出汗减少，多数男性患者不能出现可察觉性出汗，高热往往是主要临床表现。
- 出牙延迟，中切牙变小，呈钉状。

遗传性掌跖角化病的其他原因（other cxauses of hereditary palmoplantar hyperkeratosis）：许多遗传性皮肤病可伴有中度至重度的掌跖角化病，如出汗性外胚叶发育不良、先天性厚甲症、Mibelli 汗管角化症、DSAP 和遗传性疼痛性胼胝，而掌跖的色素增多性角层肥厚可见于良性和恶性黑棘皮病。

第十一节　少汗性外胚叶发育不良

少汗性外胚叶发育不良（hypohidrotic ectodermal dysplasia），以前认为外胚叶发育不良（ectodermal oysplasia）是一组以毛发稀少、牙发育不全、甲发育不良和无汗为特征的疾病，因患者出汗减少而非完全缺乏汗腺，故少汗比无汗更为准确。近期有人提出上述主要特征之一加上外胚叶受累的其他任何一种体征即可称为外胚叶发育不良。一般认为外胚叶发育不良包括原发性外胚叶缺陷所致的全部疾病，可有 120 种以上。由于大多数外胚叶发育不良尚未发现分子水平特征，故其诊断和描述主要来源于临床。

一、病因与发病机制

外胚叶发育不良可有 4 种遗传方式，即常染色体显性或隐性、X 连锁显性或隐性。由于患者常缺乏阳性家族史，以及具有多种多样及变异极大的临床表现，故诊断和遗传方式难以确定。X 连锁隐性遗传的少汗性外胚叶发育不良是一种特殊类型，致病基因位于 X 染色体长臂上（Xq13.1），产前和产后已能准确诊断。进一步应用分子生物学技术来研究外胚叶发育不良，不久将会产生其他的方法来诊断和分型本病。

由于莱昂化作用（lyonization），60%～80% X 连锁隐性遗传性外胚叶发育不良的女性携带者有外胚叶发育不良的特征。女性细胞仅表达一条 X 染色体，另一条处于失活状态；表达含有致病基因的 X 染色体百分率较高的女性出现临床特征的可能性较大。除了毛发稀少和少汗等特征之外，70%的女性携带者可出现牙病变，如缺失、变小或圆锥形牙。

二、临床表现

本病不仅有外胚层结构病变，而且还有非外胚层结构受累，此与胚胎发育期内的组织诱导、组织发生和形态发生涉及外胚层—间充质相互作用有关。肢体、骨、腭、神经组织、内脏器官和生殖器官均可受累（表 27-8）。毛发受累最常见，90%病例有毛发分布、结构、质量或成分异常，表现为头发扭曲、变细、纵沟、横截面形状异常和异常虹膜。其他组织受累依次为皮肤（85%）、牙（80%）、甲（75%）、面（72%）、精神运动性生长和发育（61%）、眼（60%）、肢体（48%），以及听力（24%）。

患者的皮肤病变以增生最为常见，亦可出现发育不全，掌跖角化过度和泛发性鱼鳞病样红皮病常见。色素沉着过度或减退取决于组织部位和外胚叶发育不良的类型。汗腺结构和（或）功能异常及肤纹改变亦常出现。

三、分　类

外胚叶发育不良的类型很多，六种外胚叶发育不良的主要临床特征见表 27-9，其中 EEC 综合征为缺指（趾）、外胚叶发育不良、唇腭裂综合征（ectrodactyly ectodermal dysplasia-clefting syndrome），Rapp-Hodgkin 综合征及 Papillon-Lefevre 综合征则亦分别称为少汗性外胚叶发育不良、唇腭裂综合征（hypohidrotic ectodermal dvsplasia and cleft lip/palate syndrome）及掌跖角化病伴牙周病综合征（palmar-plantar hyperkeratosis/periodontal destruction syndrome）。

少汗性外胚叶发育不良

少汗性外胚叶发育不良（hypohidrotic ectodermal dysplasia）亦称 Christ-Siemens-Touraine 综合征（Christ-Siemens-Touraine syndrome），以小汗腺和皮脂腺基本缺乏、皮肤变薄和干燥、毛发稀少、特殊面容及牙畸形为特征。

表 27-8　外胚叶发育不良的组织病变

组织	临床和结构特征
毛发	稀少或缺乏，直径变小、横截面形状异常、纵裂、色素沉着、减退、毛球营养不良、异常倾斜
牙	缺乏或减少，钉形，釉质生长不全，大髓腔（牛牙），牙周变性
口	缺乏，薄或增厚，狭窄或变宽，质脆，凸出增多或圆锥，色素沉着或减退，生长缓慢
汗腺	局限性缺乏，导管和汗孔发育不良，出汗减少或增多
骨骼和肢体	颅面畸形，腭裂，并指（趾），缺指（趾），多指（趾），四肢短小，全身性骨质疏松，骨硬化
眼	小眼，白内障，畏光，结膜炎常见
耳	先天性耳聋，传导性耳聋
其他腺体	泪液减少，副乳头，皮脂腺和黏液腺减少，唾液减少
内脏器官	肝、肾功能异常，先天性心脏病
生殖器官	尿道下裂，性腺发育不全，隐睾，无月经
神经系统	智力发育迟缓，张力减退，癫痫

表 27-9 外胚叶发育不良性疾病的临床特征

	少汗性外胚叶发育不良	出汗性外胚叶发育不良	EEC 综合征	Rapp-Hodgkin 综合征	色素失禁症	Papillon-Lefevre 综合征
遗传	XR	AD	AD	AD	XD	AR
毛发	少毛症，眉和睫毛稀少、干燥、淡色	少毛症，眉毛稀少、细、干燥、淡色	少毛症，眉和睫毛稀少、细、干燥	头发、眉毛稀少、粗、金属丝样，头发扭曲	稀疏，秃发	偶有稀疏
牙	发育不全，钉形切牙，出牙延迟	偶有发育不全，牙隙过大	发育不全，钉形切牙，小牙	发育不全，钉形切牙，釉质生长不全	发育不全，钉形牙，出牙延迟	牙早期脱落，牙周变性
甲	一般正常	营养不良，变色，甲沟炎	发育不良，薄、脆、纹、凹点	发育不良，狭窄，变小	营养不良	偶有营养不良
汗腺	少汗，可有发热	正常	少汗罕见，无发热	少汗，汗腺减少	正常	掌跖多汗
皮肤	干燥，皮脂腺减少，色素沉着	干燥，掌跖角化过度	干燥，湿疹，掌跖角化过度	膝、肘伸侧面干燥、粗糙、增厚	新生儿水疱疹，涡轮状色素沉着	掌跖角化过度
其他	畏光，泪腺功能降低，上颌骨发育不全	白内障，颅骨增厚	唇、腭裂，并指（趾），缺指（趾）	唇、腭裂，上颌骨发育不全	白内障，视神经萎缩，唇、腭裂罕见	肝功不良，硬脑膜钙化

注：XR，X 连锁隐性；XD，X 连锁显性；AR，常染色体隐性；AD，常染色体显性。

本病的表现在出生时即存在。皮肤干燥发亮，但不呈鱼鳞状；由于皮肤变薄，故皮下血管显露。小汗腺和皮脂腺明显减少或缺乏，大汗腺存在，出汗减少，可有原因不明的发热，热耐受性较差。头发稀少、纤细、色淡，眉、睫毛稀少或缺乏，腋毛、阴毛缺乏；面容特殊，表现为额隆凸、鞍状鼻、颏突出、眶上缘隆起；可有眶周色素沉着，异位性皮炎常见；甲一般正常，掌跖皮肤无异常；出牙延迟，乳牙和恒牙发育不全或缺乏，中切牙变小、呈钉状；眼病变包括角膜发育不良、角膜混浊和先天性白内障；智力一般正常，常有身材矮小。部分男性患者有稀少的胡须；部分患者有感觉神经性耳聋。

第十二节 有汗性先天性外胚叶发育不良

内容提要：

- 常染色体显性遗传性疾病，影响头发和甲。患者的牙齿和出汗是正常的。
- 斑状脱发逐渐增厚，缓慢进展的掌跖角化过度。

有汗性先天性外胚叶发育不良（hereditary hyperkeratosis of the palms and soles）又称出汗性外胚叶发育不良(hidrotic ectodermal dysplasia)。本病常见于法国、加拿大血统者，秃发和甲营养不良为其特征；汗腺和皮脂腺正常；牙一般无异常。关节处皮肤和掌跖角化过度；杵状指和白内障均可出现；神经性耳聋罕见，部分病例有智力障碍或癫痫发作。

一、诊　断

由于许多外胚叶发育不良患者的临床表现复杂、个体差异性很大，故诊断和分类有时极为困难，仔细分析家族史、谨慎评价具有轻微临床特征的高危个体是确定诊断的前提。

二、治　疗

治疗方法根据疾病的类型而异，但均为姑息性治疗。发热可能是热带地区生活者的主要问题，应限制活动和避免高温环境。毛发稀少和牙发育不全可配戴假发或义齿，应在学龄前施行。皮肤干燥做相应处理。

第十三节 黑棘皮病

内容提要：

- 黑棘皮病与成纤维细胞生长因子受体的错义突变有关。
- 皮肤皱褶部位快速发展的色素沉着和天鹅绒样改变，也可累及伸侧面皮肤。
- 肿瘤相关的黑棘皮病患者也可累及嘴唇、口腔黏膜、手掌。
- 分六种主要类型。
- 积极治疗潜在疾病：恶性肿瘤、肥胖、内分泌病。

黑棘皮病（acanthosis nigricans，AN）是以皮肤角化过度、色素沉着及乳头瘤样增生为特征的皮肤病，皮损好发于颈、腋窝、乳房下及腹股沟等皱褶部位。

一、流行病学

黑棘皮病的发病率无性别差异。Staut 等报告：美国的黑棘皮病发病率为 7.1%，美国青少年黑棘皮病发病率：本土为 40%，非洲移民为 13%，西班牙移民为 6%，非西班牙裔欧洲移民小于 1%。Yamazaki 研究显示 40.2%日本肥胖儿童伴有黑棘皮病，56%～92%患有 2 型糖尿病的超重儿童伴有黑棘皮病。在 7～39 岁的儿童和青年人群中，黑棘皮病的患病率在儿童是 17%、在青年是 21%，并且 2 型糖尿病的危险因素越多，黑棘皮病的患病概率越高。

二、病因与发病机制

本病可分为六种主要类型，病因各异。黑棘皮病与成纤维细胞生长因子受体的错义突变有关。黑棘皮病可合并多种结缔组织疾病。黑棘皮病也可出现在接受生长激素治疗的患者中，也见于接受蛋白酶抑制剂治疗的 HIV 阳性患者中。也可见于患有糖尿病和胰岛素抵抗的非肥胖患者。在恶性肿瘤相关的黑棘皮病中，肽或激素的分泌至少对部分病例有重要意义。一些恶性肿瘤能分泌大量的转化生长因子-α（TGF-α），这些因子可刺激角质形成细胞增生。

三、临床表现

各型黑棘皮病均有共同的临床表现，但在皮损分布、范围及病变程度上有一定的差异。首发症状常为皮肤干燥、粗糙和色素沉着，呈灰褐色或黑色，触之增厚，并有乳头瘤样小突起，外观似天鹅绒样。随着皮肤进一步增厚，可出现皮纹加深、皮肤皱起和疣状赘生物形成。皮损好发于颈、腋窝、乳房下和腹股沟等皱褶部位，但其他部位的皮肤及黏膜亦偶可受累。

1. 遗传性良性黑棘皮病（hereditary benign acanthosis nigricans） 为常染色体显性遗传，不伴有内分泌异常，常在婴儿期或儿童早期发病。

2. 良性黑棘皮病（benign acanthosis nigricans） 良性黑棘皮病见于许多伴有胰岛素耐受的综合征。Stuart 等（1994）发现土著美国人有较高的黑棘皮病发生率，这些患者的空腹胰岛素水平比对照组高 2 倍。高雄激素血症（hyperandrogenemia，HA）、胰岛素耐受（insulin resistance，IR）和黑棘皮病（AN）综合征（简称 HAIRAN 综合征）累及年轻妇女，以高雄激素血症、胰岛素耐受和黑棘皮病为特征。

皮损可在出生时即有，但常在儿童期或青春期出现。皮损常比恶性黑棘皮病者轻微，肢体远端一般不受累，部分病例为单侧或局限性分布；黏膜受累少见。病情发展极为缓慢，一般在青春期较严重，此后即维持不变，部分病例可逐渐消退。

3. 假性黑棘皮病（pseudoacanthosis nigricans） 是肥胖症的良性及可逆性并发症，最常见于深肤色的肥胖症成人，但在热带地区，其可发生于正常体重者，表现为小片色素沉着及天鹅绒样改变，常伴有多发性皮赘，好发于腋窝、腹股沟、臀沟、股上内侧及大阴唇，病变严重程度一般与肥胖程度平行，体重减轻可使皮损缓慢消退，但色素沉着常持续存在。

4. 药物诱发的黑棘皮病（drug-induced acanthosis nigricans） 可引起黑棘皮病的药物包括：烟酸、夫西地酸（fusidic acid）、口服避孕药和 mazinate（叶酸拮抗剂）。

5. 恶性黑棘皮病（malignant acanthosis nigricans） 许多恶性肿瘤可伴发黑棘皮病，其中多数为腺癌，一般来源于胃肠道、胆道、食管、肾、膀胱、支气管和甲状腺，但鳞癌、肉瘤、霍奇金病及非霍奇金淋巴瘤亦偶尔伴发。常在 40 岁以后发病，无性别差异。皮损分布广泛、病变严重、病情进行性加重是其特征。黑棘皮病可为恶性肿瘤的首发症状，间隔时间一般较短，亦可长达 5 年。二者还可同时出现或肿瘤先于皮损出现，色素沉着更为明显，且不局限于角化区域，手掌常有皮肤增厚、起皱，呈天鹅绒样或羊肚衬里外观，称为羊肚样掌（tripe palms）[羊肚样掌几乎总是伴有内脏恶性肿瘤，其可单独发生（25%）或与黑棘皮病共存]。约半数病例出现黏膜和皮肤黏膜交界处受累，唇、眼周围可发生疣状增生。甲板变脆或发生纵嵴，毛发可脱落。一般有瘙痒。肿瘤切除可使皮损消退，但复发常见。

6. 痣样黑棘皮病（nevoid acidosis nigricans） 极为少见，不伴有内分泌异常，皮损为单侧局限性分布。

此外，在很多综合征中也可见黑棘皮病样表现，如 Bloom 综合征、共济失调毛细血管扩张症、Down 综合征、Beare-stevenson 回状颅皮综合征、A 型综合征、B 型综合征、肢端肥大综合征等。大约 10%肾移植患者出现黑棘皮病。

四、组 织 病 理

各型的组织象相似，表现为表皮角化过度、轻度棘层肥厚和真皮不规则乳头瘤样增生。硝酸盐染色显示部分病例有基层轻度色素增多，余者则否，故损害呈褐色系角化过度所致，并非黑色素沉积之故。

五、诊断及鉴别诊断

1. 诊断 临床根据颈、腋窝、乳房下及腹股沟等皱褶部位皮肤角化过度、色素沉着及乳头瘤样增生等特点，结合组织病理及伴发症状及疾病，诊断本病一般并无困难，但应尽量寻找其病因，并区别良性与恶性黑棘皮病。

2. 鉴别诊断 本病应与下列疾病鉴别：

（1）艾迪生病：仅有色素沉着，无皮肤肥厚，伴全身乏力、血压低等全身症状。

（2）毛囊角化病：皮损主要发生于皮脂腺丰富部位，为褐色的毛囊角化性丘疹伴油腻性痂或糠秕样鳞屑，祛除角化物后可见漏斗状小凹，皮疹群集病趋于融合，日光暴晒后加重，组织病理示基底层与棘层间更多表现为裂隙，伴角化不良，表皮内可见圆体及谷粒细胞。

六、治　　疗

积极治疗潜在疾病如恶性肿瘤、肥胖、内分泌疾病。同时可配合下列疗法：①口服异维 A 酸 2～3 mg/（kg · d），阿维 A 有效，但停药后易复发；②咪喹莫特外涂、卡泊三醇霜、外用 0.05%维 A 酸软膏、尿素、水杨酸或 12%乳酸霜，可软化皮损；③CO_2激光消融术、长脉冲绿宝石或外科手术治疗。

第十四节　疣状肢端角化症

内容提要：

- 常染色体显性遗传，基因 *ATPZA2* 突变。
- 手背或足背大量肤色疣状小丘疹。
- “塔尖样”角化过度，乳头瘤样增生，棘层肥厚。

疣状肢端角化症（acrokeratosis verruciformis）系常染色体显性遗传病，表现为手足背侧、肘、膝和前臂出现皮肤色疣状丘疹，其他部位可出现群集或孤立的丘疹。

一、流 行 病 学

本病系常染色体显性遗传，由 Hopf 于 1930 年首先描述，多于婴儿期或儿童期发病，女性发病率约为男性的 2 倍。

二、病因及发病机制

本病是一种常染色体显性遗传，基因 *ATPZA2* 突变造成，常伴有毛囊角化病，有时同一家族的不同成员中可分别患有这两种病。有报道精神因素及日晒可加重病情，本病可伴有细胞免疫功能低下。

三、临床表现

疣状肢端角化症皮损为多发性角化过度性扁平疣状丘疹，质地坚实，直径 1 mm 至数毫米，暗红褐色或正常肤色，常密集成群，颇似扁平疣，但较之更扁平，且对称发生于肢端的手足背部，也可蔓延至手指屈侧、腕、前臂、肘、膝、掌、跖等部位，但颜面及躯干部一般不累及，皮疹经摩擦可以发生水疱，一般无自觉症状，也有少数患者的皮疹酷似寻常疣。患者可有掌跖部皮肤弥漫性增厚及甲板增厚、浑浊。发病后皮损逐渐增多，持续终生不消退，Champion 等报道本病可转变为鳞状细胞癌。

四、组织病理

角化过度，乳头瘤样增生，棘层肥厚，常伴有色素沉着。角化过度显著时可呈“塔尖样”结构。

五、诊断与鉴别诊断

1. 诊断 根据幼年发病、常有家族史、好发部位、皮损特点及组织病理可确诊。

2. 应与下列疾病鉴别

（1）扁平疣：多见于青少年，好发于颜面、手背，常可找到因搔抓呈串珠状排列的损害。

（2）疣状表皮结构不良：常有家族史，好发于躯干和四肢的扁平疣样损害，呈浅灰色和暗红色。组织病理与扁平疣相似。

（3）寻常疣：好发于头面部和手足背，为表面粗糙角化之乳头状隆起。

（4）毛囊角化病：皮损主要发生于皮脂腺丰富部位，为褐色的毛囊角化性丘疹伴油腻性痂或糠秕样鳞屑，祛除角化物后可见漏斗状小凹，皮疹群集病趋于融合，日光暴晒后加重，组织病理示基底层与棘层间更多表现为裂隙，伴角化不良，表皮内可见圆体及谷粒细胞。

（5）持久性豆状角化过度病：皮疹为疣状角化性丘疹，组织病理示有马尔匹基层变平和真皮浅层致密的淋巴细胞和组织细胞呈带状浸润。

六、治疗

目前尚无疗效确切疗法。患者应避免日光暴晒，以免皮损加重或防止诱发恶变。皮损可试用电灼、液氮冷冻、二氧化碳激光治疗，也可外用 0.1%维 A 酸软膏、5%氟尿嘧啶软膏或做薄层切除，但常易复发。

第十五节 可变性红斑角化症

内容提要：

- 常染色体显性遗传病，致病基因为 1p34.3 上的连接基因 *GJB3*、*GJB4*，显性突变。
- 皮损有两种类型：其一为相对固定的深红色角化性斑块，边界清楚。其二为环形或逗点形红斑，可逐渐消退或缓慢移动，可几小时或几天消失，有时相对持久，变成角化过度。
- 患者在夏季可部分或完全缓解，本病终生不愈。

可变性红斑角化症（erythrokeratodermia variabilis，EKV）是一种表现度不一的常染色体显性遗传病，亦名斑疹型营养不良型大疱性表皮松解症（mendes da costa disease）、可变形图形红斑角化性皮病（erythrokeratodermia figurate variabilis）、对称性进行性先天性红斑角皮症（erythrokeratoderma congenitalis progressive symmetrica）、进行性红斑角皮症（erythrokeratoderma progressiva）。

一、流行病学

EKV 是一种罕见的常染色体显性遗传病，发病率不详，目前已知报道此病 200 余例，多为白色人种，亚洲、非洲、美洲亦有报道，在一些家系中本病呈常染色体隐性遗传。

二、病因与发病机制

目前发现 EKV 致病基因为 1p34.3 上的连接基因 *GJB3*、*GJB4*，其编码跨膜连接蛋白 β_3（连接蛋白-31）和连接蛋白 β_4（连接蛋白 30.3），属于构成细胞间水通道的跨膜蛋白大家族。*GJB3* 和 *GJB4* 基因突变导致连接蛋白-31 和连接蛋白 30.3 保守残基氨基酸置换，可改变间隙连接通道的结构和功能，使胞质中的间隙连接蛋白突变体向细胞膜的运输减少，诱导细胞坏死，使正常的表皮细胞分化异常。

三、临 床 表 现

大多在婴儿期发病，皮损常终生存在，强烈日晒可使之改善；妊娠、避孕药可加重病情，绝经时部分患者的皮损可消退。本病的特征为易变的片状红斑合并持续存在的角化过度。皮损有两种类型：其一为相对固定的深红色角化性斑块，边界清楚，周围的皮肤正常或呈弥漫性皮革样角化过度；斑块的数量及大小在青春期前常进行性增加，此后趋向稳定。其二为多环形或逗点形红斑，一般持续数天或数周，可逐渐消退或缓慢移动，可几小时或几天消失，有时相对持久，变成角化过度。并出现细鳞屑；其可为冷、热、风或情绪应激所促发。患者在夏季可部分或完全缓解，本病终生不愈。皮损可发生于任何部位，但多见于四肢伸侧、臀部、腋下、腹股沟和面部，约 50%患者伴有掌跖角化，35%有灼热症状，头发、甲和黏膜很少受累。神经异常已有报道，如耳聋、周围神经病变、腱反射减弱、小脑共济失调等。

四、组 织 病 理

表皮角化过度、中度至重度的乳头瘤样增生和棘层肥厚，有时在角层下部出现类似于谷粒（Darier 病）的棘突松解性角化不良细胞。真皮乳头层毛细血管扩展、延长，并伴轻度血管周围炎性改变。

五、诊断与鉴别诊断

主要根据病史、家族史、皮损特点及组织病理做出诊断。需与下列疾病鉴别。

1. 进行性对称红斑角化病（PESK） 该病的角化过度性斑块发生于红斑基础上，不会出现独立发生的可变性红斑，掌跖角化多见。

2. 回旋形线状鱼鳞病（Netherton 综合征） 表现为游走性、匍行性红斑，红斑周围绕以特异性的双边鳞屑，可有毛干异常、湿疹样皮损及瘙痒。

3. 寻常型银屑病 银白色云母状鳞屑，Auspitz 征阳性，特征性甲损害及组织病理学改变可资鉴别。

六、治 疗

异维 A 酸或阿维 A[0.5～1.0 mg/（kg·d）]治疗可取得良好的疗效，可使角化过度斑块几乎完全消失；但在停用约 2 周后，皮损可复发。外用角质剥脱剂如乳酸、尿素、维 A 酸等，以及糖皮质激素和 PUVA 有一定疗效，抗组胺药对瘙痒性红斑性皮损有效。

七、预 后

本病终生不愈，但一般不影响健康。

第十六节 毛周角化病

内容提要：

- 常染色体显性遗传。与 18 号染色体短臂上一个基因易位和缺失有关。随着年龄增加好转，皮损可用角质溶解剂。
- 皮损为针头大小的毛囊性丘疹，好发于两上壁外侧及大腿伸侧，呈“鸡皮”样外观。
- 毛囊口张开，内有圆锥形，板层样角栓。

毛周角化病（keratosis pilaris）亦名毛发苔藓（lichen pilaris），是一种慢性毛囊角化性皮肤病，临床上表现为成群的毛囊出现微小角栓和不同程度的红斑。

一、流 行 病 学

在所有种族中约 50%的人发生毛周角化病，学童中发病数为 2.7%～4.5%，<10 岁、10～20 岁、21～30 岁发病者分别占 51%、35%、12%。

二、病因与发病机制

具体发病机制尚未清楚，免疫异常亦可引起本病。本病可能为常染色体显性遗传，外显率变化较大，发病与 18 号染色体短臂上一个基因易位和缺失有关。在女性患者提示 X 连锁显性遗传。有学者认为本病可能与内分泌异常或代谢障碍有关，如 Cushing 综合征、甲状腺功能低下和接受肾上腺皮质激素治疗的患者中，常出现此病。也有学者认为本病可能与维生素 A、维生素 B_{12} 和维生素 C 缺乏有关。

三、临床表现

本病常见于青少年，皮损常随年龄增长而改善。皮损为针头大小的毛囊性丘疹，不融合，顶端有淡褐色角栓，内含卷曲的毛发；剥去角栓后遗留微小凹陷，角栓很快在此凹陷中重新形成。丘疹的炎症程度不一，可无红斑或有明显红斑，后者可导致炎症后色素沉着。皮损好发于两上臂外侧及大腿伸侧，孤立互不融合，呈“鸡皮”样外观，有时可扩展至腹部，毛囊性丘疹也可发生在面部，可有微痒，冬季皮损加重，皮损随年龄增长而改善。

四、组织病理

毛囊口张开，内有圆锥形、板层样角栓，大多数毛囊的角栓突出至表皮表面，偶见扭曲或螺旋状毛发。在部分毛囊中，角栓穿透薄弱的毛囊漏斗壁，邻近真皮产生化脓性和肉芽肿性反应。稀疏的毛囊周围单一核细胞浸润。

五、诊断与鉴别诊断

根据上臂外侧及大腿伸侧有散在性毛囊角化性丘疹，可见角栓，孤立散在不融合，无自觉症状，易于诊断。需与下列疾病鉴别。

1. 维生素 A 缺乏症 皮疹为干燥而坚实的圆锥形角化性丘疹，类似蟾皮。重者有眼干燥、夜盲、角膜软化或溃疡等。

2. 毛发红糠疹 早期见膝、肘关节伸侧，手指的第 1～2 指节背面有毛囊性丘疹，可融合成片，上覆糠状鳞屑，炎症明显，伴有掌跖角化。

3. 小棘苔藓 为针帽样毛囊性丘疹。每个丘疹顶端有丝状角质小棘，密集成片，但不融合。

六、治　　疗

一般无须治疗，维 A 酸霜可使病情缓解，有效减轻皮肤粗糙，短期外用糖皮质激素制剂可减轻红斑皮损。其他可外用 5%水杨酸软膏、可用聚酯海绵摩擦除去毛囊角栓，或使用润肤剂如 15%～20%尿素霜、卡泊三醇软膏、12%乳酸铵、30%鱼肝油软膏、间苯二酚、甘油等。

七、预　　后

即使不治疗，此病也随年龄增长，逐渐变得不明显。本病常在儿童期发病，青春期达高峰，成年期好转，皮损冬季加重，夏季减轻，预后良好。

第十七节　进行性对称性红斑角化病

内容提要：

- 常染色体显性遗传病，亦有报道少数为常染色体隐性遗传。
- 崔勇等发现中国一个 5 代家族中染色体 21q11.2—q21.2 出现异常基因。
- 皮损为边界清楚的红色角化斑块，对称分布，略带橘黄色。
- 皮损在整个儿童期呈进行性发展，此后可趋于稳定甚或部分消退。
- 斑块对称分布于四肢、臀部及面颊部，偶可出现于躯干部。

进行性对称性红斑角化病（progressive symmetric erythrokeratodermia，PSEK）又名进行性对称性红斑角化症（erythrokeratodermia progressiva symmetrica）、Gottron 综合征（Gottron syndrome）。

一、流行病学

PSEK 是一种罕见的常染色体显性遗传病，但半数以上病例为散发性，亦有报道少数为常染色体隐性遗传。

二、病因与发病机制

本病发病机制不明。Van Steensel 等在 2

例 PSEK 患者中发现 *GJB4* 基因有一个显性突变。Ishida-Yamamoto 等检测发现 1q 的兜甲蛋白基因发生移码突变。崔勇等发现中国一个 5 代家族中染色体 21q11.2—q21.2 出现异常基因。

三、临 床 表 现

患儿出生时正常，一般在生后数月内发病，亦有迟至 17 岁时发病者。皮损在整个儿童期呈进行性发展，此后可趋于稳定甚或部分消退。皮损为边界清楚的红色角化斑块，对称分布，略带橘黄色，好发于肩胛带、颊和臀部，踝、腕部有局限性斑块，上覆鳞屑，边缘可有色素沉着，躯干常较少受累，可伴有轻度瘙痒。掌跖角化常见。毛发、甲正常。

四、组 织 病 理

轻度表皮增生伴致密角化过度和角化不全，可出现毛囊角栓，部分标本的颗粒层细胞内有核周空泡。真皮乳头层可见毛细血管扩张，血管周围淋巴细胞浸润。

五、诊断与鉴别诊断

早年发病及皮损特点，诊断不难。需与下列疾病鉴别：

1. 可变性红斑角化症 该病具有可变的短暂的红斑，掌跖角化不常见。

2. 毛发红糠疹 红斑基础上出现毛囊性丘疹，以第一、二指节背面显著，特征性橙红色皮肤及少量正常皮岛。

3. 寻常型银屑病 鳞屑性红斑、丘疹，鳞屑为银白色云母状，易刮除，Auspitz 征阳性，甲受累，组织病理可见 Munro 微脓肿。

六、治 疗

口服维 A 酸类药物（阿维 A、异维 A 酸）疗效良好，但外用疗法无效。PUVA 亦有一定疗效。

七、预 后

病程慢性，有家族史者的皮损持续存在，而散发者可在数年后自行消退。

（朱铖垚 陈嵘祎 张锡宝 史建强）

第二十八章　萎缩性皮肤病

第一节　斑 状 萎 缩

内容提要：

- 原发性斑萎缩：发生于正常的皮肤处。
  Jadassohn-Pellizzari 皮肤松垂：先在炎症性皮损。
  Schweninger-Buzzi 皮肤松垂：缺乏先在炎症性皮损。
- 继发性斑萎缩：发生于其他疾病的皮损处。

斑状萎缩可见于梅毒，结核，寻常痤疮，深脓疱，急性扁桃体炎和慢性牙周脓肿，表皮葡萄球菌性毛囊炎，红斑狼疮，色素性荨麻疹，青霉胺治疗，瘤型麻风，慢性萎缩性肢端皮炎，昆虫叮咬，伤寒，肉样瘤病，黄瘤。

斑状萎缩（macular atrophy）又称斑状皮肤松垂，是一种由于真皮结缔组织萎缩所致，界限性皮肤松弛、柔软、菲薄伴细致皱纹、略微凹陷或呈袋状突起的皮肤萎缩，常见于中年人，男女比例约 1∶3。

一、病因及发病机制

病因尚不明确，有内分泌功能紊乱、神经营养及自主神经系统功能失调、外伤、感染、先天性家族因素及免疫因素等诸学说。在弹性组织先天性缺陷的基础上，出现外伤或内分泌异常可诱发本病。继发性斑状萎缩主要由于炎症细胞浸润破坏弹性纤维而成。

二、临 床 表 现

（一）原发性斑状萎缩

原发性斑状萎缩常发生于正常皮肤或性质不明确的炎症后。根据发病前是否存在炎症反应分为 Jadassohn-Pellizari 型皮肤松弛症、Schweninger-Buzzi 型皮肤松弛症、皮肤痘疮型斑状萎缩。

Jadassohn-Pellizari 型皮肤松弛症：较常见，好发于青年女性，在 20～30 岁发病者约占一半，其特点为在皮肤发生萎缩之前局部先有炎症改变。开始为直径 0.2～0.3 cm，边界明显，圆形、椭圆形或不规则的铅红色至紫红色斑，逐渐增大，在 1～2 周内达到直径 0.5～1.0 cm 或更大，皮损中央颜色开始变淡。数周至数月后，皮损表面逐渐变得光滑、干燥发亮、起皱，或为微凹的萎缩斑片，边缘颜色不变，形成环形。继续进展变成淡白或珍珠母色、柔软松弛的扁平隆起，用指尖压之则下陷，抬起则复原，呈疝样表现。皮损好发于颜面、躯干，尤其是在上肢的伸侧或肩部，可单发或多发，多发性皮损分布常对称而呈播散性，损害之间皮肤正常，不累及黏膜。本病一般无自觉症状，但少数有瘙痒或灼热感。病程慢性，当皮损发展至一定程度后终生不变。

Pellizari 型罕见，先有风团样损害，极少数病例初起表现为天疱疮样大疱，经反复发作后形成柔软囊性疝样斑状萎缩。好发于四肢近端及颈部。

Schweninger-Buzzi 型皮肤松弛症又称无红斑性皮肤松弛症或皮肤多发性良性肿瘤样新生物，其特点为临床与组织病理变化始终缺乏炎症反应。常见于男性。表现为突发多数正常皮色的圆形或椭圆形丘疹，并逐渐增大至直径 1～2 cm，成为淡白色或淡褐色、柔软的疝样囊性斑状物。皮损表面无红斑、有时可见毛细血管扩张，用手指按触时凹陷似袋状。病程进展缓慢，部分皮损可以自然消退，遗留凹陷的柔软瘢痕。但新疹继续不断地出现，数目可多达百余个以上。皮损主要分布于肩、背、腹及上臂伸侧，一般分布对称。

（二）继发性斑状萎缩

继发性斑状萎缩是由于某些特异性炎症而使真皮弹性纤维破坏所致。常继发于结核病、梅毒、麻风、真菌病、红斑狼疮等，也可继发于放射治疗及皮脂激素外用治疗后。好发于躯干部。表现为圆形或卵圆形柔软的萎缩斑，用指尖压之可引起凹陷。

1. 毛囊周斑状萎缩 属于继发性斑状萎缩，常见于中青年女性，表现为灰白色、小的、圆形或卵圆形斑，表面有细皱纹。主要分布于耳垂、颈部、上臂及躯干上部。主要由于毛囊周可产生弹性硬蛋白酶的表皮葡萄球菌感染，导致弹性纤维变性。

病理变化：表皮萎缩，基底细胞层色素减少。真皮萎缩，胶原纤维变性，弹性纤维断裂、破坏或消失。在 Jadassohn 型中，真皮有炎症反应，在血管周围有淋巴细胞、中性粒细胞及嗜酸粒细胞浸润。Schweninger-Buzzi 型主要是真皮正常的弹性纤维消失。

2. 继发性斑状皮肤萎缩斑 如病毒、麻风、盘状红斑狼疮等，在发生皮肤萎缩斑前都应有典型的原发病史。

三、诊断与鉴别诊断

局灶性皮肤发育不全所致的脂肪疝皮损呈不规则集簇分布，起病年龄小，伴有其他先天特殊的临床表现，诊断一般不难。应与下列疾病相鉴别：

1. 神经纤维瘤病 幼年发病，皮疹不萎缩，常为隆起悬垂或形成大的赘瘤，伴有广泛的咖啡斑。

2. 继发性斑状皮肤萎缩斑 如病毒、麻风、盘状红斑狼疮等，在发生皮肤萎缩斑前都应有典型的原发病史。

3. 局灶性皮肤发育不全所致的脂肪疝 皮损呈不规则集簇分布，起病年龄小，伴有其他先天性缺陷。

四、治　　疗

在早期 Jadassohn 型患者有炎症的阶段可试用青霉素治疗，但到萎缩期则治疗困难。已报道治疗本病的方法包括砷剂、维生素类、自血疗法、按摩、温浴、体疗、透热疗法、紫外线、皮质类固醇、甲状腺素及脑垂体激素等，但疗效均不能肯定。

第二节　萎　缩　纹

内容提要：

- 萎缩纹、妊娠纹皆为弹性纤维变性、断裂所致。
- 条索状萎缩纹表面有细皱纹。

萎缩纹（striae distensae）又称膨胀纹，是某些部位皮肤先发生膨胀，继以束状萎缩，初期为淡红色，逐渐变为乳白色，无自觉症状。

一、病　　因

皮肤弹性纤维变性而脆弱，再受过度伸张使之断裂导致本病。本病与肾上腺皮质激素分泌过多有密切关系。此外，妊娠、肥胖、腹水、长期系统使用糖皮质激素、Cushing 综合征是本病常见诱因。

二、临床表现

男女均可发病，前者常发生于大腿外侧及腰部，后者主要在下腹部、臀部、乳房等处。长期系统应用激素者，条索状萎缩纹可密布于躯干和四肢。初发损害为境界清楚，稍隆起，不规则或多或少相平行的条纹，日久呈扁平状或光滑而有光泽，长轴与皮纹一致。早期为淡红，后来比正常皮肤色淡，甚至呈乳白色，表面有细皱纹，并稍凹陷，由于表皮变薄，隐约可见皮下血管，触之柔软并有陷入感。无自觉症状。

三、组织病理

表皮萎缩，真皮变薄，弹性纤维减少，胶原纤维均质化，淡染。早期真皮水肿，血管周围轻度淋巴细胞浸润。

四、治　　疗

无须治疗。

第三节　虫蚀状皮肤萎缩

内容提要：

- 虫蚀状皮肤萎缩（atrophoderma vermiculata）发生于面部。
- 损害为密集的相互分开的小凹陷性萎缩斑。

一、病　　因

本病病因不明。常见于儿童及青年人，部分患者有家族史，可能是一种先天性疾病。

二、临 床 表 现

虫蚀状皮肤萎缩仅发生于面部，对称出现在两耳前、两颊，偶尔累及耳部和前额。损害为密集的相互分泌的小凹陷性萎缩斑，直径3～4 mm，略呈圆形，小坑下陷约1 mm，侧壁陡直，表面略带蜡样光泽，偶见毛细血管扩张。小萎缩斑群集被形容为："虫蚀状""筛状""蜂窝状"或"网状"。皮肤在广泛萎缩前，可见红斑及毛囊性角质丘疹，有时可见栗丘疹样皮疹。组织病理：组织病理为表皮萎缩，真皮水肿，毛细血管扩张，胶原纤维变形，血管周围少许炎细胞浸润。

三、诊 断 标 准

（1）常于5～12岁发病。

（2）好发于耳前或面颊部，仅局限于一小块区域，或由颊部扩延累及前额、上唇、颏部与耳垂。

（3）可有家族史。

（4）特征皮损为针头大毛囊性角栓，脱落后迅速形成网状萎缩，为多数不规则、虫蚀状、直径1～3 mm、深1 mm凹陷性萎缩，由狭窄的小嵴分格，呈筛状、网状、蜂窝状外观。小嵴表面呈蜡样光滑，质坚硬，其上可有少数粉刺及粟丘疹样皮损。

四、治　　疗

治疗方法：目前无特效疗法。病情稳定后，部分患者可以考虑磨削术治疗。

第四节　进行性特发性皮肤萎缩

进行性特发性皮肤萎缩（progressive idiopathic atrophoderma）又称Pasini-Pierini萎缩性皮病，在1923年，Pasini描述了一种色素性皮肤萎缩的特殊型，其临床上和组织病理上表现为局限性浅表性萎缩硬皮病，弥漫性特发性皮肤萎缩。本病是否独立为性疾病尚有争议。有一种观点认为本病为局限性硬皮病的萎缩型，另一种观点认为本病为独立疾病，后期发生硬化是假性硬化，而局限性硬皮病是发生硬化后再继以萎缩。

一、病　　因

病因未明。感染、外伤、手术、失血等皆可能成为诱因。

二、临 床 表 现

本病多见于20～30岁者，女性多于男性，婴儿及老年人少见。好发于躯干，尤其是背部，也可累及四肢近侧端及其他部位。损害单发或多发，通常不对称，初起为红色水肿斑，1～2周内逐渐转变为灰色或棕褐色，水肿减退而轻微凹陷，境界清楚。皮肤逐渐萎缩时表面光滑，浅表血管隐约可见，毳毛脱落。皮损呈圆形、卵圆形或不规则，钱币至手掌大小或更大的萎缩斑，境界清楚。本病病程极为缓慢，患者无主观症状。

三、组 织 病 理

早期变化轻微而无特异性，表皮和真皮结缔组织层厚度轻度减少，真皮上部有稀疏的血管外炎症细胞浸润；后期表皮萎缩，真皮深层胶原束变粗，相互紧压而呈纯一化玻璃样变性，皮下脂肪层正常。

四、诊断及鉴别诊断

本病可根据临床表现和病理变化做出诊断。本病主要与硬斑病相鉴别。硬斑病多见于四肢，尤其在下肢，损害中央光滑、发硬，呈象牙色，边缘有紫色环，组织病理显示真皮至皮下组织胶原纤维变性明显，汗腺萎缩。

五、治疗及预防

本病经过良性，经数月或年余后最终可自然缓解。但某些病例的皮损可长期存在。

目前本病尚无特效的治疗方法。口服泼尼松、维生素 A、维生素 E，以及复方丹参与低分子右旋糖酐内静滴的联合疗法对本病有一定的疗效。也可辅以按摩、透热及氦氖激光照射等物理治疗。

第五节　局限性全层萎缩

局限性全层萎缩（local panatrophy）发生皮肤及皮下脂肪萎缩，偶伴有肌肉萎缩、骨骼萎缩或发育不全。本病少见，病因不明，可能是多种病理过程的结局。

（一）Gowers 圈层萎缩

Gowers 圈层萎缩为发生局限性皮肤、皮下组织及肌肉的萎缩，局部无硬皮病或其他硬化性病变。患者多为女性，一般在 10～40 岁起病，经过几周形成 1～2 处或更多处萎缩，萎缩处边缘清晰，直径 2～20 cm。形状多样，有的呈三角形或四边形，多分布于背、臂和四肢，萎缩在发病后数周至数月以内达到顶点。以后不再变化。病理变化主要为真皮、皮下组织萎缩，在萎缩的肌肉中血管周围有轻度炎症细胞浸润。

（二）硬化性全层萎缩

儿童期发病及累及肢体的患者，先发生典型的局限性硬皮病样改变，以后出现局部皮下组织萎缩，有时肌肉和骨骼也萎缩。但也可无硬皮病样改变而发生皮下组织和肌肉硬化，表现为沿着或围绕单一肢体，或围绕节段躯干发生瘢痕样硬化带，病程为慢性。

本病应与各种脂膜炎相鉴别，后者先有炎性病变。此外，皮质类固醇皮下注射及反复皮下注射胰岛素后也能形成继发性局部皮下组织萎缩，这可能在 12 个月后恢复，也可以持续多年不变，故诊断本病时也需注意询问有无局部注射此类药物的病史。

（林映萍　陈嵘祎　史建强　张锡宝）

第二十九章 皮肤良性肿瘤

第一节 血管瘤与血管畸形

内容提要：

- 1982 年，Mulliken 和 Glowacki 提出了根据是否存在血管内皮细胞的异常增殖将其分为血管瘤和血管畸形两大类。
- 血管瘤是一种内皮细胞异常增生；而脉管畸形内皮更新正常。
- 橙红色斑，可以消退。葡萄酒样痣，不能消退。
- 组织病理：早期毛细血管内皮细胞显著增生；分化成熟的损害，部分毛细血管明显扩张；退变期管腔变窄，闭塞。
- 治疗：一般在生后数周内出现，大多数损害可自发性消退，可选择治疗方法。
- 注意区分静脉畸形和深部婴儿血管瘤，前者皮损柔软可挤压，二者病理免疫组化不同。

血管瘤（angiomas）是血管、淋巴管管壁，或其周围组织的细胞增生形成的良性肿瘤。

血管瘤的发生率随着患者年龄的增长而增加。

血管瘤的发生可能是系统性疾病如肝脏疾病的一个指标，通常不是恶性的。血管瘤通常在患者身体的任何地方的皮肤表面或皮肤下层出现，因位置不同而对患者造成不同的影响。他们也可能是更严重的疾病如肝硬化的症状之一。血管瘤一般是出于美容的原因才会被切除。

血管畸形又称脉管瘤（vascular tumor），亦称管型瘤，或分别称血管瘤，淋巴管瘤；但脉管病变并非真性肿瘤，故只能称脉管畸形（vascular malformation），系来源于血管或淋巴管的肿瘤或畸形。

1982 年，美国哈佛大学波士顿儿童医院整形外科 Mulliken 和 Glowacki 提出了基于血管内皮细胞生物学特性的分类方法，根据血管性疾病脉管胎痣的组织学和自然病程将其分为血管瘤和血管畸形两大类，二者的根本区别在于是否存在血管内皮细胞的异常增殖，血管瘤是一种内皮细胞异常增生；而脉管畸形内皮更新正常。其分类成为现代分类标准的基础。

国际脉管性疾病研究学会（the International Society for the Study of Vascular Anomalies，ISSVA）于 1996 年制订了一套较为完善的分类系统，获得广泛认同，成为世界范围内不同学科研究者交流的共同标准（表 29-1）。

表 29-1 ISSVA 的脉管性病变分类

脉管肿瘤（血管内皮细胞异常增生）	脉管畸形（无血管内皮细胞异常增生）
	低流量脉管畸形
婴幼儿血管瘤	毛细血管畸形/葡萄酒色斑/毛细血管扩张/角皮性血管瘤
先天性血管瘤（RICH 和 NICH）*（表现为出生后即有，1 岁左右几乎完全消退或不消退，其临床、病理和影像学表现与婴儿血管瘤有明显差别）	静脉畸形/普通单发静脉畸形/蓝色橡皮奶头样痣/家族性皮肤黏膜静脉畸形/球状细胞静脉畸形/Maffucci 综合征
丛状血管瘤（伴或不伴 Kasabach Merritt 综合征）	淋巴管畸形
卡波西样血管内皮瘤（伴或不伴 Kasabach Merritt 综合征）	高流量脉管畸形
梭状细胞血管内皮瘤	动脉畸形
少见血管内皮瘤（上皮样血管内皮瘤，混合性血管内皮瘤，多形性血管内皮瘤，网状血管内皮瘤，多形性血管内皮瘤，血管内乳头状血管内皮瘤，淋巴管内皮肉瘤）	动静脉瘘

续表

脉管肿瘤（血管内皮细胞异常增生）	脉管畸形（无血管内皮细胞异常增生）
皮肤获得性血管肿瘤（化脓性肉芽肿，靶样含铁血，血黄素，沉积性血管瘤，肾小球样血管瘤，微静脉型血管瘤）	动静脉畸形 复杂混合性脉管畸形 CVM/CLM/LVM/CLVM AVM　LM/CM　AVM

注：C，毛细血管；A，动脉；V，静脉；L，淋巴；M，畸形；RICH，迅速消退型先天性血管瘤；NICH，不消退型先天性血管瘤。

* RICH 和 NICH 是罕见的血管肿瘤，在婴儿出生时即生长完全，然后或者快速消退，或者不能消退。而在婴儿血管瘤中平滑肌肌动蛋白（αSMA）阳性细胞常见于婴儿血管瘤的血管壁，但是在 RICH 中却罕见。有报道伴有 RICH 或 NICH 的儿童血管瘤和婴儿血管瘤共存，儿童 RICH 患者迅速好转但却不能完全消退。在这些病例中，残余的损害演变为 NICH。Gorham 征（Gorham Stout 综合征）表现为大块骨溶解（骨消失），伴有血管瘤样组织增生，用 Bishopsphonates 治疗有效。

一、先天性血管瘤（血管胎痣）

内容提要：

- 鲜红斑痣，是由皮肤毛细血管扩张及畸形形成的。合并同侧脑-脑膜或者眼部血管畸形称为 Sturge-Weber 综合征，合并肢体肥大时称为 Klippel-Trenaunay 综合征。
- 橙红色斑，又名中线毛细血管扩张痣。绝大多数在 3 岁之前完全消退。
- 葡萄酒样痣，面部的葡萄酒样痣沿三叉神经分布，包括眼支、上颌支、下颌支。
- 婴儿血管瘤可分为表浅型和深在型两种。
- 选择治疗时机。
- 目前不干预的原则受到动摇，尤其是波尼松、普萘洛尔、伊曲康唑及外用 β 受体阻滞剂的治疗方法引入后。

先天性血管瘤（congenital hemangioma）又称血管胎痣（vascular birthmark），包括婴幼儿血管瘤（草莓状血管瘤）、葡萄酒色斑（鲜红斑痣）、静脉畸形（海绵状血管瘤）。

（一）病因与发病机制

1. 遗传易感性　部分病例的家族聚集性提示本病具有遗传易感性，易感基因定位在染色体 5q。合并动静脉畸形者可能与染色体 5q 的 *RASA1* 基因突变有关。

2. 神经因素　鲜红斑痣易出现在三叉神经、颈神经和脊神经的分布区域，且分布在三叉神经眼支的鲜红斑痣更易合并神经和眼部症状，提示其发病原因可能与神经相关。皮损为血管扩张性，而非增殖性。伴有与血管扩张相关的神经纤维数量下降，因此推论认为鲜红斑痣由支配血管的交感神经缺乏所致。鲜红斑痣皮损区的神经密度显著低于非皮损区，并且皮损区的血管直径大于非皮损区。神经支配减少导致神经对血管的调节功能降低，在灌注压的作用下，血管会逐渐扩张。而血管因素是血管壁的异常可导致血管扩张。

3. 基因因素　目前对基因的研究主要是与神经相关的基因。引起家族性鲜红斑痣的基因中包含一系列神经相关的基因，这些基因的缺陷导致血管周围的神经分布减少。然而 *RASA1* 基因突变并不是鲜红斑痣所特有的，它的突变会导致一个血管相关的疾病病谱，包括动静脉漏、动脉畸形等，对此基因缺陷所致的鲜红斑痣需要更多的探讨。

（二）临床表现

1. 鲜红斑痣（nevus flammeus）　是一种先天性血管发育畸形，鲜红斑痣是皮肤毛细血管扩张及畸形形成的，组织学研究未发现细胞增殖，在新生儿中的发病率为 0.3%～0.5%。获得性鲜红斑痣的患者出生时表现正常，儿童期或者成年后出现。获得性鲜红斑痣的临床表现和组织学表现与先天性的鲜红斑痣一致。但是获得性的鲜红斑痣发生较晚，也较少见。外伤是获得性鲜红斑痣的最常见诱因。有学者认为，创伤引起交感神经缺失，因此导致局部血管的扩张。

鲜红斑痣可以是一组临床症状的表现之一。当合并同侧脑、脑膜或者眼部血管畸形时称为 Sturge-Weber 综合征；当合并静脉曲张、静脉发育不全、肢体肥大时被称为 Klippel-Trenaunay 综合征。

鲜红斑痣可分为：

（1）橙红色斑（salmon patch）：又名中线毛细血管扩张痣。①极为常见。损害好发于前额、眉间、眼睑和项部等面部中央，其中以项部最多见。②损害为淡粉红色至猩红色斑片，不高出皮面，压之部分或完全褪色，剧烈活动、发热、哭闹时色泽常加深（图 29-1）。③绝大多数在 3 岁之前完全消退；而项部和眉间的损害可能持续至成年期。④极少数 3 岁时仍未消退。

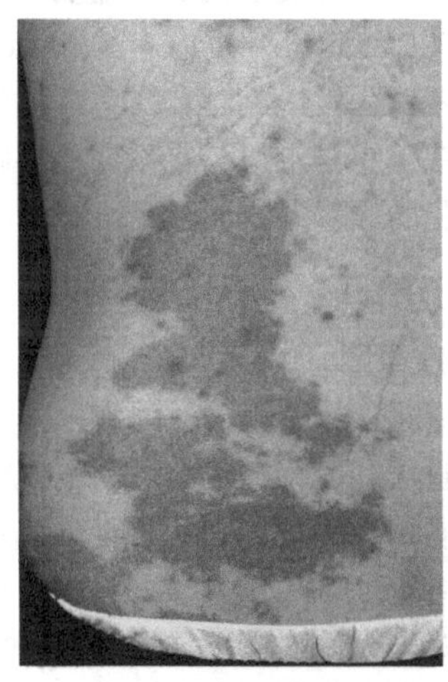

图 29-1　葡萄酒样痣

（2）葡萄酒样痣（port-wine stain）：又称侧位鲜红斑痣，面部的葡萄酒样痣沿三叉神经分布，包括 3 个区域：V1（眼支：前额与上眼睑）、V2（上颌支）与 V3（下颌支）。倾向于持续生长，不会自发性消退（图 29-2）。位于头面部的病灶成年后常出现增厚和结节。①本病是真皮乳头层和网状层血管的先天性畸形，出生时即有。②可伴发其他血管畸形或作为一些综合征，Klippel-Trenaunay 综合征（骨肥大性鲜红斑痣），如合并同侧脑或脑膜血管病变及眼部血管畸形（Sturge-Weber 综合征）。在 Cohn 综合征中，葡萄酒样痣发生于背部中线，其下的脊髓有血管畸形、化脓性肉芽肿、丛状血管瘤，偶尔基底细胞癌也发生于葡萄酒样痣上。

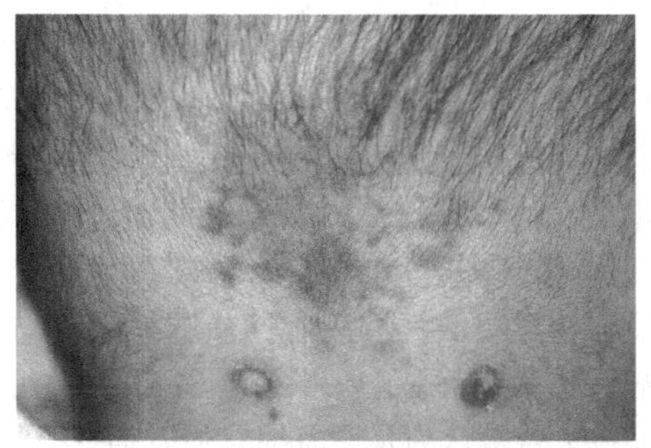

图 29-2　橙色红斑

鲜红斑痣组织病理：本病的特征是真皮乳头层和网状层浅部的毛细血管扩张，无内皮细胞增生。

2. 婴幼儿血管瘤[草莓状血管瘤（strawberry hemangioma）]　又称婴儿血管内皮瘤（infantile hemangioendothelioma），是由中胚叶的血管内皮细胞过度增殖所致的一种血管瘤。

（三）流行病学

先天性（累及多达 1/100 新生儿）或婴儿期发病最常见。婴儿的发生率为 1%～4%。88% 病例生后 4 周内出现，25%出生时即有。

（四）临床表现

（1）血管瘤前体（hemangioma precursor）：苍白色斑块、线状毛细血管扩张，易误诊为贫血痣、鲜红斑痣或青肿。

（2）皮肤损害：典型表现为鲜红色突起的包块，似草莓，压之不易褪色，但部分深部血管瘤表面皮肤几乎完全正常。真皮血管瘤为鲜红色隆起的丘疹、扁平损害或结节，表面呈分叶状、质硬，边界清楚。皮下血管瘤一般为质软的较大团块，表面皮肤呈蓝色。大小不一，一般为单发，可从数毫米直至整个面部、大部分肢体和躯干，皮肤任何部位均可发生，常见于头颈部。

（3）发展分期：婴儿血管瘤具有明确的增生、稳定到消退的自然病程。①增生期：多数患儿出生后 8～12 个月迅速持续增长。②稳定期：持续数月至数年。③消退期：5 岁内消退率 50%～60%，7 岁内 75%，9 岁时 90%完全消退，最长消退可持续至 12 岁，最终 20%～40%患儿残余皮肤改变。

（4）临床亚型：①表浅型婴幼儿血管瘤（草莓状），位于乳突状真皮层或网状真皮层；（刘学健将浅表血管瘤再分为小血管扩张型、丘疹型、肥厚型）。②深部婴幼儿血管瘤（海绵状），由真皮层和皮下组织扩张的血管聚集而成，明显局限性和浅表性静脉损害可与深部静脉扩张和静脉畸形共存。深部婴幼儿血管瘤过去曾被认为是“海绵状血管瘤”，已有大量的临床、组织病理和免疫组化证实，其和浅表皮肤血管瘤性质相同。与浅性血管瘤一样，深部婴儿血管瘤会持续增长几个月，然后长期静止，最后自发性消退。③混合型血管瘤，两种病变并存。

（5）组织病理：①早期毛细血管内皮细胞显著增生，大多聚集成实体性条索或团块，仅有少数小的毛细血管腔。②分化成熟的损害，部分毛细血管明显扩张。③退变期管腔变窄，甚至闭塞，代之以水肿性胶原纤维。

（五）诊断

（1）鲜红斑痣：出生时或出生后发生；淡红色、暗红色、紫红色斑疹；压之部分或完全褪色。

（2）婴幼儿血管瘤（草莓状血管瘤）：出生时或出生后发生；皮损为一个或数个，鲜红色，高出皮面，表面呈草莓状分叶；压之不易褪色。但部分深部血管瘤表面皮肤几乎完全正常（图 29-2）。

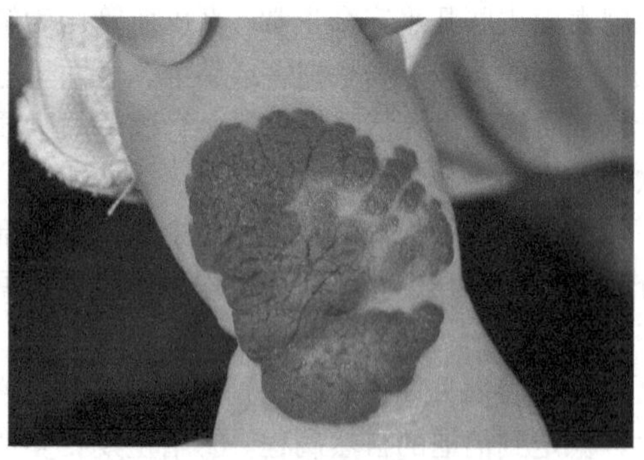

图 29-2　草莓状血管瘤

（3）静脉畸形（旧称海绵状血管瘤）：出生后发生；表面皮色或淡紫色或紫蓝色，指压后可以缩小，如海绵状。血管造影是诊断静脉畸形的传统标准，但 MRI 将取而代之成为最重要的诊断依据。

（六）鉴别诊断

增生期婴儿血管瘤必须与其他细胞丰富的血管增生鉴别，包括先天性非进展性血管瘤、Kaposi 样血管内皮瘤、丛状血管瘤、化脓性肉芽肿和肌间血管瘤。消退期婴儿血管瘤可以类似血管畸形。婴儿血管瘤特征性的 GLUT1 免疫反应性可用于常规固定的标本。

深部婴儿血管瘤与静脉畸形鉴别：通过临床、组织病理、免疫组化予以鉴别。前者免疫组化 GLUT1、Lewis γ 抗原、merosin、FcγRII 阳性，后者皆阴性。

本病在组织学上应与平滑肌瘤、血管纤维瘤和血管脂肪瘤等鉴别。

（七）治疗

1. 治疗原则

（1）诊断及分型正确：因为各型先天性血管瘤如血管瘤和血管畸形、可消退血管瘤、非消退血管瘤预后不一样，治疗时机及方法不一样（表 29-2）。

掌握好先天性血管瘤演变规律。每个皮损都需仔细观察和判断，决定治疗、延缓治疗或随访，选择治疗方法。

对于许多婴幼儿血管瘤患者，积极的非介入治疗或不干预是最好的手段，因为自行消退在美观方面可以达到最好的效果。大多数皮损（80%）愈合后不会留下任何皮肤的改变；其余有残余萎缩、色素减退、毛细血管扩张和瘢痕。只有 1/4 的婴儿血管瘤患者有治疗指征（5%溃疡、20%重要结构的阻塞，即眼、耳、喉头），并且＜1%的患者有生命危险。

（2）目前不干预的原则受到动摇，尤其是泼尼松、普萘洛尔、伊曲康唑及外用 β 受体阻滞剂的治疗方法引入后，婴儿血管瘤可权衡利弊，选择干预或不干预要以最好的结果和预后来确定。

2. 治疗时机与治疗方法（表 29-3）

表 29-2　血管胎痣治疗方法

名称		治疗方法
葡萄酒色痣（鲜红斑痣）	一线治疗	脉冲染料激光（金标准）
	二线治疗	强脉冲光源（IPLS）：治疗更深层的血管
	三线治疗	光动力学（PDT）治疗原理和激光完全不同，其能达到更自然的消退结果 手术修复整形
婴幼儿血管瘤（草莓状血管瘤）	治疗思考	掌握好血管瘤增生期、稳定期和消退期规律，可诱导血管瘤早期消退（如糖皮质激素）和减少并发症，促进血管内皮细胞衰老、死亡，瘤体组织发生纤维化和脂肪沉积，肿瘤消退。特殊情况选用适合的方法人工除去瘤体
	系统治疗	糖皮质激素、普萘洛尔、伊曲康唑
	局部治疗	585 脉冲染料激光
	增生期	局部血管瘤间质注射（方剂：得宝松 0.5ml，甲氨蝶呤 5mg，1%利多卡因 2ml），
	表浅型	经皮穿刺瘤体内注射平阳霉素，咪喹莫特霜外用，噻吗洛尔外用，同位素敷贴
	深部/混合型	栓塞硬化联合糖皮质激素治疗注射，得宝松、硬化剂
	消退期	
	手术治疗	改善外形，针对皮肤萎缩、毛细血管扩张、纤维脂肪组织过度沉积，可用激光（长脉冲 Nd：YAG 激光、染料激光、CO_2等）、手术、整复，手术时间选择入学前或更晚进行，手术不作为常规治疗。主张对消退后外观不良，反复溃疡出血，保守治疗无效的 KM 综合征，小增生病灶病例中的合适者采用，平阳霉素局部注射、手术等均应注意避免和皮肤质地改变，均需以能否保证远期外观优于自然消退结果为底线范围小，在呼吸道、眼、耳影响生命、视力者

表 29-3　先天性血管瘤与血管畸形演变及治疗时机

名称	演变	治疗时机
鲜红斑痣		
橙红色斑（中线毛细血管扩张痣）	3 岁之前完全消退，极少不消退	3 岁以后，亦可依生长部位、瘤体大小，对美容和功能的影响，可择机治疗处理
葡萄酒样痣（侧位鲜红斑痣）	不会自发消退	病程早期优选治疗方法，或选择时机或对发展较快者治疗
婴儿血管瘤（草莓状血管瘤）	消退期 5 岁，6 岁，7 岁 6 岁左右无消退则不可能消退	6～7 岁后进行治疗，亦可依生长部位、瘤体大小、对美容和功能的影响，可择机治疗，增殖期可早期干预治疗，以抑制快速生长，使之转向稳定期和消退期

3. 婴儿血管瘤治疗

婴儿血管瘤治疗包括药物治疗、激光治疗和手术治疗。

（1）局部治疗

1）外用药物：β 受体阻滞剂（0.5%噻吗洛尔滴眼液、0.2%奥莫尼定+0.5%噻吗洛尔复方滴眼溶液、0.1%噻吗洛尔凝胶、普萘洛尔纳米水溶胶）、5%咪喹莫特软膏。噻吗洛尔凝胶治疗婴幼儿血管瘤，作为肾上腺素 β 受体阻滞剂，其作用强度为普萘洛尔的 8 倍，0.5%噻吗洛尔用于局部治疗婴儿血管瘤特别是表浅的血管瘤是安全、有效的，且无系统不良反应。5%咪喹莫特软膏局部常用治疗婴儿血管瘤，其疗效与 0.5%噻吗洛尔疗效相当，但咪喹莫特有红斑、糜烂、水肿等不良反应。

外用卡替洛尔或噻吗洛尔治疗婴儿血管瘤是安全有效的，目前尚未发现外用 β 受体阻滞剂治疗血管瘤出现严重不良反应的报道。两种药疗效与安全性比较，噻吗洛尔疗效明显优于卡替洛尔，但由于卡替洛尔有内在拟交感活性，故治疗早产儿小年龄婴儿时，相对安全性更佳。

2）局部注射治疗，糖皮质激素醋酸泼尼松龙注射治疗的主要作用机制是通过诱导血管内皮细胞凋亡及抑制其增殖而促进血管瘤自然消退，使间质纤维化，纤维隔增厚，毛细血管腔最后完全闭塞。新生儿血管瘤的剂量为每次 0.6～0.8 ml（15～20 mg），瘤体中心及其边缘分点注射，每处 0.2 ml，注射后压迫数分钟；5～7 d 重复一次，一般 3 次即可治愈，适用于直径<1 cm 的头顶、面颊、唇及大阴唇血管瘤。醋酸缩丙酮曲安西龙 20～50 mg/次+倍他米松磷酸钠 5.26 mg/次，直接注入瘤体间质，应注意回抽无血后再缓慢多方向推药，间隔 6～8 周可重复注射，一般注射 3～4 次即可。

经皮穿刺瘤体内药物注射平阳霉素，用于体积较小的局限性表浅婴儿血管瘤，疗效不佳的肥厚型病变用注射用水+平阳霉素配成 1mg/ml 注射液，自瘤体内注射药物，直至瘤体表现呈苍白色为止，每次平阳霉素用量不超过 8mg，病变较大者可重复注射治疗。碱性多肽类化合物 A2，其作用机制是抑制胸腺嘧啶核苷掺入 DNA，引起 DNA 断裂，促使肿瘤细胞的变性、坏死，产生无菌性炎症，血管收缩，管壁增厚，最终导致血管闭塞。

3）激光：有脉冲染料激光（PDL）、532nm 倍频 nd：YAG（掺钕钇铝石榴石）激光（KTP 激光）、长脉冲 1064 nmNd：YAG 激光等。目前常用于治疗婴幼儿皮肤血管瘤的激光主要适用于治疗早期、浅表、扁平血管瘤，退化期血管瘤遗留的红斑、毛细血管扩张激光治疗也可达到较好的疗效。一般主张：血管瘤深度小于 4 mm 时，推荐使用脉冲染料激光（PDL）或 KTP 激光，当瘤体深度大于 4 mm 时，长脉冲 Nd：YAG（1064 nm）激光为首选。

4）手术治疗：对于生长迅速、面积较大和较厚的血管瘤或影响重要器官功能者可采用手术切除，如眼睑血管瘤。尤其适用于头皮，切除后缝合不致造成瘢痕，毛发如常。

5）选择性动脉插管注射：参见海绵状血管瘤。

6）婴儿血管瘤系统治疗

A. 糖皮质激素：84%的血管瘤对糖皮质激素治疗能收到较好效果。对浅表婴儿血管瘤（体表为草莓状），深部婴儿血管瘤皆有疗效。

糖皮质激素可以抑制间充质细胞自休止期转入增殖期。糖皮质激素引起血管收缩，血供减少、血栓形成、血管闭塞，糖皮质激素可以诱导血管内皮细胞凋亡、抑制血管内皮细胞增殖。促进血管进入稳定期、消退期，血管瘤停止生长并消退。目前认为其机制是降低或沉默血管内皮细胞生长因子（VEGF）的表达，从而抑制瘤体血管的生成，达到治疗目的。

糖皮质激素治疗：泼尼松 2～5 mg/（kg · d）口服，一般在用药数日至数周内即有明显的效果；有的采用 2～3 mg/（kg · d）低剂量服用，有效则 2～4 周减量，维持 10～11 个月。数月后才能逐渐消退，约 1/3 的血管瘤明显皱缩，1/3 的血管瘤停止生长而无明显皱缩，1/3 的血管瘤无反应。目前国内比较认同的治疗方案是口服泼尼松（3.0～55.0 mg / kg，总量不超过 50 mg），隔日晨起顿服，共服 8 周（第 1 ～ 8 周），第 9 周减量 1 / 2，第 10 周服 10 mg / 次，第 11 周服 5 mg / 次，第 12 周停服，完成 1 个疗程。如需第 2、第 3 个疗程治疗，可间隔 4 ～ 6 周重复。

B. 普萘洛尔（propranolod）：又称心得安，为肾上腺素 β 受体阻断药（β 受体阻滞剂），阻断心肌的 β 受体，减慢心率，抑制心肌收缩与房室传导。用于各种心律失常，心绞痛、高血压病。普萘洛尔治疗血管瘤是法国 Leatue Labreze 等在 2008 年偶然发现的。发现者认为其机制可能为：①引起血管收缩，致使瘤体局部颜色变暗，质地变软；②在婴幼儿血管瘤的增生期，存在被上调的碱性成纤维细胞生长因子（bFGF）和血管内皮细胞生长因子，其抑制这些生长因子的表达，进而促进血管瘤的消退；③加速瘤体增生内皮细胞的凋亡。普萘洛尔对婴幼儿血管瘤有良好及快速的疗效，即使对于巨大的、复杂的、伴有溃疡的和对糖皮质激素抵抗的血管瘤都具有较快较好的疗效，而且停药后血管瘤不会重新生长。普萘洛尔对处于增殖期和稳定期的婴幼儿血管瘤皆有疗效。

治疗剂量，普萘洛尔 2～3 mg/（kg · d），分 2～3 次，口服平均疗程为 6.1 个月。2015 年学者马琳、李丽报告，口服普萘洛尔治疗高风险血管瘤，2 mg/（kg · d）是适合中国儿童的有效安全剂量。服药疗程为 12～18 个月，而位于眼周、口周、鼻周等部位的瘤体由于消退缓慢，部分患儿服药疗程>24 个月。需采用逐步减量，切忌突然停药，过早停药可出现反弹，停药一般需要历时 2～3 周。治疗多在 1 岁以后停药，24～48 h 内有可能发生心脏超敏反应，患儿停药后出现复发或反弹可重新应用普萘洛尔。学者刘学键等研究认为：婴幼儿血管瘤丘疹型、深部型和混合型口服普萘洛尔效果较好，小血管扩张和肥厚型多效果不佳。普萘洛尔不良反应包括心动过缓、低血压、支气管收缩、低血糖、食欲减退、腹泻、嗜睡或失眠等，有房室传导阻滞、心动过缓和哮喘、阻塞性肺炎的患者禁用普萘洛尔。

大多数婴儿对 2～3 mg/（kg·d）的普萘洛尔具有良好的耐受性，但为安全起见，对首次治疗的患儿，在给药 6 h 内，需密切监测血压、心率和心电图，如无异常，可回家治疗，对 1 周龄的患儿应避免使用普萘洛尔。

C. 伊曲康唑：本品为三唑环的合成唑类抗真菌药。学者冉玉平初起在 2 例婴儿血管瘤溃疡继发念珠菌感染患者，而用伊曲康唑治疗意外发现婴儿血管瘤消退，首例患儿为 2 个月大女婴，口服伊曲康唑（每 100 mg 胶囊微颗粒均匀分成 5 等份，每份 20 mg，混溶于全脂牛奶送服，100 mg 分 5 d 服光），RST 继而对 15 例婴儿血管瘤用伊曲康唑治疗，治疗第 1 个月皮损血管瘤颜色变浅、血管瘤生长速度放缓，随访第 3 个月时所有患儿皮损明显改善。疗程 2～22 周（平均 8.8 周）伊曲康唑治疗婴儿血管瘤系列病例有效率 70.58%，第 1 个月后肿瘤颜色变淡，控制生长，3 个月后临床上明显改善。对伊曲康唑在体内外研究发现，其可抑制血管生成和肿瘤生长，MTT 分析伊曲康唑对血管瘤内皮肤细胞生长抑制作用比普萘洛尔强 10 倍。其分子机制可能由下调 Hedgehog 和 PI3K-AKT-mTOR 信号通路介导，伊曲康唑可减少细胞增殖，血管内皮细胞血管形成和移行，增加细胞凋亡。伊曲康唑有可能作为婴儿血管瘤治疗新选择。

D. 干扰素（interferon，INF）：IFN-α、2α、IFN-β，每日 300 万 IU/m^2，皮下注射，需持续 6～12 个月。INF 的可能作用机制在于非特异性地阻抑了内皮细胞增殖及血管生成的步骤。INF 可调节血管生成相关基因表达，抑制血管内皮增殖及促进其凋亡，Ezekowitz 等对糖皮质激素无效的新生儿血管瘤患儿 20 例使用 INF 后，起效率高达 90%。但 INFα-2a 有神经毒性，可引起瘫痪或痉挛，故后期多改用 INFα-2b，尽管如此仍有许多严重不良反应，故临床应用仅限于其他治疗无效、危及生命的病变。主要适应证是：作为糖皮质激素系统治疗无效的重症婴幼儿血管瘤患者的二线药物，或作为 Kasabach Merritt 综合征的一线药物。

E. 新开拓的药物：①醋丁洛尔（8 mg/kg，2 次/d）治愈声门下血管瘤 1 例，安全性较好，用药后血管瘤无复发及无严重支气管收缩。②其他尚有他克莫司、匹美莫司、血管内皮生长因子拮抗剂贝代单抗（avastin）、他莫昔芬（tamoxifen）及沙利度胺。

（吴志华　吴　玮　史建强）

二、静脉畸形（海绵状血管瘤）

内容提要：

- 真皮深部和皮下组织的血管畸形，很少自发性消退。
- 无消退迹象给予治疗。

海绵状血管瘤（cavernous hemangioma）是一种位于真皮深部和皮下组织的血管畸形，常在出生时或生后不久发病，很少自发性消退。

（一）临床表现

本病表现为鲜红色或暗紫色圆形或不规则形结节、斑块或肿瘤，好发于头、颈部，其他部位亦可发生；损害边界不很清楚，质软而有弹性，挤压后缩小，压力去除后迅速充盈，皮下部分常比表浅部分更明显；少数损害表面伴发毛细血管瘤，偶可合并动静脉瘘。少数损害在数年内变小甚至消退，大多数损害持续存在并进行性增大。

本病可为下述两种罕见疾病的部分表现：①Maffucci 综合征（Maffucci syndrome）：可伴有三种类型脉管畸形，即海绵状血管瘤、静脉扩张、淋巴管扩张-淋巴管瘤；海绵状血管瘤实际上发生于每例患者，生后立即、儿童期或成年早期出现。其他表现有软骨发育不良导致的骨化缺陷、骨质脆弱引起的骨骼畸形、骨软骨瘤和软骨肉瘤。②蓝色橡皮球痣综合征（blue rubber bleb nevus syndrome）：为常染色体显性遗传，许多海绵状血管瘤在出生时即有，随年龄增长而增多和变大；大多数为隆起的深蓝色质软肿块，可以压缩，直径数 mm 至 3 cm，部分有蒂，有时出现疼痛和病变部位多汗；血管瘤亦可累及口腔黏膜、胃肠道、肝、脾和中枢神经系统。

（二）组织病理

肿瘤位于真皮深部和皮下组织内，局限性或弥漫性；血管扩张明显，外形不规则，衬以单层内皮细胞，周围有增厚的纤维组织包绕，纤维组织内可见平滑肌。肿瘤内有时见到毛细血管成分，特别是其表浅部位；营养不良性钙化常见。

（三）鉴别诊断

本病在组织学上应与平滑肌瘤、血管纤维瘤和血管脂肪瘤等鉴别。

（四）治疗

损害进行性增大时可用糖皮质激素口服、硬化剂注射、紧身衣压迫或手术切除。

三、血管角化瘤

内容提要：

- 角化过度的良性血管肿瘤。表皮角化过度、棘层肥厚及真皮内扩张的毛细血管。
- 临床分为 5 型。
- 局限性血管角皮瘤是一种血管-淋巴管畸形。弥漫性躯体血管角皮瘤由溶酶体贮积症所致，可伴有系统改变。

血管角化瘤（angiokeratoma）是一组以明显扩张的薄壁血管位于增生和角化过度表皮下方为特征的良性血管肿瘤，可分为 5 种类型：孤立型、限界型、Fordyce 型、Mibelli 型和 Fabry 病。目前认为每型血管角化瘤均为独立的疾病，生物学行为差异很大，不应归类为一组疾病。Mibelli 于 1891 年首次应用血管角化瘤这一名称。

（一）病因与发病机制

本病可能系小静脉压力增高所致。Fordyce 型有时发生于精索静脉曲张的表面，矫正血管异常可使损害消退；Fabry 病的代谢产物沉积可导致血管壁薄弱和扩张。血管角化瘤共有的表皮增生和角化过度可能是血管生长附近表皮的一种反应，类似的表皮变化亦见于疣状血管瘤、Cobb 综合征的疣状损害和靶样含铁血黄素沉积性血管瘤的中央丘疹区。

（二）临床表现

1. 孤立型血管角化瘤（solitary angiokeratoma）　亦名丘疹型血管角化瘤（papular angiokeratoma），Imperial 和 Helwig（1967）指出本型血管角化瘤不同于其他血管角化瘤，可能为真皮乳头小静脉壁损伤（常为外伤）所致。损害为边界清楚的鳞屑性疣状小丘疹，红蓝色、深红色或黑色，直径至少在 0.5 mm 以上，好发于年轻人下肢；多发性损害有时可发生。

2. 限界型血管角化瘤（angiokeratoma circumscriptum）　亦名角化性血管瘤（keratotic hemangioma），由 Fabry 于 1915 年首次描述，罕见。出生时即有或儿童早期发病，女男比为 3∶1。好发于小腿和躯干，损害为分散或融合的疣状丘疹或结节，可融合成斑块，表面可有鳞屑，深红至蓝黑色，常随年龄增长而增大；损害基本为单侧分布，常呈线样局限于一处，广泛性分布者罕见。本型可伴发 Klippel- Trenaunay 综合征、鲜红斑痣或 Cobb 综合征。

3. Fordyce 型血管角化瘤（angiokeratoma of Fordyce）　亦名阴囊和女阴血管瘤（angioma of the scrotum and vulva），由 Fordyce 于 1896 年首次报道。3～4 mm 大小的深红色或黑色丘疹散布于老年人的阴囊和女阴，有时累及阴茎、腹股沟、大腿上部，损害表面光滑或呈轻度疣状，可沿表浅静脉分布；偶有轻度瘙痒。部分患者有精索静脉曲张、疝、前列腺炎、膀胱或附睾肿瘤、性病性淋巴肉芽肿和血栓性静脉炎。

4. Mibelli 型血管角化瘤（angiokeratoma of Mibelli）　亦名肢端型血管角化瘤（angiokeratoma acroasphyticum）、毛细血管扩张性疣（telangiectatic wart），由 Bazin（1862）首次报道，而 Mibelli

（1889）对其做了进一步描述。为常染色体显性遗传，女性多见，儿童及青少年期发病，患者易发生冻疮。多发性损害对称分布于四肢的骨突起处，如肘、膝、指、趾和手背，也可发生于耳郭和鼻尖等处。早期损害为粉红色或紫色丘疹，质软，分散或融合存在；此后，丘疹变成深红色，进一步隆起，呈疣状和角化性结节（图 29-4）；无自觉症状，有时可逐渐痊愈。

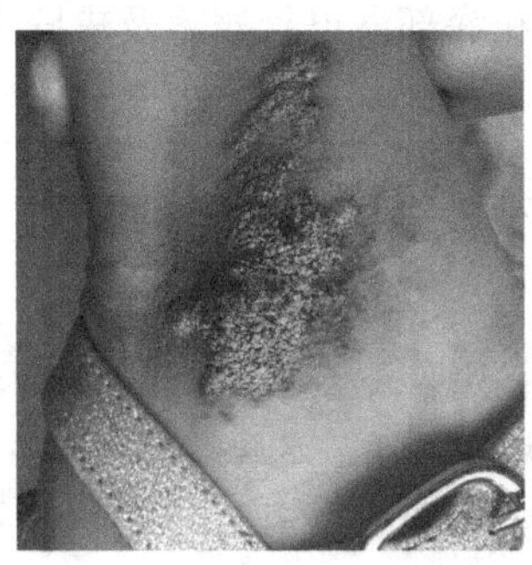

图 29-4　肢端型血管角化瘤

5. Fabry 病（Fabry disease）　亦名弥漫性躯体血管角化瘤（angiokeratoma corporis diffusum），为 X 连锁隐性遗传的先天性代谢异常，参见代谢性疾病。

（三）组织病理

各型血管角化瘤的共同组织学特征是：①真皮上部至少有一根扩大的薄壁内皮衬里血管；②表皮增生伴程度不一的角化过度。扩张血管常由伸长的表皮突包绕，管壁与表皮突之间仅有少数胶原束插入，使管壁似紧贴于表皮下方。

（四）诊断及鉴别诊断

孤立型有时需与黑素瘤鉴别，而 Mibelli 型应与冻疮、冷球蛋白血症鉴别，活检可证实之。

（五）治疗

孤立型可行手术切除，多发性者用冷冻、电干燥、激光或手术去除之。

四、丛状血管瘤（动静脉畸形）

内容提要：

- 动静脉畸形是动静脉直接连通（动静脉短路）造成动静脉瘘的一种血管畸形。
- 注意伴有动脉畸形的综合征。

动静脉（静脉）血管瘤[（venous）hemangioma] 亦名肢端动静脉血管瘤（acral arteriovenous hemangioma）、曲张性动脉瘤（cirsoid aneurysm），是一种以动静脉瘘为特征的肢端皮肤良性血管肿瘤，由 Girard 等于 1974 年首次报道，可能为血管球体的 Sucquet-Hoyer 管的错构瘤。

好发于成年男性，无性别差异。单个红色或紫红色隆起丘疹位于面部（特别是唇部）或四肢，15%损害位于躯干，直径 1.5～10.0 mm；极少数病例发生于口腔。

组织病理示肿瘤边界清楚、对称，呈楔形，位于网状真皮中上部，由含肌肉的厚壁大血管构成；真皮下部见类似的单根螺旋形血管。滋养血管可能起源于皮下脂肪。深部血管内皮周围有增厚的纤维肌性壁，其内含有弹力纤维。

局部切除常可获得满意疗效。

五、淋巴管畸形

内容提要：

- 由淋巴管和结缔组织组成的良性肿瘤。
- 可分为 4 型：海绵状淋巴管瘤、囊状水瘤、局限性淋巴管瘤及获得性进行性淋巴管瘤。

淋巴管瘤（lymphangioma）分别约占全部脉管肿瘤和儿童良性脉管肿瘤的 4%及 26%，可分为四种类型：海绵状淋巴管瘤、囊状水瘤、局限性淋巴管瘤及获得性进行性淋巴管瘤；此外，淋巴管扩张亦可发生，但其不能与典型的局限性淋巴管瘤鉴别。海绵状淋巴管瘤和囊状水瘤传统上认为是两种独立的疾病，目前认为后者系前者的扩张性变形，发生于疏松结缔组织部位。毛细淋巴管瘤（capillary lymphangioma）可能并不存在。

（一）临床表现

海绵状淋巴管瘤表现为皮下组织的弥漫性肿胀、质软边界不清，硬度如脂肪瘤。局限性淋巴管瘤为浅表淋巴管畸形，表现为高出皮肤黏膜的如小绿豆大小的水泡样皮疹，边界清楚，表面光滑发亮如鱼卵样呈线状排列，表皮较薄，含血液，呈淡红色、红色或黑色（图29-5）。囊状水瘤好发于颈部，为界线不清的多房性柔软组织肿块，刺后有透明液体渗出，直径可达10 cm，为囊样腔状淋巴管畸形。获得性进行性淋巴管瘤可发生在身体任何部位，以上肢多见，表现为单个暗红色斑疹或斑块，边界清楚，可缓慢增大。

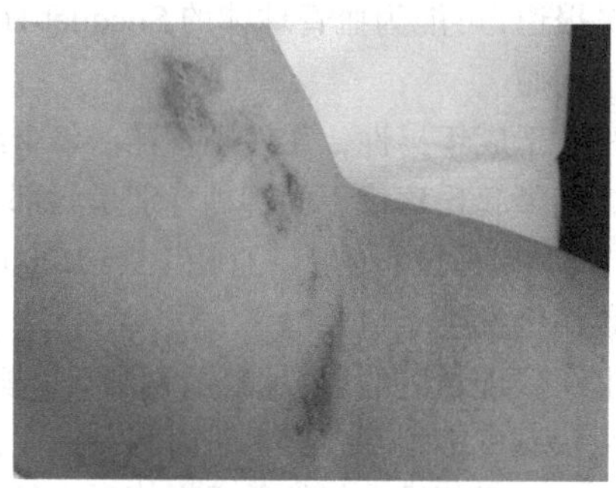

图29-5　局限性淋巴管瘤

（二）组织病理

绝大多数淋巴管肿瘤为良性，其中大多数为发育畸形而非真性肿瘤。血管瘤和淋巴管瘤内皮细胞均有荆豆凝集素Ⅰ阳性反应，而Ⅷ因子相关抗原阳性反应仅见于血管瘤内皮细胞，大多数淋巴管瘤呈阴性反应；电镜观察表明血管瘤具有断裂的基板(fragmented basal lamina)和锚细丝，淋巴管瘤则没有；然而，血管瘤和淋巴管瘤有时鉴别非常困难，即使在联合应用免疫组化方法和电镜检查时亦是如此。

（三）治疗

1. 手术治疗　是目前主要的治疗方法。因病变可呈浸润性生长，边界不清，致使手术切除困难，手术并发症较多和复发率较高。手术时应注意不强求完整切除肿瘤，而应将囊腔剖开，逐步切除，以利于显露和保护重要结构，残留部分涂以2.5%碘酊或注射平阳霉素；放置引流管在术后行负压吸引，以免皮下积液。

2. 局部注射治疗

（1）平阳霉素：1 mg/kg，10 mg稀释至10 ml，将淋巴液抽净后注药，每周1次，一般3～4次注射即可治愈。

（2）OK-432：用OK-432瘤内注射治疗不能切除的儿童淋巴管瘤，可获得较为满意的效果。

（3）泼尼松龙：2～10 mg注入肿瘤边缘，每日1次，10次为1个疗程，注射后局部压迫15 min，以防止血肿形成。

3. 激光治疗　氩、氪（krypton）、KTP、CO_2、铜蒸气和连续波长染料激光均对表浅淋巴管瘤和深部淋巴管瘤累及皮肤者有一定疗效。

六、化脓性肉芽肿

内容提要：

- 真皮内含许多新生毛细血管，血管扩张，内皮细胞增生，间质水肿继发炎症。
- 一种常与轻微创伤有关的毛细血管和小静脉分叶状增生。

化脓性肉芽肿（pyogenic granuloma）亦名分叶状毛细血管瘤（lobular capillary hemangioma）、毛细血管扩张性肉芽肿（granuloma telangiectaticum），是一种常与轻微创伤有关的毛细血管和小静脉分叶状增生，表现为生长迅速的丘疹或结节，并非一种感染性疾病。

（一）病因与发病机制

本病发生于轻微创伤、激素或药理性刺激之后，说明其为增生性病变而非真性肿瘤；维A酸治疗的痤疮瘢痕、孕妇及口服避孕药妇女的皮肤、移植物抗宿主病累及的皮肤和单个大损害部分切除部位周围均可发病。然而，损害的反复叶状增生和难以消退提示其为肿瘤。一般情况下，除非真皮受到外伤，否则不会发生本病。

（二）临床表现

本病可发生于任何年龄及任何部位，以儿童的暴露部位多见，如手、前臂和面部，口腔黏膜、掌、跖或甲周亦可发病，孕妇的口腔黏膜损害特称为妊娠性肉芽肿（granuloma gravidarum）。初期损害常为单个鲜红色小丘疹（图29-6），表面有光泽和细小分叶，呈木莓状

（raspberry）；此后迅速增大，变成息肉状或蒂状结节，表面糜烂、结痂、质脆，轻微创伤可引起明显出血，直径很少超过 1 cm，呈黄色、褐色或黑色。皮下化脓性肉芽肿和手术切除后多发性卫星状损害（multiple satellite lesions）亦有报道。复发性损害发生于单个损害切除后 4～20 周，常在手术瘢痕的周围排列成卫星状，一般位于躯干部，特别是肩胛间区；绝大多数病例为青少年或年轻人。

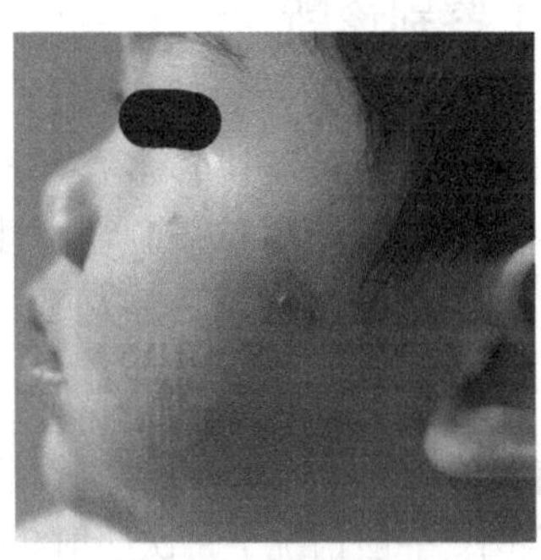

图 29-6　化脓性肉芽肿

（三）组织病理

早期损害表现为溃疡性肉芽组织通过表皮裂缝呈火山口样突出；随着损害的发展，边界清楚的圆形小血管成群聚集在含有许多红细胞的不规则形扩张腔隙周围，从而形成小叶，血管周围有同心排列的梭形周皮细胞，小叶由结缔组织带所分隔；棘层肥厚的表皮呈领圈状部分包绕损害。终末期的广泛性纤维化表明损害的退化。

损害可主要位于真皮或皮下脂肪内，二者的基本病理变化相同。在许多损害的基底部有成对的小动脉和静脉，有人认为代表了潜在的动静脉畸形。

（四）鉴别诊断

本病应与黑素瘤、Kaposi 肉瘤和杆菌性血管瘤病鉴别，活检可鉴别之。

（五）治疗

根据损害大小和部位可选择电干燥法、激光、冷冻和手术切除。

七、巨血管瘤、血小板减少综合征

内容提要：

- 多见于新生儿期，血管瘤体积较小，不易导致血小板减少。
- 网状内皮系统吞噬血小板作用加强，血管瘤可能产生血小板抗体。
- 血管瘤多见于四肢，内脏如肝、脾、回肠、舌、肾、胸、骨、脑脊膜外，出血主要是皮肤黏膜出血点、瘀斑或紫癜，鼻出血、贫血及黄疸。
- 治疗血管瘤、严重血小板减少及出血。

血管瘤血小板减少综合征即伴血小板减少性紫癜的毛细血管瘤综合征（capillaryangioma-thrombocytopenia syndrome）又称巨型血管瘤病，Kasabach-Merritt 综合征，先天性疾病患者有巨大的海绵状血管瘤、血小板减少及紫癜等特点，多见于新生儿期。

（一）流行病学

海绵状血管瘤引起的血小板减少是一种少见的血小板减少症，由 Kasabach 和 Merritt 于 1940 年首次报道。小儿多见，小儿发病率为 1%～8%。

（二）病因

多为先天性血管畸形。海绵状血管瘤是由多数血管组织伸延、囊状扩张汇集成团而形成，因其质柔软似海绵而命名。若血管瘤体积较小范围不大，不呈海绵状，则不易导致血小板减少。

（三）发病机制

本病征发病机制是肿瘤内发生血管内凝血，也可能血小板被利用来当作血管瘤内皮层。血小板减少的原因亦有认为是网状内皮系统吞噬血小板作用加强，血管瘤可能产生血小板抗体，对血小板起破坏作用，再者，血管瘤中血管不正常使血小板凝聚停滞于迂曲之血管瘤中，血小板受伤而裂解等。

（四）实验室检查

（1）血常规：血小板减少，常为（10～40）× 10^9/L；一般血红蛋白和白细胞正常。并发微血管病性溶血时可有血红蛋白降低，血涂片可见畸形红细胞和较多的破碎红细胞。

（2）出血时间延长，血块回缩不良，凝血酶原时间延长。

（3）血纤维蛋白原减少；纤维蛋白降解物（FDP）增加；3P 试验阳性。

（4）骨髓象：巨核细胞正常或增多。

（五）其他辅助检查

CT、B 超或磁共振等可检出内脏病变部位；束臂试验阳性。

（六）临床表现

血管瘤在体表时，于出生后即可发现，但若在内脏或体内组织时，则不易发现。血管瘤可呈肥大型、血管内皮型、毛细血管型、海绵窦型等，可随病程进展而不断增大，局部呈青紫色，柔软、囊性可压缩血管瘤为单发或多发，位于四肢者最常见，通常多属良性血管瘤。分布在内脏和深部组织的巨大血管瘤可发生邻近器官和组织的压迫症状，血管瘤的增长与血小板的下降呈正比，皮肤紫癜和出血，但脾常不肿大。

1. 一般表现 多见于婴幼儿，一般在生后 5 周内发病。血管瘤多见于四肢，呈多发性，其次存在于面部、颈部、躯干等，约 10%发生于内脏如肝、脾、回肠、舌、肾、胸、骨、脑脊膜外、颈内动脉等处，并伴有相应的症状和体征。体表血管瘤压之可缩小，失去压力后又可恢复；肝脾血管瘤可导致肝脾大；位于小脑者多为恶性。同一患者皮下和内脏病变很少同时存在。

2. 出血 主要是皮肤黏膜出血点、瘀斑或紫癜；也可发生鼻出血等其他部位出血。出血症状随血管瘤的发展而加重。由于并发微血管病性溶血，可出现贫血及黄疸。

（七）并发症

可发生邻近器官和组织的压迫症状；发生皮肤紫癜和出血；可出现贫血及黄疸等。

（八）诊断

根据出生时或出生不久即有血管瘤的存在，并伴有血小板减少、慢性弥散性血管内凝血的化验改变，易于诊断；但有时血管瘤发生在内脏如胸部、肝、脾、骨骼等而被忽视，如果血中纤维蛋白降解物（FDP）增多更有助于诊断。

（九）鉴别诊断

本病主要与弥散性血管内凝血（DIC）相鉴别。DIC 病情进展快，多有严重感染休克、重要脏器功能衰竭和微血管病性溶血等表现。

（十）治疗

1. 病因治疗 放射线照射血管瘤局部可使其明显缩小。一般情况下每次照射 25.8 mc/kg（100 伦琴），每周 2～3 次，总量不超过 516 mc/kg（2000 伦琴），多数患者可在放疗 6～7 次以后见效。

2. 肾上腺皮质激素 可减少毛细血管脆性防止出血和提高血小板。

3. 固体二氧化碳 能产生低温，使血管瘤冰冻、坏死和萎缩，适用于体表血管瘤，尤其是海绵状血管瘤。根据血管瘤形状，在表面敷上一块相应大小的二氧化碳霜 10 s 左右，每周或隔周 1 次。

4. 补偿疗法 输血、输冻干人纤维蛋白原及切脾通常无效。

5. 出血重、血小板减低明显者，可输注血小板；凝血机制异常所致的出血重者应在肝素抗凝基础上输注新鲜血液以补充凝血因子。

（十一）预后

本病征预后取决血管瘤发生的部位和大小及治疗情况，病死率在 30%以上，一般由于大量出血、败血症或血管瘤压迫呼吸道窒息而死亡，亦可因脑出血或其他器官出血发生瘫痪或死亡，偶见血管瘤内血管栓塞，肿瘤缩小而自愈。

八、骨肥大静脉曲张性痣综合征

骨肥大静脉曲张性痣综合征（nevus verrucosus osteo hypertrophicus），又名(Klippel-Trenaunay-Weber综合征（图29-7）。骨肥大静脉曲张性痣综合征是一组以皮肤血管痣、静脉曲张，骨组织的增长、增粗为特征的综合征。其发病机制可能与先天性局部血管发育异常有关。

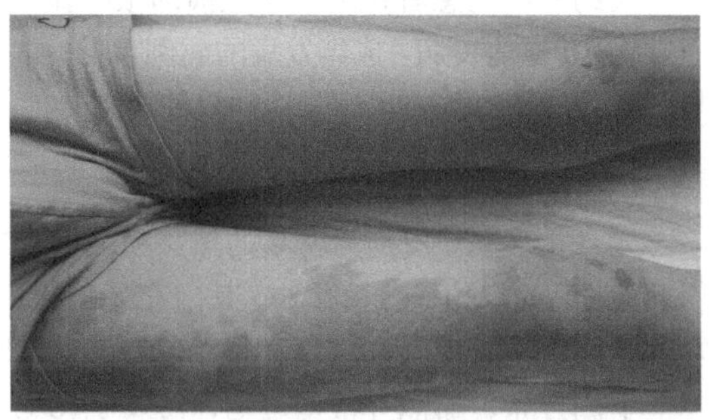

图29-7 Klippel-Trenaunay-Weber综合征

九、脑、颜面、血管瘤综合征

内容提要：

- 一侧大脑半球的枕、顶区软脑膜血管瘤，以静脉血管瘤为主，常伴有发育不良脑萎缩。
- 癫痫，偏瘫，小儿发育延迟。

脑颜面血管瘤综合征常称为Sturge-Weber综合征（简称SWS），又名Sturge-Kalischer-Weber综合征（图29-8）、脑三叉神经血管瘤综合征、脑颜面血管瘤综合征等，系属先天性神经皮肤综合征。

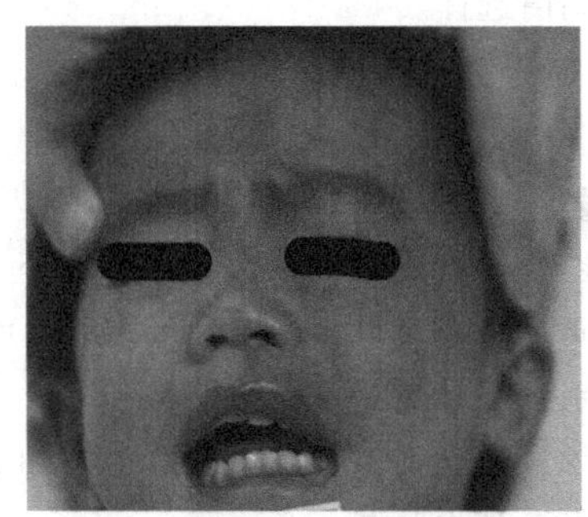

图29-8 Sturge-Kalischer-Weber综合征

（一）发病原因

目前不明，可能系脑部血管和颜面皮肤血管的先天性发育异常所导致。

主要病理征象是一侧大脑半球的枕、顶区软脑膜血管瘤，并以静脉壁血管瘤为主，常常伴有患侧大脑发育不良和（或）程度不同的脑萎缩。显微镜下见皮层板状梗死、坏死及神经胶质增生伴皮层钙化。

（二）临床表现

同侧颜面三叉神经分布区，以眼神经支分布多见的紫红的血管瘤。其主要特点是面部微静脉畸形及其深部的脑膜、脑组织微静脉或静脉畸形所产生的合并症，如癫痫发作、偏瘫。小儿往往发育延迟，智力低下。如脉络膜有病变，可引起青光眼、视神经萎缩、失明等。

主要特征有：①钙化常见，多为单侧性，始于枕叶，逐渐向前发展，居脑表浅部位，沿脑回呈曲线形或宽大锯齿状钙化。②脑皮质萎缩典型，尤以右枕叶萎缩明显，亦可累及整个大脑半球，脑沟增宽，但脑室不扩大。③患侧颅骨增厚，头颅不对称。④软脑膜血管畸形，CT可强化。⑤同侧脉络丛增大，且显著强化。鉴别诊断：蛛网膜下腔出血：脑沟内呈高密度影，但CT值在80HU以下。其他CT表现及临床特点亦与Sturge-Weber综合征不同。

（施　歌　史建强　张锡宝）

第二节 表皮良性肿瘤表皮痣

内容提要：

- 痣的概念：先天性皮损（胎记）、良性黑色素细胞肿瘤、错构瘤。
- 表皮痣是累及表皮和真皮乳头的错构瘤。
- 最常见的皮损表现为沿Blaschko线呈线状排列的有色素沉着的乳头瘤样丘疹或斑块。
- 表皮痣综合征患者常伴其他异常，尤其是肌骨骼系统和神经系统。

表皮痣（epidermal nevus）亦名疣状痣（nevus verrucous）、线形表皮痣（linear epidermal nevus）。

（一）发病机制

一般认为本病起源于胚胎表皮基底层的多能干细胞。基因镶嵌现象曾被认为可能是引起本病的原因。尽管经典的皮损称为表皮痣，但错构病变至少也累及真皮的一部分，尤其是真皮乳头。所以当治疗单纯破坏表皮时不能清除皮损，除非切除或破坏真皮上部，否则皮损肯定复发。

（二）流行病学

本病发病率约为 1∶1000。大部分病例为偶发，与家族相关性不大。男女发病率相等。

（三）临床表现

皮损为密集的疣状丘疹，可融合成乳头瘤样，肤色、灰褐色、褐色。损害常呈线形，尤易发于四肢，沿皮肤张力线或 Blaschko 线分布，躯干皮损呈波纹状或其他几何形状。常无自觉症状。皮损在儿童期缓慢增大，至青少年期稳定。组织病理为角化过度、棘层肥厚、乳头瘤样增生和表皮突延长。

（四）鉴别诊断

本病应与皮脂腺痣、色素失禁症（疣状期）、线状苔藓、线状汗管角化症、线状扁平苔藓和线状银屑病鉴别。较小的皮损应与脂溢性角化、寻常疣和银屑病皮损相鉴别。

（五）治疗及预后

广泛性病变者口服维 A 酸有暂时疗效。皮损小者亦可外用 0.1%维 A 酸霜、5%的氟尿嘧啶软膏。但疗效有限。激光、电灼、液氮冷冻、皮肤磨削或化学剥脱术（三氯醋酸、酚）。但这些要保证治疗到真皮乳头以下，否则容易复发。手术切除至深部真皮，基本不会复发。

一、粉刺样痣

内容提要：

- 一种毛囊皮脂腺结构发育畸形，可能由基因镶嵌引起良性错构瘤。
- 皮损为密集的黑头粉刺样丘疹，其内充满角栓，呈单侧分布，酷似寻常型痤疮。

粉刺样痣（nevus comedonicus）亦名痤疮样痣（nevus akneiformis），系一种毛囊皮脂腺结构发育畸形，最终形成大量扩大的充满角质的黑头粉刺。

（一）发病机制

本病是毛囊皮脂腺单位中胚层部分的生长失调引起的。上皮线状凹陷聚集了松软的角质物形成粉刺样角质栓，而不能形成成熟毛发和皮脂腺。

（二）流行病学

大约一半的患者在出生时皮损即很明显，通常在 10 岁前发病。成年发病的病例罕见，常与刺激或外伤有关。本病无性别或种族倾向。

（三）临床表现

无自觉症状。皮损为密集的黑头粉刺样丘疹，扩张毛囊口位于丘疹中央，其内充满角栓，好发于面、颈、上臂和胸部；呈线状或带状，多呈单侧分布，酷似寻常型痤疮；可发于无毛区，如手掌、足底及龟头；青春期激素水平升高可加重病情。病理主要由群集的未发育的毛囊结构构成，表现为扩张的毛囊口，内含角质碎屑而非毛干，毛囊上皮有时可见表皮松解性角化过度。

（四）鉴别诊断

痤疮、外源性痤疮、婴儿寻常痤疮、萎缩性毛周角化病、扩张孔痣。

（五）治疗及预后

外用维 A 酸霜，但不能治愈。因需长期治疗，不推荐异维 A 酸，但其可能对阻止囊肿形成有效。冷冻、激光或手术切除均为治疗手段。可依据病情选择。

二、粟丘疹

内容提要：

- 一种潴留性囊肿，珍珠白色球形丘疹。
- 表浅角蛋白小囊肿，仅在体积上与表皮囊肿有区别。
- 原发性，继发性，皮肤外伤后保留的囊肿，见于水疱性皮肤病。

粟丘疹（milium）是一种表浅角蛋白小囊

肿，起源于表皮或附属器上皮的潴留性囊肿。

（一）发病机制

粟丘疹可分为原发性和继发性。原发性是自发性产生，大多发生在眼睑和面部，源自毳毛最底部，其为小的囊肿，仅在体积上与表皮囊肿有区别。继发性粟丘疹为皮肤外伤后保留的囊肿，其可自发产生或习惯性摩擦眼睑后发生，见于水疱性皮肤病，如大疱性表皮松解症、灼伤或放疗后。其在形态和组织学上与原发性粟丘疹完全一致。

（二）流行病学

常见于足月新生儿和成人。40%～50%的婴儿有粟丘疹，常见于面部。

（三）临床表现

粟丘疹即小的囊肿，表现为表浅的珍珠白色球形丘疹，分为原发和继发。好发于面部、眼睑、颊和鼻部（新生儿），亦可见于其他部位，可自发性消退。粟丘疹的组织病理与表皮样囊肿相同，差别在于囊肿大小，原发性粟丘疹可与毛囊相连，继发性则与其起源上皮结构有关。新生儿的粟丘疹也可发生于硬腭或齿龈边缘，它们也可自行消退。

（四）鉴别诊断

汗管瘤、扁平疣。

（五）治疗及预后

针头或小刀切开表面皮肤，挤出角蛋白核心（白色颗粒）；损害数目较多时，电干燥法烧焦表皮，挤出角蛋白核心。局部外用维A酸疗法有助于减少粟丘疹的数量并对较容易清除的皮损有所帮助。新生儿中多数粟丘疹在生后四周内将自行消退。

三、多发性脂囊瘤

内容提要：
- 常染色体显性方式遗传，由角蛋白17基因突变而致。
- 皮损为囊性丘疹和结节，穿刺时可抽出奶油样液体。
- 囊壁由缺乏粒层的鳞状上皮构成，内有附属器结构。

多发性脂囊瘤（steatocystoma multiplex）或称脂囊瘤，是一种以含有皮脂的多发性真皮囊肿和衬里上皮含有皮脂腺为特征的疾病，多数病例为常染色体显性遗传。

（一）发病机制

多发性脂囊瘤以常染色体显性方式遗传，由角蛋白17基因突变而致。脂囊瘤的发生可与发疹性毳毛囊肿和先天性厚甲症2型相关，后两者也由角蛋白17（还有K6b）缺陷而引起。

（二）临床表现

常在青少年期或成年早期发生。好发于前胸部、腹部、前额、头皮、阴囊。

皮损为光滑的囊性丘疹和结节，质硬，可活动，直径为数毫米至数厘米；较深的损害呈皮色，表浅者为淡蓝或带黄色；数目不等，可多达数百个；穿刺时可抽出奶油样液体。组织病理为囊壁由缺乏粒层的鳞状上皮构成，囊壁内一般有附属器结构，特别是皮脂腺或发育不全毛囊；囊腔含有无定形油状物，偶见毳毛。

（三）鉴别诊断

毛发上皮瘤、表皮囊肿、皮样囊肿、多发性平滑肌瘤。

（四）治疗

多发性损害难以行手术切除，炎性损害可切开引流，或皮损内注射糖皮质激素。

四、皮样囊肿

内容提要：
- 囊肿沿胚胎闭合平面分布。
- 囊肿位于皮下，活动，质硬。
- 囊肿由表皮衬里，囊壁内含有各种成熟的皮肤附属器。
- 手术治疗，潜在的窦道亦应切除。

皮样囊肿（dermoid cyst）主要是沿胚胎闭合线由分离的表皮细胞形成的囊肿，含有各种表皮附属器的表皮衬里囊肿，可在出生时即有或儿童早期发生。

（一）诊断要点与临床特征

（1）囊肿沿胚胎闭合平面分布，眉外侧1/3、鼻和头皮最常见、少见部位有颈、胸骨部、阴囊、会阴缝和骶部。

（2）囊肿位于皮下，活动，质硬；可高出皮面，直径可达1～4 cm或更大，一般为单发性。

（3）鼻部皮样囊肿可有开口于鼻部皮肤的窦道，可挤出干酪样物质。

（二）组织病理

囊肿由表皮衬里，囊壁内含有各种成熟的皮肤附属器，即毛囊、汗腺和皮脂腺。

（三）鉴别诊断

需与炎性畸胎瘤、其他上皮源性囊肿、神经胶质瘤、脑膨出、血管瘤、横纹肌肉瘤和纤维肉瘤鉴别。

（四）治疗

手术治疗，潜在的窦道亦应切除。术前应明确有无颅内延伸，可行MRI和颅底断层拍片。

五、阴茎中线囊肿

阴茎中线囊肿（median raphe cyst of the penis）系先天性发育异常所致，损害为单个，呈半球状，位于阴茎腹侧，尤其是龟头。半透明的囊肿直径仅数毫米，有时呈线状，则可长达数厘米。囊肿壁由假复层上皮组成，通常有1～4层。上皮细胞胞质透明，少数可见含有黏液的细胞。此病常见于青年人，手术治疗较彻底。

六、发疹性毳毛囊肿

（一）临床表现

为多数微小的圆顶状肤色至色素沉着性的丘疹。常位于躯干，以常染色体显性遗传。

（二）组织学

可见一小的囊性结构，囊壁为具有表皮样角化的复层鳞状上皮。囊肿中含有疏松的成层的角蛋白和大量毳毛。可见毛囊伸入囊肿的下部。

（三）治疗

治疗方法有多种，包括切开引流、注射器针吸、局部外用维A酸或乳酸药物和激光消融等。

七、黏液囊肿

黏液囊肿是微小唾液导管破裂导致黏液物质积聚、反应性炎症和周围肉芽组织形成的结果，常常发生于下唇黏膜，但也可发生于口底、颊黏膜和舌。

（一）临床表现

临床表现为圆顶、淡青色、半透明的丘疹或结节，直径数毫米至1 cm多。

（二）组织学

组织学上变异的表浅黏液囊肿显示了充满黏蛋白的上皮下的囊泡，周围有稀疏至中等程度的混合性炎症浸润。

（三）治疗

可自行消退，否则可选择手术切除、造袋术、电干燥术、损害内注射皮质类固醇素、冷冻术和CO_2激光治疗。

（蔡艳霞　施　歌　陈嵘祎）

第三节　皮肤附属器肿瘤

一、毛囊瘤

内容提要：

- 一种错构瘤。
- 皮损为单发、圆顶状丘疹，直径0.5～1.0 cm，中央有孔样开口。穿出一根或多根柔软的白色毳毛。

毛囊瘤是一组毛囊错构瘤，在其中央可发出完全成形的毛囊结构，有时有毛囊的囊性扩张。

（一）临床表现

毛囊瘤表现为单个丘疹或结节，通常发生

于面部、头皮或躯干上部。有时可见中央开口，其中可伸出一小丛毛发。少数情况下，可表现为大结节或囊肿。

（二）组织学

其显微结构由伴漏斗部角化的中央囊腔构成，囊腔内含层状正角化物质。在隆突部可见毛囊生发成分增加或见到发育不全的毛囊。整个结构，包括中央囊腔和放射状毛囊，被富含血管及成纤维细胞的基质包绕。

（三）治疗

毛囊瘤是一种良性损害，不需要治疗，因缺乏特征性易被误诊为基底细胞癌或痣，要注意鉴别诊断。

二、毛发上皮瘤

内容提要：

- 一种比毛囊瘤分化差的错构瘤。
- 多发性家族性毛发上皮瘤和单发性毛发上皮瘤。本病与肾和肺囊肿及腮腺的恶性淋巴上皮样损害相关。合并基底细胞癌罕见。基因连锁分析显示，染色体 9q21 区域可能与该病的发病机制有关，但尚未筛选出候选基因。
- Brooke-Spiegler 综合征和 Rombo 综合征，包括多发性毛发上皮瘤。

毛发上皮瘤是主要向毛囊生发部分化的良性肿瘤。

临床上经典的毛发上皮瘤通常表现为面部或躯干上部的肤色丘疹或小结节，好发于鼻部。当多发时，皮损密集分布于面中部。组织学边界清楚的角质囊肿内壳完全角化，外壳由扁平的嗜碱性细胞组成，此种细胞类似于基癌细胞。其为一种良性肿瘤，没必要手术，于面部多发时，可用激光、电外科毁损方法。

三、毛母质瘤

内容提要：

- 单发，可多发，常染色体显性遗传病。
- 偶尔可能是系统性疾病的一种皮肤表现，多发性毛母质瘤见于 Turner 综合征、三体性 9 和 Rubinstein-Taybi 综合征。

毛母质瘤又名 Malherbe 钙化上皮瘤，系具有毛母质角化特性的良性肿瘤或囊肿。

（一）发病机制

现认为是编码 B-连环蛋白的 *CTNNB1* 基因突变，这种蛋白普遍存在于包括毛母质瘤在内的毛母质肿瘤中。B-连环蛋白是影响细胞分化增殖的信号通路的效应蛋白，在毛母质瘤中普遍存在 B-联合蛋白的突变。

（二）临床表现

通常表现为单发的肤色至淡蓝色结节或囊肿，少数情况下，可见到多发性损害。坚硬的结节是其特点，反映这些皮损通常伴有钙化和纤维化及炎症。毛母质瘤可发生于有毛的皮肤，但最常见于头面及躯干上部。其可发生于任何年龄，但最常见于儿童和青春期，在成人发生时，临床及微观都与 BCC 类似。组织学为不规则的肿瘤岛含有三种类型上皮细胞：嗜碱性细胞、过渡细胞和影子细胞伴钙质沉着。

（三）治疗

可采用单纯挖除术，但如挖除不彻底可复发。

四、纤维毛囊瘤/毛盘瘤

内容提要：

- 两者皆为错构瘤，常染色体显性遗传。
- 两者皆可伴发综合征，可伴发内脏损害。

与毛囊瘤一样，纤维毛囊瘤不是真正的肿瘤。它是一种毛囊错构瘤，从中央结构发出细的毛囊，复杂的上皮结构外包绕富含血管成纤维细胞的基质。

（一）临床表现

纤维毛囊瘤和毛盘瘤临床上区别点并不明显，都表现为小的肤色丘疹，通常发生于面部、头皮，有时也可出现在躯干上部。丘疹通常多发。病理学在低倍镜下，纤维毛囊瘤显示从中央毛囊结构的毛囊峡部伸出细的毛囊上皮细胞索。通常这些细胞索由基底样细胞组成，有时可见到小群皮脂腺细胞。整体结构被富含血管和成纤维细胞的基质包绕。

（二）鉴别诊断

当有多发表现时，要考虑 Birt-Hogg-Dube 综合征的可能。其是一种常染色体显性遗传病。

（三）治疗及预后

本病为良性病变，不需要手术治疗。多发性损害时可用浅表电干燥术、CO_2 激光消融或皮肤磨削术治疗。

五、汗 管 瘤

内容提要：

- 汗管瘤可用于描述顶泌汗腺和小汗腺肿瘤，目前还不能分辨出肿瘤的来源。
- 肢端汗管瘤大多数来源于小汗腺，因为光滑皮肤的腺体全部是小汗腺。
- 汗管瘤是增生能力弱的良性附属器肿瘤。
- 有发疹型病例，也有家族性发病。

汗管瘤（syringoma）指主要向导管分化的一组良性附属器肿瘤。汗管瘤可用于描述顶泌汗腺和小汗腺肿瘤，目前还不能分辨出肿瘤的来源。

（一）临床表现

临床表现为直径 2～4 mm 的坚实肤色丘疹。汗管瘤通常表现为多发，也可为发疹性的。女性多于男性。其可发生于任何部位，但好发于眼眶周围区域，特别是眼睑。有时皮损累及躯干上部或生殖器皮肤。发疹性汗管瘤多数累及躯干，但也可累及肢端，包括掌趾。

（二）病理学

真皮内可见大量的小囊状导管和实心上皮索，部分导管的外壁细胞突出而形成小逗号样赘生物——蝌蚪样导管。

（三）鉴别诊断

需与扁平疣、毛发上皮瘤、发疹性黄瘤鉴别。

（四）治疗及预后

汗管瘤是增生能力弱的良性附属器肿瘤，一般不需治疗。必要时采用钻孔活检、激光或电干燥法去除，或用眼科剪、化学烧灼去顶。对于多发皮损，激光治疗可能是最好的选择。

六、毛 囊 痣

内容提要：

- 常于出生时或儿童期发病，皮损为直径小于 1cm 的单个丘疹，偶尔为多发。

毛囊痣是一种真正的错构瘤，毛发及毛囊形态或大小异常，或者数量增加，通常是先天性的，故又称先天性毳毛错构瘤。

（一）临床表现

表现为单个小丘疹，其上有细毛均匀突出于表面，通常位于面部，常常在耳附近。由于毛囊痣与副耳屏分布模式重叠，有的临床医师认为两者是同一个病，以紧密排列、厚的头皮样毛发为特征的错构瘤。

（二）病理学

显微镜下，毛囊痣表现为圆顶表面，其上有紧密排列但形态正常的毳毛突出。

（三）治疗

本病为良性，不需要治疗，若出于美容可考虑完全切除。儿童毛囊痣可随时缩小（小孩的生长速度可超过皮损的生长），在儿童晚期痣可变得不明显。

七、皮 脂 腺 痣

内容提要：

- 儿童的皮损为略隆起的淡黄色斑块，青春期黄色或黄褐色，蜡样光泽，表面呈颗粒状或结节状、乳头瘤样。
- 皮脂腺痣不是皮脂腺的增生，而是不同程度的毛囊、皮脂腺和顶泌汗腺畸形。
- 皮损呈线状排列，沿 Blaschko 线分布，发生于头皮时，痣表面无毛发生长。
- 成年后，可发生良性或恶性肿瘤。

皮脂腺痣（nevus sebaceous）是一种由多种皮肤成分组成的器官样痣。实际上，皮脂腺痣不是皮脂腺的增生，而是不同程度的毛囊、皮脂腺和顶泌汗腺畸形。本病可能受某些激素的调控，皮损在出生时隆起，儿童期变平，青春期时再次隆起，青春期后一般再扩大。

（一）临床表现

单个皮损常在出生时即有或儿童早期出现。皮损好发于头皮，偶可见于面、颈或躯干。儿童的皮损为略隆起的淡黄色斑块，表面较光滑；在青春期时，皮损增厚，边界清楚，圆形或带状，黄色或黄褐色，蜡样光泽，表面呈颗粒状或结节状、乳头瘤样。

（二）组织病理

①Ⅰ期（早期）：皮脂腺和毛囊发育不全；②Ⅱ期（成熟期）：毛囊仍未发育，皮脂腺增生明显、数量增多；③Ⅲ期：出现伴发的肿瘤结构。

（三）鉴别诊断

寻常疣、线状表皮痣、幼年性黄色肉芽肿、孤立性肥大细胞增生症、黄瘤。

（四）治疗及预后

皮脂腺痣为良性肿瘤，但其继发肿瘤的风险很高。此外，大部分皮损好发于头部，随着时间推移，皮脂腺痣会呈疣状而难看。因此，面部的皮损且在儿童期切除，降低形成瘢痕的风险；深达脂肪或筋膜的皮脂腺痣须完全切除，以防恶变。

八、乳头状汗管囊腺瘤

内容提要：

- 本病常归类于顶泌汗腺来源的肿瘤，但电镜、酶组织化学和免疫组织化学结果不尽一致，有的支持小汗腺来源，也有的支持顶泌汗腺来源。
- 部分乳头状汗管囊腺瘤证实存在 9q22（*PTCH*）和 qp21（*p16*）基因缺失。

（一）临床表现

本病少见，通常表现为单发的斑块或结节。半数以上发生在头皮，也有发生于面、颈、肩、腋、躯干及生殖器部位。较常见发生于初生儿或儿童早期，但往往在青春期显著增大，其表面开始光滑，以后隆起呈疣状。单个皮损临床表现多样，可为浸润斑块、乳头瘤状、疣状或角化性结节。如发生于头皮，表面无毛，颜色可为红色乃至棕褐色，但由于具有皮脂腺成分，故可见黄点。此瘤常与皮脂腺痣或毛发上皮瘤并发。

（二）鉴别诊断

因出血、渗出、结痂，易误诊为深在性脓疱疮、脓癣、真菌感染；表面呈疣状的要与疣状痣及皮脂腺痣鉴别。

（三）治疗

一般采用切除或电干燥、电凝固，治疗不彻底可复发。

九、圆　柱　瘤

内容提要：

- 又称头皮瘤，其在头皮形成斑块似头巾。
- 临床上均没有特征性，需活检才能诊断。

圆柱瘤是一种未分化或很少分化的附属器肿瘤，可能是“小汗腺”或顶泌汗腺来源的。

（一）临床表现

圆柱瘤可单发也可多发，但临床上均没有特征性，需活检才能确诊。单发皮疹通常累及头颈部，特别是头皮，也可发生于躯干或生殖器。多发性圆柱瘤可融合，在头皮形成巨大斑块，称为“头巾”瘤。多发性圆柱瘤应考虑到Brooke-Spiegler综合征，它是一种常染色体显性遗传病，一些病例与染色体上的*CYLD*基因有关。

（二）病理学

低倍镜下，圆柱瘤由真皮中界线非常清晰的结节组成，通常可延伸到皮下组织层。结节由基底样细胞巢组成，排列成拼图板样。边缘由强嗜酸性、PAS阳性的基底膜物质包绕每个细胞巢，组成相似的“小滴”，常分散于小细胞巢的中央。

（三）治疗及预防

圆柱瘤是一种良性附属器肿瘤。尽管微观显示为“基底细胞样”外观，圆柱瘤增生能力低，完全切除后很少复发。

（蔡艳霞）

第四节 结缔组织肿瘤

一、结缔组织痣

内容提要：

- 损害可表现为获得性孤立的斑块，而多发性损害可为先天性或获得性，或作为全身性疾病的表现之一。
- 可单独存在，也可合并其他病变或畸形。
- Proteus 综合征中，结缔组织痣表现为跖部或偶为掌部肿块，脑回状表面。
- 遗传型结缔组织痣包括 Buschke-Ollendorff 综合征中的播散性豆状皮肤纤维瘤病、家族性皮肤胶原瘤，以及见于结节性硬化病的鲨革样斑。

结缔组织痣（connective tissue nevi）是一种由胶原纤维构成的错构瘤，又称胶原瘤、鲨革斑（结节性硬化）、弹性组织瘤。

（一）临床表现

此病可单独存在，也可合并其他病变或畸形，如结节性硬化症、白癜风及脆弱性骨硬化等。不伴其他器官病变者临床表现为轻度高起的黄色、棕黄色或苍白色坚实丘疹或斑块。大小不等，直径数毫米到 2 cm 左右。部位以躯干为主，四肢也可侵犯。伴结节性硬化症者占结缔组织痣患者的 1/2～2/3，伴有脆弱性骨硬化者很少见。患者除有皮肤症状外，X 线检查骨质呈斑点状改变，以长骨的两端和骨干为主。

（二）病理

主要病变在真皮，真皮上部胶原纤维大致正常，中部和下部及皮肤附属器周围的胶原纤维增多、增粗、水平排列，外形不规则，可呈碎片状。胶原纤维均一化，HE 染色可见轻度嗜碱性变。

（三）鉴别诊断

弹性纤维假黄瘤，表现为小丘疹，黄色，大小较一致，分布以屈侧为主。

（四）治疗

无特殊治疗，影响功能可手术切除。

二、指节垫

内容提要：

- 皮损为扁平或隆起的角化性斑块，椭圆形或圆形。
- 好发于近端指（趾）间关节伸面及掌指关节伸面。
- 切除后可发生瘢痕疙瘩，可试用液氮冷冻或 X 线照射。

指节垫（knuckle pads）系关节伸面皮肤纤维性增厚所致。

（一）临床表现

（1）皮损为扁平或隆起的角化性斑块，椭圆形或圆形，直径 3～10 mm，肤色、淡黄色或棕色，表面粗糙、干燥无鳞屑，与深部组织不粘连，可自由移动。

（2）好发于近端指（趾）间关节伸面及掌指关节伸面。

（3）无自觉症状，病程慢性。

（二）鉴别诊断

需与职业性胼胝做鉴别，后者在各种职业中有特有的发生部位。

（三）治疗

切除后可发生瘢痕疙瘩，可试用液氮冷冻或 X 线照射。

三、婴儿肌纤维瘤病

内容提要：

- 发生于出生或出生后不久的婴儿。
- 仅仅是发生在皮肤和骨的纤维瘤，则预后良好。
- 可累及内脏。
- 播散的亚型病死率高，其中 80%的患儿死于重要器官的受压和阻塞。

（一）临床表现及转归

婴儿肌纤维瘤病（infantile myofibromatosis）罕见，损害以多发性结节为主，出生后不久就出现，好发于躯干和四肢，可分为浅表型及泛发型两型，前者结节仅发生于皮肤、皮下组织、骨骼肌和骨骼，预后良好。后者可有内脏损害，最常见于肺、心肌、肝和肠道等部位，呈弥漫性纤维组织增生，特别是肺部受多发性结节挤压和受阻塞，病死率高达80%。结节常出生就有，或生后发病，也可先单发，后显著泛发。婴儿患者若在生后数月内累及内脏，常死亡。不论是浅表型还是泛发型，存活婴儿的结节在2岁内自行消退。

（二）病理

真皮或皮下组织或更深处有境界清楚的长梭形细胞，形似成纤维细胞或平滑肌细胞，或见两者之中间型。群集细胞组成束状。胶原纤维不多的细胞较少区内可见黏液样基质和毛细血管增生。

四、瘢痕疙瘩

内容提要：

- 皮肤损伤后纤维组织的过度增生，超出原有的损害范围。
- 硬的粉红色或红色赘生物，常放射呈蟹足状。渐变为褐色，疼痛，瘙痒。
- 此病可单独存在，也可合并其他病变或畸形。

瘢痕疙瘩（keloid）是指皮肤损伤之后纤维组织的过度增生，超出原有的损害范围者，亦有病例无创伤史，而易受创伤的掌跖，却不发病，部分可为常染色体显性或隐性遗传。

（一）临床表现

瘢痕疙瘩质硬，形状不规则的，为增厚及肥大的纤维性粉红色或红色赘生物。它往往超过原发损害的界线，常放射出蟹足状向外伸展，覆盖其上的表皮因受压而光滑、发亮、变薄。早期生长期损害色红而有硬度，橡皮硬度。其周围常环绕红斑晕和蟹足样毛细血管扩张。随时间推移，其渐变为褐色，有时会出现感觉减退，但更多出现极度敏感、疼痛、瘙痒、坚硬和坚固。其常表现为多发。

（二）组织病理

早期为增殖期，成纤维细胞较多；中期为纤维化期，胶原纤维和胶原束均增粗，嗜伊红性增加，排列更紧密；晚期为硬化期，胶原纤维透明化。

（三）鉴别诊断

肥大性瘢痕有类似的表现，但不超过外伤部位。

（四）治疗

（1）糖皮质激素：皮损内注射曲安西龙（10～40 mg/ml），每隔1～2周一次。

（2）手术切除配合放射及其他治疗：术后立即（24～48 h）放疗，并联合应用损害边缘糖皮质激素注射、皮肤移植和加压包扎。

（3）减少成纤维细胞增生和胶原合成可用：①维A酸，口服或外用；②α-2b干扰素，皮损内注射；③肤康片（积雪苷片），2～4片/次，每日3次。

（4）激光：Nd：YAG激光治疗使胶原产生减少。

（5）放射治疗：浅X线或接触治疗有效。

（蔡艳霞　陈嵘祎）

第五节　黑素细胞肿瘤

一、痣细胞痣

内容提要：

- 痣细胞组成的良性新生物。
- 分为交界痣、混合痣、皮内痣。
- 有五种黑素细胞痣。

痣细胞痣（nevocytic nevus）是由痣细胞组成的良性新生物，又名色素痣（nevus pigmentosus）、黑素细胞痣（melanocytic nevus）、细胞痣（cellular nevus）、痣（mole）。

（一）临床表现

痣细胞痣几乎每人都有，可发生于不同年龄组，婴儿期少见，随年龄增长而增多，往往在青春发育期明显增多；多发病于3～15岁，直径常小于6 mm，很少为1 cm。皮损常左右对称，边界清楚，边缘光滑，色泽均匀（图29-9）；由于痣细胞内色素含量不同，故临床上可呈棕色、褐色、蓝黑色或黑色，但也可呈正常肤色、淡黄或暗红色；扁平或稍隆起呈结节状或乳头状瘤样，底部可有蒂；数目不一，单个、数个甚至数十个；部分可贯穿着短而粗的黑色毛发。

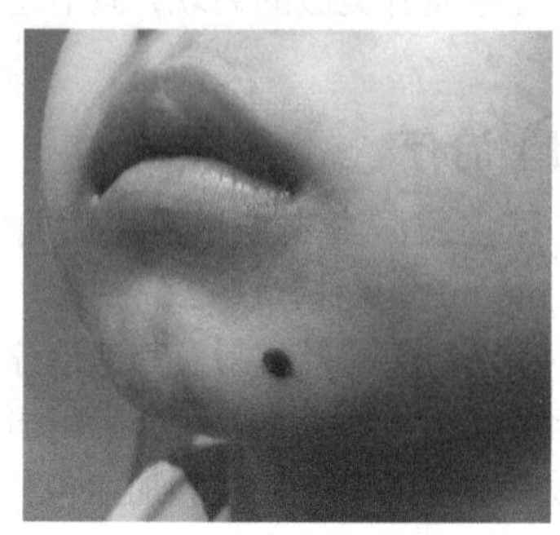

图 29-9　痣细胞痣

根据痣细胞的分布将其分为交界痣、皮内痣和复合痣三种。

（1）交界痣（junctional nevus）发生于掌、跖或外阴部的痣细胞痣往往为交界痣。多在出生后发生，一般甚小，直径为 0.1～1.0 cm，表面光滑，无毛，扁平或略高出皮面，呈淡棕、深褐或黑色。交界痣恶变时，局部常有轻度疼痛、灼热或刺痛，边缘处出现卫星小点，如损害突然增大，颜色加深，有炎症反应、破溃或出血时，应提高警惕。

（2）混合痣（compound nevus）外观似交界痣，但较高起，多见于儿童和少年。

（3）皮内痣（intradermal nevus）常见于成人，多见于头、颈部，不发生于掌跖或外生殖器部位。损害呈半球状隆起丘疹或结节，淡棕褐色，逐渐增大，其直径达数毫米至数厘米，表面光滑或呈乳头状，或有蒂，可含有毛发。

（二）组织病理

痣细胞痣由痣细胞构成。痣细胞与黑素细胞基本相同，但有其特点：①聚集成巢，痣细胞巢的边界清楚，常因制片过程中人工关系而与周围组织部分分开；②痣细胞内含有黑素，黑素量多时，细胞核甚至看不清楚；③在痣细胞巢中，痣细胞胞质看不到树枝状突；④痣细胞自上向下，体积由大变小，胞核也逐渐变小，趋向成熟，最后退化；⑤有向神经分化的倾向。

痣细胞的形态按照其成熟的演变过程依次可分为：①透明痣细胞，似正常表皮黑素细胞而略大，胞质透明，圆形或卵圆形，染色质和核仁清楚可见，一般位于表皮真皮交界处。②上皮样细胞样痣细胞，形似上皮样细胞。胞体较大，边界清楚，多边形或立方形，不见树枝状突。胞质较丰富，HE 染色呈淡伊红色，多巴反应阴性。含较多黑素，黑素颗粒细小，呈弥漫性分布。核大，圆或卵圆形，核仁清楚。此种痣细胞位于表皮真皮交界处或真皮上部，偶见于外毛根鞘深层或小汗腺导管壁内。③淋巴细胞样痣细胞，似淋巴细胞。胞质少，胞界不清楚。核小而深染，呈卵圆形，核仁不明显。dopa 反应阴性。细胞内含有少量黑素，较分散，位于真皮中部。④梭形痣细胞，核呈卵圆形或杆状，染色质致密。核仁不明显。仅少数细胞含有黑素。黑素颗粒较粗，分布亦较集中。此种细胞常排列成束条状。⑤纤维细胞样痣细胞，胞体伸长，两端类，胞质少，胞突长，呈纤维样。核呈梭形，极少细胞含有黑素，常排列成索状或细条状，位于真皮深层。

黑素细胞痣按其不同发育阶段所形成的组织结构可分为：①交界痣，痣细胞完全位于表皮深层，或细胞巢处于“滴落”阶段，即往下部分落入真皮，但上面仍与表皮相连，或在真皮与表皮或附属器上皮相邻的结缔组织交界处，形成多个巢团。每个巢团的上半部在表皮深层，而下半部位于真皮上部。②皮内痣，痣细胞完全位于真皮内。③复合痣，即皮内痣与残留的交界痣并存。除上述 3 种组织类型外，有时尚可见处于交界痣与复合痣，以及复合痣与皮内痣之间的中间状态。

1. 交界痣　是黑痣细胞痣的早期发育阶段。病变处边界清楚。痣细胞主要为透明痣细胞，有时也见上皮样细胞样痣细胞，偶见梭形痣细胞。除个别散在，或偶在基底细胞层呈弥漫性分布外，痣细胞大都聚集成巢。痣细胞巢和痣细胞的大小、形态一致，边缘整齐，极少融合，呈等距离均匀排列。痣细胞一般不侵入表皮上部。胞核随细胞往下向真皮内增长而变小，即痣细胞趋向成熟。胞质内含有不等量的黑素。真皮上部常见噬黑素细胞和单一核细胞浸润。

2. 皮内痣　在表皮或附属器上皮与真皮内痣细胞之间相隔一薄层胶原纤维。痣细胞较成熟，上部者大都为上皮样细胞样痣细胞，内含中等量黑素，排列成巢或条索状，其周围有胶原纤维。在成熟的痣内有时可见多核巨细胞，核小而深染，大小不一致，排列成堆或花簇样。中、下部痣细胞大都为淋巴细胞样、梭形或纤维细胞样痣细胞。痣细胞有时排列成同心圆形，形成类似触觉小体的痣小体，或在疏松排列的波浪状纤维组织内排列成束，形成神经样管。如在皮内痣中仅见神经样管结构，则称为神经痣（neural nevus）。

在皮内痣的痣细胞巢或索内偶可见散在大的脂肪细胞，因大都见于 50 岁以上的人，故可视退行现象。

3. 混合痣　具有交界痣和皮内痣的双重特点。早期混合痣主要由透明痣细胞和上皮样细胞样痣细胞组成，也常有一些淋巴细胞样痣细胞。真皮上部的上皮样细胞样痣细胞多形，呈梭形或卵圆形，有时胞质中含细尘状黑素颗粒。有时可有炎症细胞浸润，其中有噬黑素细胞。“成熟”的混合痣常有大量淋巴细胞样痣细胞、梭形痣细胞和纤维细胞样痣细胞。有时，痣细胞可扩展至真皮下部乃至皮下脂肪组织。

（三）诊断及鉴别诊断

本病一般诊断不难。临床上有时需与雀斑、雀斑样痣、脂溢性角化病、色素性基底细胞癌、蓝痣、化脓性肉芽肿或组织细胞瘤等鉴别。但组织病理变化不同。更重要的是应注意其有无恶变。与恶性黑素瘤的鉴别：后者常不对称，边界不清楚，边缘不光滑，颜色不均匀；发展迅速，易破溃、出血，可形成不规则形瘢痕，同时组织学上黑素瘤细胞常有异形，故一般可加以鉴别，但有时对确定有无早期恶变，也会相当困难。

为了需进一步临床病理相结合，对痣细胞痣与蒙古斑、太田痣、伊藤痣、蓝痣的鉴别有一全面概念，现将上述各病特点，总结于表 29-4。

表 29-4　五种常见黑素细胞痣的临床病理特点

病名	痣细胞痣	蒙古斑	太田痣	伊藤痣	蓝痣
家族史	某些有	很多	有	很少	无
性别	无差别	无差别	大多为女性	大多为女性	女性较多
发病年龄	在出生时	多在出生时	多在出生时	在出生或出生不久通常在 10～20 岁之前	很少在出生时
损害	斑疹或丘疹（斑疹，很少为分散）	斑疹，很少为分散	斑疹，很少为分散	斑疹，很少为分散	通常为丘疹（稍高起）疣状、有蒂或无蒂等的丘疹
大小	通常数毫米	通常 5cm,有时更大	通常 5cm 以上	通常可到 1.5cm	通常数毫米
颜色	褐黑，很少发蓝	青灰、褐或蓝	青灰、褐或蓝	青灰、褐或蓝	明显蓝色
毛发	有时较粗、多正常	正常	正常	正常	正常
分布	单侧	双侧，通常居中	单侧	单侧	单侧
数目	平均 15 个	通常单个	有时多数通常单个	有时多数通常单个	有时多个通常单个，极少多数
部位	任何部位	通常在腰骶部	通常在面、眼周、三肩及上臂	四肢伸侧(特别是三叉神经区、足背)	臀、面部

续表

病名	痣细胞痣	蒙古斑	太田痣	伊藤痣	蓝痣
病理变化	痣细胞痣由痣细胞构成聚集成巢痣细胞内含有黑素有成熟现象,有向神经分化的倾向	黑素细胞位于真皮深部或中、下部，多巴反应显示黑素细胞不增多或稍增多，但胞体伸长、变细，常略呈波纹形，散在于胶原束间，与皮面平行，常为双极，每个极有数个树突状分枝。不见噬黑素细胞	黑素细胞一般位于真皮中部，可累及真皮上部或皮下脂肪组织，数目较多，胞体长梭形，散布于胶原束间，内含黑素，多少不一	基本同太田痣	黑素细胞主要位于真皮中、深部，偶可扩展到皮下组织或靠近表皮，对 dopa 反应呈阳性，长梭形，末端有长而带波形的树枝状突，排列成束，或弥漫性分布，其长轴大都与表皮平行
发展	年长后有时可消失	通常生后可消失	很少消失	通常不变很少消失	通常不变一般不发展
恶变趋势	部分恶性黑素瘤由此恶变而来	无	无	很少	很少变成恶性

（四）治疗

一般不需治疗，发生在掌、跖、腰围、腋窝、腹股沟、肩部等处，或易摩擦受损的部位，或出现恶变症状时，应及早完全切除。皮损范围较大者，切除后植皮。可采用激光、电烙治疗。但应注意治疗完全彻底，否则残留痣细胞容易复发，反复发作或刺激可以引起恶变，因此一般主张如无必要不加处理，注意保护，避免刺激即可。皮损过大的手术切除后容易留下瘢痕。

二、雀斑样痣

内容提要：

- 雀斑样痣，表皮黑素细胞良性增生。
- 多发生于儿童。棕色或黑色，日晒后颜色不加深，边缘整齐。
- 特殊类型有 4 型。

（一）临床表现

单纯性雀斑样痣（lentigo simplex）多发生于儿童。损害不限于曝光部位，常为少数散在分布的斑疹，圆形、卵圆形或多角形，直径 1～3 mm，一般不超过 1 cm，呈均匀的棕色或黑色，日晒后颜色不加深，边缘整齐。其特殊类型有：

（1）泛发性雀斑样痣病（lentiginosis profusa）出生时即有，或发生于儿童与青年，无家族史，损害为无数小的色素性斑疹。

（2）多发性雀斑样痣综合征（multiple lentigines syndrome）又名 LEOI PARD 综合征或豹皮综合征（lentigard syndrome），罕见，系常染色体显性遗传，发生于婴儿，其特征为：①雀斑样痣（lentigines，L）；②心电图传导缺陷（electrocardio-graphic conduction defects，E）；③两眼间距过远（ocular hypertelorism，O）；④肺动脉瓣狭窄（pulmonary stenosis，P）；⑤生殖器异常（abnormalities of the genitalia，A），如性腺或卵巢发育不全；⑥生长迟缓（retardation of growth，R）；⑦耳聋（neural deafness，D），但并非每一患者都完全具备以上症状。

（3）斑点状雀斑样痣（speckled lentiginous nevus）或称斑痣（nevus spilus）出生时即有，呈淡棕色斑片或条纹，儿童期尚可出现棕黑色小斑疹。

（4）唇部黑色斑（labial melanotic macule）相当常见，好发于青年妇女，位于唇红缘，大多单发，呈黑色斑点或斑疹。

（二）组织病理

单纯性雀斑样痣为典型的表皮黑素细胞良性增生病变。表皮突轻微或中等度伸长并变细，基底细胞层内黑素细胞密度增大，黑素增多。在轻度增厚而致密的角质层内常见大量黑素，表皮上部有时也有黑素。在表皮突的基底处有时可见胶原纤维呈板层状增生。真皮上部常有少量炎症细胞浸润，其中见噬黑素细胞。偶尔在表皮真皮交界处、表皮突最下端，见到小的痣细胞巢，表现为交界痣，最后也可演变成复合痣。

泛发性雀斑样痣和多发性雀斑样痣综合征的小斑疹鉴别：其组织变化与单纯性雀斑样痣相同，但不形成痣细胞巢，然而较大斑疹在表皮真皮交界处（甚至真皮上部），偶见有痣细胞巢。

斑点状雀斑样痣的斑片或条纹处的病理变化也与单纯性雀斑样痣相同，但小斑疹的一些表皮突最末端偶可见痣细胞巢，表皮真皮交界处和真皮内痣细胞甚至呈弥漫性聚集。

唇部黑色斑可见表皮棘层肥厚，表皮突向下伸长，基底细胞层内黑素明显增多，真皮乳头内偶见噬黑素细胞。

（三）治疗

一般不需要治疗，除有碍美容可做激光治疗。

三、日光性雀斑样痣

内容提要：

- 好发部位为曝光部位，多发、暗褐色斑疹，不规则形。
- 表皮突明显伸长，呈杵状或弯曲或芽状，黑素细胞无不典型增生。
- 鉴别：恶性雀斑样痣，黑素细胞有不典型增生。

（一）临床表现

日光性雀斑样痣（solar lentigo）罕见，多发生于 50 岁以上老人，以往曾称为老年性雀斑样痣（senile len-tigo）。好发部位为曝光部位，如面与前臂，损害为多发、暗褐色斑疹，不规则形，可融合成片，边缘整齐。

（二）组织病理

表皮突明显伸长，呈杵状或弯曲如芽状，或细长并吻合成网状。表皮突间表皮萎缩。在伸长的表皮突，特别是其下部的基底样细胞内，黑素及黑素细胞明显增多，然而也有仅少量增多甚至不增多者，但对多巴反应增强，树枝状突增多、变粗。表皮真皮交界处黑素细胞无不典型增生。真皮上部结缔组织嗜碱性变性，有少量淋巴细胞浸润，其中常见噬黑素细胞。

（三）诊断与鉴别诊断

临床常不易确诊，需结合病理变化确定，应与下列疾病鉴别：

1. 脂溢性角化病　临床上二者相似，但脂溢性角化病常明显角化过度，并常见有角质囊肿。

2. 单纯性雀斑样痣　发病年龄较小，损害不限于曝光部位，病理上表皮突无弯曲伸长，表现不呈杵状，表皮真皮交界处偶见痣细胞巢。

3. 恶性雀斑样痣　损害色素分布不均匀，表皮突变平甚至消失，黑素细胞有不典型增生，真皮内炎症细胞浸润明显。

（四）治疗

除要求美容者外，一般不需治疗。

四、色素性毛表皮痣

内容提要：

- Becker 痣质地稍韧提示存在平滑肌错构瘤。某些毛周丘疹就是立毛肌增生所致。
- 损害为色素性斑片，其上毛发出现较晚，有时可无毛发。
- 好发于 10～20 岁男性肩部或胸部。
- 基底细胞层内黑素增多，dopa 反应显示黑素细胞明显增多。

Becker 痣（Becker nevus）又名 Becker 色素性毛痣（Becker pigmented hairy nevus）、Becker 黑变病（Becker melanosis）。

（一）临床表现

好发于 10～20 岁男性肩部或胸部的一侧间或双侧，也有发生于下肢者。损害为色素性斑片，通常单发，边缘清楚，但不规则，偶见多发，或可融合成网状，其上毛发出现较晚，有时可无毛发。本病可伴发立毛肌平滑肌瘤。

（二）组织病理

表皮轻度角化过度，棘层肥厚，表皮突不规则向下延伸。基底细胞层内黑素增多，dopa 反应显示黑素细胞明显增多。真皮上部见噬黑素细胞，可伴发立毛肌纤维束增粗。

（三）诊断

临床具有特征，一般诊断不难。

（四）治疗

一般不需要治疗。

五、蒙　古　斑

内容提要：

- 黄色人种婴儿骶骨部。
- 青蓝色斑片，大小不一。
- 常在 3～4 岁内自行消退。
- 黑素细胞不增多或稍增多，胞体伸长，变细，波纹形，散在于胶原束间。

（一）临床表现

蒙古斑（Mongolian spot）多见于黄色人种婴儿骶骨部，偶见于背部。损害通常单发，偶有多个，呈圆形或卵圆形青蓝色斑片，大小不一，境界不清楚，通常在 3～4 岁内自行消退，偶有持久不退者。

（二）组织病理

黑素细胞位于真皮深部或中、下部，多巴反应显示黑素细胞不增多或稍增多，但胞体伸长、变细，常略呈波纹形，散在于胶原束间，与皮面平行，常为双极，每个极有数个树突状分枝。不见噬黑素细胞。

（三）诊断

临床具有特征，一般不难诊断。

（四）治疗

多可自行消退，不需要治疗。

六、太田痣与伊藤痣

内容提要：

- 损害为由多数灰蓝色斑点组成的斑片。
- 损害累及眼睑及巩膜者，个别损害可恶变成恶性黑素瘤。
- 伊藤痣与太田痣相同，损害位于肩胛部、锁骨上方和三角肌部位。
- 组织病理基本相同，黑素细胞一般位于真皮中部，或皮下脂肪组织。

（一）临床表现

太田痣与伊藤痣（nevus of Ota and nevus of Ito）于出生时即有，或在 1 岁内发病，偶见于儿童期、青春期发病。损害为由多数灰蓝色斑点组成的斑片，有缓慢增大倾向。少数患者损害的某些区域可略微高起，可出现大小不一的结节。常发生于面部一侧，损害累及眼睑及巩膜者，称为眼上颌部褐青色痣（nevus fusco caeruleus ophthalmo-maxillaris），口、鼻黏膜或结膜、角膜及视网膜亦可累及。个别患者损害可恶变发展成脉络膜、虹膜、眼眶或脑部原发性恶性黑素瘤。

伊藤痣的损害与太田痣相同，但损害位于肩胛部、锁骨上方和三角肌部位，可与太田痣并发。

（二）组织病理

以上两种真皮内黑素细胞增多病变的组织象基本相同。黑素细胞一般位于真皮中部，可累及真皮上部或皮下脂肪组织，数目较多，胞体长梭形，散布于胶原束间，内含黑素，多少不一。黑素量少者的黑素细胞对 dopa 反应呈阳性，多者对多巴反应呈弱阳性或阴性，这是由于这些黑素细胞中黑素生成酶消耗殆尽之故。少数损害中可见噬黑素细胞。在斑片高起处黑素细胞较多，结节处更多，此时组织病理变化与蓝痣不能区别。

（三）诊断

诊断不难，需要与蒙古斑鉴别，不同之处为：①斑片常呈斑点状，色泽不均匀；②真皮内黑素细胞密度大，主要位于真皮中、上部。

（四）治疗

一般无须治疗，发生于面部者可考虑激光治疗。

七、蓝 痣

内容提要：
- 有普通蓝痣、细胞型蓝痣、联合痣。
- 黑素细胞位于真皮中、深部，带波形的树枝状突，排列成束。细胞型蓝痣有梭形细胞。
- 注意蓝痣恶变。

（一）临床表现

蓝痣（blue nevus）除见于皮肤外，极少数可发生于口腔、阴道等处，可分为3种：①普通蓝痣，女性多见，常自幼发生，好发于面及四肢伸侧，尤其是手、足背及腰、臀部等处。损害一般单发，偶或数个，直径常不超过1 cm，呈灰蓝色或青黑色半球状小结节，质地坚实，可融合成片，界线清楚。②细胞型蓝痣罕见，出生即有，约半数位于臀部或骶尾部，亦呈蓝灰色结节，但直径1～3 cm或更大，表面光滑或不平整，也可分叶状，偶可恶变。③联合痣（combined nevus），即蓝痣表面并发黑素细胞痣，通常颜色很深。

（二）组织病理

普通蓝痣的黑素细胞主要位于真皮中、深部，偶可扩展到皮下组织或靠近表皮，对dopa反应呈阳性，长梭形，末端有长而带波形的树枝状突，排列成束，或弥漫性分布，其长轴大都与表皮平行。胞质内充满细小的黑素颗粒，可将胞核遮蔽。在黑素细胞聚集处及其周围，常混有多少不等的成纤维细胞和噬黑素细胞。噬黑素细胞和黑素细胞不同，胞体较大，内含黑素颗粒较粗，无树枝状突，多巴反应呈阴性。

细胞型蓝痣除具树枝状突的黑素细胞外，尚常见有梭形细胞，其胞体较大，胞核呈椭圆形，胞质丰富，淡染，内含极少黑素，偶或缺如，常致密排列成大小不等的岛屿状。在梭形细胞岛周围可见含有丰富黑素的噬黑素细胞。较大的梭形细胞岛可由相互交织的梭形细胞束组成。“不典型”蓝痣的梭形细胞核呈多形性，并见畸形多核巨细胞及周围炎症细胞浸润，但核分裂象很少或无，也无坏死，借此可与恶性蓝痣区分。

联合痣：蓝痣本身为普通型或细胞型，并发的黑素细胞痣多为交界痣、皮内痣或复合痣，很少为Spitz痣。

（三）诊断与鉴别诊断

1. 皮肤纤维瘤 陈旧性蓝痣因黑素细胞减少而纤维组织相对增多时，需与皮肤纤维瘤鉴别，但后者无黑素细胞，且对dopa反应呈阴性。

2. 蒙古斑 多见于骶骨部，真皮内黑素细胞不多，也较分散。

3. 蓝痣恶变 除黑素细胞不典型外，常见坏死灶，并可见残留的黑素细胞。

（四）治疗

一般无须治疗，如疑有恶变时，可切除做病理检查。

八、良性幼年性黑素瘤

内容提要：
- 儿童或年轻发生的红色或色素性丘疹或结节，2 mm至2 cm。典型的上皮样和（或）梭形黑素细胞。
- 组织学改变类似黑素瘤。
- 病理诊断上需鉴别的是皮肤黑素瘤。
- 切除不干净可导致7%～16%的复发率，建议Spitz痣均应超出皮损边缘完整切除。
- 显著异型的Spitz痣切除边界约需1cm。异型性Spitz痣患者每6～12个月需进行随访。

Spitz痣（Spitz nevus）又名良性幼年性黑素瘤（benign juvenile melanoma），梭形与上皮样细胞痣（spindle and epithelioid cell nevus）。

（一）临床表现

患者约半数以上大于14岁，1/4大于30岁，偶尔生时即有，好发于下肢和面部。损害为丘疹，常单发，偶见多个集簇于一处，甚至泛发。直径常小于6 mm，一般不超过1 cm。半球形，表面光滑，粉红色、棕褐色甚至黑色，无毛发，生长较快。

（二）组织病理

本病为痣细胞痣的一种异型，大都为复合痣，也可为皮内痣，甚至交界痣。痣细胞在真皮内大都位于浅层，也可在深层，而不见于皮下脂肪组织。与寻常痣细胞痣相同之处为：病变小，对称分布，边界清楚，痣细胞核随痣细胞向下增长而变小，即痣细胞成熟现象；不同之处为：痣细胞大，呈多形性，常以梭形痣细胞为主，有时则以上皮样细胞样痣细胞为主。一般不自行消退，也不向神经分化。

痣细胞多排列成巢。巢的大小和形状较为一致，在表皮内与角质形成细胞之间界线清楚，并常见人工裂隙。痣细胞在表皮内可呈弥漫性分布，但一般多限于表皮下部，而很少侵入表皮上部，若有，也仅为单个或小簇散在。

梭形痣细胞呈长梭形，胞质大部分呈纤维状，核呈椭圆形或圆形，核仁较大，界线清楚，偶有双核或多核，有时核大而深染，可见多少不等的正常核分裂象，细胞多排列成束，也可呈涡纹状，常与表皮方向垂直。上皮样细胞样痣细胞大而呈多边形，胞质丰富，均匀或细颗粒状，其中可见少量或多少不等的黑素，核大而较染，核仁较大，核分裂象少见。也常见多核巨细胞，其核可呈环状或半月形排列。

Spitz痣在表皮内有类似胶样小体的红色小球，有时可融合成较大的小体，称为红色小体或 Kamino 小体，最常见于真皮乳头上方表皮基底细胞层内。这种小体 PAS 多呈阳性反应。

表皮虽有时变薄，但常有增生、角化过度、颗粒层增、棘层肥厚，偶呈假上皮瘤样增生，甚至可见鳞状角珠，真皮上部水肿，因此痣细胞巢排列疏松，可见多核痣巨细胞。毛细血管扩张，有明显炎症细胞浸润。浸润细胞主要为淋巴细胞和组织细胞，呈带状分布。

（三）诊断与鉴别诊断

通常需要做活检，并要结合临床表现做诊断，但 Spitz 痣与结节性恶性黑素瘤的鉴别相当困难，甚至不可能。因为凡是见于 Spitz 痣的所有病理变化，也都可以见于恶性黑素瘤。Spitz 痣的诊断有赖于对多种形态特征的评价，包括临床资料。对于界线类病例，如有：①不典型核分裂象；②瘤细胞明显地向上面的表皮扩散；③瘤底部细胞无成熟现象；④单核瘤细胞的核染色质过多，则宁可诊断为恶性黑素瘤，而不要诊断为 Spitz 痣。

（施　歌　陈嵘祎　罗　权　张锡宝　史建强）

第三十章 朗格汉斯组织细胞增生症

内容提要：

- 又称为组织细胞增生症X（histocytosis X），是一种反应性组织细胞增生性疾病。
- 发病机制不明。
- 可侵犯多种器官系统，发热、贫血、血小板减少、肺浸润和肝、脾、淋巴结肿大最常见。
- 80%有皮损，常表现为瘀点、瘀斑及丘疹。

朗格汉斯细胞组织细胞增生症（Langerhans cell histiocytosis，LCH）曾称为组织细胞增生症X（histiocytosis X），是一种反应性组织细胞增生性疾病。LCH 的发病机制不明。对于其浸润的细胞是真正的肿瘤性还是单纯的反应性，仍有争议。可侵犯多种器官系统，主要为骨、皮肤、淋巴结、肺、肝、脾、内分泌腺和神经系统。

一、临床表现

1. Letterer-Siwe 病 急性播散性 LCH，好发于 2 岁以下的幼儿。内脏受累，预后较差。发热、贫血、血小板减少、肺浸润和肝、脾、淋巴结肿大最常见。80%有皮损。为瘀点、瘀斑及丘疹，或密集的淡褐色丘疹，上覆鳞屑或结痂，可泛发全身，类似脂溢性皮炎或 Darier 病。

2. Hand Schüller Christian 病 慢性播散性 LCH，好发于 2～10 岁儿童，尿崩症、突眼及多发性骨质缺损（特别是颅骨）为其典型三联征，肝、脾、淋巴结肿大。约 1/3 有皮损：①浸润性结节和斑块，溃疡；②广泛的丘疹，有鳞屑、结痂；③丘疹性黄瘤。

3. 嗜酸粒细胞肉芽肿 慢性局灶性LCH，5～15 岁发病。为单个或数个骨损害。皮肤或口腔黏膜偶可受累，有自愈倾向。

4. 先天自愈性网状组织的脑增生症 病变局限于皮肤，能很快消退。

5. 成人 LCH 很少见，最受累的是皮肤、肺和骨骼，其中 1/3～2/3 有多系统损害。

6. 骨髓检查 可有组织细胞增多，可见朗格汉斯细胞。

7. 组织病理 ①Langerhans 细胞聚集在真皮乳头和真皮网状层的血管周围，或呈苔藓样浸润；②噬表皮现象；③嗜酸粒细胞；④细胞 S-100 和 CD1a（OKT6）阳性。

8. 现行 LCH 的分类 现在则依据受累器官数目（局限性或泛发性）和这些器官是否伴有功能障碍来分类（表 30-1）。

表 30-1 LCH 分类系统

局限性 LCH
a. 活检证实有皮肤损害但无其他器官受累
b. 单骨性损害，伴有或不伴有尿崩症、局部淋巴结肿大，或皮疹
c. 多骨性损害，包括多骨同时受累或同一骨有两处以上损害，伴有或不伴有尿崩症、局部淋巴结肿大，或皮疹
泛发性 LCH
内脏器官受累，伴有或不伴有骨损害、尿崩症、局部淋巴结受累和（或）皮疹；无肺、肝或造血系统的功能障碍表现

二、鉴别诊断

需与本病鉴别的疾病有：脂溢性皮炎，播散性黄瘤；恶性淋巴瘤，恶性组织细胞增生症；骨髓炎，骨肿瘤。

三、治疗

本病患者需进行血液、呼吸、肝肾、骨骼、中枢神经系统检查，以评估疾病的严重情况，可根据 LCH 的类型，病损的轻重进行选择治疗方案。

1. 局部治疗 孤立性皮损可用手术切除或糖皮质激素注射，播散性者行 PUVA 光疗或氮芥外用。甲泼尼龙（50～150mg）注射、手术刮除或放疗对单骨性病变有良好疗效。孤立性淋巴结浸润采用手术切除。

2. 化疗 糖皮质激素和（或）细胞毒性药物对大多数患者有效。泼尼松、长春碱、6-巯基嘌呤或甲氨蝶呤单用或联用 3~6 个月，足叶乙甙（VP16）可有效预防和治疗尿崩症；环磷酰胺、苯丁酸氮芥及蒽环类药物（anthracycline）（均为一次使用）应避免在初期治疗时应用，而应慎用于上述药物疗效不佳者。2 岁以下的多系统病变和器官功能不良患儿需要应用非侵袭性治疗方案，而多骨受累者推荐应用糖皮质激素和（或）长春碱。

3. 放疗 大的疼痛性骨损害、负重部位的骨损害和扩散至脊髓的脊椎病变是放疗的适应证，剂量一般为 6~8 Gy，不应超过 10 Gy，成人所需的剂量则应加大；尿崩症的疗效尚未肯定，一般无效。

4. 其他 胸腺激素（胸腺素，1~2 mg，肌内注射，隔日 1 次）或胸腺因子的疗效在未选择的病例中并不优于化疗，α-干扰素和环孢素已分别用于慢性复发性病例（特别是多骨性病变）、急性播散性 LCH，同种异体骨髓移植对少数慢性复发性患者有效（表 30-2）。

表 30-2 朗格汉斯细胞组织细胞增生症的阶梯治疗

项目	内容	证据强度
一线治疗	仅皮肤受累，外用氮芥	C
	PUVA，窄谱 UVB	E
	多系统受累，长春新碱/依托泊苷（VP16）	B
二线治疗	泼尼松/6-巯基嘌呤	B
	甲氨蝶呤/沙利度胺	B
	阿糖胞苷	B
	2-氯脱氧腺苷	C
三线治疗	放疗/环孢素	B
	骨髓移植	C
	甲氧苄啶/磺胺甲噁唑	C
	2-脱氧柯福霉素	E
	白细胞介素-2/异维 A 酸	E
	α-干扰素	D
	氯法拉宾/槲寄生	E

注：B. 临床试验，受试者≥20 例；C. 临床试验，受试者<20 例；D. 病例分析，病例数≥5 例；E. 个案报告。

四、治疗评价

1. 总的评价 糖皮质激素，有肯定疗效，可以缓解和延长病期。如果采用化疗，那么有可能继发恶性肿瘤，其发生率小于 5%。孤立性淋巴结病变的手术治愈率接近 100%。Letterer-Siwe 病应用糖皮质激素、抗叶酸药物和烃化剂治疗，能缓解病情或转为慢性型。有报道单用长春碱获显效。通常以联合化疗疗效较佳，但应密切注意危险的不良反应。对 Hand Schuller Christian 病和骨嗜酸细胞肉芽肿的骨损害可采用放射治疗，单个损害可用外科刮除。内脏受侵者也可用抗叶酸药物治疗。迄今为止，本病尚无满意的治疗。

2. 保守治疗 Mclelland 等报道，伴有单一系统疾病的 14 名患者中，8 名患者不需治疗，而另外 6 名患者则仅需局部的治疗。伴有多系统疾病的 44 名患者中，8 名患者不需要系统的治疗，17 名患者短期使用泼尼松龙有效。作者因此提倡保守治疗 LCH，因为许多伴有低危险性疾病的患者的症状会得到自发性的缓解，而其他的患者使用低强度的治疗有效。

3. 依托泊苷 Ceci 等报道，18 名多发性 LCH 患者使用依托泊苷治疗，结果 12 名患者病情完全缓解。

4. 氮芥 Sheehan 等报道，16 名患有多系统 LCH 的儿童患者伴有严重的皮肤症状，局部使用盐酸氮芥治疗后，临床症状很快得到改善。其中一个小孩使用该药物后，发展为接触性过敏。

5. 联合治疗 Gadner 等报道 LCH 患者被分成 3 个组：A 组（多病灶的骨疾病）；B 组（软组织疾病且无器官功能不全）；C 组（伴有器官功能不全）。所有患者使用依托泊苷、长春碱、泼尼松龙治疗 6 周，接着继续使用 6-巯基嘌呤、长春碱、泼尼松治疗 1 年。B 组患者在继续治疗的过程中也使用依托泊苷，而 C 组患者且使用依托泊苷和甲氨蝶呤。结果，A 组中有 89%患者病情完全缓解，而 B 组和 C 组病情完全缓解患者分别占各组的 91%和 67%。

五、预 后

本病可为急性、亚急性或慢性病程，病变可呈进行性发展、稳定或自发性消退，每个患者的进展情况难以预测，皮肤损害可以自行消退。

局灶性 LCH 常局限于骨骼，预后良好。

孤立性皮肤损害可自发性消退或在手术、PUVA治疗后消失，但合并其他器官受累者预后不良。

对于多系统受累患者的治疗，治疗最初6周内，对治疗无明显反应的患者预后不好。诊断时，年龄大于2岁的、多系统受累的患者，如果疾病没有累及血液系统、肝、肺和脾，存活率可达到100%。

60岁以上的老人和2岁以下的幼儿的预后很差，病死率达50%以上。

（周　英　吴志华　李芳谷　林立航　张　荣）

第三十一章　淋巴造血组织肿瘤与白血病

一、横纹肌肉瘤

内容提要：

- 本病罕见，很少发生于真皮，偶尔可转移至皮肤。
- 本病有 3 种亚型：胚胎型、腺泡型和多形型，以前两型常见。发生于皮肤的患者以男性多见，发病年龄小，多见于面部。
- 胚胎型横纹肌瘤主要由小的圆形或梭形未分化细胞组成，细胞松散地分布于黏液性间质中，呈带状或蝌蚪形。

（一）临床表现

横纹肌肉痛（rhabdomyosarcoma）是一种儿童期最常见的恶性软组织肿瘤。在青春期前的儿童中，它远比黑素瘤更常见。头部和颈部及泌尿生殖道是常累及的部位。在儿童中，男性多见，发生横纹肌肉瘤风险最高的 2 个年龄段是：1～5 岁和青春期。横纹肌肉瘤通常表现为面部、颈部或四肢的肿块，或表现为皮肤外观正常的皮下和（或）皮内的结节。偶尔，肿瘤表面的皮肤会变红。肿瘤是否会造成局部损害的体征取决于肿瘤的部位。譬如，肿瘤位于眼眶内，则会造成突眼或眼睑下垂；肿瘤位于耳道内，会有血性分泌物排出及耳道息肉状肿块；肿瘤位于鼻道，会造成一个气道阻塞和鼻出血。肿瘤位于生殖泌尿道内，会造成泌尿道阻塞。横纹肌肉瘤的另一种表现是葡萄样的肿块由阴道向外突出。

横纹肌肉瘤可以局部蔓延，也可以血道或淋巴道转移。大约 75%的转移在原发损害发生 6 个月之内明显出现。常见的转移部位包括局部淋巴结、肺、肝脏、骨髓、骨骼和脑。有报道显示头颈部的肿瘤有 1/3 直接向脑蔓延。

（二）鉴别诊断

横纹肌肉瘤迅速、进行性生长的特点有助于和其他婴儿和儿童的皮肤结节及囊肿相鉴别。溃疡不是横纹肌肉瘤的早期特点，但横纹肌肉瘤固定于深筋膜，常大于 3 cm 且质地坚实。

（三）发病机制

横纹肌肉瘤是横纹肌的恶性肿瘤。它没有遗传因素和可知的诱发因素。横纹肌肉瘤可以被分为两种组织学类型：胚胎性横纹肌肉瘤和腺泡性横纹肌肉瘤。

（四）治疗

在肿瘤初期广泛手术切除治疗后，进行放疗和联合化疗。广泛外科切除肿瘤是治疗的首选方式。新的治疗方案目前尚需要评估。应向家属说明疾病的预后，记住很多因素在生存率中的重要性。胚胎性横纹肌肉瘤的预后比腺泡性横纹肌肉瘤要好。原发损害的部位是一个重要因素，原发损害在眼眶的预后最好，其次是在膀胱。而原发损害在头部和颈部的预后最差。

二、白血病　淋巴瘤　成神经细胞瘤

白血病，淋巴瘤和成神经细胞瘤表现为炎性的皮肤丘疹或结节。成神经细胞瘤被触摸时会变白。可以是疾病的原发症状，也可为某种已知疾病的转移表现。皮肤 T 细胞淋巴瘤也被称为蕈样样肉芽肿。它在儿童皮肤上表现为萎缩性的色素减退性斑片或斑块。皮肤 T 细胞淋巴瘤的诊断需要数次皮肤活检，同时还需要做免疫标记特殊染色。对于不明原因的快速进行性生长的结节和损害，需活检以做出定性诊断。

（周　英　陈嵘祎）

第三十二章　色素异常性皮肤病

一、雀　　斑

内容提要：

- 常染色体显性遗传性色素沉着病。
- 雀斑的形成与多个基因相关。
- 日光暴露区出现<0.5 cm 淡褐色斑点。
- 雀斑夏季增加，冬季明显减少。

雀斑（freckles，ephelides）是极为常见的常染色体显性遗传性色素沉着病。因面部布满黑色斑点状如雀卵三色而得名，是直径为 2～3 mm 大小的褐色斑疹。

（一）病因及发病机制

本病患者常有家族史，为常染色体显性遗传性疾病。本病主要与浅肤色、亚麻色或红色的发色相关，且在儿童时期发病。雀斑的形成与多个基因相关，包括 *MC1R*、*IRF4*、*ASIP*、*TYR* 和 *BNC2*，其中，*MC1R* 基因的作用占主导地位。*MC1R* 是黑素细胞上的一种 G 蛋白偶联受体。*MC1R* 基因的变异可增加儿童发生雀斑的概率。患者皮损处黑素细胞中酪氨酸酶活性增多，紫外线照射后表皮生成大量黑素，使皮疹颜色明显加深。

（二）临床表现

1. 皮肤损害　日光暴露区出现<0.5 cm 淡褐色斑点，直径一般为 0.3～0.5 mm。均匀一致、密集而不融合。

2. 发病特征　皮损好发于面部，特别是鼻部及眶下，重者可累及颈、肩、背上方等部位。

雀斑与日光照射关系明显，其大小、数量和色素沉着程度在夏季增加，冬季明显减少。

雀斑可在 3 岁时出现，有随着年龄增长而逐渐消失的倾向。女性好发。

3. 其他　深色毛发者出现广泛的雀斑，应考虑着色性干皮病（XP）；XP 基因的杂合子携带者常见大量的深色雀斑。然而，XP 中的许多雀斑样损害实际上可能是雀斑样痣，其有黑素细胞数量增多和表皮突延长；因这些损害在避免日晒后亦很少消退，故常称为永久性雀斑（permanent freckles）。伍氏灯检查可显示可见光下不明显的雀斑。高度雀斑化个体后期发展为恶性黑素瘤的危险性增加，同样，雀斑数量越多，患者越易发生后天获得性黑素细胞痣。

（三）组织病理

表皮突细长，基底细胞内黑素颗粒数量增加，黑素细胞数目并不增多，而且在实际上略有减少，但黑素细胞胞体相对较大，树突状突起更明显。黑素细胞内黑素小体增加，且功能活跃。深肤色患者中的黑素细胞树突样分支增多，产生黑素颗粒的活性增强，黑素体呈长杆状。近期的研究则显示黑素细胞数量增加，黑素增多主要位于表皮内。

（四）诊断

本病临床诊断为：①本病有家族史，多于 5 岁左右发病；②皮损好发于面部，特别是鼻部及眶下，重者可累及颈、肩、背上方等暴露部位；③典型皮损为 1～3 mm 的淡褐色斑疹；④皮损有日晒后加重，冬轻夏重等特点；⑤组织病理检查明确诊断。

（五）鉴别诊断

本病应与单纯雀斑样痣（lentigo，simplex）鉴别，皮损表现为黑褐色斑点，与雀斑极为相似。但前者可以分布在皮肤的任何部位，以及皮肤黏膜交界处或眼结合膜，损害不倾向于曝光的部位，数目较少，分布亦比较稀疏和分散，颜色较雀斑深，呈黑褐色至黑色，与日晒无关。组织病理示表皮基底层黑素细胞密度增加。广泛的雀斑，冬季持续存在，应考虑着色性干皮病。

（六）治疗

1. 治疗原则　可根据病变程度及患者的美容要求决定治疗方案。

2. 治疗措施

（1）防光剂：如 5%对氨基苯甲酸霜或复方二氧化钛霜，既有遮光和护肤作用，又有减退色斑增白皮肤的作用。患者应尽量避免日光照射面部，外出时注意使用遮光保护用品，如草帽、阳伞或外涂防晒霜（如 5%对氨基苯甲酸霜，5%二氧化钛霜或两者配伍在一起的霜剂）或防晒蜜等。禁用含有雌激素的软膏或化妆品。

（2）局部治疗：可用 3%氢醌霜，3%～5%过氧化氢溶液或 25%过氧化氢霜，表皮生长因子霜，1%万年青溶液，后者如能配合离子喷雾治疗，效果更佳。5%～10%氯化氮基汞软膏，5%水杨酸软膏，0.1%维 A 酸霜等可使有色素的皮肤加速剥脱。

（3）液氮冷冻：将液氮短暂地（一般为 3s）喷射于雀斑上，数日后雀斑可脱落。必需须注意的是，喷射时间不宜超过 15 s，否则可致局部过度脱色而形成不可逆转的白斑或萎缩性瘢痕。本法只用于成人。治疗前 2 个月最好停用氢醌霜类药物。

（4）化学性剥脱法：如采用 25%石炭酸乙醚点涂剥脱（数目多可分批），亦可用 60%三氯醋酸点涂剥脱。此法必须由有经验的医师操作，注意掌握表皮剥脱的范围及深度，以免因操作不慎而引起瘢痕，甚至引起全身中毒，需谨慎使用。

（5）系统治疗：一般用于泛发性雀斑，可内服归脾丸、六味地黄丸和维生素 C（维生素 C 每日用量至少 1g）与维生素 E 联合治疗。

（6）Q 开关脉冲红宝石激光、510 nm 色素性损害染料激光有效。有研究反映，相较于使用 Q 开关激光（Q-switched lasers），使用长脉冲激光（long pulsed lasers）的治疗效果相同，但不良反应发生率更低，亦有研究结果反映，在相同能量下短脉冲激光（short pulsed lasers）的治疗效果较长脉冲激光好。

（7）皮肤磨削术：重症可采用磨削术，常可获得较好的效果。

（七）预后

（1）雀斑多和遗传因素有关，较难根治。

（2）本病和日晒有关，疗效欠佳。

（3）肤色较白、数目较少者，使用剥脱剂或冷冻治疗效果较好。

（4）冷冻或使用剥脱剂不宜腐蚀过深，以免遗留瘢痕。

（5）冷冻后要坚持搽护肤霜，避光剂防日晒，这样可相对减少复发。

（6）伴有黄褐斑者，不宜用剥脱剂，以免遗留色素沉着。

（7）选择各种治疗均有一定疗效，但须慎重，考虑发生后遗症的可能，如色素沉着，治疗要十分仔细小心，掌握好深浅，有时可因操作造成浅表瘢痕。

（8）本病有随着年龄增长而逐渐消失的倾向。

（八）预防

（1）避免日光暴晒，夏天外出时，应带遮阳伞、帽，外涂防晒霜以免阳光直射皮肤。

（2）不宜滥用外用药物，以免导致色素沉着、色素减退。

（3）保持心情舒畅，避免不良刺激。

（4）多食富含维生素 C 和维生素 E 的食物。如西红柿、黄瓜、萝卜、柠檬、西瓜、梨、香蕉、卷心菜、茄子、鸡肝等。

二、家族性进行性色素沉着症

内容提要：

- 由染色体 1q11-21 区域内 *DSRAD* 基因突变所致。
- 好发于手背、足背、指趾关节伸面及踝关节等处。
- 可累及全身皮肤、结膜和颊黏膜。密集的 1～3 mm 黄褐色至深棕色斑。
- 相互融合，间杂有色素减退斑，外观呈网状。

家族性进行性色素沉着症（familial progressive hyperpigmentation）又称四肢对称性色素异常症，为一种少见的常染色体显性遗传性皮肤病，常有家族史。

（一）病因与发病机制

本病是由于染色体 1q11-21 区域内 *DSRAD* 基因突变所致，1924 年由 Komaya 首次报道。

有研究显示，KIT 配体（KITLG）基因的变异在本病发生过程中有重要的作用。突变后的 *sKITLGN36S* 较野生型的 *sKITLG* 黑色素生成量提高了 10%。

（二）临床表现

本病在婴幼儿期发病，好发于手背、足背、指趾关节伸面及踝关节等处，逐渐累及前臂、小腿，严重时可累及全身皮肤、结膜和颊黏膜。损害初为密集的 1～3 mm 黄褐色至深棕色斑，随年龄增大其数量增多、面积扩大或相互融合成较大的色素性斑片，面部损害可表现为雀斑样斑疹。间杂有色素减退斑，外观呈网状。无自觉症状。甲、毛发、齿及黏膜不受累。

（三）组织病理

色素沉着斑的表皮基底细胞层色素颗粒明显增多，棘细胞层色素颗粒也可增多，而黑素细胞数量并无增多，电镜观察未见到黑素体复合物。色素减退区域表皮基底细胞层黑素颗粒明显减少甚至缺失。

（四）诊断

临床根据发生于婴幼儿肢端的多数黄褐色至深棕色斑点，随年龄增长色素斑数量和面积逐渐增多与扩大，无自行消退倾向等，容易诊断。

还有一种类型为 Familial Progressive Hyper-and Hypopigmentation（FPHH），是常染色体显性遗传疾病，临床特点包括进行性播散，部分斑点状色素过度沉着病变，多处咖啡乳色斑，并且有分散存在的色素减退斑及斑痣。KITLG 突变可导致 FPHH，同时也可导致家族性进行性色素沉着症。

（五）治疗

本病无特效疗法。可试用 3%～5%氢醌霜涂擦患处，或试用 Q 键 Nd：YAG 激光，Er：YAG 激光、Q 键紫翠玉激光、Q 键红宝石激光或短脉冲染料激光等治疗。初始小面积试用，疗效明显时再大面积治疗。

（六）预后

本病在青春期后发展缓慢，色素斑持久存在，无自行消退倾向。

三、屈侧网状色素沉着异常

屈侧网状色素沉着异常（reticulate pigmented anomaly of the flexures）亦名 Dowling- Degos 病（Dowling-Degos disease）和黑点病（dark dot disease），系常染色体显性遗传或散发性发病，常在儿童期或青少年期出现症状。一个家族中的 1 例有典型的 Dowling-Degos 病色素沉着，而另 1 例出现 kitamura 网状肢端色素沉着症的特征；另一个家族中的成员具有这两种疾病的特征；因此，一些作者推测这两种疾病属于同一种遗传性皮肤病。

深褐色网状色素沉着斑位于屈侧区域，以肘窝和乳房下皱褶区最明显；口侧缘周围出现明显的黑头粉刺样损害和小凹性瘢痕，但其他部位亦可发生。组织病理示表皮突线形向下生长，其尖端有局限性黑素增多，棘层肥厚和毛囊漏斗角化。

四、进行性肢端色素沉着症

内容提要：

- 是一种少见的进行性色素失调性疾病。为常染色体显性遗传，患儿父母为近亲结婚，可能为常染色体显性遗传。
- 皮疹开始时局限于所有手指、足趾甲部周围呈对称性分布，其远端关节常弥漫。

手指关节及较大的关节屈侧也可见色素性条纹。黑褐色色素沉着斑似墨汁状。

- 治疗时可使用激光。

进行性肢端色素沉着症（progressiva acromelanosis）又称进行性肢端黑变病，是一种少见的进行性色素失调性疾病。

（一）病因与发病机制

病因未明，Furnya 和 Mishima 于 1962 年首次报道，患者为 3 个月的婴儿，伴癫痫发作，患儿父母为近亲结婚。可能为常染色体显性遗传，多见于肤色较深的人种。1980 年 González JR 和 Vázquez Botet M 报道了另一份相似病例，但并未表现出“进行性”，故将该病例命名为 acromelanosis（肢端色素沉着症）。

（二）临床表现

进行性肢端色素沉着症常在出生后 2～6 个月发病。皮疹开始时局限于所有手指、足趾甲部周围呈对称性分布，其远端关节常弥漫，随后色素沉着扩展至大腿、臀、腹股沟、会阴、下腹、腋窝、颈和胸部；手指关节及较大的关节屈侧也可见色素性条纹。黑褐色色素沉着斑似墨汁状。患儿父母为近亲婚配，患儿伴有癫痫。组织病理示增生的黑素细胞在基层呈栅栏样排列，表皮角化过度，上部真皮内有少数炎症细胞和噬黑素细胞。

（三）治疗

治疗本病可使用激光。

五、Kitamura 网状肢端色素沉着症

内容提要：

- 由于活化的黑素细胞数量增多及黑素小体向角质形成细胞转移加快所致。
- 有研究显示本病由 *ADAM10* 基因突变导致。
- 手背上出现不规则网状分布的雀斑样色素沉着斑，呈网格状。
- 患者需避光，尚无特殊治疗。

Kitamura 网状肢端色素沉着症（reticular acropigmentation of kitamura）又称为进行性肢端黑变病，是一种常染色体显性遗传疾病。

（一）病因与发病机制

由于活化的黑素细胞数量增多及黑素小体向角质形成细胞转移加快所致。有研究显示本病由 *ADAM10* 基因突变导致，因而其病因与屈侧网状色素沉着异常（由 *KRT5* 基因功能缺失突变导致）不同。

（二）临床表现

北村首先报道的 3 例日本男性患者。10～20 岁发病，手背上出现不规则网状分布的雀斑样色素沉着斑，呈网格状，有轻度萎缩，面部和眼睑亦可受累；损害随后可能向近心端扩展；掌表面有特殊的凹点。光敏性明显，夏季明显。活化的黑素细胞增多和黑素体向周围角质形成细胞转运加快是引起色素沉着的原因。

（三）治疗

患者需避光，尚无特殊治疗。

六、网状色素性皮病

内容提要：

- 常染色体显性遗传，可能由于 *krt14* 基因突变所致。
- 躯干为主的网状色素沉着。非瘢痕性脱发，眉毛和腋毛脱落。
- 其他：甲营养不良，掌纹缺失和点状角化。

网状色素性皮病（dermatopathia pigmentosa reticularis，DPR），临床上主要表现为泛发性斑点状棕色斑渐演变为网状色素沉着斑、非瘢痕性脱发及甲营养不良，是一种罕见的皮肤病。

（一）病因

本病病因尚不明确。1992 年 Heimer 等报道了一个五代 9 位患者（其中 2 人被医生证实）的 DPR 家系，认为 DPR 为常染色体显性遗传。可能由于 *krt14* 基因突变所致。

（二）临床表现

自婴幼儿发病，网状色素沉着、非瘢痕性脱发、甲营养不良为本病的典型临床三联征。色素沉着通常泛发全身，尤以躯干及四肢近端明显，色素斑直径为 1～3 mm，呈圆形或雪花样相互融合为网状，表面无鳞屑，可见色素减退斑。女性乳房色素沉着较明显。毛发稀少，并呈进行性弥漫性脱落。甲营养不良主要表现为甲板色素加深、变软、变脆，可在 1～2 岁时完全脱落，属于常染色体显性遗传，出生后即发病，可伴掌跖角化、少汗及断指（趾）症样缩窄、皮纹消失。

（三）组织病理

表皮变薄，基底层色素增多，真皮乳头内聚集较多充满黑素的噬黑素细胞。

（四）诊断

依据为网状色素沉着斑、非瘢痕性脱发及

甲营养不良三联征。

（五）鉴别诊断

因进行性肢端色素沉着病、遗传性对称性色素异常症、网状肢端色素沉着症、肢体异色症及屈侧网状色素性皮病等疾病的皮疹分布于肢体或肢端，其特点亦与本病不同，可与DPR鉴别。先天性弥漫性色素斑与DPR的鉴别要点是依据其病理学特点和其他伴随症状。遗传性泛发性色素异常症的色素减退斑散在分布于色素增加斑之间，可伴身材矮小及高音区耳聋。先天性角化不良综合征为仅发生于男性的性联隐性遗传性疾病，以5岁后发病为特征，常伴有黏膜白斑和血恶病质等。弗-雅综合征是血小板功能异常所致的常染色体显性遗传性疾病，常有皮肤黏膜等出血，皮肤色素沉着范围不超出躯干及颈部，呈污灰色，随着年龄增长而减轻，伴有牙釉质缺损，常致早期失去全部牙齿。

（六）治疗

本病尚无特效疗法。

七、遗传性泛发性色素异常症

内容提要：

- 与染色体2q上的*ABC36*基因突变相关。
- 皮损为数目众多的大小不一的色素沉着斑或色素减退斑或相互掺杂组成。分布在头、颈、躯干和四肢，包括手足背部。
- 婴幼儿发病，女性多见。

遗传性泛发性色素异常症（dyschromatosis universalis hereditaria，DUH）是一种罕见的遗传性色素性疾病。是一组以小的、不规则的色素沉着斑和色素减退斑为特征的遗传性皮肤病。最早1929年日本人Toyamo首先报道了本病，其皮损主要局限于肢端。而1920年由土肥、1933年Lchikawa和Hiraga报道了遗传性对称性色素异常症（DSH），其皮损泛发全身。随后，欧洲、南美洲、中国、印度、阿拉伯等陆续有DUH报道。该病各类人种均可发病。早期有学者认为DSH是DUH的一亚型，但随后的实验室研究不支持上述假设。

（一）病因

该病可呈常染色体显性遗传。致病基因被定位于染色体1q上。一项最新的研究显示本病的发生与位于染色体2q上的*abcb6*基因突变相关。该研究发现本病患者的*abcb6*基因可存在3处错义突变，包括外显子3中的第356位密码子处亮氨酸被脯氨酸替换，外显子1中第170位密码子处丝氨酸被甘氨酸替换，外显子12中第579位密码子处甘氨酸被谷氨酸替换。在黑素细胞内，野生型abcb6蛋白集中于黑素细胞树突内，而突变型abcb6蛋白则集中于核周区域。该现象提示abcb6蛋白与黑色素转运有关，abcb6蛋白异常所导致的黑色素转运异常可能是本病的发病机制。

（二）临床表现

自婴幼儿发病，一般在出生后1年内发病，大多数为女性，皮损由界限清楚、1～5mm大小不等的色素沉着斑，色素沉着斑颜色不均，浅褐色至棕褐色不等及色素减退斑相互掺杂组成。常初发于手背，逐渐向上蔓延发展至全身皮肤，尤其是躯干、四肢近端，掌跖亦可受累，日晒后颜色无变化，可伴有耳聋、视力障碍。

（三）组织病理

表皮黑素颗粒增多和色素失禁。

（四）治疗

本病无特殊治疗方法。

八、色素失禁症

内容提要：

- X连锁显性遗传病，男婴致死。
- 皮疹按其特点分为4期：水疱期、疣状期、色素沉着期及色素减退期/萎缩期。
- 主要表现为毛发和汗腺的线状缺失、小眼畸形、白内障、发育迟缓、癫痫发作、颅骨异常、脊柱侧弯。

其皮损沿着Blaschko线分布，包括水疱期（第一期），疣状皮损期（第二期）、色素沉着期（第三期）及最后的色素减退期（第四期）。

沿着 Blaschko 线分布的灰色至灰褐色条纹和斗形纹，躯干常受累。在儿童晚期到青春期，色素沉着渐渐消退（图 32-1～图 32-4）。

线性和旋涡状痣样过度和色素沉着病是以沿 Blaschko 线分布的线状和旋涡状的过度色素沉着及黏膜、眼睛和掌跖不受累为临床特点。可伴一些先天性异常，如心室和心房间隔缺损、右位心、动脉导管未闭、耳闭锁及脑麻痹、精神障碍等。

在出生后 1 年内出现漩涡形（图 32-5）和纹状棕色色素沉着。部分患者皮损初发时有扩展，而在 2～3 岁时皮损稳定。

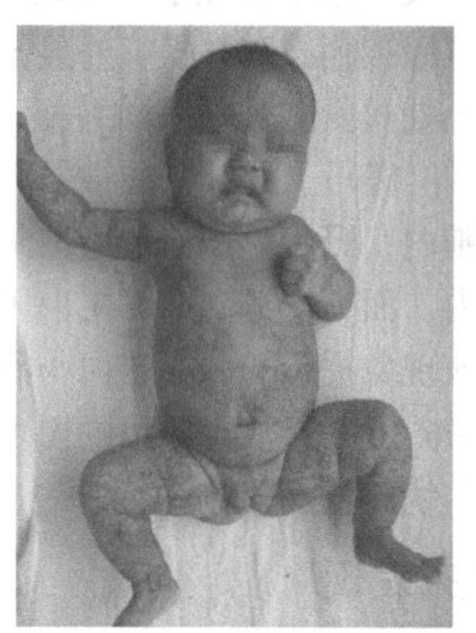
图 32-1　色素失禁症

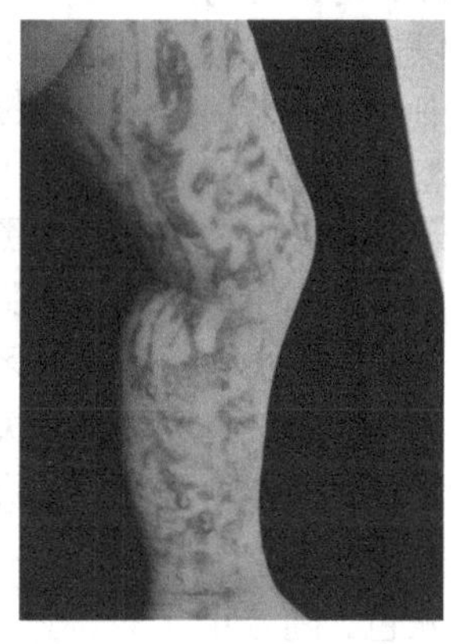
图 32-2　色素失禁症

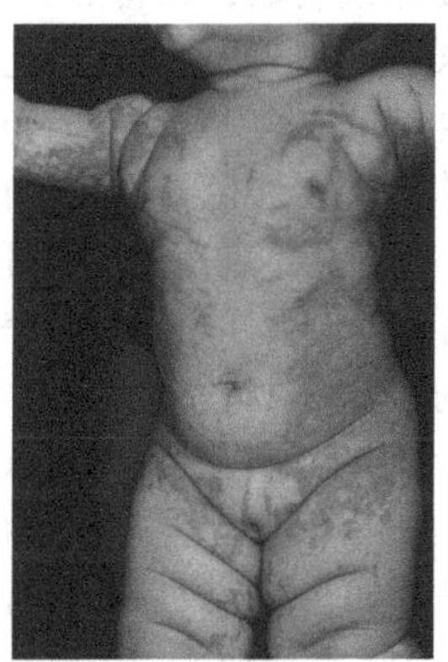
图 32-3　色素失禁症

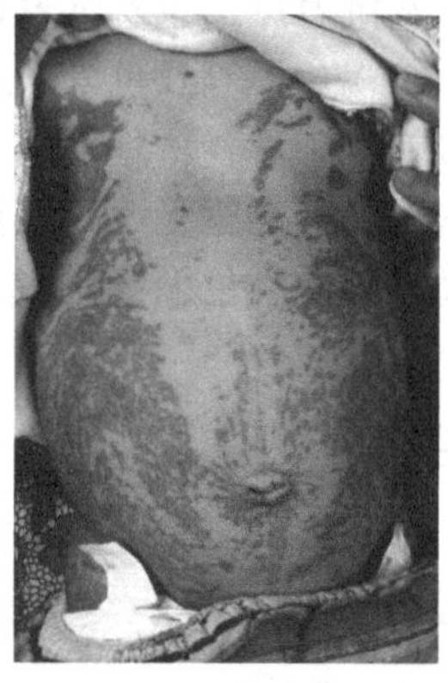
图 32-4　色素失禁症

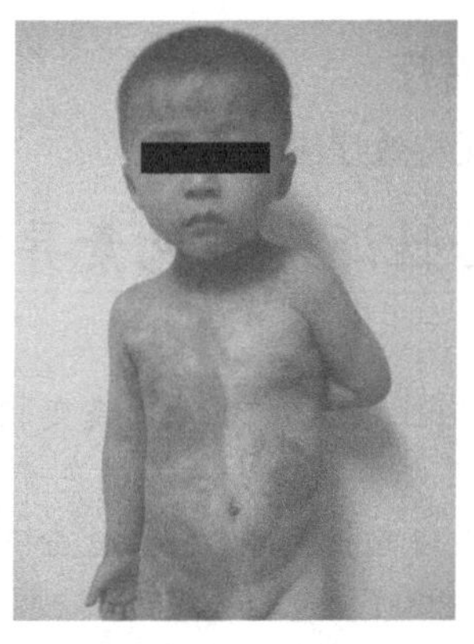
图 32-5　涡轮状色素沉着症

九、伴发斑纹状色素沉着的大疱表皮松解症

内容提要：

- 常染色体显性遗传性疾病。
- 典型的临床表现四肢摩擦部位机械性损伤后皮肤出现大疱、血疱。
- 色素沉着斑通常发生于婴儿期。
- 病情常随年龄增长逐渐缓解及改善。

伴发斑纹状色素沉着的大疱表皮松解症（epidermolysis bullosa with mottled pigmentation），属常染色体显性遗传性疾病。

（一）病因与发病机制

本病由于KRT基因突变所致。除了与KRT基因突变相关外，有研究显示本病患者与健康人群之间在多种基因表达水平上均有差异，其中本病患者 TYR（酪氨酸酶）基因的表达水平是健康人群的 2 倍，而 TYR 是黑色素生物合成的主要酶，这有可能是导致本病基底层细胞内黑色素沉积的原因。

（二）临床表现

本病典型的临床表现主要为机械性损伤

后皮肤出现大疱、血疱，手、足、膝为最常见的发生部位，黏膜极少受累。大疱、血疱愈合后不留粟丘疹及瘢痕，病情常随年龄增长逐渐缓解及改善。

色素沉着斑通常发生于婴儿期，此前不出现水疱，好发于颈、腋窝、腹股沟、下腹、肢端，亦可累及掌跖。皮损表现为边界清楚的棕色斑疹，单个色斑直径为2～5mm，可互相融合，逐渐形成网状或斑纹状外观，亦可伴发色素减退斑。本病色素异常可随着年龄增长逐渐消退。

本病其他相关表现包括光敏感、掌跖角化过度和龋齿等。

（三）组织病理

色素沉着斑组织病理示表皮萎缩，表皮突变平，基底层细胞内黑素沉积，轻度的色素失禁。

（四）诊断

根据外伤部位出现大疱、皮肤色素改变及病情发展，结合组织病理可诊断。

（五）鉴别诊断

本病应与大疱性表皮松解症及色素失禁症相鉴别。

（六）治疗

本病尚无有效疗法。

十、白 化 病

内容提要：

- 皮肤、毛发、眼睛缺乏色素的一种遗传性疾病，属常染色体隐性遗传。酪氨酸酶基因突变。
- 本病涉及皮肤、毛囊和眼黑素合成减少或缺乏，累及3种结构者为眼皮白化病，主要累及眼者为眼白化病。
- 皮肤损害：白化病患者在出生时常有相似的表现，皮肤干燥、乳白或粉红，易晒伤，常发生日光性唇炎、皮炎、雀斑样色素沉着、角化、皮角、基底细胞癌或鳞状细胞癌。
- 眼睛：双瞳孔为红色，虹膜粉红或淡蓝，常伴畏光、流泪、眼球震颤、散光等症状。

白化病（albinism）亦名白斑病（leucodema）、先天性色素缺乏病（achromia congenital），是一种涉及皮肤、毛囊和眼黑素合成减少或缺乏的遗传性疾病；累及3种结构者称为眼皮肤白化病（oculocutaneous alhinism，OCA），主要累及眼者则为眼白化病（ocular albinism，OA）。OCA的发病率在美国估计为1：1.7万，而在巴拿马沿岸岛屿上的Cuna印第安人中高达1%～7%。本病为先天性疾患，常染色体隐性遗传。

（一）病因与发病机制

1. 眼皮肤白化病（OCA） 白化病的遗传系由一单个隐性基因所决定的。黑素细胞不能形成黑素，可能是供给游离酪氨酸的机制有缺陷，或是酪氨酸酶不能转移到前黑素体。黑素产生减少或缺乏（黑素细胞数量正常）引起眼、皮肤和毛发内的色素稀释，弥漫性色素减退的程度取决于OCA类型和种族背景。酪氨酸酶是黑素生物合成途径中的关键酶，其对色素沉着的程度起着重要的作用。

除Ⅶ型为常染色体显性遗传OCA之外，余者均为常染色体隐性遗传，父母可能为异常基因携带者。分子生物学研究发现，I型OCA有酪氨酸酶基因（11q）2个拷贝突变，部分患者（纯合子）出现相同基因突变，而大多数（双重杂合子，compound heterozygote）为不同基因突变。例如，在双重杂合子中，酪氨酸酶基因的一个拷贝可有单个核苷酸置换引起氨基酸替代（错义突变，missense mutation），而第二个拷贝可出现碱基缺乏导致提前终止（移码突变，frameshift mutation）。酪氨酸酶基因有5个外显子，簇状突变（cluster mutation）位于铜结合位点和外显子1、4上。

2. 眼白化病（OA） 二型OA为X连锁隐性遗传，女性携带者是突变嵌合体（Lyon现象所致）；男性患者和女性携带者的正常皮肤黑素细胞、角质形成细胞和真皮巨噬细胞中均有巨黑素体。

（二）临床表现

1. 眼皮肤白化病（OCA）

（1）分型根据毛发或皮肤中黑素和酪氨酸

酶活性是否存在，以前将 OCA 分为两种主要临床类型：酪氨酸酶阴性和阳性型。随着分子生物学的进展，已对本病进行了更为精细的分类。Ⅰ型 OCA 包括酪氨酸酶阴性（IA）、黄色突变（Ym，IB）、温度敏感（TS）和微量色素（Mp）OCA。以前为酪氨酸酶阳性者目前主要归类于Ⅱ型，但一些白人患者重新归类为 IB 型；IB 和Ⅱ型的主要区别在于白发的病史，出生时白发为 IB 型，Ⅱ型在出生时毛发有色素沉着。

（2）皮肤、毛发病变：白化病患者在出生时常有相似的表现，双瞳孔为红色，虹膜粉红或淡蓝，常伴畏光、流泪、眼球震颤、散光等症状。皮肤干燥、乳白或粉红，易晒伤，常发生日光性唇炎、皮炎、雀斑样色素沉着、角化、皮角、基底细胞癌或鳞状细胞癌。少数病例可有先天性耳聋。大多数患者体力、智力发育较差。白色或淡黄色毛发，细丝状。灰色或蓝色眼睛，粉红或白色皮肤。如果父母和同胞有Ⅰ型、甚或Ⅱ型皮肤，色素稀释可能被忽视。酪氨酸酶阳性 OCA 在出生时可有毛发轻度色素沉着，随着年龄增长而有毛发、眼和皮肤色泽加深，程度依赖于种族背景、特殊的 OCA 亚型和日光暴露情况。由于缺乏黑素的光保护作用，皮肤易于发生急性和慢性日光损害。1 000 例尼日利亚白化病患者，20 岁时均有非黑素瘤性皮肤癌或癌前病变。恶性黑素瘤亦可发生，但较少见。近赤道地区，鳞癌是 OCA 的主要死亡原因。

（3）眼病变：眼病变是本病的主要特征，包括眼球震颤、畏光流泪、视力下降、斜视、单眼视（monocular vision）、虹膜及眼底色素缺乏。色素减退性眼底上的过多光线散射引起畏光，中心凹发育不良伴分化不全导致视力下降，而后者可能是眼球震颤的原因；颞侧视网膜通过外侧膝状体到达视皮质的同侧视神经纤维减少引起单眼视和斜视。眼球透照容易发现虹膜色素缺乏，手电筒置于下睑处，眼底的反射光线透过虹膜处，即有色素缺乏；色素完全缺乏时，可出现弥漫性橘红色反射；少量色素沉着区分散存在时，则为车轮状图像（cartwheel-like picture）。

（4）Nermansky-Pudlak 综合征：是一种酪氨酸酶阳性 OCA，出血素质继发于血小板聚积缺陷，由 Hermanskv 和 Pudlak 于 1959 年报道。血小板致密颗粒（储存 5-羟色胺和 ATP）减少或缺乏，出血时间延长是血小板聚积功能障碍的表现。脂质和蜡样质（ceroid）可沉积于肺、胃肠道、肾、骨髓和淋巴单核-吞噬细胞系统，导致间质纤维化、限制性肺病和肉芽肿性结肠炎。

（5）Chediak-Higashi 综合征：亦为一种溶酶体疾病，眼、皮肤色素稀释、反复化脓性感染，以及淋巴细胞、黑素细胞和其他含颗粒细胞的大胞质颗粒为其特征。大胞质颗粒包括溶酶体和黑素体，系融合、吞噬和胞质损伤共同作用所致。患者皮肤的黑素细胞含有巨黑素体，其难以转运至周围的角质形成细胞中，易受黑素细胞和角质形成细胞吞噬体的破坏，这可能是黑素稀释的原因。中性粒细胞的异常颗粒，以及杀微生物或细胞毒性蛋白质缺乏可能导致反复感染。

CHS 患者可能有血小板致密颗粒缺乏，易于出血。大多数患者出现一种加速期（accelerated phase），表现为发热、淋巴结和肝脾肿大、黄疸、全血细胞减少伴出血倾向、神经病变及弥漫性单核细胞浸润；其系一种肿瘤形成过程抑或一种反应过程尚未明了。患者一般在 20 岁之前死亡。

2. 眼白化病（OA） 患者的眼部表现同 OCA，毛发和皮肤色素稀释缺乏或极轻，但皮肤表现有助于明确亚型，如色素减退斑见于 Nettleship 型，而多发性雀斑样痣发生于常染色体显性遗传型。

（三）诊断

泛发性皮肤色素脱失，加上眼部色素脱失、眼球震颤时易于诊断。

（四）鉴别诊断

泛发性色素稀释（眼、皮肤、毛发）可见于 Prader-Willi 综合征、Angelman 综合征、苯酮尿症、组氨酸血症、同型胱氨酸尿症和 Apert 综合征，前两者已证实 15 号染色体长臂（15q）上的 P 基因（小鼠粉红眼稀释基因——pink-eyed dilution gene，为人类同源基因）缺失。铜缺乏、Menkes 扭曲发综合征、慢性胰腺病所致的吸收不良、硒缺乏、Kwashiorkor 病和 EEC 综合征（指、趾缺乏、外胚叶发育不良和唇、腭裂）亦可引起毛发和皮肤色素减退。泛发型白癜风缺乏 OCA 的眼病特征，病程为进行性，毛发为灰色，皮损内黑素细胞减少或缺乏，据此可与 OCA 鉴别之。

（五）治疗

眼和系统的损害的治疗是重要的，眼睛防护较为重要，平时应戴防护眼镜，定期体检，以及早期发现癌症。各类型白化病的皮肤表现呈多样，但目前皮肤的白化尚无特效治疗，避免日晒和应用遮光剂，以免皮肤晒伤及防止其他日光损伤。

（六）预后

本病无特效治疗。Hermansky-Pudlak 综合征（Hermansky-Pudlak syndrome，HPS）占波多黎各白化病的 80%，1800 名波多黎各人中就有 1 人患该综合征。患者可以完全缺失正常的色素，大部分人有典型的白化病的眼部表现。80%在 *HPS1* 基因上有 16-bp 重复的患者可以发生日光性损害如日光性雀斑样痣、光化性角化和非黑素瘤性皮肤癌。

皮肤损害如硒缺乏在全胃肠外营养的情况下可以导致假性白化病。补充后皮肤和头发的色素可以恢复正常。

十一、斑　驳　病

内容提要：

- OCA3 患者的表型分为淡红褐色和褐色。淡红褐色的 OCA 与Ⅲ～Ⅴ型肤色的人是一致的，其表型包括红铜色皮肤、淡赤黄色毛发和蓝色或棕色虹膜。红褐色 *OCA* 和 *TYRP1* 型基因突变相关。
- 2001 年报告的第一例 OCA 患者是由于 *MATP* 突变所致。临床表现为广泛的色素减退和眼睛异常。
- 先天性局部性皮肤及毛发变白，出生时即有，白色额发。其特征是好发在躯干前的中部、四肢的中部、前额的中央，无白色额发不能排除诊断。

斑驳病（piebaldism）又称为斑状白化病、图案状白皮病，少见，属于先天性常染色体显性遗传性皮肤病。其是由于病变累及黑色素母细胞，影响其分化所致。本病过去称为部分性白化病，但现在认为其并非白化病的一个变异性。

（一）病因与发病机制

本病是由为于染色体 4q12 的 *kit* 基因或位于 8q11 的 *SLUG* 基因发生失活突变或删失所致，黑素细胞发生异常，而致使患者出现先天性的皮肤、毛发白色斑片。特殊类型的斑驳病包括 Waardenburg 综合征和 Wolf 综合征。Waardenburg 综合征与 *PAX3* 基因或 *MITF* 基因突变有关，表现为白斑伴有内眦和下方泪管向外侧移位、扁平鼻梁和感觉性神经性耳聋。

（二）临床表现

先天性局部性皮肤及毛发变白。出生时即有，本病无各族和性别差异。

白色额发（90%），呈三角形状，该处头皮亦变白。白斑一般不随着年龄增长而发展。

白斑多呈双侧而不对称分布，发生于身体任何部位（四肢、腹部、局限性白斑，其中可见岛屿状正常色素，而手足及背部皮损罕见），大小形状一般终生不变（图 32-6）。

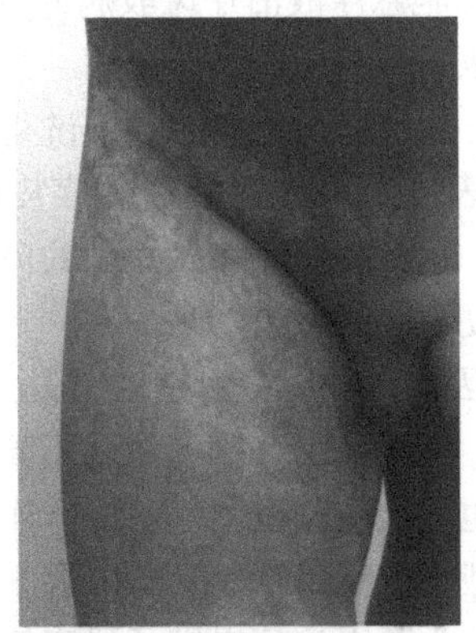

图 32-6　斑驳病

（三）伴发疾病

虹膜异常、聋哑、特应性皮炎、精神发育异常，癫痫、兔唇、耳、齿畸形、雀斑样痣等。

（四）诊断

先天发病，局限性毛发和皮肤色素缺乏。有特征性的白色额发及其下头皮色素减退。

（五）鉴别诊断

本病应与白癜风鉴别，后者是后天性，白斑边缘色素沉着，手足等处亦见白斑，头发虽可变白，但极少呈三角形。

1. 白癜风 后天发生，皮疹为色素完全消失的斑或斑点，周围常有色素沉着晕，皮损形态及大小可随病程的延长而增多、减少或消失。

2. 白化病 全身皮肤、毛发及眼部组织色素缺乏，有特征性眼部症状，伴有白或淡黄色的眉毛和睫毛。

（六）治疗

1. 治疗原则 一般治疗无效，补骨脂无效，物理防护及使用遮光剂，色素减退斑需行特殊治疗。

2. 治疗措施 无特殊治疗。

3. 外科治疗 局限性皮损可用表皮移植、自体微移植、培养的或非培养的黑素细胞移植均有效。正常色素沉着的小块自体皮片移植术已取得较好疗效。

4. 黑素细胞悬浮液 Olsson 等在研究富含有黑素细胞悬浮液治疗斑驳病的有效性时，把得到的表皮样本，用胰蛋白酶——依地酸溶液中消化，用高速冷冻离心和漂洗得到含有黑素细胞的表皮细胞悬浮液治疗表皮磨削后的白斑部位，用此法在治疗大面积的斑驳病患者中取得成功。

5. 基因治疗 斑驳病是由 *c-kit* 原癌基因突变引起。由于基因突变的位置不同，家族间的表现型也不同。轻型发生在配体连接区的突变。而重型是由于酪氨酸激酶末端基因组的突变所致。这为基因治疗提供了研究依据。最近 Alexeev 等研究显示通过嵌入 RNA-DNA 寡核苷酸和单链寡脱氧核苷酸能够改变哺乳动物的染色体基因，通过修饰突变的 *c-Kit* 基因激活 *Kit* 受体激酶导致酪氨酸酶转化酪氨酸为黑素，这一研究表明基因治疗成为可能。

6. 个人防护 在目前无特效治疗的情况下，个人防护、避免日晒，使用遮光剂，监测皮肤外病变，尤为重要。

7. 监测伴发病 聋哑，精神发育异常，兔唇，耳、齿畸形，并适当处理。

8. 治疗评价 Horikawa 等证实用皮肤磨削及小片表皮移植的斑驳病患者的额前白发 1 年内可得到恢复。Olsson 等和 Ongenae 等在 1～7 年时的追踪复查中发现用培养黑素细胞或角质形成细胞含黑素细胞的悬浮液治疗色素缺失性疾病包括斑驳病的患者未见病情复发。

（七）病程与预后

脱色性损害呈静止和稳定状态。目前尚无特效疗法，PUVA 疗法和培养黑素细胞移植术未达到显著的美容效果。

十二、白　癜　风

内容提要：

- 是一种多因子疾病，与遗传性和非遗传性因素均有关。
- 最常见的形式是无色素的斑点或斑片，牛奶白或粉笔白。圆形、椭圆形或呈线条状。
- 分类：将白癜风分为二型、二类、二期。

  二型：寻常型（局限性、散在性、泛发性、肢端性）和节段型。

  二类：完全性白斑和不完全性白斑。

  二期：进展期和稳定期。

白癜风（vitiligo）是一种较常见的后天性脱色素疾病，表皮、黏膜和其他组织内黑素细胞丧失为其特征。发病率为 0.5%～2.0%，各种族均可发病，无明显性别差异。儿童白癜风（child vitiligo，CV）可以视为白癜风的一个独特类型，不同于成人白癜风。发病年龄最小为出生后不久，平均为 4.6～4.8 岁。多数报道女孩发病率高于男孩。节段型比例高，伴发自身免疫性疾病少。

（一）病因

该病很可能是多种因素所致，在少数患者中有遗传易感性。有遗传学说、神经学说、自身免疫学说、黑素细胞学说、角质形成细胞功能异常学说，黑素细胞死亡可能系环境中或自身产生的化学物质的细胞毒性作用所致。目前最为流行的理论认为白癜风的发病源自机体自身免疫对黑素细胞的攻击和破坏。根据此理论，白癜风的自身免疫包括抗体对色素细胞抗原和对色素基因的攻击，而这最终将导致黑素细胞凋亡、坏死或功能障碍。此外，氧化性应激在自身免疫过程中发挥了重要的作用。目前已发现 *NALP1* 与 *TYR* 等基因与白癜风相关。

（二）临床表现

1. 典型的皮损　为分散、界限清楚的灰白、瓷白或乳白色斑（图 32-7）。早期可呈淡白色斑，边界不清，进展期皮损不规则扩大、融合，稳定期皮损境界清楚，边缘色素沉着。

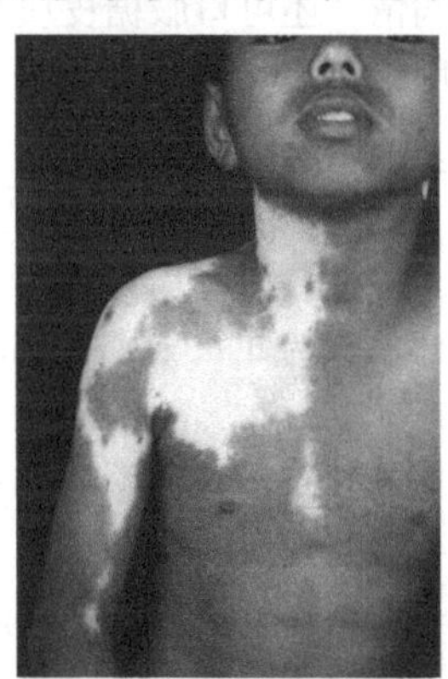

图 32-7　白癜风

2. 碎纸屑样皮损　白斑直径为 2～4 mm，呈碎纸屑样，易与先天性的无色素痣相混淆。

3. 伍德检查　灯下白癜风皮损呈瓷白色，活动期白斑有时可发出特征性的蓝色荧光或黄/绿色荧光，由积聚在表皮内的生物蝶呤所致。

（三）组织病理

活动期损害内，中心处黑素细胞密度降低，周围处有异常增大的黑素细胞；晚期脱色皮损内无黑素细胞，即使用特殊染色和电镜观察亦不例外。极早期损害或损害的红斑边缘处可见少数淋巴细胞位于真皮上部和基层附近，外观上紧贴黑素细胞；电镜下观察支持淋巴细胞对黑素细胞起毒性作用的观点，少数角质形成细胞亦受损。黑素细胞数量减少后，其在基层的空缺由朗格汉斯细胞（正常情况下仅位于棘层中部）填充。

（四）诊断

以下 5 条诊断要点：①后天性色素脱失斑或色素减退斑；②皮损界限清楚且形态不规则；③皮损边缘色素加深；④皮损内毛发可变白或可见毛囊口周围复色现象；⑤伍德灯下白斑呈瓷白色。

5 项中条件 1 为必要条件，有 3 项成立可以确诊为白癜风，只有 2 项成立则疑为白癜风，需进一步排除其他白斑性皮病。

以下两点可作为儿童白癜风诊断的补充条件：①患儿指（趾）、腕部、口唇、面部和外阴等部位出现明显的色素脱失斑；②头皮出现数束灰发。

（五）鉴别诊断

本病需与脱色素痣、结节性硬化病（皮肤可出现多边形、叶状白斑和碎纸屑样白斑）、贫血痣、白色糠疹、花斑癣、盘状红斑狼疮、黏膜白斑、无色素痣、斑状白化病、硬化萎缩性苔藓相鉴别。

（六）治疗

1. 治疗原则　应选用糖皮质激素、光疗和手术疗法，近年卡泊三醇、他克莫司外用治疗儿童白癜风也取得较好的疗效。另外光疗及手术治疗的可行性及安全性还需进一步的研究。

2. 基本治疗　恢复色素方法。

（1）非手术治疗：糖皮质激素、卡泊三醇、他克莫司、光疗。

（2）手术治疗：自体表皮移植、黑素细胞移植。

（3）心理治疗：消除白癜风对儿童心理及成长的影响。

（4）进展期治疗：糖皮质激素。

3. 治疗措施

（1）外用糖皮质激素：为皮损面积小于10%和 2 岁以下患儿的首选治疗方案。小儿选用低效至中效，年龄较长者可选用高效糖皮质激素制剂，如丙酸氯倍他索或氟轻松，治疗时间 6～9 个月。对眼睑部位皮损慎用，不推荐使用高效含氟糖皮质激素。

（2）卡泊三醇/他克莫司：卡泊三醇及 0.1%他克莫司均可选用，对小儿安全有效。

卡泊三醇 可以降低朗格汉斯细胞的抗原提呈功能。在 21 例 5～17 岁的儿童中应用浓度为 50 ug/g 的卡泊三醇软膏晚上外用后次日晒太阳 10～15 min，大部分患者在 6～12 周开始复色，有 10 例完全复色。外用卡泊三醇是治疗儿童白癜风的比较有效的方法。

他克莫司 一项外用 0.1%他克莫司和 0.05%丙酸氯倍他索软膏治疗白癜风患儿的随机双盲试验中显示，经过 2 个月的治疗，他克莫司和丙酸氯倍他索软膏的有效率分别为 41.3%和 49.1%，而前者没有产生皮肤萎缩变薄、毛细血管扩张的不良反应。

（3）局部光化学疗法：适用于 2 岁以上，皮损面积＜20%者。1%的甲氧沙林乳剂局部涂抹，30 min 后 UVA 照射，开始剂量为 0.12～0.25 J/cm^2，每周增加 0.12～0.25 J/cm^2，直至产生无症状红斑后，维持该剂量，每周 1 次，连续 6～12 个月。每次 UVA 照射后，用肥皂水将局部清洗干净，外用防光剂。

窄谱 UVB（311 nm）治疗作用同 UVB，而诱发肿瘤和光老化不良反应减少。局部外涂假过氧化氢酶联合窄谱 UVB 效果更佳，亦可用 0.1%的甲氧沙林或丙酸氯倍他索乳剂涂抹，30 min 后，接受 10 点～16 点时间内的阳光照射 10～15 min，2 周后，日照时间可增加到 45～60 min。日照后局部处理同上。

（4）系统光化学疗法：用于皮损广泛，活动性皮损面积在 20%～30%之 6 岁以上儿童。口服较完全的三甲基补骨脂素。UVA 照射前 1.5h 服药，服药后 18～24 h 内要戴光防护镜。开始剂量为 1～2 J/cm^2，每次增加 1 J/cm^2，直至产生中度无症状红斑，每周间断照射 2 次，直至皮损消退，此法报道有效率为 71%。活动期患者出现新皮损或原有皮损继续扩大，或稳定期患者经过 4 个月治疗无任何复色，可停止治疗。

（5）治理疏导：3～6 岁的儿童相对不受影响，10～13 岁儿童焦虑尤其突出。医生应从给予患儿及其家人心理疏导和建议，增强患儿自我调节的能力。对于白癜风合并严重心理障碍者，可配合药物治疗，如抗忧虑、抗抑郁等。

（6）外科治疗 包括自体表皮移植和黑素细胞移植。在疾病的稳定期局部皮肤移植的成功率（≥75%复色）为 31%～81%。不良反应包括结痂、鹅卵石样外观和感染。Gupta 等观察了 10 例儿童应用负压吸泡自体表皮后的疗效，其中有效率为 80%（≥75%复色），高于文献报道的 62%的有效率，显示了很好的疗效。近来又有应用黑素细胞—角质形成细胞移植治疗稳定期白癜风，尤其对节段型白癜风有很好的效果，有效率可达到 84%。

（7）对于小范围皮肤的重新着色，还可局部外用钙神经素抑制剂，可局部用微晶消磨术和吡美莫司，还可用准分子激光治疗术；对于稳定白癜风病情，还可口服糖皮质激素，口服维生素，使用伪过氧化氢酶。

十三、晕　痣

内容提要：

- 典型的晕痣表现为中央着色的黑素细胞痣，周边无黑色素环。
- 晕痣的演变有 4 个阶段：晕细胞出现；中心痣色素丢失；痣消失；晕消失。
- 有时发展为白癜风。晕痣目前被认为是白癜风的一种，但此观点仍有待证实。

晕痣（halo nevus）指围绕色素痣的局限性色素减退。在 30 岁前发病，自行发生，在白癜风患者中常见，也可在转移的黑素瘤中发生，也可以是白癜风的先兆。

（一）病因与发病机制

晕痣可能是白癜风的一种变型，约 1/5 的病例可与白癜风同时发生。此后痣本身也可褪色而皮损继续发展。免疫介导，包括体液免疫和细胞免疫，浸润细胞主要由 T 细胞组成，可能代表免疫诱导排斥反应，因而相应的免疫动力学也是导致消退的原因。研究显示，浸润的 T 细胞主要由 CD8$^+$T 细胞组成，炎细胞浸润程度与 Foxp3$^+$T 细胞相关。晕痣中心的黑素细胞痣所表达的 MHC Ⅰ类抗原被细胞毒性 T 细胞识别后引发针对该区域所有黑素细胞的免疫反应，导致色素减退斑的形成。

（二）临床表现

好发于青少年，皮损中心有斑点状色痣，色素痣受到抓伤、冷冻、激光术后诱发白斑，转为晕痣。周围环绕圆形或卵圆形色素减退斑，边界清楚，边缘无色素沉着。晕痣大部分是以色痣为中心，其中心也可能是毛痣、蓝痣、先天性巨大痣、乳头状痣、蓝痣、先天性巨大痣、乳头状痣、纤维瘤、老年疣、扁平苔藓，间或为原发性或继发性、转移性恶性黑素瘤。

以躯干多见。半数病例的中心痣，在5个月至8年内自然消退，部分白晕随后亦消退。

（三）组织病理

晕痣中心痣可为交界痣、皮内痣或混合痣，但多为混合痣。白斑处病理变化同白癜风。

（四）伴发疾病

恶性黑色素瘤，白癜风（最常见的伴随情况）。

（五）诊断

本病临床诊断为：①典型皮损，以原发存在的色素痣为中心，周围绕以圆形或椭圆形境界清楚的色素脱失斑；②必要时可进行组织病理检查。

（六）鉴别诊断

诊断时应详细检查皮肤和黏膜，这对除外可能同时存在的黑素瘤是必需的。

恶性黑素瘤、痣周围白癜风是由于白癜风偶然波及痣周围或是靠近痣的皮肤应用脱色剂而造成的。皮损形态与晕痣相似，但白斑周围可有色素加深现象。

（七）治疗

1. 治疗原则及基本治疗　一般不需治疗。

2. 治疗措施　中央痣若以冷冻、激光或手术切除，则有白晕扩大及继发白癜风的倾向。

3. 治疗评价及预后　中心痣通常在一定时间内自然消失。白斑区持续的时间是不可预知的，最终可能重新恢复颜色，但也有研究表明如果晕痣伴有局部毛发色素脱失将有高度发展为节段型白癜风的风险。

十四、无色素性色素失禁症

内容提要：

- 该病与位于染色体16p13.3区域的*TSC2*基因有关。
- 半数以上的患者可见染色体异常，其中多数为非整倍体的嵌合体和非平衡性易位。
- 以单侧或双侧的沿Blaschko线分布的各种形状的色素减退为特征。
- 通常于出生第1年发生。女性发病率是男性的2.5倍。
- 3/4的患者累及中枢神经系统、眼睛、头发、牙齿、皮肤、甲、肌肉骨骼系统或内脏器官。

无色素性色素失禁症（incontinentia pigmenti achromians）亦名Ito色素减退症（hypomelanosis of Ito）或伊藤黑素减少病。1952年由Ito首次描述。其是一种常染色体显性遗传性色素减退疾病，特点是出现类似大理石花纹样涡漩的形态。

（一）流行病学

任何种族均可发生，女性比男性多。发病年龄早，过半数病例在出生时或婴儿时期发病，在儿科门诊患者中该病发病率为1/7, 805。

（二）病因与发病机制

半数以上患者有染色体异常，如非整倍体的嵌合现象和失衡性异位，推测本病可能为常染色体显性遗传，多为散发。少数患者外周血淋巴细胞和真皮成纤维细胞中有染色体嵌合现象，最常见为二倍体/三倍体、18三体和12P四体。染色体嵌合现象提示本病系由两个具有不同色素潜能细胞克隆移行发育所致。有研究表明该病与位于染色体16p13.3区域的*TSC2*基因有关。此外本病的发生与角质形成细胞的功能异常有关，即在黑色素代谢过程中黑素体复合物停留在角质形成细胞中未被降解所致。

（三）临床表现

无色素性色素失禁症有两种临床类型，即皮肤型与神经皮肤型，以皮肤型常见白斑出现较晚，于童年晚期发生。白斑往往双侧而不对称分布，偶有单侧者，但不会出现按皮节或沿周围神经走向排列。约80%患者的皮损在出生时即有或在 1 岁内出现，婴儿期内损害范围增大，较大年龄时可自发性恢复色素沉着。白斑可发生于皮肤的任何部位，线状或斑状色素减退，条纹状、旋涡状、泼水状及似大理石样花纹最常见于躯干和四肢，可为单侧或双侧，大多数沿 Blaschko 线分布但是，至今尚未见有发生于头皮、掌跖及黏膜的病例报道。在神经皮肤型，上述白斑发生较早，多在出生时及婴儿时期发生，并且除皮肤白斑外尚可伴有中枢神经系统障碍，如智力低下、癫痫，亦可伴有骨骼异常如脊柱侧凸，有 37%～53%患者癫痫发作。大部分病例伴发一种以上的畸形，常累及多个器官系统，如神经系统（精神发育迟缓、癫痫发作、EEG 异常、听力传导障碍）、肌肉骨骼系统（颅面畸形、三节指骨拇指、马鞍鼻等）、眼畸形（眼距过宽、斜视、内眦赘皮、近视）、弥漫性秃发和甲、齿畸形等。

（四）组织病理

组织病理示色素减退区的黑素细胞正常或减少，基层内黑素含量降低，真皮内无噬黑素细胞；有作者观察到黑素细胞变小，树突减少。有研究发现本病患者表皮内的黑素细胞与角蛋白细胞中黑素小体含量减少，黑素小体发育不成熟且形态不典型，并存在微弱的酪氨酸酶免疫反应性。角蛋白细胞内的黑素小体有显著的大分子自噬作用，且许多表皮细胞表现出与酪氨酸酶免疫反应相关的强烈的细胞吞噬作用。

（五）诊断

Ruiz-Maldonado 等（1992）提出了本病的诊断标准。①必备标准：先天性或早期获得性非遗传性线状或斑状色素减退，累及两个体节以上；②主要标准：一种或多种神经系统畸形，一种或多种肌肉骨骼畸形；③次要标准：两种以上的非神经、肌肉骨骼系统先天性畸形，染色体畸形（嵌合现象）。必备标准和 1 条主要标准或 2 条次要标准，即能确诊；必备标准或伴有 1 条次要标准，应怀疑本病。

（六）鉴别诊断

无色素痣、嵌合现象、Goltz 综合征、Menkes 扭曲发综合征（女性携带者）、纹状苔藓、节段型白癜风、节段型桉树叶斑、Ⅳ期色素失禁症、色素分界线。

（七）治疗

本病无须特殊治疗。

（八）预后

本病患者随着年龄的增长色素减退斑可自行复色。

十五、贫 血 痣

内容提要：

- 儿茶酚胺类物质引起局部血管收缩所致。
- 血管组织发育缺陷，局部血管对儿茶酚胺的反应性增强。
- 以玻片压之，则与周围变白的皮肤不易区分。以手摩擦局部，则周围的皮肤发红，而浅色斑不红。

贫血痣（nevus anemicus）是局限性皮肤浅色斑，好发于面、颈或躯干，其他部位亦可出现。其是一种无症状的先天性异常。由于该处血管组织发育缺陷，局部血管对儿茶酚胺的反应性增强，血管处于收缩状态所致。

（一）流行病学

出生后或儿童期发生，也可晚发，两性发病率相等。神经纤维瘤患者并发此病的比正常人多。

（二）病因与发病机制

该处血管组织发育缺陷，对儿茶酚胺敏感性增强，血管处于收缩状态，但近来一项研究表明贫血痣患者的血管对促炎细胞因子的反应异常。因而不是结构而是功能异常。Lewis 三联反应消失。

（三）临床表现

本病以躯干多见，该皮疹终生不消退，与周围正常皮肤相比呈苍白色，然而当用伍氏灯检查时其色素正常。皮肤损害为单个或多个圆形、卵圆形或不规则形状的浅色斑，边界不清。以玻片压之，则与周围变白的皮肤不易区分；或以手摩擦局部，则周围的皮肤发红，而浅色斑不红。

（四）组织病理

组织病理无异常，而是局部血管对儿茶酚胺的反应性增强，血管处于收缩状态，为功能性的异常。

（五）伴发疾病

葡萄酒色斑、斑痣、淋巴水肿和色素血管性斑痣性错构瘤。

（六）诊断

（1）在生后或儿童时期发生，也可晚发。

（2）单个或多个圆形、卵圆形或不规则形状的浅色斑。以玻片压之，则与周围变白的皮肤不易区分；或以手摩擦局部，则周围的皮肤发红，而浅色斑不红。

（3）躯干多见，终生不消退。

（七）鉴别诊断

下列方法可使贫血痣与白癜风、无色素痣及其他色素减退性皮肤病相区别。

因为白癜风皮损区的血管功能正常，经摩擦或拍打后会引起局部充血而使皮损发红。相反贫血痣皮损摩擦后不能引起充血反应，贫血痣皮损区皮肤色素是正常的，因此皮损周围正常皮肤经玻片压迫失血后与皮损呈相同色泽而难以区分，用玻片压于本病皮损处周围皮肤可使损害消失。白癜风、无色素痣及色素减退斑则否。本病患区用摩擦或冷、热等物理刺激均不能使之发生红斑反应。白癜风、无色素痣及色素减退斑则发生红斑反应。

（八）治疗

1. 治疗原则及基本治疗　由于治疗方法不同，首先要明确诊断并与白癜风鉴别，用玻片压诊可与白癜风及其他色素减少白斑区别。本病玻片压诊皮损与周围正常皮肤界限消失，颜色一致，也即皮损消失，其他色素减退斑则否。确定为贫血痣，则无特殊治疗。

2. 治疗措施　对贫血性痣处可试用遮盖剂如5%二羟基丙酮，或外用使血管扩张的药，如5%辣椒素软膏等。

（九）预后

本病预后良好。

（陈嵘祎　史建强　张锡宝）

第三十三章　与皮肤有关的免疫缺陷病

第一节　原发性T细胞免疫缺陷病

内容提要：

- 是一种持久性的难治疾病，通常幼年时发病，常与免疫缺陷相关。
- 有些不伴有免疫缺陷。
- 有一种亚型为常染色体隐性遗传，与内分泌病变相关，亦见于有艾滋病的患者和其他有免疫抑制的患者。

慢性皮肤黏膜念珠菌病（chronic mucocutaneous candidiasis，CMC）是一种少见的慢性进行性念珠菌感染，临床表现为一组综合征，特点为慢性反复性的皮肤、指甲及黏膜的念珠菌感染。绝大部分由白色念珠菌引起，多从婴儿期开始发病，也可发生于新生儿期或成年。

（一）病因与发病机制

本病为常染色体隐性遗传，其发病机制主要是细胞免疫缺陷，主要为T淋巴细胞功能缺陷，大多数患者的T淋巴细胞数目正常，但皮肤念珠菌抗原迟发反应阴性。大多数患者的T淋巴细胞仅对念珠菌抗原无反应。体液免疫不仅不受侵犯，且亢进者属多。

（二）临床表现

本病是指一组慢性、表浅性念珠菌感染的患者，主要侵犯部位为皮肤、黏膜和爪甲等，多发生在6岁之前。若发生在成人，多提示为胸腺瘤。这些病例可为遗传性或散发性。在遗传性病例中，通常可以发现内分泌病，合并甲状旁腺功能低下，肾上腺功能不全等。患者可以有缺铁性贫血和维生素A缺乏等。患者与婴幼儿期即发生慢性复发性念珠菌感染，如鹅口疮、阴道炎等。皮肤感染多发生在面部、四肢，皮疹为略隆起的境界清楚的红斑，并有角质增生和鳞屑，镜下呈念珠菌性肉芽肿。口腔损害非常弥散，念珠菌性口角炎和唇裂很常见。全甲板增厚，指甲变形，通常伴有甲沟炎，角化过度，角质样或肉芽肿损害常见。

（三）治疗

系统使用氟康唑，伊曲康唑或酮康唑非常有必要，并且需要延长、重复治疗，剂量要大于推荐剂量。转移因子和西咪替丁亦有效，必要时可行骨髓移植、胸腺组织移植。

第二节　B细胞性原发性免疫缺陷病

内容提要：

- 主要为外周血中成熟B细胞明显减少。
- 为X染色体性联遗传病，有家族发病史。
- 10%患者为常染色体隐性遗传。

先天性X-连锁无丙种球蛋白血症（X-linked agammaglobulinemia，XLA）又称为布鲁顿综合征（Bruton syndrome）。发病者均为男性，主要表现为外周血中成熟B细胞明显减少，血清中仅有很少或几乎检测不到的免疫球蛋白，患者常在幼年时就反复发生严重的细菌感染，需终身静脉输入抗体进行治疗。

（一）病因与发病机制

本病为X染色体性联遗传病，有家族发病史，患者绝大多数是男性，多在出生后3～6个月逐渐明显，9～12个月开始发病，因为此时来自母体的免疫球蛋白已经耗尽，而自身又不能合成，故而发病。有证据表明缺陷是基于前B细胞向B细胞分化成熟过程的阻断。1993年发现*XLA*的缺陷基因，即Bruton酪氨酸激酶（*Btk*）基因突变所引起，它编码一个新的胞质蛋白酪氨酸激酶（PTK）。该基因是*src*原癌家族的一个成员，在许多不相关的患者中存在缺失或点突变，导致激酶的催化功能发生严重失调。

（二）临床表现

患儿多于出生后9～12个月开始发病，对革兰阳性的化脓性感染如肺炎球菌、葡萄球菌、流行性感冒杆菌和链球菌感染比较易感，突出的临床症状是反复细菌感染，如肺炎、支气管炎、中耳炎、鼻窦炎、肠炎、脓皮病等。由于本病患儿的细胞免疫功能是正常的，因此对病毒、真菌和寄生虫感染有正常的抵抗力，除非对某些肠病毒的感染特别易感，引起疫苗相关的麻痹性脊髓灰质炎或皮肌炎相关的脑膜脑炎综合征。在受累的男童中，容易发生异位性皮炎、弥散性血管炎、血管性水肿和药疹等。生长缓慢，慢性腹泻和可触及的淋巴结的缺如是非常具有特征性的。多数患儿合并关节炎，特别是大关节。部分患者可发生肺癌，可以发生进行性、致死性的肠病毒性脑炎。呼吸道的疾病并发肺纤维化也非常常见，这是由于缺乏重建 IgA 到黏膜表面的功能。淋巴单核-吞噬细胞系统的肿瘤，特别是白血病，也可以发生。

（三）实验室检查

患儿血清免疫球蛋白总量通常低于 250 mg/L，IgA、IgM、IgD、IgE完全缺乏，可能存在少量 IgG。各种菌苗和疫苗接种后无抗体生成。尸检全身淋巴组织发育不良，脾脏和淋巴结缺乏生发中心，脾脏和淋巴结，骨髓和结缔组织中缺乏浆细胞，咽扁桃体很小。胸腺发育、结构基本正常。细胞免疫完整，末梢血淋巴细胞计数、功能和比例正常，但B细胞通常完全缺乏。

（四）治疗

适当的替代补偿治疗有效，应用γ球蛋白制剂可以正常地生存至成年，但不能完全控制疾病。

（五）病程与预后

如果不予治疗，患儿多在 10 岁前死亡。如果给予适当的替代补偿治疗，应用γ球蛋白制剂可以正常地生存至成年。

第三节　联合型免疫缺陷病

一、重症联合免疫缺陷病

内容提要：

- 缺乏几乎所有的免疫防御功能。
- 缺乏淋巴组织。T细胞、B细胞和（或）NK细胞缺乏。
- 出生后3～6个月反复感染、腹泻、发育停滞。
- 治疗是控制感染，改善状况，应用 IVIG。婴儿期选择 HLA 相合非清髓术造血干细胞移植术治疗。聚乙二醇共轭腺苷脱氢酶。

重症联合免疫缺陷病（severe combined immunodeficiency disease，SCID）包括 Swiss 型无丙球蛋白血症及胸腺淋巴组织发育不良和网状组织发育不全，是一种重型免疫缺陷病。其特点是先天性和遗传性B细胞性T细胞系统异常。患儿被称为“气泡中的男孩”。SCID 相对比较罕见，发生率约为 1/500 000。既往由于治疗手段的缺乏，本病通常为致死性疾病。

（一）病因与发病机制

本病为常染色体隐性遗传病或 X-连锁隐性遗传，50%SCID 有阳性家族史。伴发网状组织发育不全的 SCID 系由原始造血干细胞缺陷引起；Swiss 型无丙球蛋白血症是淋巴干细胞缺陷引起；部分 SCID 则由T细胞分化不良与B细胞成熟障碍所致。有几种主要原因可以引起 SCID。每一种都是由一个不同的基因缺陷引起，发病机制不尽相同。X 性联遗传的 SCID 是最常见的类型，基因缺陷破坏了那些允许T细胞和B细胞接受关键生长因子信号的分子。另一种类型的 SCID 是腺苷脱氨酶（ADA）缺陷，后者可以帮助细胞特别是免疫细胞清除有毒的产物。没有 ADA，毒素存在并杀死淋巴细胞。purine nucleoside phosphorylase（PNP）的缺陷是由于同样的酶缺乏引起，但B细胞较少受累，免疫缺陷相对较轻。

另外一种情况是 MHC Ⅱ类分子缺陷或单纯的淋巴细胞缺陷综合征。MHC Ⅱ类分子是体细胞表面表达的特殊蛋白质，在骨髓移植中起重要作用。MHC Ⅱ类分子，主要出现在许多免疫细胞表面，以允许B细胞和其他免疫细胞识别、活化并与T细胞作用。没有该分子，B/T细胞的交通及免疫防御将受到抑制。

（二）临床表现

不论引起SCID的机制如何，结局基本相同。患儿缺乏几乎所有的免疫防御功能，对细菌感染、真菌感染和病毒性感染缺乏抵抗力，故感染接踵发生，连绵不断。出生后1～2个月内即开始发病，通常在3个月时发生鹅口疮或严重的尿布疹。由于腹泻而显得虚弱，生长发育停止或体重不增。有些儿童会发生严重性、持续性的咳嗽，肺囊虫肺炎，血液学异常和慢性肝炎，脑膜炎和败血症而严重威胁生命。若患麻疹，不仅病程长，皮疹持续时间也特别长。疱疹、水痘、风疹等感染特别严重，可以引起严重的肺部和脑部感染。接种牛痘后常引起全身性牛痘疹而死亡。接种卡介苗也可引起全身性进行性结核病。

（三）实验室检查

患儿出生6个月后血清免疫球蛋白总量常低于250mg/L。通常，IgG、IgA与IgM很低，但少数患者可能有1～2项Ig正常，几乎普遍无抗体反应。外周血淋巴细胞计数常低于1.5×10^9/L，且这些淋巴细胞没有免疫功能。所有细胞免疫试验均异常，外周血T细胞数明显减少；记忆抗原试验和皮内植物血凝素试验反应极差。体外T细胞功能试验亦明显异常；有丝分裂原增殖反应缺如。全身淋巴样组织几乎完全缺乏，其中只有间质的网状细胞，没有淋巴细胞和浆细胞。X线提示胸腺极度发育不良，重量在1g以下，不含淋巴样细胞，也无哈氏（Hassal）小体。

（四）治疗

SCID的治疗是控制现有感染，改善一般状况，增加营养。静脉输注大剂量免疫球蛋白（IVIG）可以增强免疫反应，但不能输注免疫活性细胞（即淋巴细胞）的制剂，如全血含白细胞的血浆等，以免发生移植物抗宿主反应。尽早进行骨髓移植，重建免疫功能，患儿可获痊愈。SCID的儿童由于ADA的缺乏可以选择其他方法，PEG-ADA的治疗能够保护免受复发性的感染如水痘，使患儿基本能过正常人的生活。

应用骨髓移植进行免疫重建是治疗本病最有效的方法。采用HLA配型相容的同胞提供骨髓组织，成功率最高；如应用HLA不相容的供髓组织，几乎都发生移植物抗宿主病而失败。预选用植物血凝素、单克隆抗体与补体或者免疫毒素处理供体骨髓，以清除引起移植物抗宿主病的成熟T细胞，可明显提高移植HLA不相容骨髓的成功率。此外，也可移植胎肝或胎儿胸腺，但疗效有限。

对ADA缺乏型SCID多次输经过置换和照射过红细胞有一定疗效。另外，每周肌内注射一次大剂量牛ADA结合型聚乙烯乙二醇（PEG-ADA）也有较好的效果。

（五）病程与预后

以往无有效治疗，患儿通常在2岁内死亡，随着骨髓移植和造血干细胞基因治疗的开展，疗效和预后有了明显改善。

二、共济失调毛细血管扩张症

内容提要：

- 常染色体隐性遗传性疾病。
- 主要为小脑共济症状及面部皮肤、眼球结膜毛细血管扩张。
- 患儿对电离辐射敏感。
- 白血病和淋巴瘤。

共济失调毛细血管扩张综合征（ataxia telangiectasia syndrome）是一组多系统受累的常染色体隐性遗传性疾病，又称为路易斯-巴尔综合征（Louis-Bar syndrome），主要临床特征为小脑共济症状及面部皮肤、眼球结膜毛细血管扩张；患儿对电离辐射敏感，T细胞功能缺陷，易发生反复的呼吸道感染。

（一）病因与发病机制

本病为常染色体隐性遗传性疾病，病变基因定位于染色体11q22～23，包含了66个外显子，从氨基到碳基依次可分为ATM、开放阅读框架（ORF）和磷脂酸肌醇3（PI-3）-激酶3

个区。ATM 基因的未翻译区（untranslated regions，UTRs）存在广泛的突变位点，累及 ATM、ORF 和 PI-3 激酶 3 个区域。70%导致 ATM 蛋白失活的 ATM 基因突变为大片段缺失，其他突变形式有阻断拼接引起的插入、框架内缺失和无义突变。

ATM 蛋白作为 PI3-激酶相关家族，参与细胞周期调控、细胞内蛋白转运和 DNA 损伤的反应。当细胞受到放射线照射时，ATM 蛋白的主要功能是使细胞周期处于静止期，使受损的 DNA 有机会得以修复。ATM 通过磷酸化途径保持 p53 的稳定性和与蛋白酪氨酸激酶 c-Abl 结合为复合物以便调控细胞周期。*ATM* 基因突变使受损细胞持续处于分裂期，受损的 DNA 在细胞不断分裂过程中其 DNA 不但得不到修复，更容易发生进一步断裂。细胞端粒有缩短的现象，导致细胞凋亡。此可解释共济失调毛细血管扩张综合征患者对放射性高度敏感性及小脑 Purkinje 细胞死亡诱发的进行性小脑共济失调。

根据无效等位基因优势原理，突变形式不同可导致临床表型的极大差异，从典型 ATS 临床表型到无任何临床症状。

（二）临床表现

（1）神经学表现：共济失调出现于 1 岁内者 20%，2 岁 65%，4 岁 85%，少数病例可延迟至 4～5 岁才出现。病情进展缓慢，但呈进行性，最终导致严重的运动障碍。典型的表现是患者注视快速运动的物体时，头部转动快于眼球运动。一些病例出现智力发育迟缓，但多数患者智力及生命功能在 20 岁或 30 岁前是正常的。

（2）眼部和皮肤毛细血管扩张：毛细血管扩张最早发生于球结合膜，发生年龄 1～6 岁。随年龄增加，毛细血管扩张更加明显并出现于其他部位，如鼻侧部、耳、前臂后侧及腘弯部和手足背部。

（3）反复感染：反复肺部感染可导致慢性支气管扩张症，可发生于共济失调及毛细血管扩张之前。患者易于并发病毒或细菌感染，但与其他免疫缺陷病不同，ATS 患者很少发生机会感染。

（4）内分泌异常：存活到青春期的 ATS 患者可能无第二性征出现。一些男性患者睾丸和女性卵巢萎缩，随病程进展可能出现生长停滞。可能合并抗胰岛素性糖尿病，其原因为胰岛素受体数量不足或亲和性减弱。最近发现 ATM 突变影响 PI3-激酶途径的葡萄糖细胞内信号传递，是发生抗胰岛素性糖尿病的原因。

（5）恶性肿瘤：ATS（纯合子）患者的癌症发病率大约高出健康同龄人群 100 倍。最常见的肿瘤是淋巴系统增殖性恶性肿瘤，其他还包括腺癌、生殖母细胞瘤、网状细胞癌、骨髓瘤和神经系统恶性肿瘤。不典型的病例和轻型患者的症状出现晚、临床进展缓慢、对放射性敏感性减弱。

根据临床表现和免疫学检查可确诊，国外应用 ATM3BA 抗体的免疫杂交方法直接检测突变的 *ATM* 基因进行诊断。部分患儿开始出现共济失调时，可不伴有毛细血管扩张和免疫缺陷，需进行长期的随访，有时需几年后才出现典型表现。

（三）实验室检查

（1）细胞学检查：外周血细胞计数常显示淋巴细胞减少和红细胞增多，粒细胞也可减少。细胞学检查发现染色体不稳定和有明显的断裂，体外培养淋巴细胞寿命缩短、对放射线照射和化学辐射高度敏感、细胞周期 G1 和 S 期缺乏切点，使细胞不能停留在静止期。正常人淋巴细胞经放射线处理后 p53 蛋白增加，使细胞周期从 G1 到 S 期延迟，AT 患者 p53 蛋白信号传递途径存在障碍，在受到照射后不能延迟细胞周期。

（2）体液免疫缺陷：80%病例有 IgA 缺乏，血清 IgE 缺陷也较常见，IgG 降低较为少见，但常伴 IgG2 和 IgG2/IgG4 亚类缺乏。80%的病例血清中存在低分子质量 IgM，对病毒和细菌抗原的抗体反应明显缺乏。免疫球蛋白和抗体功能低下的原因是 B 细胞分化功能障碍。此可能为 B 细胞内源性缺陷，如编码 Ig 基因的第 7 对和第 14 对染色体断裂、转位和异常重排等，也可能为缺乏 T 细胞对 B 细胞的辅助所致，如T细胞受体基因重组障碍等。此外，抗Ig自身抗体的产生也可能是Ig下降的因素。

（3）细胞免疫缺陷：尸检时不易发现胸腺，但显微镜下可找到散在的胸腺网状组织，其中淋巴细胞稀少，无哈氏小体，皮质和髓质分界不清。外周血总T细胞和$CD4^+$T细胞数减少，CD4/CD8 T细胞比率下降，TCR为α/β链。T细胞功能障碍包括迟发型皮肤过敏反应、增殖反应和排斥反应均可能减弱。

（4）其他检查：血清甲胎蛋白（AFP）、癌胚抗原（CEA）增高，肝功能异常。尿17-酮类固醇（17-Ks）降低，而促卵泡成熟素（FSH）增高，可有自身抗体。

（5）病理学检查：肝组织活检可发现肝门脉区实质细胞和小圆细胞浸润，实质细胞核肿胀和空泡变性为其特点。许多器官，如中枢神经系统、垂体前叶、甲状腺、肾上腺、肝、肾、肺、心、胸腺、平滑肌和脊神经节细胞的细胞形态异常，包括巨大、变形和深染色质的细胞核。

（6）影像学检查：胸部X线平片常见胸腺缺失和肺部感染；头颅CT检查可见脑室扩张及弥漫性脑萎缩。脑电图、肌电图检查可异常。

（四）鉴别诊断

所谓“部分性ATS”临床表型，表现为共济失调、免疫缺陷、染色体不稳定性的不同组合，但无毛细血管扩张。提示这些疾病可能与ATS密切相关，或称为ATS的变异型。Nijmegen断裂综合征的临床表现酷似ATS，伴有小头畸形，有时可有智力发育停滞，但无共济失调和毛细血管扩张。

（五）治疗

抗生素用于控制感染。ATS患者临床进程本身变异很大，故很难评价骨髓移植的效果。患者自身对放射线敏感，骨髓移植前放射处理增加了对患者的危险性。因此，尚无骨髓移植治疗ATS的报道。动物实验表明ATM基因转入可改善其免疫功能，但不能改变神经系统症状。合并恶性肿瘤时的放射性治疗具有很大的矛盾性，使用时宜采用小剂量。

（六）病程与预后

ATS临床表现的多样性很难确定其全面预后。早期可能死于恶性肿瘤或肺部感染，也可能长期存活。

三、短肢侏儒免疫缺陷

内容提要：

- 常染色体隐性遗传。
- 大多数患者出现细胞和体液免疫缺陷。
- 短肢侏儒症伴干骺端骨发育不良。
- 色素减退的稀疏短的细毛。

短肢侏儒免疫缺陷症（immunodeficiency with short-limb dwarfism）亦称为小儿软骨毛发发育不良综合征（cartilage-hair hypoplasia），临床主要特点为毛发与长骨干骺端软骨发育不良，生后即可表现严重的生长发育不足，男女发病无明显差异，主要累及干骺端，骨骺和脊柱相对正常，是遗传异质型疾病。

（一）病因与发病机制

这是一种常染色体隐性遗传的先天性免疫缺陷病。按不同的免疫缺陷分为Ⅰ、Ⅱ、Ⅲ型。Ⅰ型为细胞免疫和体液免疫联合缺陷；Ⅱ型仅伴细胞免疫缺陷；Ⅲ型仅伴体液免疫缺陷。他们都表现短肢侏儒，Ⅰ型和Ⅱ型的患者还伴有软骨、毛发发育不良。

（二）临床表现

软骨发育不良，反复呼吸道感染，新生儿肢体与躯干比例异常，肢体特别短，毛发细少，甚至完全秃发，当睫毛和眉毛也缺如时，应疑及本病做免疫功能检查，特别是T细胞数量和功能的检查。

由于免疫缺陷的类型和程度的区别，临床表现可有很大差异。Ⅰ型表现如同前述的严重联合免疫缺陷病；Ⅲ型表现与X-伴性低γ球蛋白血症相似，但随着病程的迁延，T细胞功能也逐渐减退；仅Ⅱ型有可能活到中年。在新生儿期需积极处理Ⅰ型及少数严重的Ⅱ型。Ⅲ型在新生儿期因存在来自母体的IgG而无免疫缺陷表现。

（三）实验室检查

淋巴细胞减少及延迟过敏反应的降低，慢性中性粒细胞减少。免疫球蛋白正常或升高，并能产生对各种病毒及细菌等抗原的抗体。

第四节　吞噬功能障碍性疾病

一、高免疫球蛋白 E 综合征

内容提要：

- 痣细胞组成的良性新生物。
- 反复出现皮肤、鼻窦及肺部感染，婴幼儿时期开始的皮炎及血清 IgE 水平增高为特征。
- 显性遗传的 HIES 为信号转导及转录激活因子 3 基因发生杂合突变所致。
- 一例隐性遗传的 HIES 患者被检出酪氨酸激酶 2 基因发生纯合性突变。
- HIES 患者皮炎与异位性皮炎具有多种相同的免疫病理特征，包括对金黄色葡萄球菌的反应，异常的细胞因子，以及血清高水平 IgE。IVIG 可改善皮炎症状，降低血清 IgE 水平。

高免疫球蛋白 E 综合征（hyperimmunoglobulin E，HIES）即 Job 综合征，又称为慢性肉芽肿病变异型、Buckley 综合征等。该综合征是一种病因及发病机制尚不清楚的少见疾病。主要特征有：①慢性湿疹性皮炎；②反复严重感染；③血清 IgE 明显增高。

（一）病因与发病机制

本病为常染色体显性遗传，伴有很大的变异性，多认为是先天性免疫缺陷综合征的一个分型。

由于葡萄球菌感染产生 IgE 抗体，而本病患者因为反复感染，加上抑制性 T 细胞的质和量的异常，致使 IgE 抗体产生量持续显著增高。中性粒细胞趋化化功能降低的原因可能是由于：①中性粒细胞本身的功能障碍；②血清中的某些物质如组胺、IgE、IgA 免疫复合物，抑制了中性粒细胞的趋化功能。

（二）临床表现

半数以上病例发生于未满周岁的婴儿，无性别差异。皮肤初发症状类似于异位性皮炎或慢性湿疹，剧烈瘙痒。80%的患者有湿疹的表现，常发生在异位性皮炎的好发部位，面部常持续受累，病程慢，发生年龄早，2 个月至 2 岁。许多皮损类似于丘疹样痒疹，可以有手掌足跖部位的角化。也可发生鱼鳞病、荨麻疹、哮喘和皮肤黏膜的念珠菌病。易继发葡萄球菌性感染，表现为不同程度的疖、痈和反复发生的脓肿。反复发生上呼吸道感染、肺炎、脓胸、肺脓肿，慢性鼻炎和反复发生的中耳炎也很常见。关节常过度伸展，易伴指甲营养不良。

“Job”综合征是高免疫球蛋白 E 综合征的一个亚型，主要发生在红色毛发、雀斑和蓝眼睛及关节过度伸展的女性儿童，可以发生“寒性”脓肿。

（三）实验室检查

免疫学检查：可有多种免疫异常表现。

1. 外周血　末梢血及局部嗜酸细胞增多，可高达白细胞总数的 55%～60%。

2. 血清 IgE 增高　明显增高（＞4.8 mg/L，即＞2 000 U/ml）且水平稳定。

3. 抗体反应　血清中可查出高水平的抗金黄色葡萄球菌特异性 IgE。

4. 中性粒细胞及单核细胞趋化功能缺陷　部分病例伴有中性粒细胞趋化功能低下，但反复检测趋化功能，时而低下时而正常。趋化功能低下可能与炎症细胞达到感染部位延迟而形成冷脓肿有关。

5. 细胞免疫　多数淋巴细胞增殖功能正常，但部分病例对念珠菌、链激酶-链道酶、破伤风类毒素的增殖反应低下；混合淋巴细胞培养增殖反应缺乏，T 细胞数量减少。T 细胞产生 IL-4 的能力可能正常，而伴有过敏体质者则 IL-4 增高；产生 IFN-γ 明显下降，可能是导致高 IgE 血症和嗜酸性细胞增多症的原因。

常需做 X 线检查、B 超检查、脑电图等检查。

（四）诊断

1. 临床特点　生后反复慢性湿疹样皮炎，反复皮肤冷脓肿，反复肺部严重感染。

2. 实验室检查　血清 IgE 明显升高，大于正常值的 10 倍以上。血清中抗金葡菌 IgE 及抗白色念珠菌 IgE 阳性。嗜酸细胞绝对及相对计数（比率）增高。

凡有上述临床表现者均应考虑 HIES 的可能，血清多克隆 IgE 增高和嗜酸性细胞增多为高免疫球蛋白 E 综合征最有力的实验室依据，但血清 IgE 增高也见于异位性皮炎。

（五）鉴别诊断

高免疫球蛋白 E 综合征与异位性皮炎的鉴别为前者有严重复发性葡萄球菌性脓肿和肺炎。

一些原发性免疫缺陷病也伴有血清 IgE 增高，如胸腺发育不良、湿疹血小板减少伴免疫缺陷综合征、某些严重联合免疫缺陷病、慢性肉芽肿病和选择性 IgA 缺陷病，应予以鉴别。此外，高 IgE 综合征与 Job 综合征的关系尚不清楚，亦应予以区别。

（六）治疗

1. 一般疗法

（1）加强护理和营养，以提高患者的抵抗力和免疫力。

（2）预防感染，应注意隔离，尽量减少与病原体的接触。

2. 抗感染疗法

由于吞噬细胞本身和吞噬能力缺陷，机体无法杀灭感染的细菌，因此，一旦发生感染，应针对病原菌选择广谱的杀菌性抗生素进行治疗。磺胺甲噁唑/甲氧苄啶（复方新诺明）对控制慢性肉芽肿病的感染有一定的效果。

3. 免疫替补疗法

（1）输注粒细胞：针对粒细胞吞噬杀菌功能的缺陷，可通过输注粒细胞起到暂时的替补作用。尤其是应用细胞分离器获得的白细胞悬液中含有更多的粒细胞（1010 的细胞数），可供临床使用。

（2）输注新鲜全血：先天性调理系统缺陷可引起一些反复感染，应用新鲜血浆可以纠正。对严重感染的病例，可输入调理蛋白，通过加强对病菌的调理作用，促进机体对病菌的识别、吞噬和清除作用，从而达到控制感染的目的。

（3）阿地白细胞介素（白细胞介素-2）。

（4）骨髓移植：为根本的疗法。

二、先天性白细胞颗粒异常综合征

内容提要：

- 常染色体隐性遗传性疾病，表现为色素减退或白化症。
- 幸存者发生进行性神经系统症状恶化。
- 反复皮肤或全身性化脓性感染，病原菌常为金黄色葡萄球菌。血小板减少而致出血倾向。

先天性白细胞颗粒异常综合征又名 Chediak-Higashi 综合征（CHS），为常染色体隐性遗传性疾病，表现为色素减退或白化症、严重免疫缺陷、轻度出血倾向和神经系统异常。皮肤毛发色素减退，甚至白化症，虹膜色素浅淡伴有畏光、眼球震颤、斜视和视力下降；但部分病例在皮肤暴露部位可有色素沉着。经系统表现为进行性智力低下、惊厥、脑神经麻痹和进行性周围神经病，包括震颤、肌萎缩、无力、深腱反射减弱、步态不稳和足下垂。

（一）病因与发病机制

先天性白细胞颗粒异常综合征为常染色体隐性遗传性疾病。人类 *CHS1* 基因定位于 1q42～43，包括 50 个外显子，其产物 CHS 蛋白 C-端含有 7 个连续的（W）-Asp（D）-X40 主序，称为 WD40，与蛋白-蛋白相互作用有关，参与细胞内细胞器如黑色素体、溶酶体和其他细胞内分泌性颗粒的形成、结构和功能调节。基因突变分析仍处于实验阶段，包括移码突变和无义突变等。所有这些基因突变均导致其蛋白质表达完全缺乏。最近发现错义突变者的 *CHS* 蛋白可部分表达，临床表现较轻。也有报道 *CHS1* 基因突变同型合子的临床表型轻微者，可见该病的基因表型与临床表型之间并无明确的关系。中性粒细胞功能失常表现为吞噬作用时不能脱颗粒，趋化作用异常和杀菌能力障碍。

（二）临床表现

皮肤毛发色素减退，甚至白化症，虹膜色素浅淡伴有畏光、眼球震颤、斜视和视力下降；但部分病例在皮肤暴露部位可有色素沉着。反复皮肤或全身性化脓性感染，病原菌常为金黄色葡萄球菌。对常规计划疫苗接种的反应正常。由于血小板减少而致出血倾向，可为轻微的皮肤瘀斑，也可发生严重的出血。常有肝脾大和全血细胞减少。

神经系统表现为进行性智力低下、惊厥、脑神经麻痹和进行性周围神经病，包括震颤、肌萎缩、肌无力、深腱反射减弱、步态不稳和足下垂。大约85%的患者发展为所谓的“快速进展期”，表现为发热、黄疸、假膜性口腔炎、肝脾和淋巴结肿大，全血象下降和出血。淋巴组织增生伴全身性淋巴细胞浸润相似于淋巴瘤，但并非恶性肿瘤，更接近于家族性吞噬红细胞性淋巴组织细胞增生症或病毒诱导的噬血细胞综合征。

（三）实验室检查

（1）细胞学检查：特征性表现为细胞内巨大细胞器（包涵体、溶酶体和黑色素体）。包涵体存在于所有颗粒性细胞中，中性粒细胞、嗜酸粒细胞和嗜碱粒细胞内颗粒形态不规则，蓝色或灰蓝色，PAS染色阳性。而淋巴细胞内的巨大颗粒呈圆形或卵圆形，嗜天青色。患儿黑色素细胞内充满黑色素体，主要分布于细胞核周围。骨髓粒细胞充满空泡和异常颗粒，偶尔空泡非常巨大，PAS阳性和酸性磷酸酶阳性包涵体。细胞质内增大的颗粒还见于单核细胞、红细胞前体、组织细胞、血小板、神经元、肾小管上皮细胞和成纤维细胞。光学和电子显微镜发现皮肤和眼部黑色素细胞内巨大的异常黑色素体，由于未成熟的黑色素体与溶酶体融合，使黑色素体过早破坏，导致黑色素缺乏，发生眼皮肤白化症。

（2）免疫学检查：中性粒细胞和单核细胞的趋化和细胞内杀菌功能降低，而吞噬功能正常。NK细胞数和与靶细胞结合的能力正常，但其杀伤功能缺乏。抗体依赖性细胞杀伤功能也明显下降。γδT细胞数量相对增多，细胞毒性T细胞的杀伤功能下降。B细胞功能正常。

（3）基因分析：了解*CHS1*基因突变还未成为一种常规诊断手段。

（4）其他辅助检查：脑CT和MRI显示播散性脑和脊髓萎缩，电生理研究表明神经纤维传导电位显著受损，肌电图为正常或提示神经元受损。组织化学和电子显微镜发现周围神经组织神经鞘膜细胞内特征性巨大颗粒。肌肉组织呈神经源性萎缩伴有异常的酸性磷酸酶阳性颗粒和自饮性空泡。

（四）鉴别诊断

本病与假CHS鉴别，所谓“假Chediak-Higashi异常”是指粒细胞性白血病偶尔伴有细胞质巨大颗粒，应与本病鉴别。

（五）治疗

本病尚无特殊治疗方法，临床治疗目的以控制感染和出血为主。化疗对“加速期”有一定作用，但仅为暂时性缓解。骨髓移植对控制感染、改善免疫功能和“加速期”症状方面均有明显效果，但不能改变色素减退，而能否阻止神经系统退行性变尚不清楚。

第五节　补体缺陷病

内容提要：

■ 分类

- 遗传性血管性水肿（HAE）：1型C1-酯酶抑制物（C1-1NH）缺乏（占85%），1/2型合起来有100%，2型C2-酯酶抑制物功能异常（占15%），3型C3-雌激素依赖性HAE（C1-1NH、补体C4正常）。
- 获得性血管性水肿（AAE）：AAE-1 C1-INH缺乏（恶性肿瘤所致）AAE-2 C1-INH缺乏（自身免疫，自身C1-INH抗体）、AAE-3特异性AAE、药物所致所致AAE（ACE抑制物、青霉素等）。

■ 预防和治疗

遗传性分长期预防、短期预防（手术）、急性发作治疗。

■ HAE目前防治现状

- 北京协和医院对HAE的研究已积累了60多个家系，300多例患者。
- 建立了HAE的补体学及基因检测方法。
- 应用达那唑已近30年，且效果满意，因血浆衍生的C1-INH及Ecallantide尚未进入中国，故仍缺乏急性发作期的治疗药物。

- 目前急性 HAE 治疗仍以冻干新鲜血浆为主，但需注意该法有导致症状加重的风险。
- 对急性发作喉水肿的患者，必要时要进行气管切开。
- 对不伴有荨麻疹的反复发作性皮肤肿胀和黏膜肿胀者，应进行HAE筛查。

遗传性血管性水肿（hereditary angioedema，HAE）系常染色体遗传性疾病，可发生于任何年龄，而多见于成年早期。其病因是患者血清中C1脂酶抑制因子（一种α2球蛋白）减少或功能缺损，以致C1过度活化，C4及C2的裂解失控，所生成的补体激肽增多，以致微血管通透性增高，引起水肿。

（一）病因与发病机制

遗传性血管性水肿也称为慢性家族性巨大荨麻疹，由Osler在1988年首先报道和命名，发生率为1/50 000～1/150 000，为常染色体显性遗传，多数有家族史。

本病是由于 C_1 酯酶抑制物（C_1 esterase inhibitor，C_1 inh）功能缺陷所致。C_1 inh是一种丝氨酸蛋白酶抑制物，它能抑制 C_1r 及 C_1s、血管活性多肽酶、血浆蛋白溶解酶XIa及活化的Hageman因子。患者因碰撞、挤压、抬物、骑马、性生活或轻微外伤后，4～12 h出现肿胀。这是由于Hageman因子活化，直接导致多肽酶活化，又间接造成血浆蛋白溶酶活化，并由此活化 C_1。

（二）临床表现

遗传性血管性水肿的肿胀具有发作性、反复性和非凹陷性的特点，一般不痒，也不伴有荨麻疹，且水肿常为不对称性。肿胀在12～18h内逐渐加重，可以持续2～5 d。最常累及四肢、面部、口咽及胃肠道。腹部器官（如胃、小肠和胆囊）的水肿类似于外科急诊，上呼吸道（喉部）水肿可危及生命。本病可发生于任何年龄，但大多数出现于儿童或少年期。

急性发作的频率可以为每2周发生一次，持续一生。

患者常对抗组胺药，肾上腺素或皮质激素的治疗无反应。死亡率很高，常由喉头水肿所致。一般肺部不受累，呼吸道的合并症只局限于上呼吸道。消化道的水肿表现为恶心，呕吐和严重的急腹症。诱发因素包括轻微创伤、外科手术、气温骤变或突然的情绪刺激。

（三）实验室检查

（1）血清C1脂酶抑制物测定：含量低下。少数（10%～20%）亦可正常偏高，但电泳移动性减慢。

（2）C4及C2测定：发病时C4及C2均明显降低；非发病时，C2正常而C4仍低。

（3）50%补体溶血单位（CH50）降低。

（四）诊断和鉴别诊断

主要根据病史、遗传史和血清学检查。当具有以下临床表现时，提示有此病的可能：①反复发作的局限性水肿；②有明显自限性，1～5 d可自然缓解；③反复发作的喉水肿；④反复发生不明原因的腹痛；⑤水肿出现与情绪、月经，特别是外伤有一定关系；⑥不痒、不伴有荨麻疹；⑦抗组胺药和皮质类固醇激素治疗无效；⑧阳性家族史。本病除 C_1 inh功能水平低下以外，血清中 C_4 和 C_2 的含量亦低，而 C_1 及 C_3 正常。

（五）治疗

（1）一般仅对发作频繁而症状严重或反复发生面、口咽部症状的患者进行治疗。用药剂量应逐渐减少至维持患者不常发病或症状轻微为宜。长期治疗常用下列两类药物。

1）抗纤溶药物如6-氨基己酸及氨甲环酸，可用于发育阶段症状严重的儿童，以及雄性激素治疗无效或不能耐受其毒性作用的患者。本类药物不能纠正补体的异常，但可有效地控制肿胀的发生。6-氨基己酸的用量，成人每日8～10 g，大剂量应用每日可达15 g。有血栓形成倾向或过去有栓塞性血管病者慎用。

2）雄性激素如炔羟雄烯异噁唑、司坦唑醇、羟甲烯龙等。雄性激素可增加功能性 C_1 inh的水平及 C_2、C_4 值。炔羟雄烯异噁唑的男性化作用较弱，故适于女性患者使用。

（2）短期预防性治疗主要应用于接受外科

手术，尤其是口腔手术的本病患者。如时间允许最好在术前预先使用男性激素 1 周，或抗纤溶药物 3d。如无足够时间，则可术前应用新鲜冷冻血浆。

（3）对威胁生命的急性喉头水肿必须密切观察，必要时给予气管插管。已有应用精制 C_1inh 治疗急性发作获得成功的报告。

（4）急性腹痛可对症治疗。大多数肢体发病的患者不需紧急处理。精神安慰对急慢性患者的治疗均有重要作用。

（蔡川川　陈嵘祎　史建强　张锡宝）

第三十四章　皮肤病相关的综合征

第一节　先天性睾丸发育不全综合征

内容提要：

- 父母的生殖细胞，性染色体发生不分离所致。
- 青春期出现异常，两侧睾丸显著缩小，精液中无精子。
- 第二性征缺如，声音尖细，无胡须，体毛少等。
- 治疗补充男性激素。

托奇综合征（TORCH 综合征）：TORCH 是一组病原微生物的英文名称缩写：弓形虫（Toxoplasma）、其他柯萨其病毒，衣原体等（Other）、风疹病毒（Rubella Virus）、巨细胞病毒（Cytomegalo Virus）、单纯疱疹病毒（Herpes Simplex Virus），把它们英文第一个字母组合起来，简称为 TORCH。TORCH 综合症是指上述病原体可导致先天性宫内感染及围产期感染而引起围产儿畸形的疾病,皮肤表现有瘀斑，紫癜，黄疸和真皮细胞生成及水疱等，常有其它脏器受累，特别是中枢神经系统，可发生大脑钙化。

一、病因与发病机制

先天性睾丸发育不全综合征的病因是由于父母的生殖细胞在减数分裂形成精子和卵子的过程中，性染色体发生不分离现象所致。卵细胞在成熟分裂过程中，性染色体不分离，形成含有两个 X 的卵子，这种卵子若与 Y 精子相结合即形成 47，XXY 受精卵。如果生精细胞在成熟过程中第 1 次成熟分裂 XY 不分离，则形成 XY 精子，这种精子与 X 卵相结合也可形成 47，XXY 的受精卵。

二、临 床 表 现

患者在儿童期无异常，常于青春期或成年期时方出现异常。患者体型较高，下肢细长，皮肤细嫩，声音尖细，无胡须，体毛少等。约半数患者两侧乳房肥大。外生殖器常呈正常男性样，但阴茎较正常男性短小，两侧睾丸显著缩小，多小于 3cm，质地坚硬，性功能较差，精液中无精子，患者常因不育或性功能低下求治。智力发育正常或略低。

三、实验室检查

（1）血清睾酮测定：部分病例降低。由于患者性激素结合球蛋白（SHBG）升高，因此总血浆睾酮可在正常范围，不能切实反映其雄激素水平，具有生物活性的游离睾酮下降。

（2）血清促卵泡激素（FSH）和黄体生成素（LH）测定：FSH 水平均增高，与正常人无重叠。血清 LH 水平，47，XXY 型患者大部分增高；46，XY/47，XXY 型患者少部分增高；48，XXXY 型、49，XXXYY 型及 49，XXXXY 型患者中绝大多数增高。

（3）血清雌二醇（E2）测定：多数病例增高，有男性乳房发育的患者增高较为明显。

（4）血清雄激素结合蛋白（ABP）测定：多数有不同程度的增高。

（5）人绒毛膜促性腺激素（hCG）试验：血清 T 对 HCG 刺激的反应降低或正常。多数为不同程度的降低。

（6）促性腺激素释放激素（GnRH）试验：血清 LH 及 FSH 对 GnRH 刺激的反应往往呈过强反应。

（7）口腔黏膜涂片性染色质检查：口腔黏膜刮片检查，凡具有 2 条或 2 条以上 X 染色体者染色质（Barr 小体）为阳性。

（8）精液检查：多数病例为无精子或少精子，但少数 46，XY/47，XXY 型患者精液检查可基本正常。

（9）染色体核型分析检查：一般取外周血淋巴细胞进行染色体核型分型。

（10）睾丸活组织检查：典型组织学征象为曲细精管透明变性，生精细胞缺如或显著减少。Leydig 细胞增生，可呈假腺瘤样或结节性增生。

四、诊　　断

一般在发育期前难于做出诊断，不育或性功能障碍是患者就诊的主要原因，体型较高，双侧睾丸较小，两侧乳房肥大是典型病状。X小体阳性，染色体组型为47，XXY则可确诊。

五、治　　疗

长期补充男性激素以改善第二性征，但疗效并不理想。一般采用丙酸睾酮（丙酸睾丸酮）或甲睾酮（甲基睾丸酮）片舌下含服。较方便的是给以长效睾酮如庚酸睾酮或环戊丙酸睾酮，也可考虑同时给予绒毛膜促性腺激素。药物仅对男性化有一定帮助，但并不能改变女性型乳房，故对乳房肥大者，可将乳房内乳腺及脂肪组织切除。

第二节　先天性卵巢发育不全综合征

内容提要：

- 卵巢被条索状纤维组织所取代。
- 第二特征发育不良，卵巢缺如，无生育能力。
- 尽早使用基因重组人生长激素。

先天性卵巢发育不全综合征（congenital ovarian dysgenesis syndrome）由Turner于1938年报道，故称为Turner综合征。患者的性腺发育障碍，卵巢被条索状纤维组织所取代。本型约占女性智力缺陷的0.64%，其临床特点为患者外貌女性化，身体较矮，第二特征发育不良，卵巢缺如，无生育能力。部分患者智力轻度低下。有的患者伴有心、肾、骨骼等先天畸形。

一、病因与发病机制

1959年Ford等证实该病因性染色体X呈单体性所致。Turner综合征的表型是女性在活产女婴中约占0.4‰，其发生率低是因为X单体的胚胎不易存活，约99%的病例发生流产。该病也是人类唯一能生存的单体综合征。单一的X染色体多数来自母亲，因此失去的X染色体可能由于父亲的精母细胞性染色体不分离所造成。在某些条件下，细胞中的染色体组可以发生数量或结构上的改变，这一类变化称为染色体畸变。Morgan曾用染色体突变一词也有人认为这两个术语专指染色体结构变化，为了避免混淆。Ford主张将染色体数量和结构的变化统称为染色体异常。采用染色体畸变（或突变）是从广义理解即指染色体异常。

二、临床表现

（1）身材矮小为本病最恒定的特征。

（2）智力低下。

（3）本病患者通常显幼稚、温顺，容易相处。

（4）患者外生殖器呈幼女型、性腺不发育（阴毛稀少、阴道黏膜薄，无分泌物），子宫及输卵管小，卵巢呈条索状，卵母细胞和囊状卵泡常缺如，原发性闭经，不育。

（5）可有眼睑下垂、内眦赘皮、后发际低、低位大耳、高腭弓、颈蹼、黑色素痣等，常并有骨骼畸形。

三、实验室检查

患儿血清雌二醇水平低，滤泡刺激激素（FSH）、黄体生成素（LH）明显增高。性染色质检查为阴性。确诊必须做染色体检查，其核型有以下几种类型。

（1）单体型：45，X0，是最多见的一型，具有典型症状。

（2）嵌合型：45，X0/46，XX，若以46，XX细胞为主，症状多数较轻，约20%可有青春期发育，月经来潮，部分可有生育能力，但其自然流产率和死胎率均高且子代患染色体畸变的风险率亦高。

（3）X染色体结构畸变型：一条X染色体长臂和或者短臂缺失，如46，Xdel（Xp），还有X等染色体，如46，Xi（Xq）或46，Xi（Xp）。

四、治　　疗

改善其成人期最终身高和性征发育，保证患儿心理健康。争取早期确诊，尽早使用基因重组人生长激素，每晚0.15 U/kg皮下注射，可使患儿身高明显增长。若其骨龄落后明显，可合并使用司坦唑醇每日（25～50）μg/kg口服，效果更好。同时定期检测甲状腺功能和骨龄发育情况，当骨龄在 12 岁以上时，可开始给予口服小剂量雌激素治疗，以促进乳房和外生殖器发育，常用的有炔雌醇（10～20 μg/d）或己烯雌酚（0.1～0.5 mg/d）或妊马雌酮，从每日 310 μg 开始，根据临床效果逐步加量。

第三节　骨纤维性发育异常-色素沉着-性早熟综合征

内容提要：

- 鸟嘌呤核苷酸结合蛋白（G 蛋白）α 亚基（Gsα）基因的突变。
- 骨纤维发育不良和皮肤牛奶咖啡样色素斑 3 类症状。
- 内分泌功能障碍可以表现为性早熟、甲状腺功能亢进。
- 对症治疗，尚无有效根治方法。

骨纤维性发育异常-色素沉着-性早熟综合征为一种罕见的临床疾病。主要表现为内分泌功能障碍、骨纤维发育不良和皮肤牛奶咖啡样色素斑 3 类症状。其内分泌功能障碍可以表现为性早熟、甲状腺功能亢进、库欣综合征、催乳素瘤、生长激素分泌过多、皮质醇增多症等，其中以性早熟最为常见。疾病呈散发，各种族人群均有患者，女性发病率高于男性。因其临床表现多样，易与多种疾病混淆。1937 年，美国医生 Mccune 和 Al-Bright 分别报告了一种具多发性骨纤维发育不良、非隆起性皮肤褐色素沉着和性早熟 3 大特点的疾病，后来被命名为 mccune-albright syndrome，中文名为 Mccune-Albright 综合征。

一、病因与发病机制

1. 病因　本病的遗传学基础是在胚胎形成过程中的鸟嘌呤核苷酸结合蛋白（G 蛋白）α 亚基（*Gsα*）基因的突变。常见的突变是位于 20 号染色体长臂的编码 *Gsα* 亚基基因 8 号外显子的 Arg 201 His 或 Arg 201Cys 错义点突变，变异使病灶部位细胞内基质中环化的 3522 磷酸腺苷水平明显增加，导致 cAMP 依赖性受体（如 ACTH、TSH、FSH、LH 受体等）被自发激活，在内分泌腺组织中发生自律性激素过多分泌或激素抵抗过程。只有部分体细胞发生突变者才能存活，否则将发生流产。

2. 发病机制　与细胞膜受体偶联的 G 蛋白由 α、β、γ 3 个亚单位多肽链组成。按其生物作用可分为激动型（Gs）、抑制型（Gi）两种。在基础状态下，Gs 蛋白与二磷酸鸟苷结合。当激素与膜受体结合后，Gs 蛋白被激活，β、γ 亚单位被解离下来，形成 Gsα2 三磷酸鸟苷（GTP），Gsα2GTP 再激活质膜中的腺苷酸环酶（AC），进而催化三磷酸腺苷（ATP）生成环磷酸腺苷（cAMP），cAMP 作为第二信使，通过激活蛋白激酶 A，直接或间接使多种蛋白质磷酸化，产生受体激活后激素生物活性作用。卵巢细胞的 Gsα 亚基基因突变时，卵巢在状态下持续活化，发生自律性雌激素分泌过多及形成有功能的黄素化卵泡膜细胞而出现非促性腺激素释放激素（GnRH）依赖性早熟表现。在受累骨骼中活化的 Gs 可促进前成骨细胞增殖，但骨组织分化不良，成骨细胞成熟障碍，骨表面成骨细胞减少，骨钙素水平低下，骨矿化异常，而骨基质中不成熟的纤维性间质细胞无序地增殖及沉积，从而产生过多的结构不良的纤维骨质。皮肤 *Gsα* 亚基基因突变使黑色素细胞分泌黑色素增多，故出现皮肤咖啡斑。

二、临床表现

Mccune-Albright 综合征临床症状的轻重与胚胎期突变发生时间的早晚有关。突变发生早则病变范围广，可出现典型的三联征。突变发生晚则病变范围小，甚至是孤立的病变。其临床表现主要为下列三联征：①一个或多个内分泌腺增生或腺瘤引起的自主性功能亢进。最常见的是卵巢出现自主性的功能性滤泡囊肿，从而出现性激素活动，但无促性腺活动，无排卵，导致非 GnRH 依赖性性早熟症，表现为第二性征早发育、月经早来潮、性征变化和阴道出血时发时止，无排卵。骨骺提早成熟。血雌激素水平增高而促性腺激素水平低下，雌激素水平的波动常与卵泡功能的自主性变化一致，GnRH 刺激试验 LH 反应低下。但长期的高性激素状态则可诱发真性性早熟。其他内分泌腺的病变还可引起甲状腺功能亢进、皮质醇增多症、巨人症、肢端肥大症或高泌乳素血症等。②多发性骨纤维异样增殖。多累及颅面骨和长骨，呈偏侧性不对称分布，伴有面部不对称，常表现为局部疼痛和骨骼畸形，年幼时易发生病理性骨折，成年后减少。有时骨骼增殖可造成局部压迫症状，如颅骨病灶压迫附近神经造成失明、失聪，压迫垂体造成内分泌功能障碍。③边缘不规则的皮肤咖啡色素斑。不一定在出生时就出现，且多发于骨病灶的同侧，很少超越中线。

三、诊断和鉴别诊断

McCune-Albright 综合征具有典型的上述三联征者，容易确诊。但若病变不典型时，尚需与中枢性性早熟、甲状旁腺功能亢进症、甲状腺功能亢进、卵巢肿瘤、神经皮肤综合征及Paget 病鉴别。

四、治　　疗

治疗主要是对症治疗，尚无有效根治方法。性早熟可引起患儿及家长的心理负担，同时可能导致骨骺提前闭合影响最终身高。其他内分泌腺体功能亢进控制得好坏，直接影响着患儿的生存状态。骨纤维异常增殖可以导致骨骼畸形、功能异常或骨折。治疗主要包括：①内分泌腺体功能亢进的治疗，以往主要应用芳香化酶抑制剂睾酮、高效孕激素（即甲羟孕酮）等治疗，其能反馈抑制垂体产生促性腺激素，使性激素降低，性征消退；但其不能控制骨骼生长过速，不能防止身材矮小，且长期使用可抑制垂体分泌 ACTH，这些药物应用 1～3 年后还会发生逸脱。另外，达那唑、醋酸赛喜龙、大剂量酮康唑等均有用于临床，但不良反应太大，目前使用较少。Eugster 等研究发现抗肿瘤药他莫昔芬治疗效果良好，国内陈瑞敏等也用该药治疗 5 例患儿取得一定效果，该药与雌二醇竞争结合雌激素受体，从而使雌激素水平下降。值得进一步探索。GnRH 激动剂治疗效果不好，但外周性激素诱发中枢激活时 GnRH 激动剂有效，且能有效延续骨骺成熟，有利于改善最终身高，不良反应也少。②骨异常，可试用双磷酸盐抑制骨吸收；骨病可采用刮除术、处理骨折、预防畸形。骨病引起的特殊并发症如颅底或眼眶骨纤维化引起视神经孔狭窄导致视力障碍，甚至失明，可以试用手术矫治。

第四节　颜面偏侧萎缩

内容提要：

- 颅脑与颈部外伤、感染，三叉神经病变，胎儿期损伤或内分泌功能失调有关。
- 先于一侧，沿着三叉神经分布，进行性皮肤、皮下脂肪、肌肉甚至骨骼的萎缩。
- 患侧颜面瘦削、塌陷与色素改变。
- 对症治疗及整形术。

面部偏侧萎缩（facial hemiatrophy）亦称 Romberg 病及进行性面部半侧萎缩症，是一种少见的皮肤、皮下组织及面肌发育障碍的进行性萎缩病。

一、病因与发病机制

病因不明，可能与三叉神经、颈交感神经功能紊乱而导致血管运动，营养功能障碍，或内分泌功能失调有关，抑或与颅脑、颈部外伤、感染或胎儿期损伤有一定关系。

二、临 床 表 现

颜面一侧颊、额、下颌开始出现不规则的色素增多或色素减退斑，或偶尔见局部毛发变白，肌痉挛或神经痛，以后出现萎缩，进行性发展。局部皮肤、皮下组织、肌肉、舌甚至骨骼相继发生萎缩，皮肤出现色素沉着、毳毛或皮脂腺、汗液减少或消失。严重者颜面偏斜呈畸形，瘦削下陷，皮肤菲薄，可透见毛细血管，常限于三叉神经的某一支分布区，逐渐累及整个颜面一侧。以颜面中线处与健侧形成明显对比，可清楚划界。

三、诊　　断

根据临床表现，皮损特点，组织病理：表皮萎缩变薄。真皮结缔组织嗜碱变性，胶原纤维同一化，弹力纤维减少，汗腺、皮脂腺、毛囊、均有萎缩，血管减少，皮下脂肪消失等组织病理特征性即可诊断。

四、治　　疗

除去可疑发病因素，采取对症治疗，如静滴复方丹参合剂，普鲁卡因封闭，针灸，理疗或按摩等疗法，可多种疗法合用。

第五节　基底细胞痣综合征

内容提要：

- 常染色体显性遗传，高达 50%患者有新突变。潜在的基因缺陷是人 *PTCH* 基因突变。
- 由表皮基底层细胞发展而来可能不是一种癌，而是一种痣样肿瘤或错构瘤。
- 包括多发性 BCC、掌跖点状凹陷、皮肤表皮样囊肿、颌骨牙源性囊肿、骨髓缺陷、大脑镰钙化、错构瘤。
- 掌跖浅表小凹陷具有特殊诊断意见。

基底细胞痣综合征（basal cell nevus syndrome，BCNS）又称为痣样基底细胞癌综合征和戈尔林（Gorlin）综合征，是一种伴多器官表现的外、中胚层多种发育障碍，主要由多发性颌骨角化囊肿、皮肤基地细胞痣（癌）及各种其他缺陷所组成的一种复杂少见的综合征。BCNS 较为罕见，发病率约为 1/56 000，男女发病率比例为 3∶1，白种人发病率较高，有色人种罕见。

一、病因与发病机制

该病是一种常染色体显性遗传性疾病，其外显率和表现度不同，可有家族史，亦可散发。近年来分子遗传性研究表明，BCNS 中存在一隐性肿瘤抑制基因 *PTCH*，认为 BCNS 的发生于 *PTCH* 基因异常有关。

二、临 床 表 现

本综合征目前已知有皮肤、骨骼、眼、神经、生殖 6 个主要器官系统，约有 38 种异常，其中以基底细胞癌、颌骨囊肿、手掌或足底角化不良和骨骼异常最多见。

基底细胞癌常发生在青春期，也有在儿童早期发病的报告。可有多达上千个基底细胞癌。

（1）皮肤改变：为在儿童期或青春期在暴露或非暴露区皮肤出现多发性痣样基底细胞癌或皮肤多发性良性囊肿和肿瘤，如上皮囊肿、脂肪瘤、纤维瘤等。

（2）足跖和手掌皮肤角化不良：足跖和手掌皮肤角化不良性小窝，常见于儿童和青春期，数目多，直径为 0.1～0.3 cm。因皮肤角质缺损。毛细血管扩张，故呈红色，加压变白。其原因是表皮基底细胞分化为棘细胞，在角质形成过程中的酶功能的缺陷。

（3）多发性颌骨囊肿：以下颌骨多见。这是 X 线检查最突出的临床表现。

（4）骨骼系统异常：包括肋骨分叉，掌和拇指骨末节缩短、脊柱后凸、侧凸或骨性结合等。

（5）其他：可有先天性脑积水、硬脑膜钙化、隐睾、先天性失明、脉络膜裂和视神经缺陷等。患者对辐射诱发癌变特别敏感，有的患者在辐射治疗 6 个月至 3 年时，在照射区域发生多处基底细胞癌，紫外线照射 24h 后，诱发的 SCE 频率比正常人增高，可能是患者细胞对致癌剂引起的 DNA 损伤缺乏正常的修复能力之故。因此，对本病患者进行诊治时应尽量避免 X 射线或紫外线照射，以减少诱发癌变。

三、实验室检查

血、尿、便常规检查一般无异常发现，皮肤病变活检可见基底细胞癌、囊肿、脂肪瘤、纤维瘤等改变。

X 线检查最突出的临床表现为多发性颌骨囊肿，可发现肋骨分叉、脊柱后凸、侧凸或骨性结合，硬脑膜钙化等，CT 检查可见脑积水，B 超可发现隐睾等。

四、诊　　断

该综合征的特点为儿童期至成人期均可发生的多发基底细胞癌，见于包括不暴露于阳光的皮肤，家中数代人均有相似皮肤肿瘤患者。本病发生率虽未确定，但在基底细胞癌患者中约占0.5%。在一般群体的家庭中，当只有一人患病或仅患有皮肤囊肿或颌骨囊肿时，往往对本病的诊断有所忽视。再则大多数病例在幼年或青少年期已发病，大多在9岁即有某些临床表现，而至几十年后才诊为本病。其不仅基底细胞瘤已恶变，而且留下了带有遗传病的后代。因此，必须开展遗传咨询，作为儿科医生更应尽量在儿童期予以早期诊断，采取相应措施。

五、治　疗

BCNS多有一缓慢的良性过程，常不需要根治治疗。高频电疗与刮除术常可较满意的治疗皮肤病变，必要时可行手术痣切除。由于BCNS对辐射诱发癌变特别敏感，故放疗仅偶然进行。液氮冷冻治疗，对早期病损效果尤佳。全身及局部化疗效果存在一定的争议。

第六节　多发性错构瘤综合征

内容提要：

- 错构瘤是非肿瘤性局限性肿瘤样增生，包括以异常和紊乱方式排列的正常组织。
- 免疫异常，遗传背景，上皮生长因子。
- 消化道病变，息肉、直肠平滑肌瘤、肠腺癌。
- 皮肤黏膜病变、甲状腺、乳房及其他各系统病变可出现。

多发性错构瘤综合征（multiple hamartoma syndrome）又称Cowden综合征，是一种少见的遗传性疾病。错构瘤是在发育中出现错误而形成的肿瘤，可以是正常组织的异构现象，有一种或几种组织过度生长的肿瘤。错构瘤是非肿瘤性局限性肿瘤样增生，包括以异常和紊乱方式排列的正常组织。该病为胃肠道多发性息肉伴有面部小丘疹、肢端角化病和口腔黏膜乳突样病变。发病年龄为13～65岁，以25岁前多见，男女之比为1∶1.5。本症合并恶性肿瘤的发生率高达40%，主要为乳腺癌、甲状腺癌等。

一、病因与发病机制

病因目前尚无定论，因有约1/3的患者在家族内发生，按常染色体显性遗传，故一般认为属先天性疾患，但其遗传背景尚未明确。1981年Ruschak报道该病可见免疫系统异常，表现为T淋巴细胞缺乏和功能低下。1985年小森报告，患者肢端血淋巴细胞分类。OKT3、OKT4和具有辅助功能的淋巴细胞比正常人显著降低，组织相容抗原复合物HLA、A2、B5在3例患者中有2例相一致，也提示本症的免疫异常及其遗传背景。1989年Violaine等也报告了T淋巴细胞功能低下及减少，且从免疫组织学上研究了牙龈、子宫的活检组织，发现该综合征组织免疫力亦低下，推测这可能是肿瘤性病变频率高的原因。此外因上皮生长因子（EGF）具有促进皮肤、消化道黏膜、乳腺、甲状腺等上皮细胞增生的作用，所以Carlson推测EGF局部产生增加或受体细胞的感受性亢进与该综合征病变有关。

二、临床表现

（1）消化道病变：消化道病变的发生率很高，欧美报道为35%～70%，日本报道为94%。其发生部位据1987年Chen报道为胃36%、小肠31%、结肠60%；铃木报道的则更高，为食管67%、胃89%、小肠67%、结肠100%。

1）大肠：息肉主要分布于直肠、乙状结肠、降结肠，结肠的其余部分亦可发生。呈大小不等的半球状，密集分布，呈群生貌，亦可见到多个结肠孤立性息肉，且常与幼年性息肉、脂肪瘤样息肉、直肠平滑肌瘤、结节样淋巴样增生及肠腺癌等共存。

2）食管、胃、小肠：食管息肉多为白色扁平小隆起，类似于糖原的棘皮症；胃内有直径为1.0～30.0 mm、呈丘疹样大小不等的息肉，表面为正常黏膜，多发于幽门至胃底，息肉间黏膜凹凸不平；全小肠可见多发性息肉，以十二指肠为最多。

（2）消化道外病变

1）皮肤黏膜病变：面部小丘疹、肢端角化病和口腔黏膜乳突样病变，发生率极高，好发于面、颈部，如口周、鼻孔、耳轮、前额部，为多发性扁平隆起性小丘疹。口腔黏膜、牙龈多见细小的圆石样丘疹、疣状小丘疹。有时可见舌体肥厚增大、龟裂、阴囊舌等。四肢末端除见丘疹外，尚有点状半透明的凹形角化性和小圆石样病变。其他皮肤病变有白斑、黄色肿瘤、咖啡牛乳色斑，亦有少数合并恶性黑色素瘤、扁平上皮癌、基底细胞癌、肉瘤等。

2）甲状腺：约 70%的患者可见甲状腺病变，其中以甲状腺肿胀及腺瘤多见，还可有甲状腺炎及甲状舌骨囊肿，偶尔见青少年发生甲状腺癌者。

3）乳房：女性约 80%合并某些乳房病变，以纤维性及囊肿性为主，如纤维腺瘤等。还可有乳头、乳晕畸形。约 30%的患者合并乳腺癌，往往呈双侧性，发病年龄较低。

4）其他：全身各系统可出现性质各异、程度不等的病变，因而症状和体征更为多样化而变得复杂，如卵巢囊肿、子宫肌瘤、膀胱癌、骨囊肿、病理性骨折、手指畸形、意向震颤、运动协调障碍、思维迟钝、动静脉畸形、房间隔缺损、二尖瓣关闭不全、视神经胶质瘤、白内障、耳聋、急性骨髓性白血病、糖尿病、甲状旁腺瘤、肾上腺囊肿、自身免疫性溶血、重症肌无力、T 淋巴细胞系统免疫不全等。

三、实验室检查

（1）钡剂灌肠造影：可发现结肠内有多发性息肉。黏膜线显示为粗糙的波浪形，平面上的黏膜残迹的轮廓为一系列杂乱无章的踪迹；或者在黏膜基底部形成特征性的黏膜带。

（2）内窥镜检查：可做纤维结肠镜或乙状结肠镜检查，发现结直肠内有多发性息肉存在。

（3）病理学检查：大肠息肉可证实为错构瘤。除此之外，消化道病变在病理学上还可见炎性及化生性改变，但不是本病的特征。

四、诊断与鉴别诊断

根据本征的特征，结合内窥镜检查，发现结直肠内的多发性息肉，再经病理活检证实为错构瘤病变，即可确诊。1983 年 Salem 在研究了 46 例患者的皮肤黏膜病变后，提出以皮肤、口腔病变为主，以肢端角化症为次的诊断标准。具体如下。

（1）主要的临床标准：①皮肤表面丘疹；②口腔黏膜乳头状瘤。

（2）次要的临床标准：①肢端角化症；②掌角化症。

（3）有 Cowden 综合征的家族史

1）确诊为 Cowden 综合征所具备的条件是：主要临床标准中的 2 条均具备；或主要临床标准中的任何 1 条再加上次要临床标准中的任何 1 条；或主要临床标准中的任何 1 条加上 Cowden 综合征的家族史；或次要标准之 2 条加上 Cowden 综合征的家族史。

2）极有可能为 Cowden 综合征所需具备的条件是：主要临床标准中的任何 1 条或次要临床标准中的任何 1 条再加上 Cowden 综合征的家族史。

3）有可能为 Cowden 综合征所需具备的条件是：具有次要的临床标准或其中的任何 1 条。

本病需与化生性息肉、幼年性息肉、炎症性息肉、家族性腺瘤性息肉相鉴别。

五、治　疗

本病可在纤维结肠镜或乙状结肠镜直视下，行息肉摘除或套扎术。个别患者，必须行结肠部分切除乃至全结肠切除术。

第七节　Ehlers-Danlos 综合征

内容提要：

- 各种亚型的共同问题是胶原合成障碍。胶原可限制皮肤、关节和血管的伸展性，而有缺陷的胶原导致皮肤、关节的过度伸展和血管的脆性增加。皮肤脆性是主要问题，创伤常导致血肿。
- EDS 可表现为皮肤和关节的过度伸展。
- 可发现有 6 种不同亚型，大多数是常染色体显性遗传。
- 皮肤弹性增加，但能回复到正常部位。

Ehlers-Danlos 综合征又称先天性结缔组织发育不全综合征，是由 Ehlers（1901）与 Danlos（1908）提出，指有皮肤和血管脆弱，皮肤弹性过强，关节活动过大这 3 大主要表现的一组遗传性疾病。

一、病因与发病机制

病因目前尚不十分清楚。一般认为是在胚胎期，由于中胚层细胞发育不全而引起。因多有血缘婚姻史，故认为是一种显性遗传性疾病。

病理证实皮肤组织中的真皮层结缔组织增加，胶原纤维的走行不规则并发生断裂。近代生化学研究已查明本病患者由于体内缺乏必要酶和黏多糖代谢异常，使结缔组织中胶原分子有明显的缺陷。因免疫系统的网状内皮细胞也来自中胚层组织因而有不同程度的免疫功能低下。

二、临 床 表 现

Ehlers-Danlos 具有 3 大主征，即皮肤、血管脆弱；皮肤弹性过强，可牵引出很长的皮襞，皮肤变薄；关节活动度过大，可做自动、被动的关节过度伸屈，常继发感染，有时可合并先天性心脏病，见表 34-1。

表 34-1　Ehlers-Danlos 综合征的亚型和其临床特征

亚型	原名	遗传类型	皮肤/关节表现	其他表现	基因缺陷
经典型	Gravis Ⅰ型 Mitis Ⅱ型	AD	过伸、松弛的皮肤和关节	疝、瘢痕、静脉曲张	Col 5A1 或 5A2
过度移动型	过度移动Ⅲ型	AD	过伸、松弛的手和足		Col 1A2 或 3A1
血管型	动脉-瘀斑Ⅳ型	AD	苍白、细的、凸起的血管和瘀斑	肠和（或）主动脉破裂	Col 3A1
脊柱后侧凸型	眼-硬化Ⅵ型	AR	皮肤过伸、关节松弛	球破裂	赖氨酸羟化酶
关节松弛型	先天性多关节松弛Ⅶ A 和Ⅶ B 型	AD	关节松弛、先天性髋关节脱位	青肿	Col 1A1 或 1A2
皮肤脆裂型	皮肤脆裂Ⅶ C 型	AR	脆性皮肤、松弛下垂皮肤	早产胎膜破裂	Proxol I N-末端肽酶

三、实验室检查

（1）血浆免疫球蛋白减低，时有高脂血症，束臂试验阴性。

（2）皮肤活检可见弹力纤维与胶原纤维增多而胶原纤维互相结合不佳。

（3）X 线检查可见皮下组织内有多个小结节状钙化阴影，时有牙齿异常和骨骼结构不良如尺桡骨的骨性结合、颅骨的骨化延迟等征象。

四、诊　　断

根据临床表现，实验室检查和其他辅助检查，以及遗传学和病理改变的不同，可将该综合征分为 7 个类型，即重症型、轻症型、良性过动型、出血型、伴性型、眼症状型、先天性多发性关节弛缓症。

五、治　　疗

高蛋白饮食，大量维生素 E，硫酸软骨素效果较好。预防合并感染。防止外伤，预防血管破裂所致的大出血。

第八节　先天性钙化性软骨发育不良综合征

内容提要：

- 常染色体显性遗传。
- 软骨内骨化先天性发育异常。
- 特殊类型的侏儒-短肢型侏儒。
- 智力正常，牙齿好，肌力亦强，性功能正常。

先天性钙化性软骨发育不良综合征（congenita calcific chondrodysplasia syndrome）又称胎儿型软骨营养障碍（chondrodystrophia fetalis），软骨营养障碍性侏儒（chondrodystrophicdwarfism）等，是一种由于软骨内骨化缺陷的先天性发育异常，主要影响长骨，临床表现为特殊类型的侏儒-短肢型侏儒。智力及体力发育良好，患者常作为剧团或马戏团的杂技小丑。

一、病因与发病机制

本病为先天性发育异常，有明显的遗传性

及家族史，为常染色体显性遗传。如父母一方有病，子女中 1/2 可以得病；如父母均为患者，则子女几乎都要受累。由于不少患者不结婚或难产，致使无下一代，因而影响到遗传形式。所以散发性病例占 90%。当然也有人是由于基因突变所致。在双胎中可以 1 个患病，亦可以 2 个均有，女性略多于男性。

二、临床表现

（1）侏儒：本病是侏儒的最常见原因。胎儿娩出时即可见其身体长度正常而肢体较短，这种差别以后逐渐明显，肢体近端如肱骨及股骨比远端骨更短，患儿脂肪臃肿。至发育成熟，平均身高男性为（131.0±5.6）cm，女性为（124.0±5.9）cm。患儿身体的中点在脐以上，有时甚至在胸骨下端。两手只能碰到股骨下粗隆的下方，而不像正常人那样可以达到大腿下 1/3。因为肢体短，在下肢伸直位时，面部可碰到足趾。

（2）头颅增大：有的患者有轻度脑积水，穹隆及前额突出，马鞍型鼻梁，扁平鼻、厚嘴唇、舌伸出（在婴儿）。

（3）胸椎后突，腰椎前突，以后者为明显。骶骨较水平使臀部特征性的突出。

（4）胸腔扁而小，肋骨异常得短。

（5）手指粗而短，分开，常可见 4、5 指为一组，2、3 指为一组，拇指为一组，似“三叉戟”。有的患者的伸肘动作轻度受限。

（6）下肢呈弓形，走路有滚动步态。

（7）智力发展正常，牙齿好，肌力亦强，性功能正常。

三、实验室检查

X 线表现：①颅盖大，前额突出，顶骨及枕骨亦较隆突，但颅底短小，枕大孔变小而呈漏斗型，其直径可能只有正常人的 1/2。如伴发脑积水侧脑室扩张。②长骨变短，骨干厚，髓腔变小，骨骺可呈碎裂或不齐整。在膝关节部位，常见骨端呈“V”形分开，而骨骺的骨化中心正好嵌入这 V 形切迹之中。由于骨化中心靠近骨干，使关节间隙有增宽的感觉。下肢弓形，腓骨长于胫骨，上肢尺骨长于桡骨。③椎体厚度减少，但脊柱全长的减少要比四肢长度的减少相对少很多。第 1 腰椎至第 5 腰椎，椎弓间距离逐渐变小。脊髓造影可见椎管狭小，有多处椎间盘后突。④骨盆狭窄，髂骨扁而圆，各个径均小，髋臼向后移，接近坐骨切迹，有髋内翻，髋臼与股骨头大小不对称。肋骨短，胸骨宽而厚。肩胛角不锐利，肩胛盂浅而小。

四、诊　　断

本病需与其他原因所引起的侏儒区别：①软骨发育欠全，侏儒表现不太明显，头颅正常；②软骨-外胚层发育不全，即 Ellis Van-Creveld 综合征，为短肢型侏儒，伴有胸部畸形和心脏病变，并指、指甲牙齿发育不良。肢体缩短的部位常发生在远段骨骼；③脊柱-骨骺发育不全，亦为短肢型侏儒，常有近端大关节的破坏，颅骨正常，脊椎椎体变扁，椎体骨化中心互相吻合。胸廓发育不良如铃形；④佝偻病及克汀病：佝偻病有典型的临床及 X 线表现，容易区别；而克汀病常伴有智力发育不良。

五、治　　疗

本病无特殊有效的治疗方法。

第九节　Bloom 综合征

内容提要：

- BLM（RECQL3）突变，引起染色体的不稳定。
- 面颊红斑和毛细血管扩张。矮小身材。
- 白血病，正常智力。男性不育，女性生育力降低。
- 淋巴细胞和成纤维细胞中四射体有诊断意义。

Bloom 综合征（Bloom syndrome）又名面部红斑侏儒综合征（英文）、先天性毛细血管扩张性红斑及生长障碍（congenital telangiectatic erythema and stunted growth），犹太人多见，为常染色体隐性遗传，面部毛细血管扩张性红斑、光敏性和侏儒为其特征，由 Bloom 于 1954 年首次报道。

一、病因与发病机制

分子生物学研究发现患者的成纤维细胞DNA连接酶Ⅰ活性降低，此酶在DNA复制时极为重要。培养细胞的染色体组型检查发现常有染色体断裂及重排，尤其是1号染色体。淋巴细胞的自发性姐妹染色单体交换（SCE）数量明显增加，成纤维细胞的UV诱导SCE量亦比正常细胞增多。患者的细胞有较高的自发性突变率，此种细胞产生扩散性断裂剂（clastogen），从而诱导正常细胞的染色体畸变。当患者的细胞与正常细胞融合或共同培养时，即丧失染色体断裂效应。患者出现IgA、IgM、IgG的缺乏，无内分泌功能或卟啉代谢异常。

二、临床表现

临床表现具有特异性。在3岁内，有时在出生后1个月内即出现面部红斑，开始于颊部，以后扩展至鼻、额、耳和眼睑；日光暴露可促进病变扩散，有时累及前臂和手背。毛细血管扩张性斑疹和斑块是持久性皮肤特征。光敏性可较明显，作用光谱位于晒斑光谱范围内。水疱和湿疹主要位于面部，可引起皮肤萎缩。患儿出生时体重及身高一般无异常，垂体性侏儒在年龄增大时逐渐消失，生长恢复正常。智力和性发育正常。本病患者易于发生反复感染，部分病例可发生白血病或其他恶性肿瘤。其他伴发病变包括咖啡牛奶斑、面部狭小、牙列不齐、隐睾、尿道下裂、睾丸萎缩等。

三、治　　疗

本病无特效治疗。避免日晒及应用遮光剂，行对症处理；水疱性皮损可口服皮质激素，侏儒应用生长激素治疗。

第十节　蓝色皮大疱样痣综合征

内容提要：

- 散发性或家族性常染色体显性遗传。
- 皮肤和胃肠道的静脉畸形。
- 皮肤损害为青紫色、淡蓝色外观，柔软、降起乳头样中心。
- 胃肠道血管瘤。

蓝色皮大疱样痣综合征（blue rubber-bleb nevus syndrome）是以皮肤和消化道等脏器多发血管畸形伴消化道出血或隐性失血、继发贫血为特征的一类临床罕见综合征。本病大多为散发，出生时即存在，儿童期发病，不易自行消退。1958年由Bean首先描述，但有报道在部分家庭表现为常染色体显性遗传。

一、病因与发病机制

发病机制尚不明确，目前认为其实质为血管发育畸形，而非典型的血管瘤，与血管形成中的调节因素改变可能存在因果关系，多为散发，与*TIE2*基因突变无关。个别患者有家族史，为常染色体显性遗传，与第9号染色体短臂点突变有关。

二、临床表现

病变表现为蓝紫色乳头状或丘疹样隆起。病变的数目和大小不等，会随着年龄增长而增多、增大，且不能自行萎缩。皮肤病变一般不易出血。本病可累及全身不同部位，主要累及皮肤和消化道，还可累及鼻咽部、眼、胸腹膜、心包、肺、气管、腮腺、肝、脾、骨骼肌、关节、中枢神经系统、泌尿生殖系统等。消化道病变可位于黏膜下，也可突入腔内，易引起反复出现及贫血。出血多为慢性、隐匿性、间歇性。许多病例以贫血为主要和首发症状，主要是由于消化道慢性失血造成的缺铁性贫血。此外还可并发肠套叠、肠扭转和肠坏死，引起严重的腹痛。

三、实验室检查

影像学检查对诊断具有重要价值，如CT、DSA、SPECT主要用于筛查其他组织器官病灶。近年来，消化道内镜检查的普及，尤其是胶囊内镜、小肠镜的广泛应用，对本病的诊断发挥了重要作用。

病变的组织病理学表现为成团扩张的不规则血管腔，腔内含有红细胞和纤维蛋白样物质，管腔内壁被覆单层内皮细胞，部分大血管腔隙内皮细胞增生，形成乳头状结构突向管腔。

四、诊　　断

依据临床表现、内镜、影像学及组织病理学检查可以诊断。

五、治　　疗

该病的治疗尚无统一标准。皮肤病变若影响生理功能或美观，可行激光、液氮冷冻或手术治疗。消化道病变的治疗方法如下：①对症治疗，使用糖皮质激素或干扰素，抑制血管内皮细胞的增生，但疗效难以肯定，②内镜治疗：包括套扎、注射硬化剂、氩离子凝固和切除等，③外科手术，包括楔形肠壁切除、肠段切除等。内镜和外科手术止血效果确切。

第十一节　托奇综合征

内容提要：

- 宫内 4 种微生物感染所致。
- 小头、癫痫，脑炎。
- 脉络膜视网膜炎，白内障。
- 低体重儿胎儿比妊娠月份小，肝脾大。心脏缺陷，心肌炎。
- 遗传性以头面部等皮肤增厚、杵状指（趾）和四肢长骨骨髓骨赘形成为特征。本病的原发性患者常起病于青春发育期。
- 获得性患者常伴发于慢性肺、心疾患和外周组织中慢性低度缺氧有关，几乎仅出现在 40 岁以上的男性。

一、病因与发病机制

托奇综合征（TORCH 综合征）：TORCH 是一组病原微生物的英文名称缩写：弓形虫（Toxoplasma），其他柯萨其病毒、衣原体等（Other），风疹病毒（Rubella Virus），巨细胞病毒（Cytomegalo Virus），单纯疱疹病毒（Herpes Simplex Virus），把它们英文第一个字母组合起来，简称为 TORCH。TORCH 综合征是指上述病原体可导致先天性宫内感染及围产期感染而引起围产儿畸形的疾病，皮肤表现有瘀斑、紫癜、黄疸和真皮细胞生成及水疱等，常有其他脏器受累，特别是中枢神经系统，可发生大脑钙化。

二、临床表现

病原体使感染的脑组织细胞不能正常分化，导致脑组织发育障碍、畸形；同时，由于胎盘病变使胎儿供血不足，发育迟缓。脑损害的程度与胎儿受感染的时期有关，受感染越早，脑损害程度越严重，可引起脑发育不良、停滞，造成小头畸形、神经元移行障碍、脑穿通畸形、胼胝体发育不全等。先天性巨细胞病毒感染性脑病早期引起胎儿大脑基底节、丘脑区血管损害及动脉血管壁增厚、变性、坏死，以致血管狭窄或闭塞，使脑实质继发缺氧缺血损害，于出生后 2～3 周内形成软化灶，并导致室管膜下的坏死、囊变和弥漫性或结节性的神经胶质增生。若脑组织坏死碎屑脱落，进入脑室可随脑脊液循环阻塞导水管，造成阻塞性脑积水，导水管壁的病变也可造成阻塞。随着病程进展，在上述病变区和脑白质中叶出现钙质沉积，以室管膜下区最常见。

三、实验室检查

CT 表现为室管膜下、基底节区及脑实质内钙化灶、脑室扩大、脑萎缩、脑软化及颅内畸形等改变。

当机体从不同的途径感染上述病原体后血清中就可以产生相应的抗体 IgM 和 IgG，IgG 检测主要用以说明既往感染史和慢性病患者，而 IgM 是检测微生物的近期感染，或慢性病患者的近期活动情况，因而能较为准确地反映临床现病症。

四、治　　疗

本病主要在于预防 4 种病原体的感染，尤其在孕期。

（1）巨细胞病毒感染：治疗及预防复发或复燃，目前推荐更昔洛韦或滕甲酸钠，也可用阿糖腺苷。

（2）弓形虫感染：克林霉素或乙胺嘧啶或螺旋霉素。

（3）单纯疱疹病毒感染：有局部感染和全身感染两种。前者症状较轻，局部感染多发生在面部、手足、唇角、生殖器、眼睛等部位，感染之处可见米粒大小的水疱，几个或十几个连在一片，伴有发热或局部淋巴结肿大。全身感染多数病情危急，可出现贫血，以及神经、呼吸、循环系统的严重病变。推荐伐昔洛韦或更昔洛韦。

（4）风疹病毒感染：孕妇在妊娠前3个月内感染风疹后，风疹病毒可以通过胎盘感染胎儿，使胎儿发生先天性风疹。重者可致死产及早产，轻者可有先天性心脏畸形、白内障、耳聋及发育障碍等，称为先天性风疹或先天性风疹综合征。据观察，孕妇妊娠第1个月时感染风疹，胎儿先天性风疹综合征的发生率可高达50%，第2个月为30%，第3个月为20%，第4个月为5%。妊娠4个月后感染风疹对胎儿也有影响。有的新生儿不一定在出生后立即出现症状，而是在出生后数周、数月或数年才逐渐出现症状。风疹病毒引发胎儿畸形有两种：一种是病毒所致的炎性病变；一种是对胚胎细胞生长发育的影响，使其发育缓慢，分化受到抑制，故使某些器官发育不全或生长落后。风疹脑炎会造成智力、行为和运动方面的发育障碍，这是永久性智力迟钝的一个原因。根据胎儿发育的特点，一般说来，如果怀孕前2～3个月感染风疹病毒，常会引起先天性心脏畸形、白内障及青光眼，失听或中枢神经的病变多由妊娠晚期风疹病毒感染所致。预防妊娠期感染风疹的方法：妊娠早期妇女，不论是否患过风疹或接种过风疹疫苗，均应避免与风疹患儿接触，因妊娠时易患本病或再感染。如新生儿已出现畸形，下一胎应相隔3年以上。妊娠早期妇女如果与风疹患者有过接触，而是风疹易感者，即使没有患过风疹，都应做人工流产。如无条件做人工流产，可肌内注射成人血清80ml或丙种球蛋白，以防胎儿发生先天性疾病。为小儿做大规模接种风疹减毒活疫苗，可减少流行并预防携带风疹病毒的小儿感染孕妇，也可减少下一代的先天畸形。将要结婚的女子，以前从未接种过风疹疫苗，应予补种，并避免在接种后3个月内怀孕，以防减毒活疫苗毒害胎儿，避免再感染。接种过风疹疫苗的孕妇，再感染的机会比自然患过风疹的孕妇要多，可发生再感染而影响胎儿，因此，也要与风疹患者严格隔离。

第十二节　成人早老症

内容提要：

- 多种代谢和结构异常为特点的早衰综合征。
- 由于编码DNA螺旋本科的*RECQL2*基因突变引起的常染色体隐性遗传性疾病。
- 累及皮肤、毛发、眼、肌肉、脂肪组织、骨、血管和糖代谢。
- 在10～20岁出现伴有白发、过早秃顶、白内障、硬皮病样改变、骨质疏松、糖尿病和动脉硬化的早老表现。面部特征类似于早老症表现，发生恶性肿瘤的概率增加。
- 身材矮小，鸟嘴样尖鼻，颜面四肢皮肤萎缩，老年人样面容。
- 30岁之前不能完全显现出来，因此通常要到中年才能做出诊断。患者常由于恶性疾病或血管意外在50岁前死亡。
- 与Hutchinson-Gilford早衰综合征类似，当出现典型的早白头、特殊面容及身体特殊时，容易想到本病的诊断。本病还需与Rothmund综合征和Thomson综合征相鉴别。

成人早老症（progeria of adult）亦称为白内障-硬皮病-早老综合征。

一、病因与发病机制

（一）发病原因

本病系常染色体隐性遗传性疾病，多见于有血缘婚姻的子代，尤以堂兄妹间结婚者的子代居多。本病基因定位于8p12～p11。

（二）发病机制

目前最能引起人们重视的发现是，在对本病进行皮肤成纤维细胞培养时，其分裂增殖特别慢，细胞存活时间为正常人的1/8～1/3。培养的成纤维细胞酶活性也可见有各种异常。6-磷酸葡萄糖脱氢酶（G-6PD）及次黄嘌呤鸟嘌呤转磷酸核糖基酶（HGPRT）对热不稳定的成分增加，组织因子活性也增加。本病的皮下组织被结缔组织所取代，这表明新合成的结缔组织增多。生化分析显示己糖胺及羟脯氨酸增加，皮下硫酸皮肤素增加。从患者皮肤萎缩病变部位取得成纤维细胞培养发现，其胶原合成亢进。也有人报道尿中透明质酸排泄增加。本病患者的脂肪组织减少，但其脂肪细胞变大，且对胰岛素特异的受体的数量下降。

基于本病多有性功能减退和性腺发育不良，故推测可能与垂体功能低下有关。有人发现患者血钙异常升高，皮肤和皮下组织多有钙盐沉着，因而设想本病发病可能与甲状旁腺功能亢进有关。还有人认为和肝脏灭活氢化可的松的功能不佳有关，因而出现可的松过剩和抗蛋白同化作用增强，呈现为生长停滞、组织萎缩和糖尿病。但以上设想均未获得广泛的承认。

二、临床表现

两性均可发病，男女之比为 1∶1。虽然多数病例为家族性发病，但也有散在发病者。所有病例出生时均正常，至幼儿期发育也都正常，唯至学龄期或青春期生长突然停滞。四肢和躯干同时发育停滞，故可保持均匀对称、身材矮小体型。鼻梁高耸，呈特有的鸟嘴样尖鼻（鹰钩鼻）。

1. 皮肤损害　毛发变白为本病最早出现的体征，在 10～20 岁时就出现，通常从头皮和眉毛开始，并有进行性脱发，眉毛、阴毛亦脱落，至 40 岁时全部头发均可变白或成为秃头。颜面四肢皮肤萎缩，呈老年人样面容。至青春期，四肢皮肤、皮下组织和肌肉可发生向心性弥漫性萎缩，因此，皮肤拉紧，呈过度伸展样外观，并与皮下组织紧密结合在一起。这种改变上肢多于下肢，但躯干改变不甚明显。局限性角质增生亦为本病的常见皮损，多发生于手掌、足底部，有时可因发生胼胝（鸡眼）而引起局部疼痛。在足外侧踝部及跟腱部等易受压迫之处，可形成溃疡，而且不易治愈。其他皮损尚有毛细血管扩张、皮肤色素脱失性萎缩和全身性软组织钙化，后者通常为血管周围钙化。

2. 骨关节病变　由于四肢皮肤萎缩、拉紧，皮下组织纤维化及局部血管供血障碍，结果可致受累关节运动受限、肢端萎缩及强直变形。另外，本病的特征性异常表现为全身性骨质疏松。由于全身性发育过早停滞，故常出现手脚过小、四肢短小并伴有肌肉组织消瘦等。

3. 心血管病变　常为全身性，主要特征为严重的心血管病变，表现为局部供血不全症状如冠心病等。

4. 内分泌异常　本病偶有内分泌功能紊乱表现，如伴有糖尿病视网膜病。糖尿病的发生，又可加重血管病变。偶尔还可发生糖尿病昏迷。本病还常发生性功能低下，男性表现为性器官发育不全、性欲低下，女性表现为月经过早来潮，月经过少，过早闭经，大小阴唇、阴道、内生殖器及乳房发育不良或不全。

5. 神经系统异常　1/3 的患者有轻度神经系统症状，其中最重要的表现是累及肢体远端的肌病型肌萎缩，远端深部腱反射消失，部分病例可出现感觉异常。约半数患者有智力低下，可伴有幼儿型情绪；少数病例可有精神症状和癫痫大发作。本病并发非癌肿性肿瘤的发生率较高，其中最常见的为脑膜瘤和神经鞘肉瘤。

6. 五官病变　近半数患者有异常高调的说话声音。喉镜检查可见声带上或其附近血管有萎缩性、扩张性或隆起的浅表性改变，声带有黏膜充血区，这种黏膜改变即可造成高调声音。白内障是本病的主要特征，多发生在 20～30 岁，故称为青年白内障。晶体混浊呈星芒状，常为双侧性，多先出现于晶状体的后极。

三、实验室检查

（1）生物化学检查：多数患者血脂分析示胆固醇、β-脂蛋白和三酰甘油升高。尿肌酐、氨基酸升高。

（2）免疫学检查：T 细胞减少及 T 细胞免疫功能低下。抗淋巴细胞抗体可为阳性。

（3）X 线检查：脊椎及四肢骨质疏松，在肢体软组织特别是在骨性突起周围，有线状与圆形的钙化阴影。在主动脉、主动脉瓣、二尖瓣和冠状动脉，亦可有广泛的钙化，并有心脏增大与充血性心力衰竭的征象。

（4）皮损活检化学分析：示羟脯氨酸、氨基葡萄糖升高。

四、组 织 病 理

本病的主要病理改变为：钙化性主动脉粥样硬化，常伴以周围动脉粥样硬化。皮肤和皮下软组织明显萎缩。全身性细长体型和睾丸严重萎缩。恶性肿瘤发生率高。

根据 Fleischner 描述，本病的表皮角化过度，皮肤附属器变性，有不同程度的真皮纤维化和透明变性，管腔狭窄。肾上腺球状带倾向于增宽，全身各组织均可发生纤维化和其他结缔组织改变。由于肌纤维破坏丧失和纤维化而引起肌肉萎缩，是该病的常有组织学改变。此外，尚有肌纤维肿胀、横纹消失、肌纤维的大小和形状不规则等。

主动脉和大血管钙化是该病常见的病理改变，所有病例均有与年龄不成比例的严重动脉粥样硬化，常波及冠状动脉而发生心肌梗死，也可见有动脉中层钙化和透明性变动脉硬化。心血管病变最明显的特征为主动脉或二尖瓣严重钙化。部分病例可发生垂体嫌色细胞瘤，也有的发生垂体嗜碱性腺瘤。

在脑组织中可见有因动脉硬化所致的脑皮质萎缩，但无明显脂褐质色素沉着和淀粉样小体，周围神经无异常发现。

五、诊　　断

当病情处于慢性进行阶段，临床症状和体征已较典型时，诊断并不困难。但在早期诊断可能比较困难，可根据毛发过早变白、特殊面容和特征性体型等临床特征，结合实验室和 X 线发现进行诊断。Irwin 将该病的临床表现归纳为以下 4 组。

（1）特征性体型和体质：①青春期出现矮小体型；②躯干短胖和四肢纤细；③有鸟嘴样尖鼻。

（2）过早衰老：①毛发过早变白；②过早秃发；③声音变尖而弱；④动脉粥样硬化；⑤皮肤萎缩；⑥青年白内障。

（3）硬皮病样变化：①皮肤和皮下组织萎缩；②局部角化症；③足背皮肤过紧；④足踝部跟腱、足跟和趾溃疡。

（4）其他表现：①糖尿病倾向；②性腺发育不良；③骨质疏松；④局部钙化。

同胞间偶有发病倾向。在临床上，可以根据这 4 组特征做出诊断。但必须指出，第 2 项中的③和第 3 项中的④及第 4 项中的①，并不是必备的诊断条件。另外，上肢肢端也可发生第 4 项中的③与④。

六、治　　疗

目前无特效疗法，只能对症治疗并发症，尤其应及时长期对症治疗动脉硬化、冠心病。可应用扩血管药物加降血脂制剂，以延缓病变的发展。可用蛋白同化激素促进或维持第二性征，抑制骨质疏松的发展速度及减轻萎缩。据报道，用 EDTA 降低血钙可减轻软组织钙化。对于白内障，必须特别谨慎地施行手术治疗，以免引起角膜变性、继发性青光眼和完全失明。由该综合征所引起的糖尿病有抗胰岛素倾向，适当控制饮食和口服降糖药物通常足以控制血糖。一旦确诊为该综合征，就应仔细检查是否合并肿瘤，以便及时手术切除。

（蔡川川　陈嵘祎　张锡宝　史建强）

第三十五章　其他小儿皮肤病

第一节　特发性阴囊钙沉着

内容提要：

- 阴囊型的发病机制可能是由先前存在的真皮囊肿成分钙化而来。
- 生殖器钙沉着症并不常见。
- 单个或多个黄色质硬结节，偶尔结节破溃，流出颗粒状、粉末状物质。

发生于皮肤者被称为钙沉着，特发性阴囊钙沉着（idiopathic scrotal calcinosis）为发生于阴囊的钙沉着。

一、临床表现

儿童期或成年早期发病，表现为单发或多发的、无症状的、皮色或黄色的大小不定的丘疹，继而为结节，发生破溃时，排出含有钙盐颗粒的乳酪样物质。幼儿的特殊表现为继发于睾丸鞘膜炎的单个或多个钙化的阴囊损害。病程长者皮疹可呈红色或淡紫色，可有触痛，血钙、磷水平正常，偶有女性大阴唇出现钙沉着损害，可自发阴囊钙沉着。

二、组织病理

在许多典型的上皮样皮损中，可见到上皮组织包围钙化沉积物，有时可看到残留的角蛋白成分，常见异物巨细胞反应。

三、诊断

依据皮疹颜色和较硬的质地，特别是破溃后排出颗粒状、乳酪样物质，结合组织病理检查，必要时可行 X 线摄像协助诊断。

四、治疗

减少摄入富含钙、磷的食物，不滥用维生素 D 制剂，可选择激光治疗或手术切除。

第二节　环状肉芽肿

内容提要：

- 环状肉芽肿的病因不清，可能为免疫复合物性血管病和细胞介导的迟发性过敏反应。
- 以环状丘疹、结节、斑块损害为特征。
- 以儿童和青年多见，女性高于男性。
- 临床变异型包括局限型、泛发型、小丘疹型、结节型、穿通型、斑片型和皮下型。
- 组织病理呈浸润性或栅栏状肉芽肿性皮炎，伴局灶性胶原纤维、弹性纤维变性及黏蛋白沉积。
- 环状肉芽肿具有良性、自限性的特点。

环状肉芽肿（granuloma annulare，GA）是一种病因未明发生于真皮或皮下组织的非感染性炎症性皮肤病，以环状丘疹、结节、斑块损害为特征，由 Radcliffe-Crocker 于 1902 年首先报道并命名。GA 在人群中的发病率大约为 0.03%，任何年龄均可发病，以儿童和青年多见，女性高于男性，约为男性的 2.3 倍。

一、流行病学

本病 2/3 患者发病年龄小于 30 岁，男∶女为 1∶2。

二、病因与发病机制

本病病因与发病机制尚不明确，认为与以下因素有关。

1. 遗传　少数患者有家族史。研究发现 GA 与 HLA-A29、HLA-A31、HLA-B14、HLA-B15、HLA-B35、HLA-Bw35 有关联。

2. 感染　曾认为 GA 是一种结核疹，结核菌素皮试后可诱发该病。有报道 GA 可发生在 HIV 感染患者带状疱疹皮损消退部位，并有接种乙肝疫苗后发生泛发性环状肉芽肿的病例报道。在某些患者中，还发现 EB 病毒感染，而且经抗病毒治疗后皮损消退，提示该病与病毒感染有关。

3. 免疫　由于皮损内存在许多活化的辅助 T 细胞，故该病涉及细胞介导的免疫反应，Fayyazi 等提出 GA 是淋巴细胞介导的迟发型变态反应。播散性环状肉芽肿患者检出抗核抗体、抗促甲状腺激素受体抗体及免疫复合物。可能的抗原包括病毒、变性的胶原和弹力纤维及节肢动物昆虫唾液抗原或其带人的感染物。

4. 血管炎　半数患者皮损部位血管壁内发现 IgM 和补体 C_3 沉积，血管周围有时可见白细胞碎裂性血管炎，故推测 GA 的发病机制为免疫球蛋白介导的血管炎。

5. 其他　GA 患者皮损中骨桥蛋白(osteopontin，OPN)、 基质金属蛋白酶（MMP-12）表达增多，可能与其发病有关。少数患者可在昆虫叮咬、日光暴露、创伤、PUVA 和刺激后发生。GA 患者可有糖耐量异常，偶尔伴发类脂质渐进性坏死及类风湿关节炎，说明 GA 与糖尿病、糖尿病性类脂质渐进性坏死及类风湿关节炎有一定关系。

三、临 床 表 现

GA 可发生于身体任何部位，常见于四肢远端的伸侧，皮损为环状、可单发，也可多发。临床上有多种类型，通常患者在病程中只表现一种临床类型。一般病程缓慢，无自觉症状。50%以上的病例在 2 年内损害可自行消退，但 40%病例出现复发，复发部位一般位于原处。但中年患者的泛发性肉芽肿不易消退。

常见的临床类型如下。

1. 局限性环状肉芽肿　主要发生于青年。损害开始为肤色丘疹，逐渐向周围扩展，形成中央消退，边缘略隆起的环形局限性斑块（如图 35-1，图 35-2）。损害常发生于手指及手侧、手背、足背和踝部。本型损害发展缓慢，大部分可在 2 年内消退。

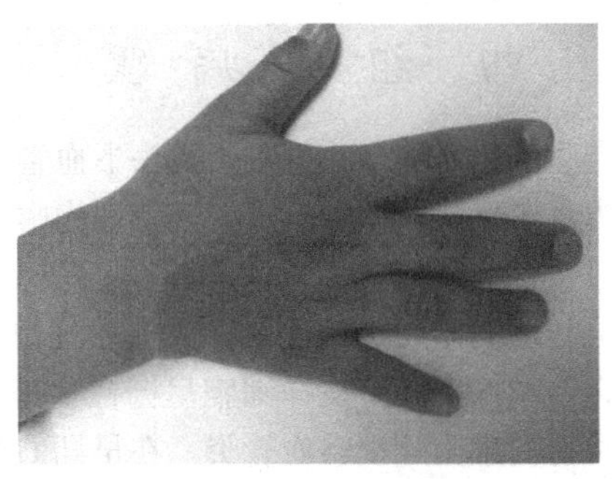

图 35-1　环状肉芽肿

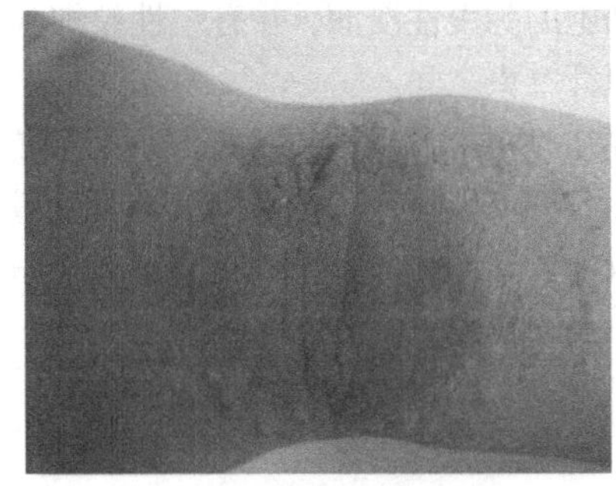

图 35-2　环状肉芽肿

2. 泛发性（播散性）环状肉芽肿　主要发生于中年以上的女性。损害较多而泛发，约 15%GA 有 10 个以上的皮肤损害，表现为 1～2 mm 丘疹，散布或融合成环形斑块，直径一般小于 5 cm，数周或数月内可呈离心性扩大，损害的不平衡发展或一侧消退可使环形变成弓形，对称分布，颜色呈淡紫色或肤色，偶呈蜡样或粉红色等。损害常累及颈部、躯干部和上肢近端。面、掌、跖及黏膜受累罕见。

3. 穿通性环状肉芽肿　损害常为丘疹，逐渐发展为中央伴脐凹，中心能挤出黏液样液体，好发于手部。Shimizu 等（1985）发现 30%此型患者伴发糖尿病。

4. 皮下型（皮下结节型）或环状肉芽肿　常见于儿童。临床表现类似于类风湿结节，为孤立或多发性发生于深部真皮结节，质地坚实，皮肤色，偶可出现中央坏死和溃疡。但不伴发关节炎和类风湿因子阳性，好发于掌、小腿、臀、指、趾和头皮。

5. 皮肤和软组织破坏性环状肉芽肿　Dabski 和 Winkelmann 于 1991 年报道了 2 例累及真皮和深部软组织的广泛性肉芽肿，使受累肢体出现实性水肿、进行性组织破坏、瘢痕、挛缩畸形和功能障碍。

6. 巨大型环状肉芽肿　为单个、大小 15 cm 的浸润性环状斑块，多发生于躯干部。

此外，GA 还可发生于 HIV 患者病程的任何阶段，也可于淋巴瘤发生之前或之后出现。

四、组 织 病 理

典型的组织病理为真皮（乳头下血管丛或其下方）栅栏状肉芽肿形成。其特征为中央胶原纤维变性、坏死，坏死呈灶性轻度嗜碱性，有不同程度的脂质小滴积聚和黏蛋白沉积；周围绕以组织细胞和上皮样细胞呈栅栏状排列，有时可有白细胞碎裂性血管炎。在早期 GA 的组织病理则表现为真皮大量组织细胞和其他单核细胞的弥漫性浸润，并有中性粒细胞散布于胶原纤维束之间。

穿通性环状肉芽肿的特征是病灶位置表浅和伴有表皮破坏，皮下者则有坏死灶较大、位置较深（真皮深部、甚或脂膜上）和黏蛋白沉积明显的特点。

五、诊　　断

（一）基本资料

1. 病史 患者有环形或半环形皮肤损害病史。

2. 体格检查 皮损为单发或多发性、大小不等的环形损害，损害中央可轻微凹陷，边缘隆起。

3. 实验室及其他检查

（1）血液学检查无特异性。少数病例有葡萄糖耐量异常，昆虫叮咬所致者可出现外周血嗜酸粒细胞增多。此外，一些患者尚可检测到抗甲状腺抗体、抗核抗体。肝素沉淀性冷纤维蛋白原、纤连蛋白、溶菌酶及胺单胺氧化酶（monoamine oxidase）水平可增加。

（2）组织病理

1）GA 为真皮深部非感染性炎症性疾病，当临床上出现典型环状浸润性皮损，配合病理特征性真皮栅栏状肉芽肿改变，GA 易于诊断。但临床上有时 GA 皮损不典型，临床类型较多。因此，当临床看到局限性或多发性环状、半环状浸润性皮损，一方面，应该考虑有真皮深部非感染性炎症性疾病 GA 的存在；另一方面还需考虑应与一些具有环状损害的疾病，如体癣、梅毒疹、类脂质渐进性坏死、环状扁平苔藓、类风湿结节相鉴别。所以需要做皮肤活检，结合组织病理及相关检查方可明确诊断。

2）组织病理：具有相对特异性，为诊断本病的重要依据。但有时本病组织病理与类风湿结节、类脂质渐进性坏死、环状弹力纤维巨细胞肉芽肿难以区别，需结合临床表现和有关检查综合分析。

3）实验室检查：对环状肉芽肿的诊断无直接帮助，但对于皮损表现与本病类似的系统性疾病如风湿热、Lyme 病、二期梅毒、结节病及 SLE 等有助于鉴别。

（二）诊断依据

1. 年龄 本病好发于儿童和年轻人。

2. 皮损特点 典型皮损表现为肤色或淡红色环形丘疹或由小丘疹、小结节组成的环形损害。

3. 皮损部位 多见于四肢，发生于手背和前臂者约为 60%，足背和下肢约为 20%，躯干仅占 5%，黏膜通常不受累。

4. 病程 呈慢性经过，有自限性，大多在 2 年内自然消退，不留痕迹。但复发率较高，约 40%病例可在原处复发，但复发的皮损消退较快。

5. 自觉症状 一般无异常感觉，少数有轻度瘙痒。

6. 特殊类型 根据皮损特点考虑巨大型、皮下结节型、播散型及穿通性环状肉芽肿等诊断。

7. 组织病理 真皮内（乳头下血管丛或其下方）出现单个或数个结缔组织渐进性坏死灶，周围有淋巴、组织细胞呈栅栏状排列。

六、鉴 别 诊 断

本病需与体癣、类脂质渐进性坏死、Lyme 病、结节病、猫抓病、二期梅毒、环状扁平苔藓、皮肤结核、类风湿结节、皮肤红斑狼疮、持久性隆起性红斑、色素性荨麻疹等鉴别，活检可鉴别之。

1. 体癣 为皮肤的浅部真菌感染。躯干及四肢也可出现环状损害，但体癣患者发病前往往有接触动物或自身有手足癣、甲癣史。体癣之环形损害常由红色丘疹、小水疱和鳞屑组成，有明显瘙痒，夏发冬轻或消退。真菌镜检可找到真菌；组织病理真皮无异常可资鉴别。

2. 环状扁平苔藓　环状扁平苔藓四肢及躯干可有类似环状肉芽肿的环状损害，但环状扁平苔藓是一种原因不明的慢性或亚急性炎症性皮肤病。皮损最常见于龟头，损害数目少，丘疹上覆细薄鳞屑或有光滑发亮的蜡样薄膜，还可见 Wickham 纹，自觉瘙痒。组织病理有表皮基底细胞液化变性、真皮浅中层见致密的淋巴和组织细胞呈带状浸润，可资鉴别。

3. 类脂质渐进性坏死　本病四肢伸侧可有不规则、环形斑块，与环状肉芽肿易混淆。但类脂质渐进性坏死是一种真皮结缔组织变性疾病，2/3 病例伴有糖尿病，皮损多发于胫前，中央呈黄褐色，可有溃疡，边缘为红棕色或紫色。组织病理有胶原广泛纤维变性，位置深，可达真皮中下层，有类脂质的沉着，而黏蛋白较少或缺如，可资鉴别。

4. 结节病　结节病属全身性疾病，除肾上腺外，几乎可侵犯全身任何器官或组织，其中以肺、淋巴结和皮肤最易受累。除了伴有斑疹、丘疹、结节等多形性损害，还可有高钙血症、高尿酸血症及肺部异常影像改变。组织病理具有较特征性的上皮样细胞肉芽肿组织像，Kveim 试验阳性，血管紧张素转换酶可常升高，有别于环状肉芽肿。

5. 持久性隆起性红斑　为一种血管炎。临床上表现为持久性棕红色斑丘疹、结节和斑块，但也可伴有水疱、溃疡和瘢痕形成及关节疼痛。皮疹好发于四肢关节伸侧面，呈对称分布，组织病理为一典型的白细胞碎裂性血管炎的改变，而不同于环状肉芽肿。

6. 色素性荨麻疹　本病为先天性疾病，幼年发病，在棕褐色斑上起风团，时隐时现，瘙痒明显，组织病理示肥大细胞浸润，吉姆萨染色胞质中可见异染颗粒。

7. 瘤型麻风　常伴有皮肤感觉减退或丧失，皮神经粗大，皮损组织液可查到抗酸杆菌，组织像也明显不同。

8. 二期梅毒　有不洁性交史，皮损表现多样，梅毒血清学试验阳性，组织病理亦不同。

七、治　　疗

虽然该病常为自限性，但治疗方法仍有不少，旨在促进消退。少数患者可在活检后皮损减轻消退。

（一）局部治疗

X 线、冷冻、激光、手术切除、小剂量重组人 γ 干扰素皮损内注射、维生素 E 乳剂外用、糖皮质激素外用（封包）或皮损内注射均可选用，其中以局部注射的疗效最佳。同时配合外用维生素 E、维 A 酸。

（二）全身治疗

（1）维生素 E 、烟酰胺（每日 1.5 g）、碘化钾（每日 3 次，每次 10 滴）、水杨酸盐、氯磺丙舒、磺胺类药物、甲状腺素、阿司匹林、双嘧达莫、氨苯砜、抗疟药、苯丁酸氮芥（小剂量）和糖皮质激素均有一定的疗效。

（2）氨苯砜 100 mg/d，4～8 周，对局限性或泛发性 GA 有效，大多数病例能改善或至少能控制皮损，但不能治愈。

（3）异维 A 酸：近年来，较多文献报道异维 A 酸 0.75 mg/（kg·d）治疗难治性 GA 常可取得满意疗效，且毒性作用较轻微。不过仍然必须注意其不良反应。

（4）羟氯喹 3 mg/（kg·d），4～6 周可使部分患者皮损消退。

（5）糖皮质激素：口服泼尼松 20～30 mg/d，联合外用药物治疗有一定疗效。

（6）环孢素 6 mg/（kg·d），30d 后部分皮损变平，减量为 3 mg/（kg·d），3 个月部分患者治愈。

（7）抗生素：可用阿莫西林 250 mg，每日 3 次或环丙沙星 500 mg 每日 3 次，2 周或克拉霉素 500 mg 每日 3 次，疗程 1 个月，对部分患者有效。

（三）光化学疗法

有人采用补骨脂素、氧化补骨脂素和 PUVA 照射治疗 5 例患者，1 月内皮损红晕减轻或色素减退或皮损变平。3～4 个月 4 例皮损消退，只留有色素沉着。Salomon 等报告 18

例环状肉芽肿经PUVA治疗后，5例完全消退，10例改善，3例无效。有4例复发，其中3例重复治疗后完全消退。有学者采用PUVA局部治疗GA，取得满意疗效。

第三节 结节病

内容提要：

- 原因不明的多系统肉芽肿性疾病。
- 最常累及肺。皮肤损害见于1/3患者，并可为本病的首发体征。
- 基本损害为红褐色至紫色的丘疹、斑块。
- 本病亚型有结节性红斑型、红斑和丘疹型、冻疮样狼疮型、斑块型、瘢痕型、环状型。
- 上皮样细胞肉芽肿为其主要的组织病理学特征。

结节病又称为肉样瘤病（sarcoidosis）、Besnier-Boeck-Schaumann病，是一种原因不明的多系统肉芽肿性疾病，常见于青年，儿童亦不少见；女性多于男性；以上皮样细胞肉芽肿为其主要的组织病理学特征；最常见的是对称性肺门淋巴结肿大；可有眼、皮肤、肝、脾及骨骼的损害或肺部浸润。

一、病因与发病机制

病因尚不明确，可能与下列因素相关。

1. 感染因素 包括分枝杆菌、真菌及病毒感染。近年有观点认为分枝杆菌的抗原可能在某些病例中起一定作用。结节病的病灶中可查出某些病毒抗体，如流感、副流感病毒、EB病毒等。也可能是这些病毒改变了人的免疫状态而致病。

2. 遗传因素 有家族发病的报道，遗传方式不详。

3. 自身免疫 结节病的特点是在活动性病灶部位有T辅助细胞及活性增强的B淋巴细胞聚集。在某种抗原存在时，无论在感染性、化学性、植物性或是在免疫复合物的刺激下，淋巴细胞、浆细胞及吞噬细胞参与的单核-吞噬细胞系统被激活，T淋巴细胞产生淋巴因子，即单核细胞趋化因子及巨噬细胞游走抑制因子，使单核细胞在局部聚集，形成以T淋巴细胞、单核细胞及巨噬细胞为主的肉芽肿性结节。随着病情进展，上皮样细胞逐渐增多，形成典型的结节性肉芽肿性改变。最后，巨噬细胞可释放纤维连接素吸引大量的成纤维细胞，导致广泛的纤维化。

二、临床表现

结节病可侵犯多个器官，最常见的是肺、淋巴结和皮肤，可某一系统或组织单独受侵，也可先后或同时受侵。

1. 皮肤表现 皮疹多形性，根据发病经过可分为急性、亚急性和慢性。急性期以结节性红斑为主，亚急性期以丘疹、结节和溃疡为主，慢性期以冻疮样狼疮为主。

（1）结节性红斑型：多见于青年女性，急性发作，常有发热、关节痛等全身症状，最常受累的关节为膝关节及踝关节。皮疹为典型的结节性红斑，好发于颜面、上背部及四肢伸侧。病程通常为3周，也可数月或数年，可复发。血沉可增快，肺门淋巴结可肿大。伴有皮损的肺结节病患者，其预后多良好，多数病例2年内皮疹完全消退。

（2）红斑和丘疹型：发作性的红斑、丘疹，可伴有急性眼结膜炎或耳前淋巴结肿大。红斑多为泛发性大片状，界限清楚，褐红色，上覆少量鳞屑。丘疹直径为1～3 mm大小，密集分布，有时可苔藓样变，早期呈橙色或黄褐色，后期呈棕红色，数个至数百个不等，玻片压诊可见黄灰色狼疮样浸润，好发于面、上肢、膝。无自觉症状，通常可在1个月内自愈，病变消退后可留有浅瘢痕，伴毛细血管扩张。此型预后良好。

（3）冻疮样狼疮型：多见于中青年女性，为紫红色、光滑发亮的浸润性斑块或结节，边界不清。可见扩大的毛囊皮脂腺开口和毛细血管扩张，多发于鼻尖、颊、耳、臀、膝等处。狼疮样狼疮型是慢性结节病的一种皮肤表现，冬季加重，夏季不可完全消退，持续多年，且与其他组织的纤维化关系较为密切，如肺纤维化、骨囊肿、泪腺纤维化及肺结节病等。

（4）斑块型：为浅表的、形态不规则的紫红色斑块，上有大小不等的结节，可不对称分布，常发生于四肢、肩、臀、股部。此型皮疹不易消退。

（5）瘢痕型：常发生于手术瘢痕或疫苗等注射部位。表现为在原有萎缩性瘢痕上突然出现隆起的紫色、青紫色炎性改变，表面光滑，无瘙痒。通常在疾病的晚期出现。

（6）环状型：结节或红斑向周围扩大，中心消退形成环状损害，中央可有色素减退或瘢痕形成。边缘隆起，周边可有小结节，好发于面、颈部。

除上述类型外，还有些皮疹类似于红斑狼疮、银屑病、多形性日光疹、色素障碍性疾病等。此外，还可出现黏膜损害、脱发等。

2. 肺部表现 肺部是结节病最常侵犯的器官，占75%～90%。早期为对称性的双侧肺门淋巴结肿大，以后可出现肺实质浸润、纤维化、大疱、囊肿、气肿等。可有咳嗽、胸痛、进行性呼吸困难等。严重者可发生肺源性心脏病。

3. 单核-吞噬细胞系统 占30%～50%，淋巴结肿大可为首发症状，多见于颈部、腋下，质地较硬，不与皮肤粘连。肝脾大者占5%～40%。肝脏受侵可有胆红素及碱性磷酸酶轻度升高，不常发生肝功能障碍。

4. 眼 25%～50%患者有眼损害，主要为肉芽肿性葡萄膜炎。此外，还可有虹膜炎、虹膜睫状体炎、虹膜肉芽肿结节等。

5. 神经系统病变 约10%患者神经系统受侵，常见症状有颅神经瘫，脑膜炎、下丘脑和垂体损害。周围神经受侵一般出现在晚期或慢性期。脑脊液检查可正常，可行CT检查协助诊断。

6. 心脏 约5%患者有心脏病变，包括心律不齐、心脏传导阻滞、心前区疼痛甚至猝死。心脏和肺部病变可同时存在。

7. 其他 骨骼病变占5%，还可有肾脏、腮腺及肌肉等病变。

三、实验室检查

实验室检查可有轻度贫血、白细胞和淋巴细胞数量下降，嗜酸粒细胞和单核细胞数量增加，血沉增快。血清中钙、尿酸水平升高，高球蛋白血症。血清碱性磷酸酶水平升高，血管紧张素转换酶常升高。尿见红细胞及白细胞，尿钙升高。有肺部病变者，肺活量降低。免疫学检查表现为IgA、IgG、IgM及β微球蛋白升高，放射免疫测出λ链和κ链，活动病灶中T辅助细胞/T抑制细胞比例升高。X线检查见肺门淋巴结肿大、肺纹理增粗、肺颗粒状或结节状阴影。

四、组织病理

其特征为局限性上皮样细胞肉芽肿，无或很少坏死。结节性肉芽肿是由局灶性紧密排列的变异吞噬细胞、上皮样细胞所组成，周围紧密围绕淋巴细胞。陈旧性损害，肉芽肿可有成纤维细胞浸润，结节四周或其间可有网状纤维的包绕或穿插，肉芽肿的中央有时可见细胞包涵体，主要是Schaumann小体及星状体。Schaumann小体是一种同心性、板层状并有钙化的球状体。星状小体由磷脂组成，有中心核，绕有放射状的针状小体。两种小体对结节病并非特异，也可见于其他肉芽肿性疾病，如结核、麻风等。

五、诊断

本病是一种侵犯多脏器的疾病，诊断较为困难。可根据受累系统的特点、损害处组织病理检查和Kveim试验综合判断，三者中有两项阳性即可诊断。

Kveim试验是一种简单、安全、可靠、特异的辅助诊断手段，具体方法为在前臂皮内注射0.2 ml Kveim抗原（取结节病病变的淋巴结制成10%混悬液），6周后，在皮试处取皮肤活检，有典型的上皮样细胞浸润存在为阳性。

六、鉴别诊断

除与各系统疾病鉴别外，皮肤方面应与红斑狼疮、硬皮病、色素性荨麻疹、汗腺瘤、黄色瘤、麻风、淋巴瘤等相鉴别。

七、治疗

结节病的确切病因不清，治疗无统一标

准。糖皮质激素可缓解症状，儿童 1mg/（kg · d）计算，一般服药 6 个月左右，直至症状、体征改善。可用免疫调节剂，如雷公藤总苷片 1.0～1.5 mg/（kg · d），分 3 次口服，但不宜长期应用。此外，还可试用异维 A 酸、甲氨蝶呤等。

第四节 移植物抗宿主病

内容提要：

- 该病是由于供者具有免疫活性的淋巴细胞移入同种异体的受者，受者不能排斥这些淋巴细胞时发生在皮肤、肠道及肝脏的反应。
- 这些 T 细胞主要来源于外周血干细胞和骨髓移植。少数情况下来源于未经照射的血液制品，实体器官移植和母胎淋巴细胞移植。
- GVHD 可分为两组：急性 GVHD，发生在移植后 3 个月以内；慢性 GVHD，发生在移植 3 个月后。
- 慢性 GVHD 可以分为苔藓样和硬皮病样。
- 急性移植物抗宿主病，皮肤损害为瘙痒、斑疹或丘疹、红皮病样，黏膜损害，内脏病变。

移植物抗宿主病（graft-versus-host disease，GVHD）为免疫缺陷个体接受供体的免疫活性淋巴细胞，但受体又不能将其排斥时，发生主要累及皮肤、胃肠道和肝脏的反应。GVHD 见于下述 4 种情况：①免疫缺陷者通过骨髓移植（一般为同种异体）接受免疫活性淋巴细胞；②免疫缺陷者输入 HLA 匹配者的血制品（含有免疫活性淋巴细胞）；③母体的淋巴细胞经胎盘转移给胎儿；④实质器官移植。前两者称为医源性 GVHD，常见于再生障碍性贫血、急性白血病和遗传性免疫缺陷病患者接受骨髓移植后，后两者罕见。同种异体骨髓移植完全不同于其他器官移植，因输入的骨髓含有增殖性免疫活性细胞，其将替代宿主骨髓、通过血液循环移行，并与宿主组织发生反应。

一、发病率

约 70%接受同种异体骨髓移植的患者发生 GVHD，约 75%病例发性急性 GVHD，而 10%左右病例发生慢性 GVHD。即使给予预防性治疗及仔细的组织相容性匹配，GVHD 仍可发生于 50%因各种疾病（包括免疫缺陷病、再生障碍性贫血、急性白血病和辐射后）而成功接受同种骨髓移植的患者。同基因或自体骨髓移植后，约有 10%病例发生典型的急性 GVHD。

二、发病机制

（1）Billingham（1966）提出了发生 GVHR 的标准：①供体与受体存在遗传决定的组织相容性差异；②移植组织中的免疫活性细胞能识别宿主的异种组织相容形成。

（2）超微结构研究：坏死的角质形成细胞胞质中充满了大量凝集的张力细丝，细胞毒性 T 淋巴细胞、NK 细胞可直接溶解凋亡中的上皮细胞。两型可单独发生或先后出现，大约 20%慢性 GVHD 病例无急性发作病史。

三、临床表现

GVHD 根据病程长短可有两种类型：急性 GVHD 发生于移植后 1 周至 3 月（一般在 10～40d），而慢性 GVHD 发生于移植后 3 月以上（常在 100d 以后）。两型可单独发生或先后出现，约 20%慢性 GVHD 病例无急性发作病史。

（一）急性移植物抗宿主病

1. 皮肤损害 皮肤轻度瘙痒和低烧是最早期表现，掌、跖受压时可有不适或疼痛。首发皮疹为淡红色斑疹或丘疹，开始位于躯干上部、面部、颈部及四肢末端（特别是掌、跖），可伴有耳及甲周区的轻度水肿性紫红色斑；如果此时病情控制，则首先出现瘙痒消失，随后发生红斑消退、脱屑及炎症后色素沉着。病情进一步发展，皮损融合成大片红斑，色泽加深，偶尔累及全身，呈红皮病样。皮损广泛和严重者可伴有水疱、大疱形成，尼氏征阳性，好发于掌、跖、创伤或受压部位；疱液开始清亮，但常变为出血性；疱破后显露基底红色湿润面，类似中毒性表皮坏死松解症，愈合遗留广泛性色素沉着。其他可能发生的皮损有麻疹样、猩红热样皮疹及毛囊性丘疹（图 35-3）。

2. 黏膜损害 口腔病变表现为黏膜红斑、水肿、糜烂、溃疡，类似于化疗药物的毒性反应，伴有其他器官受累。眼病变程度不一，可从轻度的非特异性结膜感染直至假膜性结膜炎。

3. 内脏病变　内脏及黏膜病变可与皮肤损害同时出现或独立存在，大多数有皮损者伴有内脏受累，仅有肝或肠道病变而无皮损者罕见，皮肤与内脏受累的程度不一定平行。肝病变表现为恶心、呕吐、右上腹疼痛和肝功能异常（特别是血清胆红素升高）。肠道病变出现恶心、呕吐、腹绞痛和水样腹泻，腹泻可能极为严重，类似于霍乱。

（二）慢性移植物抗宿主病

慢性 GVHD 可为局限性或全身性，主要累及皮肤、肝、口腔黏膜、小涎腺和眼，其中以前两者最多见。

1. 皮肤损害　可分为早期（苔藓样 GVHR）和晚期（硬皮病样 GVHR），两期可单独发生；一般为泛发性，但仅少数病例累及数个部位。

（1）苔藓样 GVHR：平均发生于骨髓移植后 100d 左右，但可早至 40d 发生。初期皮损为紫红色苔藓样丘疹，沿毛囊周围分布，使皮肤变得粗糙，酷似扁平苔藓；好发于四肢远端，特别是掌、跖，瘀可广泛性累及；一般无自觉症状，可能有轻度瘙痒。皮损消退后遗留色素沉着，部分病例出现乳晕周围红斑和散在的色素减退斑。

（2）硬皮病样 GVHR：一般发生于骨髓移植后 150～300 d，苔藓样损害（特别是口腔）未消退时亦可发生。硬斑病样损害的直径为 1～10 cm，可出现融合，形成大范围的皮肤硬化；病变区皮纹消失，触之坚硬。可伴有明显不适、活动性丧失、关节挛缩、脱发、出汗减少及甲营养不良，常见脓皮病及溃疡形成，偶见水疱及多发性表浅血管瘤。皮损好发于中央部位，如躯干、臀、髋及大腿，广泛性病变少见。

2. 黏膜损害

（1）口腔黏膜损害：可伴有或不伴有皮肤损害，开始为花边状排列的白斑和小丘疹，类似于扁平苔藓；损害逐渐扩大，伴有糜烂或溃疡，可累及全部口腔黏膜；常有疼痛、刺激（咸、酸、辣食物）、吞咽困难及继发性念珠菌病。口腔干燥常见，且不一定伴有黏膜病变。

（2）眼病变：是严重 GVHD 的标志之一，提示预后不良。表现为假膜性结膜炎、渗出性结膜炎及干燥性角膜结膜炎，伴有疼痛。

3. 其他　嗜酸粒细胞增多、高丙球蛋白血症和自身抗体形成常见，而食管炎、肝功能异常、肺纤维化、多发性肌炎、自身免疫性溶血性贫血等亦可出现。

四、组织病理

（1）急性 GVHD 皮肤组织学改变分 4 级（表 35-1）。一些作者认为有真皮淋巴样细胞浸润才能诊断本病，因角质形成细胞凋亡和海绵形成亦可由移植前给予的全身放疗及细胞毒性药物引起。淋巴样细胞浸润程度和组织学改变的早期出现与病情较重有关。毛囊性丘疹表现为毛囊上皮细胞变性，少数病例可仅有毛囊上皮基底细胞空泡化和角化不良。

表 35-1　急性 GVHD 组织病理分级

分级	病理变化
Ⅰ级	基层局灶性或弥漫性空泡化
Ⅱ级	有海绵形成及角化不良细胞，其中部分紧邻表皮内淋巴细胞，此现象称卫星状细胞
Ⅲ级	坏死；坏死角质形成细胞核固缩，胞质嗜酸性表皮下裂隙形成
Ⅳ级	表皮完全丧失，真皮乳头常有单个核细胞浸润

（2）慢性 GVHD：①苔藓样 GVHR：表皮内可能仍有卫星状细胞坏死；全部组织病理象酷似扁平苔藓，如角化过度、粒层增厚、棘层肥厚、角质形成细胞凋亡、表皮下单个核细胞浸润伴色素失禁，凋亡细胞可落入真皮乳头内，部分区域尚有基层与真皮乳头分离。②硬皮病样 GVHR：表皮萎缩，角质形成细胞变小、扁平，色素沉着增多，但基层空泡化、炎症及胶样小体形成罕见或缺乏；真皮增厚，硬化可延伸至皮下组织；皮肤附属器结构破坏。

（3）免疫荧光检查：39%急性和 86%慢性 GVHD 病例出现 IgM 颗粒状沉积于上皮基底

膜带，真皮血管壁亦有 IgM 和 C3 沉积。

五、鉴别诊断

（1）急性 GVHD：①药物反应：如使用环孢素、重组人细胞因子后发生的皮疹；②淋巴细胞恢复疹（eruption of lymphocyte recovery，ELR）：主要发生于急性髓性白血病患者，皮疹为典型的麻疹样型，在化疗后 6～12d 发生，不伴发腹泻或肝脏损害；③其他：多形红斑、病毒疹、化疗药物引起的皮疹。

（2）慢性 GVHD：①扁平苔藓：苔藓样 GVHR 损害常不能与扁平苔藓鉴别；②硬皮病：硬皮病样 GVHR 有明显的表皮萎缩，胶原合成主要发生于真皮上 1/3，而硬皮病的胶原合成主要发生于真皮深层及皮下组织。

六、治疗

（一）治疗原则

防治并重，通过正在研究的对供者骨髓进行处理来防止 GVHD 的发生。输血前做血液照射可非常安全地预防输血后 GVHD 的发生。抑制移植组织中的免疫活性细胞与宿主异种组织相容性抗原反应；保护宿主中靶细胞免受损害（靶细胞是表皮突角质形成细胞及朗格汉斯细胞）。阻止真皮淋巴细胞浸润、角质形成细胞凋亡、海绵形成及其慢性病变中的真皮增厚硬化，改善临床症状。

（二）治疗措施

GVHD 的预防常规应用免疫抑制剂，如环孢素，最近常用的是他克莫司（FK506），在移植前给予，后持续 6 个月，并常合用氨甲蝶呤和糖皮质激素。糖皮质激素及其他免疫抑制剂：泼尼松、环孢素、甲氨蝶呤、硫唑嘌呤、吗替麦考酚酯。

1. 急性 GVHD 的防治

（1）环孢素/甲氨蝶呤：环孢素，通常与甲氨蝶呤合用——标准预防方案。

（2）无关/有关实验：在与供体移植无关的随机实验中，他克莫司与氨甲蝶呤合用疗效长，应用环孢素和甲氨蝶呤效果好。在与供体移植有关的随机实验中，他克莫司/甲氨蝶呤治疗效果优于环孢素/甲氨蝶呤，尤其对 GVHD 的患者分度为Ⅱ～Ⅳ或无排斥反应的患者。

（3）泼尼松：作用机制不清，在最近有关供体移植的研究中指出，应用泼尼松药物对预防急、慢性 GVHD 或无症状的患者疗效不好。

糖皮质激素或环孢素冲击　大剂量糖皮质激素/甲强龙 1mg/（kg · d）冲击，环孢素 15mg/（kg · d）。

（4）第一线 / 第二线治疗：GVHD 的一线治疗是在给予环孢素作预防的前提下，在适当的剂量时给予泼尼松 2 mg/kg，如果对糖皮质激素治疗无效，应给予 ATG（抗胸腺细胞球蛋白）作为二线治疗，一线治疗的疗效是预测患者长期存活的最重要因素。

（5）顽固 GVHD：对于一些顽固性的 GVHD，单克隆抗体排斥细胞素、细胞素受体以及淋巴受体，这时应给予支持疗法，包括停止口服药，全胃肠道外的高营养，应用抗生素及预防抗病毒药，并给予止痛。

（6）静注免疫球蛋白（IVIG）：0.4 g/（kg · d），静脉滴注，连用 3～5 d，必要时 2～4 周，重复一次。有效剂量为每月 1～2 g/kg，分 2 d 或 5 d 用药：IVIG 0.4 g/（kg · d），每月连用 5 d 或 IVIG 1g/（kg · d），每月连用 2d，可连用 6～9 个月，两种用法并无疗效和不良反应的差别。

2. 慢性 GVHD 的治疗

（1）轻型 GVHD：对皮肤症状较轻的 GVHD 患者，局部应用糖皮质激素和止痒药可控制症状。

（2）苔藓样 GVHD：治疗根据疾病的程度而定，系统性疾病应给予泼尼松 1mg/kg 及环孢素 10 mg/（kg · d），对顽固性患者应用沙度利度胺，联合应用他克莫司和吗替麦考酚酯或他克莫司单独应用效果好，应用体外光除去法，以及单独应用吗替麦考酚酯或羟氯喹可用补救疗法。

对于有明显黏膜与皮肤改变的患者，治疗应依据皮肤的改变，对于皮肤苔藓样改变，PUVA 治疗效果好。

（3）硬皮病样：对于硬皮病的患者用阿维 A 酸或靠苯吩嗪治疗效果好，也有一些报道用低剂量的 UVA1 和吗替麦考酚酯合用治疗效果好。

（4）其他：单一性口服药可与局部糖皮质激素或局部环孢素合用，如果是顽固性患者可口服 PUVA，支持疗法包括好营养、物理疗法、口腔护理及皮肤润滑。

（5）泼尼松和硫唑嘌呤联用 9～12 个月，1/3 泛发性慢性 GVHD 病例有效。

（6）针对细胞因子的单克隆抗体、体外光免疫化学疗法、免疫毒素和受体拮抗剂都被认为是未来的治疗方法。

七、疗效评价

（一）急性移植物抗宿主病

1. 白细胞介素 2　Anasetti 等以白细胞介素 2 受体（抗 TAC）治疗急性 GVHD 且对激光治疗无效的患者，其中 40%的患者在注射 1 次或 2 次抗体之后病情改善。

2. 吗替麦考酚酯　Basara 等报道以吗替麦考酚酯加用环孢素及泼尼松治疗本病患者，17 人中有 11（65%）人总体评分有改善。

3. 光疗　Greinix 等以体外光化学疗法治疗 21 名对激素治疗无效的本病患者（分度为Ⅱ～Ⅳ），治疗时间为 3 个月。其中 60%获得症状的完全缓解，Ⅱ度患者 100%有效，Ⅳ度患者有效率仅为 12%。对于皮肤或肝受累但不累及肠道的患者，治疗有效率为 60%。

Wiesmann 等以 PUVA 治疗 20 名本病患者，分度为Ⅱ～Ⅳ。就患者的皮肤改善及糖皮质激素的减量而言，75%患者有效。

4. 抗胸腺细胞球蛋白　Storb 等报道在用抗胸腺细胞球蛋白治疗患者的研究中发现，19 例患者中有 12 例患者症状缓解。Ohashi 等报道用 FK506（24h 注入一次）治疗伴有激素抵抗的严重 GVHD 患者效果好。

（二）慢性移植物抗宿主病

1. 环孢素　Schwinghammer 等报道环孢素剂量用至 15mg/（kg · d）及甲强龙剂量用至 1mg/（kg · d）已用于防止本病。

2. 阿维 A 酯　Vogelsany 等以沙利度胺治疗 44 例顽固的高危的本病患者，完全有效率为 32%，部分有效率为 27%。

Karcellus 等报道用阿维 A 治疗伴有硬皮病的 GVHD 患者，27 名患者中有 20 名患者皮肤病变，并且皮肤活动范围增加。

3. 吗替麦考酚酯/他克莫司　Mookerjee 等报道用吗替麦考酚酯和他克莫司作为补救法治疗顽固性慢性 GVHD 患者，26 名患者中有 46%症状改善。

4. 吗替麦考酚酯　Busca 等报道用吗替麦考酚酯治疗接受骨髓移植引起的顽固性 GVHD 儿童，15 名患病儿童中有 60%完全或部分症状缓解。

5. 光疗　Greinix 等报道以体外光化学疗法治疗 15 名有广泛皮损的本病患者，这些患者对标准治疗无效。对皮肤累及而言，80%患者完全有效，效果对于苔藓样病变者及硬皮病样者无差别。70%患者可有肝功异常完全缓解。当大部分累及眼的患者症状有一些改善时，3 名伴血小板减少症的患者中也有 2 名病情改善。

Enk 等报道用 UVB 预防慢性 GVHD 患者，两名伴有口腔损害的慢性 GVHD 患者症状可完全消失。

6. 羟氯喹　Gilman 等报道以羟氯喹治疗本病患者，患者为激素抵抗性或激素依赖性的本病患者，以羟氯喹 12mg/kg 治疗。32 名患者中 3 人完全有效，14 名部分有效。所有有效者在接受羟氯喹治疗时，对于糖皮质激素减量 50%以上都能耐受。

7. 氯法齐明　Lee 等报道用氯法齐明治疗慢性 GVHD 患者，20 名患者中 50%效果显著，32%能减少其他免疫抑制剂治疗。

（三）糖皮质激素和环孢素

糖皮质激素和环孢素可用于治疗急性和慢性 GVHD。有几项报道称，患者单独用 PUVA 或与甲氨蝶呤合用来治疗慢性 GVHD 获得成功。

八、预　　防

（1）急性 GVHD 的发病率通过预防性使用环孢素、MTX 和甲基泼尼松龙联合治疗而降低，但慢性 GVHD 的发病率不一定能降低。

（2）移植后应用环孢素及抗 T 细胞受体抗

体可降低急性 GVHD 的发病率。

（3）鼠单克隆抗体混合物（包括特异性 OKT3 抗体）可去除骨髓中的 T 细胞，有效预防 GVHD 发生。

（4）静脉丙球有助于预防 GVHD，但其价值尚不确定。

九、预　　后

（1）急性 GVHD：一旦发生，存活率似与病变程度有关。轻度的皮肤、胃肠道或肝脏病变可自行消退，中至重度病变在治疗后可改善。急性 GVHD 是 45%骨髓移植患者的主要死因，其中进行性间质性肺炎是常见的死因。

（2）慢性 GVHD：6 年存活率为 20%～70%，10 年总生存率为 42%；高危因素包括急性 GVHD 发展而成的慢性型、皮肤苔藓样组织学改变及肝脏受累。易于发生慢性 GVHD 的因素有年龄较大、既往皮肤活检显示急性皮肤 GVHD 的组织学特征及较严重的急性 GVHD 临床表现。

（3）肝移植患者发生 GVHD，临床表现与骨髓移植后所观察的不同，肝脏不受累，严重的全血细胞减少发生早，这是患者死亡的主要原因。

（陈　蕾　陈嵘祎　张锡宝　史建强）

参考文献

（美）温斯顿（Weston，W. L.），（美）凯乐（Lane，A. T.），（美）莫雷利（Morelli，J. G.），等. 2009. 儿童皮肤病学[M]. 北京：人民军医出版社，77-87.

敖俊红，杨蓉娅. 2012. 儿童银屑病[J]. 实用皮肤病学杂志. 5（2）：89-92.

奥多姆. 2004. 安德鲁斯临床皮肤病学[M]. 徐世正译. 第9版. 北京：科学出版社，269-271.

巴德玛，杨彤彤，张剑峰，等. 2009. 黑热病41例临床分析[J]. 现代中西医结合杂志，18（5）：505-506.

常建民，鲍迎秋. 2011. 寒冷性脂膜炎 1 例[J]. 临床皮肤科杂志，40（5）295.

陈光斌，王明，孙兰，等. 2014. 传染性软疣58例临床及病理分析[J]. 中国麻风皮肤病杂志，30（2）：93-95.

陈萍，杨莉，王飞. 2008. 特应性皮炎患儿口腔及皮肤金葡菌的检测[J]. 现代医学，36（2）：115 -118.

陈小娥，朱文元，侯麦花，等. 2008. 皮下结节型环状肉芽肿[J]. 临床皮肤科杂志，37（8）：515-516.

陈义凡，邢娴娴，陈义平. 2010. 儿童急性痘疮样苔藓样糠疹一例[J]. 沈阳医学院学报，12（4）：225-227.

陈颖丹，王聚君，朱慧慧，等. 2013. 中国9省（区、市）儿童蛲虫感染调查[J]. 中国寄生虫学与寄生虫病杂志，31（4）：251.

程锋刚，李笑春，黎燕琼，等. 2013. 指甲油致甲分离[J]. 临床皮肤科杂志，42（5）：306.

崔建坤，杜传德，谢玉伟. 2003. 接种乙脑疫苗引起血管神经性水肿 1 例[J]. 中国媒介生物学与控制杂志，14（3）：199-200.

戴峰，廖辉，王慧. 2014. 日本血吸虫病疫区尾蚴皮炎15例临床治疗体会[J]. 淮海医药，32（1）：53-54.

邓列华，司徒方民，谢明. 2002. 22例副银屑病临床及病理分析[J]. 岭南皮肤科杂志，9（1）：11-12.

狄正鸿，许静，吕娅妮. 2013. 他克莫司软膏在儿童口周皮炎中的临床应用[J]. 实用药物与临床，16（3）：207-208.

樊娟丽，白莉. 2005. 扁平苔藓免疫学研究进展[J]. 中国麻风皮肤病杂志，21（12）：967-970.

冯云路. 2006. 获得性全白甲[J]. 中国医疗前沿，10（6）：15.

符青梅，符博宇. 2012.免疫抑制剂和生物制剂在儿童银屑病中的应用[J]. 临床误诊误治，25（5）：103-105.

耿军辉，肖建欣. 2012. 276例麻疹病例流行病学特点和临床特点分析[J]. 中国美容医学，21（2）：379-380.

龚向东，张君炎，王全佩，等. 1998. 我国性病监测点15岁以下儿童性病流行病学分析[J]. 中华流行病学杂志，（05）：4-7.

谷芬，罗如平，肖政辉，等. 2013. 儿童急性淋巴细胞白血病合并水痘-带状疱疹15例临床分析[J]. 医学临床研究，12：2472-2473.

顾恒，钱恒林，常宝珠，等. 1994. 重型种痘样水疱病的临床研究[J]. 中华皮肤科杂志 27（4）：203-205.

顾有守. 2006. 玫瑰糠疹[J]. 临床皮肤科杂志，35（7）：479-480.

国献素，徐通，焦保权，等. 2014. 幼儿急疹合并粒细胞减少症猿园例临床分析[J]. 临床合理用药杂志，7（1）：115.

郝孟辉. 2008. 多汗症的病因及治疗进展[J]. 中国煤炭工业医学杂志，11（7）：1120-1122.

河海涛. 2010. CDR临床用药手册[M]. 8版，香港：中国国际出版社，165-170.

侯绍伟，王红梅，唐莉. 2013. 金黄色苔藓1例及文献复习[J]. 中国皮肤性病学杂志，27（6）：616-617.

简国江，周春联，梁玉兰，等. 2007. 孟鲁斯特治疗丘疹性荨麻疹50例疗效观察[J]. 现代医药卫生，23（22）：3357-3359.

蒋芳. 2011. 疥疮的临床治疗体会及预防措施[J]. 中国医药指南，9（28）：268-269.

蒋宁，龚向东，岳晓丽. 2013. 2012 年全国梅毒与淋病疫情分析报告[J]. 性病情况简报，259（1）：12.

孔令万. 2008. 儿童多汗症的中医药防治进展[J]. 中医儿科杂志，4（3）：47- 49.

黎晓丽，赖维，叶张章，等. 2010. 龟头光泽苔藓 1 例[J]. 皮肤性病诊疗学杂志，17（1）：59-60.

李传珍. 2014. 180例幼儿急疹的临床分析[J]. 中国医药指南，12（2）：54-55.

李富军，袁伟建. 2002. α1-抗胰蛋白酶缺乏症一例[J]. 中华消化杂志，2（12）：744.

李红春，王宝玺，马东来，等. 2003. 皮下脂膜炎样T细胞淋巴瘤1例与组织细胞吞噬性脂膜炎2例临床分析[J]. 临床皮肤科杂志. 32（8）：460-462.

李会绒. 2009. 日光性皮炎的预防与治疗[J]. 现代中西医结合志，18（12）：1405-1407.

李俊仪，段渠，张溯. 2012. 口周皮炎的临床研究进展[J]. 现代中医药，32（1）：91-92.

李梅云，李大宁. 2011. 儿童纵向黑甲 1 例[J]. 中国麻风皮肤病杂志，27（5）：349-350.

李梦涛，曾小峰，张奉春，等. 2004. 组织细胞吞噬性脂膜炎六例临床分析及文献复习[J] 中华内科杂志，43（8）：576-579.

李垣君，邓列华. 2004. 瘙痒发生机制的研究进展[J]. 国外医学皮肤性病学分册，30（6）：372-374.

梁海莹，李红毅，范瑞强，等. 2009. 急性苔藓痘疮样糠疹 1 例[J]. 临床皮肤科杂志，38（12）：786.

林挺，杨慧兰，李雪梅. 2010. 甲中线营养不良 1 例[J]. 临床皮肤科杂志，39（2）：75-76.
林元珠，高顺强，徐世正，等. 2008. 现代儿童皮肤病学[M]. 462-463.
林元珠，高顺强，徐世正，等. 2008. 现代儿童皮肤病学[M]. 北京：学苑出版社，16-25，39-62，296-336.
林元珠，高顺强，徐世正，等. 2008. 现代儿童皮肤病学[M]. 北京：学苑出版社.
林元珠，高顺强，徐世正，等. 2008. 现代儿童皮肤病学[M]. 北京：学苑出版社.
刘冰梅，关君，李黎，等. 2012. 新生儿皮下脂肪坏死 1 例[J]. 中国麻风皮肤病杂志，28（11）：817-818.
刘方，何焱玲，张秀英. 2006. 女童外阴及肛周硬化萎缩性苔藓 1 例[J]. 中国麻风皮肤病杂志，22（11）：952-953.
刘惠芬，林定忠. 2012. 社区妇女滴虫性阴道炎外阴阴道假丝酵母菌病及细菌性阴道病感染率调查[J]. 检验医学与临床，（18）：2362-2363.
刘建勇，普雄明，康晓静. 2009. 先天性厚甲症研究进展[J]. 国际皮肤性病学杂志，35（2）：107-109.
刘秋慧，徐子刚，王忱. 2011. 儿童嗜酸性脂膜炎 1 例[J]. 中国皮肤性病学杂志，25（7）：552-553.
刘婷，赵晓东. 2010. 系统性红斑狼疮 111 例患儿临床及病情活动分析[J]. 实用儿科临床杂志，25：164-169.
刘冼宜，初洁秋，韩莉. 2002. 环磷酰胺治疗大动脉炎活动期 12 例报告[J]. 哈尔滨医科大学学报，36（1）：74，86.
刘晓红，黄惠君，齐利峰. 2006. 新生儿疱疹病毒感染的诊断和治疗[J]. 中国妇幼保健，21（7）：922-924.
柳静，刘慧丽，刘桂琴. 2008. 女童外阴硬化性苔藓 65 例分析[J]. 中国误诊学志，8（3）：663-664.
罗静，钱奕红，陶小华，等. 2006. 窄谱 UVB 治疗玫瑰糠疹疗效观察[J]. 中国皮肤性病学杂志，20（4）：223-230.
马东来，石秀艳，贾力，等. 2011. 节段性金黄色苔藓 4 例[J]. 临床皮肤科杂志，40（12）：744-746.
马一平，张迪展，卢宪梅，等. 2009. 泛发性光泽苔藓一例[J]. 中华皮肤科杂志，42（5）：363.
美华，葛以信. 2010. 皮下脂肪疾病. 中国临床皮肤病学[M]. 南京：江苏科学技术出版社. 1139-1161.
莫鑫，胡艳. 儿童干燥综合征 17 例临床特点[J]. 实用儿科临床杂志，24（21）：1663.
宁寿葆. 2004. 现代实用儿科学[M]. 上海：复旦大学出版社.
潘漩漩. 2014. 幼儿急疹 90 例临床分析[J]. 吉林医学，35（8）：1665-1667.
彭蕾蕾. 2009. 液氮冷冻联合盐酸左西替利嗪治疗慢性湿疹的疗效观察[J]. 华中医学杂志，3（2）：101-102.
齐显龙，刘岚，刘玲，等. 2008. 红霉素软膏结合活肤泉水治疗口周皮炎疗效分析[J]. 中国美容医学，17（5）：726-728.
任灏远. 1996. 儿童皮肤利什曼病[J]. 皮肤病与性病，18（3）：100-101.
史本清，赵娜，张福仁. 2003. 儿童银屑病的治疗现状[J]. 中国麻风皮肤病杂志，19（6）：593-595.
史飞，蔡瑞康，蔡庆，等. 2005. 口周皮炎患者唾液中幽门螺杆菌检测[J]. 临床皮肤科杂志，34（4）：222 -323.
宋红潮，黄婉萍，梁友芳. 2005. 婴儿湿疹及其发病因素的调查分析[J]. 广西医科大学学报，22（5）：814-815.
宋文鹏. 2005. 交叉性线状苔藓 1 例[J]. 中华现代皮肤科学杂志，2（4）：336-337.
宋元华，何敏华. 2008. 川崎病的病因及发病机制研究[J]. 实用药物与临床，（1）：44-46.
苏丽娜，傅雯雯. 2007. 硬化萎缩性苔藓的病因学研究进展[J]. 临床皮肤科杂志，36（2）：125-126.
孙彩虹，胡飞虎，张俊. 2010. 沿肋间神经分布的光泽苔藓一例[J]. 中华皮肤科杂志，43（11）：804.
孙洪恩，蔡润学. 2005. 138 例白色糠疹临床分析及相关发病因素探讨[J]. 中国麻风皮肤病杂志，21（10）：832.
孙景卫，吴孟东. 2005. 婴幼儿湿疹的药物治疗[J]. 中国药师，8（4）：278-230.
孙军玲，张静. 2009. 手足口病流行病学研究进展[J]. 中华流行病学杂志，30（9）：973.
孙丽晶. 2007. 儿童应用大剂量青霉素致血管神经性水肿一例[J]. 中国药物与临床，7（1）：60.
孙旭，张学军. 2003. 汗疱疹二例家系报告[J]. 中华皮肤科杂志，36：399.
田家琦，李树林. 1985. 小儿常见皮肤病[M]. 哈尔滨：黑龙江科技出版社，35-42.
佟长顺. 2005. 专家门诊 3503 例初诊皮肤病临床分析[J]. 皮肤病与性病，27：12-13.
王兵科，张立兵. 2004. 联苯苄唑乳膏治疗单纯糠疹 48 例临床疗效观察[J]. 临床皮肤科杂志，33（4）：248.
王大光，朱文元. 2005. 儿童期痤疮[J]. 临床皮肤科杂志，34：199-200.
王海，祝向东. 2012. 钩甲 1 例[J]. 临床皮肤科杂志，41（4）：237.
王劲松，殷恒讳，朱易凡，等. 2010. 儿童下肢深静脉血栓形成的病因及治疗[J]. 中华医学杂志，90（15）：1051-1053.
王莉丽，司希俭，李东宁. 2011. 连圈状秕糠疹一家系[J]. 中华皮肤科杂志，44（7）：504.
王琳琳，陈同辛. 2012. 儿童系统性红斑狼疮的免疫学机制[J]. 中国实用儿科杂志，27（9）：641-646.
王仁媛，李秋兰，陈姣. 2014. 小儿重症手足口病感染特点[J]. 中华医院感染学杂志，24（3）：750-752.
王侠生，廖康煌，杨国亮. 2005. 皮肤病学[M]. 上海：上海科学技术文献出版社，125-151.
王侠生，廖康煌，杨国亮. 2005. 皮肤病学[M]. 上海：上海科学技术文献出版社，395-399.
王晓琴，张悦，程岩峰，等. 2012. 儿童皮肤型孢子丝菌病 56 例临床与病理分析[J]. 中国皮肤性病学杂志，26（5）：405-406.
王秀梅，闫蕤. 2008. 非典型麻疹 32 例临床分析[J]. 中国现代医药杂志，10（11）：42.

卫生部妇幼保健与社区卫生司. 2011. 预防艾滋病、梅毒和乙肝母婴传播项目实施方案的通知[S].

魏瑞玲. 2011. 摩擦性苔藓样 126 例临床分析[J]. 皮肤病与性病，33（4）：221.

吴金东. 2013. 血府逐瘀汤加味配合调养法治疗无汗症 24 例[J]. 四川中医杂志，（31）：89-80.

吴一菲，曹萍. 2009. 咪喹莫特乳膏联合匹多莫德散治疗扁平疣临床疗效观察[J]. 中国现代医生，47（35）：51-53.

吴志华，蔡志强. 2011. 临床皮肤性病学[M]. 北京：人民军医出版社，55-72.

吴志华. 2015. 现代性病学[M]. 北京：人民卫生出版社.

伍丽群，周晓梅，余小鸣，等. 2013. 深圳市外来务工女青年生殖健康状况及服务需求调查研究[J]. 中国计划生育学杂志，（12）:820-823.

夏隆庆，赵春霞. 2003. 瘙痒的发生机制、相关疾病和治疗[J]. 临床皮肤科杂志，32（11）：687-689.

谢继红. 2003. 儿童银屑病与咽部感染的关系调查[J]. 中国误诊学杂志，3（5）：796.

辛燕，曹元华，夏隆庆. 2003. 暴发性痤疮 1 例[J]. 中华皮肤科杂志，36：173.

徐素芹，丁致云，高顺强，等. 2004. 急性痘疮样苔藓状糠疹[J]. 临床皮肤科杂志，33（5）：261-262.

徐晓光，顾军. 2006. 冻疮的病因与防治[J]. 人民军医杂志，49（12）：700-702.

许洁，林小敏，徐贤挺，等. 2012. 5%咪喹莫特乳膏治疗儿童传染性软疣疗效观察[J]. 中国药物与临床，12（1）：84-85.

薛海燕，曹兰芳. 2006. 儿童混合结缔组织病诊疗新进展[J]. 临床儿科杂志，24（5）：429-430.

薛洪源，于佳. 2010. 丝虫病的分布与防治进展[J]. 人民军医，（S1）：27-28.

阎衡，邓军，郝进，等. 2006. 组织细胞吞噬性脂膜炎 1 例[J]. 临床皮肤科杂志，35（4）：241-242.

杨晨，何黎. 2011. 多形性日光疹发病机制的研究进展[J]. 中国皮肤性病诊疗学志，25（9）：724-726.

杨国亮，王侠生. 1995. 现代皮肤病学[M]. 上海：上海医科大学出版社，109-117.

杨科. 2011. 母女同患先天性厚甲症 2 例[J]. 临床皮肤科杂志，40（1）：52.

杨雪琴，彭德河. 1991. 银屑病患者的性格及情感分析[J]. 中华皮肤科杂志，24（1）：33.

叶贝，赵晓东. 2012. 川崎病病因及发病机制的研究进展[J]. 儿科药学杂志，（4）：49-52.

叶冬青. 2001. 皮肤病流行病学[M]. 北京：人民卫生出版社，419-421.

叶顺章. 2001. 性传播疾病的实验室诊断[M]. 北京：科学出版社.

叶兴东，戴向农，梁碧华，等. 2006. 吲哚美辛间歇口服预防生殖器疱疹复发的效果观察[J]. 中华皮肤科杂志，39（9）：512-514.

叶兴东，林霭，戴向农，等. 2005. 112 例生殖器疱疹复发诱因和前驱症状分析[J]. 中国麻风皮肤病杂志，21（6）：435-437.

叶兴东，林霭，朱慧兰，等. 2002. 54 例多发性硬下疳临床分析[J]. 中国皮肤性病学杂志，16（2）：41-42.

叶兴东，刘耕，杨爱诚，等. 2007. 广州市少教所学员主要性传播感染情况调查[J]. 中国艾滋病性病，13（4）：384-385.

叶兴东，刘颖，戴向农，等. 2013. 2000—2011 年广州地区梅毒疫情报告结果分析[J]. 中国艾滋病性病，19(03)：198-200.

叶兴东，颜景兰，朱慧兰，等. 2005. 定量 PCR 对生殖器疱疹患者尿道隐性 HSV 排毒研究[J]. 中国麻风皮肤病杂志，21（4）：265-267.

叶兴东，张锡宝. 2005. 生殖器疱疹患者无症状 HSV 排泌研究进展[J]. 中国皮肤性病学杂志，19（8）：500-502.

叶兴东，张锡宝. 2007. 阿昔洛韦和伐昔洛韦的临床应用及其安全性研究进展[J]. 中国麻风皮肤病杂志，23（8）：705-707.

叶兴东. 2001. 多发性硬下疳早期梅毒一例[J]. 中华皮肤科杂志，34（3）：69.

尹瑞瑞，王秀荣，宋贤响，等. 2012. 儿童非真菌性甲营养不良 170 例临床分析[J]. 临床皮肤科杂志，41（12）：721-722.

尹逊国，卢凤艳，张朝栋，等. 2011. 丘疹性荨麻疹发病因素临床流行病学调查报告[J]. 昆明医学院学报，（4）：126-129.

岳晓丽，蒋宁，龚向东. 2013. 2012 年全国梅毒与淋病疫情分析报告[J]. 性病情况简报，27（1）：9.

詹钟平，梁柳琴，陈冬莹，等. 2008. 儿童和成人系统性红斑狼疮的对比研究[J]. 南方医科大学学报，28：1990-1992.

张风鸣，蒋红伟，王广进. 2010. 连圈状秕糠疹 1 例[J]. 中国麻风皮肤病杂志. 26（4）：283-284.

张国龙，周晴，施和建，等. 2012. 反甲一家系报告[J]. 临床皮肤科杂志，41（4）：245-248.

张海平，陶诗沁，杨莉佳，等. 2005. 花斑癣和脂溢性皮炎患者皮损中马拉色菌种的鉴定及其分布情况[J]. 临床皮肤科杂志，34（10）：666-667.

张红，笪继平，王萍，等. 2006. 急性痘疮样苔藓样糠疹临床、病理及免疫组化分析[J]. 军医进修学院学报，27（5）：337-338.

张宏图. 1994. 连圈状秕糠疹（远山）一家 3 例报告[J]. 皮肤病与性病，16（3）：41.

张建东，林俊萍. 2008. 皮肤型孢子丝菌病 316 例临床分析[J]. 中国真菌学杂志，13（4）：207-210.

张金桃，朱冰，陈瑾萍，等. 2013. 120 例儿童甲脱落病例相关因素分析[J]. 中华皮肤科杂志，46（8）：583-585.

张昆. 2007. 丘疹性荨麻疹的首要病因探讨[J]. 中国社区医师，9（173）：79-80.

张莉，叶兴东，陈胜天，等. 2001. 生殖器疱疹不同病期病毒感染活力的探讨[J]. 中国皮肤性病学杂志，15（2）：88-89.

张青松，顾恒. 2006. 硬化萎缩性苔藓的研究进展[J]. 国际皮肤性病学杂志，32（4）：225-228.

张蓉，俞杰. 2013. 冷冻联合阿维 A、咪喹莫特对于减少多发性跖疣复发的效果观察[J]. 南通大学学报（医学版），33（6）：574-575.

张文霞，王桂芝. 2007. 玫瑰糠疹与 HHV-7 感染的相关性及外周血 T 淋巴细胞亚群的研究[J]. 中国麻风皮肤病杂志，23（4）：277-279.

张学军，刘维达，何春涤. 2010. 现代皮肤病学基础. 2 版. [M]. 北京：人民卫生出版社，971-1049.

张学军. 2008. 皮肤性病学[M]. 北京：人民卫生出版社，19-23.

张学军. 2013. 皮肤性病学[M]. 8 版，北京：人民卫生出版社，210-236.

张云新，路娣，马琳. 2009. 儿童纵行黑甲临床和病理分析[J]. 中国麻风皮肤病杂志，25（5）：338-339.

张志红，钱秋芳，黄迎. 2011. 小儿单纯糠疹与血微量元素之间关系探讨[J]. 检验医学与临床，8（3）：295-296.

赵辨. 2002. 临床皮肤病学[M]. 南京：江苏科学技术出版社，608-613.

赵辨. 2009. 中国临床皮肤病学[M]. 南京：江苏科学技术出版社，197-2130，241-308，619-676.

赵飞，李红文，何秋波. 2004. 甲砜霉素对小儿泛发性脓疱型银屑病的治疗观察[J]. 中国麻风皮肤病杂志，20（3）：240-241.

赵世享，王培光，杨森. 2012. 玫瑰糠疹的研究进展[J]. 国际皮肤性病学杂志，38（1）：13-16.

赵向府，庄晓明. 2013. 脂肪营养不良综合征[J]. 首都医科大学学报，（2）：316-321.

郑楷平，盛晚香，缪泽群. 2006. 非典型麻疹综合征 17 例临床分析[J]. 中国麻风皮肤病杂志，22（6）：528.

郑亚红，吴慧琍. 2006. 氟芬那酸丁酯软膏联合盐酸米诺环素治疗口周皮炎 48 例临床观察[J]. 中国中西医结合皮肤性病学杂志，5（3）：167.

中华人民共和国卫生部，联系国艾滋病规划署，世界卫生组织. 2011 年中国艾滋病疫情估计[J]. 中国艾滋病性病，2012，18（1）：1-5.s

中华人民共和国卫生部. 2007. 梅毒诊断标准 WS273-2007[S]. 2007-4-15.

中华人民共和国卫生部. 2008. 艾滋病感染及诊断标准（WS293-2008）[S].

中华人民共和国卫生部. 2010. 手足口病诊疗指南（2010 年版）[M]. 4：20.

中华人民共和国卫生部合理用药专家委员会. 2009. 中国医师药师临床用药指南[M]. 重庆：重庆出版社.

中华医师会风湿病学分会. 2003. 干燥综合征诊治指南（草案）[J]. 中华风湿病学杂志，7（7）：446.

中华医学会儿科学分会免疫组，中华儿科杂志编辑委员会. 2011. 儿童系统性红斑狼疮诊疗建议[J]. 中华儿科杂志，49（7）：506-514.

周立东，彭琳琳，吕雪莲. 2011. 沿 Blaschko 线分布的泛发性线状苔藓一例[J]. 中华皮肤科杂志，44（12）：903.

周凌，晏洪波. 2013. 皮下结节病一例[J]. 实用皮肤病学杂志，8（6）：249-250.

周纬，殷蕾，周征宇. 2011. 23 例儿童结节性红斑的病因分析[J]. 中国当代儿科杂志，13（9）：755-756.

周运朝，龚建仁. 2014. 2007-2012 年西安市水痘的流行病学分析[J]. 职业与健康，30（2）：247-249.

朱林榆. 2013. 儿童性病的临床探究及因素分析[J]. 中国实用医药，8（9）：53-54.

Aaronson D W. 2006. The “black box” warning and allergy drugs[J]. J Allergy Clin Immunol，117（1）：40-44.

Abdel-Hamid I A，Agha A S，Moustafa Y M，et al. 2003. Pityriasis amiantacea：a clinical etiopathologic study of 85 patients[J]. Int J Dermatol，42：260-264.

Abeck D，Geisenfelder B，Brandt O. 2009. Physical sunscreens with high sun protection factor may cause perioral dermatitis in children[J]. J Dtsch Dermatol Ges，7（8）：701-702.

Abu-Raddad L J，Magaret A S，Celum C，et al. 2008. Genital herpes has played a more important role than any other sexually transmitted infection in driving HIV prevalence in Africa[J]. PLoS One，3（5）：e2230.

Adams J A，Kaplan R A，Starling S P，et al. 2007. Guidelines for medical care of children who may have been sexually abused[J]. J Pediatr Adolesc Gynecol，20（3）：163-172.

Adar R，Kurchin A，Zweig A，et al. 1997. Palmar hyperhidrosis and its surgical treatment：a report of 100 cases[J]. Ann Surg，186（1）：34-41.

Ahn J K，Park Y G，Park S W，et al. 2006. Combined low dose cyclosporine and prednisone downregulate natural killer cell-like effector functions of CD8/CD56+ T cells in patients with active Behçet uveitis[J]. Ocul Immunol Inflamm，14（5）：267-275.

Akaza N，Akam atsu H，Sasak i Y，et al. 2008. Malassez ia folliculitis is caused by cutaneous res ident Malassezia species [J]. Med Mycol，23：1-7.

Alam F，Hamburger J. 2001. Oral mucosal lichen planus in children[J]. Int J Paediatr Dent，11（3）：209-214.

Alibert J L. La porrigine amiantacée[J]. Monogr Derm，1832：293-295.

Alimova E，Le Roux-Villet C，Neuville S，et al. 2008. Relapsing annular erythema following streptococcal throat infection in an adult patient：Adult erythemamarginatum associated with rheumatic fever[J]. Ann Dermatol Venereol，135（6-7）：496-498.

Allison M A，Dunn C L，Person D A. 1997. Acne fulminans treated with isotretinoin and “pulse” corticosteroids[J]. Pediatr Dermatol，14（1）：39-42.

Almeida R A，Olivo T E，Mendes R P，et al. 2011. Africanized

honeybee stings: how to treat them[J]. Rev Soc Bras Med Trop, 44（6）: 755-761.

Al-Mutairi N, Hadad A A. 2012. Efficacy of 308-nm xenon chloride excimer laser in pityriasisalba[J]. Dermatol Surg, 38: 604-609.

Al-Mutairi N, Hassanein A, Nour-Eldin O, et al. 2005. Generalized lichen nitidus[J]. Pediatr Dermatol, 22（2）: 158-160.

Alora-Palli M B, Perkins A C, Van Cott A, et al. 2010. Efficacy and tolerability of a cosmetically acceptable coal tar solution in the treatment of moderate plaque psoriasis: a controlled comparison with calcipotriene（calcipotriol） cream[J]. Am J Clin Dermatol, 11（4）: 275-283.

Al-Saad K, Khanani M F, Naqvi A, et al. 2004. Sweet syndrome developing during treatment with all-trans retinoic acid in a child with acute myelogenous leukemia[J]. J Pediatr Hematol Oncol, 26: 197-199.

Alvar J, Vélez I D, Bern C, et al. 2012. Leishmaniasis Worldwide and Global Estimates of Its Incidence[J]. PLoS ONE, 7（5）: e35671.

Ameen M. 2007. Cutaneous leishmaniasis: therapeutic strategies and future directions[J]. Expert Opin Pharmacother, 8（16）: 2689-2699.

Ameen M. 2010. Cutaneous leishmaniasis: advances in disease pathogenesis, diagnostics and therapeutics[J]. Clin Exp Dermatol, 35（7）: 699-705.

Amichai B. 2000. Treatment of pityriasis versicolor with a shampoo containing 1% bif onazole（Agispor shampoo） in ch ildren [J]. Clin Exp Dermatol, 25（8）: 660.

Amy S, Paller A J M. 2006. Hurwitz Clinical Pediatric Dermatology[M]. 3rd ed. USA: Elsevier Saunders Inc.

Amy S, Paller M D, Anthony J, et al. 2011. Hurwitz's clinical pediatric dermatology[M]. Elsevier Inc: 416-435.

Andres P, Poncet M, Farzaneh S, et al. 2006. Short-term safety assessment of clobetasol propionate 0.05% shampoo: hypothalamic-pituitary-adrenal axis suppression, atrophogenicity, and ocular safety in subjects with scalp psoriasis[J]. J Drugs Dermatol, 5: 328-332.

Andrew M, David M, Adams M. 1994. Venous thromboembolic complications（VTE） in children: first analyses of the Canadian Registry of VTE[J]. Blood, 83（5）: 1251-1257.

Andrews MD, Burns M. 2008. Common tinea infections in children[J]. Am Fam Physician, 77（10）: 1415-1420.

Anne Eberhard. 2002. Panniculitis and lipodystrophy[J]. Curr Opin Rheumatol, 14: 566-570.

Aparna Palit, Arun C Inamadar. 2012. Current treatment strategies: collage vascular disease in children[J]. Indian J Dermatol, 57（6）: 449-458.

Ardoin SP, Schangerg L E. 2005. The management of pediatric systemic erythematosus[J]. Nat Clin Pract Rheum, 1: 82-92.

Arizaga A T, Gaughan M D, Bang R H. 2002. Generalized lichen nitidus[J]. Clin Exp vDermatol, 27（2）: 115-117.

Aronson I K, Worobec S M. 2010. Cytophagic histiocytic panniculitis and hemophagocytic lymphohistiocytosis: an overview. Dermatol Ther, 23: 389-402.

Arthritis Rheum, 2008, 59: 206-213.

Aslam M, Kropp R Y, Jayaraman G, et al. 2012. Genital herpes in Canada: Deciphering the hidden epidemic[J]. Can J Infect Dis Med Microbiol, 23（1）: e6-e9.

Atanasovski M, El Tal A K, Hamzavi F, et al. 2011. Neonatal dermatoph-ytosis: report of a case and review of the literature[J]. Pediatr Dermatol, 28（2）: 185-188.

Aucott J N. 1994. Glucocorticoids and infection[J]. Endocrinol Metab Clin North Am, 23: 655-670.

Avcin T, Benseler S M, Tyrrell P N, et al. 2015. A followup study of antiphospholipid antibodies and associated neuropsychiatric manifestations in 137 children with systemic lupus erythematosus[J].

Aydin S Z, Yilmaz N, Akar S, et al. 2010. Assessment of disease activity and progression in Takayasu's arteritis with Disease Extent Index-Takayasu[J]. Rheumatology（Oxford）, 49（10）: 1889-1893.

Bader-Meunier B, Fraitag S, Janssen C, et al. 2013. Clonal cytophagic histiocytic panniculitis in children may be cured by Cyclosporine A[J]. Pediatrics, 132: e545.

Balaji H, Heratizadeh A, Wiehmaun K, et al. 2011. Malassezia sympodialis thioredoxin-specific T cells are highly cross-reaetive to human thioredoxin in atopic dermatitis[J]. J Allergy Clin Immunol, 128（1）: 92-99, e4.

Baldo M, Bhogal B, Groves R W, et al. 2010. Childhood vulval lichen sclerosus: autoimmunity to the basement membrane zone protein BP180 and its relationship to autoimmunity[J]. Clin Exp Dermatol, 35: 543-545.

Bamford J T, Gessert C E, Renier C M, et al. 2006. Childhood stye and adult rosacea[J]. J Am Acad Dermatol, 55（6）: 951-955.

Banura C, Mirembe F M, Orem J, et al. 2013. Prevalence, incidence and risk factors for anogenital warts in Sub Saharan Africa: a systematic review and meta analysis[J]. Infect Agent Cancer, 8（1）: 27.

Baran R, Dawber RPR, DeBerker D, et al. 2001. Diseases of the nails and their management, 3rdedn. Blaekwell Publisher, Oxford.

Barnes R W, Wu K K, Hoak J C. 1975. Fallibility of the clinical diagnosis of venous thrombosis[J]. JAMA, 234（6）: 605-607.

Barnett J M, Scher R K, Taylor S C. 1991. Nail cosmetics[J]. Dermatol Clin North Am, 38: 921-940.

Beikert F C, Augustin M, Radtke M A. 2012. Etanercept in juvenile psoriasis[J]. Hautarzt, 63（5）: 406-410.

Beiser A S, Takahashi M, Baker A L, et al. 1998. A predictive instrument for coronary artery aneurysms in Kawasaki disease. US Multicenter Kawasaki Disease Study Group[J]. Am J Cardiol, 81（9）: 1116-1120.

Bell T A, Stamm W E, Wang S P, et al. 1992. Chronic Chlamydia trachomatis infections in infants[J]. JAMA, 267（3）: 400-402.

Bennett M L, Jackson J M, Jorizzo J L, et al. 2000. Pyoderma gangrenosum. A comparison of typical and atypical forms with an emphasis on time to remission. Case review of 86 patients from 2 institutions[J]. Medicine（Baltimore）, 79: 37-46.

Berk D RI, Bayliss S J. 2008. Milia: a review and classification[J]. J Am Acad Dermatol, 59（6）: 1050-1063.

Bernard A Cohen. 2009. 儿童皮肤病学（第 3 版）[M]. 马琳译. 北京：人民卫生出版社. 1-10.

Bernard A Cohen. Pediatric Dermatology. 3rd edition ohn Harper, Arnild Oranje, Neil Prose. Textbook of pediatric dermatology. 2nd edition

Bernard A, Cohen M D. 2013. PediatricDermatology[M]. In: Philadelphia, Elsevier Inc, 4th.

Bernier V, Weill F X, Hirigoyen V, et al. 2002. Skin colonization by Malassezia species in neonates: a prospective study and relationship with neonatal cephalic pustulosis[J]. Arch Dermatol, 138（2）: 215-218.

Berstein B, Koster-King K, Singsen B, et al. 1997. Sjögren's Syndrome in childhood[J]. Arthritis Rheum, 20: 361.

Bhandari B, Sankhla K.1979. Amoebiasis and rectal prolapse in children[J]. Trans R Soc Trop Med Hyg, 73（3）: 345-346.

Bhat R M, Shetty S S, Kamath G H. 2004. Pyoderma Gangrenosum in childhood[J]. Int J Dermatol, 43: 205-207.

Bi XL, Gu J, Yan M, et al. 2008. A case of Sweet's syndrome with slack skin and pathergy phenomenon[J]. Int J Dermatol, 47: 842-844.

Bingham A, Mamyrova G, Rother K I, et al. 2008. Predictors of acquired lipodystrophy in juvenile-onsetdermatomyositis and a gradient of severity[J]. Medicine（Baltimore）, 87（2）: 70-86.

Birnkrant M J, Papadopoulos A J, Schwartz R A, et al. 2003. Pyoderma gangrenosum, acne conglobata, and IgAgammopathy[J]. Int J Dermatol, 42: 213-216.

Blessmann Weber M, Sponchiado de Avila L G, Albaneze R, et al. 2002. Pityriasis alba: a study of pathogenic factors[J]. J Eur Acad Dermatol Venereol, 16（5）: 463-468.

Bohm M, Bonsmann G, Luger T A. 2004. Resolution of lichen aureus in a 10-year-old child after topical pimecrolimus[J]. Br J Dermatol, 151（2）: 519-520.

Bolognia J L, Jorizzo J L, Rapini R P, et al. 2003. Hair, nails and mucous membranes. In: dermatology, sectionII. Mosby, Philadelphia, 10007-11113.

Bonifaz A, Ibarra G. 2000. Onychmycosis in children: treatment with bifonazole-urea. Pediatr Dermatol, 17: 310-314.

Bowers S, Warshaw E M. 2006. Pityriasis lichenoides and its subtypes[J]. J Am Acad Dermatol, 55（4）: 557-572.

Bowyer S, Roettcher P. 1996. Pediatric rheumatology clinic populations in the United States: results of a 3 year survey. Pediatric Rheumatology Database Research Group[J]. J Rheumatol, 23（11）: 1968-1974.

Bozrova S V, Levitskiĭ V A, Nedospasov S A, et al. 2013. Imiquimod: the biochemical mechanisms of immunomodulatory and anti-inflammatory activity[J]. Biomed Khim, 59（3）: 249-266.

Brazzini B, Pimpinelli N. 2002. New and established topical corticosteroids in dermatology: clinical pharmacology and therapeutic use[J]. Am J Clin Dermatol, 3: 47-58.

Brecher A R, Orlow S J. 2003. Oral retinoid therapy for dermatologic conditions in children and adolescents[J]. J Am Acad Dermatol, 49（2）: 171-182.

Brkic S, Jovanovic J. 1998. [Genital herpes with special emphasis on perinatal herpes simplex virus infection][J]. Med Pregl, 51（1-2）: 45-49.

Broccolo F, Drago F, Careddu A M. 2005. Additional evidence that pityriasis rosea is associated with reactivation of human herpesvirus -6 and -7[J]. J Invest Dermatol, 124（6）: 1234-1240.

Brogan P A. 2007. What's new in the aetiopathogenesis of vasculitis[J]. Pediatr Nephrol, 22（8）: 1083-1094.

Brook I, Frazier E H. 1996. Aerobic and anaerobic microbiology of superficial suppurative thrombophlebitis[J]. Arch Surg, 131（1）: 95-97.

Browning J C. 2009. An update on pityriasis rosea and other similar childhood exanthems[J]. Curr Opin Pediatr, 21（4）: 481-485.

Bruggink S C, Gussekloo J, Berger M Y, et al. 2010. Cryotherapy with liguid nitrogen versus topical salicylic acid application for cutaneous warts in primary care: randomized controlled trial [J]. CMAJ, 182（15）: 1624-1630.

Brune A, Miller D W, Lin P, et al. 2007. Tacrolimus ointment is effective for psoriasis on the face and intertriginous areas in pediatric patients[J]. Pediatr Dermatol, 21（1）: 76-80.

Burdt M A, Hoffman R W, Deutscher, et al.1999. Long-term outcome in mixed connective tissue disease: longitudinal clinical and serological findings[J]. Arthritis Rheum, 24: 899-909.

Burns T, Breathnach S, Cox N, et al. 2010. Rook'sTextbook of Dermatology[M]. In: Chichester, Blackwell Publishing Ltd, 8th.

Burton J L, Holden C A. 1998. Eczema, lichenification and prurigo.

In: Champion R H, Burton J L, DA et al. eds[M]. Textbook of Dermatology. 6th edn. Oxford: Blackwell Science, 629-680.

Cafarchia C, Gasser R B, Figueredo L A, et al. 2011. Advances in the identification of Malassezia [J]. Mol Cell Probes, 25 (1): 1-7.

Cakar N, Yalcinkaya F, Duzova A, et al. 2008. Takayasu arteritis in children[J]. J Rheumatol, 35 (5): 913-919.

Cameron C E, Lukehart S A. 2013. Current status of syphilis vaccine development: Need, challenges, prospects[J]. Vaccine.

Canan H, Altan-Yaycioglu R, dURDU M. 2013. Periocular paederus dermatitis mimicking preseptal cellulitis[J]. Can J Ophthalmol, 48 (2): 121-125.

Canpolat Kirac B, Adisen E, Bozdayi G, et al. 2009. The role of human herpesvirus 6, human herpesvirus 7, Epstein ·Barr virus and cytomegalovirus in the aetiology of pityriasis rosea[J]. J Eur Acad Dermatol Venereol, 23 (1): 16-21.

Capella G L. 2005. Topical khellin and natural sunlight in the outpatient treatmen t of recalcitrant palmoplantar pompholyx: report of an open pilot study[J]. Dermatology, 211 (4): 381-383.

Cappel J A, Wetter D A. 2014. Clinical characteristics, etiologic associations, laboratory findings, treatment, and proposal of diagnostic criteria of pernio (chilblains) in a series of 104 patients at mayo clinic, 2000 to 2011[J]. Mayo Clin Proc, 89 (2): 207-215.

Carbone M, Goss E, Carrozzo M, et al. 2003. Systemic and topical corticosteroid treatment of oral lichen planus: a comparative study with longterm follow-up[J]. J Oral Pathol Med, 32: 323-329.

Carne C A, Gibbs J, Delaney A, et al. 2013. Prevalence, clinical features and quantification of genital non-viral infections[J]. Int J STD AIDS, 24 (4): 273-277.

Carrillo Munoz A J, Giusiano G, Guarro J, et al. 2007. In vitro activity of voriconazole against dermatophytes, Scopulariopsis brevicaulis and other opportunistic fungi as agents of onychomycosis[J]. Int J Antimicrob Agents, 30 (2): 157-161.

Casanova J M, Sanmartín V, Soria X, et al. 2008. Childhood Dermatosis in a Dermatology Clinic of a General[J]. SpainActas Dermosifiliogr, 99: 111-118.

Castela E, Archier E, Devaux S, et al. 2012. Topical corticosteroids in plaque psoriasis: a systematic review of risk of adrenal axis suppressionand skin atrophy[J]. J Eur Acad Dermatol Venereol, 26 Suppl 3: 47-51.

Caviness A C, Demmler G J, Almendarez Y, et al. 2008. The prevalence of neonatal herpes simplex virus infection compared with serious bacterial illness in hospitalized neonates[J]. J Pediatr, 153 (2): 164-169.

Cdc. 1997. Case Definitions for Infectious Conditions Under Public Health Surveillance[J]. MMWR, 46(No. RR-10): 1-55.

Chaisalee T, Tukaew A, Suwansaksri J, et al. 2004. Very high prevalence of enterobiasis among the hilltribal children in rural district "Mae Suk," Thailand[J]. MedGenMed, 6 (2): 5.

Chalmers R J, Burton P A, Bennett R F, et al. 1984. Lichen sclerosus et atrophicus. A common and distinctive cause of phimosis in boys[J]. Arch Dermatol, 120: 1025-1027.

Chan I, Oyama N, Neill SM, et al. 2004. Characterization of IgG autoantibodies to extracellular matrix protein 1 in lichen sclerosus[J]. Clin Exp Dermatol, 29 (5): 499-504.

Chang C. 2012. Neonatal autoimmune diseases: a critical review[J]. Autoimmun, 38 (2-3): J223-J238.

Changyin W, Zhen Z, Qing X, et al. 2012. Rubella epidemics and genotypic distribution of the rubella virus in Shandong Province, China, in 1999-2010[J]. PloS one, 7(7): e42013.

Chappuis F, Sundar S, Hailu A, et al. 2007. Visceral leishmaniasis: what are the needs for diagnosis, treatment and control[J]. Nature reviews Microbiology, 5 (11): 873-882.

Chen J J, Liang Y H, Zhou F S, et al. 2006. The gene for a rare autosomaldominant form of pompholyx maps to chromosome 18q22. 1- 18q22. 3. J Invest Dematol: 126: 300-304.

Chen T S, Eichenfield L F, Friedlander S F. 2013. Infantile hemangiomas: an update on pathogenesis and therapy[J]. Pediatrics, 131 (1): 99-108.

Chen X S, Peeling R W, Yin Y P, et al. 2011. The epidemic of sexually transmitted infections in China: implications for control and future perspectives[J]. BMC Med, 9: 111.

Cherpes T L, Matthews D B, Maryak S A. 2012. Neonatal herpes simplex virus infection[J]. Clin Obstet Gynecol, 55 (4): 938-944.

Chudwin D S, Daniels T E, Wara D W, et al. 1981. Spectrum of Sjögren's Syndrome in children[J]. J Pediatr, 98: 213.

Cimaz R, Casadei A, Rose C et al. 2003. Primary Sjögren's Syndrome in the pediatric age: a multicentre survey[J]. Eur J Pediatr, 162 (10): 661.

Civilibal M, Canpolat N, Yurt A, et al. 2007. A child with primary Sjögren's Syndrome and a review of the literature. Clin Pediatr Oct, 46 (8): 738.

Clark S M, Lanigan S W, Marks R. 2002. Laser treatment of erythema andtelangiectasia associated with rosacea[J]. Lasers Med Sci, 17: 26-33.

Claudia Fancelli, Manuela Prato, Carlotta Montaqnani, et al. 2013. Survey assessment on pediatricians' attitudes on head lice management[J]. Ital J Pediatr, 39: 62.

Cochat P, Fargue S, Mestrallet G, et al. 2009. Disease recurrence in paediatric renal transplantation[J]. Pediatr Nephrol, 24: 2097-2108.

Cohen J L, Scher R K, Pappert A S. 1991. Congential malalignment of the great toenails[J]. Pediatr Dermatol, 8:

40-42.

Committee W G A B. 2010. WHO Recommandation on the diagnose of infection in infants and Children[R]. WHO.

Compeyrot-Lacassagne S，Feldman B M. 2007. Inflammatory Myopathies in Children[J]. Rheum Dis Clin North Am, 33（3）: 525-553.

Cordoro K M. 2008. Systemic and light therapies for the management of childhood psoriasis：part II[J]. Skin Therapy Lett，13（4）：13.

Costenbader K H，Desai A，Alarcón G S，et al. 2011. Trends in the incidence，demographics and outcomes of end-stage renal disease due to lupus nephritis in the US from 1995 to 2006[J]. Arthritis Rheum，63（6）：1681-1688.

Coto-Segura P，Costa-Romero M，Gonzalvo P，et al. 2008. Lichen striatus in an adult following trauma with central nail plate involvement and its dermoscopy features[J]. Int J of Dermatol，47：1324-1325.

Craiglow B G，Antaya R J. 2013. Management of infantile hemangiomas：current and potential pharmacotherapeutic approaches[J]. Paediatr Drugs，15（2）：133-138.

Craiglow B，Hinds G，Antaya R，et al. 2009. Primary cutaneous aspergillosis in an immunocompetent patient：successful treatment with oral voriconazole[J]. Pediatr Dermatol，26（4）：493-495.

Crespo E V，Delgado F V. 2002. Malassezia species in skin diseases[J]. Curr Opin Infect Dis，15（2）：133-142.

Cribier B. 2011. Pathophysiology of rosacea：redness，telangiectasia，and rosacea[J]. Ann Dermatol Venereol，138（Suppl 3）：S184-191.

Crowson A N，Mihm M C Jr，Magro C. 2003. Pyoderma gangrenosum：a review[J]. J Cutan Pathol，30：97-107.

Dai T，Li K，Lu H，et al. 2012. Molecular typing of Treponema pallidum：a 5-year surveillance in Shanghai，China[J]. J Clin Microbiol，50（11）：3674-3677.

Daniel C R，Scher R K. 1987. Nail changes secondary to systemic drugs and ingestants[J]. J Am Acad Dermatol，17：1012-1016.

Danko K，Ponyi A，Constantin T，et al. 2004. Long term survival of patients with idiopathic inflammatory myopathies according to clinical features：a longitudinal study of 162 cases[J]. Medicine，83：35-42.

Datta B，Sarkar A N，Ghosh M K. 2011. Vesical hirudiniasis：a rare case report[J]. Urol J，8（3）：242-243.

David J，Ansell B M，Woo P. 1993. Polyarteritis nodosa associated with streptococcus[J]Arch Dis Child，69（6）：685-688.

De Giorgi V，Grazzini M，LottiT. 2010. A three-dimensional tattoo：molluscum contagiosum[J]. CAMJ，182（9）：382.

De Hoog G S，Queiroz-Telles F，Haase G，et al. 2000. Black fungi Clincal and Pathogenic app roaches[J]. Med Mycol，38（Suppl 1）：243-250.

de Jager M E，de Jong E M，Meeuwis K A，et al. 2010. No evidence found that childhood onset of psoriasis influences disease severity，future body mass index or type of treatments used[J]. J Eur Acad Dermatol Venereol，24（11）：1333-1339.

de Jager M E，van de Kerkhof P C，de Jong E M，et al. 2010. Dithranol therapy in childhood psoriasis：unjustifiably on the verge of falling into oblivion[J]. Dermatology，220（4）：329-332.

De Santis M，De Luca C，Mappa I，et al. 2012. Syphilis Infection during pregnancy：fetal risks and clinical management[J]. Infect Dis Obstet Gynecol，430585.

de Villiers F P，Prentice M A，Bergh A M，et al. 1992. Sexually transmitted disease surveillance in a child abuse clinic[J]. S Afr Med J，81（2）：84-86.

de-Andrés-del-Rosario A，Verea-Hernando M M，Yebra-Pimentel M T，et al. 2011. Poststeroid Panniculitis in an Adult[J]. Am J Dermatopathol，33（7）：77-80.

Debois J，Vandepitte J，Degreef H. 1978. Yersinia enterocolitica as a cause of erythema nodosum[J]. Dermatologica，156（2）：65-78.

Deen M E，Porta G，Fiorot F J，et al. 2009. Autoimmune hepatitis and juvenile systemic lupus erythematosus[J]. Lupus，18：747-751.

del Cuvillo A，Mullol J，Bartra J，et al. 2006. Comparative pharmacology of the H1 antihistamines[J]. J Investig Allergol Clin Immunol，16（1）：3-12.

Del Cuvillo A，Sastre J，Montoro J，et al. 2007. Use of antihistamines in pediatrics[J]. J Investig Allergol Clin Immunol，17（2）：28-40.

Del Rosso J Q，Gallo R L，Tanghetti E，et al. 2013. An evaluation of potential correlations between pathophysiologic mechanisms，clinical manifestations，and management of rosacea[J]. Cutis，91（Suppl 3）：1-8.

Del Rosso J Q. 2012. Advances in understanding and managing rosacea：part 1 connecting the dots between pathophysiological mechanisms and common clinical features of rosacea with emphasis on vascular changes and and facial erythema[J]. J Clin AesthetDermatol，5（3）：16-25.

Del Rosso J Q. 2012. Advances in understanding and managing rosacea：part 2 the central role，evaluation，and management of diffuse and persistent facial erythema of rosacea[J]. J Clin Aesthet Dermatol，5（3）：26-36.

Delaporte E，Wyler L CA，Iten A，et al. 2013. Large measles outbreak in Geneva，Switzerland，January to August 2011：descriptive epidemiology and demonstration of quarantine effectiveness[J]. Euro Surveill，18（6）：pii：20395.

Deng T，Huang Y，Yu S C，et al. 2013. Spatial-temporal clusters and risk factors of hand, foot, and mouth disease at the district level in Guangdong province China[J]. PLo S One, 8（2）: e56943.

Dengler L D, Capparelli E V, Bastian J F, et al. 1998. Cerebrospinal fluid profile in patients with acute Kawasaki disease[J]. Pediatr Infect Dis J, 17（6）: 478-481.

Denton C P, Black C M.2006. Systemic sclerosis in childhood. In: Harper J, Oranje A, Prose N, et al. Textbook of pediatric Dermatology. 2nd ed. Oxford: Blackwell Publishing Ltd: pp. 2030-2040.

Devaux S, Castela A, Archier E, et al. 2012. Topical vitamin D analogues alone or in association with topical steroids for psoriasis: a systematic review[J]. J Eur Acad Dermatol Venereol, 26 Suppl 3: 52-60.

Di LV, Piana S, Ricci C. 2007. Lichen planus appearing subsequent to generalized lichen nitidus in a child[J]. Pediatr Dermatol, 24: 453-455.

Dinleyici E C, Dogan N, Ucar B, et al. 2003. Strongyloidiasis associated with amebiasis and giardiaisis in an immunocompetent boy presented with acuteabdomen[J]. Korean J Parasitol, 41（4）: 239-242.

Do M O, Kim M J, Kim S H, et al. 2007. Generalized lichen nitidus successfully treated with narrow-band UVB phototherapy: two cases report[J]. J Korean Med Sci, 22（1）: 163-166.

Dogra S, Kaur I. 2010. Childhood psoriasis[J]. Indian J Dermatol Venereol Leprol, 76（4）: 357-365.

Douglas J J. 2009. Penicillin treatment of syphilis: clearing away the shadow on the land[J]. JAMA, 301（7）: 769-771.

Downes K J, Hahn A, Wiles J, et al. 2014. Dose optimisation of antibiotics in children: application of pharmacokinetics/ pharmacodynamics in pediatrics[J]. Int J Antimicrob Agents. 43（3）: 223-230.

Drago F, Broccolo F, Rebora A. 2009. Pityriasis rosea: an update with a critical appraisal of its possible herpesviral etiology[J]. J Am Acad Dermatol, 61（2）: 303-318.

Dragos V, Mervic L, Zgavec B. 2006. Lichen striatus in a child after immunization. A case report[J]. Acta Dermatovenerol Alp Panonica Adriat, 15: 178-180.

Drolet B A, Frommelt P C, Chamlin S L, et al. 2013. Initiation and use of propranolol for infantile hemangioma: report of a consensus conference[J]. Pediatrics, 131（1）: 128-140.

Dubowitz H, Bennett S. 2007. Physical abuse and neglect of children[J]. Lancet, 369: 1891-1899.

Dunne E F, Friedman A, Datta S D, et al. 2011. Updates on human papillomavirus and genital warts and counseling messages from the 2010 Sexually Transmitted Diseases Treatment Guidelines[J]. Clin Infect Dis, 53 Suppl 3: S143-S152.

Eichenfield L F, Frieden I J, Esterly N B. 2008. Neontal and infant dermatology[M]. In: Philadelphia, Elsevier Inc, 2nd.

Eichenfield L F, Frieden I J. 2015. Neontal and infant dermaotology[M]. In: Philadelphia, Elsevier Inc.

Eichenfield L F, Krakowski A C, Piggott C, et al. 2013. Evidence-based recommendations for the diagnosis and treatment of pediatric acne[J]. Pediatrics, 131（3）: S163-186.

Eleftheriou D, Melo M, Marks S D, et al. 2009. Biologic therapy in primary systemic vasculitis of the young[J] Rheumatology（Oxford）, 48（8）: 978-986.

Elewski B, Tavakkol A. 2005. Safety and tolerability of oral antifungal agents in the treatment of fungal nail disease: a proven reality[J]. Ther Clin Risk Manag, 1（4）: 299-306.

Elias P M. 2009. An Appropriate Response to the Black-Box Warning: Corrective, Barrier Repair Therapy in Atopic Dermatitis[J]. Clin Med Dermatol, 2: 1-3.

Ersoy-Evans S, Greco M F, Mancini A J, et al. 2007. Pityriasis lichenoides in childhood: a retrospective review of 124 patients[J]. J Am Acad Dermatol, 56（2）: 205-210.

Esterly N B. 1992. Eczema . In: Behrman RE, Kliegman RM, eds [M]. Nelson, s Textbook of pediatrics, 14th edn. Philadelphia: W. B. Saunders, 1647.

Faber M T, Nielsen A, Nygard M, et al. 2011. Genital chlamydia, genital herpes, Trichomonas vaginalis and gonorrhea prevalence, and risk factors among nearly 70, 000 randomly selected women in 4 Nordic countries[J]. Sex Transm Dis, 38（8）: 727-734.

Farnsworth N N, George S J, Hsu S. 2005. Successful use of infliximab following a failed course of etanercept in a pediatric patient[J]. Dermatol Online J, 11（3）: 11.

Fawcett R S, Linford S, Stalbery D L. 2004. Nail abnormalities. Clue to systemic disease[J]. Am Fam Physician, 15: 1417-1424.

Ference J D, Last A R. 2009. Choosing topical corticosteroids[J]. Am Fam Physician, 79（2）: 135-140.

Fernández-Díez J, Magaña M, Magaña M L. 2012. Cutaneous amebiasis: 50 years of experience[J]. Cutis, 90（6）: 310-314.

Fiehn C, Hajjar Y, Mueller K, et al. 2003. Improved clinical outcome of lupus nephritis during the past decade: importance of early diagnosis and treatment[J]. Ann Rheum Dis, 62: 435-439.

Field S, Powell F, Young V et al. 2008. Pyoderma gangrenosum manifesting as a cavitating lung lesion[J]. Clin Exp Dermatol, 33: 418-421

Finger-Jardim F, Teixeira L O, de Oliveira G R, et al. 2014. Herpes simplex virus: Prevalence in placental tissue and incidence in neonatal cord blood samples[J]. J Med Virol, 86

（3）：519-524.

Finkelhor D，Hotaling G，Lewis I A，et al.1990. Sexual abuse in a national survey of adult men and women：prevalence，characteristics，and risk factors[J]. Child Abuse Negl，14（1）：19-28.

Fischer G，Rogers M. 2000. Vulvar disease in children：a clinical audit of 130 cases[J]. Pediatr Dermatol，17：1-6.

Fistarol S K，Itin P H. 2002. Nail changes in genodermatoses[J]. Ear J Dermatol. 12：119-28.

Fitzgerald R L，McBurney E I，Nesbitt LT Jr.1996. Sweet's syndrome[J]. Int J Dermatol，35：9-15.

Fleckmen P，Omura E F. 2001. Histopathology of the nail[J]. Adv Dermatol，17：385-416.

Fleischer A B. 2011. Inflammation in rosacea and acne：implications for patient care[J]. J Drugs Dermatol，10：614-620.

Fleming C，Ganslandt C，Leese G P. 2010. Short- and long-term safety assessment of a two-compound ointment containing calcipotriene / betamethasone dipropionate（Taclonex / Daivobet / Dovobet ointment）：hypothalamic-pituitary-adrenal axis function in patients with psoriasis vulgaris[J]. J Drugs Dermatol，9：969-974.

Fluhr J W，Degitz K. 2010. Antibiotics，azelaic acid and benzoyl peroxide in topical acne therapy[J]. J Dtsch Dermatol Ges. 8 Suppl 1：S24-30.

Focseneanu M A，Gupta M，Squires K C，et al. 2013. The course of lichen sclerosus diagnosed prior to puberty[J]. J Pediatr Adolesc Gynecol，26：153-155.

Frances C，Boisnic S，1990. Cutaneous manifestations of Takayasu arteritis：a retrospective study of 80 case[J]. Dermatologica，181：266-272.

Fraser C M，Norris S J，Weinstock G M，et al.1998. Complete genome sequence of Treponema pallidum，the syphilis spirochete[J]. Science，281（5375）：375-388.

Frey M N，Bonamigo R R，Luzzatto L，et al. 2010. Case for diagnosis. Generalized lichen nitidus in childhood[J]. An Bras Dermatol，85：561-563.

Friedlander S F，Baldwin H E，Mancini A J，et al. 2011. The acne continuum：an age-based approach to therapy[J]. Semin Cutan Med Surg，30（3 Suppl）：S6-11.

Friedlander S F. 1998. Effective treatment of acne fulminans-associated granulation tissue with the pulsed dye laser[J]. Pediatr Dermatol，15（5）：396-398.

Fudge E BI，von Allmen D，Volmar K E，et al. 2009. Volmar，and Ali S. Calikoglul Cushing Syndrome in a 6-Month-Old Infant due toAdrenocortical Tumor[J]. Int J Pediatr Endocrinol，168749.

Fujita H，Iguchi M，Ikari Y. 2007. lichen aureus on the back in a 6-year-old girl[J]. J Dermatol，34（2）：148-149.

Fuller L C. 2009. Changing face of tinea capitis in Europe[J]. Curr Opin Infect Dis，22（2）：115-118.

Gaitanis G，Velegraki A，Mayser P，et al. 2013. Skin diseases associated with Malassezia yeasts：Facts and controversies [J]. Clin Dermatol，31（4）：455-463.

Gandhi V Vij A，Bhattacharya S N. 2006. Apocrine chromhidrosis localized to the areola in an Indian female treated with topical capsaicin[J]. Indian J Dermatol Venereol Leprol，72：382- 383.

Gao X H，Barnardo M C，Winsey S，et al. 2005. The association between HLA DR，DQ antigens，and vulval lichen sclerosus in the UK：HLA DRB112 and its associated DRB112/DQB1030 1/04/ 09/010 haplotype confers susceptibility to vulval lichen sclerosus，and HLA DRB10301/04 and its associated DRB10301/04/DQB 10201/02/03 haplotype protects from vulval lichen sclerosus[J]. J Invest Dermatol，125（5）：895-899.

Gavril A R，Kellogg N D，Nair P. 2012. Value of follow-up examinations of children and adolescents evaluated for sexual abuse and assault[J]. Pediatrics，129（2）：282-289.

Gedalia A. 2004. Henoch-Schonlein purpura[J]. Curr Rheumatol Rep，6（3）：195-202.

Geisler W M. 2011. Diagnosis and management of uncomplicated Chlamydia trachomatis infections in adolescents and adults：summary of evidence reviewed for the 2010 Centers for Disease Control and Prevention Sexually Transmitted Diseases Treatment Guidelines[J]. Clin Infect Dis，53 Suppl 3：S92-S98.

Giasuddin A S，El-Orfi A H，Ziu M M 1998. El-Barnawi NY. Sweet syndrome：is the pathogenesis mediated by helper T-cell type 1 cytokines[J]. J Am Acad Dermatol，39（6）：940-943.

Girardet R G，Lahoti S，Howard L A，et al. 2009. Epidemiology of sexually transmitted infections in suspected child victims of sexual assault[J]. Pediatrics，124（1）：79-86.

Gisondi P，Fantuzzi F，Malerba M，et al. 2007. Folic acid in general medicine and dermatology[J]. J Dermatolog Treat，18（3）：138-146.

Gitte Vrelits Scrensen，Steen Rosth C J. 2011. The Epidemiology of herpes zoster in 226 children[J]. Acute Lymphoblastic Leukemia[J]. Pediat T Blood Cancer，57（6）：993-997.

Gniadecki R. 2002. Calcipotriol for erythema annulare centrifugum[J]. Br J Dermatol，146（2）：317-319.

Gomes P L，Malavige G N，Fernando N，et al. 2011. Charaeteristies of Staphylococcus aureus colonization in Patients with atopic dermatitis in Sri Lanka[J]. Clin Exp Dermatol，36（2）：195-200.

Gomez G B，Kamb M L，Newman L M，et al. 2013. Untreated maternal syphilis and adverse outcomes of pregnancy：a systematic review and meta-analysis[J]. Bull World Health Organ，91（3）：217-226.

Graham J A，Hansen K K，Rabinowitz，et al. 1994. Pyoderma

Gangrenosum in infants and children[J]. Paediatr Dermatol, 11: 10-17.

Greenberger S, Boscolo E, Adini I, et al. 2010. Corticosteroid suppression of VEGF-A in infantile hemangioma-derived stem cells[J]. N Engl J Med, 362 (11): 1005-1013.

Grice, K, Smith, N. 1980. Parapsoriasis lichenoides with poikiloderma atrophicans vasculare[J]. Brit J Dermatol, 103 (Suppl.), 66-67.

Grover C, Arora P, Manchanda V. 2012. Comparative evaluation of griseofulvin, terbinafine and fluconazole in the treatment of tinea capitis[J]. Int J Dermatol, 51 (4): 455-458.

GunaShekhar M, Sudhakar R, Shahul M, et al. 2010. Oral lichen planus in childhood: A rare case report[J]. Dermatol Online J, 16 (8): 9.

Günes A M, Baytan B, Günay U. 2006. The influence of risk factors in promoting thrombosis during childhood: the role of acquired factors[J]. Pediatr Hematol Oncol, 23 (5): 399-410.

Gupta A K, Paquet M, Simpson F C. 2013. Therapies for the treatment of onychomycosis[J]. Clin Dermatol, 31 (5): 544-554.

Gupta A K, Paquet M. 2013. Systemic antifungals to treat onychomycosis in children: a systematic review[J]. Pediatr Dermatol, 30 (3): 294 -302.

Gupta A K, Skinner A R. 2004. Onychomycosis in children: a brief overview with treatment strategies[J]. Pediatr Dermatol, 21 (1): 74-79.

Gutfreund K, Bienias W, Szewczyk A, et al. 2013. Topical calcineurin inhibitors in dermatology. Part I: Properties, method and effectiveness of drug use[J]. Postepy Dermatol Alergol, 30 (3): 165-169.

Hafner C, Landthaler M, Vogt T. 2006. Lichen striatus (blaschkitis) following varicella infection[J]. J Eur Acad Dermatol Venereol, 20: 1345-1347.

Halpern J, Salim A. 2009. Pediatric sweet syndrome: case report and literature review[J]. Pediatr Dermatol, 26: 452-457.

Hamdan J M, Barqawi M A. 2008. Henoch-Schonlein purpura in children. Influence of age on the incidence of nephritis and arthritis[J]. Saudi Med J, 29 (4): 549-552.

Hammerschlag M R, Cummings M, Doraiswamy B, et al. 1985. Nonspecific vaginitis following sexual abuse in children[J]. Pediatrics, 75 (6): 1028-1031.

Hammerschlag M R, Guillen C D. 2010. Medical and legal implications of testing for sexually transmitted infections in children[J]. Clin Microbiol Rev, 23 (3): 493-506.

Hammerschlag M R. 2011. Chlamydial and gonococcal infections in infants and children[J]. Clin Infect Dis, 53 Suppl 3: S99-S102.

Hammerschlag M R. 2011. Sexual assault and abuse of children[J]. Clin Infect Dis, 53 Suppl 3: S103-S109.

Hapa A, Ersoy-Evans S, Karaduman A. 2012. Childhood pityriasis lichenoides and oral erythromycin[J]. Pediatr Dermatol, 29 (6): 719-724.

Harper J I, Ahmed I, Barclay G, et a1. 2000. Cylesporin for sever childhood atopic dermatitis, short course versus continuous therapy[J]. Br J Dermatd, 142 (1): 52-58.

Harper J, Oranje Arnold, Prose N. 2011. Abuse and Factitial disorders. Hurwitz Clinical pediatric Dermatology [J]. 26: 585-589.

Hashimoto Y, Suga Y, Chikenji T, et al. 2003. Immunohistological characterization of a Japanese case of pityriasis rotunda[J]. Br J Dermatol, 149 (1): 196-198.

Hassink R I, Pasquinelli-Egli C E, et al. 1997. Conditions currently associated with erythema nodosum in Swiss children[J]. Eur J Pediatr, 156: 851-853.

Hauber K, Rose C, Brocker E B, et al. 2000. Lichen striatus: clinical features and follow-up in 12 patients[J]. Eur J Dermatol, 10: 536-539.

Hawkes S, Matin N, Broutet N, et al. 2011. Effectiveness of interventions to improve screening for syphilis in pregnancy: a systematic review and meta-analysis[J]. Lancet Infect Dis, 11 (9): 684-691.

Heckmann M, Breit S, Ceballos-BaumannA, et al. 1999. Side-controlled intradermal injection of botulinum toxin A in recalcitrant axillary hyperhidrosis [J]. J am Acad Dermatol, 41: 987 - 990.

Heijstek M W, Ott de Bruin L M, Bijl M, et al. 2011. EULAR recommendations for vaccination in paediatric patients with rheumatic disease s [J]. Ann Rheum Dis, 70: 1704-1712.

Hengge U R, Ruzicka T, Schwartz R, et al. 2006. Adverse effects of topical glucocorticosteroids[J]. J Am Acad Dermatol, 54: 1-15.

Henry M, Metry D W. 2009. Generalized lichen nitidus, with perioral and perinasal accentuation, in association with Down syndrome[J]. Pediatr Dermatol, 26: 109-111.

Herberger K, Krause K, Maier K, et al. 2012. Local anesthetic effects of Lidocaine cream: randomized controlled trial using a standardized prick pain[J]. J Dermatolog Treat, 23 (6): 437-442.

Hernández-Martin A, Aranegui B, Martin-Santiago A, et al. 2013. A systematic review of clinical trials of treatments for the congenital ichthyoses, excluding ichthyosis vulgaris[J]. J Am Acad Dermatol, 69 (4): 544-549. e8.

Herremans T, Kortbeek L, Notermans D W. 2010. A review of diagnostic tests for congenital syphilis in newborns[J]. Eur J Clin Microbiol Infect Dis, 29 (5): 495-501.

Herrick A L, Ennis H, Bhushan M, et al. 2010. Incidence of

childhood linear scleroderma and systemic sclerosis in the UK and Ireland[J]. Arthritis Care Res 62：213-218.

Herron M D，Coffin C M，Vanderhooft S L. 2005. Sweet syndrome in two children[J]. Pediatr Dermatol，22：525-529.

Herzinger T，Degitz K，Plewig G，et al. 2005. Treatment of small plaque parapsoriasis with narrow-band（311nm）ultraviolet B：a retrospective study[J]. Clinical and Experimental Dermatology，30：379-381.

Hesketh T，Ye X，Zhu W. 2008. Syphilis in China：the great comeback[J]. Emerg Health Threats J，1：e6.

Hicar M D. 2013. Immunotherapies to prevent mother-to-child transmission of HIV[J]. Curr HIV Res，11（2）：137-143.

Hiraki L T，Benseler S M，Tyrrell P N，et al. 2008. Clinical and laboratory characteristics and long-term outcome of pediatric systemic lupus erythematosus：a longitudinal study[J]. J Pediatr，152：550-556.

Hodgson T A，Sahni N，Kaliakatsou F，et al. 2003. Long-term efficacy and safety of topical tacrolimus in the management of ulcerative/erosive oral lichen planus[J]. Eur J Dermatol，13：466-470.

Hofstetter A M，Rosenthal S L，Stanberry L R. 2014. Current thinking on genital herpes[J]. Curr Opin Infect Dis，27（1）：75-83.

Hojyo-Tomoka M T，Vega-Memije M E，Cortes-Franco R，et al. 2003. Diagnosis and of actinic prurigo[J]. Dermatol Ther，16（1）：40-44.

Hood A F，Mark E J. 1982. Histopathologic diagnosis of pityriasis lichenoides et varioliformis acuta and its clinical correlation[J]. Arch Dermatol，118：478.

Hornberger J，Grimes K，Naumann M，et al. 2004. Recognition，diagnosis，and treatment of primary focal hyperhidrosis[J]. J Am Acad Dermatol，51（2）：274-286.

Hospach T，von den Driesch P，Dannecker G E. 2009. Acute febrile neutrophilic dermatosis（Sweet's syndrome） in childhood and adolescence：two new patients and review of the literature on associated diseases. Eur J Pediatr，168：1-9. DOI 10. 1007/s00431-008-0812-0

Howard A，Dean D，Cooper S，et al. 2004. Circulating basement membrane zone antibodies are found in lichen sclerosus of the vulva[J]. Australas J Dermatol，45（1）：12-15.

Hurwitz S. 1993. Clinical pediatric dermatology：a textbook of skin disorders of childhood and adolescence 2nd ed[M]. Philadephia. Pa：WB：Saunders，422-423.

Hurwitz Sidney，Paller Amy，Mancini Anthony J. 2011. Hurwitz's clinical pediatric dermatology：a textbook of skin disorders of childhood and adolescence. 4th. Philadelphia：Saunders：71-80.

Imashuku S，Kudo N. 2013. Chlamydia pneumoniae infection-associated erythema multiforme[J]. Pediatr Rep，5（2）：35-37.

In S I，Y i S W，Kang H Y，et al. 2009. Clinical and histopatholo gical characteristics of pityriasis alba[J]. clin Exp Dermatol，34（5）：591-597.

Inamadar A C. 2001. Lichen striatus with nail involvement Indian[J]. J of Dermatol，67：197.

Ingram D L，Everett V D，Lyna P R，et al. 1992. Epidemiology of adult sexually transmitted disease agents in children being evaluated for sexual abuse[J]. Pediatr Infect Dis J，11（11）：945-950.

Ingrid C，Polcari，Sarah L. Stein. 2010. Panniculitis in childhood[J]. Dermatologic Therapy，（23）：356-367.

Iqbal M，Kolodney M S. 2005. Acne fulminans with synovitisacne- pustulosis- hyperostosis-osteitis syndrome treated with infliximab[J]. J Am Acad Dermatol，52（Suppl 1）：S118-120.

Irvine A D，Hoeger P H，Yan A C. 2011. Harper's Textbook of Pediatric Dermatology. Wiley-Blackwell，181. 16-181. 19.

Irvine A D，HoegerP H，YanA C. 2011. Harper'sTextbook of Pediatric Dermatology[M]. In：Chichester，Blackwell Publishing Ltd，3rd.

Ishibashi Y，Kato H，Asahi Y，et al. 2009. Identification of the major allergen of Malassezia globosa relevant for atopic dermatitis[J]. J Dermatol Sci，55（3）：185-192.

Jackson J M，2002. Hepatitis C and the skin[J]. Dermatol Clin，20：449-458.

Jain V K，Aggarwal K，Jain K，et al. 2007. Narrow-band UVB phototherapy in childhood psoriasis[J]. Int J Dermatol，46（3）：320.

Jain V K，Aggarwal K，Passi S，et al. 2004. Role of contact allergens i npompholyx[J]. J Dermatol，31：188-193.

Jansen T H，Burgdorf W，Plewig G. 1997. Pathogenesis and treatment of acne in childhood[J]. Pediatr Dermatol，14：7-21..

Jason P，Natasha G，Christos S，et al. 2013. Adipokines in the HIV/HAART-associated lipodystrophy syndrome [J]. Metabolism，（62）：1199 -1205.

Jensen L S，Bygum A. 2012. Childhood lichen sclerosus is a rare but important diagnosis[J]. Dan Med J，59：A4424.

Jimenez S，Cervera R，Font J，et al. 2003. The epidemiology of systemic lupus erythematosus[J]. Clin Rev Allergy Immunol，25：3-12.

Johnston C. 1991. Topical 2% mupirocin versus 2% sodium fusidate ointment in the treatment of primary and secondary skin infections[J]. J Am Acad Dermatol，24（5 Pt 1）：797-798.

Josse G，Rouvrais C，Mas A，et al. 2009. A multitechnique evaluation of topical corticosteroid treatment[J]. Skin Res Technol，15（1）：35-39.

K Aydogan，SK Karadogan，S Tunali. 2006. Narrowband UVB

phototherapy for small plaque parapsoriasis[J]. JEADV, (20): 573-577.

K roft E B, G roen eveld T J, SeygerM M, et al. 2009. l Localized m orphea treated w ith imquimod 5% and d erm oscop ic assessm ent of effect iven ess [J]. J Derm atolog Treat, 20(1): 10- 13.

Kakar S, Bhalla P, Maria A, et al. 2010. Chlamydia trachomatis causing neonatal conjunctivitis in a tertiary care center[J]. Indian J Med Microbiol, 28 (1): 45-47.

Kakourou T, Drosatou P, Psychou F, et al. 2001. Erythema nodosum in children: a prospective study[J]. J Am Acad Dermatol, 44 (1): 17-21.

Kakourou T, Uksal U. 2010. Guidelines for the management of tinea capitis in children[J]. Pediatr Dermatol, 27(3): 226-228.

Kaliakatsou F, Hodgson T A, Lewsey J D, et al. 2002. Management of recalcitrant ulcerative oral lichen planus with topical tacrolimus[J]. J Am Acad Dermatol, 46: 35-41.

Kamata M, Tada Y, Yazawa N, et al. 2011. Drug fever caused by eutectic mixture of local anesthetic cream[J]. J Investig Allergol Clin Immunol, 21 (5): 421.

Kanwar AJ, De D. 2010. Lichen planus in childhood: report of 100 cases[J]. Clin Exp Dermatol, 35 (3): 257-262.

Kaplan S J, Pelcovite D, Labruna V. 1999. Child and adolescent abuse and neglect research: a review of the past 10years. PartI: physical and emotional abuse and neglect[J]. J Am Acad Child Adolesc Psychiatry, 38 (10): 1214-1222.

Karvonen S L, Rasanen L, Cunliffe W J, et al. 1994. Delayed hypersensitivity to Propionibacteriumacnes in patients with severe nodular acne and acne fulminans[J]. Dermatology, 189: 344-349.

Karvonen S L, Rasanen L, Soppi E, et al. 1995. Increased chemiluminescence of whole bloodand normal T-lymphocyte subsets in severe acne and acnefulminans[J]. Acta Derm Venereol, 75: 1-5.

Karvonen S L. 1993. Acne fulminans: report ofclinical findings and treatment of twenty-four patients[J]. J Am Acad Dermatol, 28: 572-579.

Kauffman C A, Bustamante B, Chapman S W, et al. 2007. Clinical practice guidelines for the agemenmant of sporotrichosis: 2007 update by the Infectious Diseases Society of America [J]. Clin Infect Dis, 45 (15): 1255-1265.

Kaur I, Dogra S, De D, et al. 2008. Systemic methotrexate treatment in childhood psoriasis: further experience in 24 children fromIndia[J]. Pediatr Dermatol, 25 (2): 184.

Kavak A, Kutluay L. 2002. Nail involvement in Lichen Striatus[J]. Pediatr Dermatol, 19: 136-138.

Kemp M, Christensen J J, Lautenschlager S, et al. 2011. European guideline for the management of chancroid, 2011[J]. Int J STD AIDS, 22 (5): 241-244.

Kempton J, Wright J M, Kerins C, et al. 2012. Misdiagnosis of erythema multiforme: a literature review and case report[J]. Pediatr Dent, 34 (4): 337-342.

Kenner B M, Rosen T. 2006. Cutaneous amebiasis in a child and review of the literature[J]. Pediatr Dermatol, 23(3): 231-234.

Kerr G S, Hallahan C W, Giordano J, et al. 1994. Takayasu arteritis[J]. Ann Intern Med, 120 (11): 919-929.

Kevin Watt, Daniel K Benjamin Jr, Michael Cohen-Wolkowiez. 2011. Pharmacokinetics of antifungal agents in children [J]. Early Human Development, 87 (S1): S62-S63.

Khaled A, Kharfi M, Fazaa B, et al. 2009. A first case of trimethoprim-sulfamethoxazole induced Sweet's syn- drome in a child[J]. Pediatr Dermatol, 26: 744-746.

Khan E A, Correa A G, Baker C J. 1997. Suppurative thrombophlebitis in children: a ten-year experience[J]. Pediatr Infect Dis J, 16 (1): 63-67.

Kilic A, Gulec M Y, Gul U, et al. 2008. Temperament and character profile of patients with psoriasis1[J]. J Eur Acad Dermatol Venereol, 22 (5): 537.

Kim G W, Kim S H, Seo S H, et al. 2009. Lichen striatus with nail abnormality successfully treated with tacrolimus ointment[J]. J Dermatol, 36: 616-617.

Kim G W, Park H J, Kim H S, et al. 2012. Topical tacrolimus ointment for the treatment of lichen sclerosus, comparing genital and extragenital involvement[J]. J Dermatol, 39: 145-150.

Kim M H, Choi Y W, Choi H Y, et al. 2001. Prurigo pigmentosa from contact allergy to chrome in detergent [J]. Contact Dermatitis, 44: 289-292.

Kim M J, Choe Y H. 2010. EPONYM: Sweet syndrome[J]. Eur J Pediatr, 169: 1439-1444.

Kim M J, Kim B Y, Park K C, et al. 2009. A case of childhood lichen aureus[J]. Ann Dermatol, 21 (4): 393-395.

Kim S W, Lee U H, Park H S, et al. 2008. A clinical study of generalized lichen nitidus[J]. Korean J Dermatol, 46: 1201-1207.

Kim Y C, Shim S D. 2006. Two cases of generalized lichen nitidus treated successfully with narrow-band UVB phototherapy[J]. Int J Dermatol, 45 (5): 615-617.

Kimata H. 2008. Kapos's varicellifom eruption associated with the use of tacrolimus ointment in two neonates[J]. Indian J Dermatol, Venereol Leprol, 74 (3): 262-263.

King K, Mardh. P, Sparling P, et al. 1999. Sexually Transmitted Disease[M]. 1 ed. 西安：世界图书出版社，594.

Kissin E Y, Merkel P A. 2004. Diagnostic imaging in Takayasu arteritis[J]. Curr Opin Rheumatol, 16 (1): 31-37.

Kligman A M. 1997. Ocular rosacea: current concepts and therapy[J]. Arch Dermatol, 133 (1): 89-90.

Kohlberger P, Bancher-Todesca D. 2007. Bacterial colonization in suspected sexually abused children[J]. J Pediatr Adolesc Gynecol, 20（5）: 289-292.

Kolářová L, Horák P, Doenhoff M, et al. 2013. Cercarial dermatitis, a neglected allergic disease[J]. Clin Rev Allergy Immunol, 45（1）: 63-74.

Komi Assogba, Edoardo Ferlazzo, Pasquale Striano, et al. 2010. Heterogeneous seizure manifestations in Hypomelanosis of Ito: report of four new cases and review of the literature[J]. Neurol Sci,（31）: 9-16.

Konstantinou G N, Papadopoulos N G, Tavladaki T, et al. 2011. Childhood acute urticaria in northern and southern Europe shows a similar epidemio-logical pattern and significant meteomlogical influences[J]. Pediatr Allergy Immunol, 22: 36-42.

Krowchuk D P, Mancini A J. 2011. Pediatric dermatology[M]. In: Illinois Elk Grove, American Academy of Pediatrics. 2nd.

Kurokawa S, Tokura Y, Xuan Nham N, et al. 1996. Acne fulminans coexisting withpyoderma gangrenosum-like eruptions and posterior scleritis[J]. J Dermatol, 23: 37-41.

Kwok CS, Gibbs S, Bennett C, et al. 2012. Topical treatments for cutaneous warts [J]. Cochrane Database of Systematic Reviews,（9）: CD001781.

Kwon E J, Emanuel P O, Gribetz C H, et al. 2007. Poststeroid panniculitis[J]. Cutan Pathol, 34（12）: 64-67.

Labbe L, Perel Y, Maleville J, et al. 1996. Erythema nodosum in children: a study of 27 patients[J]. Pediatr Dermatol, 13: 447-450.

Laeijendecker R, Van Joost T, Tank B, et al. 2005. Oral lichen planus in childhood[J]. Pediatr Dermatol, 22（4）: 299-304.

Lagerstedt M, Karvinen K, Joki-Erkkila M, et al. 2013. Childhood lichen sclerosus: a challenge for clinicians[J]. Pediatr Dermatol, 30（4）: 444-450.

Lago E G, Vaccari A, Fiori R M. 2013. Clinical features and follow-up of congenital syphilis[J]. Sex Transm Dis, 40（2）: 85-94.

Lambert W C, Everett M A. 1981. The nosology of parapsoriasis[J]. J Am Acad Dermatol.（5）: 373.

Lapadula G, Marchesoni A, Armuzzi A, et al. 2014. Adalimumab in the treatment of immune-mediated diseases[J]. Int J Immunopathol Pharmacol, 27（1 Suppl）: 33-48.

Lau K K, Wyatt R J, Moldoveanu Z, et al. 2007. Serum levels of galactose-deficient IgA in children with IgA nephropathy and Henoch-Schonlein purpura[J]. Pediatr Nephrol, 22（12）: 2067-2072.

Lava SA, Simonetti GD, Ragazzi M, et al. 2013. Juvenile spring eruption: an outbreak report and systematic review of the literature[J]. Br J Dermatol, 168（5）: 1066-1072.

Lawrence A Schachner, Ronald C Hansen. Pediatric Dermatology. 4th edition

Laxmisha C, Thappa D M. 2006. Generalized lichen nitidus with Down syndrome[J]. J Eur Acad Dermatol Venereol, 20: 1156-1157.

Lazar A P, Caro W A, Roenigk H H, et al. 1989. Parapsoriasis and mycosis fungoides: the northwestern University experience, 1970 to 1985[J]. J Am Acad Dermatol, 21: 919-923.

Leachman S A, Kaspar R L, Fleckman P, et al. 2005. Clinical and Pathological features of pachyonychiacongenita[J]. J Investig dermatol Symp Proc, 10（1）: 3-17.

Leman J, Burden D. 2001. 1Psoriasis in children: a guide to its diagnosis and man agement[J]. Paediatr Drugs, 3（9）: 673.

Leung D Y. 1991. The potential role of cytokine-mediated vascular endothelial activation in the pathogenesis of Kawasaki disease[J]. Acta Paediatr Jpn, 33（6）: 739-744.

Lévesque B, Giovenazzo P, Prud'Homme H, et al. 2002. Investigation of an outbreak of cercarial dermatitis[J]. Epidemiol Infect, 129（2）: 379-386.

Leyden J J. 1998. The role of isotretinoin in the treatment of acne: personal observations[J]. J Am Acad Dermatol, 39（2 Pt 3）: S45-9.

Liam J. 2012. Herbert, Middleton S I. An estimate of syphilis incidence in Eastern Europe[J]. The Journal of global Health, 2（1）: 1-7.

Lily C, Uihlein J D. 2012. Sweet Syndrome in Children[J]. Pediatric Dermatology, 29（1）: 38-44.

Lim S H, Kim S M, 0h BH, et al. 2009. Low-dose ultraviolet A1 phototherapy for treating pityriasis rosea[J]. Ann Dermatol, 21（3）: 230-236.

Lima M G, Santos R F, Barbosa G J, et al. 2013. [Incidence and risk factors for congenital syphilis in Belo Horizonte, Minas Gerais, 2001-2008][J]. Cien Saude Colet, 18（2）: 499-506.

Lin R L, Janniger C K. 2005. Pityriasis alba[J]. Cutis, 76: 21-24.

Lin T S, Kuo S J, Chou M C. 2002. Uniportal endoscopic thoracic sympathectomy for treatment of palmar and axillary hyperhidrosis: analysis of 2000 cases[J]. Neurosurgery, 51（5 Suppl）: S84-S87.

Lindae M L, Abel E A, Hoppe R T, et al. 1988. Poikilodermatous mycosis fungoides and atrophic large-plaque parapsoriasis exhibit similar abnormalities of T-cell antigen expression[J]. Arch Dermatol,（124）: 321-324.

Lindor N M, Arsenault T M, Solomon H, et al. 1997. A new autosomal dominant disorder of pyogenic sterile arthritis, pyoderma gangrenosum, and acne: PAPA syndrome[J]. Mayo Clin Proc, 72: 611-615.

Lipsker D, Stark J, Schneider G A. 2000. [Blaschko-linear dermatitis i adulthood（Grosshans–Marot disease） with antinuclear antibodies][J]. Hautarzt, 51（10）: 774-777.

Lisa Stockdale, Robert Newton. 2013. A Review of Preventative

Methods against Human Leishmaniasis Infection[J]. PLOS Neglected Tropical Diseases, 7（6）: e2278.

Liu J B, Hong F C, Pan P, et al. 2010. A risk model for congenital syphilis in infants born to mothers with syphilis treated in gestation: a prospective cohort study[J]. Sex Transm Infect, 86（4）: 292-296.

Liu Z G, Song J J, Kong X L. 2010. A study on pollen allergens in China[J]. Biomed Environ Sei, 23（4）: 319-322.

Liu Z, Davidson A. 2012. Taming lupus-a new understanding of pathogenesis is leading to clinical advances[J]. Nature Medicine, 18: 871-882.

Lju T H, Lin Y R, Yang K C, et al. 2010. Significant factors associated with severity and outcome of an initial episode of acute urticaria in children[J]. Pediatr Allergy Immunol, 21: 1043-1051.

Lockhart S R, Messer S A, Pfaller M A, et al. 2008. Lodderomyces elongisporus masquerading as Candida parapsilosis as a cause of bloodstream infections[J]. J Clin Microbiol, 46（1）: 374- 376.

Lonsdale- Eccles A, Leonard N, 2003. Axillary hyperhidrosis: eccrine or apocrine [J]. Clin Exp Dermatol, 28（1）: 2-7.

Lowe N J, Glaser D A, Eadie N, et al. 2007. Botulinum toxin type A in thetreatment of primary axillary hyperhidrosis: a 52- week multicenterdouble-blind, randomized, placebo-controlled study of efficacy and safety[J]. J Am Acad Dermatol, 56（4）: 604-611.

Luc Verschaeve, A Maes. 2009. Support for the hypothesis that electro-stimulation is responsible for Lipoatrophia semicircularis[J]. Medical Hypotheses,（73）: 802-806.

Lucky A W, Biro F M, Huster G A, et al. 1991. Acne vulgaris in early adolescent boys. Correlations with pubertal maturation and age[J]. Arch Dermatol, 127: 210-216.

Lucky A W, Biro F M, Huster G A, et al. 1994. Acne vulgaris in premenarchal girls. An early sign of puberty associated with rising levels of dehydroepiandrosterone[J]. Arch Dermatol, 130: 308-314.

Lucky A W, Biro F M, Simbartl L A, et al. 1997. Predictors of severity of acne vulgaris in young adolescent girls: results of a five year longitudinal study[J]. J Pediatr, 130: 30-39.

Luis-Montoya P, Domínguez-Soto L, Vega-Memije E. 2005. Lichen planus in 24 children with review of the literature[J]. Pediatr Dermatol, 22（4）: 295-298.

Luke J D, Silverberg N B. 2010. Vertically transmitted molluscum contagiosum infection[J]. Pediatrics, 125（2）: 423-425.

Luu M, Cordoro K M. 2013. The evolving role of biologics in the treatment of pediatric psoriasis[J]. Skin Therapy Lett, 18（2）: 1-4.

Lysell J, Wiegleb Edström D, Linde A, et al. 2009. Antiviral Therapy in Children with Hydroa Vacciniforme[J]. Acta Derm Venereol, 89（4）: 393-397.

Macdonald N, Mailman T, Desai S. 2008. Gonococcal infections in newborns and in adolescents[J]. Adv Exp Med Biol, 609: 108-130.

Madan R K, Levitt J. 2014. A review of toxicity from topical salicylic acid preparations[J]. J Am Acad Dermatol, S0190-9622（13）: 1335-1332.

Magaña ML, Fernández-Díez J, Magaña M. 2008. Cutaneous amebiasis in pediatrics[J]. Arch Dermatol, 144（10）: 1369-1372.

Magina S, Bar ros MA, Ferreira JA, et al. 2003. Atopy, nickel sensi tiv- ity, occupation, and clinical patterns in different types of hand dermatitis[J]. Am J Contact Dermat, 14: 63- 68.

Mahreen. 2010. Epidemiology of superficial fungal in fections[J]. Clin Dermatol, 28（2）: 197-201.

Makis A, Stavrou S, Chaliasos N, et al. 2010. Acute febrile neutrophilic dermatosis（Sweet's syndrome） in a child, associated with a rotavirus infection: a case report[J]. J Med Case Reports, 4: 281.

Mallory SB, Bree A, Chern A. 2005. IllustratedManual of PediatricDermatology[M]. In: London, Taylor & rancis, 1st.

Man I, Ibbotson S H, Ferguson J. 2004. Photoinduced pompholyx: a repor t of 5 cases[J]. J Am Acad Dermatol, 50: 55- 60.

Mandelin J, Remitz A, Virtanen H, et al. 2010. One-year treatment with 0.1% tacrolimus ointment versus a corticosteroid regimen in adults with moderate to severe atopic dermatitis: A randomized, double-blind, comparative trial[J]. Acta Derm Venereol, 90（2）: 170-174.

Mann J R, Mcdermott S, Barnes T L, et al. 2009. Trichomoniasis in pregnancy and mental retardation in children[J]. Ann Epidemiol, 19（12）: 891-899.

Marcoux D, Nadeau K, Mccuaig C, et al. 2006. Pediatric anogenital warts: a 7-year review of children referred to a tertiary-care hospital in Montreal, Canada[J]. Pediatr Dermatol, 23（3）: 199-207.

Maria I. Herane, Iwao Ando. 2003. Acne in Infancy and Acne Genetics[J]. Dermatology, 206: 24-28.

Marji J S, Marcus R, Moennich J, et al. 2010. Use of biologic agents in pediatric psoriasis[J]. J Drugs Dermatol, 9（8）: 975-986.

Marmor M F, Carr R E, Easterbrook M, et al. 2002. Recommendations on screening for chloroquine and hydroxychloroquine retinopathy: a report by the American Academy of Ophthalmology[J]. Ophthalmology, 109（7）: 1377-1382.

Marra C, Sahi S, Tantalo L, et al. 2010. Enhanced molecular typing of treponema pallidum: geographical distribution of strain types and association with neurosyphilis[J]. J Infect Dis,

202（9）：1380-1388.

Marrouche NG, Rattan C. 2012. Childhood urticaria[J]. Curt Opin Allerqy Clin Immunol，12（5）：485-490.

Martin -Zanca D，Oskam R，Mitra G，et al. 1989. M olecar and b iochemical characteri zation of the hum an trk protooncogene[J]. MolCell Biol，9（1）：24-33.

Marzano A V，Berti E，Paulli M，et al. 2000. Cytophagic histiocytic panniculitis and subcutaneous panniculitis-like T-cell lymphoma：report of 7 cases[J]. Arch Dermatol，136：889-896.

Masro C. Crowson A N. 2002. Kovatich A. et al. Pityriasis lichenoides：lymphoproliferative disorder[J]. Hum Patho，33：788-795.

Matarasso S. 2005. Treatment of facial chromhidrosis with botulinum toxin type A[J]. J Am Acad Dermatol，52：89-91.

McAleer M A，Lacey N，Powell F C. 2009. The pathophysiology of rosacea[J]. G Ital Dermatol Venereol，144：663-671.

McCarberg B，D'Arcy Y. 2013. Options in topical therapies in the management of patients with acute pain[J]. Postgrad Med，125（4 Suppl 1）：19-24.

McCollum A D，Paik A，Eichenfield L F. 2010. The safety and efficacy of tacrolimus ointment in pediatric patients with atopic dermatitis[J]. Pediatr Dermatol，27（5）：425-436.

Melina L. Dendrinos and Elisabeth H. 2013. Quint. Lichen sclerosus in children and adolescents[J]. Curr Opin Obstet Gynecol，25：370-374.

Melish M E. 1987. Kawasaki syndrome：a 1986 perspective[J]. Rheum Dis Clin North Am，13（1）：7-17.

Mendez E P，Lipton R，Ramsey-Goldman R，et al. 2003. US Incidence of Juvenile Dermatomyositis，1995-1998：Results from the National Institute of Arthritis and Musculoskeletal and Skin Diseases Registry[J]. Arthritis Rheum，49（3）：300-305.

Menni S，Piccinno R，Bzietta S，et al. 1987. Sutton's summer Prurigo：a morphologic variant of atopic dermatitis [J]. Pediatr Dermatol，4：205-208.

Meotti CD，Plates G，Bernardes Filho F，et al. 2014. Cutaneous larva migrans on the scalp：atypical presentation of a common disease[J]. An Bras Dermatol，89（2）：332-333.

Mert A，Ozaras R，Tabak F，et al. 2004. Erythema nodosum：an experience of 10 yearsJ. Scand J InfectDis，36（6-7）：424-427.

Mertz K J，Weiss J B，Webb R M，et al. 1998. An investigation of genital ulcers in Jackson，Mississippi，with use of a multiplex polymerase chain reaction assay：high prevalence of chancroid and human immunodeficiency virus infection[J]. J Infect Dis，178（4）：1060-1066.

Michelow I C，Wendel G J，Norgard M V，et al. 2002. Central nervous system infection in congenital syphilis[J]. N Engl J Med，346（23）：1792-1798.

Mir A，Terushkin V，Fischer M，et al. 2012. Erythema annulare centrifugum[J]. Dermatol Online J，18（12）：21.

Mishra D，Maheshwari V. 1991. Segmental lichen aureus in a child[J]. Int J Dermatol，30（9）：654-655.

Misra，Anoop，Peethambaram，et al. 2004. Clinical Features and Metabolic and Autoimmune Derangements in Acquired Partial Lipodystrophy：Report of 35 Cases and Review of the Literature[J]. Medicine，83（1）：18-34.

Mitsikostas D D，Sfikakis P P，Goadsby P J. 2004. A meta-analysis for headache in systemic lupus erythematosus：the evidence and the myth[J]. Brain，127：1200-1209.

Mohanty, S Patnaik, P Mohanty. 2012. An unusual presentation of cutaneous larva migrans in a male child[J]. Indian J Med Microbiol，30（4）：486-487.

Mohr M R, Torosky C M, Hood A F, et al. 2010. Sweet syndrome in infancy[J]. Pediatr Dermatol，27：208-209.

Morán P，Rojas L，Cerritos R，et al. 2013. Case Report：Cutaneous Amebiasis：The Importance of Molecular Diagnosis of an Emerging Parasitic Disease[J]. Am J Trop Med Hyg，88（1）：186-190.

Mulhem E，Pinelis S. 2011. Treatment of nongenital cutaneous warts[J]. Am Fam Physician，84（3）：288-293.

Murray C K，Beckius M L，McAllister K. 2003. Fusarium proliferatum superficial suppurative thrombophlebitis[J]. Mil Med，168（5）：426-427.

Nahass G，Penneys N S. 1994. Merkel cells and prurigo nodules [J]. J Am Acad Dermatol，31：86-89.

Nair R P，Duffin KC，Helms C，et al. 2009. Genome-wide scan reveals association of psoriasis with IL-23 and NF-kappaB pathways[J]. Nat Genet，41（2）：199-204.

Nakamizo S，Kabashima K，Matsuyoshi N，et al. 2010. Generalized lichen nitidus. a case with an immunohisto chemical analysis on histiocyte infiltration，successfully treated with narrow-band UVB phototherapy[J]. Eur J Dermatol，20：816-817.

Nanda AL，Sharaf A，Alsaleh Q A. 2010. Multiple milia in a newborn with congenital malformations：oral-facial-digital syndrome type 1[J]. Pediatr Dermatol. 27（6）：669-770.

Narchi H. 2005. Risk of long term renal impairment and duration of follow up recommended for Henoch-Schonlein purpura with normal or minimal urinary findings：a systematic review[J]. Arch Dis Child，90（9）：916-920.

Natter M，Winsor J，Fox K，et al. 2011. Rheumatology A Co. The Childhood Arthritis & Rheumatology Research Alliance Network Registry：Demographics and Characteristics of the Initial 6-Month Cohort. Pediatric Rheumatology Symposium（PRSYM），Miami，Florida. 43-44.

Nestle F O, Kaplan D H, Barker J. 2009. Psoriasis[J]. N Engl J Med, 361（5）: 496-509.

Neuhaus I M, Zane L T, Tope W D, et al. 2009. Comparative efficacy ofnonpurpuragenic pulsed dye laser and intense pulsed light forerythematotelangiectatic rosacea[J]. Dermatol Surg, 35: 920-928.

Newburger J W, Takahashi M, Burns J C, et al. 1986. The treatment of Kawasaki syndrome with intravenous gamma globulin[J]. N Engl J Med, 315（6）: 341-347.

Newburger J W, Takahashi M, Gerber M A, et al. 2004. Diagnosis, treatment, and long-term management of Kawasaki disease : a statement for health professionals from the Committee on Rheumatic Fever, Endocarditis, and Kawasaki Disease, Council on Cardiovascular Disease in the Young, American Heart Association[J]. Pediatrics, 114(6): 1708-1733.

Newman L, Kamb M, Hawkes S, et al. 2013. Global estimates of syphilis in pregnancy and associated adverse outcomes: analysis of multinational antenatal surveillance data[J]. PLoS Med, 10（2）: e1001396.

Niemeier V, Nippesen M, Kupfer J, et al. 2002. Psychological factor s associated with hand dermatoses: which subgroup needs additional sycholog ical care[J]? Br J Dermatol, 146: 1031- 1037.

Nograles K E, Zaba L C, Shemer A, et al. 2009. IL-22-produeing'T22'T cells account for upregulated IL-22 in atopic dermatitis despite reduced IL-17-Produeing TH17 T cells[J]. J Allergy Clin lmmunol, 123（6）: 1244-1252.

Noll J G, Shenk C E, Putnam K T. 2009. Childhood sexual abuse and adolescent pregnancy: a meta-analytic update[J]. J Pediatr Psychol, 34（4）: 366-378.

Ohmori S, Sugita K, Ikenouchi-Sugita A, et al. 2012. Erythema annulare centrifugum associated with herpes zoster[J]. J UOEH, 34（3）: 225-229.

ohn Harper, Arnild Oranje, Neil Prose. Textbook of pediatric dermatology. 2nd edition.

Olfat M O, Al-Mayouf S M, Muzaffer M A. 2004. Pattern of neuropsychi-atric manifestations and outcome in juvenile systemic lupus erythematosus[J]. Clin Rheumatol, 23（5）: 395-399.

Olson N Y, Lindsley C B. 1989. Adjunctive use of hydroxychloroquine in childhood dermatomyositis[J]. J Rheumatol, 16（12）: 1545-1547.

Ortiz-Lopez N, Diez M, Diaz O, et al. 2012. Epidemiological surveillance of congenital syphilis in Spain, 2000-2010[J]. Pediatr Infect Dis J, 31（9）: 988-990.

Otan E, Akbulut S, Kayaalp C. 2013. Amebic acute appendicitis: systematic review of 174 cases[J]. World J Surg, 37（9）: 2061-2073.

Ozen S, Anton J, Arisoy N, et al. 2004. Juvenile polyarteritis: results of a multicenter survey of 110 children[J]. J Pediatr, 145（4）: 517-522.

Ozen S, Pistorio A, Iusan SM, et al. 2010. EULAR/PRINTO/PRES criteria for Henoch-Schonlein purpura, childhood polya-rteritis nodosa, childhood Wegener granulomatosis and childhood Takayasu arteritis: Ankara 2008. Part Ⅱ: Final classification criteria[J]. Ann Rheum Dis, 69（5）: 798-806.

Ozen S, Ruperto N, Dillon M J, et al. 2006. EULAR/PReS endorsed consensus criteria for the classification of childhood vasculitides[J]. Ann Rheum Dis, 65（7）: 936-941.

Oztrk, Erbas G, Erbas D, et al. 2001. Natural killer cell acfvity, seranl immunoglobulins, complement proteins, and zinc levels in patients with psoriasis vulgaris[J]. Immunol Invest, 30（3）: 181.

Pacifici G M. 2011. Pharmacokinetics of cephalosporins in the neonate: a review[J]. Clinics, 66（7）: 1267-1274.

Pacifico A, Daidone R, Peris K. 2006. A new formulation of an occlusive dressing containing betamethasone valerate 0.1% in the treatment of mild to moderate psoriasis[J]. J Eur Acad Dermatol Venereol, 20: 153-157.

Paller A S, Mancini A J. 2011. HurwitzClinicalPediatric Dermatology[M] In: Philadepia, Elsevier Inc, 4th.

Paller A S, Siegfried E C, Langley R G, et al. 2008. Etanercept treatment for children and adolescents with plaque psoriasis[J]. N Engl J Med, 358（3）: 241-251.

PallerA, Echenfleld L F, leung D Y, et al. 2001. A 12-week study of tacrolimus ointment for the treatment of atopic dermatitis in pediatric patients[J]. J Am Acad Dermatol, 44（1）: S47-57

Panda S. 2010. Scleroderma in children: Emerging management issues[J]. Indian J Dermatol Venereol Leprol, 76: 348-356.

Papageorgiou P, Clayton W, Norwood S, et al. 2008. Treatment ofrosacea with intense pulsed light: significant treatment and longlastingresults[J]. Br J Dermatol, 159: 628-632.

Papoutsaki M, Costanzo A, Mazzotta A, et al. 2006. Etanercept for the treatment of severe childhood psoriasis[J]. Br J Dermatol, 154（1）: 181.

Park J H, Choi Y L, Kim W S, et al. 2006. Treatment of generalized lichen nitidus with narrowband ultraviolet[J]. B J Am Acad Dermatol, 54（3）: 545-546.

Park J H, Han E T, Chai J Y, et al. 2005. A survey of Enterobius vermicularis infection among children on western and southern coastal islands of theRepublic of Korea[J]. Korean J Parasitol, 43（4）: 129-134.

Patel D C, Kihiczak G, Schwartz R A, et al. 2002. Pityriasis lichenoides[J]. Curis, 65（1）: 17-20.

Patel S, Yeoman C M, Murphy R. 2005. Oral lichen planus in childhood: a report of three cases[J]. Int J Paediatr Dent, 15

(2): 118-122.

Patrizi A, Gurioli C, Medri M, et al. 2010. Childhood lichen sclerosus: a long-term follow-up[J]. Pediatr Dermatol, 27: 101-103.

Patrizi A, Neri I, Bianehi F, et al. 2007. Facial eruption of viral warts in a child treated with 0. 03%tacrolimus ointment for atopic dermatitis[J]. Pediatr Dermatol, 24 (4): 445-447.

Patrizi A, Neri I, Fiorentini C, et al. 2004. Lichen striatus: clinical and laboratory features of 115 children[J]. Pediatr Dermatol, 21: 197-204.

Paul A K, Islam N J. 2005. Vesical hirudiniasis: an unusual cause of bleeding from the urethra[J]. Ultrasound Med, 24 (12): 1731-1733.

Pedranti MS, Barbero P, Wolff C, et al. 2012. Infection and immunity for human parvovirus B19 in patients with febrile exanthema[J]. Epidemiol Infect, 140 (3): 454-461.

Peramiquel L, Baselga E, Dalmau J, et al. 2006. Lichen striatus: clinical and epidemiological review of 23 cases[J]. Eur J Pediatr, 165: 267-269.

Peres E, Barnadas M A, Garcia-Patos V, et al. 1998. Kaposi's sarcoma in a patient with erythroblastopenia and thymoma: reactivation after topical corticosteroids[J]. Dermatology, 197: 264-267.

Perfect J R, Dismukes W E, Dromer F, et al. 2010. Clinical practice guidelines for the management of eryptococeal disease: 2010 update by the infectious diseases society of America [J]. Clin Infect Dis, 50 (3): 291-322.

Peru H, Soylemezoglu O, Bakkaloglu SA, et al. 2008. Henoch Schonlein purpura in childhood: clinical analysis of 254 cases over a 3-year period[J]. Clin Rheumatol, 27 (9): 1087-1092.

Pessoa L, Galvao V. 2011. Clinical aspects of congenital syphilis with Hutchinson's triad[J]. BMJ Case Rep.

Picco P, Gattorno M, Vignola S, et al. 1999. Clinical and biological characteristics of immunopathological disease-related erythema nodosum in children[J]. Scand J Rheumatol, 28: 27-32.

Pillay A, Liu H, Chen C Y, et al. 1998. Molecular subtyping of Treponema pallidum subspecies pallidum[J]. Sex Transm Dis, 25 (8): 408-414.

Pitche P, BoukariM, Tchangai- Walla K. 2006. Factors associated withpalmoplantar or plantar pompholyx: a case- control study[J]. AnnDermatol Venereol, 133: 139-143.

Pite H, Wedi B, Borrego LM, et al. 2013. Management of Childhood Uriticarla: Current Knowledge and Practical Recommendations[J]. Acta Derm Venereol, 93: 1573-1575.

Pluchinotta F R, Schiavo B, Vittadello F, et al. 2007. Distinctive clinical features of pediatric systemic lupus erythematosus in three different age classes[J]. Lupus, 16: 550-555.

Poot F, Antoine E, Gravellier M, et al. 2011. A case-control study on family dysfunction in Patients with alopecia areata, psoriasis and atopic dermatitis[J]. Acta Derm Venereol, 91(4): 415-421.

Pope E, Krafchik B R, Macarthur C, et al. 2007. Oral versus high-dose pulse corticosteroids for problematic infantile hemangiomas: a randomized, controlled trial[J]. Pediatrics, 119 (6): e1239-1247.

Poulin Y, Papp K, Bissonnette R, et al. 2010. Clobetasol propionate shampoo 0.05% is efficacious and safe for long-term control of scalp psoriasis[J]. Cutis, 85: 43-50.

Powell F C, Perry H O. 1984. Pyoderma Gangrenosum in childhood. Arch Dermatol 120: 757-761.

Powell J, Wojnarowska F, Winsey S, et al. 2000. Lichen sclerosus premenarche: autoimmunity and immunogenetics[J]. Br J Dermatol, 142: 481-484.

Powell J, Wojnarowska F. 2001. Childhood vulvar lichen sclerosus: an increasingly common problem[J]. J Am Acad Dermatol, 44: 803-806.

Prahalad S, Bohnsack JF, Maloney CG, et al. 2005. Fatal acute fibrinous and organizing pneumonia in a child with juvenile dermatomyositis[J]. J Pediatr, 146 (2): 289-292.

Prevention C F D C. 2010. Sexually Transmitted Diseases Surveillance[Z].

Price C J, Lattouf C, Baum B, et al. 2011. Propranolol vs corticosteroids for infantile hemangiomas: a multicenter retrospective analysis[J]. Arch Dermatol, 147(12): 1371-1376.

Pride H B, Yan A C, Zaenglein A L.2018. Pediatric dermatology[M] In: Philadelphia, Elsevier Inc, 1st, Weston WL Morelli JG. 2003. Pediatric dermatology[M]. In: Philadelphia, Elsevier Inc.

Prystowsky J H, Kahn S N, Lazarus G S. 1989. Present Status of Pyoderma Gangrenosum: Review of 21 Cases[J]. Arch Dermatol, 125: 57-64.

Qiao CY, Wang LH, Tang X, et al. 2009. Epidemiology of hospitalized pediatric glaucoma patients in Beijing Tongren Hospital[J]. Chin Med J (Engl), 122 (10): 1162-1166.

Racette A J, Adams A D, Kessler S E. 2009. Simultaneous lichen striatus in siblings along the same Blaschko line[J]. Pediatr Dermatol, 26: 50-54.

Rahman S I, Siegfried E, Flanagan K H, et al. 2014. The methotrexate polyglutamate assay supports the efficacy of methotrexate for severe inflammatory skin disease in children[J]. J Am Acad Dermatol, 70 (2): 252-256.

Ramos S, Lukefahr J L, Morrow R A, et al. 2006. Prevalence of herpes simplex virus types 1 and 2 among children and adolescents attending a sexual abuse clinic[J]. Pediatr Infect Dis J, 25 (10): 902-905.

Ramos-e-Sliva M, Vasconcelos C, Carneiro S, et al. 2007.

Sporotrichosis[J]. Clin Dermatol，25（2）：181-187.

Reichrath J，Bens G，Bonowitz A，et al. 2005. Treatment recommendations for pyoderma gangrenosum[J]. J Am Acad Dermatol，53：273-283.

Remm M，Remm K. 2009. Effectiveness of Repeated Examination to Diagnose Enterobiasis in Nursery School Groups[J]. Korean J Parasitol，47（3）：235-241.

Richard B，Odom，William D，et al. 2001. Andrew. s Diseases of Skin[M]. 北京：科学出版社，第9版（英文影印版）. 280-283.

Richard Bo William Dj Timothy Gb. 2001. 安德鲁斯皮肤病学[M]. 第9版. 科学出版社，479-527.

Ro KM，Cantor RM，Lange KL，et al. 2002. Palmar hyperhidrosis：evidence of genetic transmission[J]. J Vasc Surg，35（2）：382-386.

Robati RM，Toossi P. 2009. P1antar herald patch in pityriasis rosea[J]. Clin Exp Dermato1，34（2）：269-270.

Rock N，Belli D，Bajwa N. 2014. Erythema Bullous Multiforme：A Complication of Mycoplasma pneumoniae Infection[J]. J Pediatr，164（2）：421.

Rode M，Kogo-j Rode M. 2002. Malignant potential of the reticular form of oral lichen planus over a25-year observation period in 55 patients from Slovenia[J]. J Oral Sci，44（2）：109-111.

Romani J，Puig L，Fernandez-Figueras M T，et al. 1998. Pityriasis lichenoides in children：a clinicopathologic review of 22 patients[J]. Pediatr Dermatol，15：1-6.

Ronkainen J，Koskimies O，Ala-Houhala M，et al. 2006. Early prednisone therapy in Henoch-Schonlein purpura：a randomized，double-blind，placebo-controlled trial[J]. J Pediatr，149（2）：241-247.

Rook A，Wilkinson D S，Ebling F J H. 1992. Textbook of Dermatology，vol. 1，5th edn. Oxford：Blackwell Scientific Publications，583.

Rouster-Stevens K A，Gursahaney A，Ngai K L，et al. 2008. Pharmacokinetic study of oral prednisolone compared with intravenous methyl prednisolone in patients with juvenile dermatomyositis[J]. Arthritis Rheum，58：222-226.

Rouster-Stevens K A，Langman C B，Price H E，et al. 2007. RANKL：osteoprotegerin ratio and bone mineral density in children with untreated juvenile dermatomyositis[J]. ArthritisRheum，56（3）：977-983.

Ruiz -Esmenjaud J，Dahl M V. 1988. Segmental lichen aureus：onset associated with trauma and puberty[J]. Arch Dermatol，124（10）：1572-1574.

Ruiz-Maldonado R. 1989. Atopic dermatitis. In：Ruiz-Maldonado R，Parish B，eds[M]. Textbook of pediatric Dermatology. Philadelphia：Grune&Stratton，S93.

Ruocco E，Sangiuliano S，Gravino A G，et al. 2009. Pyoderma gangrenosum：an updated review[J]. J Eur Acad Dermatol Venereol 23：1008-1017.

Russo R A，Katsicas M M. 2007. Clinical characteristics of children with Juvenile Systemic Sclerosis：follow-up of 23 patients in a single tertiary center[J]. Pediatr Rheumatol Online J，5：6.

Rutter K J I，Judge M R. 2009. Profuse congenital milia in a familyPediatr Dermatol. 26（1）：62-64.

Ryan T J. Erythema nodosum. 1992. In：Rook A，Wilkinson DS，Ebling FJG，Champion RH，Burton JL，editors. Textbook of dermatology. 5th ed. Oxford：Blackwell Scientific，1931-1938.

Sachan A，Chaturvedi T P. 2012. Onychophagia（Nail biting），anxiety，and malocclusion [J]. Indian J Dent Res，23（5）：680-682.

Salamon S A，Prag J. 2001. A case of superficial septic thrombophlebitis in a varicose vein caused by Salmonella panama[J]. Clin Microbiol Infect，7（1）：34-36.

Saloojee H，Velaphi S，Goga Y，et al. 2004. The prevention and management of congenital syphilis：an overview and recommendations[J]. Bull World Health Organ，82（6）：424-430.

Samycia M，Salopek T G. 2012. Erythema annulare centrifugum in a patient with crohn disease[J]. J Cutan Med Surg. 16（6）：442-444.

Sanchez J L，Ackerman A B. 1979. The patch stage of mycosis fungoides[J]. Am J Dermatopathol，（1）：5-26.

Sanqueza M，Plaza J A. 2013. Hydroa vacciniforme–like cutaneous T-cell lymphoma：Clinicopathologic and immunohistochemical study of 12 cases[J]. J Am Acad Dermatol，69（1）：112-119.

Santmyire-Rosenberger B，Dugan E M Skin involvement in dermatomyositis[J]. Curr Opin Rheumatol，2003，15：714-722.

Sapp M V，Vandeven A M. 2005. Update on childhood sexual abuse[J]. Curr Opin Pediatr，17（2）：258-264.

Saricaoglu H，Karadogan S K，Baskan E B，et al. 2003. Narrowband UVB therapy in the treatment of lichen planus[J]. Photodermatol Photoimmunol Photomed，19：265-267

Savage E J，Marsh K，Duffell S，et al. 2012. Rapid increase in gonorrhoea and syphilis diagnoses in England in [J]. Euro Surveill，17（29）.

Scerri L. 1999. Azathioprine in dermatological practice. An overview with special emphasi s on its use in non- bullous inflammatory dermatoses[J]. Adv ExpMed Biol，455：343- 348.

Schachner LA，Hansen，RC. 2011. Pediatric dermatology[M]. 4th. In：Philadelphia，Elsevier Inc

Schäfer T. 2006. Epidemiology of psoriasis Review and the German perspective[J]. Dermatology，212（4）：327.

Schleede L，Bueter W，Baumgartner-Sigl S，et al. 2013. Pediatric herpes simplex virus encephalitis：a retrospective multicenter experience[J]. J Child Neurol，28（3）： 321-331.

Schmugge M，Revel-Vilk S，Hiraki L，et al. 2003. Thrombocytopenia and thromboembolism in pediatric systemic lupus erythematosus[J]. J Pediatr，143：666-669.

Schnopp C，Mempel M. 2011. Acne vulgaris in children and adolescents[J]. Minerva Pediatr，63（4）：293-304.

Schnopp C，Remli ng R，MohrenschlagerM，et al. 2002. Topical tacrol- imus（FK506）and mometasone furoate in the treatment of dyshid rotic palmar eczema：a randomized，observed-blinded trial[J]. JAm Acad Dermatol，46：73- 77.

Schurmeyer- Horst F，Luger T A，Bohm M. 2007. Long- term efficacyof occlusive therapy with topical pimecrolimus in severe dyshidrosform hand and foot eczema[J]. Dermatology，214：99-100.

Schwartz R A. 2004. Superficial fungal infections[J]. Lancet，364：1173-1182.

Senchak A J，Dann M，Cable B，et al. 2010. Successful treatment of cutaneous hemangioma of infancy with topical imiquimod 5%：a report of 3 cases[J]. Ear Nose Throat J，89（3）：E21-25.

Seukeran D C，Cunliffe W J. 1999. The treatment of acne fulminans：a review of 25 cases[J]. Br J Dermatol，141（2）：307-309.

Seyfarth F，Elsner P，Tittelbach J，et al. 2008. Contact allergy to mometasone furoate with cross-reactivity to group B corticosteroids[J]. Contact Dermatitis，58：180-181.

Sharma N，Batish S，Gupta A. eftriaxone-induced acute reversible encephalopathy in a patient with enteric fever[J]. Indian J Pharmacol，44（1）：124-125.

Shehla Admani，Victoria R. 2013. Barrio. Evaluation and treatment of acne from infancy to preadolescence[J]. Dermatologic Therapy，26：462-466.

Shemer A，Plotnik IB，Davidovici B，et al. 2013. Treatment of tinea capitis -griseofulvin versus fluconazole - a comparative study[J]. J Dtsch Dermatol Ges，11（8）：737-742.

Shenoy M，Ognjanovic M V，Coulthard M G. 2007. Treating severe Henoch-Schonlein and IgA nephritis with plasmapheresis alone[J]. Pediatr Nephrol，22（8）：1167-1171.

Shepherd V，Lun K，Strutton G. 2005. Lichen striatus in an adult following trauma[J]. Australas J of Dermatology，46：25-28.

Sherman V，McPherson T，Baldo M，et al. 2010. The high rate of familial lichen sclerosus suggests a genetic contribution：an observational cohort study[J]. J Eur Acad Dermatol Venereol，24：1031-1034.

Sia V M，Romero C，Sia D C，et al. 2011. Epidemiology of congenital syphilis in a South Bronx population：a follow-up study[J]. J Perinat Med，39（1）：71-75.

Simon D，Bieber T. 2014. Systemic therapy for atopic dermatitis[J]. Allergy，69（1）：46-55.

Simon T D，Soep J B，Hollister J R. 2005. Pernio in pediatrics[J]. Pediatrics，116（3）：e472-475.

Sinclair K A，Woods C R，Kirse D J，et al. 2005. Anogenital and respiratory tract human papillomavirus infections among children：age，gender，and potential transmission through sexual abuse[J]. Pediatrics，116（4）：815-825.

Singer NG，Tomonva-Soltys J，Lowe R. 2008. Sjögren's Syndrome in childhood[J]. Curr Rheumatol Rep，10（2）：147.

Smitha Prabhu，Sripathi H，Sanjeev Gupta，et a1. 2009. Childhood herpes zoster：A clustering of ten cases[J]. Indian J Dermatol，54（1）：62-64.

Soares G M，Figueiredo L C，Faveri M，et al.2012. Mechanisms of action of systemic antibiotics used in periodontal treatment and mechanisms of bacterial resistance to these drugs[J]. J Appl Oral Sci，20（3）：295-309.

Sokumbi O，Wetter D A. 2012. Clinical features，diagnosis，and treatment of erythema multiforme：a review for the practicing dermatologist[J]. Int J Dermatol，51（8）：889-902.

Solomon M，Schwartz E，Pavlotsky F，et al. 2014. Leishmania tropica in children：A retrospective study[J]. J Am Acad Dermatol，1-7. http：//www.ncbi.nlm.nih.gov/pubmed/24775403.[published online ahead of print Apr 25，2014].

Spaulding A C，Miller J，Trigg B G，et al. 2013. Screening for sexually transmitted diseases in short-term correctional institutions：summary of evidence reviewed for the 2010 Centers for Disease Control and Prevention Sexually Transmitted Diseases Treatment Guidelines[J]. Sex Transm Dis，40（9）：679-684.

St Clair E W. 2004. Antibodies to tumor necrosis factor α：Infliximab and adalimumab[M]. St Clair E W，Pisetsky D S，Haynes B F. Rheumatoid arthritis. Philadelphia：Lippincott Williams and Wilkins，370-384.

Stambaugh M D，DeNi ttis A S，Wallner P E，et al. 2000. Complete remission of refractory dyshidrotic eczema with the use of radiation therapy[J]. Cutis 65：211-214.

Stamm L V. 2010. Global challenge of antibiotic-resistant Treponema pallidum[J]. Antimicrob Agents Chemother，54（2）：583-589.

Stangel M，Hartung H P，Marx P. 1997. Side effects of high-dose intravenous immunoglobulins[J]. Clin Neuropharmacol，20（5）：385-393.

Stein G E，Babinchak T. 2013. Tigecycline：an update[J]. Diagn Microbiol Infect Dis，75（4）：331-336.

Stemmer S M，Adelson M E，Trama J P，et al. 2012. Detection rates of trichomonas vaginalis，in different age groups，using real-time polymerase chain reaction[J]. J Low Genit Tract Dis，16（4）：352-357.

Storie E B, Perry A. 2014. Erythema multiforme following smallpox vaccination[J]. Mil Med, 179（1）: e113-115.

Stratigoes A J, Baden H. 2001. Unraveling the molecular mechanisms of Hair and nail genodematoses[J]. Ard Dermatol, 137: 1465-1471.

Streker M, Reuther T, Hagen L, et al. 2012. Hyperhidrosis plantaris- arandomized, half- side trial for efficacy and safety of an antiperspirant containing different concentrations of aluminium chloride[J]. J Dtsch Dermatol Ges, 10(2): 115- 119.

Sundel R P. 2002. Update on the treatment of Kawasaki disease in childhood[J]. Curr Rheumatol Rep, 4（6）: 474-482.

Sung R Y, Ng Y M, Choi K C, et al. 2006. Lack of association of cervical lymphadenopathy and coronary artery complications in Kawasaki disease[J]. Pediatr Infect Dis J, 25（6）: 521-525.

Susan Bayliss Mallory A B P C. 2005. Illustrated manual of Pediatric Dermatology[M]. 1 ed. London: Taylor & Francis Group.

SzePietowski J C, Reich A, Wesolowska-SzePietowska E, et al. 2009. Quality of life in Patienis suffering from seborrheie dermatitis: influence of age, gender and education level[J]. Mycoses, 52（4）: 357-363.

Tafuri S, Martinelli D, Prato R, et al. 2013. Vaccine effectiveness evaluation during a varicella outbreak among children of primary schools and day-care centers in a region which adopted UMV[J]. Hum Vacc Immunother, 9（1）: 184-188.

Tajimam, Sugita T, Nishikawa A, et al. 2008. Molecu]ar analysis of Malassez iamicroflora in seborrheic dermatitis patients: comparison With other diseases and healthy subjects[J]. J Invest Dermatol, 128（2）: 345-351.

Tallon B, Corkill M. 2006. Peculiarities of PAPA syndrome[J]. Rheumatology, 45: 1140-1143.

Tan B B, Lear J T, Smith A G. 1997. Acne fulminans and erythema nodosum during isotretinoin therapy responding to dapsone[J]. Clin Exp Dermatol, 22: 26-27.

Tan S R, Tope W D. 2004. Pulsed dye laser treatment of rosaceaimproves erythema, symptomatology, and quality of life[J]. J AmAcad Dermatol, 51: 592-599.

Tanaka O M, Vitral R W, Tanaka G Y, et al. 2008. Nailbiting, or onychophagia: a special habit [J]. Am J Orthod Dentofacial Orthop, 134（2）: 305-308.

Tani L Y, Veasy G, Minich L L, et al. 2003. Rheumatic fever in children younger than 5 years: is the presentation different[J]? Pediatrics, 112: 1065-1068 .

Taniguchi A K, Parolin M L, Giraldi S, et al. 2004. Lichen striatus : description of 89 cases in children[J]. Pediatr Dermatol, 21: 440-443.

Tanja Kuiri-Ha nninen, Mikko Haanpa, Ursula Turpeinen, et al. 2013. Transient Postnatal Secretion of Androgen HormonesIs Associated with Acne and Sebaceous GlandHypertrophy in Early Infancy[J]. J Clin Endocrinol Metab, 98（1）: 199-206.

Tavil B, Sanal O, Turul T, et al. 2009. Parvovirus B19-induced persistent pure red cell aplasia in a child with T-cell immunodeficiency[J]. Pediatr Hemat Oncol, 26（2）: 63-68.

Tekely E, Szostakiewicz B, Chodorowska G, et al. 2013. Cutaneous larva migrans syndrome: a case report[J]. Postepy Dermatol Alergol, 30（2）: 119-121.

Thaci D, Salgo R. 2010. Malignancy concerns of topical calcineurin inhibitors for atopic dermatitis : facts and controversies[J]. Clinics in Dermatolog, 28: 52-56.

Thappa D M. 2009. Clinical PediatricDermatology[M]. In: Noida, Elsevier Inc, 1st.

The American College of Rheumatology nomenclature and case definitions for neuropsychiatric lupus syndromes[J]. Arthritis Rheum, 1999, 42: 599-608.

Theos A U, Cummins R, Silverberg N B, et al. 2004. Effectiveness of imiquimod cream 5% for treating childhood molluscum contagiosum in a double-blind, randomized pilot trial[J]. Cutis, 74（2）: 134-138, 141-142.

Thomas J Liesegang. 2008. Herpes zoster ophthalmieus: natural history, risk factors, clinical presentation, and morbidity[J]. Ophthalmology, 115: S3-S12.

Tilly J J, Drolet B A, Esterly N B. 2004. Lichenoid eruptions in children[J]. J Am Acad Dermatol, 51（4）: 606-624.

Timmer-de Mik L, Broekhuijsen-Van Henten D M, Old- hoff J M, et al. 2009. Acquired cutis laxa in childhood Sweet's syndrome[J]. Pediatr Dermatol, 26: 358-360.

Tlougan B E, Podjasek J O, O'Haver J, et al. 2009. Chronic recurrent multifocal osteomyelitis（CRMO） and synovitis, acne, pustulosis, hyperostosis, and osteitis（SAPHO） syndrome with associated neutrophilic dermatoses: a report of seven cases and review of the literature[J]. Pediatr Dermatol, 26: 497-505.

Tollefson M M, Crowson C S, McEvoy M T, et al. 2010. Incidence of psoriasis in children: a population-based study[J]. J Am Acad Dermatol, 62（6）: 979-987.

Tony Burns, Stephen Breathnach, Neil Cox, et al. Rook's textbook of dermatology. 8th edition

Torrelo A, Hernández A. 2008. Panniculitis in children[J]. Dermatol Clin, 26（4）: 491-500.

Torrelo A, Zaballos P, Colmenero I, et al. 2005. Erythema dyschromicum perstans in children: a report of 14 cases[J]. J Eur Acad Dermatol Venereol, 19: 422-426.

Treat J R. 2013. CurbsideConsultationin Pediatric Dermatology[M]. In: Thorofare, SLACK Incorporated, 1st.

Truhan A P, Hebert A A, Esterly N B. 1986. Pityriasis lichenoides in children: therapeutic response to erythromycin[J]. J Am Acad Dermatol, 15: 66-70.

Turnbull N, Hawkins D, Atkins M, et al. 2014. Persistent eryt hema multiforme associated with Epstein-Barr virus infection[J]. Clin Exp Dermatol, 39 (2): 154-157.

Two AMI, Del Rosso J Q. 2014. Kallikrein 5-mediated inflammation in rosacea: clinically relevant correlations with acute and chronic manifestations in rosacea and how individual treatments may provide therapeutic benefit[J]. J Clin Aesthet Dermatol, 7 (1): 20-25.

Tyring S K, Baker D, Snowden W. 2013. Valacyclovir for herpes simplex virus infection: long-term safety and sustained efficacy after 20 years' experience with acyclovir[J]. Clin Dermatol, 31 (5): 544-554.

Upendra Y, Mahajan V K, Chander B, et al. 2013. Cutaneous larva migrans[J]. Indian J Dermatol Venereol Leprol, 79 (3): 418-419.

Vaalasti A, Suomalainen H, Rechardt L. 1989. Calcitonin gene-related peptide immunoreactive in prurigo nodularis: a comparative study with neurodermatitis circumscripta [J]. Br J Dermatol, 120: 619-623.

van Coevorden A M, Kamphof W G, van Sonderen E, et a1. 2004. Comparison of oral psoralen UVA with a portable tanning unit at home vs hospital administered bath psoralen UVA in patients with chronic hand eczema: an open-label randomized controlled trial of efficacy[J]. Arch Dermatol, 140 (12): 1463-1466.

Van den Driesch P. 1997. Pyoderma gangrenosum: a report of 44 cases with follow-up[J]. Br J Dermatol, 137: 1000-1005.

Van der Snoek E M, Robinson D J, Van Hellemond J J, et a1. 2008. A review of photodynamic therapy in cutaneous leishmaniasis[J]. J Eur Acad Dermatol Venereol, 22 (8): 918-922.

Van der Waal I. 2009. Potentially malignant disorders of the oral and oropharyngeal mucosa; terminology, classification and present concepts of management[J]. Oral Oncol, 45 (4-5): 317-323.

van Ommen C H, Heijboer H, Büller H R, et al. 2001. Venous thromboembolism in childhood: a prospective two year registry in the Netherlands[J]. J Pedialr, 139: 676-681.

Velez A, Alcala J, Fernandez-Roldan C. 1995. Pyoderma gangrenosumassociated with acne conglobata[J]. Clin Exp Dermatol, 20: 496-498.

Venugopal S S, Murrell D F. 2010. Recalcitrant cutaneous warts treated with recombinant guadrivalent human papillomavirus vaccine(types6, 11, 16, and18) in a developmentally delayed, 31-year-oId white man [J]. Arch Dermatol, 146 (5): 475-477.

Vergillis-Kalner I J, Mann D J, Wasserman J, et a1. 2009. Pityriasis rubrapilaris sensitive to narrow band-ultrav iolet B light therapy[J]. J Drugs Dermatol, 8 (3): 270-273.

Viguier M, Pagès C, Aubin F, et al. 2012. Efficacy and safety of biologics in erythrodermic psoriasis: a multicentre, retrospective study[J]. Br J Dermatol, 167 (2): 417-423.

von den Driesch P. 1994. Sweet's syndrome (acute febrile neutrophilic dermatosis) [J]. J Am Acad Dermatol, 31: 535-556.

Vukicevic J, Milobratovic D, Vesic S, et al. 2009. Unilateral multiple lichen striatus treated with tacrolimus ointment: a case report[J]. Acta Dermatovenerol Alp Panonica Adriat, 18 (1): 35-38.

Wananukul S1, Chatproedprai S, Charutragulchai W. 2012. Randomized, double-blind, split-side comparison study moisturizer containing licochalcone vs. 1% hydrocortisone in the treatment of infantile seborrhoeic dermatitis[J]. J Eur Acad Dermatol Venereol. 26 (7): 894-897.

Weger W, Hofer A, Wolf P, et al. 2007. The angiotensin converting enzyme insertion/deletion and the endothelin-134 3A/4A gene polymorphisms in patients with chronic plaque psoriasis[J]. Exp Dermatol, 16 (12): 993.

Weiss P F. 2012. Pediatric vasculitis[J]. Pediatr Clin North Am, 59 (2): 407-423.

Weston W L, Lane A T, Morelli G J. 2007. Color Textbookof PedatricDermatology[M]. In: Philadelphia, Elsevier Inc, 4th.

Whaitiri S, Kelly P. 2011. Genital gonorrhoea in children: determining the source and mode of infection[J]. Arch Dis Child, 96 (3): 247-251.

White PC, Speiser P W. 2000. Congenital adrenal hyperplasia due to 21-hydroxylase deficiency[J]. Endocr Rev, 21: 245-291.

Whitley R J. 2012. The use of antiviral drugs during the neonatal period[J]. Clin Perinatol. 39 (1): 69-81.

William D James, Timothy G Berger, Dirk M Elston. 2005. Andrews'diseases of the skin clinical dermatology. 10th ed. N.Y. Elsevier

William D, James G. Berger, Dirk M. 2011. Elston. Andrews' Diseases of the Skin-Clinical Dermatology. 11th Ed. Elsevier Inc.

William L, Weston, Alfred T. Lane, Joseph G. Morelli. Color Textbook of Pediatric Dermatology. 4th ED: Mosby, 2007.

William L. Weston, Alfred T. 2009. Lane, Joseph G. Morelli. 儿童皮肤病学[M]. 项蕾红，姚志荣，译. 北京：人民军医出版社，7-18，99-106.

Winkelmann R K, Bowie E J. 1980. Haemorrhagic diathesis associated with benign histiocytic, cytophagic panniculitis and systemic histiocytosis[J]. Arch Int Med, 140: 1460-1463.

Wollenberg A, Bieber T, Dirschka T, et al. 2011. Perioral dermatitis[J]. J Dtsch Dermatol Ges, 9 (5): 422-427.

Wollina U, Karamfilov T. 2002. Adjuvant botulinum toxin A in dyshid rotic hand eczema: a con trolled prospective pilot s tudy with left- ri ght comparison[J]. J Eur Acad Dermatol Venereol,

16：40-42.

Wollina U. 2007. Pyoderma gangrenosuma review[J]. Orphanet J Rare Dis. 2:19.

Wolosker N，Campos J R，Kauffman P，et al. 2011. The use of oxybutynin for treating facial hyperhidrosis[J]. An Bras Dermatol，86（3）：451-456.

Wong S S，Pritchard M H，Holt P J A. 1992. Familial acne fulminans[J]. Clin Exp Dermatol 17：351-353.

Woo S B，Challacombe S J. 2007. Management of recurrent oral herpes simplex infections[J]. Oral Surg Oral Med Oral Pathol Oral Radiol Endod，103 Suppl：S12. e1-18.

Woods C R. 2005. Syphilis in children：congenital and acquired[J]. Semin Pediatr Infect Dis，16（4）：245-257.

Workowski K A，Berman S. 2010. Sexually transmitted diseases treatment guidelines，2010[J]. MMWR Recomm Rep，59（RR-12）：1-110.

Worret W I，Fluhr J W. 2006. [Acne therapy with topical benzoyl peroxide，antibiotics and azelaic acid]. J Dtsch Dermatol Ges，4（4）：293-300.

Wright N A，Piggott C D，Eichenfield L F. 2010. The role of biologics and other systemic agents in the treatment of pediatric psoriasis[J]. Semin Cutan Med Surg，29（1）：20-27.

Wynne J M. 1980. Perineal amoebiasis[J]. Arch Dis Child，55（3）：234-236.

Yamaguchi J，Aihara M，Kobayashi Y，et al. 2009. Quantitative analysis of nerve growth factor（NGF） in the atopic dermatitis and psoriasis borny layer and effect of treatment on NGF in atopic dermatitis[J]. Dermatol Sci，53（1）：48-54.

Yamasaki K，Di Nardo A，Bardan A，et al. 2007. Increased serine protease activity and cathelicidin promotes skin inflammation in rosacea[J]. Nat Med，13（8）：975-980.

Yamasaki K，Gallo R L. 2011. Rosacea as a disease of cathelicidins and skin innate immunity[J]. J Investig Dermatol Symp Proc，15（1）：12-15.

Yamasaki K，Gallo R L. The molecular pathology of rosacea[J]. J Dermatol Sci，2009，55（2）：77-81.

Yamashita N，Tamada Y，Kawada M，et al. 2009. Analysis of family history of palmoplantar hyperhidrosis in Japan[J]. J Dermatol，36（12）：628-631.

Yanez S，Val-Bernal J F. 2004. Purpuric generalized lichen nitidus：an unusual eruption simulating pigmented purpuric dermatosis[J]. Dermatology，208：167–170.

Yang Y H，Chuang Y H，Wang L C，et al.2008. The immunobiology of Henoch-Schonlein purpura[J]. Autoimmun Rev，7（3）：179-184.

Yang Y H，Hung C F，Hsu C R，et al. 2005. A nationwide survey on epidemiological characteristics of childhood Henoch-Schonlein purpura in Taiwan[J]. Rheumatology（Oxford），44（5）：618-622.

Yazdi A S，Mayser P，Sander C A. 2008. Lichen aureus with clonal T cells in a child possibly induced by regular consumption of an energy drink[J]. J Cutan Pathol，35（10）：960-962.

Yesim Yilmaz-Demirdag，Brian Wilson，Mary Lowery-Nordberg，et al. 2008. Interleukin-2 treatment for persistent cryptococca meningitisin a child with idiopathic CD4+ T lymphocytopenia [J]. Allergy Asthma Proceeding，29（4）：421-424.

Yip T P，Chan W H，Yip K T，et al. 2007. Incidence of neonatal chlamydial conjunctivitis and its association with nasophary ngeal colonisation in a Hong Kong hospital，assessed by polymerase chain reaction[J]. Hong Kong Med J，13（1）：22-26.

Yokozeki H，Katayama I，Nishioka K，et al. 1992. The role of metal allergy and local hyperhidrosis in the pathogenesis of pompholyx[J]. J Dermatol，19：964-967.

Yoon T Y，Kim J W，Kim M K. 2006. Two cases of perforating lichen nitidus[J]. Journal of Dermatology，33（4）：278-280.

Yoshida M. Amatsu A. 2004. High frequency of detection of herpes simplex virus DNA in the oral cavity of patients with eczema herpeticum[J]. Dermatology，209（2）：101-103.

Yosipovitch G，Sugeng M W，Chan Y H et al. 2001. The effect of topically applied asprin on localized circumscribed neuroderm atitis [J]. J Am Acad Dermatol，45：910-913.

Yu SC，Hao YT，Zhang J，et al. 2012. Using interrupted time series design to analyze changes in hand，foot，and mouth disease incidence during the declining incidence periods of2008-2010 in China[J]. Biomed Environ Sci，25（6）：645-652.

Zaraa I，Hawilo A，Trojjet S，et al. 2012. Letter：Tinea capitis in infants in their first 2 years of life：A 12-year study and a review of the literature[J]. Dermatol Online J，18（7）：16.

Zaraa I，Trojjet S，El Guellali N. 2012. Childhood erythema nodosum associated with kerion celsi：a case report and review of literature[J]. Pediatr Dermatol，29（4）：479-82.

Zhanhai G，Wood J G，Burgess M A，et al. 2013. Models of strategies for control of rubella and congenital rubella syndrome-a 40 year experience from Australia[J]. Vaccine，31（4）：691-697.

Zulian F，Ruperto N. 2004. Proceedings of the II Workshop on Juvenile Scleroderma Syndrome. Padua（Italy），June 3-6，quoted in Zulian（2008）.

Zwischenberger B A，Jacobe H T. 2011. A systematic review of morphea treatments and therapeutic algorithm[J]. J Am Acad Dermatol，65（5）：925-941.

中英文名词对照

α1-抗胰蛋白酶缺陷性脂膜炎（Alpha-1-antitrypsin panniculitis）

α1-抗胰蛋白酶抑制剂系统简称 PI 系统（protease inhibitor system）

A

阿米巴病（amebiasis cutis）

氨基酸代谢异常的少毛症（hypotrichosis in disorders of amino acid metabolism）

鞍鼻（baddle nose）

B

Baraitser 综合征（Baraister syndrome）

Bazin 硬红斑（血源性皮肤结核病）

Becker 痣（Becker's Nevus）又名 Becker 色素性毛痣（Becker's pigmented hairy nevus）、Becker 黑变病（Becker's melanosis）

Bloom 综合征（Bloom syndrome）又名面部红斑侏儒综合征（英文）、先天性毛细血管扩张性红斑及生长障碍（congenital telangiectatic erythema and stunted growth）

Buschke-Ollendorff 综合征

拔毛癖（trichotillomania）

白癜风（vitiligo）

白痱（miliaria crystallina）亦称晶状粟粒疹（sudamina）

白化病（albinism）亦名白斑病（leucopathia）、先天性色素缺乏病（achromia congenitalis）

白甲（leukonychia）

白塞综合征（Behcet's disease，BD）又称贝赫切特病、口-眼-生殖器三联征

白色海绵痣（white sponge nevus）又称家族性白色黏膜皱襞发育不良

白癣也称“蛀毛癣”

斑驳病（piebaldism）又称斑状白化病

斑点状角化病（punctate hyperkemtosis）

斑点状雀斑样痣（speckled lentiginous nevus）或称斑痣（nevus spilus）

斑块（plaque）

斑块型副银屑病（parapsoriasis en plaques）

斑贴试验（patch test）

斑秃（alopecia areata）

斑疹（macule）

斑状淀粉样变（macular amyloidosis）

斑状或纹状掌跖角化病（keratosis palmoplanta ris areata/striata）又名 Siemens 综合征（Siemens' syndrome）

斑状萎缩（macular atrophy）又称斑状皮肤松垂

斑状阴影（mottling）

瘢痕（scar）

瘢痕疙瘩（keloid）

瘢痕型类天疱疮（cicatricial pemphigoid）

瘢痕性脱发（cicatricial alopecia）

板层状鱼鳞病（lamellar ichthyosis，LI）又名 2 型先天性鱼鳞病（ichthyosis congenital type 2）、非红皮病型常染色体遗传性板层状鱼鳞病（nonerthrodermic autosomal recessive lamellar ichthyosis）

半环形脂肪萎缩（lipoatrophia semicircularis）

半桥粒（hemidesmosomes）

伴发斑纹状色素沉着的大疱表皮松解症（epidermolysis bullosa with mottled pigmentation）

伴有或不伴有角皮病的花斑状色素沉着性单纯性大疱性表皮松解症（epidermolysis bullosa simplex with mottled pigmentation with/without keratoderma）

孢子丝菌病（sporotrichosis）

胞膜层（coated layer）

暴发性痤疮（acne fulminas，AF）

鼻红粒病（granulosis rubra nasi）

鼻脑毛霉菌病（nasal brain mucormycosis）

必需脂肪酸缺乏症（essential fatty acid deficiency）

铋线（bismuth line）

扁平黄瘤（plane xanthoma）

扁平苔藓（lichen planus，LP）又名红色扁平苔藓

变应性皮肤血管炎（allergic cutaneous vasculitis）

表皮（epidermis）

表皮胎痣（citicular mole）
播散性带状疱疹（disseminated herpes zoste）
表皮松解性角化过度症（epidermolytic hyperkeratosis）亦名大疱性鱼鳞病（bullous ichthyosis）、Brocq 先天性大疱性鱼鳞病样红皮病（bullous congenital ichthyosiform erythroderma Brocq）
表皮痣（epidermal nevus）亦名疣状痣（nevus verrucous）、线形表皮痣（linear epidermal nevus）
表浅性单纯性 EB（EB Simplex superficicialis，EBSS）
表浅性单纯性大疱性表皮松解症（epidermolysis bullosa simplex superficialis，EBSS）
玻璃丝发（spun glass hair）又称蓬松发（uncom hableha ir）
播散性淋病（Disseminated gonorrhoea）
补体缺陷性脂膜炎（Panniculitis with Complement Deficiency）
部分性脂肪萎缩（Partial Lipodystropy）
部分性脂肪萎缩（partial lipotropy）

C

Chediak-Higashi 综合征（Chediak-Higashi syndrome）
Civatte 小体
Conradi-Htinermann 综合征
Cronkhite-Canada 综合征（Cronkhite-Canada's syndrome）
草莓舌（strauwberry tongue）
肠病性肢端皮炎（acrodermatitis enteropathica）
常用的第二代 H1 受体拮抗剂小儿推荐剂量
成人早老症（progeria of adult）亦称白内障-硬皮病-早老综合征
橙红色斑（salmon patch）又名中线毛细血管扩张痣
持久性隆起性红斑（erythema elevatum diutinum）
持久性色素异常性红斑（erythema dyschromicum perstans）
虫蚀状皮肤萎缩（atrophoderma vermicular）
丑胎（harlequin Fetus）亦称胎儿鱼鳞病（ichthyosis fetalis）、花斑儿（harlequin baby）、先天性高起性鱼鳞病（ichthyosis congenital gravior）
杵状甲（hippocratic nail）也叫鼓槌状指（drumstick fingers）
川崎病又称 Kawasaki disease（KD）、皮肤黏膜淋巴结综合征
穿通性环状肉芽肿（perforating granuloma annulare）
传染性红斑（erythema infectiosum）又称“第五病”
传染性红斑（erythema infectiosum）又称第五病
传染性软疣（molluscum contagiosum）
唇部黑色斑（lapial melanotic macule）
刺胞皮炎（nematocyst dermatitis）又名水母皮炎
脆甲（onychorrhexis）
痤疮（acne）
痤疮样药疹（acniform eruption）

D

大动脉炎（takayasu's arteritis，TA）
大汗腺（large sudoriferous gland）又称顶泌汗腺
大疱（bullae）
大疱型脓疱疮（impetigo bullosa）
大疱性表皮松解型药疹（epidermolysis bullosa，EB）
大疱性类天疱疮（bullous pemphigoid，BP）
带状疱疹（herpes zoster）
丹毒（erysipelas）
单纯糠疹（pityriasis alba）又称白色糠疹、虫斑、日晒斑、面部干性糠疹
单纯疱疹（herpes simplex）
单纯疱疹病毒感染
单纯性 EB（EB simplex）亦名表皮松解性 EB（epidermolytic EB）
单纯性大疱性表皮松解症（epidermolysis bullosa simplex，EBS）
单纯性雀斑样痣（lentigo simplex）
蛋白陈性荨麻疹（Protein Chen sex urticaria）
蛋白质营养不良又称蛋白质缺乏病、Kwashiorkor（意指“断奶病”）
点刺试验（The skin prick test）
点滴型副银屑病（parapsoriasis guttata）又称为慢性苔藓样糠疹
点滴状银屑病（psoriasis guttata）
点状白甲（Leukonychia punctata）

E

F

风团（wheal）
风疹（rubella）
风疹（rubella，German measles）又称德国麻疹
蜂蜇伤（bee sting）
匐行疹（creeping eruption）亦称皮肤游走性幼虫病（cutaneous larva migrans）、移动性幼虫病（migrant helminthiasis）、幼虫移行症、游走性线状表皮炎（migrant linear epidermitis）、潜行疹、沙虫病（sand worm）、管道工痒疹（plumbers itch）
复发性阿弗他口炎（recurrent aphthous stomatits，RAS）
副银屑病（parapsoriasis）
副肿瘤性天疱疮
腹部离心性脂肪营养不良（LCA）

G

Gottron 疹
Griscelli 综合征
感染性脂膜炎（infetious panniculitis）
感叹号形发（exclamatory pointed hair）
干燥综合征（sjögren's sy ndrome，SS）
高免疫球蛋白 E 综合征（hyperimmunoglobulin E，HIES）
革螨皮炎（gamasidosis）
更昔洛韦
共济失调毛细血管扩张综合征（ataxia telangie ctasia syndrome）
沟纹舌（fissured tongue）又名阴囊舌（scrotal tongue）
钩虫皮炎（hookworm dermatitis）
钩甲（onychogryphosis）也叫甲弯曲
孤立型血管角化瘤（solitary angiokeratoma）亦名丘疹型血管角化瘤（papular angiokeratoma）
谷痒症（grain itch，acarodermatitis）
股癣（tinea cruris）
骨肥大静脉曲张性痣综合征（nevus varicosis osteohypertrophicus）又名 Klippel-Trenaunay-Weber 综合征
骨纤维性发育异常—色素沉着—性早熟综合征（osteofibrodysplasia-pigmentation-sex-orecotity syndrome）
管型毛发（hair cast）也称毛周角质管型（peripilar keratin cast）
光化性痒疹（actinic prurigo）又称哈钦森夏季痒疹（hutchinson's summer prurigo）、夏令痒疹（summer prurigo）
光泽苔藓（lichen nitidus）
过敏性紫癜又称亨-许紫癜（henoch-schonlein purpura，HSP）

H

Hartnup 综合征
HIV 相关性脂肪营养不良（HIV-associated lipodystrophy）
HSV 相关性多形红斑或 HAEM（herpes simplex virus associated erythema multiforme）
Huriez 综合征（Huriez's syndrome）
海绵状血管瘤（cavernous hemangioma）
海水浴者皮疹（seabather eruptiong）又名“海虱”或“海湾痒”
寒冷性脂膜炎（cold panniculitis）冰棒脂膜炎（popsicle panniculitis）、哈克斯特豪森病（Haxthausens disease）、儿童冷膜炎（cold panniculitis in children）、马术寒冷性脂膜炎（equestrian cold panniculitis）
汗管瘤（syringoma）
汗疱疹（pompholyx）
黑棘皮病（acanthosis nbigricans，AN）
黑甲（melanonychia）
横纹肌肉痛（rbabdomyosarcoma）
红斑性肢痛症（erythromelalgia）
红痱（miliaria rubra）亦称热疹、红色粟粒疹（prickly heat，heat rash）
红绀病（erythrocyanosis）
红色甲半月（red half-moom）
后天性甲肥厚（acquired onychauxis）
糊（泥）膏（paste）
花斑眼镜蛇样颜色变化（harlequin color change）
化脓性肉芽肿（pyogenic granuloma），亦名分叶状毛细血管瘤（lobular capillary heman gioma）、毛细血管扩张性肉芽肿（granuloma telangiectaticum）
踝部环状萎缩性结缔组织脂膜炎（annular atrophic connective tissue panniculits of the ankles）

I

J

接合菌病（zygomycosis）
结缔组织性脂膜炎（connective tissue panniculitis），脂肪萎缩性脂膜炎、自身免疫性脂膜炎
结缔组织痣（connective tissue nevus）
结核样型麻风（TT）
结痂（crust）
结节（nodule）
结节病又称肉样瘤病（sarcoidosis）、Besnier-Boeck-Schaumann 病
结节性脆发病（trichorrhexis nodosa）又称结节性脆皮症
结节性多动脉炎（polyarteritis nodosa，PAN）
结节性发热性非化脓性脂膜炎（relapsing-febrible nodular panniculitis）
结节性黄瘤（tuberous xanthoma）
结节性梅毒疹（nodular syphilid）
结毛症（trichonodosis）又称打结发
界限类偏结核样型麻风（BT）
界线类偏瘤型麻风（BL）
疥疮（scabies）
疥疮检查
金黄色苔藓（lichen aureus，LA）又名紫癜性苔藓（lichen purpuricus）
进行性对称性红斑角化病（progressive symmetric erythrokeratodermia，PSEK）又名进行性对称性红斑角化症（erythrokeratodermia progressiva symmetrica）、Gottron 综合征（Gottron's syndrome）
进行性交界性大疱性表皮松解症（junctional epidermolysis bullosa progressiva）亦名神经营养性 JEB（JEB，neurotrophjca）
进行性色素性紫癜性皮病（progressive pigmented purpuric clematosis）亦称 Schamberg 病（Schamberg’s disease）
进行性特发性皮肤萎缩（progressive idiopathic atrophoderma）
进行性掌跖角皮病（progressive palmoplantar keratoderma）又称 Greither 综合征（Greither's syndrome）
进行性肢端色素沉着症（acromelamosis progressiva）又称进行性肢端黑变病
进行性脂肪营养不良（progressive lipodystrophy）又称巴拉克尔-西蒙斯综合征（Barraquer-Simons syndrome）、巴拉克尔-西蒙斯综合病（Barraquer-Simons disease）、西蒙斯综合征（Simons sydrome）
浸渍（maceration）
酒糟鼻（rosacea）又称玫瑰痤疮（acne rosacea）
局部脂肪营养不良（localized lipodystropia）
局限性环状肉芽肿（localized granuloma annulare）
局限性全层萎缩（local panatrophy）
局限性特发性脂肪萎缩（localized idiopathic lipodystrophy）
巨大型环状肉芽肿（giant granuloma annulare）
巨噬细胞活化综合征（macrophage activation syndrome，MAS）
皲裂（rhagadia，fissure）

K

Kallmann 综合征（Kallmann's syndrome）
Kindler-Weary 综合征（Kindler-Weary syndrome）
Kitamura 网状肢端色素沉着症（reticular acropigmentation of Kitamura）又名进行性肢端黑变病
Kobner 现象或同形现象
Koebner 现象
Koebner 型单纯性大疱性表皮松解症（koebner variant of epidemolysis bullosa simplex）
卡波西肉瘤（kaposi sarcoma）
抗逆转录病毒疗法（highly active antiretriviral therapy，HAART）俗称鸡尾酒疗法儿童性侵犯和性虐待（sexual assault and abuse，SAA）
可变性红斑角化症（erythrokeratodermia variabilis，EKV）亦名斑疹型营养不良型大疱性表皮松解症（mendes da costa disease）、可变形图形红斑角化性皮病（erythrokeratodermia figurate variabilis）、对称性进行性先天性红斑角皮症（erythrokeratoderma congenitalis progre ssive symmetrica）、进行性红斑角皮症（erythrokeratoderma progressive）
口角唇炎（angular cheilitis）
口腔黏膜白斑（leukoplakia）
口周皮炎（perioral dermatitis）又名光感性皮脂

L

M

糜烂（erosion）
米斯线（mees's lines）
面部偏侧萎缩（hemiatrophia facialis）亦称 Romberg 病及进行性面部半侧萎缩症
面部外胚叶发育不良（facial ectodermal dysplasia，Setleis 综合征）
面部先天性外胚叶发育不良（congenital ectodermal dysplasia of the face）
摩擦性苔藓样疹（friction lichenoid eruption）又名儿童丘疹性皮炎（juvenile papular dermatitis）、儿童沙土性皮炎

N

nario-Unna 型少毛症（hypotrichosis of Marie-Unna type）
Nermansky-Pudlak 综合征（Hermanskv-pudlak syndrome）
囊肿（cyst）
蛲虫病（enterobiasis，pinworm）
脑颜面血管瘤综合征常称为 Sturge—Weber 综合征(简称 SWS),又名 Sturge-kalischer-weber 综合征、脑三叉神经血管瘤综合征、皮肤神经软脑膜血管瘤病、脑颜面血管瘤综合征、脑三叉神经综合征
逆剥（hang nails）又称倒刺
念珠形毛发（monilethrix，beaded hairs）也称串珠状发
尿布皮炎（diaper dermatitis）
凝胶（透明软膏）（gel）
扭曲发（pili torti）也称为捻转发
脓痱（miliaria pustulosa）亦称脓疱性粟粒疹
脓疱（pustule）
脓疱疮又名“传染性脓疱病”，俗称“黄水疮”
虐待和忽视儿童（child abuse and neglect）
诺卡氏菌病（nocardiosis）

O

Ogna 型单纯性大疱性表皮松解症(ogna variant of epidermolysis bullosa simplex）
Olmsted 综合征（Olmsteds syndrome）亦名先天性掌跖及口周角皮病（congenital palmoplantar and verioral keratoderma）

P

Pasini 型 DDEB（Pasini variant of DDEB）亦名显性遗传性白色丘疹样 DEB（DDEB albopapuloidea）
泡沫状发（bubble hair）
疱疹性角膜结膜炎（herpetic keratoconjunctivitis）
疱疹性湿疹（eczema herpeticum）又称 Kaposi 水痘样疹（Kaposi varicelliform eruption）
疱疹性龈口炎（herpes gingivostomtitis）
疱疹样单纯性大疱性表皮松解症（epidennolysis bullosa simplex herpetiformis）亦名 Dowling-Meara 型 EBS（Dowling-Meara variant of EBS）
疱疹样皮炎又称为 Duhring's 病
皮肤卟啉病（porphyria）又名紫血症
皮肤非结核分枝杆菌感染（nontuberculous mycobacterial infections）
皮肤和软组织破坏性环状肉芽肿（destructive granuloma annulare of skin and soft tissue）
皮肤结核病（tuberculosis cutis）
皮肤利什曼病（cutaneous leishmaniasis，CL）又名东方疖（oriental sore）
皮肤松弛症（cutis laxa）又名泛发性皮肤松垂（generalized dermatochalasis）、弹力纤维松解症（generalized elastolysis）
皮肤细胞因子及其生物学效应
皮肤癣菌病（dermatophytoses）
皮内痣（intradermal nevus）
皮下型环形肉芽肿（subcutaneous granulomas annulare）
皮下型或(皮下结节型)环状肉芽肿(subcutaneous granuloma annulare）
皮下脂肪炎症型疾病称脂膜炎（panniculitis）
皮下脂膜炎样 T 细胞淋巴瘤（subcutaneous panniculitis-like T-cell lymphoma，SPTCL）
皮下注射免疫疗法（subcutaneous immunotherapy，SCIT）和舌下含化疗法（subtingual immunotherapy，SLIT）
皮样囊肿（dermoid cyst）
皮脂腺异位症（ectopic sebaceous gland）又称 Fordyce 病（Fordyce disease）
皮脂腺增生症（sebaceous hyperplasia）
皮脂腺痣（nevus sebaceous）

贫血痣（nevus anemicus）
葡萄酒样痣（port-wine stain）又称侧位鲜红斑痣
葡萄球菌皮肤烫伤样综合征（staphylococc scalded skin syndrome，SSSS）、新生儿剥脱样皮炎、金黄色葡萄球菌型中毒性表皮松解症、细菌性中毒性表皮坏死松解症和 Ritter 氏病

Q

气雾剂（aerosol）又称为喷雾剂（spray）
钳形甲综合征（pincer nail syndrome）又称甲过度弯曲
潜伏梅毒（latent syphilis）
浅表性皮肤脂肪痣（nevus lipomatous cutaneous superficialis）
嵌甲（unguis incarnatus）也叫内生甲
青春期前痤疮（preadolescent acne）
轻型交界性大疱性表皮松解症（junctional epidermolysis bullosa mitis）功；名非 Heditz 型 JEB（non-Herlitz variant of JEB）、轻型泛发性萎缩性 EB（EB atrophicans generalisata mitis）、良性泛发性萎缩性 EB（generalized atrophic benign EB）
丘疹（papule）
丘疹性荨麻疹（urticaria papulosa）又名急性单纯性痒疹、婴儿苔藓、荨麻疹样苔藓
球孢子菌病（coccidioidomycosis）
球拍状甲（racket nail）
屈侧网状色素沉着异常（reticulate pigmented anomaly of the flexures）亦名 Dowling-Degos 病（Dowling-Degos disease）和黑点病（dark dot disease）
曲霉菌病（aspergillosis）
全甲营养不良型（TDO）
雀斑（freckles，ephelides）

R

人工皮炎（dermatitis factitia）
日光性雀斑样痣（solar lentigo）曾称为老年性雀斑样痣（senile len-tigo）
日晒伤（sun burn）又名日光性皮炎（solar dermatitis）
乳剂（emulsion）
软膏（ointment）
软甲（soft nail）
软下疳（chancroid）

S

Steven-Johnson 综合征
Sutton 夏季痒疹
三叉神经带状疱疹
三角形秃发（triangular alopecia）
瘙痒症（Pruritus）
色汗症（chromhidrosis）
色素沉着息肉综合征（pigmentation-polyposis syndrome）亦称 peutz-Jeghers 综合征（peutz-Jeghers syndrome）
色素性紫癜性皮病（pigmented purpuric dermatosis）
色素性紫癜性苔藓样皮病（pigmented purpuric lichenoid dermatosis）亦称 Gougerot-Blum 病（Gougerot-Blum disease）
沙眼衣原体性尿道（宫颈）炎（genital chlamydia trachomatis infection，GCTI）
少汗性外胚叶发育不良（hypohidrotic ectodermal dysplasia）亦称 Christ-Siemens-Touraine 综合征（Christ-Siemens-Touraine syndrome）
少毛症（hypotriehosis）
少毛症伴毛周角化病（hypotrichosis with kem-tosis pilaris）
深痱（miliaria profunda）亦称深部粟粒疹
深结节病（deep sarcoidosis）
神经纤维瘤病（neuro fibromatosis，NF）
生长期脱发（anagen effluvium）
生殖器疱疹（genital herpes，GH）
虱病（pediculosis）
湿疹样紫癜（ecgematid-like purpura）亦称瘙痒性紫癜（itching purpura）或播散性瘙痒性血管性皮炎（disseminated pruritic angiodermatitis）
石棉状糠疹（pityriasis amiantacea，PA）又叫石棉样癣（tinea amiantacea）
嗜酸性脓疱性毛囊炎（eosinophilic pustular folliculitis）
嗜酸性脂膜炎（eosinphilic panniculitis）
噬血细胞综合征（haemophagocytic syndrome，HPS）

手部单纯疱疹又称疱疹性瘭疽（herpetic whitlow）
手足单纯性大疱性表皮松解症（epidermolysis bullosa simplex of hands and feet）亦名 Weber-Cock-avne 型 EBS（Weber-Cockayne variant of EBS）
手足口病（hand-food and mouth disease）
手足癣（tinea manus and pedis）
双相型淀粉样变（biphasic amyloidosis）
水痘（varicella）
水疱（vesicle）
水蛭咬伤（hirudiniasis，leech bite）
水肿性瘢痕形成血管炎性脂膜炎（edematous，scarring vasculitic panniculitis）
粟丘疹（milium）

T

弹力纤维（elastic fiber）
苔藓样变（lichenification）
苔藓样淀粉样变（lichen amyloidosis）
苔藓样型副银屑病（parapsoriasis lichenoides）
太田痣与伊藤痣（nevus of Ota and Nevus of Ito）
糖皮质激素（glucocorticosteroids，GS）
糖皮质激素后脂膜炎（poststeroid panniculitis）
套叠性脆发症（trichorrhexis invaginata）也称竹节状毛发（bamboohair）
特发性阴囊钙沉着(idiopathic scrotal calcinosis)
特里甲（terry's nail）
特异性免疫治疗(specific immunotherapy，SIT)俗称脱敏治疗（desensitization）或减敏治疗（hyposensitization）
特应性皮炎（atopic dermatitis，AD）又名遗传过敏性湿疹（atopic eczema）、异位性皮炎、体质性湿疹（eczema constitutionalis）、体质性神经性皮炎（neurodermatitis constitutionalis）、内源性湿疹（endogenous eczema）
体癣（tinea corporis）
天蓝甲半月（azure half-moom）
天疱疮（pemphigus）
涂膜剂（film）
托奇综合征（Torch syndrome）

V

Vohwinkel 残毁性角皮病（mutilating keratoderma of Vohwinkel）亦名 Vohwinkle 综合征（Vohwinkle's syndrome）

W

Waardenburg 综合征
Whitfield 硬红斑
Wickham 纹
外用钙调磷酸酶抑制剂（topical calcineurin inhibitors，TCIs）
网状色素性皮病（dermatopathia pigmentosa reticularis，DPR）
韦格纳肉芽肿病（Wegener granulomatosis，WG）
维生素 A 缺乏症（vitamin A deficiency）又称蟾皮病（phrynoderma）
维生素 B_2 缺乏症（vitamin B_2 deficiency）又称核黄素缺乏症（ariboflavinosis）、口眼生殖器综合征（oro-oculo-genital syndrome）
萎缩（atrophy）
萎缩纹（striae distensae）又称膨胀纹
未定类麻风（I）
无汗症(anhidrosis)又名少汗症(hypohidrosis)
无甲（anonychia）
无毛症伴角蛋白囊肿（atrichia with keratinc-ysts）
无色素性色素失禁症（incontinentia pigmenti achromians）亦名 Ito 色素减退症（hypomelanosis of Ito）或伊藤黑素减少病
无牙或牙发育不全性单纯性大疱性表皮松解症（epidermolysis bullosa simplex withanodontia/hypodontia）亦名 Kallin 综合征(Kallin's syndrome）

X

X-连锁鱼鳞病（X-linked ichthyosis）又名 X-连锁隐性遗传鱼鳞病 4
系统性红斑狼疮（systemic lupus erythematosus，SLE）
系统性真菌病（systemic mycoses）
下颌末端发育不良（mandibuloacral dysplasia，

胸毛霉菌病
休止期脱发（telogen effluvium）
酯剂（spiritus）
癣菌疹（dermatophytids）
血管角化瘤（angiokeratoma）
血管瘤（angiomas）
血管瘤血小板减少综合征即伴血小板减少性紫癜的毛细血管瘤综合征（capillar yangioma-thrombocytopenia syndrome）又称巨型血管瘤病，Kasabach-Merritt 综合征
血管性水肿（angioedema）又称巨大荨麻疹、血管神经性水肿、昆克水肿(Quincke edema)
血吸虫皮炎（schistosome dermatitis）又称尾蚴皮炎（cercaria dermatitis）
寻常狼疮（lupus vulgaris）
寻常性脓疱疮（impetigo vu1garis）亦称接触传染性脓疱疮（impetigo conta-giosa）
寻常性鱼鳞病（ichthyosis vulgaris）亦名常染色体显性遗传寻常性鱼鳞病（autosomal dominant ichthyosis vulgaris）、单纯性鱼鳞病（ichthyosis simplex）、光泽鱼鳞病（ichthyosis nitida）或干皮病（xeroderma）
荨麻疹（urticaria）俗称“风疹块”

Y

烟酸缺乏症（pellagra）
严重过敏反应（anaphylaxis，anaphylatic reaction）及过敏性休克（anaphylatic shock）
羊毛状发（woolly hair）
痒疹（prurigo）
恙螨皮炎（trombidosis）
咬甲癖（onychophagia）
药物超敏反应综合征（drug-induced hypersen sitivity syndrome，DIHS）亦称伴嗜酸粒细胞增多和系统症状的药疹（drug rash with eosinophilia and systemicsymptoms，DRESS）、磺胺吡啶所致血清病样综合征、抗惊厥药过敏综合征
药物诱发的黑棘皮病（drug-induced acanthosis nigricans）
医源性多毛症（iatrogenic hypertrichosis）
胰岛素性脂肪营养不良(insulin lipodys trophy)
移植物抗宿主病（graft-versus-host disease，GVHD）
遗传性大疱性表皮松解症（inherited epidermolysis bullosa）
遗传性泛发性色素异常症（dyschromatosis universalis hereditaria，DUH）
遗传性良性黑棘皮病（hereditary benign acanthosis nigricans）
遗传性血管性水肿（hereditary angioederma，HAE）
阴道毛滴虫病（trichomoniasis vaginitis）
阴茎珍珠状丘疹（pearly penile papules）
阴茎中线囊肿（median raphe cyst of the penis）
银屑病（psoriasis）
隐翅虫皮炎（paederus dermatitis）又名线状皮炎（dermatitis linearis）或季节性大疱皮炎（seasonal bullous dermatitis）
隐球菌病（cryptococcosis）
隐性脊柱裂限局性多毛痣（circumscribed hypertrichosis with spinal dysraphism）
隐性遗传性重型 DEB（RDEB gravis）亦名 Hollopeau-Siemens 型 RDEB（Hollopeau-Siemens variant of RDEB）
婴儿痤疮（infantile acne）
婴儿腹部离心性脂肪营养不良（lipodystrophia centrifugalis abdominalis infantilis）
婴儿肌纤维瘤病（infantile myofibromatosis）
婴儿皮肤黏蛋白病又称黏蛋白痣
婴儿肢端脓疱病（infantile acropustulosis）
婴儿肢端脓疱病（infantile acropustulosis）
婴儿重症监护室的并发症
婴幼儿血管瘤[草莓状血管瘤（strawberry hemangioma）]又称婴儿血管内皮瘤(infantile hemangioendothelioma）
营养不良性 EB（dystrophic EB）亦名真皮溶解性 EB（dermal dissolved EB）
营养不良性大疱性表皮松解症（DEB）
营养不良性大疱性表皮松解症（dystrophic epidermolysis bullosa，DEB）
硬膏（plaster）
硬化（sclerosis）
硬化萎缩型掌跖角皮病(scleroatroohic forms of palmonlantar keratodemm）
硬化萎缩性苔藓（lichen sclerosuset atrophicus）